肩关节镜手术

理论与实践

Shoulder Arthroscopy
Principles and Practice

主　编

Giuseppe Milano [意大利]

Andrea Grasso [意大利]

主　译

孙鲁宁　赵金忠　陈世益

上海科学技术出版社

图书在版编目（CIP）数据

肩关节镜手术理论与实践 ／（意）朱塞佩·米兰诺
（Giuseppe Milano），（意）安德烈·格拉索
（Andrea Grasso）主编；孙鲁宁，赵金忠，陈世益主译 .
—上海：上海科学技术出版社，2018.6（2018.10 重印）
ISBN 978-7-5478-3934-8

Ⅰ.①肩… Ⅱ.①朱… ②安… ③孙… ④赵… ⑤陈
… Ⅲ.①肩关节-关节镜 – 外科手术 Ⅳ.① R684

中国版本图书馆 CIP 数据核字（2018）第 044107 号

Translation from the English language edition:
Shoulder Arthroscopy: *Principles and Practice*
edited by Giuseppe Milano and Andrea Grasso
Copyright © Springer-Verlag London 2014
Springer is part of Springer Science+Business Media
All rights reserved

上海市版权局著作权合同登记号 图字：09-2016-573 号

肩关节镜手术理论与实践

主　编　Giuseppe Milano [意大利]　　Andrea Grasso [意大利]
主　译　孙鲁宁　赵金忠　陈世益

上海世纪出版（集团）有限公司
上海科学技术出版社　出版、发行

（上海钦州南路 71 号　邮政编码 200235　www.sstp.cn）

浙江新华印刷技术有限公司印刷
开本 889×1194　1/16　印张 35　插页 4
字数：1000 千字
2018 年 6 月第 1 版　2018 年 10 月第 2 次印刷
ISBN 978-7-5478-3934-8/R·1579
定价：298.00 元

内容提要

《肩关节镜手术理论与实践》涵盖肩关节基础知识、肩关节镜手术原则、常见肩关节疾病及其相关关节镜手术、复杂肩关节镜手术和翻修手术，以及肩关节镜手术结果评价等内容。相比同领域其他著作，本书图文并茂，知识覆盖面更广，不仅涉及一般手术技术，还包括肩关节疾病的基础知识、诊断方法，以及肩关节疑难疾病的关节镜技术。因此，本书内容更加基础实用，有助于国内相关专科医师全面掌握和理解肩关节运动医学理念和手术技术。此外，本书原著作者主要来自欧洲肩关节学会，欧洲肩关节医师们的创造力与艺术天赋，使其肩关节镜理念与技术独树一帜。因此，本书作为反映欧洲肩关节镜理念和技术的杰作，还能帮助中国相关专业医师开阔眼界、扩展思路。

本书适合运动医学、肩关节外科医师阅读与参考。

译者名单

主　译　孙鲁宁　江苏省中医院

赵金忠　上海交通大学医学院附属第六人民医院

陈世益　复旦大学附属华山医院

主　审　姜春岩　北京积水潭医院

崔国庆　北京大学第三医院

参译人员（按姓氏汉语拼音排序）

包倪荣　南京军区南京总医院

陈　晨　上海交通大学医学院附属第六人民医院

陈东阳　南京鼓楼医院

董世奎　上海交通大学医学院附属第六人民医院

桂鉴超　南京市第一医院

郭炯炯　苏州大学附属第一医院

何耀华　上海交通大学医学院附属第六人民医院

胡　海　上海交通大学医学院附属第六人民医院

皇甫小桥　上海交通大学医学院附属第六人民医院

姜雪峰　江阴市人民医院

蒋　佳　上海交通大学医学院附属第六人民医院

李　欢　常州市第一人民医院

李永祥　江苏省第二中医院

刘　巍　南通市第一人民医院

刘闻欣　上海交通大学医学院附属第六人民医院

刘旭东　上海交通大学医学院附属第六人民医院

鲁　谊　北京积水潭医院

陆　军　东南大学附属中大医院

束　昊　江苏省中医院

宋黄鹤　江苏省人民医院

陶　坤　同济大学附属第十人民医院

汪滋民　海军军医大学附属长海医院

王　蕾　上海交通大学医学院附属瑞金医院

王　青　江苏省人民医院

谢　军　镇江市第一人民医院

谢国明　上海交通大学医学院附属第六人民医院

谢文瑾　连云港市第一人民医院

袁　滨　江苏省中医院

张爱平　江苏省第二中医院

赵　松　上海交通大学医学院附属第六人民医院

周海斌　苏州大学附属第二医院

朱以明　北京积水潭医院

编者名单

▲

主 编

Giuseppe Milano, MD Division of Orthopaedic Surgery, Catholic University, "A. Gemelli" University Hospital, Rome, Italy

Andrea Grasso, MD Orthopaedics and Traumatology, Casa di Cura Villa Valeria, Rome, Italy

参编人员

Jeffrey S. Abrams, MD Department of Surgery, University Medical Center of Princeton, Princeton, NJ, USA

Christopher S. Ahmad, MD Department of Orthopaedic Surgery, Columbia University Medical Center, New York, NY, USA

Umut Akgun, MD Orthopedics and Traumatology Department, Acibadem University, School of Medicine, Istanbul, Turkey

James B. Ames, MD Department of Orthopaedics, Dartmouth-Hitchcock Medical Center, Lebanon, NH, USA

Werner Anderl, MD Department of Orthopedic Surgery, St. Vincent Hospital, Vienna, Austria

Paolo Avanzi, MD Department of Orthopaedics, Ospedale Sacro Cuore, Negrar (VR), Italy

F. Alan Barber, MD, FACS Plano Associated Arthroscopy and Sports Medicine Fellowship, Plano Orthopedic Sports Medicine and Spine Center, Plano Texas, Plano, TX, USA

Matteo Bartoli, MD Catholic University, Division of Orthopaedic Surgery, "A. Gemelli" University Hospital, Rome, Italy Department of Orthopedics and Traumatology, Policlinico Agostino Gemelli, Rome, Italy

Knut Beitzel, MD Department of Orthopaedics, BG Unfallklinik Murnau, Murnau am Staffelsee, Germany

Enrico Bellato, MD Department of Orthopaedics and

Traumatology, Mauriziano-Umberto I Hospital, Torino, Italy

Alessandra Berton, MD Department of Orthopaedic and Trauma Surgery, Campus Bio-Medico University, Rome, Italy

Davide Blonna, MD Department of Orthopaedics and Traumatology, Mauriziano-Umberto I Hospital, Torino, Italy

Vito Bongiorno, MD Department of Orthopaedic Surgery, Alps Surgery Institute, Clinique Generale d'Annecy, Annecy, France

Richard J. Borgatti Jr., MD, BS Shore Shoulder Surgery, Toms River, NJ, USA

Sepp Braun, MD Department of Orthopaedic Sport Medicine, Hospital rechts der Isar, Munich, Germany

Benjamin Bruce, MD Department of Orthopaedics, Rush University Medical Center, Chicago, IL, USA

Stephen S. Burkhart, MD The San Antonio Orthopaedic Group, LLP, San Antonio, TX, USA

Joseph P. Burns, MD Southern California Orthopedic Institute, Van Nuys, CA, USA

Brandon D. Bushnell, MD Department of Orthopaedic Surgery, Harbin Clinic, LLC, Rome, GA, USA

Paolo Cabitza, MD 2nd Department of Orthopaedics, Policlinico San Donato IRCCS, University of Milan, S.

Donato Milanese, Milano, Italy

Angelo Cacchio, MD, PhD Department of Life and Environmental Sciences, University of L'Aquila, L'Aquila, Italy

Chiara Carducci, MD Catholic University, Department of Radiological Sciences, "A. Gemelli" University Hospital, Rome, Italy

Silvia Careri, MD Catholic University, Division of Orthopaedic Surgery, "A. Gemelli" University Hospital, Rome, Italy

Antonio E. G. C. Cartucho, MD Shoulder Unit, Orthopaedic Surgery, Hospital Cuf Descobertas, Lisbon, Portugal

Alessandro Castagna, MD Shoulder and Elbow Unit, Humanitas Institute IRCCS, Rozzano, Italy

Filippo Castoldi, MD Department of Orthopaedics and Traumatology, Mauriziano-Umberto I Hospital – University of Turin Medical School, Torino, Italy

Leonardo M. Cavinatto, MD Department of Orthopaedics and Traumatology, University of Sao Paulo, Sao Paulo, SP, Brazil

Enrico Ceccarelli, MD Department of Orthopaedics, Regina Apostolorum Hospital, Albano Laziale, Rome, Italy

Eugenio Cesari, MD Shoulder and Elbow Surgery Department, Humanitas Gavazzeni, Bergamo, Italy

Jas Chahal, MD, FRCSC Department of Orthopaedic Surgery, Rush University Medical Center, Chicago, IL, USA

Angelo Chierichini, MD Department of Anesthesiology and Intensive Care, Catholic University, "A. Gemelli" University Hospital, Rome, Italy

Randy R. Clark, MD Orthopedics, Coral Desert Orthopedics, St. George, UT, USA

Claudia Dell'Atti, MD Catholic University, Department of Radiological Sciences, "A. Gemelli" University Hospital, Rome, Italy

Patrick J. Denard, MD Southern Oregon Orthopedics, Medford, OR, USA

Vincenzo Denaro, MD Department of Orthopaedic and Trauma Surgery, Campus Bio-edico University, Rome, Italy

Brian D. Dierckman, MD American Health Network Bone and Spine, Carmel, IN, USA

Warren R. Dunn, MD, MPH Orthopaedics and Rehabilitation, General Internal Medicine and Public Health, Institute for

Medicine and Public Health, Vanderbilt University Medical Center, Nashville, TN, USA

Thomas R. Duquin, MD Department of Orthopaedic Surgery, University at Buffalo, Buffalo, NY, USA

Marc D. Dyrszka, MD Department of Orthopaedic Surgery, New York Orthopaedic Hospital, Columbia University, New York, NY, USA

Josef K. Eichinger, MD Harvard Shoulder Service, Massachusetts General Hospital, Boston, MA, USA

Rachel M. Frank, MD Department of Orthopaedic Surgery, Rush University Medical Center, Chicago, IL, USA

Leesa M. Galatz, MD Department of Orthopedic Surgery, Washington University School of Medicine, St. Louis, MO, USA

Guido Garavaglia, MD Orthopaedics, ORBV, Ospedale Regionale Bellinzona e Valli, Bellinzona, Switzerland

Raffaele Garofalo, MD Shoulder and Elbow Surgery Department, Humanitas Gavazzeni, Bergamo, Italy

Enrico Gervasi, MD Surgical Department, Latisana Hospital, Latisana, Italy

Stefan Greiner, MD Center for Musculoskeletal Surgery, Charité-Universitaetsmedizin Berlin, Berlin, Germany

Yung Han, MD, FRCSC Orthopaedic Surgery, Madi Hospital, Seoul, South Korea

Timothy A. Hartshorn, MD Harvard Shoulder Service, Massachusetts General Hospital, Boston, MA, USA

Sean G. Haslam, MD, FRCSC Plano Orthopedic Sports Medicine and Spine Center, Plano, TX, USA

Philipp R. Heuberer, MD Department of Orthopedic Surgery, St. Vincent Hospital, Vienna, Austria

Donald W. Hohman, MD Department of Orthopaedic Surgery, University at Buffalo, Buffalo, NY, USA

John B. Hubbard, MD Orthopedic Surgery, Wake Forest Baptist Health, Medical Center Boulevard, Winston-Salem, NC, USA

Andreas B. Imhoff, MD Department of Orthopaedic Sports Medicine, Tech University of Munich, Munich, Germany

Mustafa Karahan, MD Orthopedics and Traumatology Department, Acibadem Atasehif Hospital, Istanbul, Turkey

W. Ben Kibler, MD Shoulder Center of Kentucky,

Lexington Clinic, Lexington, KY, USA

Seung-Ho Kim, MD, PhD Orthopaedic Surgery, Madi Hospital, Seoul, South Korea

Baris Kocaoglu, MD Orthopedics and Traumatology Department, Acibadem University, School of Medicine, Istanbul, Turkey

John E. Kuhn, MD Vanderbilt Sports Medicine, Vanderbilt University, Nashville, TN, USA

Dennis H. Kwon, BS Department of Orthopaedics, Columbia University, New York, NY, USA

Laurent Lafosse, MD Department of Orthopaedic Surgery, Alps Surgery Institute, Clinique Generale d'Annecy, Annecy, France

Brenda Laky, MSc, PhD Department of Orthopedic Surgery, St. Vincent Hospital, Vienna, Austria

Carmine Latte, MD Orthopaedics and Traumatology, Casa di Cura Villa Valeria, Rome, Italy

James P. Leonard, MD Orthopaedics/Sports Medicine, Midwest Bone, Joint and Spine Institute, Orland Park, IL, USA

Ian K. Y. Lo, MD, FRCSC Department of Surgery, University of Calgary, Calgary, AB, Canada

Umile Giuseppe Longo, MD, MSc, PhD Department of Orthopaedic and Trauma Surgery, Campus Bio-Medico University, Rome, Italy

Nicola Maffulli, MD, MS, PhD, FRCP, FRCS (Orth), FFSEM Department of Trauma and Orthopaedics, Queen Mary University of London, Centre for Sports and Exercise Medicine, London, UK

Nicola Magarelli, MD Catholic University, Department of Radiological Sciences, "A. Gemelli" University Hospital, Rome, Italy

Frank Martetschläger, MD Department of Orthopaedic Sports Medicine, Hospital rechts der Isar, Technical University, Munich, Germany

Augustus D. Mazzocca, MS, MD Department of Orthopaedic Surgery, University of Connecticut Health Center, Farmington, CT, USA

John W. McNeil II, BA Department of Orthopaedics, Naval Medical Center, San Diego, San Diego, CA, USA

Daniela Maria Micci, MD Department of Anesthesiology and Intensive Care, Catholic University, "A. Gemelli"

University Hospital, Rome, Italy

Peter J. Millett, MD, MSc Department of Orthopaedic Surgery, Steadman Clinic, Vail, CO, USA

Nicholas G. H. Mohtadi, MD, MSc, FRCSC, Dip Sport Med Surgery/Sport Medicine, University of Calgary Sport Medicine Center, Calgary, AB, Canada

Mary K. Mulcahey, MD San Diego Arthroscopy and Sports Medicine, San Diego, CA, USA

Michael J. O'Brien, MD Department of Orthopaedic Surgery, Tulane University School of Medicine, New Orleans, LA, USA

Michael O'Malley, MS, MD Department of Orthopaedic Surgery, University of Connecticut Health Center, Farmington, CT, USA

Roberto Padua, MD Private Practice, Rome, Italy

Young Eun Park, MD Department of Orthopedic Surgery, Samsung Medical Center, Seoul, South Korea

Young Eun Park, MD Department of Orthopedic Surgery, Samsung Medical Center, Seoul, South Korea

Gary G. Poehling, MD Department of Orthopedics, Wake Forest Baptist Health, Winston- Salem, NC, USA

Matthew T. Provencher, MD, MC, USN Department of Orthopaedics, Sports Medicine Service, Massachusetts General Hospital, Boston, MA, USA

Vincenza Ragone, Eng. 2nd Department of Orthopaedics, Policlinico San Donato IRCCS, University of Milan, S. Donato Milanese, Milan, Italy

Pietro Randelli, MD 2nd Department of Orthopaedics, Policlinico San Donato IRCCS, University of Milan, Milan, Italy

Alessio Ricciardi, PT Private Practice, Rome, Italy

Scott A. Rodeo, MD Weill Medical College of Cornell University, Sports Medicine and Shoulder Service, The Hospital for Special Surgery, New York, NY, USA

Anthony A. Romeo, MD Department of Orthopaedics, Rush University Medical Center, Chicago, IL, USA

Richard K. N. Ryu, MD The Ryu Hurvitz Orthopedic Clinic, Santa Barbara, CA, USA

Maristella F. Saccomanno, MD Catholic University, Division of Orthopaedic Surgery, "A. Gemelli" University Hospital, Rome, Italy

Matteo Salvatore, MD Orthopaedics and Traumatology, Casa di Cura Villa Valeria, Rome, Italy

Domenico A. Santagada, MD Catholic University, Division of Orthopaedics and Traumatology, "A. Gemelli" University Hospital, Rome, Italy

Stefano Santoprete, MD Catholic University, Department of Anesthesiology and Intensive Care, "A. Gemelli" University Hospital, Rome, Italy

Felix H. Savoie Ⅲ, MD Department of Orthopaedic Surgery, Tulane University School of Medicine, New Orleans, LA, USA

Michael O. Schär, MD Sports Medicine and Shoulder Service, The Hospital for Special Surgery, New York, NY, USA

Markus Scheibel, MD Center for Musculoskeletal Surgery, Charité-Universitaetsmedizin Berlin, Berlin, Germany

Daniel Grant Schwartz, MD Department of Orthopaedic Surgery, Alps Surgery Institute, Clinique Generale d'Annecy, Annecy, France

Aaron D. Sciascia, MS, ATC, PES Shoulder Center of Kentucky, Lexington Clinic, Lexington, KY, USA

Daniele Scrimieri, MD Department of Orthopaedics and Traumatology, Ospedale Civile Maggiore, Verona, Italy

Gabriele Severini, PT, PhD Private Practice, Rome, Italy

Lewis L. Shi, MD Department of Orthopaedics, The University of Chicago, Chicago, IL, USA

Patrick N. Siparsky, MD Department of Sports Medicine, Duke University Medical Center, Duke University, Durham, NC, USA

Stephen J. Snyder, MD Shoulder Clinic, Southern California Orthopedic Institute, Van Nuys, CA, USA

John W. Sperling, MD, MBA Department of Orthopedic Surgery, Mayo Clinic, Rochester, MN, USA

Alessandro Spicuzza, MD Surgical Department, Latisana Hospital, Latisana, Italy

Hiroyuki Sugaya, MD Shoulder & Elbow Service, Funabashi Orthopaedic Sports Medicine Center, Hasama, Funabashi, Chiba, Japan

Gregor Szöllösy Department of Traumatology, University Hospital of Basel, Basel, Switzerland

Ettore Taverna, MD Head of Upper Limb Service, Upper Limb Service, OBV, Ospedale la Beata Vergine, Mendrisio, Switzerland

Dean C. Taylor, MD, COL (ret) USA Department of Sports Medicine, Duke University Medical Center, Duke University, Durham, NC, USA

Michael A. Terry, MD Department of Orthopedic Surgery, Northwestern, Chicago, IL, USA

John M. Tokish, MD Department of Surgery, Tripler Army Medical Center, Honolulu, HI, USA

Bruno Toussaint, MD Upper Limb Surgery, Clinique générale, Annecy, France

Henri Ufenast Upper Limb Service, OBV, Ospedale la Beata Vergine, Mendrisio, Switzerland

Tim L. Uhl, PhD, ATC, PT, FNATA Rehabilitation Sciences, University of Kentucky, College of Health Sciences, Lexington, KY, USA

Nikhill N. Verma, MD Department of Orthopaedic Surgery, Rush University Medical Center, Chicago, IL, USA

Giovanni B. Vinanti, MD 3rd Orthopaedic Section, Istituto Clinico San Rocco di Franciacorta, Ome, Italy

Jon J. P. Warner, MD M6H Shoulder Service, Massachusetts General Hospital, Boston, MA, USA

Jae-Chul Yoo, MD, PhD Department of Orthopedic Surgery, Samsung Medical Center, Seoul, South Korea

中文版序

近十年来，我国运动医学事业在中华医学会运动医疗分会、中国医师协会运动医学分会、中国医药教育协会和中国医疗保健国际交流促进会等学术组织的大力支持下，像雨后春笋一样，在各地相继诞生。通过学术交流、巡讲和网络平台，广泛地传播和普及运动医学知识和关节镜技术，进一步促进运动医学事业和关节镜技术突飞猛进的发展。

历史的发展总是后浪推前浪，一代新人在成长，一代代运动医学专家梯队在逐步形成。特别值得称赞的是，一大批年轻医生脱颖而出，有的已经登上了国际运动医学的舞台和讲坛，充分展示了自主创新的关节镜技术，扬我国威！

古人云："有道无术，术尚可求也，有术无道，止于术。"在临床实践中，我们深深地体会到，基础理论的普及比单纯手术技巧的学习更加重要。意大利学者Milano等编著的《肩关节镜手术理论与实践》，全面且深入浅出地阐述了肩关节镜技术的基础理论与手术技巧，使基础理论与实践经验有机地结合起来，无论是对初学者的系统学习还是对专科医师的进一步提高，都会有极大的帮助，并对我国肩关节镜外科的发展产生巨大的推动力。

后生可畏，后生可敬。孙鲁宁教授不仅专注外科手术技巧的学习与提高，而且特别注意基本功的研修，他具有很深厚的理论功底。多年来，他为推动肩关节镜外科事业的发展做出了重要贡献。孙鲁宁教授联合国内肩关节外科多位专家，不辞辛劳，挑灯夜战，翻译了这部专著。我期待本著作能够早日与广大读者见面，希望大家喜欢。我衷心地感谢孙鲁宁教授及其团队所做的贡献，也祝愿中国的运动医学事业与肩关节镜外科蒸蒸日上，造福于人民大众！

刘玉杰

中华医学会运动医疗分会肩肘外科学组　主任委员

2018年4月于北京

中文版前言

自 2006 年初次接触肩关节运动损伤和肩关节镜手术技术至今，我一直通过各种途径获取并更新相关的知识和信息，其中包括多次出国进修学习。近年来，国内肩关节镜手术技术发展迅猛，相信不久会成为较为普及的手术技术。中国医师们在不远的未来将充分发挥他们的才干和智慧，创造出许多新的肩关节镜手术工具与术式。但目前对于国内手术医师而言，除却肩关节镜手术操作，相关基础知识和理念的学习与掌握至关重要，这也是大家发挥创造力的基础和源泉。纵观目前国内肩关节镜相关译著，多为讨论肩关节镜手术操作的书籍，鲜有将肩关节运动损伤相关基础知识、治疗理念，以及关节镜手术技术甚至术前评估、并发症和实验研究全面涵盖的译著。当我看到这本著作，立刻意识到它正是目前中国肩关节镜外科医生所需要的工具书，所以在业内前辈的大力支持下，邀请了国内已从事肩关节镜手术多年的临床医师共同翻译。

正如作者在致谢中所要表达的那样，对于知识的学习，我们不能故步自封、停滞不前。相信肩关节镜理念与技术还会快速地更新和进步，希望这本著作在近几年内会有助于中国肩关节镜外科医师临床以及科研工作的提升。

孙鲁宁

2018 年 4 月于南京

英文版序一

当我在 1987 年使用非常简陋的工具首次进行肩关节镜下边对边肩袖缝合时，我发现与切开手术相比，使用关节镜也能够带来相当好的视野，以及较好的修补结果。除了那一小批有才华的关节镜医生，如 Lanny Johnson, Howard Sweeney, Jim Esch, Steve Snyder 和 Dick Caspari，那时肩关节外科的权威们并不认为关节镜会在肩关节外科领域存在什么意义或潜在价值，但是关节镜领域的"忠信者们"坚持这一"反主流"。

26 年后，这本由 Giuseppe Milano 和 Andrea Grasso 编写的《肩关节镜手术理论与实践》，清楚地显示世界肩关节外科领域的领袖们已经能完全接受关节镜手术，并且已成为肩关节镜的倡导者和实践者。这本书的作者队伍更似肩关节外科的名人录。这部作品从总体原则开始，到常规关节镜手术方案，再到非常复杂的镜下重建和翻修手术，内容全面而完整。

Giuseppe Milano 和 Andrea Grasso 之所以能够为这部著作的章节汇聚如此豪华的作者阵容，正是源于同仁对他们的认同与敬意。当我 15 年前第一次和 Milano 相识，我被他的顽强作风和对肩关节手术严谨的科学精神所打动，这些都明显地体现在他的这部著作中。本书是一部反映肩关节镜外科较高水平甚至是精髓的作品，是当今肩关节外科医师不可或缺的学习资源。我对 Milano 和 Grasso 这一出色的工作表示祝贺。

Stephen S. Burkhart, MD
San Antonio, TX, USA

英文版序二

肩关节镜是当今发展非常迅猛的外科手术。基于对不同治疗选择的评估、临床观察方法、手术培训和临床研究的需求，欧洲的骨科医师聚集一堂，在欧洲运动创伤、膝关节外科和关节镜协会的支持下成立了欧洲肩关节学会（ESA）。

ESA 的部分理事们为此书的各个章节做出了贡献，并且很荣幸地告诉大家，此书的主编 Milano 是欧洲肩关节学会理事会的科学秘书。

我谨代表 ESA，希望所有读者会因将此书作为提高他们操作水平的引领者而受益匪浅。

Boris Poberaj, MD

英文版前言

▲

在过去十年，肩关节镜在肩关节外科和运动医学领域中非常流行，几种新的外科技术飞速发展。

在很长一段时间内，肩关节疾病诊治中的焦点包括巨大肩袖损伤、肩胛下肌腱撕裂、前向不稳、肩胛盂骨缺损和肩袖翻修，以及不稳手术，只能通过有创、开放的手术完成。几年前，开展关节镜辅助下背阔肌转位或关节镜下 Latarjet 手术还难以想象。然而现在，所有这些手术均可在关节镜下进行。

关节镜具有无可争议的优势：它提供了能更好地显示解剖结构的视野，以允许解剖重建和更好地止血，缩短了手术时间，不会令患者感觉有创，患者会受益于没有手术切口和术后早期康复。几年前，第一个研究对比了切开和关节镜下手术，然而在近期，生物力学和临床研究正在比较不同关节镜技术的突破及其飞速改进。

在需要进行技术革新的同时，还需要一部全面涵盖肩关节疾病和关节镜技术的著作，这成了《肩关节镜手术理论与实践》背后的驱动力。它涵盖了从基础医学（肩关节解剖与生物力学）到关节镜基本操作，再到高级重建手术等一系列内容。

不同于那些通常看似"如何操作"的手术技术图谱，这部著作试图对肩关节疾病发病机制及手术路径进行全面的论述。

《肩关节镜手术理论与实践》一书是非常有条理的，所有章节遵循同一框架：对流行病学、病理生理、临床表现、影像学、治疗适应证等进行详尽描述，然后逐步描述最新的手术技术，包括如何避免常见错误和并发症的要点和技巧，最后还有一个完整的篇章专注于手术结果评估。

其中重要的是，本书中提出的注意事项和技术要点谨代表作者基于个人经验的个人观点。因此，必须考虑到一些技术变化，这些变化可能是为特定方案进行的特别设计，或者反映了医生的个人偏好。

我们希望强调的是，阅读这部著作并不意味着能够获得全面的肩关节镜知识，还需要很长周期的学习、实践和经验积累。

这部著作不仅能够指导专注于肩关节疾病的骨科住院医生和进修医生，而且也是肩关节外科专家级医师的参考资料。

我们希望本著作能够帮助读者提高关节镜技术。我们工作的最终目标是为患者提供更好的服务，丰富的知识是实现这一目标的基石。

Giuseppe Milano, MD
Andre Grasso, MD
Rome, Italy

致　谢

献给 Federica，Francesca 和 India，提醒他们"如果谁成为了习惯的奴隶，每天都循规蹈矩而故步自封、畏缩不前，一成不变且不敢多问，那就会慢慢地死去"（M. Medeiros）。

献给 Adriana，她使我人生旅途更有意义。

Giuseppe Milano

献给 Federica，我的妻子，在我人生和工作中给了我最大的鼓舞，并与我朝夕相伴。也献给我们的 5 个子女。

Andrea Grasso

视频目录

用微信扫描二维码，点击播放标
志，进入后即可观看以上视频

目 录

第 3 篇　主要肩关节疾病和相关关节镜手术
Major Shoulder Problems and Related Arthroscopic Procedures
147

第 4 篇　肩关节镜复杂与翻修手术
Complex and Revision Procedures in Shoulder Arthroscopy
349

第 5 篇　肩关节镜手术结果研究
Outcome Research in Shoulder Arthroscopy

501

第 **1** 篇

基础知识
Basics

第 **1** 章

肩关节解剖

Enrico Bellato, Davide Blonna, and Filippo Castoldi
皇甫小桥　译

研究关节镜下肩关节的解剖时不能只局限于关节内可见的结构，围绕盂肱关节的所有结构都至关重要，尤其是指导入路及通道建立的解剖标志。另外，还要熟悉那些需要规避的结构以免引起损伤及并发症。

解剖标志

关节镜术前需定位肩锁关节、肩峰、肩胛冈及喙突。

肩锁关节

肩锁关节是内有软骨盘的可动关节，软骨盘通常位于关节中心[1]。肩锁关节是连接肩胛骨与锁骨的唯一关节结构。然而，1% 的人有喙锁关节[2]，且约 30% 的人在喙突侧及锁骨表面附有并非真正关节的关节软骨[3]。

肩锁关节面包括肩峰的内侧面和锁骨远侧面。锁骨远端上表面有三角肌和斜方肌附着；下表面以喙锁结节为标志，其是喙锁韧带的起点：内侧的锥状结节和外侧的斜方线。

肩锁关节包被有下方较为薄弱的关节囊和韧带。肩锁韧带（关节囊韧带）的作用为控制锁骨向后移位，由两部分构成：上部（与斜方肌和三角肌纤维融合）和下部（较上部薄弱，有时缺失）[4]。

喙锁韧带（图 1.1）的功能为控制锁骨垂直移位[4]。能够区别的两种韧带有：

• 锥状韧带：起自锁骨的锥状结节，形似倒置圆锥，起点宽，止点窄。喙突处止点的变异已在文献[5]中描述：

（1）附着于喙突背侧的最后方，且在斜方韧带止点的后方（52%）；延续至喙突垂直部分的最高点，此处可见 "Testut 结节"[6]。

（2）加入肩胛骨横韧带向后走行（33%）。

（3）副锥状韧带，一端连接喙突基底向上外侧走行，另一端附着于锁骨，止于斜方韧带的外侧。

• 斜方韧带起自锁骨斜方线，止于喙突水平部的最后侧，起点厚度是止点的 3 倍，起点距离锁骨外侧边约 15.3 mm[5]。

肩锁关节的血供主要来源于肩峰动脉；神经支配来源于胸前神经、腋神经和肩胛上神经[7]。

肩峰

肩峰字面译意为"肩关节的最高点"，尽管实际上最高点是锁骨的外侧端。肩峰是肩胛冈向外的直角延伸。

根据 Bigliani 等[8,9]的描述，肩峰的斜度有 3 种类型：Ⅰ型，水平状；Ⅱ型，弧状；Ⅲ型，钩

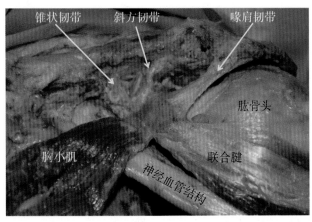

图 1.1　喙突为联合腱和胸小肌腱起点；喙突内侧为重要的血管神经束

状。其中 70% Ⅲ 型肩峰被认为与肩袖损伤有关[8,9]。近来，一项解剖学研究发现 Ⅰ 型肩峰占 10.2%，Ⅱ 型占 89.8%，Ⅲ 型肩峰被认为可能是对肩峰骨赘的一种错误认识[10]。在 Bigliani 之后，肩峰也分为"眼镜蛇形"（26% 的病例与肩关节退变相关）、"倾斜方形"和"中间型"[11]。肩峰与肱骨的平均距离为 9~10 mm（男性 6.6~13.8 mm，女性 7.1~11.9 mm）[12]。

肩峰的骨化中心有可能至 25 岁时仍未闭合，因此我们常可见到所谓的肩峰小骨，该现象由解剖学家 Cruveilhier[13] 和放射学家 Lilienfeld[14] 首次发现并报道，出现概率约 7%~15%[15,16]，其前后排列类型有肩峰前、肩峰内、肩峰后、肩峰根型。以肩峰内和肩峰后型为最多见[17]。

另外，Lilienfeld 曾描述了"典型"与"非典型"（也被认为"第二"）肩峰小骨的区别，该词用来描述有移位的肩峰骨化中心[14]。这种情况比较罕见，如果真的存在注意不要与退变或创伤后引起的钙化混淆。

肩峰和喙肩韧带构成冈上肌出口，也称作"肱骨穹窿"。喙肩韧带（图 1.1）起自喙突，止于肩峰边缘。包括以下几个部分：主要部分由联合腱的纤维、锁胸筋膜和肩袖间隙组织构成。最外侧部分起自肩袖间隙外侧缘，附着于联合腱，形成"镰"状结构。生物力学研究发现喙肩韧带具有张力带功能，即完全撕裂后，肩峰将承受高出 10 倍的屈曲应力[18]。

肩胛冈

肩胛冈是一斜形骨嵴，自肩胛骨内侧缘延伸至外上部并逐渐变厚，末端为肩峰。它是冈上窝与冈下窝的分界，也是斜方肌和三角肌后束的附着部位。肩胛冈的大小和形状非常恒定，不同个体的平均变异尺寸小于 1.5 cm[19]。

喙突

喙突因其形似"乌鸦喙"而得名。喙突起于肩胛盂基底前方，外侧呈钩状。顶端光滑，前方有联合腱附着 [足印区宽度：(15.5 ± 1.8) mm]，内侧有胸小肌腱附着 [足印区宽度：(11.8 ± 2.8) mm][20]（图 1.1）。喙突的形态及其与韧带、肌腱的毗邻关系是行喙突截骨与转位手术的解剖学基础，目前这些手

术可在关节镜下完成[21-25]。喙突长约 45.6 mm，喙突中段的宽和高分别约为 16.1 mm 和 13.5 mm。自喙突尖至喙锁韧带止点的平均距离约为 28.5 mm。喙肩韧带足印区的后界至喙锁韧带前界的距离约为 2.8 mm，胸小肌腱足印区后界至喙锁韧带足印区前界的距离约为 3.7 mm[20]。

喙突的血供非常重要：一些学者认为喙突血供来自其尖端附着的肌肉，骨块缺血是导致喙突转位术后并发症如骨不连和骨吸收的主要原因[26-28]。近期的一项研究报道，在肌腱与骨交界部位并没有发现特定的血管结构，并且喙突截骨后将造成喙突骨块完全缺血。喙突垂直部分血供来自肩胛上动脉的一个分支[29,30]；喙突水平部分由胸肩峰动脉肩峰支的一个分支供血，该血管走行于喙肩韧带的下方，紧贴韧带止点进入喙突[29]。此外腋动脉第二段的一个直接分支走行于胸小肌后方，偶尔可被发现[29]。

因为关节镜器械无法超出喙突范围，故喙突是肩关节镜手术一个重要解剖标志。实际上，在喙突内侧、胸小肌腱下方走行着重要的血管神经结构，如腋动脉和臂丛神经束（图 1.1）。

肌　肉

三角肌

三角肌是肩关节肌肉中最重要、最大的肌肉。其浅层是皮下脂肪，深层是滑囊及筋膜间隙。三角肌深层丰富的筋膜组织内走行着三角肌的供应血管和支配神经。三角肌由三部分构成[31]：

- 三角肌前束：起自锁骨外侧 1/3 及肩峰的前缘。
- 三角肌中央束：起自肩峰的外侧缘。
- 三角肌后束：起自肩峰后缘和肩胛冈。

三部分的结构不同[32]：前束和后束为平行纤维，中央束为羽状纤维更为强壮。三条胶原裂隙将三角肌的各部分分开。前方裂隙起自肩峰前外侧角，位于三角肌前、中 1/3 之间。其他两条位于后方：一条位于三角肌中束和后束之间，位于肩峰后外侧角内侧 16 mm 处；第二条（"中三角"）起自肩峰后外侧角，位于三角肌中 1/3 的最后方[33]。这一"经典的"三部分结构得到了不同学者的反复证实[34-37]。近来，Sakoma 等[38] 提出七部分结构学说，

每一部分都有一条标志性的肌腱走行于肌组织中：3 条位于前方，3 条位于后方，1 条位于中间。每一部分在近端都有明确的标志相区分。中间部分和后束第二部分以肩峰的前外侧角和后外侧角分界，通过解剖发现肩峰外侧的两个小骨性结节将肩峰外侧分成前方、中部和后方 3 个骨面，宽度分别约为 19.5 mm、14.2 mm 和 17.9 mm。一项正电子发射断层摄影（PET）研究提示这 7 部分结构可能代表了三角肌的不同功能单位[38]。

三角肌由腋神经支配。研究表明，100% 的个体中三角肌前、中 1/3 部由腋神经前束支配，18% 的个体后 1/3 部也由该分支支配。90% 的个体三角肌后 1/3 部由腋神经后束支配，38% 的个体三角肌中 1/3 部也由腋神经后束支配。由此可见，三角肌中部和后部分别在 38% 和 18% 的个体受双重支配[39]。三角肌的血供主要来源于旋肱后动脉和胸肩峰动脉的三角肌支[40]。

肩袖

冈上肌

它位于肩胛骨上半部分，起自冈上窝，肌纤维丰厚，由两部分构成[41]：

- 前部（占肌腱宽度的 40%）：呈纺锤形，全部起自冈上窝，在肌腹中心可见内在肌腱，巨大的前部肌肉附着在其上（图 1.2）[42,43]。
- 后部（占肌腱宽度的 60%）：体积较前部小，起自肩胛冈和肩胛颈；内部无腱性结构。

冈上肌的这两部分按照肌纤维的走行方向和附着又分为浅层、中间层和深层[43]。

冈上肌走行喙肩弓下方，止于肱骨大结节上面（图 1.3）。冈上肌有 2.5% 的概率发生无症状的钙质沉积[44]，冈上肌下方与肩关节囊紧密附着，难以分离，其滑液囊与肩关节囊合并在一起（图 1.4）[45]。冈上肌腱足印区呈梯形或三角形，近端基底较大，平均长度为 6.9~23 mm，平均宽度为 12.6~16 mm[46,47]。冈上肌腱附着部有两个特殊结构[48]：

- 新月体：是冈上肌腱的最远端部分；是一个新月形的肩袖鞘膜，包含冈上肌和冈下肌止点的远端部分，其结构较薄、无血管、容易损伤。
- 肩袖索：是一个较厚的止点前结构（肩袖的其他组分也参与其构成），作为一个类似桥梁悬索

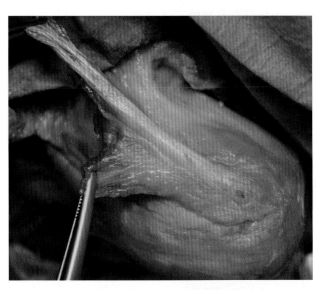

图 1.2　在冈上肌肌肉组织前部有一条内在肌腱

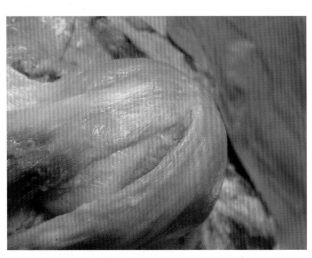

图 1.3　冈上肌腱和冈下肌腱

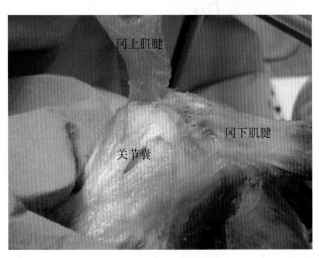

图 1.4　冈上肌腱和冈下肌腱有滑液鞘包被，滑液鞘与肩关节囊融合

样的结构，可以分散传导肩袖应力，保护新月体；其外侧界向前延伸至肱二头肌长头腱，向后延伸至冈下肌腱的下缘。有些学者认为它是喙肱韧带的延伸[49]。

冈上肌腱的平均宽度为 25 mm、厚 10~12 mm[50,51]。了解其足印区至肱骨头软骨的距离约为 0.9~1.9 mm 极为重要[46,50]：因为此区为裸区，我们在行关节镜手术时可以作为参考，其距离的改变似乎与肩袖部分撕裂有一定相关性[46]。有些微观研究阐述了冈上肌腱或多或少的分层现象[46,52]。

冈下肌

冈下肌是肩关节主要的外旋肌，提供 55%~60% 的外旋肌力[53]。冈下肌为羽状肌，有中间缝（该缝隙经常会被误认为是冈下肌和小圆肌间隙）。80% 个体具有典型的三个羽状肌起始，双羽或单羽起始占 20%[45]。冈下肌以肌性结构起于肩胛冈内侧部和冈下窝，和小圆肌一起由致密筋膜包裹；该筋膜向前反折与肱三头肌长头腱筋膜融合。在盂肱关节上方水平，其宽度约为 29 mm（旋转中立位）。在该水平有一特征性的缝隙[33]，此缝隙可以作为关节镜操作的后方入路，较冈下肌 / 小圆肌间隙入路更合适，也更安全（图 1.5）[54]。实际上该间隙通常较难被发现，跨越关节最下缘处位于一固有静脉丛中[33]。冈下肌以腱性部分止于大结节

的中部，位于冈上肌腱止点以远（图 1.3 和 1.4）。冈下肌足印区呈梯形，最大长度约 10~29 mm、宽 19~32.7 mm[46,47]。类似冈上肌，冈下肌也有滑囊包裹并与肩关节囊融合（图 1.4）[45]。在关节镜操作时很难确定冈上肌和冈下肌之间的分界。Codman[55]描述了一个无软骨的区域，称作"分界缘"，其位于肱骨解剖颈的最上缘，依据该解剖标志可以确定冈上肌 / 冈下肌间隙。Minagawa 等[47]证实肌间隙位于该分界缘后方约 4.3 mm 处。

冈下肌两个肌腱均呈分层结构，由最浅层至最深层分别为[46]：

- 喙肱韧带的浅层纤维
- 平行于肌纤维走行的腱性纤维
- 走行方向不定的少量纤维
- 扁平的结缔组织
- 关节囊

小圆肌

小圆肌是最小的肩袖肌（图 1.5），起自肩胛骨外侧缘的中部，其很少覆盖冈下肌至肩胛骨内侧缘的部分[56]。一些肌纤维起自冈下肌 / 小圆肌间隙间的连接组织。小圆肌腱附着于大结节下方骨面，足印区呈三角形（平均最大边长为 29 mm，平均宽度为 21 mm）。小圆肌腱在止点附近迅速变薄，上方有少许特征性的肌腱纤维，下方为肌性部分。其足

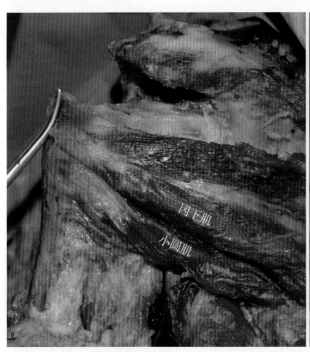
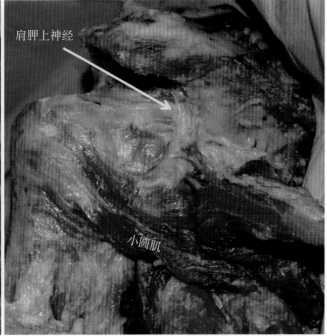

图 1.5　冈下肌 / 小圆肌间隙横跨关节下缘。肩胛上神经距肩胛盂后缘约 1.5~2 cm

印区至关节软骨的平均距离为 10 mm[46]。

肩胛下肌

肩胛下肌为一块三角形的多羽肌，以肌性部分起自肩胛下窝，上部（60%）以腱性部分止于肱骨小结节，下部（40%）主要为肌性，止于小结节下方，包裹着肱骨头和肱骨颈[57]。

肩胛下肌腱长约 155 mm，宽约 31 mm[58]。然而，我们在镜下能够观察到的部分仅为整个腱性部分的 26%~36%（图 1.6）[58,59]。

肩胛下肌腱存在解剖变异[60-63]。近来，Staniek 和 Brenner[64] 描述了一个被称为肩胛盂下肌的结构。他们在 64% 的尸体标本中发现了该结构：它起自肩胛骨外侧缘的上/外 1/3 部，止于小结节的嵴（86%）或小结节（12%）或上述两个结构（2%）。

肱二头肌

尽管肱二头肌通常被认为是肘部肌，但是在肩关节病理过程中也常受到累及。其短头起自喙突尖（位于喙肱肌的外侧），长头（LHB）起自盂上结节和上盂唇（图 1.7）[65]。33% 的肩关节可见盂唇前附着型，100% 可见盂唇后附着型，67% 可见单纯盂唇后附着型[66]。文献报道了 4 种类型的肱二头肌长头起点变异[65]：

- I 型：整个肱二头肌长头附着于后盂唇。

- II 型：大部分长头腱纤维附着于后盂唇，小部分附着于前盂唇。

- III 型：附着于前盂唇和后盂唇的肌腱纤维数量相当。

- IV 型：大部分腱纤维附着于前盂唇，少部分附着于后盂唇。

在 25% 的病例中，尤其是年轻患者，有时可见来自肱二头肌长头滑膜的小纤维血管束包裹着周围的滑膜和关节囊：这些解剖学变异被称为"二头肌系带"[67]。

肱二头肌长头的关节内部分（图 1.8）由一个

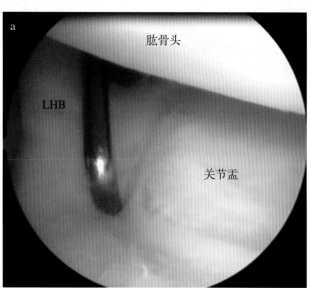

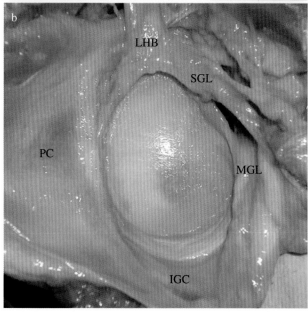

图 1.7　a. 肱二头肌长头腱（LHB）起自盂上结节和上盂唇；b. LHB，肱二头肌长头腱；SGL，盂肱上韧带；MGL，盂肱中韧带；IGC，盂肱下复合体；PC，后关节囊

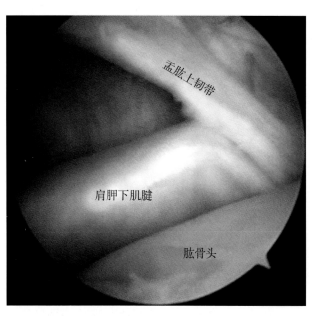

图 1.6　镜下我们仅能看到整个肩胛下肌腱的 26%~36%。肩胛下肌陷凹位于肩胛下肌腱和上盂肱韧带之间

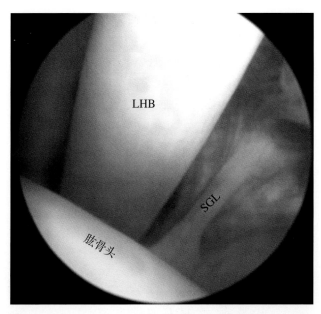

图 1.8　盂肱上韧带（SGL）是稳定肱二头肌长头的"滑车"的 4 部分结构之一

称为"滑车"的结构保持其稳定性，该滑车位于肌腱内侧、结节间沟正上方[68-71]。它包含 4 个主要结构：

- 喙肱韧带：具有典型的前后两个部分。
- 盂肱上韧带（图 1.8）：起自盂上结节；其内侧部分折叠、平行于长头腱，外侧部分形成一个 U 形吊带结构；其在止于小结节前，与喙肱韧带融合形成一个吊带结构，类似于屈指肌腱的滑车。
- 冈上肌腱和肩胛下肌腱的纤维：这些腱纤维起自"斜形纤维束"（一个菲薄的起自冈上肌腱并止于肩胛下肌腱的连接组织），参与构成肩袖间隙的顶部。一些学者认为肩胛下肌腱的最上部分是肱二头肌长头腱最重要的稳定结构[72]。

肱二头肌长头腱的血供是研究的热点之一，由于血供和力学因素，肱二头肌长头腱的一些部位很容易发生撕裂。LHB 可能接受双重或三重血供：

- 位于骨腱联合处的血管（胸肩峰动脉的肩峰支）
- 位于腱腹交界部的血管（最重要，为肱动脉的分支）
- 肌腱系膜内部的血管（少见；为旋肱前动脉的一个分支）

该血供特点导致存在两个血供较少的区域：近侧缺乏血供的区域位于距盂上结节 1.2~3 cm 处[73]。

滑　囊

肩关节部位有多个滑囊，他们均为无血管中空的腔隙，最重要的滑囊如下：

（1）肩峰下滑囊：有助于减小肩袖运动时与肩峰之间的摩擦；通常不与盂肱关节相通[74]，容积约 5~10 ml[75]。

（2）三角肌下滑囊：通常与肩峰下滑囊融合。

（3）肩胛下肌滑囊：有助于肩胛下肌腱在喙突表面滑动。位于肩胛下肌腱上部与肩胛颈之间，由于与盂肱关节相通，因此更应该被看作是肩关节的一个潜在腔室（图 1.6）。当肩关节发生相应病变时，亦可在该滑囊内见到游离体和炎性滑液等。

（4）喙肱肌滑囊：并不一定独立存在，在 20% 的个体中是肩峰下滑囊的延续[75]。

其他滑囊包括：

- 冈下肌与关节囊之间
- 冈上肌与关节囊之间
- 喙突与关节囊之间
- 小圆肌与关节囊之间
- 斜方肌与肩胛冈之间
- 背阔肌和大圆肌之间

关节面

盂肱关节由肱骨头和肩胛盂构成，盂肱关节面有 3 种类型[76]：

- A 型：肱骨头面的曲率半径小于肩胛盂→小圆形接触面。
- B 型：肱骨头面和关节盂有相似的曲率半径→大圆形接触面。
- C 型：肱骨头面曲率半径大于肩胛盂→周围环形接触面。

肩胛盂

肩胛盂轻度凹陷，表面积约为 6~8 cm²[77]。因为存在肩胛盂切迹而呈梨形（图 1.7），在 55% 的个体表现尤为明显[78]。其表面附有透明软骨，中央一个环形区域软骨较薄，称为"裸区"。周边区域软骨较厚（3.81 mm），中央部位软骨较薄

(1.14 mm) [79]。在这一薄层软骨下方的区域内软骨下骨增厚，被称为"Asskay 结节" [80]。

肩胛盂垂直轴径 39 mm，水平轴径约 23~29 mm。其垂直曲率半径通常比肱骨头的大约 2.3 mm [81]。肩胛盂可呈前倾或后倾：在 75% 的个体约后倾 7.5°，25% 前倾 2°~10°。以肩胛骨水平作为参照，平均存在 15° 的内倾 [76,82,83]。

肩胛盂周缘完全被盂唇覆盖，从而略增大了肩胛盂的容积（图 1.7）。盂缘通常为三角形，也可呈圆形、新月形或钝圆形 [84]。其大部分由致密纤维组织构成，含少量弹性纤维，只有在盂唇和肩胛盂交界处的小移行区可见到纤维软骨组织 [85]。Detrisac 和 Johnson [86] 描述了两种解剖变异：

- 半月板型盂唇：通过移行带的纤维软骨附着于肩胛盂，靠近关节盂中央呈游离状。
- 盂唇中央和周缘均附着于肩胛盂。

Cooper 等 [87] 报道盂唇仅在上部呈半月板样；实际上该部分的盂唇纤维在肱二头肌长头腱盂上结节附着部以远直接并入长头腱，该区域内肩胛盂的胶原纤维与肱二头肌腱的胶原纤维交织在一起。另外还存在两种其他类型解剖变异需加以认知：

- Buford 复合体：见于 1.5% 的个体；前上盂唇缺失伴条索状盂肱中韧带，该韧带起自肱二头肌长头腱的前方，向下跨过肩胛下肌腱。避免将该型盂唇与盂唇撕裂或 SLAP 损伤混淆 [88]。
- 盂唇下孔：见于 12% 的个体；位于盂唇的前上区域盂唇止点下方的一个孔 [70]。

肱骨头

肱骨头关节面宽阔，近半球形。相对于肱骨干向近端及内侧倾斜约 137° [89]，其表面覆盖厚约 1.5~2 mm 软骨，通常上方软骨较厚 [90]。肱骨头有两个典型的"裸区"：一个位于肱骨头后方，在肩袖后方附着部与关节面之间，长约 2~3 cm，在年轻患者中通常难以发现，可能与年龄相关的退变有关，需与 Hill–Sachs 损伤相鉴别 [91]；另一个位于前方，在肩胛下肌足印区和关节面之间，呈斜方形 [92]。

肱骨头冠状面的平均曲率半径为 24 mm，轴位为 22 mm [81]，关节面直径约为 43.3 mm [93]。肱骨头后倾角度的计算方法为肩关节平面的垂线与肱骨内外上髁轴线的夹角（约 18°）或与肘关节切线的夹角（约 21°~23°）[89,93]。

肱骨头解剖颈是肱骨头软骨区与结节区的分界。这一区域是不同肩袖肌腱和韧带的附着区域 [46]。结节两向远端延伸形成肱二头肌沟的两唇，位于中心的沟宽约 6.2 mm，深约 5 mm [94]。沟顶部由 4 种结构组成：

- 冈下肌和肩胛下肌腱的部分纤维；它形成一个长 7 mm 的腱鞘包裹并稳定长头腱中部，此外还有部分喙肱韧带的纤维加强该腱鞘。
- 盂肱上韧带。
- 肱骨横韧带。
- 镰状韧带：是沟远端的主要稳定结构，但并非恒定出现，是位于胸大肌腱胸肋头止点的肌腱延伸。

肩关节囊

肩关节囊很大，是肱骨头表面积的 2 倍，通常容积为 10~15 ml，但是在粘连性关节囊炎患者可以减少至 5 ml 或更少，而在关节囊松弛患者中可增大至 30 ml 或更多 [95]。正常情况下附着区域自肩胛盂颈至肱骨解剖颈。然而在前方其附着形式多变，可见三种主要类型的解剖变异 [96]：

- I 型：关节囊直接附着于关节盂或紧邻关节盂。
- II 型：附着点位于肩胛颈平面。
- III 型：附着部位更加偏内。

关节囊主要由 I 型、III 型和 V 型胶原组成 [97]，并且被肩袖 360° 加强。肩袖肌腱有约 2.5 mm 的组织融入关节囊，尤其是肩胛下肌，形成了被称为肌腱袖／关节囊肌腱袖的结构 [95]。关节囊厚度不一，盂肱下韧带部位相对最厚，而后关节囊相对最为薄弱（图 1.7）。关节囊厚度主要取决于中间胶原层，其厚度自 1.32 mm 至 4.47 mm 不等。最厚的部分邻近腋神经 [98]。

韧 带

肩关节韧带为肩关节囊的增厚。

喙肱韧带

喙肱韧带（CHL）被认为是种系发育过程中胸

大肌未完全退化的止点的一部分，因为在 15% 的个体中胸大肌的一部分跨越喙突并附着于肱骨头[99]。喙肱韧带起自喙突水平部近侧 1/3、喙锁韧带附着处的下方，其止点有以下几种变异：

- 浅层纤维止于大结节；仅 15%~50% 的纤维止于小结节；融入冈上肌的肌肉纤维和肩胛下肌腱。
- 深层纤维与肩胛下肌腱膨大的部分融合；仅有小部分纤维跨过肱二头肌长头腱止于小结节[100,101]。

在内侧喙肱韧带的前界清晰可辨，在外侧与关节囊融合，后界难以被分辨。虽然被称作韧带，但其组织学结构与关节囊更相似[72,100,102]。

部分学者认为喙肱韧带是将肱二头肌长头腱稳定在肱二头肌沟内的关键韧带[72,103-105]。它对关节的稳定作用很小，尤其是手臂位于身体侧方时。喙肱韧带主要有以下三方面的功能：支撑手臂，在外展小于 60° 时限制外旋，稳定肱二头肌长头腱[103]。

盂肱韧带

盂肱韧带是对关节囊具有加强作用的胶原纤维束（图 1.7）。

盂肱上韧带

盂肱上韧带（SGL）是一个相当恒定的结构，仅 5%~10% 的个体缺失[91,106]。然而，其尺寸及坚韧程度变异很大。盂肱上韧带（也称 Flood 韧带）起自肩胛盂的盂上结节，有 3 种可能的起始位置[71,107]。和肱二头肌长头腱起始相同，位于肱二头肌长头腱的前方，沿着盂肱中韧带止于小结节上方的肱骨头凹。盂肱上韧带和盂肱中韧带之间的裂隙叫作 Weitbrecht 裂孔。

SGL 对肩关节的静态稳定几乎不起作用，其在 0° 外展位时最紧张，是将肱二头肌长头腱稳定在肱二头肌沟内最重要的结构[72,104]。

盂肱中韧带

盂肱中韧带（MGL）在 8%~30% 的个体中缺失，是三条盂肱韧带中变异程度最大的，可以很薄，也可以像长头腱一样厚[106,108,109]。MGL 起自 SGL 的下方或内侧，自下方汇入肩胛下肌腱止点止于小结节内侧。Morgan 等[110] 指出 MGL 存在以下解剖变异：

- 正常型（66%）。
- 索状（19%）：借壁凹或被称为 Rouviere 孔

的结构与盂肱下韧带分离。

- 扇状（5%）：常伴随肥厚的盂肱下韧带前束出现。
- 缺失（10%）。

MGL 在 45° 外展位稳定肩关节；另外，在肩关节外展 0°~90°、外旋 45° 时，MGL 起拉紧肱骨头前部的作用[71,103]。

盂肱下韧带

盂肱下韧带（IGL）在 7%~25% 个体中缺失，是肩关节外展时维持静态稳定的主要结构[107,111]。

IGL 呈吊床样，起自肩胛盂的下部，由两部分组成：前束和后束。前束起自肩胛盂 2~4 点钟位置[106,108]；后束（通常较前束薄）可起自 7~9 点钟的位置[108]。两者之间为腋窝陷凹或腋囊。这些结构统称为盂肱下复合体（IGC，图 1.9），其在肱骨头上有两种止点类型：

- 呈"项圈样"紧贴肱骨头附着于关节软骨缘的下方。
- 呈 V 形，前后束附着点紧邻肱骨头软骨面，腋囊附着在肱骨头软骨缘以远[95]。

肩袖间隙

肩胛下肌腱上界和冈上肌腱前缘之间的间隙称为肩袖间隙（RI）。呈三角形，顶点在肱二头肌沟上方。肩袖间隙包括 4 层结构[112]：

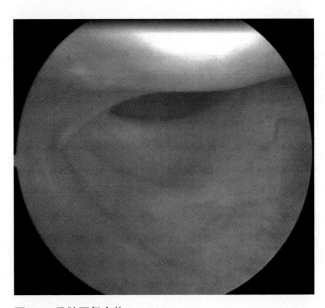

图 1.9　盂肱下复合体

- 喙肱韧带（CHL）浅层
- 冈上肌和肩胛下肌纤维
- 喙肱韧带（CHL）深层
- 盂肱上韧带（SGL）

肩袖间隙具有多重功能。Jost 等[112] 将其分为两部分：内侧部，起自喙突，止于肱骨头软骨缘，当手臂置于体侧时限制肱骨下移；外侧部，覆盖肱骨头至大结节，当手臂置于体侧时限制肱骨外旋。Harryman 等[101] 发现肩袖间隙能够保持肩关节外展60°时后下和前下的稳定性。Slatis 和 Alto[105] 强调肩袖间隙具有稳定肱二头肌长头腱内侧的作用。

神经血管结构

腋神经

腋神经穿四边孔自肩关节前方向后方走行，在此平面腋神经位于旋肱后动脉内侧[33]，易因撞击受损[113]。腋神经在四边孔区域（65%~66%）或其后部三角肌内（33%~35%）分为前后两支[39,114]。前支分出一支支配关节囊，另外的三个分支分别支配三角肌的前、中、后部分[39]。腋神经后支穿深筋膜后发出以下分支：

- 小圆肌支（该分支距肩胛盂边缘最近）[115]
- 臂上外侧皮神经
- 三角肌后束分支（78%~90%）[39,116]
- 三角肌中束分支（38%）[39]
- 后关节囊支[117]

部分解剖学研究评估了腋神经与特殊解剖标志的位置关系：

- Wright 等[59] 陈述了腋神经距离关节镜下能够观察到的肩胛下肌腱最下部约（32.8±6）mm。
- Lin 等[118] 指出腋神经距肱骨大结节尖端约45.5 mm。
- Kamineni 等[119] 测量了腋神经至肩峰外侧缘的距离，向外约57 mm，向前约51 mm。
- 盂肱下韧带距离腋神经平均2.5 mm[115]；此外，腋神经距肱骨较关节囊盂唇附着部更近，且在中立位和内旋位时距离最近[120]。
- 肩胛盂距离腋神经最近的区域为4点半至7点[115,120,121]。

肩胛上神经

肩胛上神经为运动和感觉的混合神经，起自C5、C6 神经根[122]，有研究表明 C4 神经根可能也参与其组成[123]。肩胛上神经通过肩胛上切迹进入冈上窝，此处位于肩胛上横韧带（STLS）的下方（图 1.10）。该韧带与肩胛舌骨肌起始部的位置关系多变，44%的个体该肌肉起于 STLS 的内侧，18%的个体该肌肉的一部分直接起于 STLS[124]。肩胛上切迹高约 6 mm、宽 8 mm[124]。目前发现其形态至少有 5 种亚型[125]，其中 I 型（U 形）最常见（43.7%）[126]。STLS 长约 9~11.5 mm、厚约 3.5 mm[124,127]。1.5%~9.5%的个体 STLS 缺失，3%~12.5%的个体由骨桥代替[5,124,128,129]，5.7% 个体的 STLS 由独立的两部分组成[130]。通常，肩胛上神经走行于 STLS 下方而肩胛上动静脉走行于 STLS 上方。但也存在一些解剖变异：I 型（59.4%）所有的肩胛上血管均走行于 STSL 上方；II 型（29.7%）肩胛上血管同时走行于 STLS 上方和下方；III 型（10.9%）所有的血管均走行于STSL 下方[124]。

穿过肩胛上切迹后，肩胛上神经发出运动支支配冈下肌，发出感觉支支配盂肱关节、喙肩韧带和喙锁韧带。然后跨过冈盂韧带进入冈下窝。在冈盂切迹处距离肩胛盂后缘约 1.5 cm[33]。该神经发出多个分支（4~6 支），在距离关节面约 2 cm 处穿入冈下肌[33]（图 1.5）。该神经分支通常不支配皮肤感觉，然而，有报道称一些罕见的分支会支配肩关节后部[131–134]。

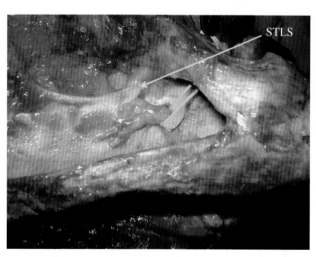

图 1.10 肩胛上神经穿过肩胛上横韧带（STLS）下方

肌皮神经

肌皮神经是臂丛外侧束的两个终末支之一，在距喙突 1.5~9 cm 处进入喙肱肌[135-137]。向下走行支配肱二头肌和肱肌，在两肌肉的走行长度约 14 cm[138]，在肘部分出前臂外侧皮神经。

肌皮神经可能存在多种解剖变异：肌皮神经与正中神经之间可有交通支（10%~53%）[139-142]；肌皮神经可缺失（1.4%~5%）[142-145] 或不穿入喙肱肌（7.5%~11%）[142,143]。描述这些解剖变异的分类方法很多[143,146,147]。近来 Guerri-Guttenberg 和 Ingolotti[142] 根据以下 4 个方面内容提出了一个新的分类方法：

- 神经存在 / 缺失。
- 是否穿过喙肱肌。
- 是否存在交通支 / 融合支。
- 交通支之间的关系以及神经进入喙肱肌的位置。

旋肱前动脉

旋肱前动脉起自腋动脉第 3 段，平行于肩胛下肌下缘向外侧走行，位于肱二头肌长头腱的下方，供应部分冈下肌和肩胛下肌血。旋肱前动脉的一个重要分支至肱骨头——前外升支动脉，后者沿肱二头肌沟外侧缘上行，然后穿入大结节。终末支的骨内部分因为其形似弓，被称为"弓形动脉"，并发出多个分支供应肱骨头[148,149]。

Brooks 等[150] 描述了与弓形动脉骨内吻合的 3 种血管：

- 3~4 支来自旋肱后动脉的后内侧血管（这些血管能够在旋肱前动脉受损时供应肱骨头）。
- 干骺端血管。
- 肱骨大、小结节的血管。

他们认为仅依赖弓形动脉就可以为整个肱骨头供血。然而，四部分骨折后，血供主要来源于后内

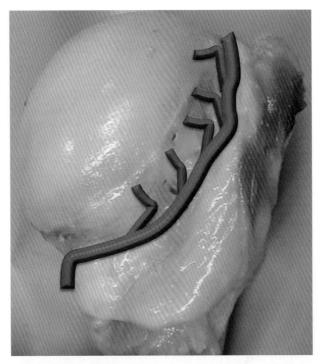

图 1.11 旋肱后动脉

侧血管[150]，这一理论后来经 Hertel[151] 证实。

旋肱后动脉

旋肱后动脉较旋肱前动脉粗大，在四边孔内走行于腋神经的外侧[33]，后发出两个分支：

- 前支：距肩峰 5 cm 处发出，与来自胸肩峰动脉的肩峰支和来自肱动脉的三角肌支相交通；此外，其发出分支供应盂肱关节和三角肌中 1/3 以上的皮肤。
- 后支：与前支相比，其为肱骨提供更多的血供（图 1.11）。

一些研究表明旋肱后动脉只供应大结节的后部和肱骨头后下方的一小片区域[148,149]。但最近 Duparc 等[152] 的研究表明旋肱后动脉是供应肱骨头软骨下骨和大结节的主要血管。

参·考·文·献

1. DePalma A. Surgical anatomy of acromioclavicular and sternoclavicular joints. Surg Clin North Am. 1963;431:541–50.
2. Nutter P. Coracoclavicular articulations. J Bone Joint Surg. 1941;23A:177–9.
3. Lewis O. The coraco-clavicular joint. J Anat. 1959;93:296–303.
4. Urist M. Complete dislocation of the acromioclavicular joint. J Bone Joint Surg. 1963;45A:1750–3.
5. Rengachary SS, Burr D, Lucas S, Hassanein KM, Mohn MP, Matzke H. Suprascapular entrapment neuropathy: a clinical, anatomical, and comparative study. Part 2: anatomical study. Neurosurgery. 1979;5:447–51.
6. Testut L. Traite d'anatomie humaine. Paris: Octave dion;1904.

7. Hollinshead W. Anatomy for surgeons, vol. Ⅲ. 3rd ed. Philadelphia: Harper & Row;1982.

8. Bigliani LU, Ticker JB, Flatow EL, Soslowsky LJ, Mow VC. The relationship of acromial architecture to rotator cuff disease. Clin Sports Med. 1991;10:823–38.

9. Bigliani L, Morrison D, April EW. The morphology of the acromion in its relationship to rotator cuff tears. Orthop Trans. 1986;10:228.

10. Freese A. Anatomische untersuchungen zur ossaren morphologie und stellung des akromions und deren bedeutung fur die atiologie des Impingement-Syndroms. Aachen: Diss;1998.

11. Edelson JG, Taitz C. Anatomy of the coraco-acromial arch. Relation to degeneration of the acromion. J Bone Joint Surg. 1992;74B:589–94.

12. Petersson CJ, Redlund-Johnell Ⅰ. The subacromial space in normal shoulder radiographs. Acta Orthop Scand. 1984;55:57–8.

13. Cruveilhier J. Traité d'anatomie descriptive. Paris: Asselin;1833.

14. Lilienfeld A. Uber das Os acromiale und seine beziehungen zu den affektionen der schultergegend. Fortschr Rontgenstr. 1914;21:198–205.

15. Symington J. Separate acromion process. J Anat Physiol. 1900;34:287–94.

16. Pfitzner W. Beitrage zur kenntnis des menschlichen extremitatenskelets. Ⅷ: die morphologischen elemente des menschlichen handskelets. Morphol Anthropol. 1900;2:77–157.

17. Liberson F. Os acromiale – a contested anomaly. J Bone Joint Surg. 1937;19A:683–9.

18. Putz R, Liebermann J, Reichelt A. The function of the coracoacromial ligament. Acta Anat (Basel). 1988;131:140–5.

19. Jobe M. Gross anatomy of the shoulder. In: Rockwood CA, Matsen FA, editors. The shoulder. Philadelphia: Saunders;1990.

20. Dolan CM, Hariri S, Hart ND, McAdams TR. An anatomic study of the coracoid process as it relates to bone transfer procedures. J Shoulder Elbow Surg. 2011;20:497–501.

21. Boileau P, Mercier N, Old J. Arthroscopic Bankart-Bristow-Latarjet (2B3) procedure: how to do it and tricks to make it easier and safe. Orthop Clin North Am. 2010;41:381–92.

22. Boileau P, Mercier N, Roussanne Y, Thélu CÉ, Old J. Arthroscopic Bankart-Bristow-Latarjet procedure: the development and early results of a safe and reproducible technique. Arthroscopy. 2010;26:1434–50.

23. Lafosse L, Boyle S, Gutierrez-Aramberri M, Shah A, Meller R. Arthroscopic latarjet procedure. Orthop Clin North Am. 2010;41:393–405.

24. Lafosse L, Boyle S. Arthroscopic Latarjet procedure. J Shoulder Elbow Surg. 2010;19:2–12.

25. Lafosse L, Lejeune E, Bouchard A, Kakuda C, Gobezie R, Kochhar T. The arthroscopic Latarjet procedure for the treatment of anterior shoulder instability. Arthroscopy. 2007;23:1242.

26. Haddad N, Khemiri C, Khorbi A, Ben Dali N, Filali Z, Kanoun ML, et al. Facteurs d'échec du traitement de l'instabilité antérieure de l'épaule par l'intervention de Latarjet. Tunis Orthop. 2008;1:150–5.

27. Hovelius L, Körner L, Lundberg B, Akermark C, Herberts P, Wredmark T, et al. The coracoid transfer for recurrent dislocation of the shoulder. Technical aspects of the Bristow-Latarjet procedure. J Bone Joint Surg. 1983;65A:926–34.

28. Vander Maren C, Geulette B, Lewalle J, Mullier J, Autrique JC, Thiery J, et al. Coracoid process abutment according to Latarjet versus the Bankart operation. A comparative study of the results in 50 cases. Acta Orthop Belg. 1993;59:147–55.

29. Hamel A, Hamel O, Ploteau S, Robert R, Rogez JM, Malinge M. The arterial supply of the coracoid process. Surg Radiol Anat. 2012;34:599–607.

30. Abrassart S, Stern R, Hoffmeyer P. Arterial supply of the glenoid: an anatomic study. J Shoulder Elbow Surg. 2006;15:232–8.

31. Abbott L, Lucas D. The tripartite deltoid and its surgical significance in exposure of the scapulohumeral joint. Ann Surg. 1952;136:392–403.

32. Perry J. Biomechanics of the shoulder. In: Rowe C, editor. The shoulder. New York: Churchill Livingstone;1988.

33. Bailie DS, Moseley B, Lowe WR. Surgical anatomy of the posterior shoulder: effects of arm position and anterior-inferior capsular shift. J Shoulder Elbow Surg. 1999;8:307–13.

34. Brown JM, Wickham JB, McAndrew DJ, Huang XF. Muscles within muscles: coordination of 19 muscle segments within three shoulder muscles during isometric motor tasks. J Electromyogr Kinesiol. 2007;17:57–73.

35. Lorne E, Gagey O, Quillard J, Hue E, Gagey N. The fibrous frame of the deltoid muscle. Its functional and surgical relevance. Clin Orthop Relat Res. 2001;386:222–5.

36. Kumar VP, Satku K, Liu J, Shen Y. The anatomy of the anterior origin of the deltoid. J Bone Joint Surg. 1997;79B:680–3.

37. Leijnse JN, Han SH, Kwon YH. Morphology of deltoid origin and end tendons-a generic model. J Anat. 2008;213:733–42.

38. Sakoma Y, Sano H, Shinozaki N, Itoigawa Y, Yamamoto N, Ozaki T, et al. Anatomical and functional segments of the deltoid muscle. J Anat. 2011;218:185–90.

39. Loukas M, Grabska J, Tubbs RS, Apaydin N, Jordan R. Mapping the axillary nerve within the deltoid muscle. Surg Radiol Anat. 2009;31:43–7.

40. Salmon M, Dor J. Les artères des muscles des membres et du tronc. Paris: Masson et Cie;1933.

41. Vahlensieck M, Pollack M, Lang P, Grampp S, Genant HK. Two segments of the supraspinous muscle: cause of high signal intensity at MR imaging? Radiology. 1993;186:449–54.

42. Roh MS, Wang VM, April EW, Pollock RG, Bigliani LU, Flatow EL. Anterior and posterior musculotendinous anatomy of the supraspinatus. J Shoulder Elbow Surg. 2000;9:436–40.

43. Kim SY, Boynton EL, Ravichandiran K, Fung LY, Bleakney R, Agur AM. Three-dimensional study of the musculotendinous architecture of supraspinatus and its functional correlations. Clin Anat. 2007;20:648–55.

44. McLaughlin HL. Lesions of the musculotendinous cuff of the shoulder: Ⅲ. Observations on the pathology, course and treatment of calcific deposits. Ann Surg. 1946;124:354–62.

45. Holibka R, Holibková A, Laichman S, Růzicková K. Some peculiarities of the rotator cuff muscles. Biomed Pap Med Fac Univ Palacky Olomouc Czech Repub. 2003;147:233–7.

46. Curtis AS, Burbank KM, Tierney JJ, Scheller AD, Curran AR. The insertional footprint of the rotator cuff: an anatomic study. Arthroscopy. 2006;22:603–9.

47. Minagawa H, Itoi E, Konno N, Kido T, Sano A, Urayama M, et al. Humeral attachment of the supraspinatus and infraspinatus tendons: an anatomic study. Arthroscopy. 1998;14:302–6.

48. Burkhart SS, Esch JC, Jolson RS. The rotator crescent and rotator cable: an anatomic description of the shoulder's "suspension bridge". Arthroscopy. 1993;9:611–6.

49. Clark J, Sidles JA, Matsen FA. The relationship of the glenohumeral joint capsule to the rotator cuff. Clin Orthop Relat Res. 1990;254:29–34.

50. Ruotolo C, Fow JE, Nottage WM. The supraspinatus footprint: an anatomic study of the supraspinatus insertion. Arthroscopy. 2004;20:246–9.

51. Ellman H. Diagnosis and treatment of incomplete rotator cuff tears. Clin Orthop Relat Res. 1990;254:64–74.

52. Clark JM, Harryman DT. Tendons, ligaments, and capsule of the rotator cuff. Gross and microscopic anatomy. J Bone Joint Surg. 1992;74A:713–25.

53. Colachis SC, Strohm BR, Brechner VL. Effects of axillary nerve block on muscle force in the upper extremity. Arch Phys Med Rehabil. 1969;50:647–54.

54. Shaffer BS, Conway J, Jobe FW, Kvitne RS, Tibone JE. Infraspinatus muscle-splitting incision in posterior shoulder surgery. An anatomic and electromyographic study. Am J Sports Med. 1994;22:113–20.

55. Codman E. The shoulder. Boston: Thomas Todd;1934.

56. Waterston D. Variations in the teres minor muscle. Anat Anz. 1908;32:331–3.

57. Hinton MA, Parker AW, Drez Jr D, Altcheck D. An anatomic study of the subscapularis tendon and myotendinous junction. J Shoulder Elbow Surg. 1994;3:224–9.

58. Pearsall AW, Holovacs TF, Speer KP. The intra-articular component of the subscapularis tendon: anatomic and histological correlation in reference to surgical release in patients with frozen-shoulder syndrome. Arthroscopy. 2000;16:236–42.

59. Wright JM, Heavrin B, Hawkins RJ, Noonan T. Arthroscopic visualization of the subscapularis tendon. Arthroscopy. 2001;17:677–84.

60. Macalister A. Additional observation on muscular anomalies in human anatomy. Trans R Ir Acad Sci. 1875;25:1–130.

61. Kameda Y. An anomalous muscle (accessory subscapularis-teres-latissimus muscle) in the axilla penetrating the brachial plexus in man. Acta Anat (Basel). 1976;96:513–33.

62. Breisch EA. A rare human variation: the relationship of the axillary and inferior subscapular nerves to an accessory subscapularis muscle. Anat Rec. 1986;216:440–2.

63. Yoshinaga K, Kawai K, Tanii I, Imaizumi K, Kodama K. Nerve fiber analysis on the so-called accessory subscapularis muscle and its morphological significance. Anat Sci Int. 2008;83:55–9.

64. Staniek M, Brenner E. Variations in the anatomy of the anteriorinferior rotator cuff: the "infraglenoid muscle". Ann Anat. 2012;194:373–80.

65. Vangsness CT, Jorgenson SS, Watson T, Johnson DL. The origin of the long head of the biceps from the scapula and glenoid labrum. An anatomical study of 100 shoulders. J Bone Joint Surg. 1994;76B:951–4.

66. Paul S, Sehgal R, Khatri K. Anatomical variations in the labral attachment of the long head of biceps brachii. J Anat Soc India. 2004;53:49–51.

67. Johnson LL, Bays BM, Eda van Dyk G. Vincula of the biceps tendon in the glenohumeral joint: an arthroscopic and anatomic study. J Shoulder Elbow Surg. 1992;1:162–6.

68. Nakata W, Katou S, Fujita A, Nakata M, Lefor AT, Sugimoto H. Biceps pulley: normal anatomy and associated lesions at MR arthrography. Radiographics. 2011;31:791–810.

69. Johnson LL. Arthroscopic surgical anatomy. In: Johnson LL, editor. Diagnostic and surgical arthroscopy of the shoulder. St Louis: Mosby;1993.

70. Snyder S. Shoulder arthroscopy. New York: McGraw Hill;1994.

71. Turkel SJ, Panio MW, Marshall JL, Girgis FG. Stabilizing mechanisms preventing anterior dislocation of the glenohumeral joint. J Bone Joint Surg. 1981;63A:1208–17.

72. Arai R, Mochizuki T, Yamaguchi K, Sugaya H, Kobayashi M, Nakamura T, et al. Functional anatomy of the superior glenohumeral and coracohumeral ligaments and the subscapularis tendon in view of stabilization of the long head of the biceps tendon. J Shoulder Elbow Surg. 2010;19:58–64.

73. Cheng NM, Pan WR, Vally F, Le Roux CM, Richardson MD. The arterial supply of the long head of biceps tendon: anatomical study with implications for tendon rupture. Clin Anat. 2010;23:683–92.

74. Ellis V. The diagnosis of shoulder lesions due to injuries of the rotator cuff. J Bone Joint Surg. 1953;35B:72–4.

75. Strizak AM, Danzig L, Jackson DW, Resnick D, Staple T. Subacromial bursography. An anatomical and clinical study. J Bone Joint Surg. 1982;64A:196–201.

76. Saha A. Theory of the shoulder mechanism: descriptive and applied. Springfield: Charles C Thomas;1961.

77. Prescher A, Klümpen T. Does the area of the glenoid cavity of the scapula show sexual dimorphism? J Anat. 1995;186:223–6.

78. Prescher A, Klümpen T. The glenoid notch and its relation to the shape of the glenoid cavity of the scapula. J Anat. 1997;190:457–60.

79. Soslowsky LJ, Flatow EL, Bigliani LU, Mow VC. Articular geometry of the glenohumeral joint. Clin Orthop Relat Res. 1992;285:181–90.

80. Warner JJ, Bowen MK, Deng XH, Hannafin JA, Arnoczky SP, Warren RF. Articular contact patterns of the normal glenohumeral joint. J Shoulder Elbow Surg. 1998;7:381–8.

81. Iannotti JP, Gabriel JP, Schneck SL, Evans BG, Misra S. The normal glenohumeral relationships. An anatomical study of one hundred and forty shoulders. J Bone Joint Surg. 1992;74A:491–500.

82. Saha AK. Dynamic stability of the glenohumeral joint. Acta Orthop Scand. 1971;42:491–505.

83. Saha AK. The classic. Mechanism of shoulder movements and a plea for the recognition of "zero position" of glenohumeral joint. Clin Orthop Relat Res. 1983;173:3–10.

84. De Maeseneer M, Van Roy F, Lenchik L, Shahabpour M, Jacobson J, Ryu KN, et al. CT and MR arthrography of the normal and pathologic anterosuperior labrum and labral-bicipital complex. Radiographics. 2000;20 Spec No:S67–81

85. Moseley H, Overgaard B. The anterior capsular mechanism in recurrent anterior dislocation of the shoulder. JBone Joint Surg. 1962;44A:913–27.

86. Detrisac D, Johnson L. Arthroscopic shoulder anatomy: pathological and surgical implications. New Jersey: Slack; 1986.

87. Cooper DE, Arnoczky SP, O'Brien SJ, Warren RF, DiCarlo E, Allen AA. Anatomy, histology, and vascularity of the glenoid labrum. An anatomical study. J Bone Joint Surg. 1992; 74A:46–52.

88. Williams mm, Snyder SJ, Buford Jr D. The Buford complex–the "cord-like" middle glenohumeral ligament and absent anterosuperior labrum complex: a normal anatomic capsulolabral variant. Arthroscopy. 1994;10:241–7.

89. Hertel R, Knothe U, Ballmer FT. Geometry of the proximal humerus and implications for prosthetic design. J Shoulder Elbow Surg. 2002;11:331–8.

90. Di Giacomo G, Di Giacomo S, Silvestrini MG, Costantini A. L'artroscopia di spalla. Roma: Verduci; 2003.

91. DePalma A, Callery G, Bennet G. Variational anatomy and degenerative lesions of the shoulder joint. Am Acad Orthop Surg Instr Course Lect. 1949;6:255–80.

92. Ide J, Tokiyoshi A, Hirose J, Mizuta H. An anatomic study of the subscapularis insertion to the humerus: the subscapularis footprint. Arthroscopy. 2008;24:749–53.

93. Boileau P, Walch G. The three-dimensional geometry of the proximal humerus. Implications for surgical technique and prosthetic design. J Bone Joint Surg. 1997;79B:857–65.

94. Habermeyer P. Zur funktionellen anatomie und biomechanik der langen bizepssehene. Unfallchirurg. 1991;90:319–29.

95. O'Brien S, Arnoczky S, Warren R, et al. Chapter 1. Developmental anatomy of the shoulder and anatomy of the glenohumeral joint. In: Rockwood CA, Matsen FA, editors. The shoulder, vol. I. 1st ed. Philadelphia: Saunders; 1990. p. 1–32.

96. Kummel BM. Spectrum of lesions of the anterior capsular mechanism of the shoulder. Am J Sports Med. 1979;7:111–20.

97. Kaltsas DS. Comparative study of the properties of the shoulder joint capsule with those of other joint capsules. Clin Orthop Relat Res. 1983;173:20–6.

98. Cone RO, Danzig L, Resnick D, Goldman AB. The bicipital groove: radiographic, anatomic, and pathologic study. AJR Am J Roentgenol. 1983;141:781–8.

99. Williams P, Warwick R. Gray's anatomy. 36th ed. Philadeplhia: WB Saunders; 1980.

100. Yang HF, Tang KL, Chen W, Dong SW, Jin T, Gong JC, et al. An anatomic and histologic study of the coracohumeral ligament. J Shoulder Elbow Surg. 2009;18:305–10.

101. Harryman 2nd DT, Sidles JA, Harris SL, Matsen 3rd FA. The role of the rotator interval capsule in passive motion and stability of the shoulder. J Bone Joint Surg. 1992;74A:53–66.

102. Gohlke F, Essigkrug B, Schmitz F. The pattern of the collagen fiber bundles of the capsule of the glenohumeral joint. J Shoulder Elbow Surg. 1994;3:111–28.

103. Ferrari DA. Capsular ligaments of the shoulder. Anatomical and functional study of the anterior superior capsule. Am J Sports Med. 1990;18:20–4.

104. Gambill ML, Mologne TS, Provencher MT. Dislocation of the long head of the biceps tendon with intact subscapularis and supraspinatus tendons. J Shoulder Elbow Surg. 2006;15:20–2.

105. Slätis P, Aalto K. Medial dislocation of the tendon of the long head of the biceps brachii. Acta Orthop Scand. 1979;50:73–7.

106. Ide J, Maeda S, Takagi K. Normal variations of the glenohumeral ligament complex: an anatomic study for arthroscopic Bankart repair. Arthroscopy. 2004;20:164–8.

107. DePalma A. Surgery of the shoulder. 3rd ed. Philadelphia: Lippincott; 1973.

108. O'Brien SJ, Neves MC, Arnoczky SP, Rozbruck SR, Dicarlo EF, Warren RF, et al. The anatomy and histology of the inferior glenohumeral ligament complex of the shoulder. Am J Sports Med. 1990;18:449–56.

109. Warner JJ, Deng XH, Warren RF, Torzilli PA. Static capsuloligamentous restraints to superior-inferior translation of the glenohumeral joint. Am J Sports Med. 1992;20:675–85.

110. Morgan C, Rames R, Snyder S. Arthroscopic assessment of anatomic variations of the glenohumeral ligaments associated with recurrent shoulder instability. Orthop Trans. 1992;16:727–8.

111. Steinbeck J, Liljenqvist U, Jerosch J. The anatomy of the glenohumeral ligamentous complex and its contribution to anterior shoulder stability. J Shoulder Elbow Surg. 1998;7:122–6.

112. Jost B, Koch PP, Gerber C. Anatomy and functional aspects of the rotator interval. J Shoulder Elbow Surg. 2000;9:336–41.

113. Cahill BR, Palmer RE. Quadrilateral space syndrome. J Hand Surg Am. 1983;8:65–9.

114. Tubbs RS, Tyler-Kabara EC, Aikens AC, Martin JP, Weed LL, Salter EG, et al. Surgical anatomy of the axillary nerve within the quadrangular space. J Neurosurg. 2005;102:912–4.

115. Price MR, Tillett ED, Acland RD, Nettleton GS. Determining the relationship of the axillary nerve to the shoulder joint capsule from an arthroscopic perspective. J Bone Joint Surg. 2004;86A:2135–42.

116. Ball CM, Steger T, Galatz LM, Yamaguchi K. The posterior branch of the axillary nerve: an anatomic study. J Bone Joint Surg. 2003;85A:1497–501.

117. Gardner E. The innervation of the shoulder joint. Anat Rec. 1948;102:1–18.

118. Lin J, Hou SM, Inoue N, Chao EY, Hang YS. Anatomic considerations of locked humeral nailing. Clin Orthop Relat Res. 1999;368:247–54.

119. Kamineni S, Ankem H, Sanghavi S. Anatomical considerations for percutaneous proximal humeral fracture fixation. Injury. 2004;35:1133–6.

120. Jerosch J, Filler TJ, Peuker ET. Which joint position puts the axillary nerve at lowest risk when performing arthroscopic capsular release in patients with adhesive capsulitis of the shoulder? Knee Surg Sports Traumatol Arthrosc. 2002;10:126–9.

121. Eakin CL, Dvirnak P, Miller CM, Hawkins RJ. The relationship of the axillary nerve to arthroscopically placed capsulolabral sutures. An anatomic study. Am J Sports Med. 1998;26:505–9.

122. Cummins CA, Messer TM, Nuber GW. Suprascapular nerve entrapment. J Bone Joint Surg. 2000;82A:415–24.

123. Lee HY, Chung IH, Sir WS, Kang HS, Lee HS, Ko JS, et al. Variations of the ventral rami of the brachial plexus. J Korean Med Sci. 1992;7:19–24.

124. Yang HJ, Gil YC, Jin JD, Ahn SV, Lee HY. Topographical anatomy of the suprascapular nerve and vessels at the suprascapular notch. Clin Anat. 2012;25:359–65.

125. Hrdlicka A. The scapula: visual observations. Am J Phys

Anthropol. 1942;29:73–94.

126. Edelson JG. Bony bridges and other variations of the suprascapular notch. J Bone Joint Surg. 1995;77B:505–6.

127. Duparc F, Coquerel D, Ozeel J, Noyon M, Gerometta A, Michot C. Anatomical basis of the suprascapular nerve entrapment, and clinical relevance of the supraspinatus fascia. Surg Radiol Anat. 2010;32:277–84.

128. Natsis K, Totlis T, Tsikaras P, Appell HJ, Skandalakis P, Koebke J. Proposal for classification of the suprascapular notch: a study on 423 dried scapulas. Clin Anat. 2007;20:135–9.

129. Wang HJ, Chen C, Wu LP, Pan CQ, Zhang WJ, Li YK. Variable morphology of the suprascapular notch: an investigation and quantitative measurements in Chinese population. Clin Anat. 2011;24:47–55.

130. Grundlagen M. Moglichkeiten und grenzen der sonographie osteofibroser kanale im schulterbereich teil 1. Ann Anat. 1997;179:355–73.

131. Ajmani ML. The cutaneous branch of the human suprascapular nerve. J Anat. 1994;185:439–42.

132. Harbaugh KS, Swenson R, Saunders RL. Shoulder numbness in a patient with suprascapular nerve entrapment syndrome: cutaneous branch of the suprascapular nerve: case report. Neurosurgery. 2000;47:1452–5.

133. Vastamäki M, Göransson H. Suprascapular nerve entrapment. Clin Orthop Relat Res. 1993;297:135–43.

134. Ludig T, Walter F, Chapuis D, Molé D, Roland J, Blum A. MR imaging evaluation of suprascapular nerve entrapment. Eur Radiol. 2001;11:2161–9.

135. Flatow EL, Bigliani LU, April EW. An anatomic study of the musculocutaneous nerve and its relationship to the coracoid process. Clin Orthop Relat Res. 1989;244:166–71.

136. Linell EA. The distribution of nerves in the upper limb, with reference to variabilities and their clinical significance. J Anat. 1921;55:79–112.

137. Bach BR, O'Brien SJ, Warren RF, Leighton M. An unusual neurological complication of the Bristow procedure. A case report. J Bone Joint Surg. 1988;70A:458–60.

138. Macchi V, Tiengo C, Porzionato A, Parenti A, Stecco C, Bassetto F, et al. Musculocutaneous nerve: histotopographic study and clinical implications. Clin Anat. 2007;20:400–6.

139. Uysal II, Karabulut AK, Büyükmumcu M, UnverDogan N, Salbacak A. The course and variations of the branches of the musculocutaneous nerve in human fetuses. Clin Anat. 2009;22:337–45.

140. Krishnamurthy A, Nayak SR, Venkatraya Prabhu L, Hegde RP, Surendran S, Kumar M, et al. The branching pattern and communications of the musculocutaneous nerve. J Hand Surg Eur Vol. 2007;32:560–2.

141. Prasada Rao PV, Chaudhary SC. Communication of the musculocutaneous nerve with the median nerve. East Afr Med J. 2000;77:498–503.

142. Guerri-Guttenberg RA, Ingolotti M. Classifying musculocutaneous nerve variations. Clin Anat. 2009;22:671–83.

143. Choi D, Rodríguez-Niedenführ M, Vázquez T, Parkin I, Sañudo JR. Patterns of connections between the musculocutaneous and median nerves in the axilla and arm. Clin Anat. 2002;15:11–7.

144. Buch-Hansen K. Variations of the median nerve and the musculocutaneous nerve and their connections. Anat Anz. 1955;102:187–203.

145. Prasada Rao PV, Chaudhary SC. Absence of musculocutaneous nerve: two case reports. Clin Anat. 2001;14:31–5.

146. Loukas M, Aqueelah H. Musculocutaneous and median nerve connections within, proximal and distal to the coracobrachialis muscle. Folia Morphol. 2005;64:101–8.

147. Venieratos D, Anagnostopoulou S. Classification of communications between the musculocutaneous and median nerves. Clin Anat. 1998;11:327–31.

148. Laing PG. The arterial supply of the adult humerus. J Bone Joint Surg. 1956;38A:1105–16.

149. Gerber C, Schneeberger AG, Vinh TS. The arterial vascularization of the humeral head. An anatomical study. J Bone Joint Surg. 1990;72A:1486–94.

150. Brooks CH, Revell WJ, Heatley FW. Vascularity of the humeral head after proximal humeral fractures. An anatomical cadaver study. J Bone Joint Surg. 1993;75B:132–6.

151. Hertel R. Fractures of the proximal humerus in osteoporotic bone. Osteoporos Int. 2005;16:65–72.

152. Duparc F, Muller JM, Fréger P. Arterial blood supply of the proximal humeral epiphysis. Surg Radiol Anat. 2001;23:185–90.

第2章

肩关节生物力学

Christopher S. Ahmad, Marc D. Dyrszka, and Dennis H. Kwon
赵金忠 译

引 言

在人体各关节中，盂肱关节的活动度最大。正因如此，其在最大活动范围内缺少骨性限制，故有内在的不稳定性[1-5]。相对于肩胛盂，盂肱关节的功能性结构在保持肱骨头旋转中心有 1~2 mm 位移的情况下，允许肱骨头有大范围的旋转。由于静态结构（韧带、关节囊、盂唇、软骨面）和动态结构（肩袖、肱二头肌、三角肌）之间复杂的相互作用对肩胛盂面的肱骨头产生穴压效应，从而使肩关节主动活动时位移受到限制[6-10]。肱骨头的曲率半径与肩胛盂类似，但是肱骨头的关节面大约是肩胛盂的 3 倍，这意味着肱骨头仅被骨性解剖结构松散地限制着。简单几何推算提示，要将肱骨头从肩胛盂窝脱位出来，需要的移位幅度大致相当于脱位方向上肱骨头和肩胛盂轴线之和的一半（图 2.1）。正常肩关节有静态和动态稳定机制防止这种移位。肩关节位置发生变化时，不同的结构稳定着盂肱关节。不同解剖结构的损伤会通过不同的机制造成肩关节不稳。例如，非创伤性肩关节不稳的机制与创伤后肩关节前方单向不稳的机制就大不相同[5,7,11-15]。

解 剖

肱骨

肱骨是上肢最长的骨骼，其关节面呈半球形。在肱骨解剖颈的部位，肱骨头与肱骨干呈 130°~

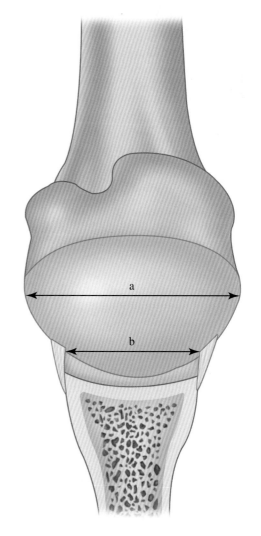

图 2.1 注意较大的肱骨头（a）和相对较小的肩胛盂关节面（b）。动态和静态稳定结构的协同作用既允许肩关节有大范围的活动，又维持肱骨头在肩胛盂窝。移位超过肱骨头轴线长度和肩胛盂窝宽度之和的一半，就会导致肩关节脱位

150°的夹角；如果以肱骨远端内外上髁确定肱骨冠状面，相对此冠状面，肱骨头呈26°~31°后倾（图2.2）。肩袖止点是一个连续的新月形结构，被结节间沟隔断。结节间沟内有起自肩胛盂上部的肱二头肌长头腱向远外侧穿行[16-19]。

肩胛骨

肩胛骨形成肩胛带的后侧面，位于胸廓后外侧表面，对应于第2~7肋骨。肩胛骨是一块扁平的三角形骨骼，除关节面外还有两个大的骨面。肩胛盂是与肱骨形成关节的骨关节面；肩胛盂凹上下方向的偏移被称为肩胛盂倾角，对盂肱关节的稳定性有重要作用[20,21]。

肩胛盂的上下偏移和前后倾斜是基于肩胛骨的内侧缘的，该骨缘与肩胛冈交汇（图2.3）。相对于肩胛骨平面，肩胛盂正常的后倾角度为3°~11°，平均7°[22,23]。肩胛盂后倾与肩关节前后方向不稳有关；在大部分不稳的肩关节中，肩关节呈大于5°的

前倾。相反，肩胛盂后倾超过15°与后向不稳有关。肩胛盂正常上下倾斜角度为7°~15.8°，平均为上倾4.2°[24]，这种肩胛盂的倾斜角对防止肩关节内收向下移位尤为重要[11,23,25,26]。

锁骨

锁骨是在内侧通过胸锁关节、在外侧通过肩锁关节连接肩胛带和中轴骨的支撑构架。肩锁关节是由肩峰内侧缘和锁骨外侧端组成的可动关节。锁骨的作用是作为支撑把轴向应力传入该关节，这可以解释为什么该关节常发生早期退变，特别是经常承受高负荷的患者。

肩胸关节

在盂肱关节活动度超过120°，肩胸关节增加了上臂的有效上举度。肩胸关节平均每上举1°，盂肱关节平均上举2°，尽管这一比例在肩关节活动弧的不同部分有所不同。前锯肌和斜方肌是作用于

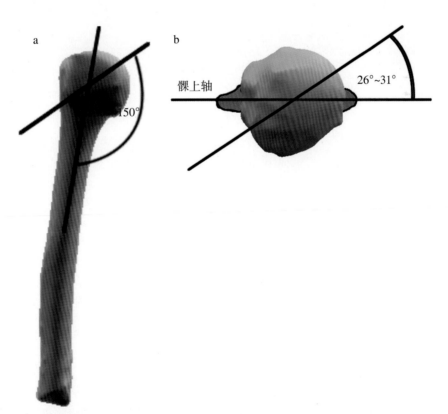

图 2.2　肱骨头的颈干角和倾角分别为130°~150°和26°~31°。颈干角是肱骨干与肱骨头关节面之间在冠状面上的角度（a）；倾度是远侧肱骨内外上髁轴线与肱骨头关节面的轴面之间的角度（b）

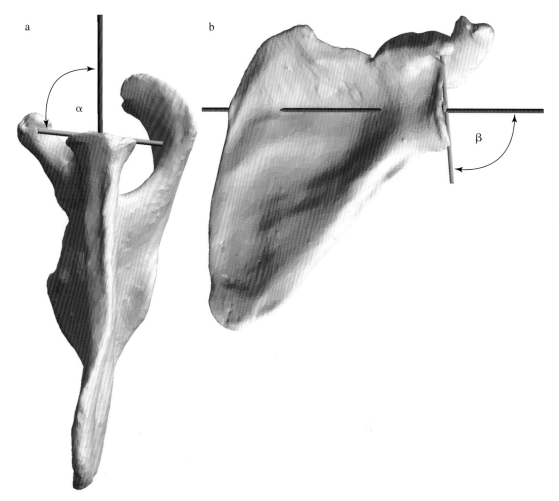

图 2.3　肩胛骨的后倾和上斜角度分别是 3°~11° 和 −8°~16°。肩胛骨后倾定义为在轴线平面上，肩胛盂前后缘连线与肩胛骨轴线垂线之间的交角；肩胛骨轴线为肩胛盂中心点至肩胛骨内侧缘在轴位上与肩胛冈交接处的连线（a）。肩胛骨上斜是在冠状面上肩胛盂上下缘连线与肩胛骨轴线垂线之间的交角；肩胛骨轴线为肩胛盂中心点至肩胛骨内侧缘在冠状位上与肩胛冈交接处的连线（b）

肩胛骨最重要的两块肌肉；前者维持肩胛骨内侧与胸壁的成角，后者在盂肱关节活动时，协同旋转和提起肩胛骨 [27-30]。

被动稳定结构

　　许多研究者将显著的被动稳定效应归因于有分散开的韧带结构加强的关节囊、关节内的负压、肩袖组织的弹性和纤维盂唇。的确许多治疗肩关节不稳的手术技术都是针对修复或者重建发挥止动垫作用的盂唇和盂肱关节囊 [31-38]。当臂的位置变化时，关节囊韧带张力的变化影响肱骨头相对于肩胛盂的移位。在中度旋转时，盂肱韧带是松弛的。由穴 –

压效应取而代之地维持肩关节的稳定性，在该效应中，肩关节肌肉、关节囊内负压效应和黏附 – 聚合效应产生的应力将凸起的肱骨头压入匹配的肩胛盂关节面的凹陷内 [39,40]。

关节面

　　肩胛盂的关节面呈梨形，下半部前后宽度超出上半部 20%。肩胛盂前后向较窄，其前后轴向上的深度大约是上下轴向上深度的一半 [41]。正常肱骨和肩胛盂的关节面几乎呈球形，两个接触关节面的曲率半径相似。盂肱关节可以被模型化为一个浅的球 – 窝关节，只是在极限活动时，肱骨的旋转中心相对于肩胛盂有些移位。因此，肩胛盂关节面的接触区相对恒定，而在肱骨头的接触区较集中且随着臂位置的变化而变化 [13,14,41-47]。

由于肱骨头为半球形且肩胛盂关节面较浅，盂肱关节就是为活动而设计的。不管处于什么位置，只有 25%~30% 的肱骨头与肩胛盂窝接触。尽管缺乏关节面覆盖，肱骨头在整个盂肱关节的活动范围内在肩胛盂窝中心只有 1~2 mm 的移位 [17,48,49]。

如果通过 X 线片评估肩胛盂和肱骨头关节面的曲率半径，则不能反映出盂肱关节的真实匹配度，因为骨性曲率半径的平均差异超过 30% 或 8 mm[40]。事实上，肩胛盂周缘的软骨厚于其中心，从而形成高度匹配的盂肱关节面 [40,50]。一般情况下，肩胛盂和肱骨头曲率半径的差异小于 10%，也就是在 25.5 mm 的弧面半径中，差异约小于 2.5 mm[43]。关节面最终的匹配度是肩关节肌肉穴－压效应的基础；在承担生理负荷时，应把各向移位限制在 2.5 mm 以内 [43,44]。

关节内负压

正常盂肱关节由关节囊完全封闭，关节滑液的含量少于 1 ml。作用于高度匹配的盂肱关节上的黏附力和内聚力对肩胛盂从肱骨头上分离产生一定的阻力 [39]。在关节囊上开窗导致在肩关节内收向下移位明显增加，特别是当盂肱上韧带较细时 [51]。实验发现，关节囊上开窗通过减小肱骨头移位所需的应力加重了不稳；所需应力减小幅度分别为前向 55%、后向 43% 和下向 57%[39]。研究表明，在健康、稳定的肩关节，关节内压力随着肱骨头移位降低；但在不稳定的肩关节中，肱骨头移位与关节内压力无关。不稳的肩关节存在一种定义为引起肩关节前向脱位的前侧盂唇损伤——Bankart 损伤 [38,52,53]。在完整的盂唇和维持关节内压力之间存在联系 [54]，但由关节内负压、关节匹配度和黏附－聚合力形成的被动稳定机制本身不能防止高应力状态下的盂肱关节不稳。

关节盂唇

盂唇是横截面呈三角形、稳固地附着在肩胛盂周缘的一种纤维结构。在其位于肩胛盂上部的附着处，盂唇冗余并可能显得松弛；但在肩胛盂下部盂唇附着部较紧张，从关节面平滑过度。因此，在肩胛盂上下的中点以上，盂唇的活动性是正常的、可变的；但是在肩胛盂上下的中点以下，盂唇的活

动是不正常的、病理性的 [41,55]。盂唇有效地加深了肩胛盂窝，在上下面平均加深 9 mm，在前后面平均加深 5 mm；如果创伤造成盂唇完整性的破坏，会使对肱骨头移位的阻力降低约 20%[42,45,55]。盂唇完整性的破坏不仅降低了肩胛盂的有效深度，也使各关节囊韧带结构的锚定点松脱。因为盂唇对稳定性有直接和间接的作用，Bankart[56] 认为盂唇从肩胛盂前下缘的撕脱是导致复发性前脱位的"基本病损"。这里，盂唇从肩胛盂缘分离，紧密连接盂唇的盂肱中韧带和盂肱下韧带也会一起撕脱。手术干预被用于修复这一重要结构 [56,57]。然而不应忽视上盂唇和肱二头肌腱的起点。它们对肩关节稳定的重要性已经被发现；这些结构发生损伤时，在手臂的低度和中度抬举位时，肩关节的前后向和上下向的移位增加 [58-60]。

关节囊

关节囊允许大范围的活动，因此其表面积比肱骨头大很多。因为在休息位手臂贴近躯干，下关节囊常被描述为冗余结构，以允许足够的外展和前举 [61]。在肩关节活动的极限，不同部分的关节囊变得紧张。例如，下部腋囊在外展－外旋位紧张，从而保证肩关节的稳定性。同样，在极度内旋时，肱骨头前移幅度最小，似乎是后侧关节囊紧张的结果 [3,62,63]。不同部分关节囊和起稳定作用的韧带上张力变化取决于其几何特点和臂位置。事实上，在解剖上关节囊和盂肱韧带形成连续的纤维膜，其力学特性有内在的联系 [64-66]。在中度旋转时，关节囊韧带结构处于松弛状态，稳定性的维持通过其他静态和动态机制来实现。在关节活动的极限点，这些韧带变得紧张以稳定关节，通常是阻止移位的最重要的应力 [1,15,43,61,67-72]。

盂肱韧带

盂肱上韧带（SGHL）、盂肱中韧带（MGHL）、盂肱下韧带（IGHL）和喙肱韧带（CHL）是盂肱关节囊的增厚部分，它们是极限活动时维持关节稳定的最重要的结构。并非其中一个结构在所有位置都起稳定盂肱关节的作用，它们发挥稳定作用的重要性随着臂的位置变化而变化（图 2.4）[1,11,15,18,19,27,42,43,49,61-64,68-70,72-77]。

CHL 是一束增厚的关节囊，起自喙突基底部

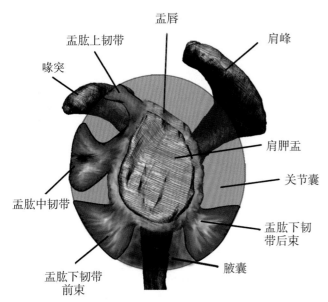

图 2.4　盂肱下韧带复合体（IGHLC）是活动极限最重要的静态稳定结构。它由前束、腋囊和后束构成。关节囊、盂肱上韧带（SGHL）和盂肱中韧带（MGHL）对肩关节前向、后向和下方的稳定也很重要

外侧缘，止于大、小结节，该韧带在臂内收位紧张。CHL 和 SGHL 在肩关节内收位防止向下移位，在肩关节前举、内收、内旋时防止向后移位。有研究提示 CHL 有重要的悬吊作用，又有研究表明这些观点可能不准确，因为在切断 CHL 时可能也不经意切断了 SGHL。这可能导致 CHL 对防止下向不稳有重要作用的结论，而实际上并非如此 [1,15,43,78]。

SGHL 与 CHL 有类似的作用，也有类似的解剖结构。SGHL 起自肩胛盂的前上缘，止于肱骨小结节的上部。这两个韧带一起确定了肩袖间隙的界限，分别对应冈上肌前缘和肩胛下肌上缘。肩袖间隙的功能还未明确界定，被认为对维持肩关节内负压有重要作用 [54,79,80]。

在 3 个盂肱韧带中 MGHL 结构和特性最不恒定，在 8%~30% 的人群中缺失。如果存在 MGHL，其起自肩胛盂上部、盂上结节或肩胛颈，止于小结节的内侧面。在肩关节外展 60°~90° 时限制肱骨头前向移位，在内收位限制肱骨头向下移位。MGHL 和 SGHL 通过限制外旋，间接防止前向移位 [4,61,81]。

IGHL 在所有盂肱韧带中是最粗大的也最恒定的。其有 3 个明确的解剖区域——前束、腋囊和后

束。在 IGHL 的 3 个区域中，前束最厚，从肩胛盂缘和盂唇延伸至肱骨小结节。在肩关节外展外旋位，前束转移至盂肱关节的前方，且张力增加，成为防止肩关节前向移位的主要结构 [61,67,69,76]。

IGHL 的前束和腋囊呈现黏弹性的行为特性，在高应变率的情况下比在低应变率的情况下更硬。前束蛋白多糖的含量较后束和腋囊高。其他生物力学参数如水分含量、羟基吡啶交联、硫酸黏多糖的差异并无统计学意义。相较后束和腋囊，前束纤维束中部和止点纤维束之间的交织似乎最为明显 [43,67,69]。

IGHL 的弹性随解剖部位变化。IGHL 在韧带中部表现得更有弹性，但是在接近其骨性止点则表现为黏弹性。尽管 IGHL 所有区域都表现出在失效之前承受高强度牵拉应力的能力，IGHL 3 个部位中前束承受大部分应力 [67,69,76]。

韧带切断研究显示盂肱关节外展 45° 时，肩胛下肌、MGHL 和 IGHL 是主要稳定结构；在外展 90° 位时，IGHL 是主要稳定结构。从稳定性角度来讲，下半部的关节囊似乎比上半部的关节囊更为重要。在肩关节外展的后期，切断后关节囊增加了前向移位。IGHL 和后下关节囊是前向移位的主要阻滞结构，而如果存在 MGHL，则是次要的阻滞结构 [4,61,81]。

与韧带切断研究相对应，对盂肱关节囊韧带复合体的生物力学应力分析实验表明，在肩关节外展约 45° 时 IGHL 和 MGHL 张力最大，MGHL 在外展 30°~45° 时张力最大。同样，在外展 90° 位时 IGHL 张力最大。在外展位，外旋时 IGHL 的前束张力最大，内旋时后束张力最大 [75,82]。一些研究表明 SGHL 在臂外展中立位也有阻止前移的重要作用 [70]。在所有情况下，关节囊都是不稳的次要阻滞结构。

后向稳定性由后关节囊和 IGHL 维持，在臂外展位，即肩关节后脱位常发的位置，其效应最大 [83,84]。切断后关节囊包括 IGHL 后束只是在臂外展位才会导致明显的后向移位。但是，尸体研究表明，即便切断后关节囊、冈下肌和小圆肌，也不会发生后脱位。附加去除前上关节囊，包括 SGHL，可导致后脱位。单独切断前上关节囊和 SGHL 不会导致后脱位。因此，后侧和前侧关节囊同时破损是实现后脱位的必要条件（表 2.1）[3,63,70,85,86]。

表 2.1　在肩关节外展旋转中立位盂肱关节的主要和次要稳定结构

位置	前向稳定性	下方稳定性	后方稳定性
休息位	主要结构：冈上肌 次要结构：盂肱上韧带和盂肱中韧带（外旋位），后关节囊（内旋位）	主要结构：上关节囊[a]，喙肱韧带[a]，盂肱上韧带[a]，冈上肌，肱二头肌肌腱 次要结构：前关节囊的近侧 1/3（包括盂肱上韧带和盂肱中韧带）	主要结构：后关节囊
0°~45°	主要结构：肩胛下肌，盂肱中韧带，盂肱下韧带	主要结构：盂肱下韧带，盂肱中韧带	主要结构：后侧关节囊，盂肱下韧带
45°~90°	主要结构：盂肱下韧带，后下关节囊，肱二头肌肌腱（内旋位），肩袖肌，三角肌 次要结构：盂肱中韧带	主要结构：盂肱下韧带，盂肱中韧带	主要结构：后侧关节囊，盂肱下韧带，肱二头肌肌腱（外旋位）
90°~135°	主要结构：盂肱下韧带，腋囊，肩胛下肌，冈下肌	主要结构：肩胛盂上倾	主要结构：后关节囊，盂肱下韧带
135°~180°	主要结构：盂肱下韧带，腋囊，冈下肌	主要结构：肩胛盂上倾	主要结构：后关节囊，盂肱下韧带

注：a.上关节囊、喙肱韧带和盂肱上韧带对肩关节下向稳定性作用还不确定

动态稳定结构

动态稳定是通过对盂肱关节有影响的肌肉的相互作用而维持稳定性的现象，通常肌肉通过 4 种机制维持稳定性：①肌肉本身的体积效应；②肌肉收缩在关节面产生的穴－压效应；③关节活动继发地使被动韧带结构紧张；④收缩状态肌肉的阻挡效应[87,88]。

肩袖和三角肌

肩袖是通过把肱骨头压向肩胛盂来维持盂肱关节稳定性的肌肉肌腱复合体。肩袖包括冈上肌、冈下肌、肩胛下肌和小圆肌；肩袖从肩胛骨发出，在相应的平面呈放射状止于肱骨近端。具体来讲，冈上肌发自冈上窝，止于肱骨大结节的上方和中间。冈上肌由肩胛上神经支配，在肩关节外展时稳定肩关节；作为肩关节的外展肌，其次要作用就是协同三角肌使肩关节外展。冈下肌发自冈下窝，止于肱骨大结节的后侧面。冈下肌由肩胛上神经支配，与小圆肌一起外旋肱骨，稳定盂肱关节，防止其后脱位。小圆肌起自肩胛骨的外侧缘，止于肱骨大结节的下部。小圆肌由腋神经支配，起着外旋和稳定盂肱关节的作用。最后，肩胛下肌起自肩胛窝，止于小结节。肩胛下肌由肩胛下神经的上支和下支支配，有内旋肱骨的功能，在肩关节外展时稳定盂肱关节。肩胛下肌是肩关节前侧防止肩关节前下脱位最重要的阻滞结构，对盂肱关节的稳定性的维持至关重要[89,90]（图 2.5）。

尽管静态和动态因素可能在整个肩关节的活动范围中发挥作用，一般认为关节囊和韧带这些静态结构主要在肩关节活动到其活动范围的终末时承受张力并发挥作用。动态因素，如肩袖和三角肌，主要在肩关节活动的中期、在关节囊韧带松弛不能为盂肱关节提供任何稳定支持的状态下发挥作用[11,91,92]。

肩袖肌肉在外展时旋转并压住肱骨头，对肩关节的稳定性非常重要。肩袖把肱骨头限制在肩胛盂窝的机制称为穴－压机制[45,50]。肩袖通过该稳定机制把肱骨头压向肩胛盂窝使得盂肱关节能够抵抗剪力。

肩袖肌肉纤维主要横向走行，肌肉的腱性部

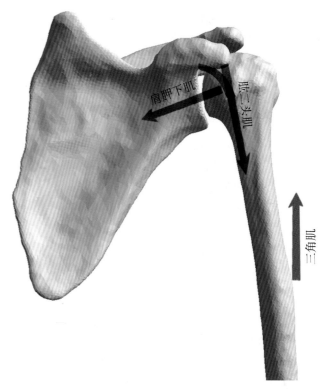

图 2.5 肩胛下肌是肩关节主要的动态稳定结构，由于位于盂肱关节前侧使其具有发挥肱骨头前侧主要稳定结构的作用

分形成一个袖套包绕关节，最终与关节囊杂乱地融合在一起。肩袖通过在关节囊附着加强了盂肱关节，成为一个动态支持结构[42]。肩袖结构甚至被称为"真正的动态韧带"[93]。协同肌和拮抗肌必须协调收缩，才能在肩关节活动时保持肩关节的稳定[8,11,45,94]。

在肩关节不同的外展角度，每个动态稳定结构都有助力于维持盂肱关节的稳定性（表 2.1）。

休息位

手臂位于体侧时，冈上肌通过等长收缩对抗手臂下拉的重力，并将肱骨头维持的肩胛盂窝。冈上肌内有纺锤体系统，通过运动和感觉神经纤维与脊髓相连，产生适当的张力[95]。

起始活动时

一般认为，肩袖和三角肌的协同为肩关节强力外展所必需。当其肌纤维同时收缩时，三角肌使上臂在冠状面外展。但是，三角肌在活动的起始并不能使上臂外展。在肱骨处于 0° 外展位时，三角肌的发力几乎是垂直的。这一单发力会导致肱骨头上移，造成软组织在肱骨头和肩峰之间的撞击[88,96,97]。冈下肌、肩胛下肌和小圆肌将肱骨下拉，从而下压肱骨头，对抗三角肌的向上的应力（图 2.6）[7,98]。

一项研究表明，当冈上肌麻痹时，三角肌仍有可能完成全部范围的外展，只是外展时抵抗阻力的功效始终较小。冈上肌的作用是在外展 90° 时协助三角肌稳定肱骨，使三角肌能够以更强力地、更持久地发挥作用[8,9,99]。

在 0° 外展位时，肩关节的稳定性主要由肩胛下肌负责，冈下肌和小圆肌也发挥较小的作用[61]。这些反作用力阻止肱骨头上移，在肩关节开始外展时将肱骨头稳定在位。这一现象是力偶的一个范例——一组有不同应力向量的肌肉产生的合力，可产生一个不同于任何肌肉的作用线的净力矩[88,93]。

活动中期

在 45° 外展位时，肩胛下肌与 MGHL 和 IGHL 共同承担支持肩关节的主要作用[61]。在肩关节外展增加并接近 90° 时，肩胛下肌和冈下肌的作用逐渐增加。在 90° 外展位时，三角肌的大部分作用力指向肩胛盂，造成肱骨头压迫肩胛盂。另外，肩袖肌纤维的走向更加水平，与三角肌产生的应力一起在肱骨头产生强大的经肩胛盂的压迫力。在肩关节外展 60°~150° 时，肩胛下肌和冈下肌的功效持续增加[23]。

在关节广泛松弛的患者，肩关节肌肉肌电图（EMG）的活动显示肩胛下肌的活动程度低，且激活速度延迟。研究认为肩胛下肌活动程度降低可引起肩关节不稳[100]。相反，另外一些研究发现关节广泛松弛的患者肩胛下肌和冈上肌 EMG 活动增加。肩胛下肌活动的增加弥补了关节囊韧带松弛[101]。总之，一般认为肩胛下肌的作用是在肩关节外展和旋转中立位时在前侧稳定肩关节。在肩关节外旋时变得不太重要，在此位置后侧肩袖肌群降低了前侧应力。

活动终末

在肩关节外展超过 150° 时，肩胛下肌的作用快速减少，但是冈下肌的作用在 150°~180° 时持续增加[23]。在上举的上程，盂肱下韧带的腋囊稳定并支持盂肱关节。

肱二头肌肌腱

肱二头肌长头腱和短头腱同样对盂肱关节的动态稳定性做出贡献[9,58,102–104]，在控制肱骨头前和上方移位方面尤为重要。肱二头肌长头腱起自肩胛盂上盂唇，该肌腱在关节内和肱骨头前侧的二头肌腱

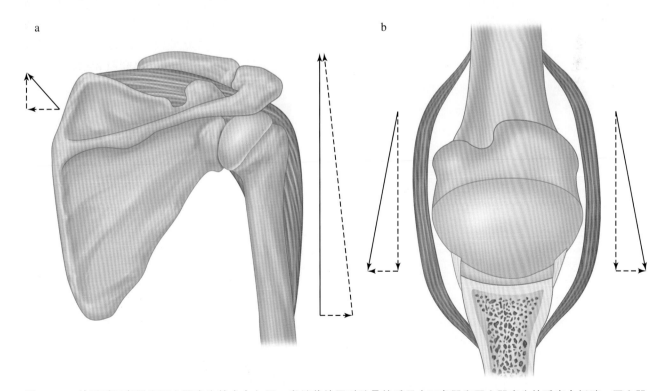

a   b

图 2.6　a. 外展时三角肌和冈上肌产生的合力向量。肩关节外展时肱骨的重量由三角肌和冈上肌产生的垂直力抵消。冈上肌也有将肱骨头拉入肩胛盂窝的功能，该现象被称为压缩效应；b. 外展时肩胛下肌和冈下肌产生的合力向量。与冈上肌类似，肩胛下肌和冈下肌将肱骨头压入肩胛盂窝使之稳定

沟内穿行。与肩袖一样，肱二头肌长头腱位于盂肱关节近侧，使其在解剖上成为一个理想的动态稳定肩关节的结构。需要指出的是肱二头肌长头腱的施力方向有两个组份——一个与肩胛盂面垂直，另一个沿着肩胛盂面[58]。肱二头肌长头腱稳定盂肱关节的效应取决于臂的位置。肱二头肌短头腱起自喙突，沿肱骨走行，与长头腱合并形成肱二头肌。

在臂外展外旋位，肱二头肌长头腱和短头腱对肩关节前向稳定性尤其重要[9,58,102-104]。肱二头肌长头腱发挥的压迫和阻挡效应取决于肩关节的方向，该方向决定了肱二头肌的应力线。在旋转中立位，

该肌腱位于轻度偏前的位置；在内旋位，该肌腱位于关节前侧；在外旋位，该肌腱位于关节后侧。因此，观察到的肱二头肌腱的前向稳定性在臂内旋时发挥作用，后向稳定性在臂外旋时发挥作用[58,105]。肱二头肌腱的稳定效应大多发生在低度或中度外展角度时。肱二头肌短头腱通过不同的机制稳定盂肱关节，即它主要作为一个物理障碍阻挡肱骨头的前向脱位。肱二头肌短头腱总是在肩关节前侧，当肱骨头前向移位与其接触时防止肱骨头的过度移位（图2.7）[58,105]。

一项研究探讨了IGHL静态稳定和肱二头肌肌

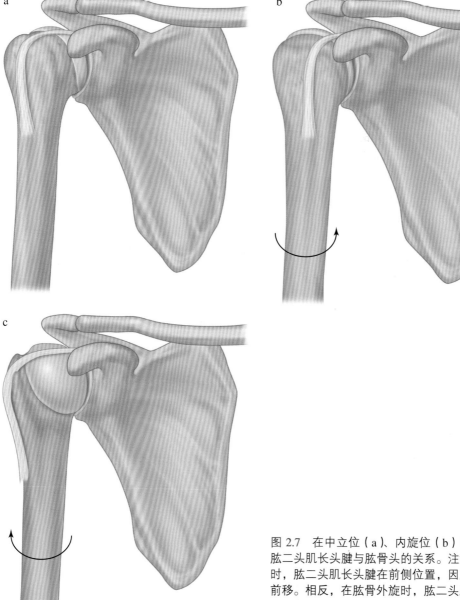

图2.7 在中立位（a）、内旋位（b）和外旋位（c）肱二头肌长头腱与肱骨头的关系。注意在肱骨内旋时，肱二头肌长头腱在前侧位置，因此限制肱骨头前移。相反，在肱骨外旋时，肱二头肌长头腱起后向稳定结构的作用

腱动态稳定之间的关系。在臂外展外旋位，也就是肩关节最容易前脱位的体位，切断肱二头肌长头腱导致 IGHL 张力增加。该韧带张力的增加会改善稳定性。可以假设肱二头肌长头腱通过抵抗那些作用于肱骨上的旋转应力来稳定盂肱关节，它在外展外旋位起内旋结构的作用[106]。

肱二头肌肌腱对肩关节的作用仍有争议。有研究提出肱二头肌长头腱起肩关节前屈外展的作用，另一些研究提出它有外旋和内旋肱骨的作用[60]。他们认为肱二头肌可动态稳定盂肱关节，特别是在肩关节外展、外旋位。盂肱关节稳定性降低时，肱二头肌的稳定作用增加[60]。

肩胛骨

肩胛骨本身有 4 个功能：①为肱骨头提供托体；②连接躯干和臂；③作为肌肉附着的基础；④调整肩胛盂的朝向，增加上肢可得的活动范围，即增加活动度[107]。旋肩胛肌保证肩胛骨的位置适当，这在优化肩关节运动时肌肉的长度－张力关系中非常重要[107]。相对于躯干的冠状面，肩胛面呈约 35°前倾[23]，肩胛骨的这一位置允许其达到适当的力偶平衡，在肩关节的整个活动范围内保证其动态稳定。从本质上看，肩胛骨使肱骨头和肩胛盂的接触达到最佳以保证稳定；将肩胛盂窝直接置于肱骨头的下方，从而获得力学稳定性[23,96,107]。

旋肩胛肌

旋肩胛肌包括斜方肌、菱形肌、背阔肌、前锯肌和肩胛提肌，在肩关节的主动活动范围中这些肌肉的力偶是必需的。斜方肌的上部分向内作用于肩峰，而前锯肌在肩胛骨的下角向外产生旋转应力[107]。这两个力结合起来旋转肩胛骨，负责整个手臂上举的重要部分。肩胛骨的旋转既允许了上臂的充分外展，也避免了肩峰对肩袖的撞击[108]（图2.8)。

肩胛骨的倾斜

肩胛盂关节面主要在冠状面旋转。因此，肩关节的垂直稳定性并不太依赖肩胛盂面的垂直倾斜。但是，有研究表明随着肩胛盂倾斜度的增加盂肱关

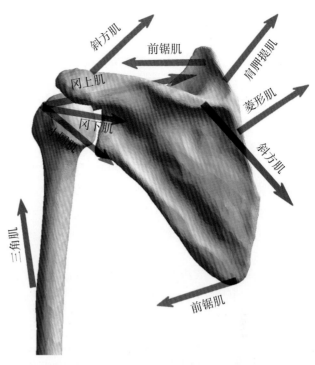

图 2.8 作用于肱骨和肩胛骨上的肌肉产生的应力方向。旋肩胛肌调整肩胛骨的位置以得到具有有效生物力学的活动，以允许最佳的关节功能。肱骨和肩胛骨的协同运动是必要的，保持关节角度在生理范围内为盂肱关节提供稳定性

节的稳定性增加，在后下方向，肩胛盂的倾斜度与盂肱关节的稳定性呈线性关系[26,109]。肩胛盂上倾角度超过 10°时，肩关节的下向稳定性即增加[26]。在个别病例，肩胛盂过度下倾导致垂直不稳，患者常能够自行使盂肱关节向下脱位[23]。

肩肱节律

在肩关节外展和前屈时，肩胛骨的活动尤其重要。该活动被称为肩肱节律[93]。对该活动的测量显示，在肩关节外展时盂肱关节与肩胸关节活动的比例为 2∶1。在盂肱关节外展时，肩胛骨向上旋转，以允许臂充分抬举，并维持一个稳定的位置。

控制并协调肩胛骨相对于肱骨位置的能力对盂肱关节的稳定性必不可少。肩胛骨活动不当会导致肱骨头与肩胛盂对线异常，增加肩关节的不稳定性[23,96,107]。

本体感觉

本体感觉是对躯体不同部位相对位置的感觉，

它有助于阻止肩关节关节囊韧带结构的过度应变。对肩关节周围软组织结构的破坏也可能破坏韧带的本体感觉功能，从而增加肩关节的不稳定性。既往研究表明盂肱关节脱位导致肌肉神经协调性异常，增加了随后肩关节再损伤的可能性[110]。比较那些正常的、不稳定的和手术修复后的肩关节发现，盂肱关节不稳的患者本体感觉受损。有趣的是，在手术修复后的肩关节，该反馈似乎得到了恢复[111]。

本体感觉反馈机制仍未被全面了解。在关节盂唇和盂肱韧带内发现有帕西尼小体、Ruffini 终端、Golgi 腱终端和其他本体感受器，这证明了肩关节的关节囊韧带结构具有感知肩关节相对位置的潜能[112]。但是，尚无大量研究来证实本体感觉在肩关节稳定性中的作用。

小 结

盂肱关节不稳代表的病理改变范围广泛，可累及许多解剖结构。静态稳定结构包括肩胛盂唇、盂肱关节囊、3 个盂肱韧带、关节内压力、关节面的匹配、黏附 – 聚合力等，发挥很重要的被动稳定作用。动态稳定结构包括肩袖、肱二头肌、旋肩胛肌和肩胛盂倾斜，对于发挥主动的稳定作用十分重要。复杂性肩关节活动需要动态和静态稳定结构之间微妙的平衡，以便在大范围活动时保持稳定。

肩关节脱位与盂肱关节关节囊韧带的撕裂或永久性拉长相关。在老年患者，脱位常常合并肩袖撕裂。肌肉功能失常易造成肩关节不稳，常见于反复做投掷运动或者过顶运动的患者。相反，关节囊韧带的不稳定可能导致肌肉病变，因为起稳定作用的肌肉结构不能代偿撕裂或者松弛的静态稳定结构。显然，IGHL 是关节囊中最常撕裂的组成结构，其组织破坏包括弹性形变、实质部撕裂或关节囊韧带复合体从其骨附着处撕脱。盂肱关节囊的拉长及其导致的松弛是肩关节不稳的主要特征，是脱位复发的主要因素[43,74,91]。

参 · 考 · 文 · 献

1. Basmajian JV, Bazant FJ. Factors preventing downward dislocation of the adducted shoulder joint. An electromyographic and morphological study. J Bone Joint Surg. 1959;41A:1182–6.
2. Cole BJ, Rodeo SA, O'Brien SJ, Altchek D, Lee D, DiCarlo EF, et al. The anatomy and histology of the rotator interval capsule of the shoulder. Clin Orthop Relat Res. 2001;390:129–37.
3. Ovesen J, Nielsen S. Posterior instability of the shoulder. A cadaver study. Acta Orthop Scand. 1986;57:436–9.
4. Ovesen J, Nielsen S. Anterior and posterior shoulder instability. A cadaver study. Acta Orthop Scand. 1986;57:324–7.
5. Harryman 2nd DT, Sidles JA, Clark JM, McQuade KJ, Gibb TD, Matsen 3rd FA. Translation of the humeral head on the glenoid with passive glenohumeral motion. J Bone Joint Surg. 1990;72A:1334–43.
6. Inman VT, Saunders JBD, Abbott LC. Observations on the function of the shoulder joint. J Bone Joint Surg. 1944;26:1–30.
7. Poppen NK, Walker PS. Forces at the glenohumeral joint in abduction. Clin Orthop Relat Res. 1978;135:165–70.
8. Cain PR, Mutschler TA, Fu FH, Lee SK. Anterior stability of the glenohumeral joint. A dynamic model. Am J Sports Med. 1987;15:144–8.
9. Glousman R, Jobe F, Tibone J, Moynes D, Antonelli D, Perry J. Dynamic electromyographic analysis of the throwing shoulder with glenohumeral instability. J Bone Joint Surg. 1988;70A:220–6.
10. Warner JJ, Bowen MK, Deng X, Torzilli PA, Warren RF. Effect of joint compression on inferior stability of the glenohumeral joint. J Shoulder Elbow Surg. 1999;8:31–6.
11. Pagnani MJ, Warren RF. Stabilizers of the glenohumeral joint. J Shoulder Elbow Surg. 1994;3:173–90.
12. Porcellini G, Caranzano F, Campi F, Pellegrini A, Paladini P. Glenohumeral instability and rotator cuff tear. Sports Med Arthrosc. 2011;19:395–400.
13. Howell SM, Galinat BJ, Renzi AJ, Marone PJ. Normal and abnormal mechanics of the glenohumeral joint in the horizontal plane. J Bone Joint Surg. 1988;70A:227–32.
14. Poppen NK, Walker PS. Normal and abnormal motion of the shoulder. J Bone Joint Surg. 1976;58A:195–201.
15. Warner JJ, Deng XH, Warren RF, Torzilli PA. Static capsuloligamentous restraints to superior-inferior translation of the glenohumeral joint. Am J Sports Med. 1992;20:675–85.
16. Kronberg M, Brostrom LA, Soderlund V. Retroversion of the humeral head in the normal shoulder and its relationship to the normal range of motion. Clin Orthop Relat Res. 1990;253:113–7.
17. Jobe CM, Phipatanakul WP, Coen MJ. Chapter 2. Gross anatomy of the shoulder. In: Rockwood Jr CA, Matsen III FA, editors. The shoulder, vol. I. 2nd ed. Philadelphia: Saunders;1998. p. 34–97.
18. Matthews LS, Terry G, Vetter WL. Shoulder anatomy for the arthroscopist. Arthroscopy. 1985;1:83–91.
19. Andrews JR, Carson Jr WG, Ortega K. Arthroscopy of the shoulder: technique and normal anatomy. Am J Sports Med. 1984;12:1–7.
20. Brewer BJ, Wubben RC, Carrera GF. Excessive retroversion of

the glenoid cavity. A cause of non-traumatic posterior instability of the shoulder. J Bone Joint Surg. 1986;68A:724–31.

21. Cyprien JM, Vasey HM, Burdet A, Bonvin JC, Kritsikis N, Vuagnat P. Humeral retrotorsion and glenohumeral relationship in the normal shoulder and in recurrent anterior dislocation (scapulometry). Clin Orthop Relat Res. 1983;175:8–17.

22. Randelli M, Gambrioli PL. Glenohumeral osteometry by computed tomography in normal and unstable shoulders. Clin Orthop Relat Res. 1986;208:151–6.

23. Saha AK. Dynamic stability of the glenohumeral joint. Acta Orthop Scand. 1971;42:491–505.

24. Churchill RS, Brems JJ, Kotschi H. Glenoid size, inclination, and version: an anatomic study. J Shoulder Elbow Surg. 2001;10:327–32.

25. Das S, Roy G, Saha AK. Observations of the tilt of the glenoid cavity of scapula. J Anat Soc India. 1966;15:144.

26. Kikuchi K, Itoi E, Yamamoto N, Seki N, Abe H, Minagawa H, et al. Scapular inclination and glenohumeral joint stability: a cadaveric study. J Orthop Sci. 2008;13:72–7.

27. Kent BE. Functional anatomy of the shoulder complex. A review. Phys Ther. 1971;51:947.

28. Williams Jr GR, Shakil M, Klimkiewicz J, Iannotti JP. Anatomy of the scapulothoracic articulation. Clin Orthop Relat Res. 1999;359:237–46.

29. Ruland 3rd LJ, Ruland CM, Matthews LS. Scapulothoracic anatomy for the arthroscopist. Arthroscopy. 1995;11:52–6.

30. Harryman 2nd DT, Walker ED, Harris SL, Sidles JA, Jackins SE, Matsen 3rd FA. Residual motion and function after glenohumeral or scapulothoracic arthrodesis. J Shoulder Elbow Surg. 1993;2:275–85.

31. Shah AS, Karadsheh MS, Sekiya JK. Failure of operative treatment for glenohumeral instability: etiology and management. Arthroscopy. 2011;27:681–94.

32. Wirth MA, Groh GI, Rockwood CA. Capsulorrhaphy through an anterior approach for the treatment of atraumatic posterior glenohumeral instability with multidirectional laxity of the shoulder. J Bone Joint Surg. 1998;80A:1570–8.

33. Zaffagnini S, Marcacci M, Loreti I, Visani A, Vascellari A. Results of the original Putti-Platt procedure for shoulder instability: review of Putti's scholar experience. Knee Surg Sports Traumatol Arthrosc. 2000;8:314–9.

34. Pap G, Machner A, Nebelung W, Halm JP, Merk H, Grasshoff H. The treatment of recurrent traumatic shoulder dislocations with the Putti-Platt procedure. Zentralbl Chir. 1998;123:1227–31.

35. Fredriksson AS, Tegner Y. Results of the Putti-Platt operation for recurrent anterior dislocation of the shoulder. Int Orthop. 1991;15:185–8.

36. Habermeyer P, Gleyze P, Rickert M. Evolution of lesions of the labrum-ligament complex in posttraumatic anterior shoulder instability: a prospective study. J Shoulder Elbow Surg. 1999;8:66–74.

37. Pappas AM, Goss TP, Kleinman PK. Symptomatic shoulder instability due to lesions of the glenoid labrum. Am J Sports Med. 1983;11:279–88.

38. Rowe CR, Patel D, Southmayd WW. The Bankart procedure: a long-term end-result study. J Bone Joint Surg. 1978;60A:1–16.

39. Gibb TD, Sidles JA, Harryman 2nd DT, McQuade KJ, Matsen 3rd FA. The effect of capsular venting on glenohumeral laxity. Clin Orthop Relat Res. 1991;268:120–7.

40. Soslowsky LJ, Flatow EL, Bigliani LU, Mow VC. Articular geometry of the glenohumeral joint. Clin Orthop Relat Res. 1992;285:181–90.

41. Howell SM, Galinat BJ. The glenoid-labral socket. A constrained articular surface. Clin Orthop Relat Res. 1989;243:122–5.

42. Terry GC, Chopp TM. Functional anatomy of the shoulder. J Athl Train. 2000;35:248–55.

43. Bigliani LU, Kelkar R, Flatow EL, Pollock RG, Mow VC. Glenohumeral stability. Biomechanical properties of passive and active stabilizers. Clin Orthop Relat Res. 1996;330:13–30.

44. McMahon PJ, Debski RE, Thompson WO, Warner JJ, Fu FH, Woo SL. Shoulder muscle forces and tendon excursions during glenohumeral abduction in the scapular plane. J Shoulder Elbow Surg. 1995;4:199–208.

45. Lippitt SB, Vanderhooft JE, Harris SL, Sidles JA, Harryman 2nd DT, Matsen 3rd FA. Glenohumeral stability from concavitycompression: a quantitative analysis. J Shoulder Elbow Surg. 1993;2:27–35.

46. Soslowsky LJ, Flatow EL, Bigliani LU, Pawluk RJ, Ateshian GA, Mow VC. Quantitation of in situ contact areas at the glenohumeral joint: a biomechanical study. J Orthop Res. 1992;10:524–34.

47. Flatow EL, Ateshian GA, Soslowsky LJ, Pawluk RJ, Grelsamer RP, Mow VC. Computer simulation of glenohumeral and patellofemoral subluxation. Estimating pathological articular contact. Clin Orthop Relat Res. 1994;306:28–33.

48. Ljunggren AE. Clavicular function. Acta Orthop Scand. 1979;50:261–8.

49. Sarrafian SK. Gross and functional anatomy of the shoulder. Clin Orthop Relat Res. 1983;173:11–9.

50. Matsen 3rd FA, Harryman 2nd DT, Sidles JA. Mechanics of glenohumeral instability. Clin Sports Med. 1991;10:783–8.

51. Kumar VP, Balasubramaniam P. The role of atmospheric pressure in stabilizing the shoulder. An experimental study. J Bone Joint Surg. 1985;67B:719–21.

52. Pavlov H, Warren RF, Weiss Jr CB, Dines DM. The roentgenographic evaluation of anterior shoulder instability. Clin Orthop Relat Res. 1985;194:153–8.

53. Rowe CR. Prognosis in dislocations of the shoulder. J Bone Joint Surg. 1956;38A:957–77.

54. Habermeyer P, Schuller U, Wiedemann E. The intraarticular pressure of the shoulder: an experimental study on the role of the glenoid labrum in stabilizing the joint. Arthroscopy. 1992;8:166–72.

55. Cooper DE, Arnoczky SP, O'Brien SJ, Warren RF, DiCarlo E, Allen AA. Anatomy, histology, and vascularity of the glenoid labrum. An anatomical study. J Bone Joint Surg. 1992;74A:46–52.

56. Bankart AS. Recurrent or habitual dislocation of the shoulder-joint. Br Med J. 1923;2:1132–3.

57. Rowe CR. The surgical management of recurrent anterior dislocations of the shoulder using a modified Bankart procedure. Surg Clin North Am. 1963;43:1663–6.

58. Itoi E, Kuechle DK, Newman SR, Morrey BF, An KN. Stabilizing function of the biceps in stable and unstable shoulders. J Bone

Joint Surg. 1993;75B:546–50.

59. Kumar VP, Satku K, Balasubramaniam P. The role of the long head of biceps brachii in the stabilization of the head of the humerus. Clin Orthop Relat Res. 1989;244:172–5.

60. Warner JJP, Mcmahon PJ. The role of the long head of the biceps brachii in superior stability of the glenohumeral joint. J Bone Joint Surg. 1995;77A:366–72.

61. Turkel SJ, Panio MW, Marshall JL, Girgis FG. Stabilizing mechanisms preventing anterior dislocation of the glenohumeral joint. J Bone Joint Surg. 1981;63A:1208–17.

62. Itoi E, Hsu HC, An KN. Biomechanical investigation of the glenohumeral joint. J Shoulder Elbow Surg. 1996;5:407–24.

63. O'Brien SJ, Schwartz RS, Warren RF, Torzilli PA. Capsular restraints to anterior-posterior motion of the abducted shoulder: a biomechanical study. J Shoulder Elbow Surg. 1995; 4:298–308.

64. Debski RE, Wong EK, Woo SL, Sakane M, Fu FH, Warner JJ. In situ force distribution in the glenohumeral joint capsule during anterior-posterior loading. J Orthop Res. 1999;17:769–76.

65. Kolts Ⅰ, Busch LC, Tomusk H, Rajavee E, Eller A, Russlies M, et al. Anatomical composition of the anterior shoulder joint capsule. A cadaver study on 12 glenohumeral joints. Ann Anat. 2001;183:53–9.

66. Bey MJ, Hunter SA, Kilambi N, Butler DL, Lindenfeld TN. Structural and mechanical properties of the glenohumeral joint posterior capsule. J Shoulder Elbow Surg. 2005;14:201–6.

67. O'Brien SJ, Neves MC, Arnoczky SP, Rozbruck SR, Dicarlo EF, Warren RF, et al. The anatomy and histology of the inferior glenohumeral ligament complex of the shoulder. Am J Sports Med. 1990;18:449–56.

68. Boardman ND, Debski RE, Warner JJ, Taskiran E, Maddox L, Imhoff AB, et al. Tensile properties of the superior glenohumeral and coracohumeral ligaments. J Shoulder Elbow Surg. 1996;5:249–54.

69. Bigliani LU, Pollock RG, Soslowsky LJ, Flatow EL, Pawluk RJ, Mow VC. Tensile properties of the inferior glenohumeral ligament. J Orthop Res. 1992;10:187–97.

70. Blasier RB, Guldberg RE, Rothman ED. Anterior shoulder stability: contributions of rotator cuff forces and the capsular ligaments in a cadaver model. J Shoulder Elbow Surg. 1992;1:140–50.

71. Malicky DM, Soslowsky LJ, Blasier RB, Shyr Y. Anterior glenohumeral stabilization factors: progressive effects in a biomechanical model. J Orthop Res. 1996;14:282–8.

72. Blasier RB, Soslowsky LJ, Malicky DM, Palmer ML. Posterior glenohumeral subluxation: active and passive stabilization in a biomechanical model. J Bone Joint Surg. 1997;79A:433–40.

73. Bowen MK, Warren RF. Ligamentous control of shoulder stability based on selective cutting and static translation experiments. Clin Sports Med. 1991;10:757–82.

74. Burkart AC, Debski RE. Anatomy and function of the glenohumeral ligaments in anterior shoulder instability. Clin Orthop Relat Res. 2002;400:32–9.

75. Jerosch J, Moersler M, Castro WH. The function of passive stabilizers of the glenohumeral joint – a biomechanical study. Z Orthop Ihre Grenzgeb. 1990;128:206–12.

76. Ticker JB, Bigliani LU, Soslowsky LJ, Pawluk RJ, Flatow EL, Mow VC. Inferior glenohumeral ligament: geometric and strain-rate dependent properties. J Shoulder Elbow Surg. 1996;5:269–79.

77. Warner JJ, Caborn DN, Berger R, Fu FH, Seel M. Dynamic capsuloligamentous anatomy of the glenohumeral joint. J Shoulder Elbow Surg. 1993;2:115–33.

78. Ovesen J, Nielsen S. Experimental distal subluxation in the glenohumeral joint. Arch Orthop Trauma Surg. 1985;104:78–81.

79. Harryman 2nd DT, Sidles JA, Harris SL, Matsen 3rd FA. The role of the rotator interval capsule in passive motion and stability of the shoulder. J Bone Joint Surg. 1992;74A:53–66.

80. Nobuhara K, Ikeda H. Rotator interval lesion. Clin Orthop Relat Res. 1987;223:44–50.

81. Ovesen J, Sojbjerg JO. Lesions in different types of anterior glenohumeral joint dislocation. An experimental study. Arch Orthop Trauma Surg. 1986;105:216–8.

82. O'Connell PW, Nuber GW, Mileski RA, Lautenschlager E. The contribution of the glenohumeral ligaments to anterior stability of the shoulder joint. Am J Sports Med. 1990;18:579–84.

83. Hawkins RJ, Koppert G, Johnston G. Recurrent posterior instability (subluxation) of the shoulder. J Bone Joint Surg. 1984;66A:169–74.

84. Hawkins RJ, McCormack RG. Posterior shoulder instability. Orthopedics. 1988;11:101–7.

85. Terry GC, Hammon D, France P, Norwood LA. The stabilizing function of passive shoulder restraints. Am J Sports Med. 1991;19:26–34.

86. Warren R. Static factors affecting posterior shoulder stability. Orthop Trans. 1984;8:89.

87. Itoi E, Morrey BF, An KN. Chapter 6. Biomechanics of the shoulder. In: Rockwood Jr CA, Matesen Ⅲ FA, editors. The shoulder, vol. I. 2nd ed. Philadelphia: Saunders;1998. p. 213–65.

88. Kido T, Itoi E, Lee SB, Neale PG, An KN. Dynamic stabilizing function of the deltoid muscle in shoulders with anterior instability. Am J Sports Med. 2003;31:399–403.

89. DePalma A. Surgery of the shoulder. Philadelphia: JB Lippincott; 1973. p. 358–9.

90. Ward SR, Hentzen ER, Smallwood LH, Eastlack RK, Burns KA, Fithian DC, et al. Rotator cuff muscle architecture: implications for glenohumeral stability. Clin Orthop Relat Res. 2006;448: 157–63.

91. Levine WN, Flatow EL. The pathophysiology of shoulder instability. Am J Sports Med. 2000;28:910–7.

92. Wuelker N, Korell M, Thren K. Dynamic glenohumeral joint stability. J Shoulder Elbow Surg. 1998;7:43–52.

93. Inman VT, Saunders JB, Abbott LC. Observations of the function of the shoulder joint. 1944. Clin Orthop Relat Res. 1996;330:3–12.

94. Kronberg M, Nemeth G, Brostrom LA. Muscle activity and coordination in the normal shoulder. An electromyographic study. Clin Orthop Relat Res. 1990;257:76–85.

95. Iannollt JP, Williams Jr GR. Chapter 34. Emerging technologies in shoulder surgery: trends and future directions. In: Rockwood CA, Matsen FA, editors. The shoulder, vol. Ⅱ. 4th ed. Philadelphia: Saunders;2009. p. 1584.

96. Lucas DB. Biomechanics of the shoulder joint. Arch Surg. 1973; 107:425–32.

97. Payne LZ, Deng XH, Craig EV, Torzilli PA, Warren RF. The combined dynamic and static contributions to subacromial impingement. A biomechanical analysis. Am J Sports Med. 1997;25:801–8.

98. Lee SB, Kim KJ, O'Driscoll SW, Morrey BF, An KN. Dynamic glenohumeral stability provided by the rotator cuff muscles in the mid-range and end-range of motion. A study in cadavera. J Bone Joint Surg Am. 2000;82A:849–57.

99. Van L, Mulder JD. Function of the supraspinatus muscle and its relation to the Supraspinatus syndrome. An experimental study in man. J Bone Joint Surg. 1963;45B:750–4.

100. Brostrom LA, Kronberg M, Nemeth G. Muscle activity during shoulder dislocation. Acta Orthop Scand. 1989;60:639–41.

101. Kronberg M, Brostrom LA, Nemeth G. Differences in shoulder muscle activity between patients with generalized joint laxity and normal controls. Clin Orthop Relat Res. 1991;269:181–92.

102. Andrews JR, Carson Jr WG, McLeod WD. Glenoid labrum tears related to the long head of the biceps. Am J Sports Med. 1985;13:337–41.

103. Itoi E, Motzkin NE, Morrey BF, An KN. Stabilizing function of the long head of the biceps in the hanging arm position. J Shoulder Elbow Surg. 1994;3:135–42.

104. Itoi E, Newman SR, Kuechle DK, Morrey BF, An KN. Dynamic anterior stabilisers of the shoulder with the arm in abduction. J Bone Joint Surg. 1994;76B:834–6.

105. Pagnani MJ, Deng XH, Warren RF, Torzilli PA, O'Brien SJ. Role of the long head of the biceps brachii in glenohumeral stability: a biomechanical study in cadavera. J Shoulder Elbow Surg. 1996;5:255–62.

106. Rodosky MW, Harner CD, Fu FH. The role of the long head of the biceps muscle and superior glenoid labrum in anterior stability of the shoulder. Am J Sports Med. 1994;22:121–30.

107. Mottram SL. Dynamic stability of the scapula. Man Ther. 1997;2:123–31.

108. Kamkar A, Irrgang JJ, Whitney SL. Nonoperative management of secondary shoulder impingement syndrome. J Orthop Sports Phys Ther. 1993;17:212–24.

109. Metcalf MH, Duckworth DG, Lee SB, Sidles JA, Smith KL, Harryman 2nd DT, et al. Posteroinferior glenoplasty can change glenoid shape and increase the mechanical stability of the shoulder. J Shoulder Elbow Surg. 1999;8:205–13.

110. Smith RL, Brunolli J. Shoulder kinesthesia after anterior glenohumeral joint dislocation. Phys Ther. 1989;69:106–12.

111. Lephart SM, Warner JJ, Borsa PA, Fu FH. Proprioception of the shoulder joint in healthy, unstable, and surgically repaired shoulders. J Shoulder Elbow Surg. 1994;3:371–80.

112. Vangsness Jr CT, Ennis M, Taylor JG, Atkinson R. Neural anatomy of the glenohumeral ligaments, labrum, and subacromial bursa. Arthroscopy. 1995;11:180–4.

第3章

肩关节体格检查

Umile Giuseppe Longo, Alessandra Berton, Nicola Maffulli, and Vincenzo Denaro
刘旭东　译

肩关节（16%）是肌肉骨骼疾病第三常见的发病部位，仅次于背部（23%）与膝关节（19%）[1]。

肩关节疾病是骨科门诊最主要的病因之一。现代影像技术有助于专家对疾病做出诊断，但若想要明确导致患者主诉发生的具体病因，准确地询问病史和体格检查是第一位的。

肩关节是人体最复杂的关节之一。由于不同关节共同参与肩关节的活动，并且由于肌肉的阻挡，无法直接观察这些同时进行的运动，所以对肩关节的评估很有挑战性[2]。

体格检查包括不同的方式：视诊和触诊、评估关节活动、特殊检查。依据可疑的病变，临床医生应该进行体格检查来评估肩关节的稳定性、肩袖损伤、撞击、肱二头肌腱疾病和SLAP损伤。

有必要说明的是，许多体格检查是以人名命名的，而且有些学者提出过一种以上的体格检查，这就导致了命名的混乱。此外，有些体格检查没有受到充分的评估，极少与诊断的金标准（比如关节镜或肩关节开放手术）进行对比[3]。后来的研究者对这些体格检查错误的引用以及误解使得这一问题更为复杂。出于这些原因，为了合理地使用体格检查评估肩关节疾病，学会如何采用合适的方式进行体检以及了解这些体格检查的敏感性和特异性是非常重要的。

视诊和触诊

肩关节体检从视诊和触诊开始，同时观察双侧肩关节，以便发现锁骨畸形和双侧肩膀不等高。肩锁关节的突出常继发于骨性关节炎，胸锁关节突出可以继发于前脱位、滑膜炎、感染或致密性骨炎。双肩不等高可与肩胛胸臂或者盂肱关节疾病有关。休息位时观察肩胛骨的位置，将患侧肩胛骨内侧缘和下缘与健侧进行对比。肩胛骨不对称已经在运动员中有所报道（网球肩或延长的肩胛骨）[4-6]，有些人认为这种患者易于发生肩袖撞击[7]。翼状肩胛（肩胛骨突出）是由脊髓副神经（外侧突出）或者胸长神经（内侧突出）损伤所致，双侧肩关节前屈90°时比较明显[8,9]。评估肩胛骨的运动范围对于排除其存在运动障碍疾病非常重要[10,11]。

肌肉的视诊需要在休息位和运动时分别进行，因为这样才能更好地发现三角肌后部或中部的病损。冈上窝或者肩胛冈下方的肌肉萎缩，是慢性肩袖撕裂患者典型的体征。触诊肌腹部有助于区分病理性肌肉挛缩。对于那些皮下组织较多的患者来说，触诊肌腹则更为必要。

依次触诊胸锁关节、肩锁关节、肩峰、肱骨大结节、肱骨结节间沟、斜方肌、肩胛骨内上角、后盂肱关节线，判断是否有畸形或压痛。

关节运动

肩带上的所有关节（盂肱关节、肩胛胸壁关节、肩锁关节、胸锁关节）都参与了肩关节的运动。测量活动度时，各个方向的运动范围都应该被记录。首先检查健侧的肩关节以进行对比。记录主要平面上的主动和被动活动度：肩胛骨平面上的上举，肘关节在体侧的外旋和内旋。单纯肩袖病变的患者，只有主动活动会受影响。

肩关节稳定性在肩关节外展90°位进行内旋和外旋评估。

稳定性评估

可以用特异性试验诊断病理性不稳。包括 Sulcus 试验、盂肱关节移位试验、前后抽屉试验[12]、恐惧试验[13]、复位试验[14]、释放试验[15] 和 Jerk 试验。

Sulcus 试验

肩关节内收位做 Sulcus 试验。检查者下拉被检者的臂，然后评估肱骨头和肩峰的距离（1 cm 记为 1+，2 cm 记为 2+）。

盂肱关节移位试验

于臂休息位检查盂肱关节是否有移位，检查者一只手固定肩胛骨，另外一只手对肱骨头施加向前或向后的力，评估肱骨头半脱位的比值（图 3.1）。可在内旋、外旋和外展不同角度时分别重复该试验。

抽屉试验

患者仰卧位，臂外展 60° 时进行抽屉试验[12]。检查者一只手握住被检者臂施加轴向作用力，使上臂处于旋转中立位，另一只手向前、后移动被检者的肱骨头。肱骨头移位达到盂唇边缘为Ⅰ度，脱位但可自行复位为Ⅱ度，脱位不能自行复位为Ⅲ度。

恐惧试验、复位试验和释放试验

进行恐惧试验时患者仰卧位[13]。将被检者的上臂外展 90°，缓慢将肩关节外旋至 90°（图 3.2），如

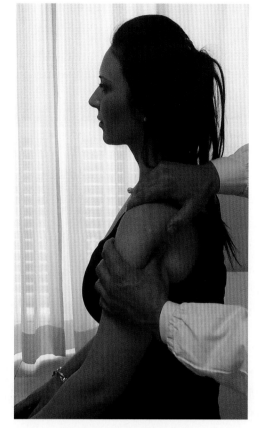

图 3.1　评估肱骨头在肩胛盂的移位

果有任何的恐惧感出现即为阳性。在这一体位可施行复位试验[14]。检查者向肱骨头施加向后方作用力（图 3.3）。肱骨头从前方脱位处移至肩胛盂中间位。如果此操作可以减轻患者的恐惧感，即为阳性。

有报道称，恐惧试验的敏感性为 72%，特异性为 96%；复位试验的敏感性为 81%，特异性为 92%[16]。

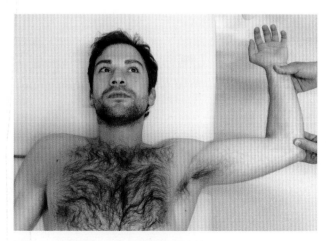

图 3.2　引起前向不稳患者恐惧的姿势

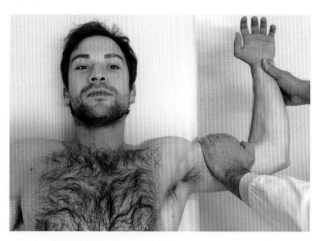

图 3.3　复位试验

32 | 肩关节镜手术理论与实践

释放试验或称突袭试验是在进行复位试验时，突然移去后方作用力[15]。此操作对前方结构施加的作用力最大。如果患者再次出现恐惧征，即为阳性。这一操作被认为是最准确的个体检查手段[17]。当这三项检查都为阳性时，对于前向盂肱不稳的预测最有意义。

Jerk 试验

Jerk 试验用于评估肩关节后方不稳，也称为 Jahnke 试验或后方应力试验。被检者处于站立或者坐立位，检查者一手握住患者的肘关节，另一只手稳定肩胛骨。将被检者的肩关节屈曲 90° 并内收内旋，同时施加向后作用力。当肱骨头再复位并出现弹响时，即为阳性。

肩袖检查

肩袖损伤的体格检查方法很多。但在一次体检中不可能把所有的试验全部做一遍。我们应该根据可疑临床诊断有选择地进行体格检查[18]。但是，各种检查方法在诊断肩痛类疾病中的价值在现有的文献资料中尚未达成共识[3]。几乎没有哪个检查方法的特异性和敏感性都很高。这些检查准确率低的原因可能有以下几点：肩袖各结构间距离接近[19]，检查者对这些试验的解剖学基础认识不足[20]，未进行反复试验。

将受伤机制、引起疼痛的动作、疼痛位置与传统影像学资料结合在一起，可能将帮助我们做出更准确的临床评估。

冈上肌腱试验

冈上肌呈细长形，功能是上抬肱骨。起于肩胛骨背面冈上窝处，筋膜覆盖于表面。其穿过肩关节顶部，肌腱止于肱骨大结节上方。其与三角肌共同起到抬举肩关节的作用。因此，很难具体区分冈上肌与三角肌各自的运动。此外，疼痛常导致患者不能配合体检。对于这种情况，肩峰下注射利多卡因能够帮助我们排除干扰顺利进行体检。

以下是几个检查冈上肌的主要试验：

空罐试验

空罐试验也称为冈上肌试验或 Jobe 试验[21]。肩关节在肩胛骨平面上外展 90° 并内旋（拇指朝下）。检查者对患者的臂施以向下的阻力，并让患者做抗阻的动作，出现疼痛或无力感即为阳性（图 3.4）。

多项研究报道空罐试验的敏感性和特异性均高于 80%[22-30]。

满罐试验

患者的肩关节在肩胛骨平面外展 90°，外旋（拇指朝上）时进行满罐试验。和空罐试验相同，检查者施加向下的压力时，被检者尽量保持原来的位置。出现疼痛或者无力感即为阳性（图 3.5）。研究报道该试验的敏感性为 34.5%~83%[23,31]，特异性为 30.8%~81%[25,31]。

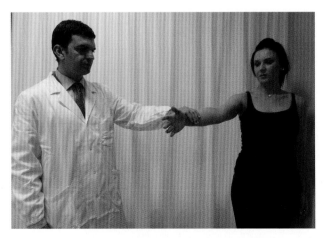

图 3.4 空罐试验（或 Jobe 试验）：将患者上肢外展 90°，水平内收 30°（在肩胛骨平面），让大拇指朝下，使肩关节内旋，医生下压患者的上肢并令患者做阻抗动作，疼痛或无力感即为阳性

图 3.5 患者上肢在肩胛骨平面外展 90°、外旋 45° 时，使大拇指指向上。医生下压患者上肢，出现疼痛或无力即为阳性

等长外展抵抗试验

患者肩关节外展 90°，上肢处于旋转中立位时进行抗阻等长外展[32]。检查者下压被检者上肢时，被检者做对抗动作。疼痛或无力感即为阳性。该试验是检查肩袖全层撕裂最敏感的方法之一。

抗阻试验

抵抗试验，又称 gum-turn 试验[33]，检查时患者的肩关节外展 90°，前屈上举 20°~30°，外旋位。让患者做螺旋（20 cm 宽）形动作 20 次。如果患者因为疼痛或者无力而不能完成时，该试验即为阳性。抵抗试验是由 Gumina 等[33] 提出的，他们的研究报道此试验的敏感性为 55%，特异性为 98%。

疼痛弧试

患者站立位，臂外展外旋（掌心向上），如果在外展 60°~120° 时感觉疼痛，即可考虑试验为阳性。该试验敏感性为 9.5%~97.7%[34,35]，特异性为 9.9%~88.4%[34,35]。

冈上肌触诊

肘关节屈曲 90°，肩关节外旋、内旋然后过伸，此时触摸肱骨头，可以感觉到有一"凹陷"。该试验是由 Codman 首次描述[36]，随后的研究称其敏感性为 95.7%，特异性为 96.8%[34]。

冈上肌落臂试验

落臂试验是由 Codman 描述的[37]，患者极度抬高上肢，然后缓慢放下。突然下落或者出现疼痛，即为阳性。该试验的敏感性为 4.4%~73%[38,39]，特异性为 77%~100%[38,39]。

冈下肌和小圆肌试验

冈下肌是厚实的三角形肌肉，有三个羽翼状的起点，起于冈下窝，止于大结节，止点在冈上肌足印区下方。

小圆肌起于肩胛骨外侧缘背面的上 2/3，借筋膜与冈下肌相分离。止于冈下肌下方的大结节处。

冈下肌和小圆肌的作用是外旋肩关节。它们与三角肌的功能具有显著区别，三角肌几乎不起外旋肱骨的作用。

外旋力量试验

外旋力量试验，也称 Patte 试验[40]。检查者握住患者屈曲 90° 的肘关节，并在肩胛平面向前抬高，令患者抗阻外旋上肢。

外旋迟滞征（ERLS）

肘关节弯曲 90°，肩关节在肩胛平面抬高 20° 时，被动外旋患者的上肢至最大程度。然后医生仅托住患者肘关节，令患者保持外旋姿势。如果不能维持外旋或者外旋角度降低，即为阳性。外旋迟滞试验的特异性较高，为 91%~100%[28,41]。

落臂征

落臂征类似于外旋迟滞试验，不同之处在于肩关节抬高的角度，检查落臂征时肩关节在肩胛平面抬高 90°。

回落征

患者的肩关节内收，肘关节屈曲 90° 位。医生将患者的臂外旋 45°，然后让患者维持此位置。如果患者不能维持外旋，而且前臂回落到 0°，即为阳性。报道称该试验的敏感性为 100%，特异性也为 100%[42]。

外旋力弱试验

患者将臂紧贴躯干，肘关节屈曲 90°，拇指向上，肩关节内旋 20°。医生按住患者的手背，内推前臂（图 3.6）。

肩胛下肌腱试验

肩胛下肌起于肩胛下窝，止于肱骨小结节，作用为内旋肩关节，但是很难用单一的试验检查它的功能，因为其他肌肉也参与内旋肩关节。

抬离试验

Gerber 和 Krushell 在 1991 年首次描述了该试

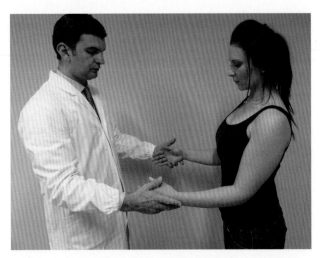

图 3.6　患者坐立或站立位，上肢在躯干两侧，行外旋力弱试验。肘关节屈曲 90°，拇指向上，肩关节内旋 20°，医生的双手放在患者双手的两侧，施加内推的力，并让患者抵抗该作用力

验[43]。让患者的手背贴在腰部,然后将手远离身体。如果患者不能完成这个动作,即为阳性。然而,内旋挛缩的患者常不能被动的将手放到背部(图3.7)。

该试验的敏感性变化范围较大,为17.6%~94%[35,44]。特异性较好,为69%~100%[35,45]。

内旋迟滞征

内旋减弱征与抬离试验相似。该试验中,检查者将患者的手放在其背部并极度内旋。然后医生托住患者的肘关节,让患者保持该姿势。如果患者不能保持该位置,即为阳性。

研究显示该试验的敏感性为97%~100%,特异性为84%~96%[28,39,44]。

压腹试验

Gerber等在1996年描述了压腹试验[46]。压腹试验比抬离试验的内旋要求低,因为手不需要旋转到背后。患者的臂置于体侧,屈肘90°,掌心贴在腹部。让患者内旋肩关节来按压腹部。如果患者无力完成该动作,或者需要伸肘或肩才能发力,该试验即为阳性(图3.8)。

该试验似乎是肩胛下肌撕裂的特异性检查[35,44],但它的特异性比抬离试验低。

拿破仑试验

拿破仑试验是由压腹试验演变而来。患者的手放于腹部,保持肩关节不动而前移肘关节。检查者还可通过对患者的肘关节施加抵抗前移的力来检查肌力。如果该动作引起疼痛或无力,即为阳性。

该试验的敏感性为25%~98%,而特异性为97%[35,44]。

熊抱试验

Barth在2006年描述了熊抱试验[35]。患者将手放在对侧肩膀上,医生握住患者体前的肘关节,然后患者抵抗医生试图将患者手抬离肩部的力量。该试验的特异性较好,尽管略低于抬离试验[35,44]。

撞击试验

Neer撞击征和试验

Neer撞击征在1972年首次被报道,随后在1983年被完整描述[47]。起初,医生一只手固定患者的肩胛骨,另一只手在肩胛骨平面抬高患者的臂。该检查也可改良为让患者仰卧,以减小肩胛骨的转动。患者的臂尽力前屈,然后内旋来诱发冈上肌与喙肩弓下方的撞击。虽然该体征的敏感性较好,但特异性有限。因为其他的肩关节病变,尤其是Bankart损伤、SLAP损伤、肩锁关节炎在进行该检查时也会诱发疼痛[48]。

对Neer撞击征阳性的患者,肩峰下注射5 ml

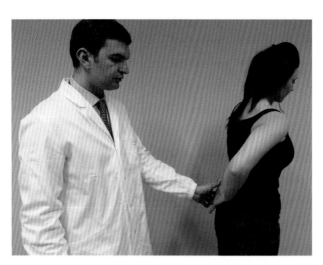

图3.7 抬离试验将患肢的手背靠在背部(在腰的中部),然后患者内旋臂将手向后离开背部。试验阳性是指患者无法将臂向后抬离背部或者试图伸肘或肩来进行抬离

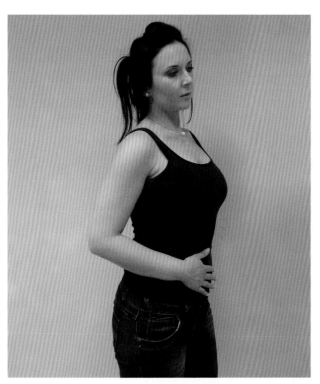

图3.8 压腹试验:患者肘关节在体侧弯曲90°,通过内旋肩关节来用手掌按压腹部。如果患者出现下列表现即为阳性:①患侧较对侧力弱;②患者只能通过伸展肘关节或肩关节来按压腹部,说明不能通过肩胛下肌来内旋肩关节施力

1% 的利多卡因几分钟后重复 Neer 撞击试验，疼痛会减轻或消失。

Hawkins-Kennedy 撞击试验

Hawkins-Kennedy 撞击试验在 1980 年被描述[49]。其与 Neer 征的原理相同[50]。患者的肩关节前举 90°、屈肘 90°，然后医生用力内旋患者的臂。同 Neer 征一样，该试验的敏感性较高，但特异性较低。

内旋抗阻试验

对于 Neer 试验阳性的患者，用内旋抗阻试验来区别肩峰下撞击与内撞击[51]。患者的臂在冠状面外展 90°、外旋 80°。然后测试等长内旋或外旋。如抵抗外旋的力量减弱，说明是肩峰下撞击；如果是抵抗内旋的力量减弱，说明是内撞击。

肱二头肌腱试验

肱二头肌腱长头病变与肩袖撕裂常伴随。准确地询问病史和体格检查是明确诊断的基础，尤其是对于肱二头肌腱炎和肱二头肌腱不稳的患者。有许多试验可用于诊断单独的肱二头肌腱损伤。然而，很少有关于这些试验敏感性和特异性的报道。

Yergason 试验

患者的臂置于体侧，肘关节屈曲 90°，手旋前，并让患者做抵阻手旋后的动作（图 3.9）。如果沿肱骨结节间沟前方或者肩关节前方出现疼痛，证明有肱二头肌腱病变。因为此试验不需要活动肩关节，所以能更针对性地检查肱二头肌腱的损伤。肱二头

肌腱病变的患者，该试验的阳性率为 50%[52]。

Speed 试验

Speed 试验在 1966 年首次被描述[53]。患者的臂置于 60°~90° 前屈位，肘关节伸直，手完全旋后。让患者抵抗医生对其腕部的向下作用力。如果患者肩关节前方或者结节间沟出现疼痛，该试验即为阳性。有报道称该试验的特异性为 14%，敏感性为 90%[54]。

DeAnquin 试验

医生旋转患者上臂的同时用手指按压结节间沟疼痛点。如果肌腱在指下滑行时出现疼痛，证明有肱二头肌腱炎。

肱二头肌腱不稳试验

肱二头肌腱不稳试验是由 Abbott 和 Saunders 报道，用来确诊肱二头肌腱完全或不完全脱位[55]。患者的肩关节在完全外展时，由极度外旋位开始缓慢内旋。如果肱二头肌腱从结节间沟里半脱位或者脱位，能够触到或者听到伴随疼痛的弹响。

Lippmann 试验

患者肘关节屈曲，医生可以将患者的肱二头肌腱从一边移到另一边。一定要注意移动的是半脱位的肱二头肌，而不是三角肌[56]。

Ludington 试验

Ludington 试验是将患者的双手放在头顶，双

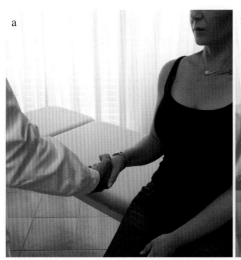
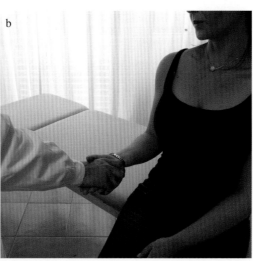

图 3.9　Yergason 试验。开始完全旋前（a），然后让患者抗阻旋后（b）

手十指交叉，掌心向下。肱二头肌收缩时，肱二头肌腱炎的患者会有肱骨结节间沟疼痛，或者能触诊到结节间沟的肱二头肌半脱位。

上盂唇试验

O'Brien 试验

O'Brien 试验，又名主动加压试验，在 1998 年被报道用来区别肩锁关节病变和上盂唇病变。患者肩关节前屈 90°，向中线内收 15°，内旋上肢（拇指向下），医生下压患者的上肢；然后患者臂旋后和外旋，医生下压患者的上肢（图 3.10）。如果在上肢内旋下压时肩关节前方疼痛增加，在外旋后疼痛减弱，即可证明有上盂唇病变。O'Brien 等报道该试验的敏感性为 100%，特异性为 99%[57]。

SLAP 加强试验

SLAP 加强试验是一种改良的 O'Brien 试验，区别是该试验是在患者的肩关节外展 45° 位进行。

前移试验

前移试验是由 Kibler 等在 1995 年提出[58]。患者双手叉腰，检查者一只手置于肩峰上，另一只手放在肘关节上并直接向前上方推动。如果患者肩关节前方出现疼痛或弹响，即为阳性。据 Kinler 报道该试验的特异性高，约 91%，相对而言敏感性较低，约 71%[58]。

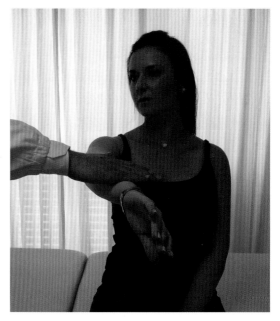

图 3.10　O'Brien 试验（主动加压试验）

Crank 试验

患者仰卧位或者坐立位时行该试验，在臂前屈上举 160° 时，施加轴向负荷，然后内旋、外旋上肢使两个关节面之间的盂唇撕裂卡住。如果出现疼痛，交锁，或者弹响，即为阳性。该试验的敏感性和特异性分别为 91% 和 93%[59]。

疼痛激惹试验

患者臂外展 90°，外旋。而后医生嘱患者手由完全旋后旋转至完全旋前（图 3.11）。如果手旋前时疼痛加重，即为阳性。该试验的敏感性为 100%，特异性为 90%[60]。

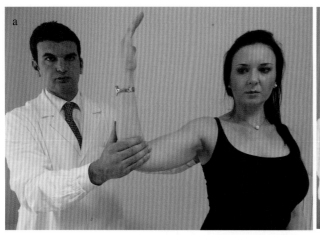
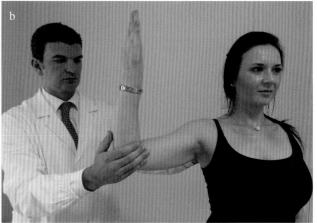

图 3.11　疼痛激惹试验：上肢外展 90° 并极度外旋，手掌完全旋后（a），然后完全旋前（b）。旋前时疼痛提示 SLAP 损伤

肱二头肌负荷试验 I

肱二头肌负荷试验 I 在 1999 年首次被报道用于检查肩关节复发性前向不稳的患者[61]。与恐惧试验的姿势相同（外展 90°，极度外旋）。检查者一手握住患者的臂，另一只手施加抵抗患者肘关节屈曲的力（图 3.12）。如果肱二头肌腱收缩没有改变患者的疼痛和恐惧感，便证明为 SLAP 损伤。该试验的敏感性为 91%，特异性为 97%[61]。

肱二头肌负荷试验 II

肱二头肌负荷试验 II 在 2001 年被报道用于没有肩关节前向不稳病史的患者。患者仰卧位，臂上举 120°，极度外旋，肘关节屈曲 90°，前臂旋后。

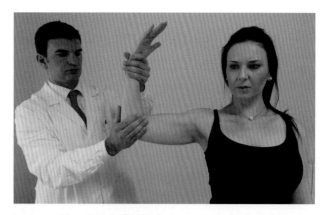

图 3.12　肱二头肌负荷试验 I

令患者屈曲肘关节以抵抗阻力。如果该检查引起痛感增加，即为阳性。该试验的敏感性为 90%，特异性为 97%[62]。

参·考·文·献

1. Urwin M, Symmons D, Allison T. Estimating the burden of musculoskeletal disease in the community. Ann Rheum Dis. 1998;57:649–55.

2. McFarland EG, Garzon-Muvdi J, Jia X, Desai P, Petersen SA. Clinical and diagnostic tests for shoulder disorders: a critical review. Br J Sports Med. 2010;44:328–32.

3. Longo UG, Berton A, Ahrens PM, Maffulli N, Denaro V. Clinical tests for the diagnosis of rotator cuff disease. Sports Med Arthrosc. 2011;19:266–78.

4. Priest JD, Nagel DA. Tennis shoulder. Am J Sports Med. 1976;4:28–42.

5. Priest JD. The shoulder of the tennis player. Clin Sports Med. 1988;7:387–402.

6. Kibler WB. The role of the scapula in athletic shoulder function. Am J Sports Med. 1998;26:325–37.

7. Kugler A, Kruger-Franke M, Reininger S, Trouillier HH, Rosemeyer B. Muscular imbalance and shoulder pain in volleyball attackers. Br J Sports Med. 1996;30:256–9.

8. Safran MR. Nerve injury about the shoulder in athletes, part 2: long thoracic nerve, spinal accessory nerve, burners/stingers, thoracic outlet syndrome. Am J Sports Med. 2004;32:1063–76.

9. Martin RM, Fish DE. Scapular winging: anatomical review, diagnosis, and treatments. Curr Rev Musculoskelet Med. 2008;1:1–11.

10. Kibler WB, Uhl TL, Maddux JW, Brooks PV, Zeller B, McMullen J. Qualitative clinical evaluation of scapular dysfunction: a reliability study. J Shoulder Elbow Surg. 2002;11:550–6.

11. Kibler WB, McMullen J. Scapular dyskinesis and its relation to shoulder pain. J Am Acad Orthop Surg. 2003;11:142–51.

12. Gerber C, Ganz R. Clinical assessment of instability of the shoulder. With special reference to anterior and posterior drawer tests. J Bone Joint Surg. 1984;66B:551–6.

13. Rowe CR, Zarins B. Recurrent transient subluxation of the shoulder. J Bone Joint Surg. 1981;63A:863–72.

14. Jobe FW, Kvitne RS, Giangarra CE. Shoulder pain in the overhand or throwing athlete. The relationship of anterior instability and rotator cuff impingement. Orthop Rev. 1989;18:963–75.

15. Silliman JF, Hawkins RJ. Clinical examination of the shoulder complex. In: Andrews JR, Wilk KE, editors. The athlete's shoulder. New York: Churchill Livingstone;1994. p. 45–58.

16. Farber AJ, Castillo R, Clough M, Bahk M, McFarland EG. Clinical assessment of three common tests for traumatic anterior shoulder instability. J Bone Joint Surg. 2006;88A:1467–74.

17. Lo IK, Nonweiler B, Woolfrey M, Litchfield R, Kirkley A. An evaluation of the apprehension, relocation, and surprise tests for anterior shoulder instability. Am J Sports Med. 2004;32:301–7.

18. Tennent TD, Beach WR, Meyers JF. A review of the special tests associated with shoulder examination. Part I: the rotator cuff tests. Am J Sports Med. 2003;31:154–60.

19. Clark JM, Harryman 2nd DT. Tendons, ligaments, and capsule of the rotator cuff. Gross and microscopic anatomy. J Bone Joint Surg. 1992;74A:713–25.

20. Green RSK, Taylor N. The anatomical bases for clinical tests assessing musculoskeletal function of the shoulder. Phys Ther Rev. 2008;13:17–24.

21. Jobe FW, Jobe CM. Painful athletic injuries of the shoulder. Clin Orthop Relat Res. 1983;173:117–24.

22. Noel E, Walch G, Bochu M. Jobe's maneuver. A propos of 227 cases. Rev Rhum Mal Osteoartic. 1989;56:803–4.

23. Itoi E, Minagawa H, Yamamoto N, Seki N, Abe H. Are pain location and physical examinations useful in locating a tear site of the rotator cuff? Am J Sports Med. 2006;34:256–64.

24. Itoi E, Kido T, Sano A, Urayama M, Sato K. Which is more useful, the "full can test" or the "empty can test," in detecting the torn supraspinatus tendon? Am J Sports Med. 1999;27:65–8.

25. Kim E, Jeong HJ, Lee KW, Song JS. Interpreting positive signs of the supraspinatus test in screening for torn rotator cuff. Acta Med Okayama. 2006;60:223–8.

26. Morgan CD, Burkhart SS, Palmeri M, Gillespie M. Type II SLAP lesions: three subtypes and their relationships to superior instability and rotator cuff tears. Arthroscopy. 1998;14:553–65.

27. Park HB, Yokota A, Gill HS, El Rassi G, McFarland EG. Diagnostic accuracy of clinical tests for the different degrees of subacromial impingement syndrome. J Bone Joint Surg. 2005;87A:1446–55.

28. Hertel R, Ballmer FT, Lombert SM, Gerber C. Lag signs in the diagnosis of rotator cuff rupture. J Shoulder Elbow Surg. 1996; 5:307–13.

29. Boileau P, Ahrens PM, Hatzidakis AM. Entrapment of the long head of the biceps tendon: the hourglass biceps a cause of pain and locking of the shoulder. J Shoulder Elbow Surg. 2004;13:249–57.

30. Holtby R, Razmjou H. Validity of the supraspinatus test as a single clinical test in diagnosing patients with rotator cuff pathology. J Orthop Sports Phys Ther. 2004;34:194–200.

31. Kelly SM, Brittle N, Allen GM. The value of physical tests for subacromial impingement syndrome: a study of diagnostic accuracy. Clin Rehabil. 2010;24:149–58.

32. Clarkson HM, Gilewich GB. Musculoskeletal assessment: joint range of motion and manual muscle strength. Baltimore: Lippincott Williams & Wilkins;1999. p. 374.

33. Gumina S, Bertino A, Di Giorgio G, Postacchini F. A new test of resistance in the diagnosis of postero-superior rotator cuff tears. Chir Organi Mov. 2008;91:85–6.

34. Wolf EM, Agrawal V. Transdeltoid palpation (the rent test) in the diagnosis of rotator cuff tears. J Shoulder Elbow Surg. 2001; 10:470–3.

35. Barth JR, Burkhart SS, De Beer JF. The bear-hug test: a new and sensitive test for diagnosing a subscapularis tear. Arthroscopy. 2006;22:1076–84.

36. Codman EA. Rupture of the supraspinatus tendon. 1911. Clin Orthop Relat Res. 1990;254:3–26.

37. Codman EA. Rupture of the supraspinatus tendon and other lesions in or about the subacromial bursa. In: Todd T, editor. The shoulder. Boston: Thomas Todd;1934. p. 123–77.

38. Calis M, Akgun K, Birtane M, Karacan I, Calis H, Tuzun F. Diagnostic values of clinical diagnostic tests in subacromial impingement syndrome. Ann Rheum Dis. 2000;59:44–7.

39. Miller CA, Forrester GA, Lewis JS. The validity of the lag signs in diagnosing full-thickness tears of the rotator cuff: a preliminary investigation. Arch Phys Med Rehabil. 2008;89:1162–8.

40. Patte D. Pathologie du défilé sous-acromial et coraco-huméral du jeune. In: Godefroy D, editor. La Pathologie de l'appareil locomoteur liée au sport. Paris: Pfizer;1987.

41. Bak K, Sorensen AKB, Jorgensen U, Nygaard M, Krarup AL, Thune C, et al. The value of clinical tests in acute full-thickness tears of the supraspinatus tendon: does a subacromial lidocaine injection help in the clinical diagnosis? A prospective study. Arthroscopy. 2010;26:734–42.

42. Walch G, Boulahia A, Calderone S, Robinson AH. The 'dropping' and 'hornblower's signs in evaluation of rotator-cuff tears. J Bone Joint Surg. 1998;80B:624–8.

43. Gerber C, Krushell RJ. Isolated rupture of the tendon of the subscapularis muscle. Clinical features in 16 cases. J Bone Joint Surg. 1991;73B:389–94.

44. Rigsby R, Sitler M, Kelly JD. Subscapularis tendon integrity: an examination of shoulder index tests. J Athl Train. 2010;45:404–6.

45. Leroux JL, Thomas E, Bonnel F, Blotman F. Diagnostic value of clinical tests for shoulder impingement syndrome. Rev Rhum Engl Ed. 1995;62:423–8.

46. Gerber C, Hersche O, Farron A. Isolated rupture of the subscapularis tendon. J Bone Joint Surg. 1996;78A:1015–23.

47. Neer 2nd CS. Impingement lesions. Clin Orthop Relat Res. 1983;173:70–7.

48. MacDonald PB, Clark P, Sutherland K. An analysis of the diagnostic accuracy of the Hawkins and Neer subacromial impingement signs. J Shoulder Elbow Surg. 2000;9:299–301.

49. Hawkins RJ, Kennedy JC. Impingement syndrome in athletes. Am J Sports Med. 1980;8:151–8.

50. Valadie 3rd AL, Jobe CM, Pink MM, Ekman EF, Jobe FW. Anatomy of provocative tests for impingement syndrome of the shoulder. J Shoulder Elbow Surg. 2000;9:36–46.

51. Zaslav KR. Internal rotation resistance strength test: a new diagnostic test to differentiate intra-articular pathology from outlet (Neer) impingement syndrome in the shoulder. J Shoulder Elbow Surg. 2001;10:23–7.

52. Post M, Benca P. Primary tendinitis of the long head of the biceps. Clin Orthop Relat Res. 1989;246:117–25.

53. Crenshaw AH, Kilgore WE. Surgical treatment of bicipital tenosynovitis. J Bone Joint Surg. 1966;48A:1496–502.

54. Bennett WF. Specificity of the Speed's test: arthroscopic technique for evaluating the biceps tendon at the level of the bicipital groove. Arthroscopy. 1998;14:789–96.

55. Abbott LC, Saunders L de CM. Acute traumatic dislocation of the tendon of the long head of biceps brachii: report of 6 cases with operative findings. Surgery. 1939;6:817–40.

56. Lippman RK. Frozen shoulder, periarthritis, bicipital tenosynovitis. Arch Surg. 1943;47:283–96.

57. O'Brien SJ, Pagnani MJ, Fealy S, McGlynn SR, Wilson JB. The active compression test: a new and effective test for diagnosing labral tears and acromioclavicular joint abnormality. Am J Sports Med. 1998;26:610–3.

58. Kibler WB. Specificity and sensitivity of the anterior slide test in throwing athletes with superior glenoid labral tears. Arthroscopy. 1995;11:296–300.

59. Liu SH, Henry MH, Nuccion SL. A prospective evaluation of a new physical examination in predicting glenoid labral tears. Am J Sports Med. 1996;24:721–5.

60. Mimori K, Muneta T, Nakagawa T, Shinomiya K. A new pain provocation test for superior labral tears of the shoulder. Am J Sports Med. 1999;27:137–42.

61. Kim SH, Ha KI, Han KY. Biceps load test: a clinical test for superior labrum anterior and posterior lesions in shoulders with recurrent anterior dislocations. Am J Sports Med. 1999;27:300–3.

62. Kim SH, Ha KI, Ahn JH, Kim SH, Choi HJ. Biceps load test II: a clinical test for SLAP lesions of the shoulder. Arthroscopy. 2001;17:160–4.

第4章

肩关节影像学

Nicola Magarelli, Chiara Carducci, and Claudia Dell'Atti

刘闻欣　译

引　言

根据特定临床问题，肩关节放射学检查目前有单独或联合使用的不同成像技术。影像学的任务不仅仅是检测出存在的病理状况，还要直接指导外科医生选取最合适的治疗方式（保守治疗、关节镜或开放手术）。由于肩部及其邻近软组织解剖的复杂性，我们需要选择不同的成像方式。每种成像方法所能反映的信息并不总是能回答临床专家提出的特定问题。在进行盂肱关节与肩锁关节骨性结构的双平面评估和排除钙化或骨损伤时，常规 X 线检查的标准位及补充拍摄位显得至关重要。然而，当其未检测到病变并且无法解释肩部疼痛症状时，就有必要结合其他相关检查来进一步评估。

肩部超声多用于检查肌腱和其他关节周围软组织并评估在结节附着处的腱性结构，检测关节及其周围是否存在积液（滑囊和滑膜隐窝），以及排除创伤性及非创伤性肩袖损伤。在明确标准放射检查中无法检测到的钙化、肌腱的微小结构改变以及肌腱端的纤维软骨连接病变等方面，超声检查已被证实是一种可靠的方法。此外，对有经验的医生来说，超声检查还能反映位于肩胛切迹或冈盂切迹里的肩胛上神经的受压情况。此外，超声检查在微创手术中起着重要的指导作用，如：浅表积液引流、钙化性肌腱炎、占位性病变、肩部疼痛的对症治疗（引导注射透明质酸、甾体类及非甾体类抗炎药物等）。

计算机断层扫描（CT）是一种应用电离辐射的影像学技术，它借助于最新的技术设备（如容积CT），运用不同重建算法，在多层面实现 2D 多平面化和 3D 体积重建。这项检查常用于显示创伤性病变，相对于 MRI 检查，CT 的对比度分辨率较低，因而在怀疑肩袖撕裂的临床病例中并不常用。CT 的另一个重要应用是在肩关节不稳中排除肩胛盂骨性结构本身的撕脱伤（量化关节盂的骨性缺损）。

作为次级检查方法的磁共振成像（MRI），现在是诊断肩关节疾病不可缺少的技术。从临床方面来看，它已在神经和骨骼肌的影像诊断学方面发挥了重要作用。目前它在诊断更加复杂的肩关节疾病中的应用范围不断增加。由于 MRI 可以显示创伤性及非创伤性肌腱病变、关节囊韧带病变、纤维软骨病变以及其他骨周围软组织病变，因此它被用作常规手术与关节镜的术前检查。

造影剂成像技术（CT 和 MR 关节造影）需要单独进行讨论：它们的目标是检查关节囊韧带和纤维软骨结构，它们尤其适用于检查脱位或半脱位时可能受损的关节软骨及解剖结构。这种微创技术也被用来确诊小肩袖撕裂或肩袖修补术后患者的复查，这类患者由于患处存在铁磁性内植物（金属锚钉）或反应性肩峰 – 三角肌下（SAD）滑囊炎，MRI 检查的效果不理想。此外，由于 MR 关节造影能够评估关节"容积"，因此可以用来确诊冻结肩。有时当临床上或某一种影像学方法已经鉴别出占位性病变是良性还是恶性时，这些影像学方法还是应该结合起来使用。只有联合使用这些方法才能更好地了解病变的性质以及它与周围神经血管结构的关系。

常用 X 线片

通过臂内旋和外旋可以得到肩部的标准前后位（AP）片（图 4.1）。第一张图的目的是评估大

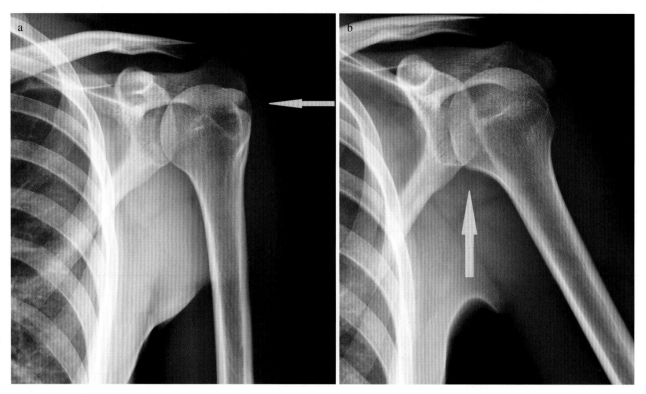

图 4.1　a. 臂外旋时左肩关节标准前后位投照，可见肱骨大结节（箭头）；b. 臂内旋时同一个肩关节标准前后位投照，这一视角可见肱骨小结节（箭头）

结节的骨皮质，而第二张图则是为了显示小结节。此外，进行标准 AP 位投照时，可将 X 射线管沿头向尾倾斜 20° 从而更好地评估肩峰下间隙。外旋时的 AP 位投照可显示冈上肌腱止点钙化，而内旋时的 AP 位投照可显示冈下肌、小圆肌和肩胛下肌的钙化。在外旋 AP 位投照中，正常情况会发现在肱骨大结节水平有一片被称为"肱骨假性囊肿"的骨小梁缺失区域[1]。另一种正常的表现是在外旋 AP 位投照中，关节腔附近骨质所显示出的高透亮片状影[2]。除了标准检查方法之外，根据临床实际需要，还可以使用许多辅助的投照方式来实现不同的目标：①真实 AP 位：这种投照位需要将患者倾斜大约 40°，使肩胛骨平行于感光面并与光束从内向外呈 45° 夹角，从而避免在扫描关节线时出现重叠。②出口位：在这种后前位投照方法中，患者可直立或平卧，保持检查侧与感光平面倾斜成角约 60°，X 射线管可头尾倾斜 20° 或不倾斜。这种投照位显示肱骨头位于关节盂内，并投影于前方的喙突和后方的肩峰之间。③腋位，包括西点位：这种检查需要患者俯卧在 X 线检查台上，抬高患肢 8 cm，头颈部旋转至对侧，片盒抵在肩膀顶部，X 射线管

朝向腋窝中心并向内侧倾斜 25°；这种投照位可显示出前下肩胛盂的切线位。④史赛克切迹位：患者取仰卧位并将片盒置于肩下，患肢手掌放于头部，X 射线管中心朝向喙突并向头侧倾斜 10°。⑤双斜位或尖顶斜位：患者坐位，X 射线管由内向外倾斜 45° 且沿头尾侧倾斜 45°，使肩胛骨与感光面平行，从而投照出肩胛盂的前下表面[3]。当临床问题涉及肩关节不稳定时，我们经常应用这些投照位作补充，这是因为它们能显示出肱骨头后方的骨皮质损伤（Hill-Sachs 骨折）（史赛克切迹位），肩胛盂撕脱骨折（骨性 Bankart 损伤）（西点位或双斜位），或肱骨头脱位（出口位）。出口位投照也可用来避开骨重叠从而更好地观察肩锁弓。用这种方法能很好地显示肩袖结构尤其是冈上肌腱与冈下肌腱中存在的钙化以及肩峰下滑囊内的钙化。此外，这个投照位能显示肩峰前部下表面和肩锁关节可能存在的与肩峰下撞击有关的骨赘。肩部 X 线片检查常作为 CT 关节造影（CTA）和 MR 关节造影（MRA）等微创检查的预备步骤。当需要评估关节腔进针点并注射药物的确切位置时，只能选用肩前后位投照。

超声检查

近年来，肩部超声检查变得越来越重要。不仅因为它易于操作，在一些临床指征里它还是最终的检查手段。超声检查有许多优势，包括它没有电离辐射、无创，而且能随时重复检查。

检查时，患者坐在操作者前方，在进行不同的肌腱检查时，按照要求摆出不同的手臂位置。检查冈上肌腱时，患者要将手臂放到自己背后以防止肩峰的阴影遮挡肱骨大结节（图4.2）。超声探头探查肌腱的斜冠状面，然后在与其垂直的面确定方向，从前到后，显示出冈上肌和后肩袖（冈下肌和小圆肌）。此时，将患者的手臂放到胸前，肘关节屈曲90°，掌心向上。这样，肱骨的前表面与上表面会在轴位成像，并显示出由4~5个腱单元组成的肩胛下肌腱。在其外侧还可以见到位于肱骨结节间沟内的肱二头肌长头（BLH）。在这个体位的扫描中，还可能看到喙肩韧带的起点即喙突的尖部，喙肱、喙锁韧带和肱二头肌短头，以及更偏内侧的喙肱肌。轴向扫描可以显示喙突下滑囊、肱二头肌长头腱鞘和肩胛下凹中的积液。更远端的轴向扫描可以显示胸大肌肌腱。沿肩胛下肌或肱二头肌长头的长轴在纵向平面上移动探头，可以探查其腱单元。

超声检查的另一个重要优势就是动态扫描的能力。这在评估肌腱运动能力和可能影响肌腱正常活动的骨化或钙化的时候非常有用。在轴向平面中，它能够评估肱骨结节间沟的深度和肱二头肌长头在结节间沟的位置。不仅如此，它还能显示位于结节间沟前方、防止肱二头肌长头腱脱位的横韧带。将患者的手放在对侧肩部并采用后斜冠状面扫描，我们能够同时评估小圆肌与冈下肌腱这两个钙化的好发部位，而在后内侧垂直面则可以区分各自的肌腹。后向轴位也是非常重要的一个扫描平面，它可以显示肩胛盂软骨和肩胛切迹，以及在肩胛切迹处可见的神经血管束（神经、动脉和肩胛上静脉）。最后，还可以利用超声检查评估肩锁关节。将传感器放置在肩锁关节上表面，可以显示出肩峰端、锁骨端以及两者之间的纤维软骨盘。在病理状态下，这个区域可出现积液并扩散到整个关节囊；肩锁关节也可能因改变骨外形的骨赘、关节狭窄、关节软骨盘受压（退行性改

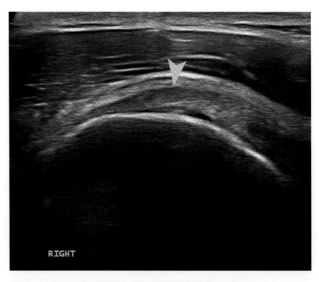

图 4.2　超声斜冠状位扫描评估冈上肌腱（箭头）

变）而出现肿胀。在生理状态下，肩峰下滑囊是位于三角肌与冈上肌腱之间的一个高回声结构（斜冠状位扫描）；而当滑液存在时，滑囊的附着壁与周围分离，在冈上肌和三角肌之间呈现出一个无回声层。特别值得一提的是肩袖间隙的超声检查。肩袖间隙位于冈上肌腱和肩胛下肌最近侧肌纤维之间，包含了盂肱上韧带（SGHL）、肱二头肌长头腱（LHB）和喙肱韧带（CHL）。用超声探头很难发现盂肱上韧带，而肱二头肌长头腱和喙肱韧带则无须干预即可被超声探头扫描到。盂肱上韧带呈圆锥状，顶点在喙突上，是稳定肱二头肌长头腱的重要结构。它分成内侧头和外侧头，与肩胛下横韧带一起包绕肱二头肌长头腱以防止其脱位。

临床上，毗邻关节腔或与其相连的肌肉皮下脂肪组织若出现明显的肿胀，需进一步采用超声检查。在这些病例中，根据对病灶结构的研究，超声可以对以下疾病进行初步诊断：良性实质性占位疾病，如脂肪瘤和纤维脂肪瘤；原发性或继发性恶性肿瘤病灶，或含有液体的病灶，如关节源性腱鞘囊肿。最后，超声检查可以显示肩带周围肌群的结构和大小，如在神经肌肉疾病中肌腹常因脂肪浸润而呈高回声。在这些病例中，超声检查有助于进行肌肉活检。

在通常情况下，前盂唇由于缺乏合适的声窗而无法显示。也正是因此，超声检查不能用于诊断肩关节脱位。然而，肱骨头后外侧表面凹陷（Hill-Sachs病变）可作为发生脱位的间接征象。

CT 检查

肩部 CT 是使用多排螺旋在轴位上进行检查。俯卧还是仰卧取决于患者舒适与否以及临床医生的特定检查要求，如：标准的盂肱关节检查，CTA（空气及造影剂的分布受患者位置影响），多发伤患者的检查（其常呈现被动体位），或 CT 引导下活检。在大部分 CT 检查中，患者被定位在机架的中心。

但当需要小视野来观察骨骼时，患者必须处于倾斜位以免扫描不必要的区域[4]。

在肩部检查中，除非有特殊要求，患者都处在机架的中心以便同时扫描双肩。容积采集技术的应用是为了限制运动伪影并确保在多平面上更好地进行 2D 与 3D 重建。此外，两种不同重建流程的选择取决于是要突出显示骨结构（高分辨率）还是软组织（标准或软计算）。技术参数总结见表 4.1。

表 4.1　肩部 CT 的技术参数

速度（ms/ 片）	间隔（mm）	FOV	采集技术	管电压（kV）	管电流（mA）	采集模式	重建
1.25	0.6	大	螺旋面	140	400~600	标准	0.6–0.6 骨骼

这些图像可在骨窗及软组织窗中显示。一些关于 CT 在肩关节脱位患者中应用的研究已经得到发表，一些关于骨缺损的新评估方法也被提出[5-7]。在这种情况下，我们需要轴向平面的容积采集，以及随后的在斜矢状面 2D 多平面重建（MPR）和 3D 重建以获得肩胛盂的标准正面观（"en face" view）。有学者在肩关节不稳定患者中对 2D 和 3D 技术进行了比较，从而评估 2D 技术能否取代 3D 技术这一已被视作标准方法的技术。此外，这次比较也评估了只扫描受伤的肩部是否足够做出诊断，以此来减少不必要的辐射暴露[8]（图 4.3）。自从 MRI 在许多方面取代了 CT 后，人们开始重新思考在肩部检查中 CT 的实际作用。一个恰当的例子是，在肩袖检查时，那些不能做 MRI 检查的患者只能做 CTA，对他们来说 CT 仍具有诊断价值。肩关节检查是选择 MRI 还是 CTA 仍存在争议，它们在对全层肩袖撕裂的诊断上具有相同的敏感度，但 MRI 在诊断部分肩袖撕裂的敏感性高于 CTA[9]。CT 常用于神经肌肉疾病，因为它可以显示肩带肌的光密度，从而进行分析。事实上，病程中会出现肌肉组织密度下降并逐渐被脂肪组织替代的情况。

造影剂的选择取决于不同的临床适应证。在不

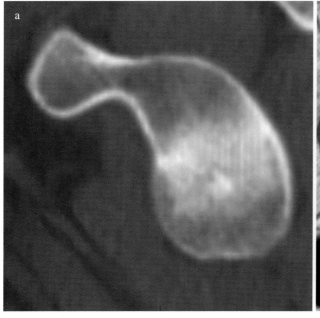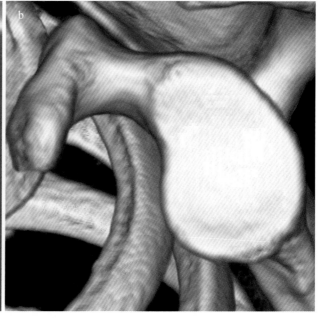

图 4.3　a. 斜矢状面的 MPR 2D 重建以评价左肩胛盂的关节表面（标准正面观）；b. 斜矢状面的容积重建以评价左肩胛盂的关节表面（标准正面观）

同的肩关节疾病中，放射科医生做 CTA 检查时会将单次剂量的水溶性碘化造影剂或碘造影剂与空气混合以获得双重造影。如果目的是充分"对比"肩胛盂缘或肩袖肌腱的关节表面，又或是临床上怀疑炎性、退变性或假瘤性滑膜疾病如类风湿性关节病 (RA)、色素绒毛结节性滑膜炎和滑膜软骨瘤病时，可以使用单对比造影技术[10]。肩锁关节 (ACJ) 的病变也可以用 CT 进行检查以区分关节表面和周围软组织。这个关节常受退行性病变影响，如软骨下囊肿及骨赘都会改变关节下表面的轮廓，从而在手臂上举时造成肩袖撞击，此外关节积液和肿胀也会减小肩峰下空间。

在慢性炎性疾病中，CT 可以显示关节周围骨量减少甚至侵蚀的现象，典型的例子包括在慢性肾衰竭（继发性甲状旁腺功能亢进）中形成最具侵袭性的锁骨远端的侵蚀。此外，锁骨远端因为受压而加剧的关节痛与锁骨模糊的骨质减少区域有关，而这种现象还提示患有反射性交感神经营养不良综合征的可能（图 4.4）。骨窗可以显示肩锁关节内纤维软骨盘的钙化，特别是在代谢性疾病如羟基磷灰石结晶沉积症中可以看到[11]。

CT 在评估喙突撞击中也有作用。喙突尖端与肱骨小结节之间的距离可以在轴向平面测定。这个距离随臂的旋转（内旋或外旋）而改变。发生喙突和肱骨小结节骨折、肩胛下肌腱钙化或经过外科手术（喙突转位）后，喙肱距离也会随之改变。

当致使功能障碍的骨性病变未能在常规体格检查下发现时，需进行 CT 扫描。这些病变包括：肱骨结节急性骨折，肱骨头或关节盂剥脱性骨软骨炎，锁骨、肩胛骨、肋骨的应力性骨折，以及锁骨远端创伤后骨溶解[12]。最后，CT 在鉴别累及肩胛肱骨带的良恶性肿瘤中也发挥了重要作用。骨软骨瘤和外周性软骨肉瘤的鉴别诊断就是一个例子。事实上，CT 可以通过检测矿化类型与软骨帽厚度准确评估病变的性质，当然，在这方面 MRI 因其具有更高的分辨率而显得更为重要。

磁共振

磁共振检查 (MRI) 拥有多平面采集能力与多参数的软组织对比度，能对肩部进行详细的检查并帮助我们辨识复杂解剖结构及这些结构的变异或病变。在 MRI 的诸多特点中，使它成为骨骼肌肉系统的重要诊断方法的特点有：对组织与液体的物理差异的高敏感性，通过组织对比显示这些物理差异的能力，通过特定参数突出显示这些物理差异的能力，以及无须使用造影剂 (CM) 突出显示神经血

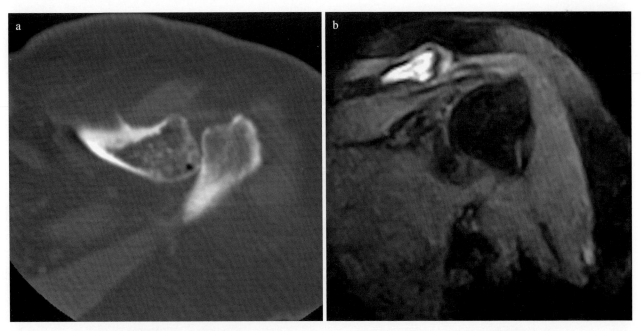

图 4.4　a. 一个 63 岁女性痛性营养不良症患者，当手指压迫左锁骨远端时感到疼痛。肩锁关节的轴位 CT 检查；b. 同一患者在斜冠状面上脂肪抑制 MR 图像，显示锁骨远端的广泛水肿

管结构的能力[13]。此外，由于 MRI 无须应用电离辐射，在对儿童患者检查时有着重要的价值。

自发明之日起，多年以来工业进步不断提升 MRI 成像设备及专用线圈的性能。最近，还推出了为快速成像序列而更新的软件，使肩部评估可在 30 分钟左右完成，从而减少患者因长时间保持同一位置的疲劳而产生的运动伪影。现在使用的具有高空间分辨率的专用相控阵线圈可以使评估不同结构如肌腱、肌肉、关节囊韧带、骨结构和神经血管束时更加清晰可见。

肩部的损伤可分为创伤性和非创伤性。MRI 检查的适应证包括肌腱（肩袖 /LHB）、骨（肿瘤、系统性疾病）、关节囊韧带和关节软骨的病变。凭借其信号强度及操作者对不同序列的选择性使用，放射科医生可以针对性地检查任何病理变化。在肩部标准 MRI 检查中所使用的序列如表 4.2 和表 4.3 所示。

表 4.2 肩部标准 MRI 序列（GE）

MRI 序列（1.5T GE）	TR/TE (ms)	厚度 (mm)	矩阵	ETL	NEX	FOV (cm)
轴位 PD	2 000/26	3	224 × 256	4	3	12~14
轴位 T2FS	3 000/50	3	224 × 256	8	3	12~14
冠状位 T1	600/20	4	224 × 256	4	3	12~14
冠状位 T2FS	3 000/50	4	224 × 256	8	3	12~14
矢状位 T2FS	3 000/50	4	224 × 256	8	3	12~14
矢状位 PDFS	2 000/26	4	224 × 256	4	3	12~14

表 4.3 肩部标准 MRI 序列（PHILIPS）

MRI 序列（1.5T PHILIPS）	TR/TE (ms)	厚度 (mm)	矩阵	ETL	NEX	FOV (cm)
轴位 T2 FFE	463/14	3	292 × 164	–	2	16
矢状位 TSE T1w	1 205/20	3	256 × 160	5	2	14
冠状位 DPw TSE	1 207/30	3	256 × 140	5	3	14
冠状位 PDw SPAIR	3 000/30	3.5	352 × 224	5	2	14.3
轴位 3D WATS C3	20/8.1	0.6	160 × 162	–	2	9.7

MRI 图像采集自三个解剖平面：轴位面、斜冠状面及斜矢状面。2D 采集部分每段有 3~4 mm 和 3D 采集部分每段有 0.6~1 mm。在这三个平面上的检查可以评估肩部的不同结构（表 4.4）。

表 4.4 扫描平面和可探查的解剖结构

斜冠状面	斜矢状面	轴位面
纵向 冈下肌及肌腱 冈上肌及肌腱	横向 冈上肌及肌腱 小圆肌及肌腱 肱二头肌长头（近端部分）	肱二头肌长头腱 （结节间沟）
肩锁关节	肩胛下肌及肌腱	纵向 肩胛下肌及肌腱
肩峰	肩袖间隙	盂唇（前部和后部）
盂肱关节	肩峰	关节
肩峰下 – 三角肌下滑囊	喙肩韧带	盂肱关节
盂唇（上部和下部）	喙肩弓 盂肱韧带	盂肱韧带

MRI 的技术参数是可变的，并由操作者依照其技能及经验进行选择。而采集平面则依据待评估的不同解剖结构来确定。对肩袖检查而言，三个采集平面都是必要的，因为不仅要看到肌腱的附着点还要看到腱腹连接、关节囊韧带和骨软骨结构。

在高场强封闭系统里，患者仰卧在检查台上，上肢沿着躯干置于中立位接受检查；臂外旋会影响肱二头肌长头腱的成像，臂内旋则会导致关节囊冗余且难以鉴别轴位平面上的冈上肌腱与冈下肌腱。另外，由于外展外旋位（ABER）能评估下方关节囊并使肱骨头在关节盂内中心化，因此它作为标准位置的补充，尤其是在 MRA 中非常有用[14]。

MRI 对全层肩袖撕裂的检查非常准确，该撕裂通常与其间接征象相关联，如弹性回缩的腱性残端和扩散到肩峰下 - 三角肌滑囊的积液。部分肩袖撕裂显示起来稍微困难一些，因为它们可以累及关节面、滑囊面或实质层，而且不伴有肌腱回缩。此外，冈上肌腱远端 1/3 会出现"假的"高信号。这是因为待查结构与静态磁场（B0）成 55° 角时所产生的"魔角效应"让线性信号改变。熟练掌握骨骼肌肉 MRI 技能的放射科医生自然识别并运用特定序列去规避这种效应（TE>30 ms 的序列）。在轴位平面上，沿着肩袖肌腱的肱骨大结节止点从前向后可以依次看到冈上肌、冈下肌和小圆肌。在轴位平面上，还可以鉴别肩胛下肌腱完全或部分损伤以及它与喙突尖的关系。

矢状面能够分别评估被冈上肌、冈下肌、小圆肌占据的冈上窝与冈下窝；也能评估肩峰形态，而这有助于评估与肩峰下撞击有关的肩袖撕裂。此外，在矢状面可以评估位于前方的肩袖间隙（即冈上肌和肩胛下肌腱之间的间隙）。该间隙中包含盂肱上韧带，肱二头肌长头腱和喙肱韧带。

在涉及盂唇及关节囊韧带结构的疾病时，MRI 检查有着无可争议的作用。由于 MRI 的高对比分辨率具有完整评估独立稳定结构的能力，当临床不确定肩关节不稳定是由关节囊 - 盂唇 - 囊韧带还是骨骼损伤所致时，MRI 检查就十分必要。然而，因为一些结构如盂肱上韧带—其本身在肩关节稳定方面所扮演的角色仍不清楚，以及一些基础检查中无法见到的解剖变异的存在，此时需参考关节注射造影剂后的 MRI 检查（MRA）。

由于 MRI 的对比分辨率高于其他任何放射学技术，这一本质特性使它在检查侵袭肩胛带的肿瘤及囊肿时非常重要（图 4.5、图 4.6）。对肿瘤外周反应带的确定可以让外科医生选择最恰当的术式，如保肢手术[13]。对全身性疾病来讲，MRI 可以通过代谢活跃的组织评估正常信号强度的骨髓的替换（骨髓替换）。事实上，这个信号是非特异性的，因为它可能与再生（如低氧血症的生理状态）或是造血系统的改变（如贫血、白血病、多发性骨髓瘤、淋巴瘤等）相关。

肩关节和其他关节一样，常规应用脂肪饱和序列以增强不同结构的对比度并消除源自皮下和骨髓脂肪的高信号。当需要检测病变伴随细胞结构或液体或是血清液形式构成的关节内或关节周围肿胀时，就需要选择这种序列。因此，可以通过肌腱或关节盂纤维软骨内的液态信号对病变进行诊断。此外，正因为骨骼与关节液之间的对比度，后者在关节腔内的存在有助于对关节表面的软骨层进行评估并排除水肿或磨损侵蚀性改变。注射关节造影剂能增强 MRI 的敏感度并发现早期的软骨软化，因此有助于对软骨损伤进行诊断。

慢性炎性关节病，如类风湿性关节炎，常伴有关节、关节囊积液以及破坏性骨侵蚀。因此，在 MRI 检查时施行静脉注射造影剂能帮助放射科医生评估这种疾病的活动性，显示出关节滑囊囊壁增厚和侵蚀空腔的高信号，还能显示出肉芽肿组织，甚至显示位于皮下的肉芽肿。盂唇发生退行性改变时会在长 TR 序列上出现呈球状影或片状影的局灶信号异常，这些改变可能促使占位性黏液性囊肿的形成，该囊肿可能会向内侧肩胛上切迹方向延展引起对神经血管束的压迫。MRI 可以显示该囊肿的存在和扩展、性质（黏液组织：T2 高信号）以及神经血管损害相关征象：动、静脉血管扩张和 / 或肩带肌萎缩并在 T1 与 T2 序列上呈现高信号（肌肉纤维脂肪化及水肿）。最后，T1 序列肩部形态检查可以显示从"炎性"软骨阶段到更严重的阶段，如关节腔缩小、软骨下硬化、地图样囊性病变、坏死灶等骨骼退行性变的形态学改变。

MRI 另一巨大优势是在术后肩关节的评估，因为它可以显示造成症状复发的许多潜在原因。然

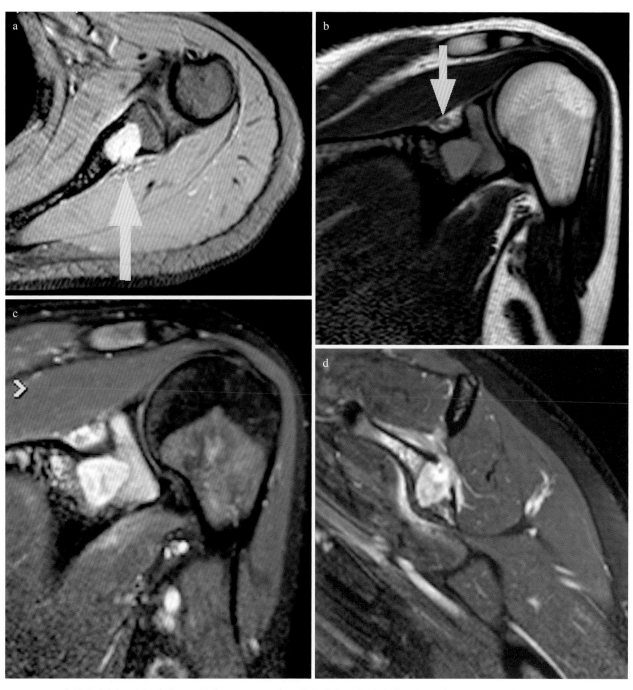

图 4.5　18 岁的患者诉左肩部疼痛。a. 轴位 T2* GRE 肩胛体骨溶解（箭头）伴后部骨皮质连续性中断；b.T1W 冠状面扫描显示溶骨性病变有硬化缘和外周水肿。紧邻病变上方，扫描显示出肩胛上切迹和神经（箭头）；c. 斜冠状位 FS T2 扫描。溶骨性病变内容物呈高信号；d. 斜矢状位 T2 FS 扫描，扫描确认了关节盂颈部后方皮质的病理性中断以及周围软组织的水肿

而，评价术后肩关节并非易事，因为磁敏感性伪影会改变磁场的均匀性并"干扰"那些 MRI 可术前正常检查的结构。人工内植物的 MR 成像取决于许多因素，包括金属本身的类型、大小以及表面的复杂程度（复杂程度越高，人工内植物越大）。不仅如此，材质本身也很重要，因为钛在磁场中会产生

较小的不均匀性，而钢和钴铬合金会在磁场中产生较大的不均匀性。金属锚钉固定的局部伪影通常不会影响对待查结构的评估；此外，由于某些序列如 GRE 序列受磁场不均匀性的影响较大，操作者会尽量避免在检查方案中选择该序列。与传统检查方案相比，SE 序列以及低 TE 序列拥有更大的带宽，视

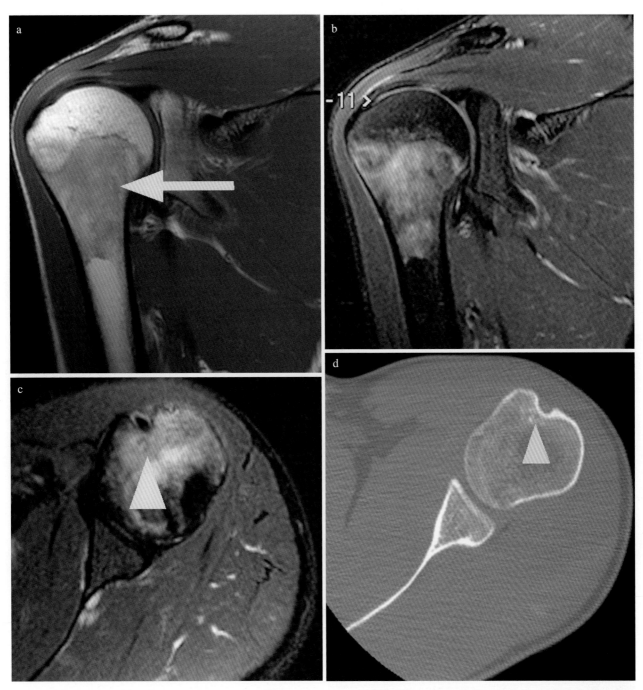

图 4.6　24 岁的患者诉夜间疼痛，服用水杨酸盐类缓解，临床上怀疑骨样骨瘤。a. 斜冠状位 T1 图像显示左侧肱骨近端干骺端轻度低信号（箭头）；b. 斜冠状位 T2FS 扫描证实肱骨近端干骺端存信号改变；c. 轴位 T2FS 扫描显示干骺端处松质骨水肿并在二头肌沟正下方有小的低信号灶改变（箭头）；d. 为完成诊断，在执行 MRI 前需完成薄层 CT 扫描。CT 检查可以显示"病灶"中央钙化，而这在 MRI 中呈中低信号（箭头）。检查证实了临床考虑骨样骨瘤的怀疑

场及矩阵，并能减少铁磁性伪影的影响。在肩部手术中，常用的透光可降解内植物减少或避免了伪影的产生[15]。

磁共振关节造影

　　肩部的磁共振关节造影（MRA）在临床上一般

应用于如下：怀疑存在肩关节不稳、SLAP（上盂唇 - 从前到后）损伤、关节内软骨游离体、肩袖间隙病变、粘连性关节囊炎和术后评估。另外，它还可以用做既往超声和 / 或标准 MRI 检查难以明确的肩袖全层与部分撕裂的鉴别诊断[16]。

　　MRA 检查一般在基本检查（标准 X 线与超声）

和常规 MRI 之后，遵照临床专科医生的评估进行。怀疑肩胛盂骨性损伤（骨性 Bankart 损伤）的患者通常被推荐行 CT 检查。MRA 可以对肩袖间隙进行仔细检查（图 4.7）。肩袖间隙结构位于囊内并能被多种炎性滑膜疾病所影响，如：粘连性关节囊炎、风湿性疾病以及化脓性关节炎。粘连性关节囊炎以疼痛和严重功能受限为临床表现。它可以是原发的，也可以继发于创伤、手术、骨关节炎、炎症性疾病、代谢性疾病（糖尿病）以及肩袖/肱二头肌长头腱病变。该病的 MRA 典型表现是关节腔减小、造影剂注入关节困难、腋囊和喙肱韧带的增厚。肩袖间隙另一处除 MRA 外难以被检查到的解剖结构是接近结节间沟的肱二头肌肌腱滑车。它的受损可能导致肱二头肌长头腱内侧移位，从而使肩胛下肌腱关节表面受损以及肱骨头向前上方移位。喙肱韧带构成了滑车的上缘，而盂肱上韧带构成其下缘。喙肱韧带和盂肱上韧带将冈上肌和肩胛下肌与滑车相连。对这一区域的了解有助于解释为什么肩胛下肌腱上部纤维的损伤会累及盂肱上关节和喙肱韧带内侧束，也有助于解释为何冈上肌前部病变可能影响喙肱韧带外侧束。MRA 是唯一一种能清楚显示出肩袖间隙里肱二头肌滑车异常的检查，并且能显示肱二头肌长头腱的脱位或半脱位，以及滑车周围冈上肌腱与肩胛下肌腱的损伤[14,17]。

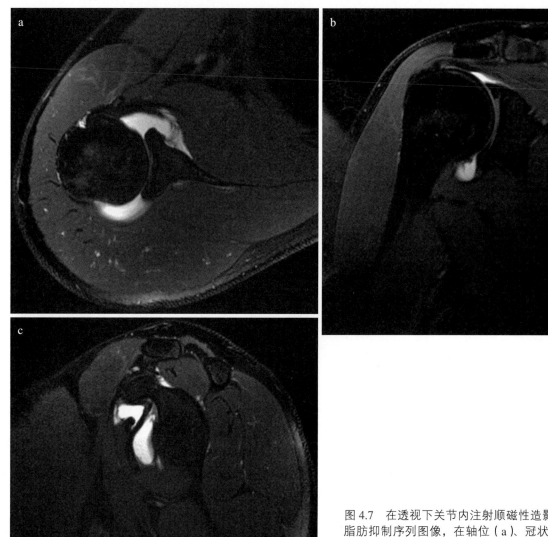

图 4.7　在透视下关节内注射顺磁性造影剂后的 T1 加权脂肪抑制序列图像，在轴位（a）、冠状位（b）、矢状位（c）三个平面上分别呈现。注射造影剂后，可以较好地评估膨胀良好的关节囊（包括腋囊），相对膨胀的肱二头肌长头腱鞘、盂肱韧带结构以及关节盂唇

表 4.5　肩部的 MRA 序列（GE）

MRA 序列（1.5T GE）	TR/TE（ms）	厚度（mm）	矩阵	ETL	NEX	FOV（cm）
轴位 T1FS	600/20	4	224 × 256	4	3	12~14
斜冠状位 T1FS	600/20	4	224 × 256	3	3	12~14
斜冠状位 T1	600/20	4	224 × 256	4	3	12~14
斜矢状位 T1FS	600/20	4	224 × 256	4	3	12~14
ABER T1 FS	600/20	4	224 × 256	3	4	14

　　MRA 检查包括 2 个阶段：第一阶段是在 X 线透视下向盂肱关节内注射顺磁性的造影剂，第二阶段则是选择关节序列进行 1.5T MRI 检查（表4.5）。

　　在向关节内注射顺磁性造影剂的过程中，患者仰卧于透视操作台上，将手臂轻度外旋或置于体侧以便快速进行前部关节入路操作。皮肤消毒后在透视下进入关节。为减轻操作过程的疼痛，可注射少量局部麻醉剂（1% 卡波卡因）。用一根腰穿针刺入盂肱关节作为关节缘的标记，位于关节边缘中上1/3，喙突的外下方。在调整关节内穿刺针位置的过程中，大概要用 2 ml 不透射线的造影剂，从而使关节缘在肱骨头与肩关节盂之间呈不透光的图像（图4.8）。然后继续注射 18~20 ml 顺磁性造影剂（20∶1稀释）。操作结束后，拔出腰椎穿刺针，重新消毒皮肤。最后，让患者肩部稍作活动，做内旋和外旋活动以使注入的造影剂达到均匀分布。在整个操作的最后，由于关节注入了造影剂患者会感到肩部的沉重与僵硬。此外，他 / 她可能会因为肱二头肌长头腱鞘膨胀而感到沿上臂前方或在其后方相应肩胛区处有轻度疼痛。

　　在第二阶段，MRI 实际操作阶段，脂肪抑制T1 加权序列用在三个空间平面中，并在外展外旋位的倾斜扫描平面完成检查。具有形态学价值的标准 T1 加权序列有助于完成 MRA 检查。

　　在检查之后，肩托和功能限制都是不必要的。检查之后的几个小时内，关节可能还会存在轻度不适，但这些症状会在 6 小时内迅速消失。

　　操作过程中需使用专业的消毒工具和设备，向关节内注射任何类型的顺磁性造影剂都没有禁忌证。在检查前也无需空腹、血液检测或其他特别措施。尽管在正确定位后使用腰穿针在关节内

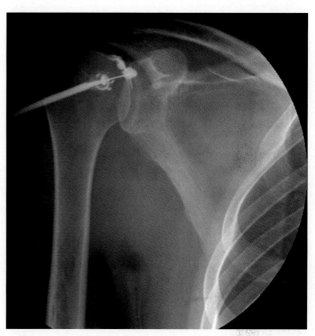

图 4.8　右肩正位片显示腰穿针在盂肱关节内的位置。理想的进针点是盂肱关节线的上 1/3。不透光造影剂呈线性影是进针位置正确的 X 线表现

只注射最小剂量的碘造影剂，但仍需确保患者对碘不过敏。

　　MRA 的并发症罕见，包括感染、出血、过敏、滑膜炎和检查后疼痛。虽然文献中有过轻度 / 严重过敏反应的报道，钆过敏反应依然少见。对碘造影剂或麻醉剂有不良反应病史的需采用术前用药或从注射中去除该物质。在关节内注射时偶尔会发生血管迷走神经性反应与恶心呕吐，但感染和出血非常罕见[18]。

　　在装有心脏起搏器的患者中，可用 CTA 检查代替 MRA 检查。CTA 检查在肩袖撕裂的诊断中与MRA 有同等效力，但在盂唇损伤方面敏感度会低许多。

参 · 考 · 文 · 献

1. Sartoris DJ, Resnick D. Chapter 1. Radiography and related diagnostic techniques in the evaluation of bone, joint, and soft tissue diseases. Plain film radiography: routine and specialized techniques and projections. In: Resnick D, editor. Diagnosis of bone and joint disorders. 3rd ed. Philadelphia: Saunders;1996. p. 3–40.

2. Arabia R, Grandinetti F, Sperlì T, Attinà A, Siciliani A. "Vacuum effect" nel ginocchio: insolita localizzazione. Descrizione di un caso. Radiol Med. 1989;78:554–6.

3. Trenta A, Corinaldesi A, Sassi P, Pecunia C. Atlante di tecnica radiologica generale e dello scheletro. 1st ed. Roma: Società Editrice Universo;1990. p. 325–37. Chapter XIII .

4. André M, Resnick D. Chapter 4. Radiography and related diagnostic techniques in the evaluation of bone, joint, and soft tissue diseases. Computed tomography. In: Resnick D, editor. Diagnosis of bone and joint disorders. 3rd ed. Philadelphia: Saunders;1996. p. 118–69.

5. Magarelli N, Milano G, Sergio P, Santagada DA, Fabbriciani C, Bonomo L. Intra-observer and interobserver reliability of the 'Pico' computed tomography method for quantification of glenoid bone defect in anterior shoulder instability. Skeletal Radiol. 2009;38:1071–5.

6. Milano G, Grasso A, Russo A, Magarelli N, Santagada DA, Deriu L, et al. Analysis of risk factors for glenoid bone defect in anterior shoulder instability. Am J Sports Med. 2011;39:1870–6.

7. Charousset C, Beauthier V, Bella?che L, Guillin R, Brassart N, Thomazeau H. Can we improve radiological analysis of osseous lesions in chronic anterior shoulder instability? Orthop Traumatol Surg Res. 2010;96(8 Suppl):S88–93.

8. Magarelli N, Milano G, Baudi P, Santagada DA, Righi P, Spina V, et al. Comparison between 2D and 3D computed tomography evaluation of glenoid bone defect in unilateral anterior glenohumeral instability. Radiol Med. 2012;117:102–11.

9. Resnick D. Chapter 13. Shoulder arthrography of the glenohumeral joint. In: Resnick D, editor. Diagnosis of bone and joint disorders. 3rd ed. Philadelphia: Saunders;1996. p. 277–309.

10. Resnick D, Niwayama G. Chapter 39. Degenerative disease of extraspinal locations. In: Resnick D, editor. Diagnosis of bone and

joint disorders. 3rd ed. Philadelphia: Saunders;1996. p.1263–71.

11. Magarelli N, Amelia R, Melillo N, Nasuto M, Cantatore F, Guglielmi G. Imaging of chondrocalcinosis: calcium pyrophosphate dihydrate (CPPD) crystal deposition disease-imaging of common sites of involvement. Clin Exp Rheumatol. 2012;30:118–25.

12. Resnick D. Chapter 70. Internal derangements of joints. Traumatic, iatrogenic, and neurogenic diseases. In: Resnick D, editor. Diagnosis of bone and joint disorders. 3rd ed. Philadelphia: Saunders;1996. p.2899–3228.

13. McEnery KW, Murphy Jr WA. Chapter 10. Magnetic resonance imaging: practical considerations. Radiography and related diagnostic techniques in the evaluation of bone, joint, and soft tissue diseases. In: Resnick D, editor. Diagnosis of bone and joint disorders. 3rd ed. Philadelphia: Saunders;1996. p. 191–218.

14. Chung CB, Steinbach L. Chapter 5. MRI of glenohumeral instability. In: Chung CB, Steinbach L, editors. MRI of the upper extremity: shoulder, elbow, wrist and hand. 1st ed. Philadelphia: Wolters Kluwer Health/Lippincott Williams & Wilkins;2010. p.277–319.

15. Beltran LS, Morrison WB, Mohana-Borges AVR. Chapter 8. The postoperative shoulder. In: Chung CB, Steinbach L, editors. MRI of the upper extremity: shoulder, elbow, wrist and hand. 1st ed. Philadelphia: Wolters Kluwer Health/Lippincott Williams & Wilkins;2010. p.367–86.

16. Chung CB, Steinbach L. Chapter 2. Technical considerations for MRI of upper extremity joints. In: Chung CB, Steinbach L, editors. MRI of the upper extremity: shoulder, elbow, wrist and hand. 1st ed. Philadelphia: Wolters Kluwer Health/Lippincott Williams & Wilkins;2010. p. 186–219.

17. Chung CB, Steinbach L. Chapter 7. Miscellaneous conditions of the shoulder. In: Chung CB, Steinbach L, editors. MRI of the upper extremity: shoulder, elbow, wrist and hand. 1st ed. Philadelphia: Wolters Kluwer Health/Lippincott Williams & Wilkins;2010. p.346–66.

18. Newberg AH, Munn CS, Robbins AH. Complications of arthrography. Radiology. 1985;155:605–6.

第5章

肩关节软组织损伤和修复的生物学

Michael O. Schär and Scott A. Rodeo

皇甫小桥　译

引　言

　　肩关节病损，尤其是肩袖损伤，常见于老年患者。肩关节不同部位的病理变化甚为复杂，至今仍知之甚少。然而，了解导致肩部损伤及损伤愈合的病理机制可以帮助我们更好地选择合适的治疗方法。很多因素通过不同机制参与肩关节退变的发生发展，在损伤的愈合过程中也是如此。本章将就肩袖损伤、肱二头肌长头病变及肩胛盂盂唇病变等目前相对明了了的肩关节组织损伤的病理生理机制做一阐述。

肩　袖

正常肩袖的组织学

完整腱骨界面的4层结构

　　肩袖组织腱－骨附着部位由柔软的低刚度肌腱组织过渡到坚硬的骨组织，这代表了一种生物力学的挑战。在肩袖组织中，腱骨之间的称为"肌腱末端"的过渡区解决了上述问题（图5.1）。在该区域内，自肌腱至骨，组织刚度逐渐升高，机械应力得到有效传导。成熟的肌腱末端通常包括下述4个区域：

- 肌腱（Ⅰ）
- 非钙化纤维软骨（Ⅱ）
- 钙化纤维软骨（Ⅲ）
- 骨（Ⅳ）

　　在这些组织内，胶原和蛋白聚糖如软骨聚集蛋白聚糖、核心蛋白聚糖和双糖链蛋白聚糖并非均匀分布，各分区之间并无清晰界限[1]。这种自肌腱至骨的组织结构的渐变使得肌腱末端能够有效地传导应力。4个区域的组织结构过渡在大约1 mm的距离内完成，其组织等级复杂序列的形成机制至今尚不明确。

　　在腱骨愈合过程中，通常难以达到这种4个区域的正常肌腱末端的完美修复，从而导致修复的失效率相当高。了解胚胎发育过程中肌腱及其末端的自然发生过程也许有助于提高腱骨修复的愈合率，甚至重建腱骨界面的4个区域。

肌腱和腱骨交界的胚胎发育

　　主导肌腱末端4区组织结构形成的机制仍不明了，相关数据很少。肩袖的腱骨结构约在胚胎发育的第15.5天形成。出生后7天仍未形成这种组织过渡的区域，至出生后21天时基本形成发育成熟的纤维软骨样肌腱末端[2]。

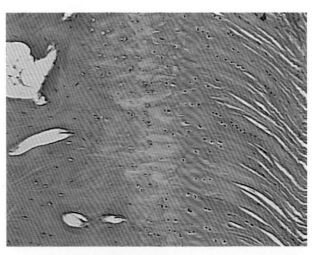

图5.1　正常 ACL 附着区，骨通过钙化和非钙化的纤维软骨区域逐渐过渡到肌腱（HE 染色）

在整个发育过程中，肌腱的成纤维细胞（Ⅰ区）均很活跃。Ⅰ区和Ⅱ区的成纤维细胞表达Ⅰ型胶原，Ⅲ区和Ⅳ区的软骨细胞表达Ⅱ型胶原。在Ⅳ区，至出生后第14天，Ⅱ型胶原才开始表达。而在肌腱骨附着区附近，软骨细胞肥大并在出生后第14天开始表达Ⅹ型胶原。这些肥大的软骨细胞生长成熟，从而形成纤维软骨移行区域，有假设认为，Ⅹ型胶原有助于维持非钙化区和钙化区的移行[3]。

有几个重要的转录因子参与肩袖腱骨连接的形成。Scleraxis（Scx）是一种螺旋-环-螺旋结构蛋白，它是肌腱发育过程中重要的转录因子[4-6]，而软骨细胞分化受转录因子Sox-9诱导[7]。肌腱的体积受表达Scx的细胞数量调控，Scleraxis和Sox-9[8]在肌腱末端形成过程中发挥重要作用[4]。在发育中的肌腱骨附着部检测到了Scx的表达，在肌腱末端的形成过程中也应该有Sox-9的表达[9]。在胚胎发育过程中，早在着床后10.5天就检测到这两个转录因子的表达[4]。在着床后15.5天，Scx的表达主要局限于肌腱内。一些蛋白，如甲状旁腺素相关蛋白（PTHrP）和印度刺猬（Ihh）蛋白通过调节软骨细胞分化，不仅在生长板形成而且在腱骨界面的形成过程中都发挥着重要作用[10,11]。

多种骨形态发生蛋白（BMP）家族成员同样参与肌腱组织的形成，尤其是BMP-12、BMP-13和BMP-14（GDF-7、GDF-6和GDF-5）。BMP-12、BMP-13或BMP-14缺陷的小鼠的肌腱组织表现出生物力学、生理学和/或组织结构的异常[12,13]。BMP-4似乎是另一个重要因子，它在肌腱内的表达对于腱骨附着部的初始形成至关重要。但在胚胎发育过程中，阻断BMP-4并不能阻止肌腱末端形成，表明还有其他通路在发挥重要作用[14]。

其他影响因素还包括转化生长因子β（TGF-β）蛋白超家族。这些蛋白因子有助于促进Scx的表达。比如TGF-β2/TGF-β3双突变株或Ⅱ型TGF-β受体缺失型小鼠，会造成大部分肌腱缺失[15]。然而，在这些胚胎中，由诱导Scx表达的肌腱前体并未受影响。成纤维细胞生长因子（FGF）同样会影响早期的基因表达。将富含FGF-8的小珠置于体节时Scx的表达显著上调[16,17]，抑制FGF信号通路导致Scx表达的下调。然而，FGF家族与Scx之间的具体作用机制至今未明。

肌腱和软骨来自同样的前体细胞，BMP和FGF在这些细胞分化的过程中呈相互拮抗作用。在鸡的胚胎中，BMP-2刺激软骨形成并抑制肌腱产生[5,18,19]，抑制BMP后引起肌腱分化，反之抑制FGF则可诱导软骨形成[5]。

来自肌肉的相关信号通路也可能对肩袖肌腱的形成产生作用。几项研究表明，来自肌源性细胞的信号对于激活Scx的表达并不是那么重要。使用基因敲除的小鼠模型使其肌肉细胞不增殖发育，其肌肉前体细胞的Scx表达量可以达到正常小鼠水平[11,20]。然而，在后期持续缺乏肌源性细胞的情况下，Scx的表达不能继续维持[20,21]。Scx似乎受外胚层信号因子调节[5]。

在肌腱末端形成过程中，生物力学环境也发挥一定调节作用，尽管对其机制还知之甚少[3,22]。例如，研究表明Scx的表达对力学刺激敏感，对间充质细胞施加周期性应力刺激会引起Scx表达增加[23]。今后需要对信号调节通路进行深入研究，以增强对肌腱及其骨附着部发生过程的了解。

成年人肩袖退变的生物学

关于肩袖退变的发病机制仍有争论，肩袖退变的病因学可大致归纳为内因和外因。

肩袖退变的外因

肩峰下撞击是造成冈上肌腱的损伤、导致肩袖退变的外因，该观点首先由Neer提出[24]。在这种情况下，肩袖肌腱与喙肩弓反复撞击，引起肩袖退变并最终导致肩袖撕裂。伴有Ⅰ度和Ⅱ度肩峰撞击征的患者经肩峰成形术后有72%的优良结果[25]，该结果证实了外因假设。

肩袖退变的内因

退行性微损伤模型是一个广为认同的内因模型[26]。随着年龄增长，肩袖退变，类黏蛋白在局部沉积，脂肪浸润，胶原构成由Ⅰ型转变为Ⅲ型，发生羟基磷灰石微钙化[27,28]。至今导致这些病变的细胞和分子基础研究仍未阐明。所有这些改变对肌腱的力学特性产生负面影响，最终导致肩袖部分或全层撕裂。现有数据表明，代谢障碍和基因易感性体质会加速该过程[29,30]。

肌腱的血管分布特征可能是引起肩袖退变的另一个内因。有两项研究的结果表明在冈上肌腱止点10 mm范围内有一个血管缺乏区[31,32]。有趣的是，在冈下肌腱内，缺血管区仅位于上部区域。血供缺乏区域因退变受到积累性损伤，又因血供缺乏而得不到修复。近期一项研究发现肩袖组织缺氧会导致肌腱内细胞凋亡，细胞数量减少[33]。

已经证实细胞因子如 IL-1β 和酶类如 MMP-3 是导致肌腱病变的重要因素[34]。细胞因子还在过氧化导致细胞凋亡过程中发挥重要作用。肌腱细胞凋亡在肩袖退变过程中的作用很明确，在撕裂的肩袖边缘可见过度凋亡现象。Yuan 等[35] 报道退变的肩袖肌腱组织中凋亡细胞的数量显著高于对照组。凋亡细胞还出现于血管周围。这种氧化过度导致的细胞凋亡受半胱氨酸天冬酶 -3 和细胞色素 C 通道调节[36]。相反，热休克蛋白能够保护肌腱细胞免受细胞凋亡调控因子和细胞因子诱导的细胞毒作用[37]。

肩袖撕裂的生物学

肩袖退变使肩袖易发生撕裂，这是随着年龄增长出现的自然病程。然而，没有退变的肩袖受高能损伤也会发生撕裂。撕裂发生后，肌腱的病理组织学变化并不仅仅局限于肌腱末端。一项研究比较了肩袖损伤后冈上肌腱完整部分和正常肩袖的组织病理学变化[38]。撕裂组 Ⅲ 型胶原增加，胶原排列紊乱，肌腱细胞数量减少，并且细胞核形态发生变化。此外，还观察到血管数量增多。鉴于这些变化不仅局限于肌腱末端，还发生在肌腱完整的部分，因此，作者反对在肩袖修复时行肌腱末端清创，他们发现，肩袖撕裂大小与病理变化类型无关[38]。

Matthews 等[29] 发现随着撕裂尺寸的增加成纤维细胞数量减少。新生血管和炎性细胞的数量对于肩袖修复过程至关重要，巨大肩袖损伤时新生血管和炎性细胞数量均减少。在较小的肩袖损伤中，他们发现滑膜增厚通常预示着在进行愈合。而在巨大肩袖损伤未发现此现象[29]。

肩袖愈合的生物学

肩袖愈合过程大致可分为 3 个阶段。在早期炎症反应阶段，炎性细胞向损伤部位趋化，在第一个 24 小时内，巨噬细胞和单核细胞吞噬坏死组织，释放细胞因子，诱导血管新生、细胞迁移、增殖和分化，该阶段持续数天。之后为增生阶段，肌腱细胞和成纤维细胞募集至修复部位，在此阶段合成早期的 Ⅲ 型胶原，该阶段持续数周，最后为重塑阶段。

在重塑阶段，Ⅲ 型胶原被 Ⅰ 型胶原替代，组织内的细胞数量逐渐减少。

在该过程中，腱骨界面由反应性瘢痕组织修复（图 5.2），未能实现原有的 4 个区域的正常腱骨界面。这些瘢痕组织的力学强度弱于正常腱骨连接。为了实现正常的腱骨间愈合，需要新型的生物治疗策略。这些治疗策略需要同时满足愈合所需多方面要求。这些必需因素包括：①内源性和外源性细胞；②在正确的时间释放合适浓度的多种生长因子；③细胞外基质蛋白；④理想的载荷和适度的活动。有证据表明肌肉的作用也会影响愈合能力。

细胞对愈合的影响

肌腱组织缺乏血管以及肌腱末端的特性导致修补后肩袖组织潜在的愈合能力差。

两种不同来源的细胞似乎对愈合过程很重要：

- 内源性细胞，包括肌腱细胞和成骨细胞。
- 外源性细胞，包括炎症反应细胞和间充质干细胞。

Hirose 等[39] 报道这些来源于肌腱滑囊面的内源性细胞迁移至待修复部位，肌腱细胞合成并分泌细胞外基质蛋白[40]。

因为这些内在细胞增殖能力较低[41]，因此促进肌腱愈合的一个可行途径是通过给予外源性细胞，比如间充质干细胞（MSCs）来加强肌腱末端。这些细胞具有多向分化潜能和自我更新能力，并且可

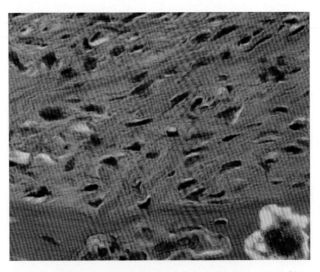

图 5.2　肩袖修补术后肌腱组织愈合组织学表现，可见长入的纤维血管组织，这些组织逐渐塑形（HE 染色）

以从骨髓组织中大量获取。然而，对大鼠肩袖修复模型的初步研究发现，间充质干细胞并不能提高修复组织的力学和组织学特性[42]。一个原因可能是在修复部位缺乏必要的信号分子来诱导移植的间充质细胞向合理的方向分化。后来应用携带转染了特定外源性转录因子的间充质干细胞，促进了肩袖修复效果，这也证实了上述观点（图5.3）[43]。同样，经过基因修饰的间充质干细胞能够过度表达 MT1-

MMP 基因，通过促进腱骨结合部位纤维软骨生成，促进早期肩袖愈合，提高修复的力学强度[44]。

白细胞家族，包括淋巴细胞、中性粒细胞、巨噬细胞是另一种外源性细胞代表，这些细胞参与肌腱修复的早期生物学过程。这些炎性细胞在肌腱修复初期发挥作用，它们可以分泌生长因子和其他可溶性信号调控因子来激活修复过程的级联反应[45]。

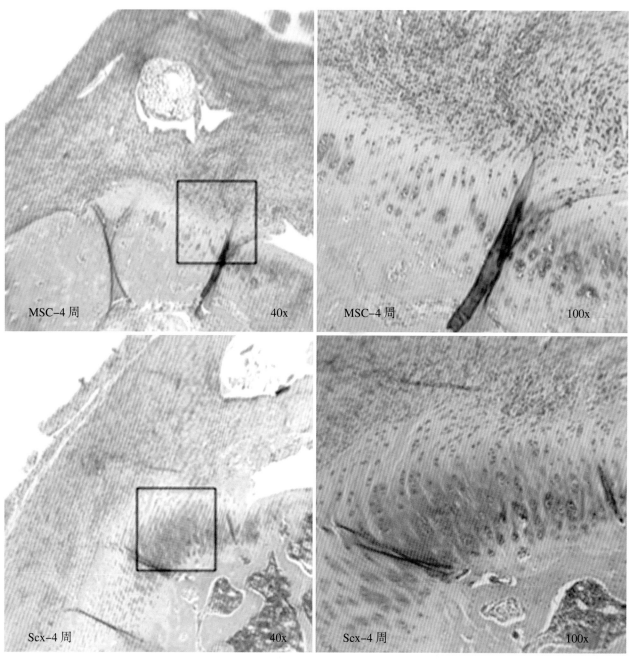

图 5.3　腱骨界面软骨的组织学图片。切片经番红 O/ 固绿染色，将软骨的蛋白聚糖染为洋红色。术后 4 周时腺病毒转染 Scx 基因组的异染区域明显大于间充质干细胞组（来自 Gulotta et al. [43]。版权：Dr Scott A. Rodeo，已获得应用许可）

生长因子对肩袖愈合的影响

肩袖损伤的愈合过程高度依赖一系列相互调控的生长因子的表达。细胞向受损部位的迁移受生长因子调控，对于肌腱愈合非常重要。在损伤部位的近端——肌腱附着端，生长因子出现较损伤部位的远端——肌腱端要早，在一个较长的时间段内，损伤部位均能检测到生长因子的表达[46]。多项研究表明，在损伤后 3~8 周，大部分生长因子转归到正常水平[46,47]。参与肌腱修复的细胞因子包括转化生长因子 - β（TGF-β）、成纤维细胞生长因子（FGF）、骨形态发生蛋白（BMP）、白介素（IL）、血小板衍生生长因子（PDGF）和血管内皮细胞生长因子（VEGF）。这些细胞因子间的相互作用异常复杂。

表 5.1　Ⅰ型和Ⅲ型胶原的比率

时间点	群组	COLI
	对照组	0.4
2 周	Ca-P	1.1
	TGF-β3	0.8[a]
	对照组	0.5
4 周	Ca-P	0.9
	TGF-β3	1.1[a]

注：COLI：COLI Ⅰ型和Ⅲ型胶原比率；Ca-P：磷酸钙基质；TGF-β3：转化生长因子 β3
a 表示差异显著

转化生长因子 - β

参与修复过程的所有细胞均可合成转化生长因子 β（TGF-β），在正常的肌腱内 TGF-β 显示低浓度[48,49]。TGF-β1 亚型参与成年人伤口修复诱导瘢痕形成，与此相对应的是，在早期胎儿"无瘢痕"伤口愈合过程中 TGF-β3 高表达。在成年人的伤口内 TGF-β1 在肌腱损伤和修复的前 7 周呈高表达[47,49]。在整个修复过程中均呈功能活跃状态[46,49]。在一项研究中，通过渗透泵为大鼠冈上肌腱损伤模型给予 TGF-β1 亚型，在此试验中发现了 TGF-β1 的负面作用——Ⅲ型胶原合成增加，预示着这是一个瘢痕形成为主导的修复过程[50]。Kovacevic 等[51]报道通过应用有骨传导活性的富含 TGF-β3 的磷酸钙作为实验组进行肩袖修复加强，对照组单独应用磷酸钙，结果显示实验组术后 4 周时的修复强

度及Ⅰ型胶原和Ⅲ型胶原的比例均显著升高（表5.1）。Manning 等[52]报道了类似的实验结果。

成纤维细胞生长因子

成纤维细胞生长因子（FGF）家族能够影响腱骨愈合。FGF-2，也称作 bFGF，有促进肉芽组织生成的作用。bFGF 不仅可以由粒细胞合成，还可以由肌腱细胞和成纤维细胞合成[48,49]。在整个愈合过程中均呈高表达，但是在 7~9 天时达顶峰。该生长因子能够促进肩袖肌腱细胞（RCTC）增殖，这一反应具有剂量依赖性，并且在体外试验中抑制 RCTC 合成胶原[53]。有几项研究报道应用 bFGF 可以促进肌腱愈合[54,55]。通过脱细胞的真皮基质承载 bFGF 实现局部给药能够在术后第 6 周和第 12 周时提高愈合强度和肌腱的成熟度[56,57]。另一方面，Thomopoulos 等[58]的研究指出，在犬滑膜内屈肌腱给药模型中应用 bFGF 滑膜内给药并不能促进修复的力学强度及功能特性。他们还发现这会使血管增生、细胞增生、粘连加重，腱周瘢痕形成增多。

骨形态发生蛋白

有文章指出肌腱末端的形成方式有点类似于软骨内成骨[59]。已经证实在腱骨愈合过程中，骨组织能够最大限度地长入肌腱至关重要[60]。基于这一原因，有学者提出将骨诱导性生长因子用于肩袖修复手术以提高疗效。骨形态蛋白家族是典型的骨诱导因子。除 BMP-1 为非金属蛋白酶以外，其他 BMP 成员均属于 TGF-β 超家族。

在　项体外试验中，BMP-2 能够促进来自人肩袖组织的软骨样细胞合成Ⅰ型胶原[61]。同样也观察到 BMP-7 能够提高细胞活性，促进Ⅰ型胶原合成和表达。联合应用 BMP-2 和 BMP-7 得到的结果与单独应用 BMP-7 相差无几[61]。以注射性凝胶附合 BMP-2 应用于肩袖撕裂后，显著提高了术后第 4 周和第 8 周的拉脱载荷[62]。

人全层肩袖撕裂的组织学观察发现 BMP-14 存在于肩袖肌腱的滑囊面和肌腱边缘[63]。在体外模型中，脂肪源性或骨髓源性的间充质干细胞经 BMP-14 处理后，细胞增殖能力提高，并且向肌腱细胞方向分化的能力提高[64,65]。与之相对应的是，经 BMP-13 干预的间充质干细胞趋向于向软骨细胞方向分化[66]。在体内实验中应用人重组 BMP-12、BMP-13 和 BMP-14 后，形成了异位新生肌腱组

织 [67]。而在另一项动物实验研究中，应用人重组 BMP-12 和 BMP-13 促进了肩袖损伤部位的腱骨愈合 [68,69]。

基质金属蛋白酶和基质金属蛋白酶抑制剂

基质金属蛋白酶（MMPs）属于肽蛋白家族，是一种分解代谢酶。它们能够降解细胞外基质成分，如胶原。在正常的健康组织中 MMPs 及其抑制物基质金属蛋白酶抑制物（TIMPs）处于平衡状态。如果平衡被打破，将造成胶原调节异常，从而引起细胞外基质特性紊乱。鼠的屈肌腱无应力下愈合试验证明：在早期愈合阶段，MMP-9 和 MMP-13 调节组织降解过程，而 MMP-2、MMP-3 和 MMP-14（MT1-MMP）调节组织降解和之后的重塑过程 [70]。Choi 等首次报道了肩袖修复过程中 MMPs 和 TIMPs 的表达时间表 [71]。

在一项临床研究中，纳入了近期行肩袖修复的患者，结果发现肩袖未愈合组比肩袖愈合组的冈上肌腱中的 MMP-1 和 MMP-9 表达显著升高 [72]。MMP-13 在撕裂的肩袖肌腱中表达也升高，并且与患者的疼痛评分呈正相关 [73]。先前的研究证实，MMP-13 在过度降解细胞外基质的疾病中发挥作用，包括骨性关节炎和类风湿性关节炎 [74]。然而，MMPs 及其抑制剂之间的平衡关系非常复杂，尚需要进一步研究。在特定的时间点给予特定的MMPs 也许能够发挥促进愈合的作用。比如，在大鼠肩袖损伤模型中，应用经基因修饰的间充质干细胞可以过度表达 MT1-MMP（MMP-14），从而促进了肩袖愈合 [44]。

关于应用的最佳剂量以及联合应用的细胞因子种类、给药时间、采用何种承载工具等这些问题至今仍未找到答案。此外，伤口愈合机制极为复杂，涉及炎性细胞、细胞增殖、基质代谢与重塑，这些都表明联合应用多种干预手段可能是最佳选择。

细胞外基质对肩袖愈合的影响

在肌腱和肌腱末端组织中蛋白聚糖和胶原是细胞外基质的构型组分。肌腱中 95% 和胶原为 I 型，肌腱末端（II、III 区）胶原的排列较肌腱本身的平行排列而言杂乱无章 [75]。I 型胶原主要分布于 I、IV 区（骨和肌腱）[2]。也可一过性地出现在

重塑阶段 [49]。II 型胶原出现在胚胎发育时期的 IV 区和出生后的 II、III 区（纤维软骨区）[2,76]，III 型胶原出现于 I、IV 区 [77]。在愈合过程的早期也可见 III 型胶原 [78]。在腱骨愈合过程中，III 型胶原参与早期瘢痕组织形成 [78,79]，而 III 型胶原增生到何种程度将损害止点质量尚不明了。I 型胶原的直径受 V 型胶原的调节 [78]，而 V 型胶原主要存在于 I 区和 IV 区 [80,81]。原纤维相关型 IX 型胶原主要存在于腱骨结合部位的骨组织一侧，主要与 II 型胶原建立连接。

在人体发育过程中，X 型胶原由矿化的纤维软骨移行带（III 区）中的肥大软骨细胞合成 [2,80]。X 型胶原存在于 III 区（矿化的纤维软骨区）的事实似乎表明，即使在缺乏肥大软骨细胞的情况下，它在非矿化组织向矿化组织转化过程中也可发挥重要作用。

有趣的是，在成年人肌腱末端愈合过程中，并无 X 型胶原出现。而在腱骨区胚胎发育过程中，也是在 II 区和 III 区形成之后，才出现 X 型胶原 [2,80]。应力刺激有助于 X 型胶原的合成和表达，例如肩关节麻痹患者因为缺乏应力刺激，在腱骨结合部位的纤维软骨移行区域常难以形成 [82]。腱骨连接部位的两侧均有 XII 型胶原 [83]，并且和 IX 型胶原一样，同属于微胶原组群，并与 I 型胶原同时出现 [80]。

细胞外基质中的蛋白聚糖类具有组织特异性。比如，二聚糖为肌腱特异性细胞外基质蛋白，分布于肌腱末端的 I 区 [77,80,84]。二聚糖构成胶原纤维之间的连接结构，增加胶原纤维的稳定性。其通过影响微胶原合成，也可以改变组织结构 [83]。二聚糖构成哺乳动物肌腱组织中肌腱干细胞 / 前体细胞生存的壁龛微环境。在缺乏二聚糖和纤调蛋白聚糖的空白小鼠中检测到 BMP 信号增强，有助于向软骨细胞 / 成骨细胞方向分化，进而促进异位软骨形成，损害未成年个体内肌腱组织生长 [85]。

软骨聚集蛋白聚糖是一种软骨特异性细胞外基质蛋白，与多功能蛋白聚糖类似，仅见于未矿化的纤维软骨区域 [76,77,80,84]。应力可以促进软骨聚集蛋白聚糖的表达 [2]，这也说明为何此种细胞外基质成分在 III 区居主导地位，此外软骨蛋白聚糖具有很强的亲水特性。

核心蛋白聚糖是另一种非常重要的蛋白聚糖。它参与调节胶原直径，与 V 型胶原的功能相似，主

要分布在完整的腱骨部位的Ⅰ区和Ⅱ区[78,80,83]。在腱骨愈合过程中，核心蛋白聚糖的合成受抑，总量相对很少，但仍可检测出。它通过参与胶原纤维之间桥接纤维的形成，为胶原结构提供稳定性，并且还通过抑制Ⅰ型胶原的合成来影响胶原原纤维的形成[80,83]。它还具有调节 TGF-β 活性的作用[80]。

应力和运动对腱骨愈合的影响

多项研究表明，应力刺激对肌腱及肌腱末端的愈合产生着深远影响。众所周知，应力刺激有助于提高肌腱组织的拉伸强度、刚度以及横截面积[86,87]。这主要是因为肌腱细胞合成胶原及细胞外基质成分增加[87]。如果在增殖及重塑阶段，肌腱胶原纤维未受应力刺激，那么与受应力刺激的肌腱相比，其强度会变弱，结构相对紊乱。人肌腱细胞在反复运动刺激的情况下 DNA 总量提高、蛋白合成增加[88]。但与此同时，在应力下，肌腱细胞合成应力活性蛋白激酶，并激活凋亡程序，这说明肌腱细胞在应力刺激下其生物学行为极为复杂[89,90]。

肌肉活动影响肩袖愈合

肩袖撕裂发生后，肩袖肌肉出现回缩、萎缩、脂肪浸润等病理变化。这些对肩袖肌腱能否愈合影响很大，也是预测肩袖修复手术能否成功的关键因素。

肌肉回缩

目前普遍认为肌肉肌腱单位的回缩反应是肩袖撕裂发生后的一种重要的病理生理反应。多项研究结果表明，显著的肩袖肌肉回缩会导致更高的再撕裂率[91-93]，在一项针对羊冈下肌腱损伤模型的研究表明，对受损后发生回缩、脂肪浸润并已经萎缩的肩袖肌肉/肌腱单位进行持续牵张在技术上是可行的[94]。有证据表明，一直到 Goutallier Ⅲ 期，冈上肌腱的回缩主要是由肌肉收缩导致的。而在更严重的分期中出现的肩袖肌肉回缩还受肩袖肌腱本身缩短影响[95]。由于肌腱短缩，那么为了弥补肌腱发生的短缩，肌肉必须被拉伸超过生理长度。当肌肉回缩时，肌肉羽状角增加，从而在每个肌纤维中出现空隙，这时便有脂肪在此沉积。

脂肪浸润

至今仍不清楚脂肪浸润是和年龄相关的正常退变过程还是生物修复失败的后果。肩袖损伤后发生的脂肪浸润与神经断裂后发生的情况相似。脂肪浸润可发生在肌-腱单位的不同区域，包括肌肉间室[96]。脂肪浸润会导致力学特性的下降[97]。肌肉外的间隙以及撕裂的肌腱内也会出现脂肪浸润[98]。还要注意到脂肪沉积不仅出现在肌肉纤维周围，还会出现在Ⅰ型肌肉纤维的胞浆中[96]。即使脂肪浸润已被确定为导致肩袖撕裂的一个重要因素，对其致病过程仍知之甚少。详细研究引起脂肪浸润的病理生理机制至关重要，因为只有这样，才能有针对性地提出治疗策略，最终做到逆转脂肪浸润。

关于脂肪浸润的发生机制及形成过程，目前已提出几种假说，过氧化物酶体增殖物激活受体（PPARγ）是脂肪生成的核心调控因子之一。PPARγ 是一个配体活化的转录因子，不仅在脂肪细胞分化方面发挥重要和核心作用[99]，而且还控制巨噬细胞功能、免疫和细胞增殖[100]。研究表明 PPARγ 不仅重要，而且是脂肪细胞分化所必须的[101]。脂肪转录因子 CAAT/增强子结合蛋白 β（C/EBPβ）也在发生脂肪浸润方面发挥重要作用，其能够诱导脂肪细胞早期分化并且能够横向激活脂肪细胞基因。此外其与 PPARγ 一样，能够抑制肌源性转录因子 Myf-5 表达[99]。

文献中还讨论了一种导致脂肪浸润的神经源性因素。Vad 等指出 28 例患者中有 25% 的完全肩袖撕裂患者的肌电图显示异常，这表明存在周围神经病变[102]。肩袖撕裂后肩胛上神经承受的张应力可能会促进肌肉萎缩和脂肪浸润。冈上肌腱撕裂时，冈下肌也呈现出脂肪浸润的实事证明了上述观点[103]。

其他学者提出在肩袖撕裂后肌肉结构内发生的变化使得肌肉组织易发生脂肪浸润。这些病理变化在动物实验中已得到证实。当肌肉回缩、肌肉纤维变短，肌羽角增加，结果引起肌肉纤维间空隙形成。肌纤维间隙的增加可以看作是脂肪组织在肌纤维间沉积的后果，预示着肌肉损伤的发生[97]。

冈上肌的回缩力与脂肪浸润的程度直接相关[95]。这表明肌肉回缩力的丢失不仅由肌肉萎缩引起，还受脂肪浸润程度的影响，肌羽角的变化支持这一观点。肌羽间角度增加，后续发生脂肪组织进入间隙，降低了载荷传递能力，因为事实上力学矢量的方向几乎与肌肉纤维纵轴垂直。

肌肉萎缩

肩袖撕裂后，除了脂肪浸润，还会发生不对称的肌肉萎缩[104]。肌腱切断后肌肉直径会缩小，这可以作为肩袖撕裂后治疗的一个重要预测因素[105]。不过，Ⅰ型慢肌纤维受到的影响较快肌纤维（2A型）要严重，2B型快肌纤维萎缩程度最轻[97,106]。另外，肌肉内的纤维变性也会加重[106]。一段时间后，肌肉变短、失去产生张力的能力[107]。将羊的肌腱切断后16周，冈下肌回缩29 mm，与生理状况下肌肉收缩幅度相当。此时，肌纤维变短，肌羽角自30°增加至55°。与健侧对比，肌肉直径降低到57%。由于慢性回缩，连续排列的肌节受损，导致肌纤维短缩达50%。仅发生肌肉长度的缩短，因为肌纤维的数量未变，所以肌肉直径保持不变。实际上肌肉退变不仅仅是功能健康的肌肉组织减少，更恰当地说这其实并不是退变[97]。另一项研究证实了这一点，该研究指出肩袖撕裂超过3 cm引起的肌肉萎缩不只是因为肌纤维坏死，还因为肌原纤维体积绝对值的减少[96]。

在基因表达水平，重要调控因子如肌环指蛋白-1（MuRF1）和肌肉萎缩相关基因-1，它们能够引发肌肉萎缩，在肌腱切断后早期出现上调，很快恢复至正常水平[108,109]。另一方面，与肌肉萎缩有关的几个基因在大型肩袖撕裂发生后出现大幅上调，而在小型撕裂上调则不明显，这些基因有组织蛋白酶B（CTSB）、钙蛋白酶、泛素共轭酶-E2B（UBE2B）、泛素共轭酶-E3A（UBE3A）以及叉头框蛋白O1A（FOXO1A）。这些上调的基因可能是导致巨大肩袖损伤愈合能力较小型撕裂差的原因之一。

影响肩袖愈合的外源性因素

本节列出了一些促进或损害肩袖修复的一些外源性因素。

非类固醇类抗炎药

肩袖撕裂后应常规开具非类固醇类抗炎药，尽管炎症过程能够通过形成反应性瘢痕组织促进愈合，炎症是损伤后的一个基本反应。因此，阻断炎症过程对于愈合有不利的影响。在一项大鼠冈上肌腱修复模型中吲哚美辛和塞来昔布能够显著抑制腱骨愈合[110]。非类固醇抗炎药应用组和对照组间在胶原构型和失效载荷方面有显著差异[110]。

基质金属蛋白酶（MMPs）抑制剂多西环素

基质金属蛋白酶会对腱骨愈合过程中新生组织形成起负面作用。多西环素，MMPs的一个广谱抑制剂，在一项关于其在大鼠肩袖损伤后修复作用的研究中，通过口服给药，发现多西环素组在术后第8天表现为MMP-13活力下降，胶原合成增加，术后2周后的失效载荷升高[111]。这些数据表明调节MMP活力可以改善腱骨愈合。

糖尿病

2010年，Bedi等的一项啮齿类动物肩袖损伤模型的研究发现持续高血糖损害肩袖的腱骨愈合[112]。糖尿病动物表现出胶原构型紊乱、纤维软骨量少、失效载荷低下（图5.4）[112]。

类固醇

局部应用类固醇广泛用于治疗肩关节疼痛，一项meta分析显示肩峰下注射皮质类固醇可以安全有效地提高肩袖肌腱炎的疗效。似乎比非甾体类药物更有效[113]。然而，已知皮质类固醇对胶原组织具有副作用，比如，利用大鼠研究发现局部给予皮质类固醇同时降低了完整肩袖和损伤肩袖肌腱的强度[114]。

尼古丁

文献记载尼古丁对肌腱愈合是有害的。在一个大鼠的冈上肌腱损伤模型中，利用渗透泵系统性地给予尼古丁导致肩袖腱骨愈合延迟。尼古丁组炎症反应持续时间长。在生理盐水处理组细胞增殖出现的更早，Ⅰ型胶原表达也高于尼古丁组。两组的生物力学强度均随时间推移提高，但是尼古丁组落后于对照组[115]。

肱二头肌长头腱

影响肱二头肌长头腱（LHB）的最常见的原因为腱病（图5.5），导致部分或完全断裂，肥大性腱病会造成肌腱在盂肱关节内卡压。"沙漏样肌腱"会引起肌腱在腱沟内滑动困难，造成交锁和肩关节疼痛。有超过90%的病例伴随肩袖撕裂[116,117]，盂肱关节关节炎也可能与LHB病变相伴随[116]。

关于LHB的组织病理学和生物化学变化的研究很少。

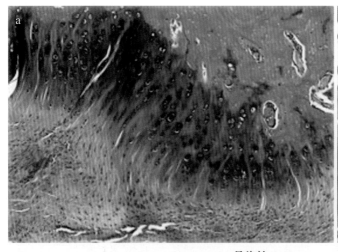
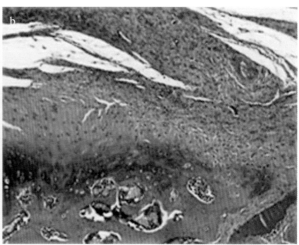

易染性

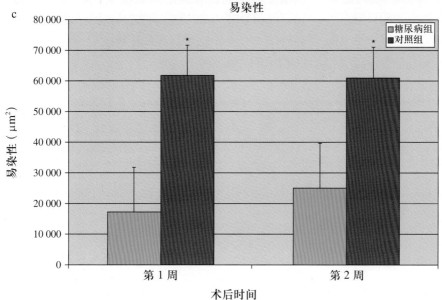

图 5.4　纤维软骨形成。a. 对照组肌腱末端（2 周，40× 放大倍率）；b. 糖尿病组肌腱末端（2 周，40× 放大倍率）；c. 半定量组织形态测定法显示在术后第 1 周和第 2 周，糖尿病动物愈合的肌腱末端内纤维软骨较对照组明显减少[第 1 周和第 2 周 分 别 为（17 254 ± 14 957）μm² vs.（61 724 ± 10 493）μm² 和（25 025 ± 14 705）μm² vs.（61 000 ± 9 175）μm²；$P < 0.05$]（转自 Bedi et al. [112]；版权：Journal of Shoulder and Elbow Surgery；Mosby, Inc. 2010，再版已得许可）

　　LHB 腱病患者，出现慢性炎症反应，伴随远端肌腱内胶原纤维数量的减少 [117]。胶原含量的减少与临床体检结果包括疼痛无相关性。另一项研究发现在 LHB 肌腱的近端有更多的感受器和自主神经肽类 [118]。这表明 LBH 肌腱近端受感觉交感神经纤维支配，这些神经可能通过调节血流或间接参与炎症反应引起肩关节疼痛。

　　Murthi 等发现部分或全层撕裂的肩袖损伤患者，存在 LHB 肌腱显微镜下慢性炎症反应和大体观退变表现的比例很高 [116]。这些病理改变与肩袖病变程度呈正相关。典型的 LHB 肌腱撕裂发生在止点以远 1.2~3 cm 处的缺血区 [119]。Kannus 和 Józsa 发现自发性的 LHB 肌腱撕裂有 49% 存在低氧性退变，22% 存在黏液样变性，仅有 4% 为肌腱脂样变性，上述因素或单独发生或合并存在 [120]。

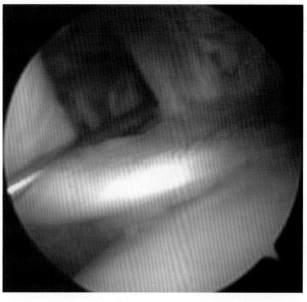

图 5.5　关节镜下 LHB 肌腱炎照片，肌腱增粗并且扁平

肩胛盂唇

在过顶运动员如棒球运动员，盂唇病变很常见。盂唇由一窄带状组织构成。这些组织有别于成年人的肩关节囊纤维以及关节盂的透明软骨。它包括一个位于关节盂透明软骨和纤维盂唇组织之间的纤维软骨移行带。盂唇上部类似膝关节半月板，其附着缘易被撕脱。盂唇的下部包含更多的弹性组织，可看作是关节软骨的环形延伸[121]。

盂唇的血液供应来自肩胛上动脉、肩胛下动脉的旋肩胛支和旋肱后动脉。血管呈放射状穿过或环绕盂唇。盂唇的内 1/3 为无血管区，与膝关节半月板类似。随年龄增长血管化水平降低[122]。关于盂唇尚缺乏代谢相关数据。肩胛盂唇与髋臼唇相似，因关节退变性疾病行全髋关节置换的患者的髋臼盂唇纤维软骨样细胞呈现特有的高度活跃状态，这些细胞表达并释放细胞因子和炎性酶类如 MMP −1/−2/−9、ADAMTS−4 和 IL−6，并且对前炎症介质产生应答[123]。

总　结

肩关节软组织损伤和修复的生物学行为非常复杂，仍存在很多未知问题。临床治疗手段的成功有赖于对愈合机制的全方位理解，因此开展相关研究已迫在眉睫。这些研究有助于开发新型治疗技术，加强组织修复效果，并且最终实现组织再生或"非瘢痕样"修复，获得与自体软组织生物力学特性相同的修复结果。

参·考·文·献

1. Wopenka B, Kent A, Pasteris JD, Yoon Y, Thomopoulos S. The tendon-to-bone transition of the rotator cuff: a preliminary Raman spectroscopic study documenting the gradual mineralization across the insertion in rat tissue samples. Appl Spectrosc. 2008;62:1285–94.

2. Galatz L, Rothermich S, VanderPloeg K, Petersen B, Sandell L, Thomopoulos S. Development of the supraspinatus tendon-to-bone insertion: localized expression of extracellular matrix and growth factor genes. J Orthop Res. 2007;25:1621–8.

3. Thomopoulos S, Genin GM, Galatz LM. The development and morphogenesis of the tendon-to-bone insertion – what development can teach us about healing. J Musculoskelet Neuronal Interact. 2010;10:35–45.

4. Asou Y, Nifuji A, Tsuji K, Shinomiya K, Olson EN, Koopman P, et al. Coordinated expression of scleraxis and Sox9 genes during embryonic development of tendons and cartilage. J Orthop Res. 2002;20:827–33.

5. Schweitzer R, Chyung JH, Murtaugh LC, Brent AE, Rosen V, Olson EN, et al. Analysis of the tendon cell fate using Scleraxis, a specific marker for tendons and ligaments. Development. 2001;128:3855–66.

6. Cserjesi P, Brown D, Ligon KL, Lyons GE, Copeland NG, Gilbert DJ, et al. Scleraxis: a basic helix-loop-helix protein that prefigures skeletal formation during mouse embryogenesis. Development. 1995;121:1099–110.

7. Akiyama H. Control of chondrogenesis by the transcription factor Sox9. Mod Rheumatol. 2008;18:213–9.

8. Akiyama H, Kim JE, Nakashima K, Balmes G, Iwai N, Deng JM, et al. Osteo-chondroprogenitor cells are derived from Sox9 expressing precursors. Proc Natl Acad Sci U S A. 2005;102:14665–70.

9. Murchison ND, Price BA, Conner DA, Keene DR, Olson EN, Tabin CJ, et al. Regulation of tendon differentiation by scleraxis distinguishes force-transmitting tendons from muscle-anchoring tendons. Development. 2007;134:2697–708.

10. Vortkamp A. Interaction of growth factors regulating chondrocyte differentiation in the developing embryo. Osteoarthritis Cartilage. 2001;9(Suppl A):S109–17.

11. Koyama E, Ochiai T, Rountree RB, Kingsley DM, Enomoto-Iwamoto M, Iwamoto M, et al. Synovial joint formation during mouse limb skeletogenesis: roles of Indian hedgehog signaling. Ann N Y Acad Sci. 2007;1116:100–12.

12. Mikic B. Multiple effects of GDF-5 deficiency on skeletal tissues: implications for therapeutic bioengineering. Ann Biomed Eng. 2004;32:466–76.

13. Mikic B, Schalet BJ, Clark RT, Gaschen V, Hunziker EB. GDF-5 deficiency in mice alters the ultrastructure, mechanical properties and composition of the Achilles tendon. J Orthop Res. 2001;19:365–71.

14. Blitz E, Viukov S, Sharir A, Shwartz Y, Galloway JL, Pryce BA, et al. Bone ridge patterning during musculoskeletal assembly is mediated through SCX regulation of Bmp4 at the tendon-skeleton junction. Dev Cell. 2009;7:861–73.

15. Pryce BA, Watson SS, Murchison ND, Staverosky JA, Dunker N, Schweitzer R. Recruitment and maintenance of tendon progenitors by TGFbeta signaling are essential for tendon formation. Development. 2009;136:1351–61.

16. Brent AE, Schweitzer R, Tabin CJ. A somitic compartment of tendon progenitors. Cell. 2003;113:235–48.

17. Brent AE, Tabin CJ. FGF acts directly on the somitic tendon progenitors through the Ets transcription factors Pea3 and Erm to regulate scleraxis expression. Development. 2004;131:3885–96.

18. Edom-Vovard F, Duprez D. Signals regulating tendon formation

during chick embryonic development. Dev Dyn. 2004;229:449–57.

19. Edom-Vovard F, Schuler B, Bonnin MA, Teillet MA, Duprez D. Fgf4 positively regulates scleraxis and tenascin expression in chick limb tendons. Dev Biol. 2002;247:351–66.

20. Brent AE, Braun T, Tabin CJ. Genetic analysis of interactions between the somitic muscle, cartilage and tendon cell lineages during mouse development. Development. 2005;132:515–28.

21. Kardon G. Muscle and tendon morphogenesis in the avian hind limb. Development. 1998;125:4019–32.

22. Benhardt HA, Cosgriff-Hernandez EM. The role of mechanical loading in ligament tissue engineering. Tissue Eng Part B Rev. 2009;15:467–75.

23. Kuo CK, Tuan RS. Mechanoactive tenogenic differentiation of human mesenchymal stem cells. Tissue Eng Part A. 2008;14:1615–27.

24. Neer 2nd CS. Impingement lesions. Clin Orthop Relat Res. 1983;173:70–7.

25. Altchek DW, Warren RF, Wickiewicz TL, Skyhar MJ, Ortiz G, Schwartz E. Arthroscopic acromioplasty. Technique and results. J Bone Joint Surg. 1990;72A:1198–207.

26. Yadav H, Nho S, Romeo A, MacGillivray JD. Rotator cuff tears: pathology and repair. Knee Surg Sports Traumatol Arthrosc. 2009;17:409–21.

27. Hashimoto T, Nobuhara K, Hamada T. Pathologic evidence of degeneration as a primary cause of rotator cuff tear. Clin Orthop. 2003;415:111–20.

28. Kumagai J, Sarkar K, Uhthoff HK. The collagen types in the attachment zone of rotator cuff tendons in the elderly: an immunohistochemical study. J Rheumatol. 1994;21:2096–100.

29. Matthews TJ, Hand GC, Rees JL, Athanasou NA, Carr AJ. Pathology of the torn rotator cuff tendon. Reduction in potential for repair as tear size increases. J Bone Joint Surg. 2006;88B:489–95.

30. Gwilym SE, Watkins B, Cooper CD, Harvie P, Auplish S, Pollard TC, et al. Genetic influences in the progression of tears of the rotator cuff. J Bone Joint Surg. 2009;91B:915–7.

31. Rathbun JB, Macnab I. The microvascular pattern of the rotator cuff. J Bone Joint Surg. 1970;52B:540–53.

32. Rothman RH, Parke WW. The vascular anatomy of the rotator cuff. Clin Orthop Relat Res. 1965;41:176–86.

33. Benson RT, McDonnell SM, Knowles HJ, Rees JL, Carr AJ, Hulley PA. Tendinopathy and tears of the rotator cuff are associated with hypoxia and apoptosis. J Bone Joint Surg. 2010;92B:448–53.

34. Tsuzaki M, Bynum D, Almekinders L, Yang X, Faber J, Banes AJ. ATP modulates load-inducible IL-1beta, COX 2, and MMP-3 gene expression in human tendon cells. J Cell Biochem. 2003;89:556–62.

35. Yuan J, Murrell GAC, Wei A-Q, Wang M-X. Apoptosis in rotator cuff tendinopathy. J Orthop Res. 2002;20:1372–9.

36. Yuan J, Murrell GA, Trickett A, Wang MX. Involvement of cytochrome c release and caspase-3 activation in the oxidative stressinduced apoptosis in human tendon fibroblasts. Biochim Biophys Acta. 2003;1641:35–41.

37. Millar NL, Wei AQ, Molloy TJ, Bonar F, Murrell GA. Heat shock protein and apoptosis in supraspinatus tendinopathy. Clin Orthop Relat Res. 2008;466:1569–76.

38. Longo UG, Franceschi F, Ruzzini L, Rabitti C, Morini S, Maffulli N, et al. Histopathology of the supraspinatus tendon in rotator cuff tears. Am J Sports Med. 2008;36:533–8.

39. Hirose K, Kondo S, Choi HR, Mishima S, Iwata H, Ishiguro N. Spontaneous healing process of a supraspinatus tendon tear in rabbits. Arch Orthop Trauma Surg. 2004;124:374–7.

40. Soslowsky LJ, Thomopoulos S, Esmail A, Flanagan CL, Iannotti JP, Williamson 3rd JD, et al. Rotator cuff tendinosis in an animal model: role of extrinsic and overuse factors. Ann Biomed Eng. 2002;30:1057–63.

41. Chuen FS, Chuk CY, Ping WY, Nar WW, Kim HL, Ming CK. Immunohistochemical characterization of cells in adult human patellar tendons. J Histochem Cytochem. 2004;52:1151–7.

42. Gulotta LV, Kovacevic D, Ehteshami JR, Dagher E, Packer JD, Rodeo SA. Application of bone marrow-derived mesenchymal stem cells in a rotator cuff repair model. Am J Sports Med. 2009;37:2126–33.

43. Gulotta LV, Kovacevic D, Packer JD, Deng XH, Rodeo SA. Bone Marrow-Derived Mesenchymal Stem Cells Transduced With Scleraxis Improve Rotator Cuff Healing in a Rat Model. Am J Sports Med. 2011;39:1282–9.

44. Gulotta LV, Kovacevic D, Montgomery S, Ehteshami JR, Packer JD, Rodeo SA. Stem cells genetically modified with the developmental gene MT1-MMP improve regeneration of the supraspinatus tendon-to-bone insertion site. Am J Sports Med. 2010;38:1429–37.

45. Laurens N, Koolwijk P, de Maat MP. Fibrin structure and wound healing. J Thromb Haemost. 2006;4:932–9.

46. Kobayashi M, Itoi E, Minagawa H, Miyakoshi N, Takahashi S, Tuoheti Y, et al. Expression of growth factors in the early phase of supraspinatus tendon healing in rabbits. J Shoulder Elbow Surg. 2006;15:371.

47. Wurgler-Hauri CC, Dourte LM, Baradet TC, Williams GR, Soslowsky LJ. Temporal expression of 8 growth factors in tendonto-bone healing in a rat supraspinatus model. J Shoulder Elbow Surg. 2007;16(5 Suppl):S198–203.

48. Hsu C, Chang J. Clinical implications of growth factors in flexor tendon wound healing. J Hand Surg. 2004;29A:551–63.

49. Molloy T, Wang Y, Murrell G. The roles of growth factors in tendon and ligament healing. Sports Med. 2003;33:381–94.

50. Kim HM, Galatz LM, Das R, Havlioglu N, Rothermich SY, Thomopoulos S. The role of transforming growth factor beta isoforms in tendon-to-bone healing. Connect Tissue Res. 2011;52:87–98.

51. Kovacevic D, Fox AJ, Bedi A, Ying L, Deng XH, Warren RF, et al. Calcium-phosphate matrix with or without TGF-beta3 improves tendon-bone healing after rotator cuff repair. Am J Sports Med. 2011;39:811–9.

52. Manning CN, Kim HM, Sakiyama-Elbert S, Galatz LM, Havlioglu N, Thomopoulos S. Sustained delivery of transforming growth factor beta three enhances tendon-to-bone healing in a rat model. J orthop Res. 2011;29:1099–105.

53. Takahasih S, Nakajima M, Kobayashi M, Wakabayashi I, Miyakoshi N, Minagawa H, et al. Effect of recombinant basic

fibroblast growth factor (bFGF) on fibroblast-like cells from human rotator cuff tendon. Tohoku J Exp Med. 2002;198:207–14.

54. Chan BP, Fu S, Qin L, Lee K, Rolf CG, Chan K. Effects of basic fibroblast growth factor (bFGF) on early stages of tendon healing: a rat patellar tendon model. Acta Orthop Scand. 2000;71:513–8.

55. Tang JB, Cao Y, Zhu B, Xin KQ, Wang XT, Liu PY. Adenoassociated virus-2-mediated bFGF gene transfer to digital flexor tendons significantly increases healing strength: an in vivo study. J Bone Joint Surg. 2008;90A:1078–89.

56. Ide J, Kikukawa K, Hirose J, Iyama K, Sakamoto H, Mizuta H. The effects of fibroblast growth factor-2 on rotator cuff reconstruction with acellular dermal matrix grafts. Arthroscopy. 2009;25:608–16.

57. Ide J, Kikukawa K, Hirose J, Iyama K, Sakamoto H, Fujimoto T, et al. The effect of a local application of fibroblast growth factor-2 on tendon-to-bone remodeling in rats with acute injury and repair of the supraspinatus tendon. J Shoulder Elbow Surg. 2009;18:391–8.

58. Thomopoulos S, Kim HM, Das R, Silva MJ, Sakiyama-Elbert S, Amiel D, et al. The effects of exogenous basic fibroblast growth factor on intrasynovial flexor tendon healing in a canine model. J Bone Joint Surg. 2010;92A:2285–93.

59. Benjamin M, Ralphs JR. Fibrocartilage in tendons and ligaments–an adaptation to compressive load. J Anat. 1998;193:481–94.

60. Rodeo SA, Arnoczky SP, Torzilli PA, Hidaka C, Warren RF. Tendon-healing in a bone tunnel. A biomechanical and histological study in the dog. J Bone Joint Surg. 1993;75A:1795–803.

61. Pauly S, Klatte F, Strobel C, Schmidmaier G, Greiner S, Scheibel M, et al. BMP-2 and BMP-7 affect human rotator cuff tendon cells in vitro. J Shoulder Elbow Surg. 2011;21:464–73.

62. Chen CH, Chang CH, Wang KC, Su CI, Liu HT, Yu CM, et al. Enhancement of rotator cuff tendon-bone healing with injectable periosteum progenitor cells-BMP-2 hydrogel in vivo. Knee Surg Sports Traumatol Arthrosc. 2011;19:1597–607.

63. Nakase T, Sugamoto K, Miyamoto T, Tsumaki N, Luyten FP, Inui H, et al. Activation of cartilage-derived morphogenetic protein-1 in torn rotator cuff. Clin Orthop Relat Res. 2002;399:140–5.

64. Park A, Hogan MV, Kesturu GS, James R, Balian G, Chhabra AB. Adipose-derived mesenchymal stem cells treated with growth differentiation factor-5 express tendon-specific markers. Tissue Eng Part A. 2010;16:2941–51.

65. Hayashi M, Zhao C, An KN, Amadio PC. The effects of growth and differentiation factor 5 on bone marrow stromal cell transplants in an in vitro tendon healing model. J Hand Surg Eur Vol. 2011;36:271–9.

66. Dorman LJ, Tucci M, Benghuzzi H. In vitro effects of bmp-2, bmp-7, and bmp-13 on proliferation and differentiation of mouse mesenchymal stem cells. Biomed Sci Instrum. 2012;48:81–7.

67. Wolfman NM, Hattersley G, Cox K, Celeste AJ, Nelson R, Yamaji N, et al. Ectopic induction of tendon and ligament in rats by growth and differentiation factors 5, 6, and 7, members of the TGF-beta gene family. J Clin Invest. 1997;100:321–30.

68. Murray DH, Kubiak EN, Jazrawi LM, Araghi A, Kummer F, Loebenberg MI, et al. The effect of cartilage-derived morphogenetic protein 2 on initial healing of a rotator cuff defect in a rat model. J Shoulder Elbow Surg. 2007;16:251–4.

69. Seeherman HJ, Archambault JM, Rodeo SA, Turner AS, Zekas L, D'Augusta D, et al. rhBMP-12 accelerates healing of rotator cuff repairs in a sheep model. J Bone Joint Surg. 2008;90A:2206–19.

70. Oshiro W, Lou J, Xing X, Tu Y, Manske PR. Flexor tendon healing in the rat: a histologic and gene expression study. J Hand Surg. 2003;28A:814–23.

71. Choi HR, Kondo S, Hirose K, Ishiguro N, Hasegawa Y, Iwata H. Expression and enzymatic activity of MMP-2 during healing process of the acute supraspinatus tendon tear in rabbits. J Orthop Res. 2002;20:927–33.

72. Robertson CM, Chen CT, Shindle MK, Cordasco FA, Rodeo SA, Warren RF. Failed healing of rotator cuff repair correlates with altered collagenase and gelatinase in supraspinatus and subscapularis tendons. Am J Sports Med. 2012;40:1993–2001.

73. Jacob J, Eisemon E, Sheibani-Rad S, Patel A, Jacob T, Choueka J. Matrix metalloproteinase levels as a marker for rotator cuff tears. Orthopedics. 2012;35:474–8.

74. Goldring MB, Otero M. Inflammation in osteoarthritis. Curr Opin Rheumatol. 2011;23:471–8.

75. Carpenter JE, Thomopoulos S, Flanagan CL, DeBano CM, Soslowsky LJ. Rotator cuff defect healing: a biomechanical and histologic analysis in an animal model. J Shoulder Elbow Surg. 1998;7:599–605.

76. Waggett AD, Ralphs JR, Kwan AP, Woodnutt D, Benjamin M. Characterization of collagens and proteoglycans at the insertion of the human Achilles tendon. Matrix Biol. 1998;16:457–70.

77. Thomopoulos S, Williams GR, Gimbel JA, Favata M, Soslowsky LJ. Variation of biomechanical, structural, and compositional properties along the tendon to bone insertion site. J Orthop Res. 2003;21:413–9.

78. Butler DL, Juncosa-Melvin N, Boivin GP, Galloway MT, Shearn JT, Gooch C, et al. Functional tissue engineering for tendon repair: A multidisciplinary strategy using mesenchymal stem cells, bioscaffolds, and mechanical stimulation. J Orthop Res. 2008;26:1–9.

79. Liu SH, Panossian V, al-Shaikh R, Tomin E, Shepherd E, Finerman GA, et al. Morphology and matrix composition during early tendon to bone healing. Clin Orthop Relat Res. 1997;339:253–60.

80. Thomopoulos S, Hattersley G, Mertens LRM, Galatz L, Williams G, Soslowsky L. The localized expression of extracellular matrix components in healing tendon insertion sites: an in situ hybridization study. J Orthop Res. 2002;20:454–63.

81. Niyibizi C, Eyre DR. Structural characteristics of cross-linking sites in type V collagen of bone. Chain specificities and heterotypic links to type I collagen. Eur J Biochem. 1994;224:943–50.

82. Thomopoulos S, Zampiakis E, Das R, Silva MJ, Gelberman RH. The effect of muscle loading on flexor tendon-to-bone healing in a canine model. J Orthop Res. 2008;26:1611–7.

83. Thomopoulos S, Williams GR, Soslowsky LJ. Tendon to bone healing: differences in biomechanical, structural, and compositional properties due to a range of activity levels. J Biomech Eng. 2003;125:106–13.

84. Vogel KG, Sandy JD, Pogany G, Robbins JR. Aggrecan in bovine tendon. Matrix Biol. 1994;14:171–9.

85. Bi Y, Ehirchiou D, Kilts TM, Inkson CA, Embree MC, Sonoyama

W, et al. Identification of tendon stem/progenitor cells and the role of the extracellular matrix in their niche. Nat Med. 2007;13:1219–27.

86. Kannus P, Jozsa L, Kvist M, Jarvinen T, Jarvinen M. Effects of immobilization and subsequent low- and high-intensity exercise on morphology of rat calf muscles. Scand J Med Sci Sports. 1998;8:160–71.

87. Kannus P, Jozsa L, Natri A, Jarvinen M. Effects of training, immobilization and remobilization on tendons. Scand J Med Sci Sports. 1997;7:67–71.

88. Almekinders LC, Baynes AJ, Bracey LW. An in vitro investigation into the effects of repetitive motion and nonsteroidal antiinflammatory medication on human tendon fibroblasts. Am J Sports Med. 1995;23:119–23.

89. Arnoczky SP, Tian T, Lavagnino M, Gardner K, Schuler P, Morse P. Activation of stress-activated protein kinases (SAPK) in tendon cells following cyclic strain: the effects of strain frequency, strain magnitude, and cytosolic calcium. J Orthop Res. 2002;20:947–52.

90. Skutek M, van Griensven M, Zeichen J, Brauer N, Bosch U. Cyclic mechanical stretching of human patellar tendon fibroblasts: activation of JNK and modulation of apoptosis. Knee Surg Sports Traumatol Arthrosc. 2003;11:122–9.

91. Boileau P. Arthroscopic Repair of Full-Thickness Tears of the Supraspinatus: Does the Tendon Really Heal? J Bone Joint Surg. 2005;87:1229–40.

92. Gleyze P, Thomazeau H, Flurin PH, Lafosse L, Gazielly DF, Allard M. Arthroscopic rotator cuff repair: a multicentric retrospective study of 87 cases with anatomical assessment. Rev Chir Orthop Reparatrice Appar Mot. 2000;86:566–74.

93. Bigliani LU, Cordasco FA, McIlveen SJ, Musso ES. Operative treatment of failed repairs of the rotator cuff. J Bone Joint Surg. 1992;74A:1505–15.

94. Gerber C, Meyer DC, Frey E, von Rechenberg B, Hoppeler H, Frigg R, et al. Reversion of structural muscle changes caused by chronic rotator cuff tears using continuous musculotendinous traction. An experimental study in sheep. J Shoulder Elbow Surg. 2009;18:163–71.

95. Meyer DC, Farshad M, Amacker NA, Gerber C, Wieser K. Quantitative Analysis of Muscle and Tendon Retraction in Chronic Rotator Cuff Tears. Am J Sports Med. 2011;40:606–10.

96. Steinbacher P, Tauber M, Kogler S, Stoiber W, Resch H, Sanger AM. Effects of rotator cuff ruptures on the cellular and intracellular composition of the human supraspinatus muscle. Tissue Cell. 2010;42:37–41.

97. Meyer DC, Hoppeler H, von Rechenberg B, Gerber C. A pathomechanical concept explains muscle loss and fatty muscular changes following surgical tendon release. J Orthop Res. 2004;22:1004–7.

98. Gerber C, Fuchs B, Hodler J. The results of repair of massive tears of the rotator cuff. J Bone Joint Surg. 2000;82A:505–15.

99. Frey E, Regenfelder F, Sussmann P, Zumstein M, Gerber C, Born W, et al. Adipogenic and myogenic gene expression in rotator cuff muscle of the sheep after tendon tear. J Orthop Res. 2009;27:504–9.

100. Tontonoz P, Spiegelman BM. Fat and beyond: the diverse biology of PPARgamma. Annu Rev Biochem. 2008;77:289–312.

101. Rosen ED, Sarraf P, Troy AE, Bradwin G, Moore K, Milstone DS, et al. PPAR gamma is required for the differentiation of adipose tissue in vivo and in vitro. Mol Cell. 1999;4:611–7.

102. Vad VB, Southern D, Warren RF, Altchek DW, Dines D. Prevalence of peripheral neurologic injuries in rotator cuff tears with atrophy. J Shoulder Elbow Surg. 2003;12:333–6.

103. Goutallier D, Postel JM, Bernageau J, Lavau L, Voisin MC. Fatty muscle degeneration in cuff ruptures. Pre- and postoperative evaluation by CT scan. Clin Orthop. 1994;304:78–83.

104. Meyer DC, Pirkl C, Pfirrmann CW, Zanetti M, Gerber C. Asymmetric atrophy of the supraspinatus muscle following tendon tear. J Orthop Res. 2005;23:254–8.

105. Goutallier D, Postel JM, Gleyze P, Leguilloux P, Van Driessche S. Influence of cuff muscle fatty degeneration on anatomic and functional outcomes after simple suture of full-thickness tears. J Shoulder Elbow Surg. 2003;12:550–4.

106. Jozsa L, Kannus P, Thoring J, Reffy A, Jarvinen M, Kvist M. The effect of tenotomy and immobilisation on intramuscular connective tissue. A morphometric and microscopic study in rat calf muscles. J Bone Joint Surg. 1990;72B:293–7.

107. Crawford GN. Some effects of tenotomy on adult striated muscles. J Anat. 1977;123:389–96.

108. Schmutz S, Fuchs T, Regenfelder F, Steinmann P, Zumstein M, Fuchs B. Expression of atrophy mRNA relates to tendon tear size in supraspinatus muscle. Clin Orthop Relat Res. 2009;467:457–64.

109. Sacheck JM, Hyatt JP, Raffaello A, Jagoe RT, Roy RR, Edgerton VR, et al. Rapid disuse and denervation atrophy involve transcriptional changes similar to those of muscle wasting during systemic diseases. FASEB J. 2007;21:140–55.

110. Cohen DB, Kawamura S, Ehteshami JR, Rodeo SA. Indomethacin and celecoxib impair rotator cuff tendon-to-bone healing. Am J Sports Med. 2006;34:362–9.

111. Bedi A, Fox AJ, Kovacevic D, Deng XH, Warren RF, Rodeo SA. Doxycycline-mediated inhibition of matrix metalloproteinases improves healing after rotator cuff repair. Am J Sports Med. 2010;38:308–17.

112. Bedi A, Fox AJ, Harris PE, Deng XH, Ying L, Warren RF, et al. Diabetes mellitus impairs tendon-bone healing after rotator cuff repair. J Shoulder Elbow Surg. 2010;19:978–88.

113. Arroll B, Goodyear-Smith F. Corticosteroid injections for painful shoulder: a meta-analysis. Br J Gen Pract. 2005;55:224–8.

114. Mikolyzk DK, Wei AS, Tonino P, Marra G, Williams DA, Himes RD, et al. Effect of corticosteroids on the biomechanical strength of rat rotator cuff tendon. J Bone Joint Surg. 2009;91A:1172–80.

115. Galatz LM, Silva MJ, Rothermich SY, Zaegel MA, Havlioglu N, Thomopoulos S. Nicotine delays tendon-to-bone healing in a rat shoulder model. J Bone Joint Surg. 2006;88A:2027–34.

116. Murthi AM, Vosburgh CL, Neviaser TJ. The incidence of pathologic changes of the long head of the biceps tendon. J Shoulder Elbow Surg. 2000;9:382–5.

117. Singaraju VM, Kang RW, Yanke AB, McNickle AG, Lewis PB, Wang VM, et al. Biceps tendinitis in chronic rotator cuff tears: a histologic perspective. J Shoulder Elbow Surg. 2008;17:898–904.

118. Alpantaki K, McLaughlin D, Karagogeos D, Hadjipavlou

A, Kontakis G. Sympathetic and sensory neural elements in the tendon of the long head of the biceps. J Bone Joint Surg. 2005;87A:1580–3.

119. Cheng NM, Pan WR, Vally F, Le Roux CM, Richardson MD. The arterial supply of the long head of biceps tendon: Anatomical study with implications for tendon rupture. Clin Anat. 2010;23:683–92.

120. Kannus P, Jozsa L. Histopathological changes preceding spontaneous rupture of a tendon. A controlled study of 891 patients. J Bone Joint Surg. 1991;73A:1507–25.

121. Cooper DE, Arnoczky SP, O'Brien SJ, Warren RF, DiCarlo E, Allen AA. Anatomy, histology, and vascularity of the glenoid labrum. An anatomical study. J Bone Joint Surg. 1992;74A:46–52.

122. Prodromos CC, Ferry JA, Schiller AL, Zarins B. Histological studies of the glenoid labrum from fetal life to old age. J Bone Joint Surg. 1990;72A:1344–8.

123. Dhollander AA, Lambrecht S, Verdonk PC, Audenaert EA, Almqvist KF, Pattyn C, et al. First insights into human acetabular labrum cell metabolism. Osteoarthritis Cartilage. 2012;20: 670–7.

第6章

肩关节康复原则

Gabriele Severini, Alessio Ricciardi, and Angelo Cacchio
刘旭东　译

引　言

众所周知，肩关节通过把盂肱关节、肩胛胸壁关节、肩锁关节和胸锁关节的活动结合在一起，使得上肢具有独一无二的、多样性的功能，也使得上肢容易发生损伤和功能障碍。

在过去的20多年里，肩关节的康复手段发生了巨大的变化：由于对肩关节复杂的关节运动机制有了更充分的了解，对少见和多发疾病的处理（我们最终弃用了"肩周炎"这一术语）也更加专业，物理治疗在质量和有效性上已经达到了精准的水平，因此能更好、更安全、更早地恢复肩关节功能和无痛活动。而且，所有保守和术后康复治疗的手段都已很好地调整，专业的康复团队现在已经很普遍。例如，肩关节疼痛的物理治疗已经从治疗单一结构（比如冈上肌腱交叉摩擦[1]）到治疗多结构，不仅考虑症状的可能来源，还要考虑对损伤病因、症状持续或复发起作用的因素。对于康复专家来说，时刻提醒自己预防疾病的重要性是非常重要的：考虑和预防可能会有的并发症。这是预防康复的黄金准则。永远不要忘记，我们需要康复的是患者，而不是他/她的损伤、功能障碍或磁共振检查。

铭记所有康复治疗的指南和措施都应该根据个体情况而进行调整，要考虑很多因素，比如年龄、性别、活动度、病理解剖以及手术治疗的方法。对于解剖和生物力学的充分了解，以及正确的应用操作、训练和治疗形式会获得更好的结果。

在本章中，我们主要关注于关节镜可以治疗的肩关节疾病，比如对抗运动和不稳的肩关节，肩锁关节，肱二头肌长头腱、肩袖的病变，肩关节僵硬，肩袖修补和冻结肩等疾病的康复。

总　则

在可以忍受的情况下尽早活动是非常重要的。训练强度应逐级加强，循序渐进；首先应增加训练次数，适应后逐渐进行抗阻训练。保持力量、耐力、功能训练的平衡。稳定性训练和负重训练（闭链）能促进有效的功能强化（图6.1）。三角肌、肩胛带肌群和肩袖肌肉都有着独特的运动学机制，旨在加强这些肌肉力量的训练都应将这些机制考虑在内。可以通过许多不同的方法来加强前锯肌力量，每一种方法都对肩胛骨和前锯肌的最大自主收缩比例有不同的影响。关节炎患者通常对等长运动的耐受性较好。年龄对肌肉和耐力也都有影响。有氧运动几乎对每个肩关节术后康复的患者都有益，应该鼓励患者尽可能主动地做有氧运动。应该使用那些对处

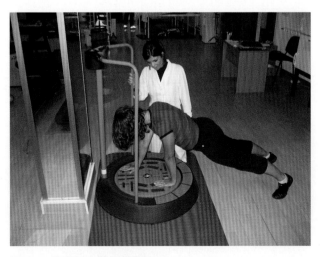

图6.1　平衡板上的闭链训练

理损伤有效的训练，而且逐步恢复到希望达到的功能水平。

在上肢运动时，皮质脊髓束生成一个运动指令激活肌肉收缩，从而引起关节活动。这个运动指令必须以最优的方式形成有效的力量从近端关节向远端传导。如果这些条件达到稳定，即使快速的上肢过顶运动也不会扰乱身体平衡。肩关节在病理状态下可能影响这个运动指令，使其对上肢正常肌肉的运动模式，尤其是快速的过头运动产生细微的代偿性改变。因此，纠正异常的运动神经控制模式，恢复正确的肌肉活动模式，在肩关节损伤的功能性重塑中非常重要。设定目标并反馈实现这些目标的进展情况，有助于推动和遵守康复训练计划。运动范围的图表和跟踪重复是有帮助的，尤其是当康复目标与想获得的功能相关时。

关节活动度的小幅度增加可能很难从视觉上得到体现；因此，量角器在这些测量中可以反馈这类信息。理疗可以帮助改善疼痛、炎症和肿胀，尤其是在物理治疗的早期阶段。在康复的过程中，应该指导患者在无痛范围内进行协调的运动。

有许多系统或评分可用来衡量结果，这些内容将在本书的其他部分阐述。

肩峰下撞击征

肩峰下撞击征是一种常见的肩关节损伤。当肱骨上端与肩峰下的间隙减小时会发生撞击，导致肩峰下的组织受压迫，包括冈上肌腱、肱二头肌长头腱（LHB）、肩峰下滑囊和肩关节囊[2,3]。这种损伤导致了肩关节疼痛，尤其是做上肢上举及旋转动作时。肩峰下撞击会导致不同程度的肩袖疾病，从轻微的肌腱炎到肌腱完全撕裂。该病的病因可以分为结构性和功能性机制，也常被称作原发撞击或继发撞击。两个主要的运动学理论：与疲劳相关的运动学改变减小了肩峰下间隙；肱骨头上移与肩胛骨运动学的改变[4,5]。肩袖功能不良、肩胛区肌肉的力量减弱导致的肩胛骨移位、肩胛胸壁活动度受损、胸小肌紧张使肩胛骨的前倾增加等均会导致肩峰下空间减少，从而产生功能性撞击。

需要着重指出的是，肩峰撞击并不是一个运动导致的疾病。不适宜的工作姿势，特别是手臂上举

过肩的工作，会引起或加重肩关节功能障碍。事实上，经常过顶的工作会导致很多负面的生理和生物力学的后果，肌肉内的压力增加、反复的磨损、肌肉过度活动和进行性疲劳。所以一个好的康复计划应该减少或改变过顶活动中增加肌肉骨骼损伤的危险因素。

非手术治疗

急性期

急性期康复计划的主要目标是减轻疼痛和炎症，阻止肌肉萎缩，重建无痛的关节活动度以及使肩关节复合体的运动功能恢复正常。这一阶段可能包括短期内禁止主动活动，避免可能引起症状加剧的任何动作。关节活动度（ROM）的锻炼包括Codman摆动和辅助主动运动。

相对制动在肩袖腱病反应期同样重要[6]。关节活动包括在肩胛骨平面向下、前、后方向的活动。特别要加强肩胛骨稳定结构的神经肌肉控制训练，以及肩关节内、外旋肌肉和二头肌腱等长收缩训练。冷冻疗法、经皮神经电刺激、超声波都是有用的辅助治疗方式，但该类别辅助疗法的应用常因地域不同而各异。注意减轻肱骨头的上移和肌腱的压迫，应在康复早期避免肩关节内旋。患者宣教在急性期尤为重要，包括：应该避免过顶动作，如上举、伸展。疼痛或症状减轻，关节活动度和肌肉功能的改善是进展到恢复期的标准。

恢复期

这一阶段的初始目标是恢复正常的关节活动度和肩关节运动学、进行无痛的日常活动以及改善神经控制及肌肉力量。关节活动度的训练包括各方向的主动运动以及针对后关节囊的自我拉伸。

肌力训练包括冈上肌的等张抗阻收缩（哑铃或管械），内外旋、旋前后伸，水平外展、前屈90°、垂直外展90°、耸肩运动、划船动作、俯卧撑、下拉以增强肩胛骨的稳定结构。在治疗计划中辅以手法治疗可能提高运动疗法的效果[7]。

用上肢测力计训练耐力、躯体训练以及维持正常的心血管功能。当患者达到无痛的关节活动和恢复大约对侧70%的肌肉力量时，可以进入下一阶段的康复，目标是让运动员能恢复投掷、非运动员能完成过顶活动。这一阶段应包括改善力量，控制力、耐力和运动神经肌肉控制。强调对角训练中高

速、高能量的力量训练和偏心运动。可以开始进行强化的、运动特异性训练以及神经肌肉本体感觉诱发训练和等速训练。

维持期

这一阶段的目标是维持高水平的训练并预防再次受伤。重点是高强度的训练，适当的关节运动并且分析和改良可能使病情恶化的技术。重要的是，患者要执行一个家庭锻炼计划，并清楚地了解撞击征的警示表现。

一般情况下，保守治疗持续 3~6 个月。如果患者保守治疗 3 个月后仍然有明显的功能受限且没有进展，临床医生必须考虑手术治疗（见第 21 章）。

术后护理

肩峰下减压后，患者在较短的一段时间内佩戴吊带，并鼓励症状缓解后将其去除，然后开始主动和被动活动度练习。当疼痛已明显减轻，活动度已恢复至接近正常，要着手进行类似于保守治疗的肌力训练。

有报告称肩峰撞击行肩峰下减压的成功率为80%~90%。肩峰成形术与保守治疗相比，在 6、12个月或 48 个月时似乎没有更多的临床获益 [8]。

肩袖修复

肩袖撕裂可能导致明显的肩关节功能不良和功能性障碍。由于引起损伤的因素有很多（包括肩袖缺损的类型），因此肩袖损伤的临床表现多种多样。

肩袖修复的目标是恢复受损肌腱，消除疼痛，并通过增大肩关节的活动度及增强相关肌肉力量来改善肩关节功能。该类患者的预后除了取决于成功的手术修复之外，还与适当的康复训练有着密切关系。肩袖修复术成功的术后康复与几个与功能改善高相关的不同因素密切相关，尤其是修复后肩袖的完整性和强度 [9,10]。

术后康复的首要目标是保护修复的肌腱，促进愈合，并逐步提高肩关节被动活动度和相关肌肉力量。教育患者学会保护修复的肩袖，并使其了解迟缓的自然愈合过程是至关重要的。

因此，肩袖修复术后用外展支具支撑患侧上肢使肩关节保持 30°~45° 的外展位，以降低冈上肌腱修复处的张力。需要强调的是，所有的康复专业人员必须了解明显影响患者术后康复进程的一些因素。两个需要考虑到的因素包括手术方法和撕裂的大小。肩袖修复术后恢复进程通常取决于术前肌腱的回缩程度，肌腱回缩越严重，康复过程也越缓慢，因为这类手术的失败率往往很高。肌腱组织质量也是影响康复进程的重要因素，另一个关键因素是术中使用的固定方法。

各种位于冈下肌、小圆肌和肩胛下肌的肌腱撕裂可能需要更多的保护和更缓慢的恢复过程。肩袖损伤的机制及修复时间也会影响预后 [11]。

另一个重要因素是周围组织的质量，当周围组织质量不理想时，物理治疗师应当谨慎，此时需要更加保守的术后康复治疗。

此外，每位患者自身的特点，如年龄、活动水平、生活习惯、工作情况等也应该被考虑在内。康复医师也应考虑患者回归工作和运动的预期目标。

术后康复

肩袖修补术后的康复计划，可以分为 3 个主要阶段：①最大限度保护阶段；②适度保护阶段；③功能恢复阶段。肩袖修复第一阶段的目标是防止术后僵硬和瘢痕组织粘连，同时促进腱骨愈合 [12]。

最大限度保护阶段

肩袖修补后的这一阶段，不管哪种撕裂类型或手术固定方法，都建议制动肩关节。用外展支具将肩膀支撑在肩胛骨平面外展 30°~45° 位大约 3 周后，由手术医生或者康复医生决定是否终止制动。鼓励患者主动活动手、腕、肘关节，通常是在这个阶段进行钟摆运动（又名 Codman 摆动）。被动活动训练（PROM）和主动辅助训练也应在这一阶段进行。该手术后很少使用持续性被动活动仪（CPM），而是由医生来辅助完成被动活动度训练。无论如何，冈下肌修复后应避免过度被动内旋，肩胛下肌修复后应避免过度被动外旋。

因为肩胛骨的稳定结构与盂肱关节的旋转有协同关系，因此可以尽早训练肩胛骨的稳定结构。早期活动肩胛骨稳定结构可以促进肩肱节律的改善，以及术后肩关节功能的恢复 [13]。

最大限度保护期可以使用水疗，在关节镜入路或手术切口完全愈合后，或者使用防水绷带将其覆盖的情况下，尽早开始水疗以加快运动的恢复 [14]。

这一阶段的康复适合采用闭链运动，因为该运动中对肩袖和三角肌的影响极小。

适度保护阶段

如上所述，康复进展到适度保护阶段包括几个因素。一般情况下，患者在术后 6~7 周准备开始主动训练。这一阶段基本的康复包括进一步训练肩胛骨稳定结构、肩袖肌肉等长练习、盂肱关节的主动活动度。物理治疗师需要知道，这一阶段康复的重点是力偶，而非单独的肌肉。镜像视觉反馈下进行训练，有助于恢复患者的本体感觉。

这一康复阶段仍常规进行肩部肌肉等长收缩训练。冈下肌和肩胛下肌修复后分别做外旋和内旋时，应在监视下行亚极限等长收缩。

神经肌肉电刺激（NMES）可作为提升力量产生、肌肉募集以及改善肌肉功能的辅助治疗方法，但患者不易接受。物理治疗（激光治疗、热疗等）可用于解决疼痛或肌肉痉挛（图 6.2）。通常在这个阶段可以进行盂肱关节的主动活动度（AROM）训练。建议先在肘关节弯曲时直立位抬高上肢，然后逐渐伸直肘关节，因为肘关节伸直时可以发现肩袖肌群的活动度增大。可以采用水疗法、应用桨和球的本体感训练和抗阻训练、爬墙训练等 [15]。闭链运动也适用于这一阶段的康复（指针和 / 或三脚架姿势）。

最小限度保护阶段

一般在术后 12~14 周过渡到最小保护阶段。在这一时期，开始加强肩袖力量，允许逐步开始提重功能和体育活动。

肌肉力量的加强可以利用弹力带或哑铃，在盂肱关节各个方向的活动中加强肩袖肌肉力量。对于

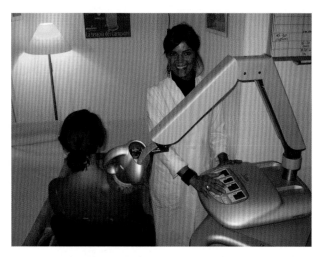

图 6.2　微波热疗治疗疼痛和肌肉痉挛

运动员来说，逐渐增强的等速运动可能是有效的辅助治疗，同时也应逐渐增加本体感觉训练。

对于康复师来说，根据循证方法在肩袖修补术后修复损伤，并考虑到各种可能影响患者预后的因素，是非常重要的。

肱二头肌长头腱损伤

肱二头肌长头腱被认为是临床上重要的病理损伤来源。当其损伤是引起患者症状的主要原因时，治疗方案包括不同的保守治疗方法和各种手术方式，如肌腱切断术，转位术或肌腱固定术。最终治疗方案的选择取决于患者全身健康状况、症状严重程度及持续时间、预期结果、伴发的肩关节病变和外科医生偏好等在内的多种因素。

选择手术治疗需要评估的最重要因素有：造成该病情的原发性病因、肌腱的完整性、肌腱的损伤程度以及其他任何需要解决的相关病变 [16]。

由于多种多样手术技术的出现，康复师经常与手术者沟通显得尤为重要，这样就能明确手术的类型和固定方法、肌腱质量及修复状况、施行的其他相关操作以及其他任何与患者康复相关的特殊指导。一个成功的肱二头肌康复治疗方案需要治疗师建立一个基于软组织愈合特性的良好愈合环境。这一方案涉及控制疼痛、肿胀、刺激以及愈合组织所承载的负荷等多个方面。

尽管现在少有关于肱二头肌长头康复治疗的专业研究，但康复师们已经意识到不同治疗方式之间的不同，例如，与肌腱固定术相比，肌腱切断术的康复更为积极且改善更快。相反，肌腱固定术的康复在术后前 6 周应更为保守，以保护肱二头肌腱愈合。

术后康复

肱二头肌长头腱病变的术后康复可分为 4 个阶段。

术后即刻康复阶段

术后当天就应开始康复训练。根据病情需要使用标准悬带。使用弹力绷带缠绕臂部以保护愈合中的肱二头肌。其目的是减轻疼痛和肿胀，开始动作缓慢的稳定性训练以及肩胛骨的控制性训练，恢复

完全的被动关节活动度。完全被动运动预计在术后1~2周的时间内完成，行肌腱切断术的患者应较行腱固定术的患者稍早完成完全的关节活动。应根据需要采用理疗和手法治疗以减轻疼痛和改善关节活动度。在这一阶段，应特别注意节律稳定性和肩胛骨活动以改善神经肌肉控制。随着患者康复进程，手法治疗应逐渐减少，并增加患者主动活动。

适度保护阶段

该阶段的患者不再使用吊带，没有或者仅有轻度的疼痛和肿胀感。该阶段的主要目标是增加主动活动度、活动耐受性、肌力及肌肉耐力。该阶段一个重要的康复方案是"躺椅进程"，即指从仰卧位进行主动关节活动训练逐步过渡到坐位进行主动功能训练。对于肌腱切断术患者，该阶段大约持续2周，而肌腱固定术患者大约持续6周。

功能恢复阶段

该阶段的主要目标是增加肌肉耐力和力量。加强肱二头肌功能应包括屈肘和旋后两方面。应基于患者自身目标及活动要求选择训练方式。本体感觉及神经肌肉再训练对于抵消由于肩袖和肩胛骨稳定结构疼痛和炎症引起的抑制作用是非常重要的[17]。桨叶振荡器有节律的稳定练习和多平面、多关节练习对于完整的神经肌肉再训练是非常重要的。肌力增强练习应注重整个运动链的结合。开始锻炼肩袖功能时，可以在肩关节外展30°时通过弹力带或橡皮管进行内、外旋锻炼。肌腱切断术患者大约在术后4~6周时进入下一阶段，而肌腱固定术的患者大约在术后8~12周进入下一阶段。

回归运动

该阶段的目标是增强肌肉力量和控制力，完成距离投掷项目，并回到伤前运动水平。加强式训练适用于增强动力稳定性和本体感。安全有效的加强式训练可以从胸前传球开始，逐步过渡到本体感觉神经肌肉促进法（PNF）的D2训练模式。当运动员能够完全无痛运动并且力量完全恢复时可以回归运动。

肩锁关节紊乱

肩锁关节紊乱是肩关节疼痛的常见来源，因其位于皮下而较易受损伤。一些损伤，如肩锁关节分离，在进行接触性运动的人群中比较常见。该关节也会因年龄增长或长期使用手臂而发生退行性变。另一种称为"锁骨远端非创伤性骨溶解"的情况也越来越多的引起重视，这与力量训练的流行密切相关。物理治疗师在治疗肩锁关节紊乱时一定不要忘记，因损伤或退变而引起的结构与功能变化可引起肱骨上空间的减小，并且症状性肩锁关节紊乱与肱二头肌肌腱病变、全层或部分肩袖撕裂、盂唇撕裂等其他病理情况共同发生的概率逐渐增高，这已经得到了证实。

肩锁关节分离

肩锁关节扭伤和脱位在接触性、高速性运动中较为常见，其他常见原因包括交通事故和坠落。男性肩锁关节损伤的发生率是女性的5~10倍，并且在十几岁至三十几岁的人中最为常见。不完全损伤比完全脱位更常见。肩锁关节损伤的机制通常是在上肢内收时肩关节跌倒着地所致。

分类

肩锁关节损伤最常用的分类方法是Rockwood分型[18]。该分类法包括6种不同类型的肩锁关节损伤，Ⅰ型和Ⅱ型是不完全损伤，Ⅲ~Ⅵ型为肩锁关节完全性脱位。通过区分不同类型的完全性脱位，该分型可以帮助确定有无手术必要。

非手术治疗

Ⅰ型肩锁关节损伤可借助冰敷、非甾体类消炎药或镇痛药以及吊带悬吊制动来缓解疼痛。活动度训练应在耐受范围内尽早进行，在达到无痛并且活动度接近正常时可以进行钟摆运动和轻柔的肌力训练。大约2周后可回归运动，5~6周内应避免胸前交臂内收、宽距杠铃卧推以及撑双杠等动作。

Ⅱ型肩锁关节损伤也适用于保守治疗，大多数患者可以完全恢复。可以吊带悬吊上肢10~14天或直至症状缓解。可于早期在可忍受范围内进行缓和的关节活动度训练。一般损伤7天后，臂可在忍受范围内进行日常活动。也可以像Ⅰ型损伤描述的一样进行缓和的力量训练。可以使用胶带技术。5~7周内不能进行负重抬举或接触性运动。

Ⅲ型肩锁关节损伤的治疗具有争议，既往非手术治疗和手术治疗患者均有较好的预后，但最近更倾向于保守治疗。像"Kenny-Howard"和"8字"支架等这样的吊带和支具可用于下压锁骨以减轻关节脱位，应该佩带 4 周吊带以让患者感到舒适。

当疼痛缓解或可以忍受时可以进行轻柔的关节活动度训练。当关节活动度接近正常且患者感觉不到明显疼痛时可以进行轻微的力量训练。由于关节盘不够发达且关节面适配不佳，使得肩锁关节很难像其他关节一样分散应力。

康复医师必须铭记进行完整的神经与血管检查，因为臂丛神经和锁骨下血管穿过锁骨和第一肋骨之间。肩锁关节Ⅲ度损伤可因肩胛骨向下移位以及覆盖于其上的肩胛横韧带的压力和牵拉而导致肩胛上神经牵拉伤。告知保守治疗的患者，他们有可能出现外观上畸形愈合。保守治疗后，如果患者有持续性疼痛或者功能障碍可以选择手术治疗。对于那些参与投掷或过顶运动者、重体力劳动者或无法接受外观畸形的患者也可以考虑手术治疗。

Ⅳ至Ⅵ型损伤通常采用手术治疗，手术方案多种多样（如 Weaver-Dunn 法，动态肌肉移位术等）（见第 45 章）。术后用吊带悬吊患肢 8 周。Codman 钟摆运动及轻柔的关节活动度训练可在康复早期进行。物理治疗可用于减轻疼痛和炎症反应。解除吊带后，患者可在不负重情况下进行主动活动。11~12 周后可渐进性抗阻训练。大约在 4~6 个月之后可进行重体力劳动和运动。

退行性肩锁关节炎

肩锁关节骨性关节炎是肩锁关节疼痛最常见的病因，这种情况可能由年龄增长或者慢性的过顶运动所致。其主要症状是肩关节前方及上部疼痛，肩锁关节上方存在压痛。肩锁关节炎的主要治疗方法包括改变活动方式，物理治疗，口服非甾体类消炎药和关节腔激素注射等。如果保守治疗失败可以考虑手术治疗。切除远端锁骨的 Mumford 术式显示了良好的治疗效果。

非创伤性锁骨远端骨溶解

肩部外伤后发生的锁骨远端骨溶解已被我们所熟知，随着举重运动的流行，这一现象的发生率正逐渐增高。尽管尚未完全了解它的病因，但是这一疾病多发于常年进行力量训练的男性运动员。治疗方式包括运动方式的调整，避免进行加剧症状的活动及举重训练可以延缓其进展并缓解症状。保守治疗失败时，应进行包括切除锁骨远端的手术治疗。

盂肱关节不稳

盂肱关节不稳是一种常见的肩关节疾病。可有一系列的肩关节不稳表现。创伤性肩关节前脱位是一种表现，多向不稳是另外一种表现。盂肱关节不稳的定义有多种，如自发性或非自发性不稳定、创伤性不稳定或非创伤性不稳，使得该疾病的诊断更为困难。盂肱关节不稳定及脱位的治疗方案包括手术和非手术两种。盂肱关节多向不稳的患者在接受全面的康复包括动力学链损伤治疗，肩胸关节力学、肩胛带力量、柔韧性和神经肌肉控制性训练后，可以取得满意的康复效果。

对于首次盂肱关节前脱位的患者，应采取保守治疗还是早期手术稳定具有很大争议。

非手术治疗

保守治疗应包括控制疼痛及肿胀、恢复肩胛带活动度、保护盂肱关节静态稳定结构、恢复动态稳定结构的全部功能、重建关节本体感、改善相关动力学链损伤。治疗目标为无限制地回复到伤前活动。

急性关节脱位的传统保守治疗方式包括将上肢于内旋位或外旋位固定一段时间[19]。最初的治疗强调控制疼痛和炎症，保护愈合组织以及减少制动造成的不利影响，这些治疗方式也可能对组织愈合起到促进作用。胶带固定不稳定的肩关节可以帮助改善关节的生物力学并促进肩关节复杂肌肉系统的神经肌肉功能恢复。

盂肱关节保护的原则包括避免引起撞击姿势、减少关节囊压力、预防肌腱过度负荷。建议在肩胛骨平面训练。如果后盂肱关节囊紧张度存在，在水平内收内旋位向后滑行可能有益。康复的过程中重建盂肱关节、肩胛胸壁关节周围的力偶是非常重要的。

在治疗特定类型的肩关节不稳时，增强肩袖肌肉力量时要牢记 Dempster 环的概念[20]。人们已经发现，施力于盂肱关节稳定结构的一侧也会对另一侧的稳定结构产生作用。因此，加强前后的肩袖和肩胛肌肉力量对于治疗前、后单向性不稳非常重要（图 6.3）。多向性不稳则需要强化所有肩袖肌肉、肱二头肌长头和三角肌。一个全面的康复计划需要解决肩袖和肩胛稳定结构的力量、耐力和神经肌肉

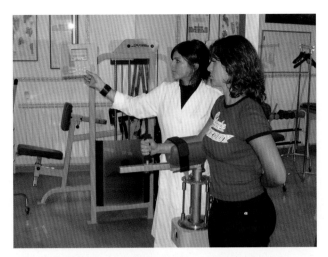

图 6.3　使用软件反馈力量和肌肉运动知觉的肩袖训练

控制问题。最初的训练应包括多角度、亚极限等长收缩激活神经肌肉控制、增加力量、改善局部血供。然后，康复训练应逐渐过渡到多个平面的最大活动度，包括极限程度和亚极限程度的等张和等速抗阻。闭链训练对于强化不稳的肩关节很重要。组合式运动训练（PNF）对重建功能很重要。在康复的最后阶段添加增强练习。

肩关节不稳患者经常伴有本体感觉缺损，因此康复锻炼需增强关节位置觉和运动觉，包括在肩关节各个角度进行节奏性的稳定和抛球运动，以及使用桨叶振荡器、橡皮管和人工阻抗下行组合式训练。

术后护理

应该注意修复后组织的生物愈合过程。虽然具体的术后康复方案根据外科医生进行手术的类型会有不同，康复的目标都是恢复全面的肩关节静态与动态功能，在一个合理的时间内恢复日常生活和运动。术后的功能锻炼与肩关节不稳的标准保守治疗相似，但是，这些患者术后活动度的关注至关重要，应该根据手术方案（Bankart 修复术、Latarjet 手术、关节囊移位等）和术中查看到的组织质量而量体裁衣地制定康复训练计划。

最初，建议使用吊带固定一段时间。根据手术方式悬吊 2~4 周，睡眠时也应保持悬吊。建议术后即刻开始肘、腕、手的活动度训练，冰敷 3~4 次 / 天，每次 15 分钟。在早期阶段开始轻柔、小范围的 Codman 钟摆练习。被动的和辅助的主动关节活动度练习从最大保护期开始，必须在关节活动度已

经完全正常时才开始力量或重复的训练。建议早期进行本体感觉训练，激进的强抗阻训练在早期术后康复没有实质性的作用，还可能会影响组织修复。在最低限度保护期，在无痛或疼痛最小化下进行亚极限强度的肩胛胸壁关节和盂肱关节肌肉等长训练，过渡到用弹力带或自助式闭链仪器的主动向心型运动[21]。

术后护理的目标是达到正常肩胛胸壁关节和盂肱关节力学和良好的肌肉耐力。偏心训练应在功能期进行，配合进一步治疗性运动。逐渐开始指导下的运动，比如强化训练、等速运动和逐步增加难度的任务，旨在恢复良好的平衡和本体感。

冻结肩

冻结肩，或称粘连性关节囊炎，是一种常见的肩关节疾病，其特征是肩关节疼痛及主动、被动活动受限。处理患者主诉时，一个常见的困扰就是区分这种症状之间的因果循环关系。该疾病的专业术语、分类、病因、病理生理、流行病学、病史和诊断评估，将在这本书中的其他章节解释（第 28 章）。

治疗指南

本章不会讨论皮质类固醇的注射指征、注射技术和疗效，因为这不是康复医师的任务。明确患者冻结肩所处的阶段，对于制定合适的治疗方案是非常重要的。尽管我们已经研究了许多种干预措施[22]，但对冻结肩的治疗仍无定论。治疗的总目标已经得到了普遍认同：缓解疼痛，恢复关节活动度和功能。

建立治疗的有效性研究也很难，因为大多数患者在 1 年左右症状都有显著改善。此外，随访的频率和时间以及排除标准也还没有建立。教育患者该疾病的病史也是治疗的一个重要方面。

锻炼、物理治疗、手法治疗

锻炼是任何治疗冻结肩方案的关键。一个典型的锻炼计划是以恢复关节活动度为目标的主动和被动的拉伸。这一计划的基础是"四象限"拉伸：前屈、内旋、外旋、交臂内收和 Codman 摆动练习，拉伸冻结肩会产生疼痛。物理治疗可以缓解疼痛和放松肌肉。应用热疗（微波或温湿）结合拉伸已被证明可以改善肌肉的延展性[23]，这可能

与减轻肌肉的紧张度和神经肌肉介导的松弛性有关。经皮电神经刺激（TENS），结合长期低负荷拉伸，可以减少冻结肩患者的疼痛和改善活动度。治疗结构性僵硬的基本策略是施加适当的组织压力，指导这一过程的首要因素是疼痛和关节活动度。根据患者的激惹性（高－中－低）应用正确的拉伸强度。根据患者对训练的忍受能力使用滑轮或者康复棒。许多研究者和临床医生主张联合关节松动和水疗法减轻疼痛，改善活动度[24]。最后，当功能性活动度得到恢复和疼痛减轻时，可以开始轻柔的力量训练和本体感训练。还没有明确的证据证明哪些患者可能需要正规的监督治疗，而不是一个家庭治疗计划。较重的功能障碍、更多的合并症、社会支持少、教育水平低、具有恐惧或焦虑的患者可能更适合正规的监督治疗。如果通过 3~6 个月的不同治疗，患者的症状、活动度改善不明显且影响生活质量，可以考虑麻醉下手法松解或手术松解关节囊。术后的康复可能从使用持续性被动运动仪器和锻炼，过渡到如前所述的日常综合性物理治疗计划[25]。

参·考·文·献

1. Cyriax J. Textbook of orthopaedic medicine – diagnosis of soft tissue lesions, vol. I. 8th ed. London: Bailliere and Tindall;1982.

2. Bey MJ, Brock SK, Beierwaltes WN, Zauel R, Kolowich P, Loch TR. In vivo measurement of subacromial space width during shoulder elevation: technique and preliminary results in patients following unilateral rotator cuff repair. Clin Biomech (Bristol, Avon). 2007;22:767–73.

3. Michener LA, McClure PW, Karduna AR. Anatomical and biomechanical mechanism of subacromial impingement syndrome. Clin Biomech (Bristol, Avon). 2003;18:369–79.

4. Grieve JR, Dickerson CR. Identification of evidence-based exposure guidelines. Occup Ergon. 2008;8:53–66.

5. Chopp JN, Fischer SL, Dickerson CR. The specificity of fatiguing protocols affects scapular orientation: implications for subacromial impingement. Clin Biomech (Bristol, Avon). 2011;26:40–5.

6. Lewis JS. Rotator cuff tendinopathy: a model for the continuum of pathology and related management. Br J Sports Med. 2010;44:918–23.

7. McClatchie L, Laprade J, Martin S, Jaglal SB, Richardson D, Agur A. Mobilizations of the asymptomatic cervical spine can reduce signs of shoulder dysfunctions in adults. Man Ther. 2009;14:369–74.

8. Lewis JS. Subacromial impingement syndrome: a musculoskeletal condition or a clinical illusion? Phys Ther Rev. 2011;16:388–98.

9. Harryman D, Mack L, Wang K, Jackins S, Richardson M, Matsen F. Repairs of the rotator cuff. Correlation of functional results with integrity of the cuff. J Bone Joint Surg Am. 1991;73A:982–9.

10. Gladstone J, Bishop J, Lo I, Flatow E. Fatty infiltration and atrophy of the rotator cuff do not improve after rotator cuff repair and correlate with poor functional outcome. Am J Sports Med. 2007;35:719–28.

11. Bassett RW, Cofield RH. Acute tears of the rotator cuff. The timing of surgical repair. Clin Orthop Relat Res. 1983;175:18–24.

12. Koo SS, Burkhart SS. Rehabilitation following arthroscopic rotator cuff repair. Clin Sports Med. 2010;29:203–11.

13. Schachter AK, Mchugh MP, Tyler TF, Kreminic IJ, Orishimo KF, Johnson C, et al. Electromyographic activity of selected scapular stabilizers during glenohumeral internal and external rotation contractions. J Shoulder Elbow Surg. 2010;19:884–90.

14. Brady B, Redfern J, MacDougal G, Williams J. The addition of aquatic therapy to rehabilitation following surgical rotator cuff repair: a feasibility study. Physiother Res Int. 2008;13:153–61.

15. Kelly BT, Roskin LA, Kirkendall DT, Speer KP. Shoulder muscle activation during aquatic and dry land exercises in nonimpaired subjects. J Orthop Sports Phys Ther. 2000;30:204–10.

16. Barber FA, Field LD, Ryu R. Biceps tendon and superior labrum injuries: decision making. J Bone Joint Surg Am. 2007;89A:1844–55.

17. Kibler WB, McMullen J. Scapular dyskinesis and its relation to shoulder pain. J Am Acad Orthop Surg. 2003;11:142–51.

18. Rockwood CA, Williams GR, Young DC. Disorders of the acromioclavicular joint. In: Rockwood CA, Matsen FA, editors. The shoulder. 2nd ed. Philadelphia: WB Saunders;1998. p. 483–553.

19. Itoi E, Hatakeyama Y, Sato T, Kido T, Minagawa H, Yamamoto N, et al. Immobilization in external rotation after shoulder dislocation reduces the risk of recurrence. J Bone Joint Surg Am. 2007;89A:2124–31.

20. Dempster W. Mechanism of shoulder movement. Arch Phys Med Rehabil. 1965;46:49–70.

21. Wilk KE, Reinold MM, Andrews JR. Postoperative treatment principles in the throwing athlete. Sports Med Arthrosc. 2001;9:69–95.

22. Johnson AJ, Godges JJ, Zimmermann GJ, Ounanian LL. The effect of anterior versus posterior glide joint mobilization on external rotation range of motion in patients with shoulder adhesive capsulitis. J Orthop Sports Phys Ther. 2007;37:88–99.

23. Jarvinen TA, Jarvinen TL, Kaariainen M, Kalimo H, Jarvinen M. Muscle injuries: biology and treatment. Am J Sports Med. 2005;33:745–64.

24. Vermeulen HN, Rozing PM, Obermann WR, le Cessie S, Vliet Vlieland TP. Comparison of high-grade and low – grade mobilization techniques in the management of adhesive capsulitis of the shoulder: randomized controlled trial. Phys Ther. 2006;86:355–68.

25. Kelley MJ, McClure PW, Leggin BG. Frozen shoulder: evidence and a proposed model guiding rehabilitation. J Orthop Sports Phys Ther. 2009;2:135–48.

第2篇

肩关节镜理论
Principles of Shoulder Arthroscopy

第7章

肩关节镜器械

Maristella F. Saccomanno, Silvia Careri, and Giuseppe Milano

李永祥　译

关节镜是一种非常可靠、有效的微创技术，近20年来在肩关节外科医生中很流行。关节镜手术需要专用、复杂的器械，随着手术技术的发展还在不断改进。这些器械都比较昂贵，所以正确的应用和保养就非常重要。此外，不同的手术方式，如肩袖修补和关节囊缝合，其所需的专用器械是不同的。目前有多家器械公司可以提供这些器械，这些器械大同小异；所以，选择合适器械还是靠外科医生自行判断。实际上，每个关节镜医师通常有自己的器械。

成功地管理器械最基本的就是要有条理性。对于每种手术要用的器械以及手术医生惯用的技术，整个手术室团队成员都必须接受全面培训和告知。手术器械通常必须按相同顺序放在手术台上。手术器械的正确放置非常重要，必须在手术之前确定好。

关节镜塔

关节镜塔由一个立式的推车组成，上面有不同的架子，可以放置关节镜手术所用的电子设备。

现代关节镜塔具有模块化设计，可以满足任意配置需求。各单元的电源线是预先连接好的，电缆管理在推车两边都可以实现。推车还配有轮子，可以方便在术中推到需要的位置。标配在关节镜塔上的还有一台高清平面显示器，一般在25~32寸（1寸=3.33 cm），悬挂在一个大的可移动臂上，方便术中根据术者需要调整位置。摄像系统一般放在推车第一层，下面是光源系统。摄像系统配有3个CCD（行间转移微透镜高敏CCD图像传感器，768×494像素）；传感器可以提供显示器上800×450分辨率。亮度为自动调整，得益于1/10 000 s速

度的自动快门，由独立部件或位于摄像头顶部的控制按键控制。通过这些按键，可以实现以下主要功能：亮度、白平衡和周边亮度修正。光源由100~300 W氙灯泡组成，色温5 700~6 000 K，工作温度5~38℃。光导纤维大约2.5 m长，直径4 mm，与光源系统相连。目前使用单个一体化的控制台就可以将高清摄像机（1 080 P）、"氙照明"LED光源及带有平板电脑的影像管理控制台联系在一起，平板电脑不仅能够记录手术过程的录像照片和记忆手术医生关于设置的偏好，而且还能让任何有授权的工作站通过流媒体的方式关注手术。光源系统下面一般还有灌注泵系统、可同时接两个动力工具的动力系统、射频主机及放置脚踏的空间（图7.1）。

关节镜推车一般放在手术台的手术一侧，医生在前方（见第8章）。

关节镜

关节镜表面是一层硬的外鞘，末端有一个光学装置（物镜端）能够再现在其面前的物体影像。被检查区域用光导纤维束照明，光导纤维束在金属外鞘内部，与光学系统轴线平行，与光源系统伴行。图像通过金属鞘内部高效的透镜系统传递到位于近端的目镜端。

目镜端使用专用适配器配连接到摄像系统，同时也可以连接光源。

关节镜需要插入到金属外套管，外套管有两个外扩展（一个用于进水，一个用于出水），外套管有足够大的直径（通常4.5 mm），这样才能保证有足够的水流。

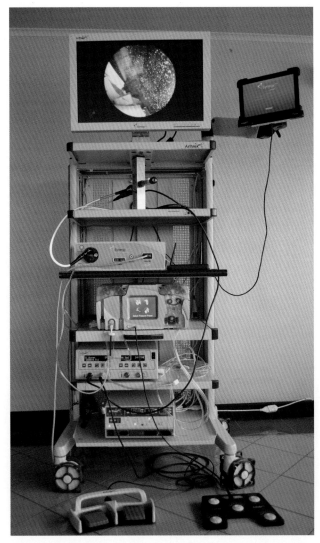

图 7.1　关节镜推车：最顶层放置高清（HD）平面显示器，还有一个通过可移动臂悬挂的平板电脑；一体化控制单元包括 HD 摄像头、"疝照明" LED 光源和图像管理主机，放置在第二层。接下来是灌注泵、动力主机、射频主机和脚踏

目前，市面上的关节镜尺寸一般在 1.9~4.0 mm；肩关节镜一般用 4.0 mm。

关节镜有三个特征：视野、倾斜角和移动。视野又分为两类：表面视野和实际视野。

表面视野是由我们通过目镜看到的圆形图像直径决定并显示在显示器上的，其受到物体和关节镜之间的距离影响。圆圈越大，显示的图像就越大。实际视野即是关节镜产生的视角，一般在 80°~115°。

关节镜倾斜角是指关节镜物镜端设计的倾斜角度，是关节镜镜面与关节镜纵轴的夹角。一般有三种角度：30°、70° 和 90°。因为我们需要评估的结构可能在关节镜位置的上方、下方或者侧方，所以这些不同角度可以帮助我们探查到整个关节的每个角落。标准的 30° 镜使用最简单，应用也最广泛，因为通过旋转镜头可以得到最好的手术视野。

关节镜一般有三种移动方式：抽动、摆动和旋转。关节镜的前后移动称之为抽动。关节镜探查需要先从整体开始，然后再移向特定结构进一步细致观察。摆动是大范围的运动，可以探查到所有结构。而旋转运动则最有意义，因为一旦关节镜运动到一个适当距离获得了较好的视野，手术医生可以通过旋转运动观察关节，而不需要再抽动或摆动（视频 7.1）。

有效使用关节镜的能力是区分一个优秀的外科医生和一个普通的外科医生的元素之一，因为了解病灶、选择修复方法和进行修复都需要良好的视野。

术野的照明受两个主要因素影响：光线数量及传输光线的透镜系统质量。理论上讲，关节镜直径越大，承载用于传导光线的光纤的空间越大。最常用的透镜系统是柱形透镜（棒透镜系统），其专门设计出来用于平衡光纤与透镜之间的关系，以保证术野明亮清晰。

术前准备阶段，细致检查与光学系统相关的所有设备非常重要。任何潜在的技术问题都可能对视野带来负面影响。术前应该检查以下几方面：

- 关节镜：任何目镜或物镜表面的损坏，这些可能是由使用不正确或维护不恰当所致（如裂纹、刮伤、烧伤）。
- 光源：任何来源于连接在关节镜上的光源或光缆的问题；检查光缆两端有没有灰尘或损坏。检查时小心不要扭曲或折弯光缆，以避免损坏光纤。
- 摄像头：检查对焦和白平衡。

灌注液管理

对于任何外科手术，良好的显露术野都非常重要。肩关节镜手术要获得良好显露，必须要满足以下条件：光学系统工作正常，适当的关节扩张以保证在诊断性探查过程中全面观察解剖结构，术中各种设备的正确应用。因而，灌注液管理的主要目的是扩张关节、限制出血，以保证清晰的术野和良好的显露，提高切割工具的效率。为了达到这些目标，除了维持灌注液的适当平衡外，还要在关节内保持一个恒定的正压。

液体动力学主要基于 4 个参数：流量、流速、压力和阻力。流量是指在给定时间单位内通过管道横切面的液体量，用升每分钟（l/min）或毫升每分钟（ml/min）来表达。流速是指一定的液体量在给定时间单位内流动的距离。压力（mmHg）作用于单位面积的力量大小，或更精确的说是包含在单位面积内液体的质和量之间的关系。容器的壁扩张，则液体的量增加，压力会降低。相反的，如果容器的液体增加，但容器壁不能扩张，则压力就会增加。阻力是指管道系统阻止液体流动的趋势，受到管道直径的影响。

液体总是沿着一定的压力梯度移动；它总是从压力高的区域向压力低的区域移动。实际上，一个管道内的流量是直接与压力梯度成正比的。这一关系证实了压力梯度越大，则流量越大。而且，水流总是向阻力小的方向流动。因而，一个管道的流量与阻力成反比。反比关系证实阻力越大，则流量越小，反之亦然。所以，流量可以用以下公式来表达：流量 = 压力 / 阻力。对于在某一管道内流动的液体，阻力通常受 3 个参数影响：管道半径（r）、长度（L）、液体密度（η）等。下面的公式我们称之为 Poiseuille 定律，描述了上述几个参数之间的关系：$R = 8L\eta/\pi r^4$。考虑到液体的密度一般是恒定的，公式表明：①管道长度增加则阻力增加；②管道半径增加则阻力降低。

一套完整的灌注系统由灌注泵及多个相互连接的节流（入水管直径、带鞘的关节镜、关节、出水管、吸引管）组成。灌注泵产生原始压力，流量则会根据系统内节流的总数而改变。在只有一个节流的地方，局部压力将会降低；如果在到达关节前有多个节流的话，压力将会明显降低，导致关节内压力比系统产生的压力要小。就临床观点而言，主要影响流入的因素是入水口所遇到的阻力（进水套管的直径和 / 或关节镜鞘的直径）。入水管与关节镜鞘相连，水流直接流到视野，在出血的情况下可以通过改变压力来处理。出水一般通过前上入路的套管来管理。当出水量与入水量相等时，关节内压力达到稳定和平衡。

关节内压力或肩峰下间隙压力主要由系统初始压力决定，会随着关节位置而改变（外展牵引会降低压力；旋转会增加压力），还会随着医生控制的进水或出水点的改变而改变。

一般来说，盂肱关节内液体压力需要维持在接近 30~40 mmHg，而肩峰下间隙则需要到 40~70 mmHg，才能保证足够的显露。维持平均动脉压在 70~90 mmHg，或收缩压在 100 mmHg，也可以改善显露。在一项关于收缩血压与肩峰下灌注压之间关系的研究中，Morrison 等证实[1]，由于患者动脉压的升高或灌注压的降低导致血管收缩压与肩峰下间隙压力差超过 49 mmHg，就会导致出血。关节内灌注压不足会导致关节扩张不够及继发于出血的湍流，继而使手术视野显示不清，增加关节内结构副损伤的风险。然而，灌注压过高会导致液体外渗，滑膜破裂，甚至筋膜间室综合征[2-5]。一般维持 5~10 ml/min 的流量就足够显露。

液体

要选择渗透性、离子属性及 pH 值合适的液体以免导致组织破坏，而且不能产生电子以保证射频工具的安全使用。我们一般使用 3 升袋的无菌生理盐水，加入一支去甲肾上腺素以帮助控制出血。3 升袋以一个固定高度悬挂在关节镜塔边上的支撑杆上，用 Y 形连接器与灌注泵连接。

灌液系统

常用的有两种灌注系统：重力系统和自动灌注泵系统。

重力系统

重力系统决定静水压。由重力系统产生的压力梯度和流量主要取决于灌注液与关节之间的高度差及关节镜的套管直径（Poiseuille 定律）。只需要维持灌注液在一定的高度，压力梯度不会受到袋中液体量的影响。因而，调节流量是通过改变液体袋悬挂的高度，而不是通过改变液体袋的容量（Bernoulli 定律）。

术中视野会因为入水的波动而受影响，例如：液体袋空了。因此，我们一般会将液体袋以下列方式接入系统：

- 一袋开放，一袋关闭。
- 两袋均开放：位置更高的一袋会先空掉，位置较低的会稍后开始空掉，虽然这个时候产生的压力梯度较小，但能够保证在换第一袋水的情况下不中断入水[6-8]。

出水是另一个要考虑的基本要素。在使用动力器械的时候，出水就会增加，入水就不能够维持足够的关节内压力，导致液体的负平衡。结果是关节不能得到足够扩张。为了避免这个问题，在操作动力器械时控制好吸引，或者手动间断地关闭吸引管。

重力系统的好处是简单、安全和低成本。

自动灌注泵系统

在这一系统中，压力梯度完全由灌注泵控制。因此，不依赖液体袋的高度、容量或重力。泵系统可以提供恒定可知的流量，能够产生比重力系统更大的流量和压力。可以对血管壁产生更大的压力达到止血的目的，也可以在使用动力设备时产生更大的流量。

泵有两种类型：蠕动泵和离心泵。

蠕动泵通过脉冲、闭合和打开入水管释放一定量的液体。通过调整泵控制单元的每分转数（RPM）来管理压力和流量。这一类型泵的缺点是水流是脉冲式的，因为压力是由流速决定，流速过高会导致压力剧增。

离心泵是使用一种旋转泵持续释放一定容量的液体。这种方式下，压力是均衡的，可以避免压力突然增高。这种泵的弊端是持续的水流进入一个不封闭的空间，如果出水不能够很好的平衡的话，会导致液体的过度外渗。

市面上有可以独立控制流量和压力的泵。我们用的泵有集成的出入水管理系统，而且还能单独作为入水泵应用。通过压电式传感器，当同时调整改变压力和关节内流量时，可以维持恒定的压力，而不会产生脉冲效应。因而，即使是在使用动力器械导致出水增加时，也能够达到良好的关节扩张。通过控制器的触摸屏或遥控器可以调整压力和流量值（图 7.2）。

手动器械

关节镜手动器械必须尺寸合适，才能方便进入关节，且需要有一定的磁性，这样在意外断裂的情况下会比较容易找到。用于评估的器械或用于建立入路的器械通常末端较钝，这样可以减少损伤关节面和 / 或周围血管和神经组织的风险。相反的，用于手术的器械通常末端锐利，以保证有效切割。

标记笔

使用标记笔在患者皮肤上标记出骨性结构的标志。这些标记帮助外科医生识别关节镜入路点，同时还可以识别术中有风险的神经血管组织（见第 10 章）。

针头

使用 18 号腰穿针可以正确确定皮肤上关节镜入路点和进入关节的轨迹（见第 10 章）。

套管

关节镜套管可以是塑料或金属的，其内均配有钝的套管针，以利于穿刺通过软组织进入关节。

我们喜欢应用金属套管建立关节镜入路。除建

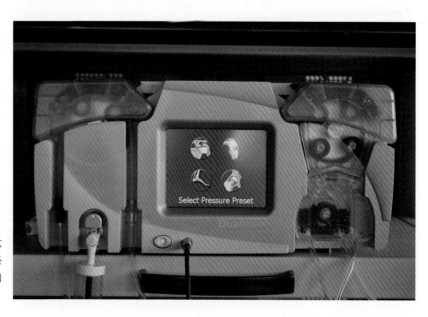

图 7.2　灌注泵。点击触摸屏可以根据不同手术（肩、膝、髋或踝关节镜）选择预设的压力和流量值，或者根据术者的需求进行调整

立入路外，其他时候我们会用不同口径的塑料套管：8.0 mm 手术套管和 5.5 mm 出水套管。

塑料套管有以下特征（图 7.3）：

- 不同的颜色代表不同的口径。
- 可以是光滑的也可以是带螺纹的；螺纹可以防止套管在手术中意外滑出。
- 它们有坚硬的、中等硬度的或柔韧的。
- 它们是透光的，有利于在缝线和打结时观察和处理。
- 配有侧栓，可以手动控制出水，还有塑料或硅胶的防返流阀，可以帮助维持关节内压力，防止液体的自主流出。

除了管理出水和利于缝线通过和打结外，套管还方便关节镜器械进入关节，而不损伤软组织并避免假道的形成。

交换棒

每个关节镜盒内一般有两根交换棒。交换棒是无头且两端钝圆的金属棒，可以作为制作入路的导向以及帮助在入路和套管间交换。如果需要交换关节镜和套管位置，可以分别插入两个交换棒，一个在套管内，另一个在关节镜鞘管内。这样在交换通道时，交换棒仍然插在通道内，从而避免找不到入路（图 7.4）。

交换棒还可以当作探钩使用，用于评估解剖结构的质地、厚度和活动度，以及评估修补术后的张力。

扩张器

扩张器是金属器械，用于扩张关节镜通道以方便套管通过。扩张器是中空的，以方便在用作导向

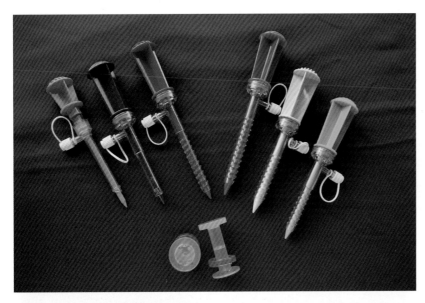

图 7.3　不同类型的套管。有光滑的或带螺纹的，有坚硬的、中等硬度的或柔韧的。不同颜色代表不同口径。它们都是可以透光的，方便处理缝线。侧栓用于控制出水

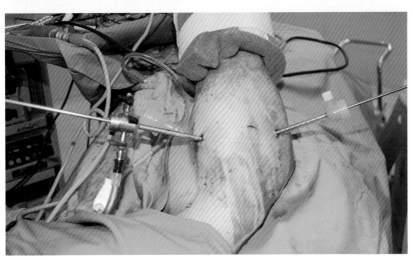

图 7.4　两个交换棒用于前后通道之间的交换

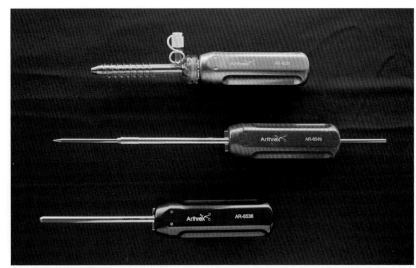

图7.5　扩张器。不同颜色代表不同口径。它们是中空的，以方便在交换棒上滑动，利于套管通过，不会丢失入路

的交换棒上滑动（图7.5）。

Wissinger 棒

带有一端尖头和一端钝头的金属棒。主要用于以下述方式通过由内及外技术建立通道：

- 将带鞘管的关节镜置于将要建立入路的位点。
- 移出关节镜，保持鞘管在位。
- 将 Wissinger 棒插入关节鞘管内，直到尖端接触皮肤。
- 用皮刀建立切口，在 Wissinger 棒尖端置入套管。
- 置入套管后移除 Wissinger 棒，重新插入关节镜。

探钩

探钩带有弧度的末端，被认为是外科医生手指的延伸。可以通过一个关节镜通道插入关节。在探查阶段，可以触诊损伤和评估活动度（图7.6）。有些探钩还带有刻度，因而能够评估损伤尺寸。

剥离器

有不同尺寸，特征是末端平且锐利。主要用于肩关节不稳手术，可以术中松解瘢痕粘连以将关节囊盂唇复合体从肩胛颈剥离（图7.7）。

锉

用于打磨骨表面和/或关节囊组织以形成出血

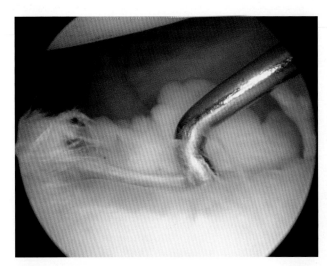

图7.6　探钩用于前盂唇损伤的触诊

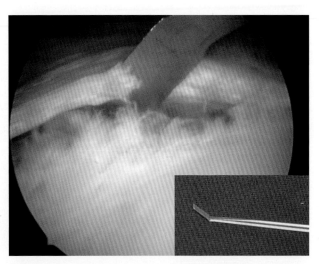

图7.7　剥离器末端平且锐利。用于剥离和松解瘢痕组织以利于修补

（图 7.8）。同样的操作也可以使用动力器械完成。

切割器械

市面上有多种不同的切割器械，它们各自有不同的功能。

篮钳

篮钳是一种特殊类型的篮剪；有直的、弧形的和带角度的（上翘的、直角的、左弯的），还有正向开口或反向开口的（图 7.9）。因为有不同的形态，可以使手术医生达到非常难达到的区域。因为动力设备或射频设备的广泛应用，目前篮钳在肩关节镜中应用也越来越有限，不过篮钳一般还是会用于关节囊组织（如镜下关节囊松解）或肌腱组织（如肩袖损伤的萎缩缘）的切除。

剪刀和剪线器

剪刀有直的或弧形的。经常可以替代射频器械用于剪断软组织，如肩袖（如间隙滑移手术）、关节囊（如关节囊松解术）或肱二头肌长头腱（腱切断术），还可以用于缝线打结后剪断线结。剪线器专门设计用于方便高强度编织线的镜下剪切，如 FiberWire。它有末端开放的和闭合的两种。用器械将缝线带到关节外；然后再将剪线器通过套管滑动到需要切断的点（图 7.10）。

抓持器械

抓持器械类型很多，有各种不同尺寸和不同开口；用金属制成，尖端直的或轻微弧度的。可以是

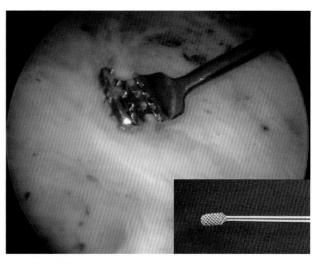

图 7.8 关节镜锉。用于打磨骨面和 / 或软组织

锁定的、非锁定的或带自解锁装置的。

抓线器

抓线器用于抓回和处理缝线。钳口形成一个闭合的环，这样在牵引缝线时缝线就可以在钳口自由滑动。

钩针是另一个很简单的工具，它在任一个缝合手术中，即使在狭小的空间下也可以很好地将缝线钩出。光滑的尖端可以防止缝线的损伤，工程学手柄有利于在关节镜潮湿的环境下操作（图 7.11）。

抓钳

抓钳可以是钝头的、带齿的或钩形的。抓钳的基本功能是提供无创的抓持，但不损害结构完整性。可以用于组织抓持和 / 或复位、异物和游离体的取

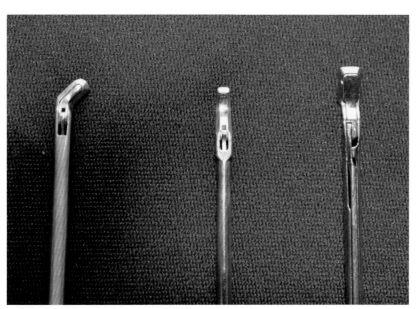

图 7.9 不同类型的篮钳：正向开口的直角、直行、上翘篮钳

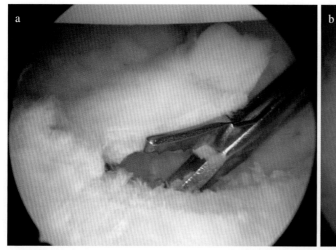
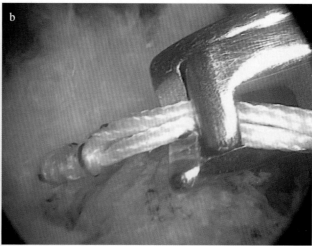

图 7.10　a. 用蓝钳松解关节囊；b. 用剪线器剪断高强度编织线

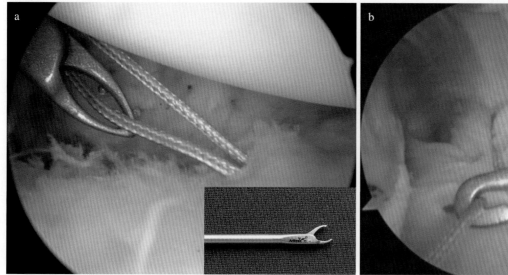
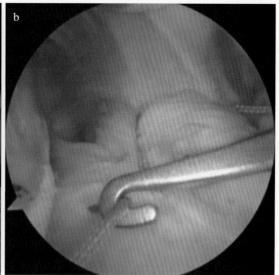

图 7.11　a. 抓线器。抓线器的钳口可以形成一个闭合的环（见插图）；b. 钩针用于钩出缝线的一端

出、镜下取病理以及抽出和处理缝线（图 7.12）。

过线器

过线器主要帮助将缝线穿过软组织（肌腱或关节囊盂唇组织）。可以分为两种类型：直接过线器和间接过线器。直接过线器可以直接将缝线通过组织，而不需要缝线梭。根据使用方式，还可以将过线器分为顺行或逆行两类。损伤类型和组织质量将决定使用哪一种器械，缝线的过线技术将在第 13 章讨论。

直接过线器

直接过线器最常用于肩袖修补手术。所有的过线器均带有安全锁定装置，可以防止在进入或抽出

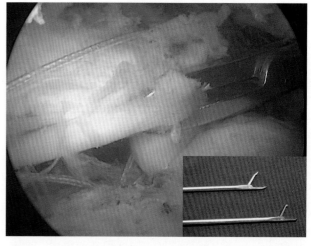

图 7.12　抓钳可以是钝头的，带齿的或钩形的（见插图）。用于组织抓持、游离体取出和缝线抽出

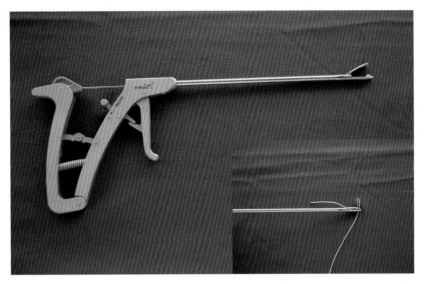

图 7.13　新一代直接顺行过线器带有卡口（见插图），它可以在拨出过线器时带出缝线

过程中意外打开。

对于直接顺行过线器来说，我们会在过线器上预装一个一次性使用的针，这根针在本次手术中所有过线均可使用。在过线器进入关节前，缝线先装在过线器的咬合口上。过线器进入关节后，咬合口可以抓持住足够的肩袖的游离缘（可以达 16 mm），预装载的针推（以直接顺行的方式）缝线穿过组织。现在大部分过线器带有缝线卡口，可以在拨出过线器时带出缝线；否则，就要用抓钳抓出缝线（图 7.13）。

直接逆行过线器有一个锐利的末端，在背侧或腹侧有一个可开口的环。它们有不同的弯曲角度。锐利的尖端有利于器械穿过组织，而环则可以帮助取出缝线（图 7.14）。

间接过线器

间接过线器是靠缝线梭以逆行方式将缝线穿过组织，它们是钩形器械，有不同的倾斜度、弯曲度和大小，以利于其有效地进入关节。主要用于肩关节不稳手术关节囊盂唇复合体的修补或用于肩袖修补中的某些技术（如边缘汇合技术）。缝合钩的末端中空，可以容纳缝线梭穿过。缝线梭可以是手动加载或预加载的单纤丝缝线或金属丝，金属丝表面有塑料涂层使其光滑无创，沿缝线梭或在其末端有可以装载缝线的孔眼（图 7.15）。

推结器

推结器可以将线结通过套管推入关节，市面上有多种不同形态的推结器：标准单孔、中空双直径单孔、标准双孔和改良双孔（图 7.16）。改良双孔

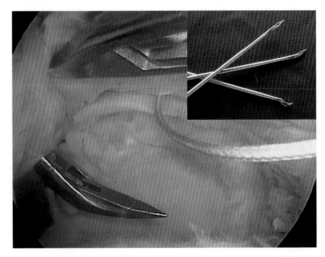

图 7.14　直接逆行过线器。有直的或带角度的，末端锐利，在背侧或腹侧有一个可开口的环

设计可以拔结并机械性解开（图 7.16）。

"金毛"（Golden Retriever）

"金毛"是一个金属管（直径 4.2 mm），末端带有磁性。用于寻找由于器械断裂而进入关节的金属碎片。出于这个原因，所有的关节镜器械要有磁性是基本前提。"金毛"起作用需要有吸引力及磁力。吸引力主要是将碎片吸到有磁力的区域。"金毛"的设计似乎不能传递想象中那么大的吸引力。因而，一旦金属片进入磁性区域，应该迅速关闭吸引，以保证在两个固体接触面间不会嵌入软组织。

"金毛"必须配合套管使用。套管有两个功能，一是在取出过程可以看到碎片，二是有利于取出，防

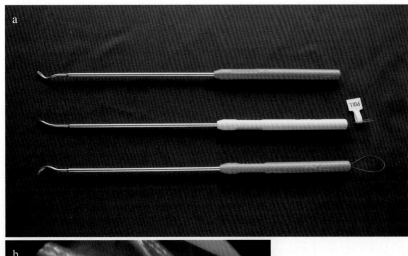

图 7.15　a. 间接过线器有直行或带角度的（右弯、左弯）；b. 过线器末端中空（见插图），可以容纳将加载缝线的缝线梭通过

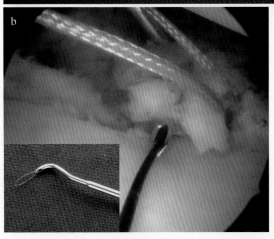

止在取出过程中碎片再次掉入关节外软组织中。需要将套管连同其中的"金毛"及找回的碎片一起取出。

动力器械

刨削器是带有手柄的器械，可以装入一次性使用的有不同形状和功能的刀头。控制单元在关节镜塔内，可以通过脚踏或手柄上的按键控制。刨削器接有吸引管，手术医生可以通过手柄来控制吸引，或者由助手手工夹住吸引管来控制。吸引管用来吸引由刨削器工作产生的游离软组织或小骨片。刀头的转速由控制单元根据刀头类型自动调节，范围在100~8 000 转 / 分。当然，也可以根据手术医生喜好或手术需要进行手动调节。用脚踏可以控制刀头旋转方向：正转、摆动或反转。刀头一般分为两类：用于软组织的和用于骨的。用于软组织的刀头，带有单或双的切割缘，切割缘光滑或带齿。对于用于骨的刀头，我们要区别是用在何处，是用于放置锚

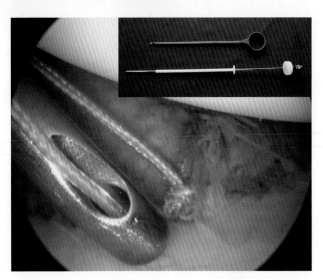

图 7.16　推结器用于镜下打结，有多种类型推结器可用（见插图）

钉前的去皮质化处理（圆头），还是用于肩峰成形术（椭圆形头），椭圆形头作用力更强（图 7.17）。不同的模型和制造商提供的刀头直径也不同，可以根据不同的手术进行选择。中等尺寸的刀头最常使

用（3 mm 和 5 mm）。刀头切割或打磨能力并不绝对依赖于转速或使用的刀头类型，而且还要看手术医生使用刀头的能力。一般来说，组织越硬，需要的转速越低，同时对器械施加的压力越大。但是，对软组织则是相反的。引导器械的手术医生的手才是器械使用效率最主要的决定者。

电 刀

射频设备能够有效控制出血，配合灌注泵，有助于达到理想的关节镜视野。射频系统包括：放置在关节镜塔的射频主机、一次性使用带有一体化刀头的手柄、控制脚踏。也有手动控制的可重复使用的手柄，配以一次性刀头使用。射频刀头也有不同的形状、大小和弯曲角度。它们可以由手术医生根据不同的手术进行选择。每个射频刀头内部都会有编码，会向主机发出信号用于器械的设置。热能器械有两种基本类型：单极和双极。单极器械有一个活动电极在手柄末端，还有一个回路电极在患者身上。双极器械则是活动电极和回路电极均在手术器械上，这样涉及在电路内的机体组织很少。利用热能，这些器械不仅可以有效地进行凝血，还可以进行切割和射频手术。使用这些器械最大的风险是由高温诱发的组织坏死[9-12]。

射频在组织内产生的热效应主要由以下因素决定：能量水平（功率和阻抗）、治疗持续时间、组织特征、射频类型（单极或双极）、刀头的形状和大小。有些系统可以显示活动电极的温度。

还有一种新式的高频电刀，即所谓的低温消融或"冷消融"技术，可以应用射频能量，但只产生很少的热量。这种方法会诱发分子解离。关节镜一般常用生理盐水，充满组织与电极之间。使用电刀时，会形成一个带电粒子层，我们称之为"等离子体"层。等离子层的粒子有足够的能量可以破坏分子键，使目标组织在相对较低的温度下得以清除。因此，减少了对周围健康组织的破坏。大部分热能在等离子层由于电离作用而消耗。

根据实际观点，射频设备可以帮助我们精确地控制任何出血；特别是在滑囊切除和滑膜切除时必须要使用，因为这些组织富含大量的血管。射频会使组织皱缩，从而控制出血和维持术野清晰（图 7.18）。

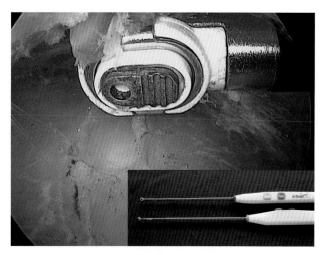

图 7.18　射频器械用于行肩峰下滑囊切除。刀头有不同形状、大小和弯曲角度（见插图）

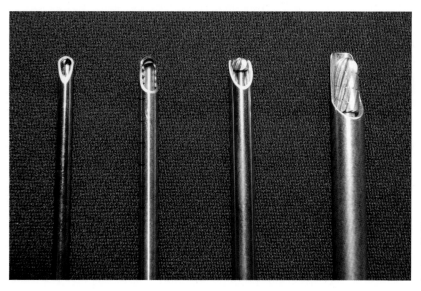

图 7.17　动力刨削刀头（从左到右）：软组织的光滑刀头，用于软组织或轻度打磨皮质骨的带齿刀头，用于皮质骨打磨的圆形刀头，用于肩峰成形的椭圆形刀头

参·考·文·献

1. Morrison DS, Schaefer RK, Friedman RL. The relationship between subacromial space pressure, blood pressure, and visual clarity during arthroscopic subacromial decompression. Arthroscopy. 1995;11:557–60.

2. Noyes FR, Spievack ES. Extraarticular fl uid dissection in tissues during arthroscopy. A report of clinical cases and a study of intraarticular and thigh pressures in cadavers. Am J Sports Med. 1982;10:346–51.

3. Siegel MG. Compartment syndrome after arthroscopic surgery of the knee. A report of two cases managed nonoperatively. Am J Sports Med. 1997;25:589–90.

4. Peek RD, Haynes DW. Compartment syndrome as a complication of arthroscopy. A case report and a study of interstitial pressures. Am J Sports Med. 1984;12:464–8.

5. Fruensgaard V, Holm A. Compartment syndrome complicating arthroscopy surgery. J Bone Joint Surg Br. 1988;70B:146–7.

6. Davison JA, Strover AE. A technique for prevention of sudden pressure loss on emptying of irrigation bags during arthroscopy surgery using gravity-fed irrigation systems. Arthroscopy. 1993;9:336–7.

7. Kim JH, Ha KI, Ahn JH, Kim SH, Oh I. A water-infusion system with two reservoirs at different levels. Arthroscopy. 2002;18:446–9.

8. Martínez Gómiz JM, López Mombiela F, Vaquero Martín J. Irrigation systems in shoulder arthroscopy. Rev Esp Cir Ortop Traumatol. 2008;52:250–9.

9. Menendez M, Ishihara A, Weisbrode S, Bertone A. Radiofrequency energy on cortical bone and soft tissue: a pilot study. Clin Orthop Relat Res. 2010;468:1157–64.

10. Good CR, Shindle MK, Kelly BT, Wanich T, Warren RF. Glenohumeral chondrolysis after shoulder arthroscopy with thermal capsulorrhaphy. Arthroscopy. 2007;23:797.e1–5.

11. Horstman CL, McLaughlin RM. The use of radiofrequency energy during arthroscopic surgery and its effects on intraarticular tissues. Vet Comp Orthop Traumatol. 2006;19:65–71.

12. Gryler EC, Greis PE, Burks RT, West J. Axillary nerve temperatures during radiofrequency capsulorrhaphy of the shoulder. Arthroscopy. 2001;17:567–72.

第*8*章

手术室的设置和患者体位

Matteo Salvatore, Carmine Latte, and Andrea Grasso
鲁谊 译

关节镜检查可以确诊很多与肩关节紊乱相关的已知损伤，同时还能帮助明确其他新的疾病。医生需熟悉这些不同的疾病及其手术治疗。尽管在体格检查和设备检查基础上给予患者合适的治疗方案很重要，但是外科医生经常还是会根据关节镜下的诊断采用与初始治疗方案不同的技术。在肩关节镜手术中，合理的手术室设置会给不同手术入路带来方便。手术的成功需要术前细心的计划和器械的准备。

外科手术团队、麻醉师和全体手术室人员都在手术室的设置中发挥至关重要的作用，只有通过团队合作才能确保复杂多变的手术方案成功。

手术室

总体要求

手术的成功依赖合理的手术室准备和布置，配备有专业关节镜团队的专业的、装备良好的手术室能够提供理想的工作环境。当术者和团队成员进入手术室，就能知道术中所需的在何位置，如手术台、关节镜系统、灌注液和支架等。对于一个具备良好关节镜专业素养的医师而言，任何合适大小的普外科或骨科手术室均能用于肩关节镜手术（图8.1）。

手术台

肩关节镜手术可以在患者处于侧卧位或沙滩椅位下进行，这两种体位均可使用标准的 Mayo 骨科手术台，Mayo 手术台应放置在手术室中心且需与手术室的长边至少成45°（图8.2）。

如选择沙滩椅体位，手术台需要调节能让躯干抬高、髋关节和膝关节屈曲，以及可以侧向和纵向的倾斜。此外，手术台需要能调节高度，使得患者肩部高度达到术者操作要求。为了利于肩部的前部和后部操作，需要特别的头部和胸部支撑工具，从而充分暴露肩部（图8.3）。

术者的位置

术者通常可站在手术台的近端，即传统手术中麻醉医师所在的位置。在该位置，术者可完全到达患者肩部的前方、后方、上方和侧方，这些区域在术中均至关重要，需充分利用。沙滩椅体位也易于从关节镜手术转为开放手术，术者在开放手术时也可以很好地观察到全部术野，且助手易于拉钩。

麻醉医师的位置

麻醉医师站在手术医生的对面，在患者的头部近侧并与患者头部成大约45°的角度。

关节镜设备

关节镜设备包括用于行关节镜检查的所有设备，分别放置在两个台车上。在第一个台车上，从上到下依次是显示器、摄像机、光源、动力系统、射频系统、视频记录器和视频打印机，要求有足够的高度能观察到关节镜影像；第二个台车包括关节镜检查所需的灌注泵系统，以及用于扩张关节的液体袋的支架，为防止液体泄漏，需远离电子器械。如果在液体输送管线上测量注射压力而不是直接在关节镜上，必须特别注意关节镜灌注泵的高度，通常位于患者胸部的水平，这样确保其能够相对于血压有正确的校准压力值。

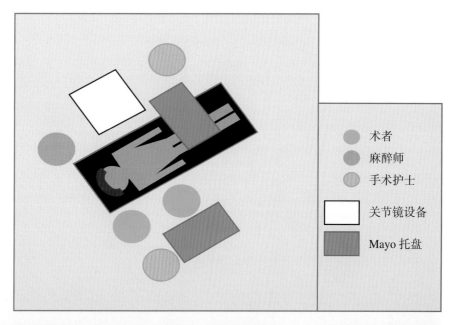

图 8.1　肩关节镜手术室安排和设置

●	术者
●	麻醉师
●	手术护士
▢	关节镜设备
▨	Mayo 托盘

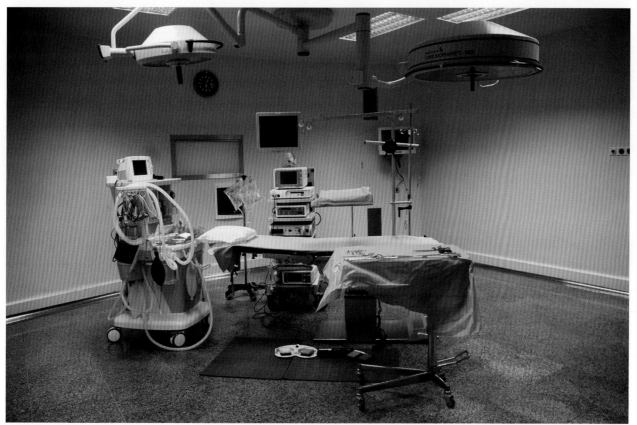

图 8.2　侧卧位手术室设置

　　负压吸引系统需配备至少两个单独的收集袋，一旦第一个充满可以快速切换到第二个收集袋。

　　关节镜设备放置在术者的对面，以便术者容易观察到显示器上的图像，且可以直接控制所有装置。第二个台车上的（包含有关节镜泵和扩张液体袋支架）和负压吸引系统被放置在关节镜设备的旁边和远端。

托盘

主托盘应位于术者的后方，上面放置术者所需

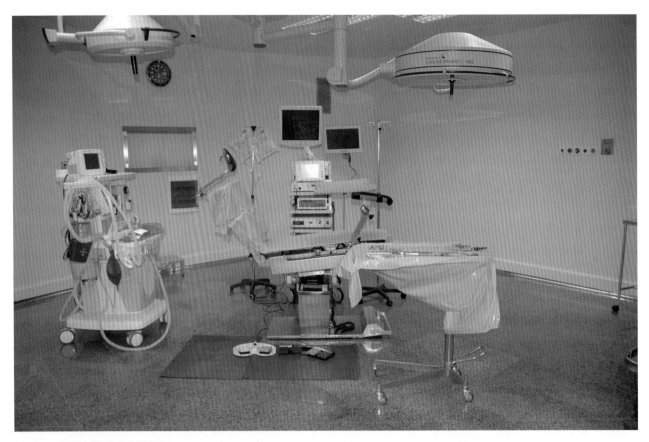

图 8.3　沙滩椅位手术室设置图

的关节镜器械和其他特殊的手术工具。

第一个 Mayo 托盘放置在术者的旁边且易触及，上面放置有骨骼记号笔、有扩张液的 20 ml 注射器、11 号手术刀刀片、皮肤标记笔、19 号腰穿针、套管、关节镜鞘管和套管的钝芯、交换棒和

Wissinger 棒。

第二个 Mayo 托盘放置于手术台对侧的患者身体上方，上面放置关节镜、动力系统、电极系统以及灌注管和负压吸管（图 8.4）。

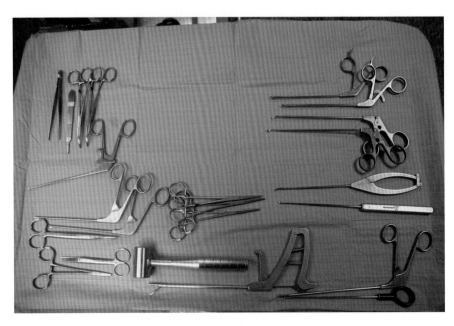

图 8.4　主托盘放置术者的关节镜器械

地面灌注液回收系统

用于收集废弃液体的两个长方形抽吸垫，以 L 形放置在手术台近端角落、手术的肩部下方。

手术室人员

有效的工作需要熟悉手术技术和器械的专业员工，由于外科医生并不总是拥有自己的工作团队（这过于奢侈），所以建立标准化的手术流程至关重要，根据这些流程，每个人都有自己的特定任务并按照标准执行，这会在手术室员工之间形成良好的感觉、信心和精神，使他们工作在一个最佳的环境中。

器械师负责准备主支架上仪器和两个 Mayo 支架，巡回护士安排和放置手术间的各个组成部分（手术台、关节镜系统、液体回收垫），协助摆体位，准备术中所需仪器并监测其功能，并且响应来自于手术团队的任何要求。

患者准备

科室或者家中

住院手术的患者从住院部进入手术室，而日间手术患者从家里来到手术室。无论如何，告知患者在手术前一天夜里 12 点之后不能进任何食物和液体。另外，需要用抗菌的清洁液彻底清洗，尤其关注术中操作的胳膊（腋下、手、指甲等）。需要手术的臂的外侧使用皮肤记号笔标记。

三分法

如果选择日间手术的情况下，需进行手臂，腋窝和同侧半胸壁的全三分法。在患者进入手术室之前，必须检查该程序是否已正确执行。

核查患者病历

在患者进入手术室之前，手术医生必须检查患者所有的病历和术中所需使用的器械，包括完整的医疗记录、术前检查、知情同意书和影像学检查（X 射线、MRI 扫描、CT 扫描）。术前，一位手术团队成员必须在观片灯上放置最有意义的放射学影像。另外，需在手术室或术前准备间的计算机上传并核查电子材料（CD、DVD 或 PACS 上的图像，图像存档和通信系统）。

患者的体位

患者体位的选择是肩关节镜手术中的一部分，它的重要性经常被低估，从而影响手术的成功。手术台上患者正确的体位对患者的安全很重要，同时也为术者顺利进入盂肱关节和肩峰下间隙进行操作提供保证。不正确的体位可能会限制术者的操作并干扰手术器械的使用；还会影响手术入路的准确定位以及肢体牵引力线的解剖处置，甚至会引起压迫和牵拉神经的并发症。

除了保证关节镜入路的优良暴露之外，体位必须使得患者的呼吸和循环功能不受损害，周围神经血管结构被保护免受可能的压迫性损伤，并且在阻滞麻醉时，麻醉医师可以舒适地工作且保证患者也舒适。

肩关节镜检查可以选择侧卧位或沙滩椅体位进行，外科医生预先在手术通知单中指示所需的体位。洗手护士在操作之前需亲自咨询手术医生以确认手术通知单中指示的体位。外科医生有责任检查患者神经血管结构的保护情况，护士准备患者体位摆放所需的各种支撑物和附件，然后协调整个体位摆放过程。

侧卧位

将 U 形豆垫置于手术台上（Olympic Vac-Pac；Natus Medical Inc.，San Carlos，CA，USA），U 形的底部应位于肩胛骨的水平，手术台的头侧放置一个防褥疮凝胶垫（图 8.5）。患者被移至手术台上并且面向对侧，为防止对侧臂丛神经受压的风险，需在手术台和腋窝之间放置防褥疮凝胶垫以防腋下并发症。如果患者全身麻醉，当手术医生和护士将患者旋转时，麻醉医师需协助护士和医师共同调节患者的头部旋转，护士和医师分别在手术台两侧。患者的头部下方需放置两个枕头。在患者的两腿之间，也要放置一个枕头，以避免髋关节和膝关节受压。同时，对侧肘部、髋部、膝部和踝部骨突起的地方均用凝胶垫保护。Gross 和 Fitzgibbons[1] 改良这一

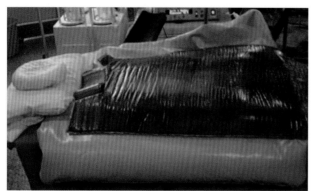

图 8.5　侧卧位手术台设置。一个 U 形豆袋和防褥疮凝胶垫放置于手术台

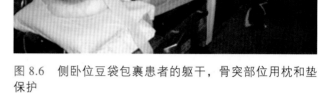

图 8.6　侧卧位豆袋包裹患者的躯干，骨突部位用枕和垫保护

体位，将患者向后旋转 30°~40°，使肩胛盂成水平位。体位的这种少许改变更方便手术器械的操作，并且将盂肱关节缘纠正到了水平位。此外使得牵引力的方向更加解剖化，这消除了牵引引起的臂丛神经的损伤可能[2]。

对于臀部和胸部侧卧时的固定，选用 Vac–Pac 袋固定在患者身体上，然后抽吸至真空使其变硬，使用固定带将患者固定于手术台，患者需要使用保温套覆盖（图 8.6）。将 3 点肩部牵引系统（Arthrex, Naples, FL, USA）固定在手术台对侧的远端，这个系统可将手臂外展在 0°~70°，屈曲在 0°~30°，这可以获得足够的盂肱关节和肩峰下空间的扩张。这个位置最初是由 Andrews[3] 等描述的。并涉及将手臂放置在外展 70° 和前屈 15°。15° 前屈是必须的，因为这降低了由于臂丛的牵引而受伤的风险[4]，臂丛损伤是一种并不罕见的并发症，是外科医生应该时刻牢记的风险。几项研究已经探究了该病的发病率，并分析了它与肢体的位置和牵引重量之间的关系[5,6]。

无菌单以 45° 角覆盖在患者头部的水平处，以在外科手术区域和麻醉师位置之间形成屏障，且第二个 Mayo 托盘位于患者躯干上方（图 8.7）。

沙滩椅体位

患者和手术医生需要更容易、更多功能和更舒适的体位，这激起了许多专家的思考。因此，在 1988 年，Skyhar 等[7] 把患者处于半坐位，躯干倾斜至少 60° 且臂位于自由体位定义为沙滩椅体位，沙滩椅体位可以清晰地暴露患者各种体表的标志，

其体位的多功能性可以很容易让患者从关节镜手术改为开放性手术。

沙滩椅体位时，患者的大部分重量由臀部区域承担，且臀部区域直接位于手术台的枢转点之上，调节手术台倾斜到 Trendelenburg 位置，即手术床靠背抬高以获得 90° 的坐位。用楔形枕头或将一个扁平枕头折叠置于患者膝部下方，以避免损

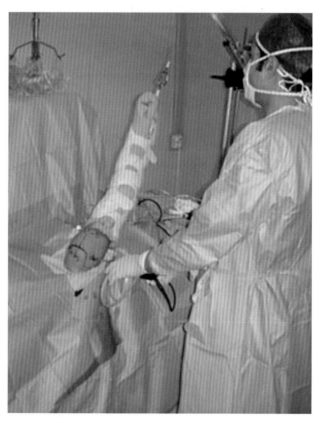

图 8.7　侧卧位，术野完全显露。患肢牵引，在手术区和麻醉区之间拉帘

伤肌腱和神经血管。将手术台的末端倾斜，以防止过度压迫足部，需要放置凝胶垫在足跟部防止压疮，患者的下肢通过施加在凝胶垫上的固定带固定在手术台上。术侧的上肢可以自由地放置在臂带上（图 8.8）。

对于术者来说，不对上臂进行牵引有巨大的优势，因为该条件下对关节囊，韧带和肌腱结构无牵张作用，可以准确识别正常解剖结构。另外，不牵引可降低臂丛神经损伤的风险。此外，助手的合理的协助，可使手臂容易摆放到所需要的体位。

不可忽略的是，多篇文献报道了在使用沙滩椅体位时由于颈椎过伸造成的臂丛和舌下神经损伤[8]。

沙滩椅体位可以允许牵引方向在外展 0° 和前屈 45°~90° 之间变化，通过位于手术台的末端的腿部支撑件施加牵引。缺乏经验的外科医生常忽略术中注意上臂正确位置和反复调节上臂位置以配合手术。幸运的是，在详细的尸体研究中，Klein 和 Fu[9] 证实这种类型的牵引对臂丛神经损伤并不大。

将对侧上肢置于具有防褥疮的凝胶垫上，患者的头部使用特殊头枕来调节高度和牵引，并使头部稍向非手术侧偏移。另外，需要绢丝胶布放置在患者的前额。两个侧方挡板用于固定躯干。在手术区域和麻醉师之间，在患者头部水平成 45° 角使用无菌单隔开。关节镜器械放置在第二个 Mayo 托盘上，固定在患者上方的手术床上（图 8.9）。

术野的准备

首先，巡回护士使用聚维酮碘清洁患者的手臂、肩部和半侧胸壁。

手术医生穿上合适的胶靴保护足部，消毒双手和前臂，穿一次性无菌手术衣后用聚乙烯酮碘对患者的皮肤进行消毒，开始时可由巡回护士协助握住患者手臂消毒患者的手部和前臂。当上述过程完成后，手术助手戴防渗手套握持住患者的手，以便消毒患者手臂、肩部、胸廓（前、后、腋下）和颈部。器械师用全长无菌单自胸部铺至手术台的末端，同时展开长手套套住患者的臂和前臂，再使用黏性的弹性绷带固定。使用一个 U 形防水单围绕肩部，注意留下足够空间方便手术操作。使用两张 U 形防水单巾绕过患者颈部，并在患者头部区域互相粘合密封，使用一张大单覆盖患者全身并与巡回护士协同铺单隔绝麻醉区域。在覆盖在上方的防渗单上剪一个洞，让患臂通过，且能完全暴露手术区域然后胶布粘住洞口边缘和皮肤，以防止液体流出和降低污染风险。

术野准备完成后，如果需要牵引患侧上肢，需要注意避免骨性突起和神经血管受到压迫。STaR（肩部牵引和旋转）袖套（Arthrex）是一种无菌的可供使用的装置，由软泡沫牵引套和 5 个

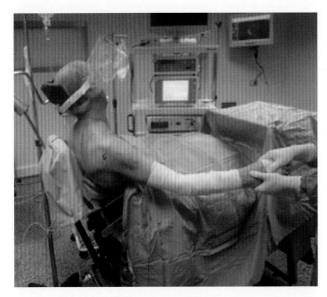

图 8.8　沙滩椅位。患者头部被特殊头托支撑，轻度转向离开术野的方向，丝带固定前额，侧方固定托稳定躯干

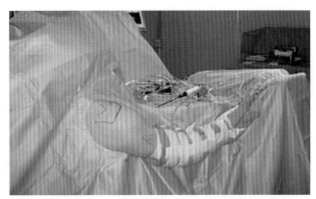

图 8.9　沙滩椅位。术野准备完成。臂放置在牵引器上，在术野和麻醉区域间使用隔挡，关节镜器械放在患者上方的 Mayo 托盘上

尼龙材料的贴绑带组成，使用时先绑远端，再依次向近端绑定。最后，再次固定远端绑带。袖套由护士固定到手臂牵引器上，然后将重物附接到滑轮系统上。

手术区域准备就绪后，手臂处于牵引状态，手术医生使用无菌标记笔在皮肤上标记出肩部的骨轮廓，为行关节镜手术提供准确的标志。

清 单

器械师负责准备必要的手术材料和手术器械。

外科手术所需材料

- U 形防渗单
- 上肢隔离单
- 防渗袖套
- 2 个长单（一个用于主台，一个用于患者）
- 2 个梅奥平台盖单
- 1 个 Fixona 绷带
- 1 个 90 cm×150 cm 单覆盖主台
- 2 个 75 cm×90 cm 单覆盖 Mayo 台
- 1 个黏合带
- 臂牵引袖套
- 加强手术衣
- 外科手套

手术设备

- 1 个小袋子
- 纱布棉签 10×10
- 敷料
- 11 号手术刀
- 1 个 19 号腰穿针
- 2 个 20 ml 注射器
- 鞘管
- 刨削刀头（全半径刀头、加强型刀头）
- 高频电设备（射频）
- 灌注泵系统

器械

- 基本关节镜器械
- 医生专用的关节镜器械
- 其他特殊的设备
- 独立包装工具

巡回护士要求：

- 运送患者到手术室。
- 询问手术医师患者体位的选择。
- 协助摆体位。

对于选择沙滩椅体位进行手术需要：

- 将患者移至手术床上。
- 将手术床倾斜为 Trendelenburg 位。
- 提高靠背获得坐姿。
- 将一个枕头对折，放置在患者的膝盖下方，然后用皮带固定。
- 降低手术床的尾端。
- 使用防褥疮凝胶垫保护对侧手臂。
- 固定对侧手臂。
- 给予手术侧手臂适当支撑或使用腿托在手术床末端进行牵引。
- 调整背部支撑板，使得术侧较大和对侧较小。
- 调整头枕高度和松紧度，使得患者的头部能稍微远离手术侧。
- 使用绢丝胶布固定前额。

对于选择侧卧位体位进行手术需要：

- 在手术台上放置 VAC-Pac 和防褥疮凝胶垫。
- 将患者移置手术床上。
- 在患者非手术侧腋下放置抗褥疮凝胶垫。如果是全麻，这种操作与麻醉师和外科医生一起进行。
- 患者的头部下放置两个软枕垫高。
- 将凝胶垫系在手臂上固定在手术台上。
- 将患者的两腿之间放置一个软枕。
- 患者的膝关节和踝下放置防褥疮凝胶垫。
- 使用 VAC-Pac 包绕患者。
- 给予胸部和臀部适当的支撑。
- 使得 VAC-Pac 处于真空状态。
- 固定手术床末端的牵引装置。

患者体位摆好后：

- 盖上保温单。
- 铺上无菌单。
- 用聚维酮碘清洁上肢。
- 放置两个废液体回收吸引盘于地面上方便手术时使用。

手术区域准备完全后：

- 把无菌区的摄像头和光纤电缆连接到关节

镜塔。

- 调整摄像机色彩平衡。
- 在文件系统中输入患者的数据（视频打印机或成像系统）。
- 准备数袋 5 000 ml 生理盐水，把这些液体放置在悬吊架上。
- 接收从手术区域来的无菌泵电路，并将其与所属泵、袋以及抽吸装置连接。
- 启动水泵。
- 连接电动的踏板并将其放置在外科医生可触

及的范围。

- 将刨削系统连接起来。
- 将射频系统连接起来。

外科医生必须：

- 检查患者的病历和影像学检查。
- 检查患者是否接受预防性抗生素。
- 帮助患者摆好体位。
- 检查患者的体位是否正确。
- 检查周围神经血管结构是否得到正确的保护。

参 · 考 · 文 · 献

1. Gross RM, Fitzgibbons TC. Shoulder arthroscopy: a modified approach. Arthroscopy. 1985;1:156–9.
2. Cooper DE, Jenkins RS, Bready L, Rockwood Jr CA. The prevention of injuries of the brachial plexus secondary to malposition of the patient during surgery. Clin Orthop Relat Res. 1988;228:33–41.
3. Andrews JR, Carson Jr WG, Ortega K. Arthroscopy of the shoulder: technique and normal anatomy. Am J Sports Med. 1984;12:1–7.
4. Matthews LS, Fadale PD. Technique and instrumentation for shoulder arthroscopy. Instr Course Lect. 1989;38:169–76.
5. Park TS, Kim YS. Neuropraxia of the cutaneous nerve of the cervical plexus after shoulder arthroscopy. Arthroscopy. 2005;21:631.
6. Pavlik A, Ang KC, Bell SN. Contralateral brachial plexus neuropathy after arthroscopic shoulder surgery. Arthroscopy. 2002;18:658–9.
7. Skyhar MJ, Altchek DW, Warren RF, Wickiewicz TL, O'Brien S. Shoulder arthroscopy with the patient in the beach-chair position. Arthroscopy. 1988;4:256–9.
8. Mullins RC, Drez Jr D, Cooper J. Hypoglossal nerve palsy after arthroscopy of the shoulder and open operation with the patient in the beach-chair position. A case report. J Bone Joint Surg. 1992;74A:137–9.
9. Klein AH, France JC, Mutschler TA, Fu FH. Measurement of brachial plexus strain in arthroscopy of the shoulder. Arthroscopy. 1987;3:45–52.

第 9 章

肩关节镜手术的麻醉

Matteo Salvatore, Carmine Latte, and Andrea Grasso
束昊 译

引 言

肩关节镜手术的麻醉方式有区域阻滞麻醉，全身麻醉以及区域阻滞麻醉联合全身麻醉三种，麻醉师的术前评估对麻醉的选择和实施至关重要。必须评估患者并存的其他疾病，术中体位的选择需要评估患者是否伴有潜在的通气困难。术前评估要结合理解医生的手术需求来制定麻醉方案。

接受肩关节手术的老年患者普遍有高血压，与血压正常的患者比较，高血压患者术中的血压波动大，沙滩椅体位患者的血压波动更明显。此外，手术刺激会进一步加大血压波动。相反，由于高血压患者血管功能差，所以全身麻醉可能会出现低血压，总而言之，高血压患者围手术期需要继续控制血压。肩关节镜手术的部分患者有类风湿性关节炎病史，这类患者肺脏、心脏和肌肉骨骼系统常常均会受累，类风湿性会限制颈椎的活动度，从而给气道的管理增加难度。

行肩关节镜的患者可以取侧卧位或坐位，坐位可以为各种类型的肩关节镜手术提供关节内的清晰视野，且有术中出血少，神经牵拉并发症发生率低以及根据术中需要容易改为开放手术等优势[1]。肩关节镜术中的体位可以影响麻醉方案的选择，因为侧卧位患者区域性麻醉的耐受性差。在侧卧位时推荐区域和全身麻醉的组合，侧卧位患者在术后疼痛控制使用长效局麻药（罗哌卡因、左布比卡因）有优势，同时，为确保深度催眠我们使用超短效药物（瑞芬太尼、丙泊酚、地氟醚）。然而，沙滩椅位患者由于全麻引起意识不清，患者的体位可能导致神经和血管损伤，特别是直立坐位时，全麻下保持头部处于安全位置是一个挑战。文献报道术中因不正确的头部位置可引起众多并发症，包括严重的皮神经麻痹，甚至完全的四肢瘫痪[2-4]。侧卧位时脑缺血时间发生概率低，且全麻时低血压的顾虑小于直立坐位[5]。全麻下沙滩椅位肩关节手术会伴随显著的脑供氧不足，随之带来的就是神经损伤的风险如视力丧失和缺血性脑和/或脊髓损伤[6,7]。

事实上，肩关节手术使用区域阻滞麻醉有以下优点：麻醉质量高，术中和术后阿片类药物的使用剂量小，延迟术后疼痛出现的时间，缩短术后麻醉苏醒时间，缩短住院时间，提高疗效和患者满意度[8]。此外，臂丛神经阻滞是肩关节镜手术经济有效的方法[9]。

在过去的几年中，由于能达到更安全的操作和更快的起效时间[10,11]，超声引导技术已在区域麻醉中的广泛应用。直接观察针头和解剖结构使得药物误入血管内、全身局麻药中毒、麻醉失败、气胸和永久性神经损伤等并发症的发生率几乎降至零，术后出现神经系统症状也很罕见。另外，与神经刺激技术引导的斜角肌间穿刺相比较，超声引导下麻醉的操作时间更短，穿刺次数更少，还能降低局麻药的用量和减少术后疼痛[12-14]。

肩关节镜术中低血压心动过缓（HBE）事件

肩关节镜手术采用沙滩椅位时，心血管系统的不稳定是麻醉师比较重视的一个问题[15]，据报道低血压和心动过缓事件发生率在13%~28%。根据Liguori 等[16]定义，HBE 是心率在 5 分钟内下降超过 30 次 / 分或任意时间内下降到 50 次 / 分和 / 或 5 分钟内收缩压下降 30 mmHg 或任意时间内收缩压下降 90 mmHg。出现 HBE 必须由麻醉医师术中立即进行处理，轻度头痛，恶心和出汗都可能出现但不必定义为 HBE，这些短暂但明显的不适一般出现在神经阻滞后 40~80 分钟或坐位后 25~45 分钟内 [17-19]。大多数 HBE 只会短暂的出现而不会出现脑灌注不足损伤，据报道仅有极少数 HBE 会出现严重的不良反应如心脏停搏 [20]。关于 HBE 心血管不良反应的机制尚未完全了解，可能有几个原因：血管迷走神经性晕厥、主动脉弓压力感受器过敏、体位性晕厥、星状神经节被阻滞、药品反应和 Bezold–Jarisch 反射 [21]，最后还有心脏抑制反射学说，其机制是刺激触发高度心室收缩，从而激发心肌内机械感受器（C 纤维）并突然抑制交感神经活动，迷走神经张力增加，从而导致心动过缓和低血压。另外有些学者认为，该反射机制可能是因为沙滩椅位引起静脉血液回流减少，引起内源性和外源性 β 肾上腺素效应引起的心脏过度兴奋。这些机制导致副交感神经系统的激活导致的动脉扩张和伴随的迷走神经介导的心动过缓 [17,18]。然而，Seo 等 [22] 认为外源性肾上腺素并未增加 HBE 的发生率，也不确定心室收缩力增加与神经阻滞时局麻药中加入的肾上腺素有关 [23]。肾上腺素在麻醉中诱发 HBE 的具体作用尚需要进一步研究证实。目前还没有文献数据支持中心血容量不足及心室过度收缩与在肩关节手术沙滩椅位时 Bezold–Jarisch 反射激活有关 [24]。

HBE 仅在清醒状态下行斜角肌间隙臂丛神经阻滞下时被观察到。在清醒的情况下，一些刺激可引发迷走神经反射：如恐惧、疼痛、久坐、热暴露、劳累和咳嗽，均可能导致交感神经抑制和副交感神经系统的激活，从而引起低血压和心动过缓。传入神经信号可能来源于器官受体，如心脏机械感受器，它对机械和化学刺激做出反应，刺激主动脉弓压力感受器会引起迷走神经兴奋和交感神经抑制。在肩关节镜臂丛神经阻滞中，C2-C4 脊神经阻滞引起胸锁乳突肌去神经支配从而刺激颈静脉窦，事实上，胸锁乳突肌的本体感觉信息看似在颈动脉窦压力反射弧调节中起重要作用 [25]。

使用 Winnie 入路 [26] 的斜角肌间隙臂丛阻滞有 75% 的患者可能出现星状神经节阻滞症状，星状神经节阻滞症状可能是因为心脏交感神经和迷走神经

包括主动脉抑制神经的损伤造成的压力感受器反射失败相关 [27]。

基于以上风险的存在，麻醉医师在行臂丛神经阻滞时，应该避免局部麻醉药向深层弥散的风险，从而避免对交感神经和星状神经节、膈神经、喉返神经、迷走神经和 C2-C4 脊神经的阻滞。针刺方向向外 [28] 和仅在局部应用少量的局麻药会使得操作更安全。同时，需要调整好患者的体位，避免胸部和腹部受压，保持头部位于舒适的中立位。任何颈部的牵拉和压缩都会直接刺激颈动脉窦引起 HBE，不正确的坐位也会引起患者焦虑和刺激血管迷走神经反射。另外，麻醉医师应该注意患者的病史，如果患者有晕厥史和 / 或严重焦虑抑郁症状则不能选择单一臂丛神经阻滞。尽管良好的镇静不论对于麻醉和手术都是必须的，但是麻醉医师应避免使用阿片类药物，尽量选择苯二氮䓬类药物。阿片类药物会导致心动过缓及血压降低。芬太尼抑制 γ - 氨基丁酸传导至疑核中的心脏迷走神经元从而引起心动过缓 [29]。Song 等研究证实接受 100 mg 芬太尼静脉注射的 HBE 的发生率 (27.5%) 较生理盐水组（10%）明显增高 [30]。

HBE 的治疗包括补液和使用麻黄碱，而一旦发生危急重症，首要的也最重要的治疗是让患者平卧。

超声引导下臂丛神经阻滞

臂丛神经由 C5-T1 神经的腹侧神经根组成，有时也包括 C4 到 T2 的细小神经纤维。臂丛神经从椎间孔的侧方发出，经过前斜角肌和中斜角肌之间的间隙，支配上肢。在斜角肌间隙处，神经根汇合形成上干 (C5-C6)、中干 (C7) 和下干 (C8-T1)，继而向前下方走行于锁骨和第一肋骨之间，然后进入腋窝。在这一解剖水平，臂丛神经发出肩胛上神经，肩胛背神经和胸长神经等几个重要分支。在第一肋骨水平，神经干位于锁骨下动脉的背外侧和肋骨上方。臂丛神经和锁骨下动脉均被鞘膜包绕，在神经根层面，神经束被神经束膜包绕，在神经束内几乎没有基质，我们必须注意定位针不能刺入神经根。

麻醉时在行超声引导下臂丛麻醉时需要多项辅助措施，一般麻醉在术前等待区或是手术室进行，患者在麻醉之前需要置入静脉导管，使用监护仪器以及吸氧。局部麻醉有与全身麻醉相类似的风险，

基于这个原因，麻醉医师不仅需要准备局麻的药物，而且还要准备抢救的设备和药物[31]。麻醉医师应该使用镇静药和止痛药消除患者的焦虑和压力，但要使患者仍能配合麻醉并回应麻醉医师。

消毒皮肤后，在穿刺针刺入的位置皮下注射局麻药，超声探头使用无菌透明膜覆盖，然后麻醉师戴无菌手套。使用何种穿刺针存在争议，大多数专家推荐使用短斜面针[32]，可能因为它很难刺破神经束膜，但是该说法缺少临床数据支持。麻醉师需要根据麻醉效果的需要选择麻醉药物，如需快速短效麻醉一般选择甲哌卡因和利多卡因，而长效麻醉需要选择罗哌卡因和布比卡因。混合制剂几乎不能增加起效时间但能显著减少长效制剂的持续时间。超声仪器应该是便携式，配备高清晰度长探头，同时具有高频功能（10~13 Hz）以显示浅神经。

在行超声引导下进行斜角肌间入路臂丛神经阻滞时，麻醉医师开始时就需要确定颈基底部可靠的解剖标志，包括锁骨下动脉和臂丛神经。臂丛神经在动脉的背外侧和第一肋上方，这就需要超声探头以矢斜状位放置在锁骨上窝，在此水平面，臂丛神经呈葡萄状（图9.1），将臂丛神经显示在显示器的中央，慢慢向头侧移动，且使探头水平倾斜，麻醉师可以观察到前斜角肌和中斜角肌及位于两肌肉间的臂丛神经。大约在C6水平，麻醉医师可观察到神经根和神经干或是两者垂直交织在一起，形似十字路口。有13%的患者斜角肌与神经根的关系不

典型，最常见的是C5神经根向前或直接穿过前斜角肌[33]。偶尔麻醉不充分可能与这些变异有关。在此水平，胸锁乳突肌形似三角毯覆盖在臂丛神经和斜角肌的表面。

超声检查时神经根和神经干表现为低回声[34]，事实上，越接近脊髓的神经，低回声越明显，产生低回声的原因是脑脊液散布于这些神经的轴突中。在这一层面，神经被神经束膜包绕，束膜表现为强回声，但是基质和脂肪含量很少。相反，周围神经束膜外面有强回声基质和脂肪，并呈典型的蜂巢状。大部分患者在同一图像上可观察到C5、C6和C7神经根，少部分患者通过此入路能同时观察到C7和C8神经根。神经一般位于皮肤表面下深5.5 mm处[35]，在这一区域中重要的血管结构是颈动脉和颈内静脉，前斜角肌将他们与神经丛分开，颈横动脉及其伴行静脉横穿斜角肌间隙，而颈外静脉穿行于皮下。但幸运的是，这些血管很少位于麻醉穿刺针的穿刺路径上。

臂丛神经阻滞有多种麻醉入路，尽管后路、中斜角肌入路和锁骨上入路同样很成熟，但最常用的还是斜角肌间入路，斜角肌间入路患者应取仰卧位，头偏向非手术侧。超声探头应在C6水平横架在胸锁乳突肌上，逐步移动探头可准确观察到C5、C6和C7脊神经根（图9.2），超声波经过这些组织时会有特定的反射。由于超声波的入射和反射，使得皮肤下、肌肉内以及神经周围的脂肪球散射和衍

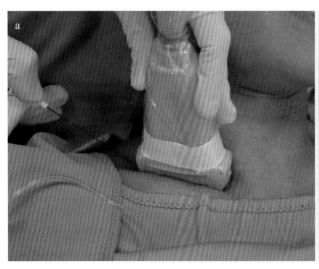 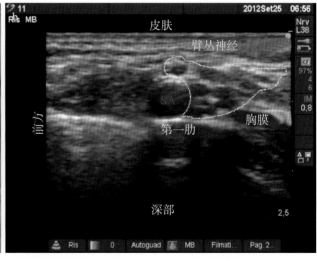

图9.1　a. 超声探头放置在锁骨上窝；b. 臂丛神经在锁骨上水平（SA，锁骨下动脉）

射，形成图像的斑点现象（这种现象被称为"猜测"）。基于上述原因，肥胖患者超声波很难成像，超声成像对于入射角（超声波相对于神经的角度）非常敏感。有时，稍微调整超声波的入射角度即可聚焦到神经。对于肥胖患者，轻轻下压组织可能改善成像效果。一旦获得满意的超声影像，马上移动患者皮肤上探头，使其最佳图像在屏幕中央。

穿刺针应该插入探头的前方或后方，一般选择从内到外，具体原因在 HBE 段落已经提到，内侧的入路可以更好地观察整个穿刺针尤其是针尖，这是麻醉成功和安全的最重要的方面（图 9.3）。在建立合适的入路和获得神经根的正确图像后，先在皮肤进行局部麻醉后穿刺针向目标刺入。为了更加清晰地显示神经和探针位置，对探针位置进行微小的调整是必要的。一旦探针达到神经，将局麻药 10~20 ml 注射到神经周围。局麻药应该被注射到斜角肌间隙和臂丛神经鞘之间或是臂丛神经鞘内（图 9.4），后者持续时间优于前者[36]。

超声引导下臂丛神经麻醉发生并发症的概率很低，但是麻醉医师必须意识到潜在的风险，早期预防、诊断和治疗严重程度各异的并发症。局麻药误入血管可能导致全身性局麻药中毒反应，保证清晰

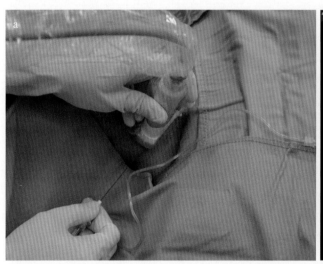
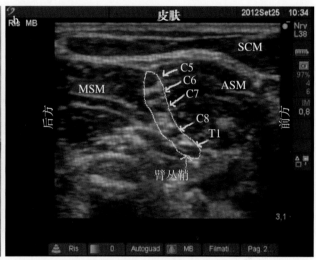

图 9.2　a. 肌间沟阻滞时超声探头的放置；b. 肌间沟的臂丛神经。该患者 C8 和 T1 也可见（ASM，前斜角肌；MSM，中斜角肌；SCM，胸锁乳突肌）

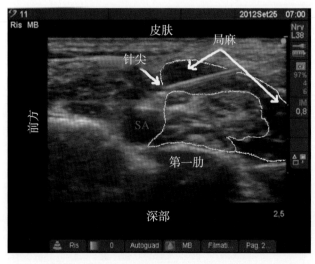
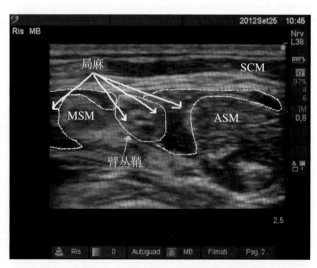

图 9.3　锁骨上臂丛神经局部麻醉，使用层内技术很好地观察穿刺针和针尖（SA，锁骨下动脉）

图 9.4　臂丛神经周围局部麻醉（臂丛周围）和臂丛外麻醉（臂丛肿胀）（MSM，中斜角肌；ASM，前斜角肌；SCM，胸锁乳突肌）

的图像显示和正确的进针方向可以避免该风险。注射麻醉药之前回吸是必要的。局麻药注入血管内，可能会出现神经体征和症状，从轻度舌头感觉迟钝和言语困难到癫痫发作和昏迷，这与血浆中局麻药的浓度有关。此外还有可能出现心血管系统并发症，包括心律失常和心脏骤停。其治疗包括补液和吸氧，生命支持治疗和抗癫痫药物及脂肪乳剂的使用 [37]。脂肪乳剂的使用可降低严重全身中毒反应引起的死亡率。脂肪乳剂的作用原理可能是脂肪乳糜化的吸附作用，但是具体的机制还需进一步研究。

误将膈神经和喉返神经阻滞一般无需处理，然而，作为斜角肌间神经阻滞常见的并发症，如果对侧膈神经和喉返神经麻痹的患者则禁止行该种麻醉，同时，麻醉师需要细心评估患者是否有呼吸系统疾病。

与误入血管一样，正确的超声引导下施行臂丛麻醉发生气胸罕见，但当选择锁骨上入路时，则需特别注意。

斜角肌间臂丛神经阻滞可出现的严重并发症包括永久性的脊髓功能损伤或全脊髓麻醉 [38,39]，尽管这些并发症一般发生在无超声引导和联合全麻时，但是麻醉医师必须仔细操作，保证针尖在直接的图像内，以避免误入神经根和神经束中。

在肩关节镜手术后，患者可能会发生神经症状。在合理超声引导下进行神经阻滞则很少发生该情况。对于臂丛麻醉后出现与手术无关的持续感觉异常、感觉迟钝和疼痛，需排除肘管综合征、腕管综合征和复杂区域性疼痛综合征，因为这些症状可能需要特殊处理 [40]。

出血和清晰的术野

仰卧位或侧卧位的骨科手术中使用控制性低血压麻醉是安全的，且该麻醉方法可减少术中出血和保持术野清晰 [41,42]。在沙滩椅位时使用控制性低压麻醉则可能出现较多并发症，Pohl 和 Cullen 报道 4 例使用沙滩椅位行切开和关节镜手术患者进行控制性低血压麻醉出现脑缺血损伤和脊髓损伤。尽管对于不同患者而言，理想的脑灌注压力不能一概而论，但存在临界脑灌注压力，在该灌注压

以下脑灌注会严重不足。脑灌注压是平均动脉压与颅内压的差值（5~10 mmHg）。患者取沙滩椅位时，在大脑和血压测量部位之间存在明显的静态梯度，通常在对侧手臂和手术位置之间，差值大约为 25~30 mmHg。当平均动脉压是 80 mmHg 时，也不能保证足够的脑灌注压。刻意降低血压和错误的血压参考值将是灾难性的 [43]，血压应被稳定或接近基线参数。但高血压应该适度治疗，但血压下降不能超过术前静息时血压的 20%。

20 世纪 90 年代起，外科医生研究不同液体灌洗的方法以增加肩关节镜的清晰度、防止术中和术后并发症。他们研究的内容包括灌注液的温度对患者身体核心体温的影响、核心体温管理方式以及使用外周血管药物减少影响的可能性。在肩关节镜手术中使用温热的灌注液可以减少围手术期低体温的出现，尤其是对于老年患者 [44]。体内温度保持稳态对于保持患者的舒适性和稳定性很重要，对患者凝血机制也是有益的。麻醉医师可以通过加热灌注液体或使用空气加热法达到这一目的。2001 年，Jensen 等 [45] 随机选择 44 例接受常规肩关节镜手术患者，进行前瞻性双盲研究，以安慰剂组作为对照组。研究内容为使用稀释肾上腺素盐水灌注液能否显著降低术中出血，术中使用压力控制泵输送灌注液。该研究还评估了将肾上腺素添加到灌注液中潜在不良心血管反应风险，术中通过将所使用的灌注液体的总体积乘以灌注液中的血红蛋白浓度来评估关节内出血量。在手术期间医生通过视觉类比量表量化评估视野的清晰度。与对照组相比，治疗组术中出血量显著减少（P=0.008），视野的清晰度显著增加（P=0.000 7）。同时未观察到肾上腺素相关的心血管不良事件。

术后疼痛控制

全麻下肩关节镜手术术后严重的疼痛常需要应用大剂量阿片类药物。恶心、呕吐、过度镇静和缺少完全疼痛控制常与静脉使用阿片类药物有关 [46,47]。斜角肌间臂丛神经阻滞可以达到有效的术后镇痛，减少后续药物的使用和不良反应。在单次给药后镇痛持续时间可长达 13 小时 [48]。除局麻药成瘾者外，使用丁丙诺啡或曲马多可能会额

外延长无痛时间达数小时 [49,50]。持续外周神经阻滞能提供优良的镇痛效果，在门诊患者中可延长臂丛神经麻醉效果，同时具有副作用小和避免过早失去镇痛效果。此外，可改善患者的生活质量

和疗效 [51]。应该避免持续关节内注射局麻药，因为其存在软骨毒性。连续性关节内输注含或不含肾上腺素的布比卡因会导致关节软骨的显著组织病理学和代谢变化 [52]。

参·考·文·献

1. Peruto CM, Ciccotti MG, Cohen SB. Shoulder arthroscopy positioning: lateral decubitus versus beach chair. Arthroscopy. 2009;25:891–6.

2. Mullins RC, Drez Jr D, Cooper J. Hypoglossal nerve palsy after arthroscopy of the shoulder and open operation with the patient in the beach-chair position. A case report. J Bone Joint Surg. 1992;74A:137–9.

3. Park TS, Kim YS. Neuropraxia of the cutaneous nerve of the cervical plexus after shoulder arthroscopy. Arthroscopy. 2005;21:631.

4. Wilder BL. Hypothesis: the etiology of midcervical quadriplegia after operation with the patient in the sitting position. Neurosurgery. 1982;11:530–1.

5. Murphy GS, Szokol JW, Marymont JH, Greenberg SB, Avram MJ, Vender JS, et al. Cerebral oxygen desaturation events assessed by near-infrared spectroscopy during shoulder arthroscopy in the beach chair and lateral decubitus positions. Anesth Analg. 2010;111:496–505.

6. Bhatti MT, Enneking FK. Visual loss and ophthalmoplegia after shoulder surgery. Anesth Analg. 2003;96:899–902.

7. Pohl A, Cullen DJ. Cerebral ischemia during shoulder surgery in the upright position: a case series. J Clin Anesth. 2005;17:463–9.

8. Bishop JY, Sprague M, Gelber J, Krol M, Rosenblatt MA, Gladstone J, et al. Interscalene regional anesthesia for shoulder surgery. J Bone Joint Surg. 2005;87A:974–9.

9. Gonano G, Kettner SC, Ernstbrunner M, Schebesta K, Chiari A, Marhofer P. Comparison of economic aspects of interscalene brachial plexus blockade and general anesthesia for arthroscopic shoulder surgery. Br J Anaesth. 2009;103:428–33.

10. Liu SS, Gordon MA, Shaw PM, Wilfred S, Shetty T, YaDeau JT. A prospective clinical registry of ultrasound-guided regional anesthesia for ambulatory shoulder surgery. Anesth Analg. 2010;111:617–23.

11. Abrahams MS, Aziz MF, Fu RF, Horn JL. Ultrasound guidance compared with electrical neurostimulation for peripheral nerve block: a systematic review and meta-analysis of randomized controlled trials. Br J Anaesth. 2009;102:408–17.

12. McNaught A, Shastri U, Carmichael N, Awad IT, Columb M, Cheung J, et al. Ultrasound reduces the minimum effective local anesthetic volume compared with peripheral nerve stimulation for interscalene block. Br J Anaesth. 2011;106:124–30.

13. Danelli G, Bonarelli S, Tognú A, Ghisi D, Fanelli A, Biondini S, et al. Prospective randomized comparison of ultrasound-guided and neurostimulation techniques for continuous interscalene brachial plexus block in patients undergoing coracoacromial ligament repair. Br J Anaesth. 2012;108:1006–10.

14. Kapral S, Greher M, Huber G, Willschke H, Kettner S, Kdolsky R, et al. Ultrasonographic guidance improves the success rate of interscalene brachial plexus blockade. Reg Anesth Pain Med. 2008;33:253–8.

15. Gelber PE, Reina F, Caceres E, Monllau JC. A comparison of risk between the lateral decubitus and the beach chair position when establishing an anteroinferior shoulder portal: a cadaveric study. Arthroscopy. 2007;23:522–8.

16. Liguori GA, Kahn RL, Gordon J, Gordon MA, Urban MK. The use of metoprolol and glycopyrrolate to prevent hypotensive/bradycardic events during shoulder arthroscopy in the sitting position under interscalene block. Anesth Analg. 1998;87:1320–5.

17. D'Alessio JG, Weller RS, Rosenblum M. Activation of the Bezold-Jarisch reflex in the sitting position for shoulder arthroscopy using interscalene block. Anesth Analg. 1995;80:1158–62.

18. Sia S, Sarro F, Lepri A, Bartoli M. The effect of exogenous epinephrine on the incidence of hypotensive/bradycardic events during shoulder surgery in the sitting position during interscalene block. Anesth Analg. 2003;97:583–8.

19. Kahn RL, Hargett MJ. Betaadrenergic blockers and vasovagal episodes during shoulder surgery in the sitting position under interscalene block. Anesth Analg. 1999;88:378–81.

20. Turker G, Demirag B, Ozturk C, Uckunkaya N. Cardiac arrest after interscalene brachial plexus block in the sitting position for shoulder arthroscopy: a case report. Acta Orthop Belg. 2004;70:84–6.

21. Song SY, Roh WS. Hypotensive bradycardic events during shoulder arthroscopic surgery under interscalene brachial plexus blocks. Korean J Anesthesiol. 2012;62:209–19.

22. Seo KC, Park JS, Roh WS. Factors contributing to episodes of bradycardia hypotension during shoulder arthroscopic surgery in the sitting position after interscalene block. Korean J Anesthesiol. 2010;58:38–44.

23. Bonica JJ, Akamatsu TJ, Berges PU, Morikawa K, Kennedy Jr WF. Circulatory effects of peridural block. Ⅱ. Effects of epinephrine. Anesthesiology. 1971;34:514–22.

24. Campagna JA, Carter C. Clinical relevance of the Bezold-Jarisch reflex. Anesthesiology. 2003;98:1250–60.

25. Tea SH, Mansourati J, L'Heveder G, Mabin D, Blanc JJ. New insights into the pathophysiology of carotid sinus syndrome. Circulation. 1996;93:1411–6.

26. Brull R, McCartney CJL, Sawyer RJ, von Schroeder HP. The indications and applications of interscalene brachial plexus block for surgery about the shoulder. Acute Pain. 2004;6:57–77.

27. Ikeda T, Iwase S, Sugiyama Y, Matsukawa T, Mano T, Doi M, et al. Stellate ganglion block is associated with increased tibial

nerve muscle sympathetic activity in humans. Anesthesiology. 1996;84:843–50.

28. Feigl G, Fuchs A, Gries M, Hogan QH, Weninger B, Rosmarin W. A supraomohyoidal plexus block designed to avoid complications. Surg Radiol Anat. 2006;28:403–8.

29. Griffioen KJ, Venkatesan P, Huang ZG, Wang X, Bouairi E, Evans C, et al. Fentanyl inhibits GABAergic neurotransmission to cardiac vagal neurons in the nucleus ambiguus. Brain Res. 2004;1007:109–15.

30. Song SY, Son SH, Kim SO, Roh WS. Intravenous fentanyl during shoulder arthroscopic surgery in the sitting position after inter scalene block increases the incidence of episodes of bradycardia hypotension. Korean J Anesthesiol. 2011;60:344–50.

31. Tucker MS, Nielsen KC, Steele SM. Nerve block induction roomsphysical plant setup, monitoring equipment, block cart, and resuscitation cart. Int Anesthesiol Clin. 2005;43:55–68.

32. Selander D, Dhuner KG, Lundborg G. Peripheral nerve injury due to injection needles used for regional anesthesia. An experimental study of the acute effects of needle point trauma. Acta Anesthesiol Scand. 1977;21:182–8.

33. Kesseler J, Gray AT. Sonography of scalene muscles anomalies for brachial plexus block. Reg Anesth Pain Med. 2007;32:172–3.

34. Perlas A, Chan VW, Simons M. Brachial plexus examination and localization using ultrasound and electrical stimulation. Anesthesiology. 2003;99:429–35.

35. Yang WT, Chui PT, Metreweli C. Anatomy of the normal brachial plexus revealed by sonography and the role of sonography guidance in anesthesia of the brachial plexus. Am J Roentgenol. 1998;171:1631–6.

36. Spence BC, Beach ML, Gallagher JD, Sites BD. Ultrasound-guided interscalene blocks: understanding where to inject the local anesthetic. Anesthesia. 2011;66:509–14.

37. Weinberg GL, VadeBoncouer T, Ramaraju GA, Garcia-Amaro MF, Cwik MJ. Pretreatment or resuscitation with a lipid infusion shifts the dose–response to bupivacaine-induced asystole in rats. Anesthesiology. 1998;88:1071–5.

38. Benumof JL. Permanent loss of cervical spinal cord function associated with interscalene block performed under general anesthesia. Anesthesiology. 2000;93:1541–4.

39. Dutton R, Eckhardt WF, Sunder N. Total spinal anesthesia after interscalene blockade of the brachial plexus. Anesthesiology. 1994;80:939–41.

40. Borgeat A, Ekatodramis G, Kalberer F, Benz C. Acute and nonacute complications associated with interscalene block and shoulder surgery. Anesthesiology. 2001;95:875–80.

41. Thompson GE, Miller RD, Stevens WC, Murray WR. Hypotensive anesthesia for total hip arthroplasty: a study of blood loss and organ function (brain, heart, liver, and kidney). Anesthesiology. 1978;48:91–6.

42. Tuncali B, Karci A, Bacakoglu AK, Tuncali BE, Ekin A. Controlled hypotension and minimal inflation pressure: a new approach for pneumatic tourniquet application in upper limb surgery. Anesth Analg. 2003;97:1529–32.

43. Papadonikolakis A, Wiesler ER, Olympio MA, Poehling GG. Avoiding catastrophic complications of stroke and death related to shoulder surgery in the sitting position. Arthroscopy. 2008;24:481–2.

44. Kim YS, Lee JY, Yang SC, Song JH, Koh HS, Park WK. Comparative study of the influence of room-temperature and warmed fluid irrigation on body temperature in arthroscopic shoulder surgery. Arthroscopy. 2009;25:24–9.

45. Jensen KH, Werther K, Stryger V, Schultz K, Falkenberg B. Arthroscopic shoulder surgery with epinephrine saline irrigation. Arthroscopy. 2001;17:578–81.

46. D'Alessio J, Rosenblum M, Shea K, Freitas D. A retrospective comparison of interscalene block and general anesthesia for ambulatory shoulder surgery. Reg Anesth Pain Med. 1995;20:62–8.

47. Brown AR, Weiss R, Greenberg C, Flatow EL, Bigliani LU. Interscalene block for shoulder surgery: comparison with general anesthesia. Arthroscopy. 1993;9:295–300.

48. Gautier P, Vandepitte C, Ramquet C, DeCoopman M, Xu D, Hadzic A. The minimum effective anesthetic volume of 0.75% ropivacaine in ultrasound-guided interscalene brachial plexus block. Anesth Analg. 2011;113:951–5.

49. Alemanno F, Ghisi D, Fanelli A, Faliva A, Pergolotti B, Bizzarri F, et al. Tramadol and 0.5% levobupivacaine for single-shot interscalene block: effects on postoperative analgesia in patients undergoing shoulder arthroplasty. Minerva Anestesiol. 2012;78:291–6.

50. Behr A, Freo U, Ori C, Westermann B, Alemanno F. Buprenorphine added to levobupivacaine enhances postoperative analgesia of middle interscalene brachial plexus block. J Anesth. 2012;26:746–51.

51. Capdevila X, Ponrouch M, Choquet O. Continuous peripheral nerve blocks in clinical practice. Curr Opin Anaesthesiol. 2008;21:619–23.

52. Gomoll AH, Kang RW, Williams JM, Bach BR, Cole BJ. Chondrolysis after continuous intra-articular bupivacaine infusion: an experimental model investigating chondrotoxicity in the rabbit shoulder. Arthroscopy. 2006;22:813–9.

第 10 章

入路定位与相关解剖

Andrea Grasso, Domenico A. Santagada, and Matteo Salvatore

刘闻欣　译

肩关节镜是一种能够完美呈现盂肱关节、肩峰下及喙突下间隙的微创技术。掌握这项技术需要一段很长的学习曲线，通过对肩关节解剖及病理的深入了解，才能安全而有效地完成关节镜手术。

无论何种关节镜技术，只有对手术入路有充分的了解及正确的定位，才能正确地进入到关节内。这不仅能帮助我们获得更好的关节内及肩峰下视野，同时也能更好地满足关节镜手术合适的入路角度及活动度。

入路附近的血管和神经结构使得入路的建立具有较高的风险。据文献报告，直接的动脉或神经损伤的发生率相对较低，比如暂时性的神经麻痹，这往往涉及肌皮神经、尺神经、桡神经、腋神经和正中神经[1]。然而，静脉损伤的发生率相对较高，尤其是头静脉的损伤[2]。

本章主要介绍肩关节镜检查及手术的一些基本入路的建立步骤。一些用于特殊操作的附加入路将在本书相关的章节里做详细介绍。

体表标记

肩关节镜操作的第一步就是画出体表的骨性标记。这样一来，即使软组织因灌注而肿胀，医生也能较容易地建立附加的入路。

首先通过前三根手指触诊辨识肩胛冈、前外侧角及后外侧角，并用标记笔标记，然后辨别锁骨远端的前后缘并标出肩锁关节，最后定位喙突并标记喙突与肩峰前外侧角之间的喙肩韧带（图 10.1）。

术前使用腰穿针向关节腔内注射肾上腺素/去甲肾上腺素的稀释溶液（1∶80 000）有利于关节入

路的建立并减少操作过程中的出血。注射针通过位于肩峰后外侧角的下方 2 cm、内侧 1~2 cm 的肩关节"软点"穿刺进入（图 10.2）。

盂肱关节入路

后入路

后入路（或称为"软点"入路）是几乎所有肩关节镜操作初始的观察入路。它是通过肩峰后外侧角内侧 1~2 cm，下方 2 cm 的定位点进行盲穿，并朝向喙突方向置入钝性的关节镜鞘管（正如 Andrew 等[3] 所描述）。这个入路也可用于开始阶段插入腰穿针扩张关节腔。Wolf[4] 所描述的后正中入路与后入路的主要区别就在于其皮肤切口位于肩峰后外侧角 2~3 cm 以远。该入路与后关节线水平相对应，故能平行关节盂表面进入关节（图 10.3）。如果患者处于沙滩椅位，肩关节轻度外展并向外牵引，使后关节囊紧张，就能够更容易地建立该入路。

当建立该入路时，其下方的腋神经、内侧的肩胛上神经及动脉有潜在的损伤风险。他们与入路的平均距离分别为 49.3 mm 及 29 mm[5]。

当关节镜进入关节后，可以通过气体扩张进行诊断性关节镜检查。通过鞘管注入 30 ml 气体使封闭的关节腔膨胀。然后，通过该入路进行液体灌注，并完成前方入路的建立。

前方入路

前正中入路

前正中入路，即 Matthews 入路[6]，可以使用

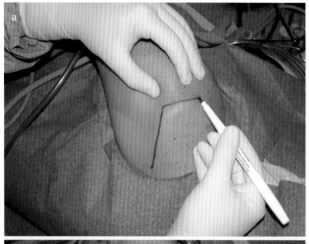

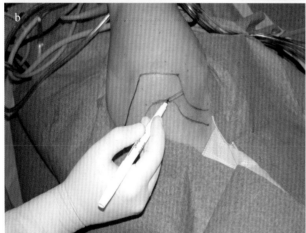

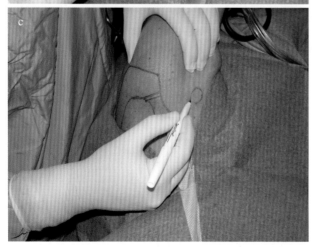

图 10.1 肩关节镜的骨性体表标记。a. 画出肩胛冈、后外侧角、前外侧角和肩峰外侧缘；b. 在肩峰和锁骨远端之间确定肩锁关节；c. 在锁骨远端的下方确定喙突

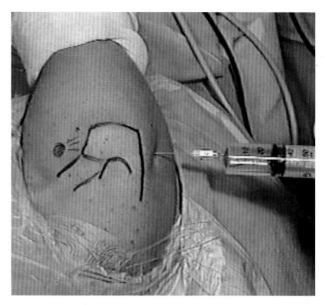

图 10.2 通过"软点"注射扩张关节

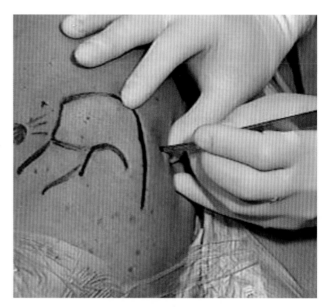

图 10.3 后正中入路建立于肩峰后外侧角以内 2 cm、以远 2~3 cm

顺行法（由外向内）和逆行法（由内向外）建立。

由内向外技术时，将 Wissinger 棒插入关节镜鞘管。交换棒朝向喙突，穿过由肱二头肌腱长头腱内侧缘、肩胛下肌腱上缘与肱骨头组成的安全三角区域，直抵前方皮肤，刚好位于喙突的外侧。在交换棒的顶端做一皮肤切口，然后将塑料套管顺着它插入到关节内（图 10.4）。

在使用由外向内技术时，可以在喙突外侧的皮肤定位点处用腰穿针（20G）通过由肱骨头外侧、盂缘内侧、肱二头肌长头腱上缘围成的三角区域穿刺进入关节，其间穿刺针应始终保持在肩胛下肌腱的上方（图 10.5）。

该入路在涉及盂肱关节前上部分的操作时特别有用（如肱二头肌腱长头的切断或固定、肩胛下肌腱修复、前上方关节囊盂唇修补）。

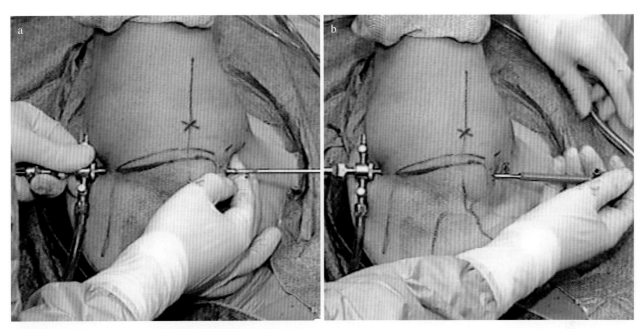

图 10.4 前正中入路。a. 该入路通过交换棒逆行法建立；b. 塑料套管通过交换棒插入关节

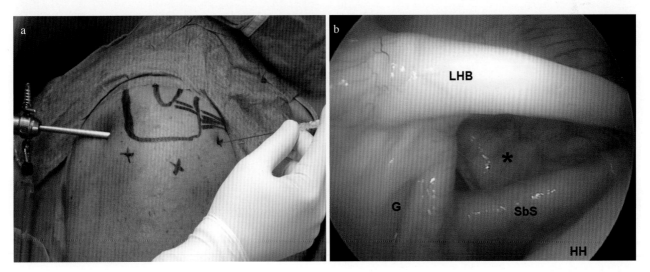

图 10.5 前正中入路。a. 该入路通过顺行法建立；b. 腰穿针的进针点应在肱骨头内侧、盂唇外侧、肱二头肌长头腱下缘围成的三角区域内，并保持在肩胛下肌腱的上方

建立该入路时，腋神经、肌皮神经、腋动脉、头静脉都有损伤的风险，它们与入路的平均距离分别为 31 mm、21.3 mm、33 mm 及 17 mm[5]。

前下入路

前下入路，即 Wolf 入路[4]，可以使用由外向内或由内向外建立。为了更准确地建立该入路，我们建议使用由外向内的顺行法，该方法可以在直视下观察到肩胛下肌腱的上缘，从而避免损伤该肌腱。

可于喙突的外下方做皮肤切口，并插入之前提及过的腰穿针（20G），在肩胛下肌腱的上缘穿过安

全三角（图 10.6）。

该入路通常用于修补前下方关节囊盂唇时置入带线锚钉及缝合钩。

建立该入路时，腋神经、肌皮神经、腋动脉、头静脉都有损伤的风险，它们与入路的平均距离分别为 14 mm、19 mm、42 mm 及 14 mm[5]。

前上入路

Wolf 此外还描述了一种前上入路，通过由外向内的方法建立，并位于喙突与肩峰之间。该入路于肱二头肌长头腱前方进入关节内（图 10.7）。

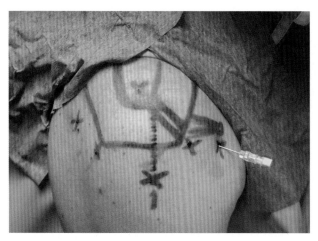

图 10.6 运用腰穿针顺行法建立 Wolf 前下入路

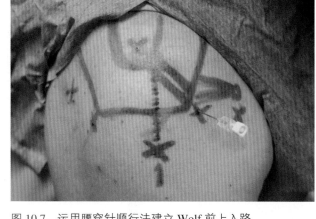

图 10.7 运用腰穿针顺行法建立 Wolf 前上入路

该入路是 Bankart 损伤修补术时的引流通路和 / 或抓取通道, 或前方 / 后方关节囊修补时的观察入路。

5 点钟位入路

Davidson 与 Tibone [7] 描述了使用 5 点钟位入路能够进入到下方肩胛盂缘, 而且在进行 Bankart 修补时更容易从正确的角度打入缝合锚钉。这个入路可以通过由内向外的技术建立, 关节镜由后方入路置入, 并指向盂唇 5 点方向 (对于右肩而言), 然后替换成交换棒, 穿过前方关节囊。当建立该入路时, 应最大限度内收肱骨来避免血管神经损伤。

因为其与前方血管神经结构的毗邻, 5 点位入路被认为是最不安全的入路。实际上腋神经和动脉距其仅 13 mm 及 15 mm, 头静脉距其 17 mm[5]。

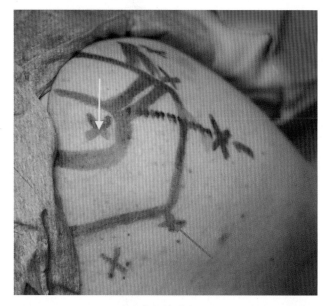

图 10.8 Neviaser 入路 (黄色箭头) 及 Wilmington 入路 (红色箭头)

上方入路

上方入路, 即 Neviaser 入路, 又被称为 "锁骨上窝入路", 位于锁骨上窝, 前方为锁骨, 后方为肩胛冈, 外侧为肩峰内侧缘 [8] (图 10.8)。

该入路一开始被用作辅助的进水入路, 后来发现在行 SLAP 损伤修补时也可以辅助置入缝合锚钉。[9] 该入路目前已经较少使用。

该入路距肩胛神经和肩胛上动脉的平均距离分别为 24 mm 及 26 mm。[4]

外侧入路

Wilmington 入路

该入路是在关节内直视下建立的, 镜头通常朝向前方。于肩峰后外侧角外侧 1 cm、下方 1 cm 处插入腰穿针, 并穿过肩袖的后外侧部 (图 10.8)。

该入路的优势在于能直接到达后上方盂唇, 因而在修补后方 SLAP 损伤时特别有用[10]。主要的缺点在于该入路可能损伤肩袖, 为了避免肌腱撕裂, 切口的方向应与肌纤维方向平行, 并小于 5 mm。

腋神经距离该入路平均距离为 55 mm[4]。

外上入路

外上入路由 Laurencin 等描述[11], 位于肩峰前外侧缘的外侧, 该入路对于前方稳定性的操作有所帮助。

腋神经距离该入路的平均距离为 70 mm[4]。

肩峰下间隙入路

后方入路

后正中入路

该入路如盂肱关节后方入路一样位于"软点"位 (图 10.9)。插入带钝性穿刺内芯的关节镜鞘管后，为了更好地到达肩峰下间隙，进入皮下组织深部后应朝向头侧移动。鞘管将会触碰到肩峰后缘，并逐渐通过肩峰下进入肩峰下间隙。使用鞘管触碰肩峰后外侧缘及前外侧缘，可以感受其方向和形状。

该入路与腋神经的平均距离为 49 mm；肩胛上神经和肩胛上动脉分别位于其下方 29 mm、内侧 27 mm。[4]

后外侧入路

正如后方入路一样，该入路的建立也是为了在修补肩袖时置入镜头。根据 Ellman 的描述[12]，该入路位于肩峰外侧缘下方 2 cm 及其后缘的延长线上 (图 10.9)。实践证明，该入路能获得上方的活动空间以及对肩锁关节更好的视野，而且相较于后正中入路也能更好地看清肩袖结构。该入路通常在关节镜操作从关节内转向肩峰下时使用，常与前方入路同时使用（参照下方由内向外技术的描述）。

该入路位于一个相对比较安全的区域。实际上，最近的血管神经结构是腋神经，平均距离也有 56 mm[4]。

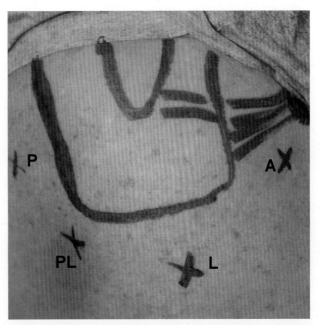

图 10.9 肩峰下入路的体表标记。P，后入路；PL，后外侧入路；A，前方入路；L，外侧入路

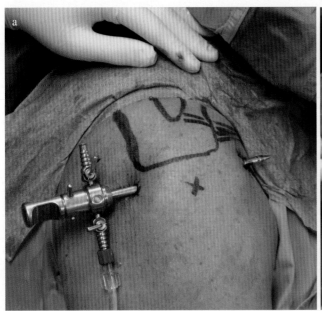
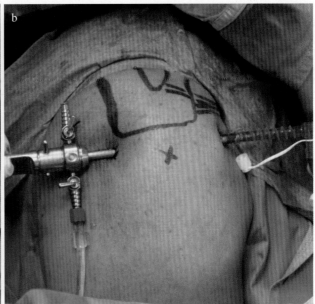

图 10.10 前方入路。a. 通过后外侧入路用带关节镜鞘管的钝性穿刺内芯逆行法由内向外建立该入路；b. 通过前方入路的关节镜鞘管插入塑料套管

前方入路

前方入路位于喙突与肩峰前外侧缘之间。该入路必须从喙肩韧带外侧建立以避免干扰其活动性能并减少潜在的出血风险（图 10.9）。该入路通常通过由内向外技术建立，在后外侧入路，通过带钝性穿刺内芯的关节镜鞘管直接向肩峰下间隙置入 6 mm 引流套管（图 10.10）。

其距离腋神经及动脉平均 54 mm 及 53 mm，头静脉距其平均 39 mm。[4]

外侧入路

外侧入路

该入路位于肩峰外侧缘下方 2~3 cm，肩锁关节后缘延长线上（图 10.9）。最好能通过后方入路，在镜头直视监控下用腰穿针从肩峰外侧缘的外下方穿入，从而建立这个操作 / 观察入路。如果该入路能正确地定位到肩袖损伤的中央或肩峰的中央部分，将使下一步的操作如肩袖修补或肩峰成形更加简单易行（图 10.11）。

腋神经在肩峰外侧缘下方超过 5 cm 的地方通过。

前外侧入路

这个 Ellman 第二入路位于肩峰外侧缘下方 2~3 cm，肩峰前缘的延长线上[12]。通过该入路能直接到达肩峰底面，常用于关节镜下肩峰成形术。该入路通常是在后入路的直视监控下用腰穿针以由外向内技术建立。

由于前外侧入路距腋神经平均距离 70 mm，因此特别安全[4]。

肩锁关节入路

肩锁关节可以通过直接或间接法进行处理。

直接法

该技术要求能直接进入到肩锁关节。由于肩锁关节相对较小及其特殊解剖构造特点，我们需要用到一些合适的设备：2.7 mm 镜头、2.0 mm 打磨头。这些设备常被用于治疗使关节间隙扩大的肩锁关节疾病，例如锁骨远端的骨溶解。

直接法中需要两个入路：前上入路与后上入路（图 10.12）。

前上入路

首先找到锁骨远端和肩峰内侧缘之间的关节线，然后从肩锁关节线前方 7.5 mm 建立该入路。

后上入路

首先找到锁骨远端和肩峰内侧缘之间的关节

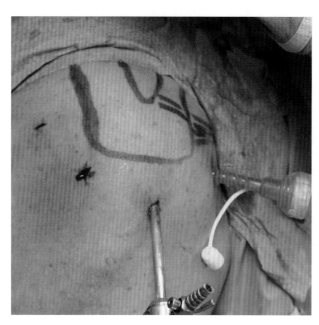

图 10.11 当肩峰下间隙操作时，外侧入路主要是作为观察入路

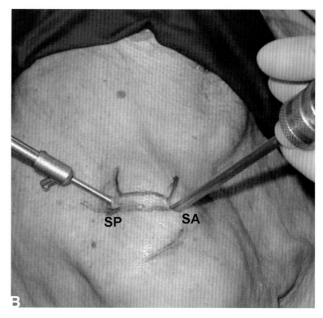

图 10.12 肩锁关节的直接入路（SA，前上；SP，后上）

线，然后从肩锁关节线后方 7.5 mm 建立该入路。

间接法

该方法需要的入路与肩峰下入路相同。一般来说，该方法不仅仅用于治疗肩锁关节疾病，还能进行肩峰下结构的操作（如肩袖修补、肩峰成形等）。因锁骨远端骨赘引起的肩峰下撞击征通过间接法很容易处理。

有时可以做一个辅助的上方直接入路来直接评估关节间隙（图 10.13）。但由于可能破坏上方肩锁关节囊韧带（该韧带协同斜方肌在维持肩锁关节上方稳定性中发挥重要作用），因此只有在必要时才会建立该入路。

作者常用的技术

在处理关节不稳、伴或不伴肩袖病变的肩峰下撞击和肩锁关节病变时，常需要用到各种不同的入路。接下来介绍一下面对各种不同肩关节病变时我们通常是如何选择入路的。

- 盂肱关节不稳：后方入路、前正中入路、前上入路。
- 肩峰下病变：后外入路、前方入路、外侧入路。
- 肩锁关节疾病：间接法（关节病变，轻度的骨溶解）、直接法（严重的骨溶解）。

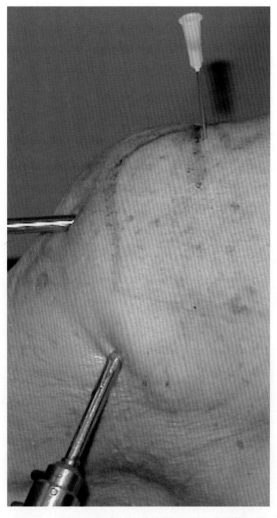

图 10.13　用一根腰穿针定位肩锁关节上方直接入路

参 · 考 · 文 · 献

1. Rodeo SA, Forster RA, Weiland AJ. Neurological complications due to arthroscopy. J Bone Joint Surg Am. 1993;6:917–26.
2. Weber SC, Abrams JS, Nottage WM. Complications associated with arthroscopic shoulder surgery. Arthroscopy. 2002;2:88–95.
3. Andrews JR, Carson Jr WG, Ortega K. Arthroscopy of the shoulder: technique and normal anatomy. Am J Sports Med. 1984;12:1–7.
4. Wolf EM. Anterior portals in shoulder arthroscopy. Arthroscopy. 1989;5:201–8.
5. Meyer M, Graveleau N, Hardy P, Landreau P. Anatomic risks of shoulder arthroscopy portals: anatomic cadaveric study of 12 portals. Arthroscopy. 2007;23:529–36.
6. Matthews LS, Zarins B, Michael RH, Helfet DL. Anterior portal selection for shoulder arthroscopy. Arthroscopy. 1985;1:33–9.
7. Davidson PA, Tibone JE. Anterior-inferior (5 o'clock) portal for shoulder arthroscopy. Arthroscopy. 1995;5:519–25.
8. Neviaser TJ. Arthroscopy of the shoulder. Orthop Clin North Am. 1987;3:361–72.
9. Selby RM, Altchek DW, Di Giacomo G. The Di Giacomo technique: simplified suture passing in SLAP repair. Arthroscopy. 2007;23:439.e1–2.
10. Lo IK, Lind CC, Burkhart SS. Glenohumeral arthroscopy portals established using an outside-in technique: neurovascular anatomy at risk. Arthroscopy. 2004;20:596–602.
11. Laurencin CT, Deutsch A, O'Brien SJ, Altchek DW. The superolateral portal for arthroscopy of the shoulder. Arthroscopy. 1994;10:255–8.
12. Ellman H. Arthroscopic subacromial decompression: analysis of one- to three-year results. Arthroscopy. 1987;3:173–81.

第 *11* 章

诊断性肩关节镜手术

Antonio E. G. C. Cartucho

李欢　译

引　言

在过去的 20 年里，肩关节镜成了一项基本的诊疗工具。自 Ellman 第一次描述肩峰下减压术以来 [1]，在基础科学、生物力学和工程学的共同推动下，肩关节镜技术在持续发展，如今肩关节不稳、肩袖损伤以及部分肩关节周围退行性变等疾病都已经能够在肩关节镜下进行治疗。

关节镜应该作为一种工具来处理某些疾病，这意味着我们在应用关节镜治疗疾病时应有正确的适应证、精准的技术和相应的技术现状。关节镜手术中的技术手法处于最重要的部分，但主刀医生应该能够认清什么是异常的组织结构、什么是正常的结构变异，所观察到的结构损伤是不是患者主诉的首要原因，并且最终决定正确的处理疾病的方法，使用良好的操作技术，这其中的每个方面都是成功的关键。

在这一章节，我们将要说明技术层面以及病理、临床方面的相关问题。

手术室和患者体位

手术室可用区域的合理使用与手术台的正确摆放是至关重要的。手术台的位置和其他设备如摄像设备、灌注泵、射频设备和关节镜显示器的位置摆放都依赖于患者的体位。

"沙滩椅"和"侧卧位"两个体位的应用差别不大，两者之间没有哪个更有优势。然而，众所周知沙滩椅位更适合术中转为开放性手术，侧卧位在做肩关节不稳手术时在手术操作和视觉上占优。

"沙滩椅"体位是患者后背与地面成角 45°~80°，背部分段手术床一个重要的优势是能够充分暴露手术侧肩关节的背侧。如果不采用这样的设备，患者的手臂将被拉到手术台的边缘，只能在肩胛骨下放一个小枕头来轻微的旋转肩关节，此外，在主刀医生想要使用关节镜观察肩关节外侧时，关节镜的操作会受到手术台的干扰。

当选择"侧卧位"体位，就可以使用一个标准的手术床。患者侧卧位，真空垫支撑骶骨和耻骨。3 kg 的牵引用于保持肩关节外展 70°、前屈 20° 的位置，检查肩峰下滑囊时可能需要改变牵引角度。

两个体位都要求必备的手术设备放在术者的对面，呼吸机、麻醉医师位于患者头侧。

关节镜工具

肩关节镜必要的基础器械和膝关节镜是一样的：
- 一个 4.5 mm 关节镜鞘，至少有一个进水口，最好有另外一个孔接吸引装置
- 一个 30° 倾斜角镜头
- 冷光源系统
- 摄像装置
- 探针（最好是长的）
- 监测系统
- 灌注泵
- 数字化录像系统
- 动力刨削
- 射频
- 手术套管

录像系统虽然不是至关重要的，但是对于回顾

那些临床效果不好的病例和教学工作是非常重要的，同样很重要的是可以在诉讼中作为一项重要的证据。

尽管有少数医生认为灌注泵不是必需的，但是它却能让我们知道流进关节的液体有多大压力。肩关节的液体压力应控制在 40~50 mmHg，压力泵还可以用来进行短期的加压以达到进一步扩张和止血作用。

基本原则和入路

为患者选择好体位后，就应该画一些骨性标志了。肩胛骨外侧肩峰端的前外侧和后外侧转角部位标记要准确，锁骨的前、后部和肩锁关节处一定要标记好。最后是喙突的标记（图 11.1）。这些位置标记能够帮助主刀医生恰当使用三角定位技术并且选取合适的入路。尽管如此，主刀医生必须牢记在操作时皮肤标记点与初始标记可能有多至 2 cm 的偏差，这是因为软组织的扩张尤其在关节外操作时扩张更明显。多次进入关节失败的不正确手术技术也会导致关节腔里大量的液体外渗，最终导致手术

越来越困难。

三角定位技术能帮助主刀医生知道现在处于哪个位置，怎样看见某个结构，怎样把器械放到视野中区，这是结合外部的显示器和直接结合骨性标记来完成的。如果外科医生在看不到正在使用的探针或者器械时，那么保持关节镜静止，手中的器械应先碰到关节镜然后沿着镜体滑到尖端，就可以将器械带到视野中。

最初肩关节镜观察入路是后侧入路。在肩峰的后外侧角下 2 cm、内 1 cm 做一小切口，切口大小应足够让关节镜鞘伸入（图 11.2）。肩关节镜依次穿过皮肤、后侧三角肌、冈下肌和小圆肌的间隔。关节镜鞘应指向喙突方向穿刺，穿透后关节囊进入肱骨头和肩胛盂间隙，就进入肩关节了。这个入路手术医生要注意三角区域的血管神经（桡神经和肱深动脉）、三边孔血管神经（旋肩胛动脉）和四边孔血管神经（肱后动脉和腋神经）。

盂肱关节彻底地关节镜检查后使用同一后方入路可以进入肩峰下间隙。进入前，应先从冈上肌和小圆肌间隙撤出关节镜鞘和钝芯，然后向稍外、上重新定向以经过肩峰下表面到达前方。常见的错误是关节镜穿刺方向偏内或偏后没有进入肩峰下滑囊，这种情况下医生将无法使肩峰下滑囊膨胀，而且视野也会被周围的软组织干扰。可以尝试几次确保到达正确位置，记住这样就可以减少液体外渗和软组织肿胀。

后入路要足够低以允许关节镜鞘自由通过，假如需要切除锁骨远端，那么后入路切口可以更偏内

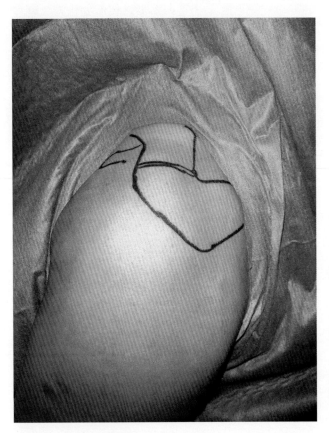

图 11.1 画出骨性标志

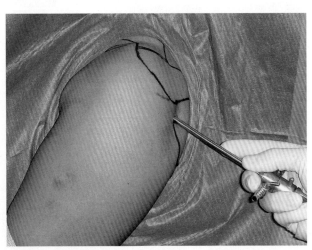

图 11.2 后方入路

侧，如果计划进行肩袖修补，那么后入路需要更偏外侧。然而，重要的是要寻求平衡，一个偏外侧的后入路将更利于从滑囊侧观察肩袖损伤，但一个太偏外侧的后入路将很难观察关节侧的相同病变。

两种方法可以用来建立辅助入口。"由内向外"的方法是关节内直视下把关节镜鞘放在所需空间，然后通过交换棒在皮肤上形成一个凸点，在凸点皮肤做切口，其大小应足够容纳一个工作套管。这种方法降低了技术难度，但是可能也局限了入口的位置和器械的工作范围。例如，当处理一个不稳的病例，工具需要达到前下关节囊位置，并且前肩胛盂缘的锚钉置入要呈45°角。

"由外向内"的方法就是直视下在选择的区域以正确的角度向关节内穿刺导针以帮助手术图（图11.3）。选择和确认好正确的位置后，在皮肤上切一个口子，可以容纳一个工作套管。这种方法是有经验的外科医生的首选方法，但是"由内向外"的方法对学习曲线刚开始的医生是很有用的。

通过肩袖间隙建立盂肱关节前方入路。这个空间上界为肱二头肌长头腱、下界为肩胛下肌腱。如果运用"由外向内"的技术，应根据术式选择恰当的内外、上下的角度。

可以在辅助入路使用或不使用套管，使用套管将使灌注液从关节镜流入变为从套管流入。套管可以更好控制液体出入量而且利于器械重复进出。不过套管可能需要更长的切口而且限制器械的自由移动。由于这些原因，有经验的肩关节医生在做盂肱关节外手术，即肩峰下手术时往往不愿使用它们。

在肩峰下间隙，沿着锁骨后缘线，在肩峰端外侧约2~3 cm处制作一个外侧入路。再次使用"由外向内"的技术，根据手术计划，医生必须找到准确的位置，从而更易到达肩峰下和肩袖。

盂肱关节镜诊断（视频11.1）

后入路进入盂肱关节腔后，术者应该可以找到肱二头肌长头肌腱，肩袖间隙在它的下方和肩胛下肌肌腱的上方（图11.4）。

诊断性关节镜手术一定要系统化，以便能看到所有结构。最初可以不用液体扩张关节腔进行观察，这样更易定量炎性反应，因为流体压力会改变组织表面的血管充盈，为了教学目的下面将会详细说明4个区域。

上部区域

肱二头肌长头腱连着上盂唇。这个结构在基底部呈三角形状，会有一个半月板型的止点，就像Snyder所描写的可能出现几种的磨损和分离[2]。为了评价这个结构的止点，在前入路要插入一个探钩，磨损和裸骨的存在是不正常的。然而，仔细地查体、病史、辅助检查以及是否存在肱二头肌腱不

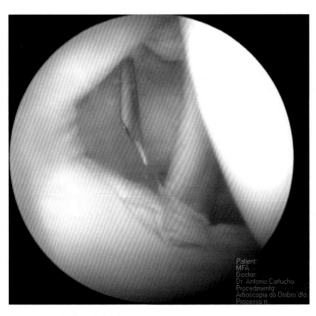

图11.3　由外向内技术

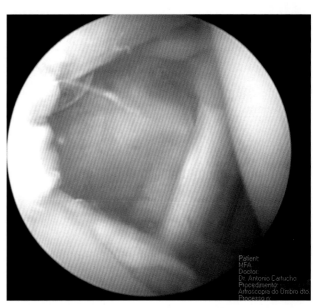

图11.4　肩袖间隙

稳都将决定肌腱是否需要修补或者固定。

哓肱韧带（CHL）环绕肱二头肌肌腱，向冈上肌和肩胛下肌发出纤维束，参与形成结节间沟，起自肩胛盂前上方止于小结节的盂肱上韧带构成其底部。

前屈和外展位内／外旋手臂动作可以评估患者肱二头肌腱的稳定性，此时可以向关节内放入探钩将肱二头肌腱关节外部分拉入关节内以观察磨损、部分损伤和炎性征象。

关节镜应该缓慢后撤，同时将手放低、轻柔地旋转光源系统，可以看到冈上肌止点（图 11.5）。部分退变性关节侧损伤存在磨损，而创伤性部分撕裂往往有一个瓣状的组织突出到关节腔内。冈上肌的任何磨损都应该被清理，此时通过使用腰穿针置入标记线，有助于滑囊侧关节镜操作时到达肩袖的同一部位。肩袖撕裂深度的评估对于治疗方式的选择是非常重要的，这可以通过在撕裂肩袖和关节边缘使用一个已知尺寸的工具来实现。

继续向后观察肱骨头（HH）的裸区（没有软骨，但是有粉红色滋养孔），可以观察到冈下肌止点的撕裂或磨损。对于这种病例要牢记后上撞击的诊断，可以通过临床评估和外展外旋位使患者冈下肌和后上盂唇撞击证实 [3]。

前方区域

肱骨头关节软骨和关节盂检查一定要仔细。前方 "3 点钟" 位置的肩胛盂正常的构成肩胛盂切迹，

在其下方任何关节盂唇的分离都是病理的。另一方面，在盂肱中韧带 Buford 型止点时，肩胛盂切迹上方的盂唇可能出现一个唇洞或缺如 [4]。这些变异是正常的，软骨中央凹陷也是正常的。

肩胛下肌的关节内损伤可以在关节镜下观察到，盂肱中韧带以 60° 角穿过肩胛下肌腱（图 11.6），可以由牢固的结构变异为薄纱状，它起自靠近肱骨小结节的肱骨颈止于前上关节盂缘。要注意检查该部位的肩胛下肌腱陷凹以排查游离体。

下方区域

轻柔的外展 45° 牵引后，关节镜检查转向前下方。盂肱下韧带的前束起自肱骨止于前下关节盂缘，继续往下应该检查腋囊以及注意是否有游离体。一定要注意关节囊下面就是腋神经，在该区域行关节不稳（关节囊紧缩）或者关节僵硬（关节囊切开）手术可能会损伤腋神经。轻轻地后撤关节镜，可以观察盂肱下韧带后束。为了看到关节囊肱骨止点，要将关节镜转向腋囊（图 11.7）。通过此种检查方式盂肱韧带肱骨侧撕脱可以被诊断。

后区

关节镜差不多快移出关节镜时，应该检查肱骨头后部。骨软骨病变（Hill–Sachs 损伤）在关节不稳的病例中经常可见（图 11.8），应该通过手臂外展外旋检测该损伤是否与前肩胛盂啮合。要观察后

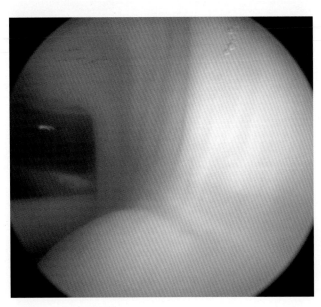

图 11.5　冈上肌止点

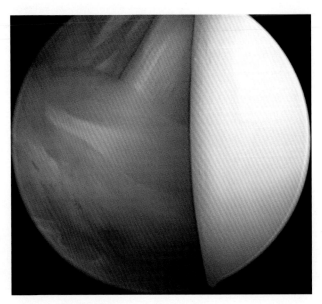

图 11.6　盂肱中韧带

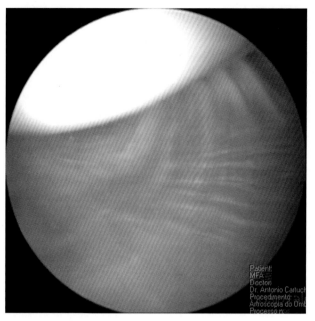

图 11.7 关节囊肱骨止点

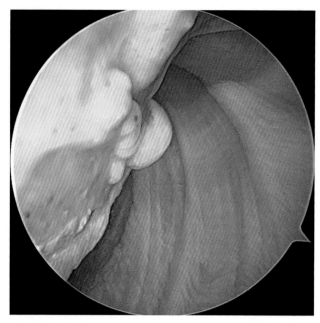

图 11.8 肱骨头后部

侧盂唇的分离和磨损，特别是后上盂唇的磨损伴随冈下肌关节侧撕裂应高度怀疑后上撞击[3]。

这个区域的检查也可以从前方入路进行，这样可以提供更好的后侧盂唇和关节囊的视野，也可对前方结构进行居高临下的观察（图 11.9），这在关节不稳的病例很重要。

滑囊侧的关节镜检查（视频 11.1）

关节镜由后入路进入，根据前面介绍的技术操作制作外侧入路。外科医生一开始就必须意识到扩张滑囊可以观察肌腱，并不是每次都需要通过扩大软组织清理来获得好的视野（图 11.10）。当确定关节镜在准确的位置时，如果需要进行关节囊切除来改善视野，我们选择使用刨刀并使其尽量靠近镜头刀锋向上以避免损伤肩袖。要知道功能良好的肩袖肌腱是不会轻易被刨削器械损伤的，但即便如此，外科医生也要运用一切必要的手段避免医源性损伤。

在这个间室，液体流出控制是至关重要的。流出过量，膨胀的滑囊将回缩，这会引起出血使视野变得模糊。喙肩动脉的肩峰侧支分布在喙肩韧带旁，当喙肩韧带切断时会造成出血，这时就要关掉吸引器，可能的话泵入的液体压力要提高到70 mmHg，通过关节镜找到出血的血管。通过这

种方式从关节镜流入的液体可以冲走血液，使得可以使用射频装置止血。假如所有的方法都没法控制流量，手术医生必须用手堵住所有的入路限制液体的流出，最后和麻醉师确认患者的血压。根据 Morrison 等的说法患者的血压和肩峰下的压力有50 mmHg 的差距[5]。

关节镜向下观察，通过旋转手臂调节视野，检查肌腱的质量，肩袖撕裂的位置、形状、回缩

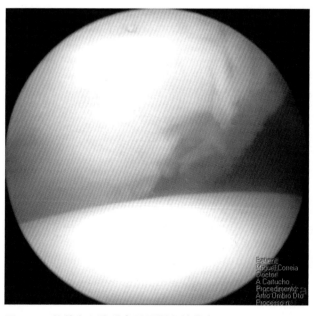

图 11.9 从前方入路观察后盂唇和关节囊

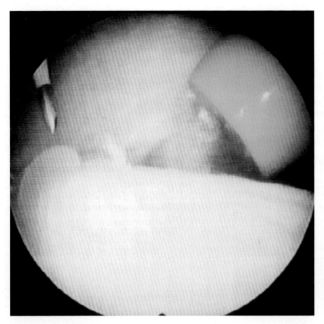

图 11.10　肩峰下滑囊

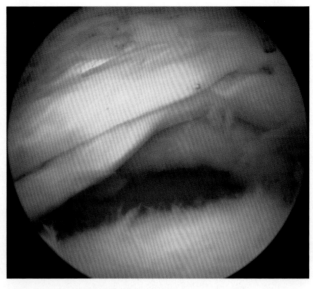

图 11.11　全层肩袖撕裂（外侧入路前部观）

程度和移动度。此时将入路改为外侧入路获得一个撕裂的前面观是有用的（图 11.11）。这样从后侧入路用刨吸刀很容易清理后侧滑囊并确定腱腹交界部。

关节镜向上观察，肩峰撞击会伴随肩峰下表面和喙肩韧带的磨损。

总　结

关节镜是非常重要的诊断和手术工具，有很长的学习曲线，要有扎实的理论知识支持。先要在塑料模型上练习初级手术技巧然后转到尸体操作。肩关节外科进修以及观摩有经验的外科医生非常有价值。第一次做手术最好是有一位经验丰富的肩关节镜外科医生指导。

尽管有神经损伤、血管损伤、感染和肺水肿报道，但并发症总体上是少的。

关节镜检查可以详尽地评估肩关节结构，但对结构表现过度诊断的风险值得关注。在考虑适当的治疗前，我们要明确关节镜检查结果、临床病史和术前辅助检查之间的关系。

参·考·文·献

1. Ellman H. Arthroscopic subacromial decompression: analysis of one- to three-year results. Arthroscopy. 1987;3:173–81.
2. Snyder SJ. Shoulder arthroscopy. Philadelphia: Lippincott Williams & Wilkins; 2003.
3. Walch G, Boileau P, Noel E, Donell ST. Impingement of the deep surface of the supraspinatus tendon on the posterosuperior glenoid rim: an arthroscopic study. J Shoulder Elbow Surg. 1992;1:238–45.
4. Williams MM, Snyder SJ, Buford Jr D. The Buford complex-the "cord-like" middle glenohumeral ligament and absent anterosuperior labrum complex: a normal anatomic capsulolabral variant. Arthroscopy. 1994;10:241–7.
5. Morrison DS, Schaefer RK, Friedman RL. The relationship between subacromial space pressure, blood pressure, and visual clarity during arthroscopic subacromial decompression. Arthroscopy. 1995;11:557–60.

第 12 章

锚钉和缝线

Sean G. Haslam and F. Alan Barber

朱以明　译

引　言

　　肩关节镜技术已经取得重大进步，表现在两个主要方面：带线锚钉的发展和高分子聚乙烯材料（UHMWPE）缝线的推出。目前在肩关节镜手术中，这些锚钉和缝线扮演了重要的角色。一般而言，锚钉在肩关节中被用于两个完全不同的领域：在盂肱关节中使盂唇和韧带附着于高密度关节盂骨床以及在滑囊侧使肩袖和肱二头肌腱固定到肱骨大结节或者小结节。

　　带线锚钉设计时根据不同锚钉特性和应用于各自部位的技术而术式特定化的。一些锚钉设计成带多根缝线且可以在疏松骨把持得很好（肩袖修补）。而有些锚钉缝线较少且能够更好地在骨皮质钻孔（盂唇修补）。大多数锚钉允许独立的缝线在锚钉孔中滑动、拉紧并有助于打滑动自锁结。免打结锚钉接受其他锚钉或临近组织的缝线而无需打结。有时存在重叠现象。例如肩关节不稳重建中，可能同时需要在前关节囊盂唇修补时应用肩胛盂锚钉，在进行冈下肌填充 Hill-Sachs 损伤处需要使用肩袖锚钉。

　　本章将涉及常见锚钉类型以及不同锚钉的适应证。这些特点包括锚钉和缝线的材料属性、不同的线结和它们的用途、目前使用的带线锚钉、锚钉放置原理和常见的失效机理和单排与双排肩袖修补之间的争论。

材料属性

锚钉

　　锚钉目前可以使用的材料包括金属（通常为钛）、塑料（聚醚醚酮，PEEK）、可生物降解的材料［聚乳酸 – 羟基乙酸共聚物（PLGA）、左旋聚乳酸（PLLA）、聚丙交酯 – 聚乙交酯（PLA–PGA）］和生物复合材料（含有 β – 磷酸三钙磷酸盐或羟基磷灰石）。尽管金属锚钉已在过去广泛使用，但生物性可降解锚钉有相似的抗拉强度，最终可完全降解和避免翻修中的问题或术后成像等问题[1]。因此，生物性可降解锚钉作为肩关节带线锚钉具有引人注目的特性。最近推出的生物复合材料具有促进成骨活动的功能，可以在降解末期发生骨替代。

　　由于我们对这些新型材料的认识不断扩展，可生物降解锚钉的选择逐渐增加并超过金属锚钉。生物可吸收的带线锚钉已被证明在功能上等同于金属锚钉，除了具有足够的初始强度，在组织修复愈合后这些材料随时间降解，并被纤维组织替代。带线锚钉常用可降解材料包括聚乙交酯酸（PGA）、左旋聚乳酸（PLLA）、丙交酯的立体异构体如外消旋聚乳酸（PDLLA）以及丙交酯和乙交酯聚合物（共聚物）。缓慢降解的可生物降解的内植物很少像以前报道的快速降解 PGA 内植物引起溶解反应。但是，在努力减少内植物降解时间的研究中，PLLA[PD（96％）L（4％）LA 或 PD（70％）L（30％）LA] 的各种立体异构体聚合物已被证实和不伴随溶解反应的聚合物（PLGA，co-PLGA）相当。

　　不可吸收的生物惰性聚合物如聚醚醚酮（PEEK）也被用于带线锚钉。PEEK 是一种非常耐化学性的有机结晶热塑性聚合物，它可适应很宽的 pH 范围，从 60％硫酸到 40％氢氧化钠，甚至能够抵抗高温变形。它可与碳纤维结合以进行加固，在用于带线锚钉之前已在骨科广泛应用。

　　这些非金属锚钉具备多种优势，包括更清晰的术后成像、容易翻修以及较少的锚钉移位顾虑以及不会磨损缝线。而 PEEK 锚钉也是透射线的，并且可以在翻修过程被钻孔。和金属锚钉一样令人担忧的是，它们不会随时间吸收，是永久性的。另外，尽管 PEEK 锚钉在翻修过程中可以被钻透，但是难以除去此过程中形成的细小塑料碎屑，它们有可能被带进关节腔。这些 PEEK 小塑料碎屑不但不会消失，并且有损伤关节软骨可能性。所以，由于接受肩关节不稳手术患者的年龄特征，对于期望长寿的患者使用随时间降解的锚钉是具有吸引力的。

生物复合锚钉是材料学显著进步的另一个例子。生物复合材料是生物降解的聚合物和生物陶瓷的结合。生物降解聚合物和 β- 磷酸三钙（β-TCP）的这两种物质的组合，将这两种物质混合并导致具有两种材料的性质。例如，β-TCP 的抗压强度和刚度非常高，在混合时将这些特性赋予生物复合材料。其结果是，一个生物复合材料不仅会随着时间的推移而降解，而且能够诱导骨长入至以前锚钉所占空间。β-TCP 生物复合材料已经被证实具有骨诱导特性，可导致骨向内生长至先前锚钉的部位或者可促进材料长入宿主骨 [2, 3]。

生物复合材料技术有望成为关节镜内植物的巨大进步。目前市场上的生物复合材料带线锚钉包括 Arthrex（Naples，FL）的 BioComposite Corkscrew FT（85 % PLLA/ 15 % β-TCP），3.5 mm BioComposite PushLock（85 % PLLA/ 15 % β-TCP）和 BioComposite SutureTak，它采用 15 % 的 β-TCP 和 85 % PLLA 组成的不同的生物复合材料。DePuy-Mitek（Raynham，MA）的 Lupine BR、Healix BR、Heali Advanced BR、Transtend BR 以及使用 30 % β-TCP 和 70% PLGA 组成的不同的生物复合材料的 Gryphon BR 锚钉，这种 PLGA 共聚物由 15%的 PGA 和 85%的 PLLA 组成。初步研究表明含有复合材料的 β-TCP 的再吸收在 18~24 个月之内，随后发生显著骨长入直到 36 个月。

最后，完全由缝线材料组成的锚钉相继出台。其中第一种缝线材料锚钉是 JuggerKnot 1.4（Biomet Sports Medicine，Warsaw，IN），它是由 1 号超高分子量聚乙烯编织缝合线的单链制成。其中"锚钉"部分由在缝线中间的聚酯纤维编织线的短袖构成，并插入骨质。牵引缝线可使得 V 形缝线袖在骨内形成锚钉。其他 JuggerKnot 尺寸包括 1.5 mm 和

2.9 mm 的版本，较大的锚钉为肩袖修补手术专用的。Linvatec（Largo，FL）最近推出了自己的缝线锚钉（Y 结），它采用相同的使用原理。到目前为止，对于这些完全由缝线材料组成的锚钉有效性还没有进行临床研究。

缝线

关节镜缝线应当具备良好的操控性能、良好的强度、好的线环和结的可靠性以及良好的生物相容性等特点。如果发生降解，则缝线不应有显著的炎性反应。此外，在持续的潮湿、关节镜下的低摩擦界面下进行打结时，高品质的关节镜缝线应该具备与其尺寸相符的更高强度。

目前关节镜缝线可以是单丝、编织或混合的，可以是可吸收的、不可吸收的或部分可吸收的。聚二恶烷酮（PDS）是最常用的可生物降解的单丝缝合线。它非常适用于关节镜手术，在肩关节不稳术中经常使用。PDS 缝线也可用于将缝线穿梭过组织，有时也用做滑囊侧辨识肩袖撕裂的标记。它还被用做缝合肩袖间隙，因为它可以直接安装到缝合钩上（Spectrum system，Linvatec，Largo，FL; Ideal suture hook，DePuy-Mitek，Raynham，MA）。PDS 缝线降解迅速，植入 2 周后 PDS 线保留初始强度的 60%，而 6 周后强度为初始强度的 40%，9 周后缝线几乎完全被吸收。尽管很容易使用并拥有合适的强度，但如果半分结的数量不足，其硬度使得线结往往容易松开。

传统上，不可吸收编织聚酯缝线如 Ethibond 一直用于关节镜软组织修复和锚钉缝线。在过去的十年中，这种编织聚酯在关节镜手术中以及所有的锚钉搭配缝线中已被含超高分子量聚乙烯（UHMWPE）的缝线所替代。第一个由这种材料制成的缝线是 FiberWire（Arthrex），它是由编制的聚酯纤维包绕在多个小股 UHMWPE 核心外构成。FiberWire 重新定义了缝线的性能，因为它比编织聚酯强度更大，更难以断裂。竞争对手们的跟进促进了纯编织的 UHMWPE 缝线的诞生。这种 UHMWPE 的唯一制造商使得其他公司的编织样式成为可能，现在编织 UHMWPE 缝线有几个不同的品牌。纯编织 UHMWPE 缝线的极限强度几乎是 FiberWire（部分编织的超高分子量聚乙烯缝线）的两倍，耐磨性能是纯编织聚酯缝合线的

500 倍 [4]。最近增加的高强度缝线家族的是 DePuy-Mitek 带线锚钉使用的 OrthoCord (DePuy-MITEK)。OrthoCord 结合了可降解缝线和 UHMWPE 缝线。2 号缝合线结合 32% 的 UHMWPE 与 68% 聚二恶烷酮（PDS）并涂有聚乳糖 910。OrthoCord 设计有超高分子量聚乙烯袖套 [5] 和 PDS 的芯，PDS 被重吸收后可以保留外袖套的力学强度。

尽管这些含 UHMWPE 缝线在关节镜下肩关节不稳手术中具有明显的优势，但机械性刺激、关节软骨损伤、过线时的组织擦伤以及撞击依然是问题。到目前为止，还没有一种完全可吸收的超高强度缝合线存在，显然它是一个理想的目标。

此外，我们也担心这些 UHMWPE 的高强度缝线所形成的线结容易在低于预期载荷下滑开 [6]。也许这与 UHMWPE 缝线的物理性质和所打线结的特点有关。换言之，一些线结用高强度缝合线打结时比其他线结更容易滑脱？答案显然是肯定的，某些线节因为其构造特性更容易滑脱。这些线结中最糟糕的是 Duncan 结和 Weston 结，其滑开率分别为 97% 和 86% [7]。表现最好的线结是 SMC 结和 Revo 结，其滑开率分别 1% 和 3%。San Diego 结和 Tennessee 滑结滑动率小于 10% [7]。使用高强度缝合线可能意味着结滑开的风险更大，但可以通过选择合适的线结来减轻这种风险。

线结类型和用途

每个关节镜外科医生需要知道的至少两种线结：滑结和非滑结。外科医生也必须熟悉线结和线环的原理。线结的安全性是线结抵抗所施加载荷导致滑开的能力。三个因素可以影响线结的安全性：摩擦力、内部干扰和打结松弛 [8]。线环的安全性是指打结过程中维持线环大小和张力的能力 [9]。因此有可能会有一个很好的安全结打在一个松弛的线环上（差的线环安全性），所以这种重建在组织修补时是无效的。外科医生的技术和缝合线的材料特性可以影响线结和线环的安全性。

所有关节镜下打结（不论滑结或非滑结）都具有一个初始基本结来消除组织松弛，然后通过几个附加的半分结锁定。滑结开始于在关节外打一个特定锁定结，而非滑结开始于在修复处打一系列半分结从而产生的锁定结。在非关节镜手术中，手术医生可以打方结。但在关节镜手术中，只能在线的两臂施加不对称张力，这会形成一个不太安全的线结，因此更复杂的滑动锁定结已经产生以应对该问题。这些线结的内部阻力及锁定能够产生更好的线结和线环的安全性。

滑结

当拉动缝线的一个臂时能够完全自由在锚钉眼孔或组织中滑动时，就可以使用滑结。滑结可分为自锁结和非自锁结。自锁结（如 SMC、Tennessee 滑结、San Diego 和 Weston）具有内部锁定机制，当缝线的非中轴支被拉紧时，线结改变其形态并锁定在当前位置。手术医生通过缝线感到有一种嘎达感时线结已经锁定。一旦线结已锁定则不能被移动。因此，可视化打结并在锁定之前确保该线结是处于正确的位置是重要的。非自锁结（如 Duncan 结）是靠线结打紧时缝线的摩擦力维持在位的，它没有锁定机制。一个非锁定结的缺点是如果线结在保持一定张力下，线环可以很容易地由于线结向后滑动而松开。每个滑结应该由 3 或 4 个相反方向线结组成。如果不这样做会降低线结和线环的安全性，从而导致脆弱和松弛的缝合结构 [10]。

正如前面提到的，含 UHMWPE 的缝线比上一代编织聚酯缝线有较低的摩擦系数，这导致非锁定结更可能在极限失败强度之前松开。因此，不建议使用 UHMWPE 缝线结打非锁定结。

Duncan 结

创建 Duncan 结所需的步骤（图 12.1）开始于将缝线的两支抓在拇指和食指之间，通过线环支放在中轴支上产生一个线环，线环支以相同方向缠绕中轴支 4 次，线环臂的游离端回穿过最初的线环后拉紧除去任何松弛。一旦线结制作好，牵拉中轴支，将结沿中轴支下滑到组织界面，再打 3 或 4 个相反方向的半分结确保其稳定性。

SMC 结

SMC（Samsung Medical Center）结（图 12.2）是一种常见的滑结，可以提供良好的线环和线结安全性。Kim 和 Ha 这样描述 SMC 结："抓住中轴支，使线环支在线环支和中轴支下方制作一个下手结。线环支做第二个下手结，使之在中轴支下方。将线

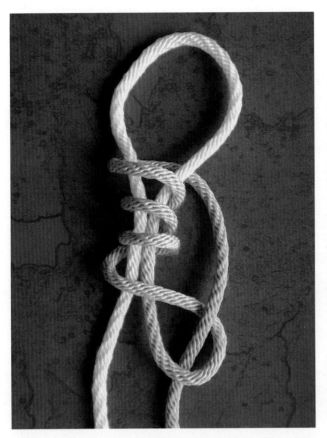

图 12.1 Duncan 结是一个没有锁定机制的滑结，需要 4 个反向的半分结使线结固定（经 © F. Alan Barber MD 允许引用）

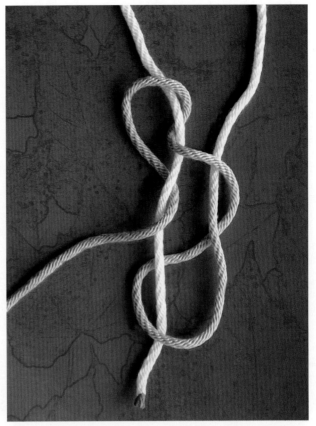

图 12.2 SMC 结是一种性能良好的滑动、锁定一体结（经 © F. Alan Barber MD 允许引用）

环支在第二个结的后方并使线环支在中轴支下方制作一个下手结。这个单结后，不要打紧结。通过拉动中轴支，线结可以毫无困难地推入关节。拉紧中轴支，直到结收紧。在此阶段，一个小的锁定环在线结处产生。同时用推结器维持中轴支的张力，拉动线环支直到锁定环并入线结"[11]。Kim 和 Ha 的描述所留下的"锁定环"在线结中敞开，而我们宁愿获得"锁定"的线结，以便线结整齐并准备在关节镜鞘管滑动。然后，线结仍需要 4 个方向相反的半分结加强。

Tennessee 滑结

Tennessee 滑结（图 12.3）是一个在中轴支的酒瓶结，继而用可变的中轴支制作一系列相反的半分结。首先，线环支从中轴线上方绕过，然后回到线环支下方环绕两缝线支，再以相同的逆时针方向继续绕回中轴支上方，然后通过第一次和第二次绕过中轴支形成的间隔（创建酒瓶结）。此时，线结消除了组织的松弛，然后通过拉动中轴支和具有单管腔的推结器推动前进到指定位置。一旦就位，拉

紧自由支锁定线结。然后用 4 个方向相反的半分结保证线结安全。

San Diego 结

San Diego 结，由 Abbi 等描述[6]（图 12.4），开始时尽可能缩短中轴支，线环用于创建一个可消除任何松弛的被收紧的滑动环。然后使用初始滑动环和环臂制作第二个滑动环，它被传递到第一滑环以创建两个相连接的滑动环。第二个滑动环产生后将第一个滑动环收紧，但是第二滑动环保持打开。然后中轴支穿过第二个（开启的）滑动环，通过消除线结的间隙"稳定"线结。通过拉动中轴支和单管腔推结器推送线结进套管内。一旦线结到达适当的位置，通过拉紧线环支锁定线环，然后用 4 个反向半分结固定。

Weston 结

Weston 结（图 12.5）和其他滑动结打结方式类似。中轴支最大程度的缩短自由支绕过中轴支并位于中轴支上方，捏在手指和拇指之间，形成在打结的最后步骤中使用的线环。自由支环绕中轴支向

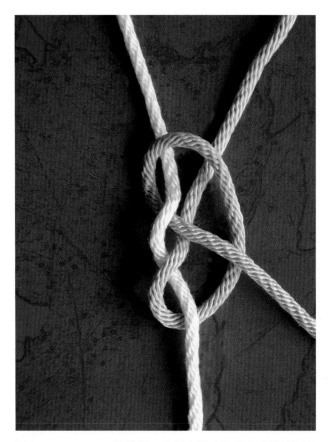

图 12.3　Tennessee 滑结是一个具有滑动和锁定功能的酒瓶结（经 © F. Alan Barber MD 允许引用）

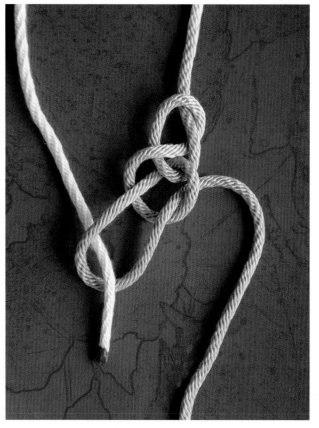

图 12.4　San Diego 结是一种滑动、锁定结（经 © F. Alan Barber MD 允许引用）

下走行，然后经两缝线支之间，搭到线环支上方。然后自由支继续自下方向上包绕中轴支，然后搭在两缝线支之上。游离臂自下而上通过在打结的第一步骤中形成的线环。线结"稳定"并准备通过鞘管滑入关节内，拉紧自由支将线结锁定。然后用 4 个相反方向的半分结加固。

非滑结

非滑结通常用于那些缝线无法通过锚钉或组织进行自由滑动的情况。例如缝线卡在组织或锚钉中，或是观察到缝线有磨损的部位而担心在高张力下断裂的情况下。Revo 结（图 12.6）是一种常用的非滑动结，其在线结强度方面的表现堪比滑动结 [6, 7]。静态外科结是另一种常用的非滑结，经过同一中轴支制作 3 个相反方向半分结，更换中轴支后再制作 3 个相反方向的半分结组成。一项研究发现，与多种滑动结相比，外科结在线结安全性和线环安全性取得了最佳平衡 [10]。

Revo 结

Revo 结的前两个半分结是沿着同一中轴支向相同方向的单结，第三个半分结使用同一中轴支但方向相反。使用单管腔推结器和"过点"技术将这三个半分结在该位点收紧。更换中轴支后更换单结的方向制作另外两个额外的半分结（图 12.6）。

带线锚钉

用于肩关节的锚钉依据其功能有三种主流品种：内排肩袖锚钉、外排肩袖锚钉、肩胛盂不稳锚钉。与另外两种类型的锚钉相比，内排锚钉往往更牢固并且尺寸更大。这使得该锚钉可以在肩袖足迹的内侧承受更大的生物学应力，在某些情况下，冈下肌生物学应力超过 900 N [12]，内排锚钉通常以螺旋方式锚固到骨组织。外排锚钉通常是无结设计，该无结外排锚钉允许使用缝线桥 [13-16]。内排

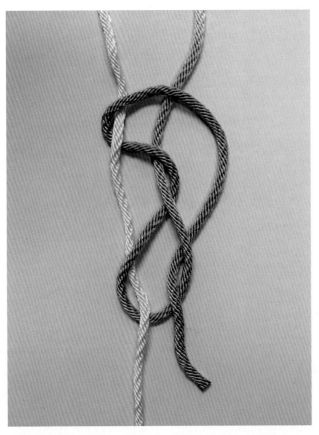

图 12.5　Weston 结是一种滑动、锁定结（经 © F. Alan Barber MD 允许引用）

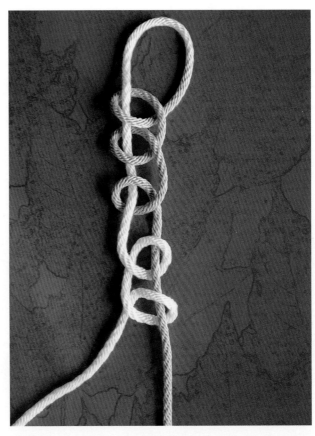

图 12.6　Revo 结是一种非滑动结（经 © F. Alan Barber MD 允许引用）

锚钉的缝线穿过肌腱形成褥式缝合。在这些缝合线打结后，使用内排修补的线尾形成一个缝线桥。这些缝线应该留长而不应剪短，这些长的线尾通过一个无结锚钉，插入内排锚钉外侧的一个预先钻孔的位置。在锚钉放置之前，将内侧排线结的每根缝线穿过前方的外排锚钉，将内侧排线结的每根缝线穿过后方的外排锚钉。缝线在邻近肩袖肌腱上方被拉紧，并在足迹上方形成缝线桥（图 12.7）。这种缝合对肩袖足迹施加压力并且在愈合过程中将肌腱压向大结节骨床。一些专家提出外排锚钉平行于肩袖并"跨越"大结节外侧。支持者认为这种"直角"或"解剖"锚钉位置较之以"锚定角"锚固在大结节的边缘有明显的优势。

　　第三种锚钉是关节盂锚钉。这些锚钉设计主要针对年轻患者的肩关节稳定性手术，这类患者较之肩袖修补患者而言具有更好骨质量。肩关节不稳康复方案通常要求较短的制动周期，与肩袖修补相比，应力被更早施加到缝合组织修复部位。

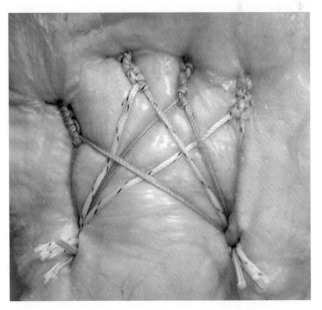

图 12.7　双排关节镜下肩袖修补常使用一种缝线桥技术。2 颗内排锚钉的 4 个结上的线（图片上部）收紧，然后留足够长度穿过两颗外排无结锚钉，一旦缝线适度收紧就可以植入外排锚钉（图片底部）。剪除多余的缝线，完成缝线桥（上方尸体图片）（经 ©F. Alan Barber MD 允许引用）

另一方面，在肩关节的不稳时盂唇和骨组织较之肩袖修补患者更加强健。因此一个可接受的肩胛盂锚钉的生物力学特性和设计特征与肱骨结节所使用锚钉是不同的。

肩胛盂锚钉较小、低截面，设计为插入皮质骨。适用于肩胛盂边缘固定的锚钉尺寸更小，直径从 2 mm 到 3.5 mm 不等。这种更小的尺寸满足了狭小空间和致密肩胛盂缘骨密度的要求。棒形锚钉设计不适合用于骨皮质薄弱的大结节区域，但可以被用于肩胛盂。更小和更短的锚钉允许在盂肱关节的有限空间有更多的选择。较短的锚尤其有利于避免在靠近 6 点位置固定的时候穿透肩胛盂下方。较长的锚杆钻可能穿过下方的肩关节囊或到达腋窝对腋神经造成潜在的伤害。

我们需要权衡的是较小的锚钉相对于较大的锚钉而言通常具有较低的负荷承受能力。因此，必须寻求锚钉的尺寸和把持力之间的一个合理平衡。小的肩胛盂锚钉不能像大的肩袖锚钉一样容纳尽可能多的缝合线，而这是选择肩胛盂关节囊韧带修复时选择锚钉必须予以考虑的问题。肩胛盂锚钉具有无结和可打结两种设计。

随着时间的推移有效的锚钉设计已经推出，陈

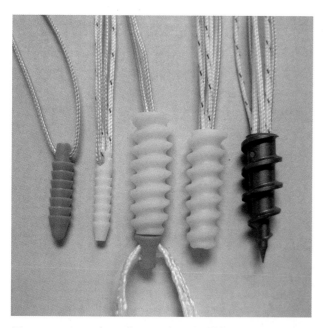

图 12.8　Arthrex 有几种不同类型的锚钉，这些是装载 FiberWire 的，有 PEEK、生物复合材料和钛材料的。从左向右是 PEEK SutureTak（单线）、BioSutureTak（双线）、生物复合材料 SwiveLock（远端装载 2 mm FiberTape）、BioCorkscrew FT（三线）和钛 Corkscrew FT（三线）（经 © F. Alan Barber MD 允许引用）

旧设计的锚钉正在退出。在锚钉设计发展的过程中，以前强调的失败强度已被锚钉的尺寸大小、容纳缝线的数目、锚钉的材料（可生物降解的和生物复合材料）以及外科医生喜好的技术所取代。以下是以制造商的字母顺序列出当前使用的锚钉。这并不意味着强调或推崇某种锚钉。关节镜外科医生应评估每一种锚钉的利弊，选择手边最适合于病情的锚钉。

Arthrex（Naples，FL）

Corkscrew 家族（内排锚钉）

这种锚钉的材料（图 12.8）由 PLLA（BioCorkscrew FT）、聚醚醚酮（PEEK Corkscrew FT）的 β-TCP-PLLA 共混物（Biocomposite Corkscrew FT）或钛组成（Corkscrew FT），FT 表示全螺纹。在 Corkscrew 家族，锚钉孔眼用模塑在锚钉体部的 4 号编织聚酯缝线环制成而不是由聚合物制成，这可以在打结时提供较少的缝线磨损。在松质骨内锚钉的失败强度是可接受的。Corkscrew 家族锚钉提供两个编织聚酯 2 号缝线、两个纯色 2 号 FiberWire 缝线或两个 2 号 TigerTail（有条纹的 FiberWire）缝线。锚钉有三种规格：4.5 mm、5.5 mm 和 6.5 mm。

初始的钛 Corkscrew FT 锚钉被改进成有两个单独的缝合孔眼和两个缝线（2 号 FiberWire 或编织聚酯缝线）。锚钉螺纹宽广地延伸入松质骨，锚钉有 4.5 mm、5.5 mm 和 6.5 mm 的直径规格。锚钉插入柄的远端部分有垂直激光标记线来指示缝合孔眼方向以适合于肩袖修复。

SwiveLock（外排锚钉）

SwiveLock 锚钉是用于外排构建（图 12.8）的无线结锚钉。它们由 PLLA、PEEK 或 β-TCP-PLLA 组成。然而每个锚钉不管主体的材料组成如何，都具有由 PEEK 组成的远侧锚钉孔眼。SwiveLock 锚钉有 2.9 mm、3.5 mm 和 4.5 mm 的大小规格可用。它们不预装缝线但可以利用内排锚钉打结后的缝线，该缝线可以通过远端锚钉孔眼，然后缝线被拉紧到需要的松紧度，锚钉旋入预钻孔。这种技术允许外科医生对缝线张力有一定的控制。

SutureTak（肩胛盂锚钉）

如同其他 Arthrex 锚钉，SutureTak 出自 PLLA、PEEK 或 β-TCP-PLLA 混合变体（图 12.8）。PLLA 和 β-TCP-PLLA 混合将缝线模塑入锚钉中，尺寸

包括 2 mm、2.4 mm、3 mm 和 3.7 mm。2 mm 锚钉
装载 1 根 1 号 FiberWire。2.4 mm 和 3.7 mm 锚钉有
1 或 2 根 2 号 FiberWire。中间的 3 mm 锚钉有 1 根
或 2 根预装的 2 号 FiberWire 或 2 号 TigerTail（有
花纹的 FiberWire）线。

Biomet Sports Medicine（Warsaw，IN）

JuggerKnot（关节盂锚钉）

这种独特的锚钉完全由缝合线组成（图 12.9）。
目前有三种不同的型号：1.4 mm、1.5 mm 和
2.9 mm。两个较小的锚钉被设计为肩胛盂锚钉，较
大的被设计成一个肩袖锚钉。在较小的锚钉，一
根 1 号 MaxBraid 缝线穿过其中部被设计成 V 形
的 5 号聚酯缝线袖套。整个锚钉在插入时直径为
1.4 mm，当变为 V 形时结构会膨胀。这种配置防止
它拉紧的时候退出小的钉孔，完整的皮质骨可以防
止此种锚钉被拔出。

DePuy-Mitek（Raynham，MA）

Healix 锚钉（内排锚钉）

Healix 锚钉由 PEEK、钛或 β–TCP / PLGA
（β–磷酸三钙和聚乳酸乙交酯）生物复合组成的
（图 12.10）。PLGA 共聚物由 15% 的 PGA 及 85% 的
PLLA 组成。β–TCP 的优点是它的骨诱导生成和
降解后锚钉位置的骨长入潜力。锚钉有三种尺寸可
供选择：4.5 mm、5.5 mm 和 6.5 mm 直径。这些锚
钉装有 2 号 OrthoCord。这种锚钉最近的改进包括
Healix Advance 和 Healix Knotless 锚钉。在 Healix
Advance 螺纹的改进保护了远端横梁孔眼，以避免
在插入过程中被损坏。Knotless 版本有一个边缝可
以卡住缝线并锁定。

VersaLok（外排锚钉）

该无结锚钉是一个两个独立的组件构成的膨胀
螺栓。螺钉前外径为 4.9 mm，长度为 27 mm。在
使用期间，钛销强制插入 PEEK 外袖套内。这扩大
了内植物的外径至 6.3 mm，缩短了装置的长度至
17 mm。插入锚钉前在锚钉位置上用 2.9 mm 丝锥
预打孔。然后使用锤子将锚钉插入孔内，缝线在达
到足够张力时被收紧，最后扣动扳机，其有两个功
能，其一锁定锚钉和缝线。扣动扳机使得钛栓进入
锚钉袖套，这有两个功能：由内钛销和外 PEEK 锚
钉袖套夹紧缝线，钛销激发后向锚钉袖套膨胀造成

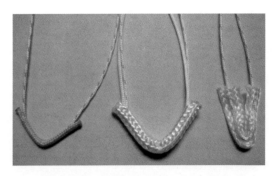

图 12.9　线质锚钉目前由 BioMet 运动医学和 Conmed
Linvatec 提供。三种锚钉样品从左向右是 BioMet JuggerKnot
1.4、JuggerKnot 2.9 和 Linvatec Y-Knot（经 © F. Alan Barber
MD 允许引用）

袖套膨胀，这在锚钉膨胀时在锚钉和骨之间产生压
配固定。

Gryphon BR（关节盂锚钉）

Gryphon BR（图 12.10）是一种敲入式锚钉，
有 7 个 Biocryl Rapide 组成的肋：30% β–TCP/ 70%
PLGA。它配有一根或两根 2 号 OrthoCord（超高分
子聚乙烯和聚二）缝线。缝线从锚钉中央孔穿过，
并可环绕远端的外围孔。这种小直径锚钉在设计上
更小，以允许在肩胛盂放置，用钻预钻孔后用锤子
敲入锚钉。

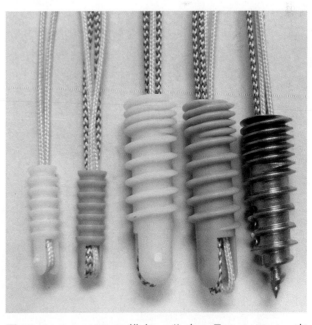

图 12.10　Depuy-Mitek 锚钉，装有 2 号 OrthoCord，有
PEEK、生物复合材料（β-TCP / PLGA）和钛材料。从左
向右是 Gryphon BR 和 Gryphon PEEK 肩胛盂锚钉，Healix
生物复合材料（β-TCP / PLGA）、PEEK 和钛金属锚钉（经
© F. Alan Barber MD 允许引用）

Smith and Nephew（Andover，MA）

TwinFix Ultra（内排锚钉）

此拧入锚钉由 PEEK、钛或 PLLA/ HA（聚 L- 乳酸和羟基磷灰石）组成（图 12.11）。在制造生物复合材料锚钉过程中，PLLA 和 HA 混合在一起，然后注入模具中形成锚钉。生物复合材料的设计意图是通过 HA 成分的成骨性能优势，提供更好的骨长入。这些锚钉容纳通过位于锚的上部区域双重孔眼内的两根或三根缝线成为有不同颜色 2 号 UltraBraid 缝线（蓝色缝线、蓝色花线和黑色花线）的双线或三线锚钉。TwinFix 锚钉有直径 4.5 mm、5.5 mm 和 6.5 mm 三种不同尺寸。

Footprint Anchor（外排锚钉）

此无线结锚钉（图 12.11）与内排锚钉联合使用。它由 PEEK 制成并具有 5.5 mm 和 6.5 mm 两种直径。将内排缝线的长线臂从这种锚钉孔眼中穿过，将锚钉钉入预钻的骨孔内。缝线被拉动到期望的张力，然后将手柄的尾部的球形把手顺时针旋转。这一操作推进锚钉的中央栓把持住缝线并以挤压的方式维持张力。如果缝线太紧或太松，球形手柄可逆时针旋转以回抽中央栓、释放缝线。这允许缝线再次自由移动，重新拉紧。应该注意的是，只需使中央栓回抽到允许缝线自由移动就够了，如果需要

过度的回抽中央栓，可以使其从锚钉脱离。

Raptor Anchor（肩胛盂锚钉）

BioRaptor 是这种类型锚钉的第一代产品。这是一种非螺旋的推入式锚钉，全长带有一系列凸起的嵴。孔眼位于中点（第 3 嵴和第 4 嵴之间），并允许它被压配到预钻的骨孔中。它配备单股或双股 2 号 UltraBraid（UMMWPE）缝线。这些缝线穿过横向位于锚钉中心的单个眼孔，从而避免了嵴的上方有突出的缝合线。它有 2.3 mm 和 2.9 mm 直径两种规格。在 2.3 mm 直径版本中，有 5 个嵴位于锚钉的上 2/3，锚钉孔眼在这 5 个嵴下面。因为仅与锚钉的最小直径相关，锚钉名称相关联的数字是不可靠的，大多数锚钉是根据他们的最大直径命名的。为了比较，BioRaptor 2.9 的锚钉主要直径实际上为 3.7 mm，BioRaptor 2.3 的主要直径实际上为 3.0 mm。此外，正如其名称暗示，BioRaptor 2.3 没有生物降解能力，它实际上是由 PEEK 制成的不可吸收的锚钉。最近，BioRaptor 的可生物降解的生物复合材料款（OsteoRaptor）被推出（图 12.11），其是由 PLLA / HA（羟基磷灰石）组成的混合物，具有相同的设计和尺寸选择。

ConMed-Linvatec（Largo，FL）

Super Revo FT（内排锚钉）

这种全螺纹自攻钛质锚钉（图 12.12）有一个

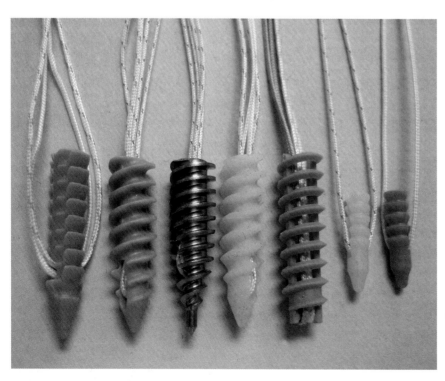

图 12.11 PEEK、钛和生物材料（PLLA / HA）的 Smith&nephew 锚钉。如图显示从左向右包括肩袖锚钉 Footprint Ultra（一种无结锚钉），使用不同材料的三款 TwinFix Ultra（提供 4.5 mm、5.5 mm 和 6.5 mm 直径），PEEK Healicoil 5.5、肩胛盂锚钉 OsteoRaptor2.3 和 PEEK BioRaptor2.3（经 © F. Alan Barber MD 允许引用）

内部独立的缝线滑动孔。其配备 2 或 3 根 2 号的 Hi-Fi 缝线，并预制螺纹，专为皮质固定设计。

CrossFT（内排锚钉）

这是一种远端有横孔的由 5 mm 直径 PEEK 材料的螺纹锚钉（也有生物复合材质的锚钉），锚钉横孔可容纳 3 根 2 号的 Hi-Fi 缝线（图 12.12）。它是一个全螺纹锚钉，一种螺纹为锚钉全长起作用，第二种螺纹在近端末端最大化压配皮质骨。

Y-Knot（关节盂锚钉）

这种全缝线锚钉配有 1 根蓝白色编织 UHMWPE 缝线（图 12.9），与 Biomet JuggerKnot 锚钉相反的是在 Y-Knot 锚钉有一个带 2 号的 UHMWPE 缝线螺纹的扁平编织 UHMWPE。使用时锚钉插入一个预先钻好的 1.3 mm 孔内。

锚钉的放置

所有修复技术的主要挑战是确保软组织（肌腱或韧带）与正常骨组织固定，避免过大的张力，促进生理性愈合。肩袖修复的概念包括边缘汇合、间隙滑移、锚定角和锚钉位置的变化等促成了这一目标。有多种锚钉放置方法可以获得足迹覆盖。包括将锚钉放置在肱骨软骨边缘以减少肌腱张力、将锚钉放置在远离软骨缘但仍在大结节上方、将锚钉放置在肱骨干外侧皮质骨（有时需要近似直角）并应用张力带技术或缝线桥技术使肩袖肌腱压配至准备好的大结节部位，或使用双排锚钉（一个将肌腱固定在邻近关节软骨，第二个放置外侧跨越全部正常肩袖足迹固定肩袖肌腱的剩余部分）。

使用带线锚钉的一个基本要素是锚钉插入骨的方向，对于肩袖修复这个插入角尤其重要。慢性肩袖撕裂患者的肱骨头可能会发生骨质疏松性变化而出现骨质疏松（"中空的"）的肱骨头，比正常肱骨头骨小梁明显减少。插入角度的常用术语是锚定角[17, 18]。然而，45° 角是可接受的最大理想角度！更小的插入角度往往会使锚钉置于更优越位置，因为锚钉以更加正切的角度进入密度更高的软骨下骨，这使肩袖修复有更高的安全性。锚钉插入深度也很重要，研究表明，如果锚钉插入太深，因为缝线切割骨骼或旋转以及向皮质骨面移位而失败，那么那些插入浅的失败一般位于锚钉孔眼位置[19, 20]。

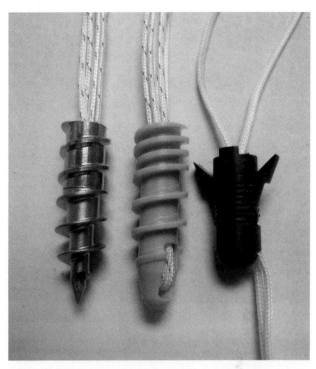

图 12.12　PEEK 和钛的 Linvatec 锚钉，这里从左向右显示 SuperRevo（三线），CrossFT（PEEK），以及 PEEK 的无结 PopLok（经 © F. Alan Barber MD 允许引用）

有关的锚钉发挥性能的另一个关键点是植入部位的骨密度。大结节的不同位置骨密度是不同的，Tingart 等已经表明大结节的前方比后部区域更致密，因此，在这两个区域负荷失效有所不同[21]。如果带线锚钉被放置在大结节的近端前部和中部会获得更好的安全性，以避免在低骨密度区域置入而增加锚钉失败率[21]。骨矿物密度是所有类型锚钉的固定初始强度、最终松动和拔出强度的预警器。因此作为预示，研究已经证实，相比于大结节前方固定，结节的后方固定松动更为常见[22, 23]。同样，由于骨质疏松的原因，与年轻骨骼相比，老年骨骼更易发生锚钉的早期放置失败[24]。

失效机制

手术修复失败是多因素造成的，是令人沮丧的。失败可由生物或机械原因引起。生物失败的原因包括吸烟、代谢障碍、营养不良和血管疾病阻碍组织愈合。生物力学失败可能是因为锚钉故障（锚钉拔出、断裂，锚钉孔眼故障）、缝合故障（缝线断裂或线结滑开）或组织条件差（缝线切割）。生物学失败比较复杂，超出了本章的范围。以下将集中讨论机械原因。

通常，可能会发生的修复重建失败的位置有组织缝合界面、缝线（滑开或断裂）、缝合锚钉界面或在锚–骨界面（锚钉拉出、锚钉断裂或锚钉在骨内移动）。然而，临床上必须牢记的是肩袖修复主要失败方式是在缝线–肌腱界面。

锚钉拔出

现代锚钉的抗拔出能力非常强。锚钉拔出强度取决于骨和锚钉的接触面积及骨–锚界面的抗摩擦力。因此，锚钉表面面积越大或者在该界面处的骨更加抗失败（致密骨），锚拔出所需的力就越大。生物力学的研究一致显示，关节盂锚钉表现出比肩袖锚钉更低的抗拔出力。部分因为肩袖修补锚钉较肩胛盂锚钉更大、螺纹更深。有趣的是，更大直径的肩袖锚钉（5.5 mm 或 6.5 mm）并没有表现出失效载荷的显著差异[25, 26]。这也表明是全螺纹设计而不是锚钉大小，在抗拔出力中更为关键。

骨密度和锚钉位置也起到一定的作用。另一项研究表明，骨小梁密度增加 50% 会导致拔出强度增加 53%[27]。无论骨密度和锚钉形态都可以在增加拔出力方面发挥作用。然而，如前面所提到的，锚钉拔出是很少见的失效方式。

锚钉断裂

对于任何医生在试图修补时，锚钉植入过程中发生锚钉断裂都是令人沮丧的。然而，一旦被植入后，锚钉很少断裂。我们经历过和听到其他外科医生在植入过程中锚钉断裂。在植入过程中锚钉断裂有几种解释。主要的问题是锚钉材料。可生物降解的锚钉显然更有可能比金属或 PEEK 锚容易断裂。锚钉置入角度和预钻孔方向不一致会导致锚钉在插入过程中断裂。由于暴露不足或出血引起视野较差，也可能导致插入锚钉断裂。试图将一个锚钉锚植入未经预钻孔的骨也可导致锚钉断裂以及相邻骨骼和软组织的损伤。对于被拧到位的锚钉，攻丝失败可增加锚钉的剪力和扭矩，特别是在非常硬的皮质骨，这可能会导致锚钉断裂。结果可能是锚钉仅部分拧入，任何试图推拧入锚钉的力量都有可能导致锚钉断裂。细心的技术操作、增加对特定锚钉的手术经验可以帮助减少这些事故发生。

锚钉孔眼失败

锚钉孔眼允许缝线穿过并连接到锚钉，其有多种孔眼设计。新的设计包括位于锚钉主体或通过锚钉中央中空芯的远侧横杆的孔眼替换了经典的近端轴孔眼。一些锚钉提供一个内部独立孔眼，允许缝线在锚钉主体内完全驻留。每一个设计都有自己的优势和劣势。Barber 等[25]表明远侧横杆孔眼在横杆保护钉体从骨拔出时容易失败。在同一研究中，他们在生物可降解锚测试中，锚钉孔眼失败是最主要失败原因。锚钉孔眼失败增多的部分原因可能是由于新一代缝线强度的不断增强。

缝线断裂

含超高分子量聚乙烯（UHMWPE）缝线的推出是导致肩袖修复强度和缝线性能有显著变化的分水岭。任何使用 UHMWPE 缝线与以前的不适用这些高强度缝线研究进行生物力学比较，就像是比较苹果和橘子的硬度一样。

当今的缝线产品断裂通常是医源性的。尽管新一代缝合线的强度可靠，但是不良的手术技术可以削弱缝线强度，在打结过程中或锚钉植入后发生缝线断裂。夹住或磨削缝线会削弱缝线。缝线被锋利的器械或缝合钩损伤将对缝合线的完整性有明显的影响。如果损伤的缝线区域靠近锚钉，则手术医生必须调整缝线长度和线结，以避免打结期间缝线断裂。有时缝线的损伤被忽视直到打结时发生缝线断裂。如果医生能够在此之前找出缺陷则可能有所选择。如果锚钉配有多个缝线，可以依靠剩余的缝线处置损坏的缝线。此外，用适当的锚固孔眼，剩余的缝线可用于穿入一根替代缝线至锚钉。最后，还可以使用一个附加的锚钉。

缝线磨损一直被认为是缝合失败的原因。缝合深度、角度和锚钉插入的旋转可能在这方面有影响。如果一个带线锚钉被放置太深，基于骨密度，两种失败方式中的任意一种可能发生。在良好的骨量下，过深放置的锚钉可导致缝合线在骨皮质处磨损，缝线因为在骨皮质处拉动导致失败。其次，在骨量差的过深放置的锚钉可导致缝合线切割相邻疏松骨皮质而导致锚钉移位[19, 28]。

锚钉的角度和旋转也至关重要。理想的锚钉放置角度使拉紧缝线的方向可以平行于锚钉孔眼[29]。

错误角度插入锚钉导致孔眼不能与拉紧的缝合线对齐，引起缝线与锚钉孔眼形成杠杆和摩擦。同样的，孔眼的旋转远离缝线时，由于风向杠杆作用打开孔眼使得缝线受压。细心的手术技术包括高质量的缝线处理和锚钉放置可以减小缝线断裂的机会。

缝线 - 肌腱切割

在缝线–组织界面缝线的切割是软组织修复失败的首要原因[23]。在有慢性撕裂的老年患者中尤其如此。关节镜手术过程中缝线切割时常发生，在同一位置再次尝试过线前应仔细评估组织。利用防撕裂缝合或选择其他的过线位置是必需的。如果组织被认为是高质量的，医生应该在技术层面评估如何过线。例如，高质量的软组织经历过多的反复过线会变得松软。仔细评估你要过线的地方并且一次过线成功。你的缝合钩尺寸也起着一定的作用。直观地看，在肩袖产生较大洞的过线器对肩袖修补的质量产生负面影响[30]。术后的肩关节位置也可以影响缝线–肌腱切割。在完全愈合之前，肩袖缝合部位过度张力使得修补处于高风险。内旋会拉紧后方结构，外旋会拉紧前方结构。旋转运动可以使修复肩袖的足印区掀起，应该避免。所以我们应该认真评估所修复组织的解剖，同时应该选择适当的术后关节体位，以避免对修复部位产生不必要的应力。

修复类型：单排和双排

当前存在的一个争议是有关坚强固定肩袖足迹（使用双排缝线线桥）或将肩袖肌腱附着后使骨髓流出以在后续愈合阶段增加肌腱在大结节上的空缺区延伸（单排和大结节的微骨折）的冲突。探究这些双排锚钉的功能及分担应力是非常重要的。

Khoury 等最近报道内排锚钉经受双排袖修复总应力的 2/3。同时，在缝线桥的外排锚钉只承受33% 的负载应力[31]。因为内外排锚钉有 2∶1 负载的比率，所以在临床[32] 和生物力学[33] 上内排锚钉固定受限失败。因为内排锚钉首先承受应力并首先失败，这些内排锚钉应当尽可能坚固。获得更大外排固定强度的修复使得失败更加问题。Voigt 最近报道称，13% 的缝线桥肩袖修补显示出内侧肌腱断裂而足印愈合迹象[34]。在腱腹交界处的断裂使得翻修的选择很少[34]。

应当记住的是，缝线线桥技术一般使用无结外排锚钉。其超高分子量聚乙烯缝线有容易拉长倾向，更有可能比以前测试和使用的编织聚酯缝线打滑[7]。当使用超高分子量聚乙烯线缝合时，因为无结外排锚钉不依赖于一个安全线结，所以必须具有一个非常有效的缝线锁定机制。

使用缝线桥结构的争论是什么？更大、更强的缝线结构（Fiber-Tape，Arthrex；Fiber-Chain，Arthrex）[35] 可能与"经典双排"和三线载荷结构不同。由于其很坚强，这些交叉于组织上的缝线会对已经退变的肩袖的很大区域施加压力并潜在破坏肌腱某些区域的血供。这些交叉的缝线会勒死这些组织吗？此外，不断增加的含有超高分子量聚乙烯缝线的数量也增加了修复强度，直到最终修补的最薄弱部分是组织而不是缝线。越来越多的缝线材料被纳入修补会使得强度的增加已无关紧要，而生物愈合的可能性会被破坏。

逐渐认识到在轻度脂肪浸润和肌肉萎缩的肩袖，试图把肩袖肌腱足印区最大程度覆盖将导致修复失败。Cho 描述两种不同的肩袖修复失败模式：Cho1 型（失败在原始修补部位）和 Cho2 型（失败在内排）[36, 37]。正如所指出的，在腱腹交界处的失败由 Voigt 等先前描述过[34]。特别关注的是，59%的 Cho 失败病例是与双排修复有关的 Cho2 型失败（腱腹交界部撕裂）。有趣的是，Cho1 类型的再撕裂百分比随着脂肪变性或肌肉萎缩的严重程度增加而增加。这表明健康组织可能更容易发生灾难性 Cho2 型方式（在腱腹交界部）。

总　结

缝线和带线锚钉技术的进步使得关节镜下盂肱关节不稳手术和关节镜下肩袖修补技术得到进步。金属锚钉大部分被非金属锚包括生物可吸收的、新的生物复合材料和 PEEK 锚钉所替代。生物复合可吸收锚钉与金属和塑料锚钉一样结实耐用且更方便术后成像和翻修手术。任何带线锚钉的选择应维持足够的软组织与骨的初始稳定性，直到组织与骨自然生物愈合。较大的肩袖锚钉能承受更高的负载且可以容纳更多的缝线，在骨质疏松的大结节时比设计用于肩胛盂固定的小锚钉更加有效。

参·考·文·献

1. Barber FA, Coons DA, Ruiz-Suarez M. Cyclic load testing and ultimate failure strength of biodegradable glenoid anchors. Arthroscopy. 2008;24:224–8.

2. Barber FA, Dockery WD. Long-term absorption of beta-tricalcium phosphate poly-L-lactic acid interference screws. Arthroscopy. 2008;24:441–7.

3. Barber FA, Dockery WD, Hrnack SA. Long-term degradation of a poly-lactide co-glycolide/beta-tricalcium phosphate biocomposite interference screw. Arthroscopy. 2011;27:637–43.

4. Wust DM, Meyer DC, Favre P, Gerber C. Mechanical and handling properties of braided polyblend polyethylene sutures in comparison to braided polyester and monofilament polydioxanone sutures. Arthroscopy. 2006;22:1146–53.

5. Barber FA, Herbert MA, Coons DA, Boothby MH. Sutures and suture anchors–update 2006. Arthroscopy. 2006;22:1063.e1–9.

6. Abbi G, Espinoza L, Odell T, Mahar A, Pedowitz R. Evaluation of 5 knots and 2 suture materials for arthroscopic rotator cuff repair: very strong sutures can still slip. Arthroscopy. 2006; 22:38–43.

7. Barber FA, Herbert MA, Beavis RC. Cyclic load and failure behavior of arthroscopic knots and high strength sutures. Arthroscopy. 2009;25:192–9.

8. Burkhart SS, Wirth MA, Simonich M, Salem D, Lanctot D, Athanasiou K. Knot security in simple sliding knots and its relationship to rotator cuff repair: how secure must the knot be? Arthroscopy. 2000;16:202–7.

9. Burkhart SS, Wirth MA, Simonick M, Salem D, Lanctot D, Athanasiou K. Loop security as a determinant of tissue fixation security. Arthroscopy. 1998;14:773–6.

10. Lo IK, Burkhart SS, Chan KC, Athanasiou K. Arthroscopic knots: determining the optimal balance of loop security and knot security. Arthroscopy. 2004;20:489–502.

11. Kim SH, Ha KI. The SMC knot⁻a new slip knot with locking mechanism. Arthroscopy. 2000;16:563–5.

12. Hughes RE, An KN. Force analysis of rotator cuff muscles. Clin Orthop Relat Res. 1996;330:75–83.

13. Barber FA, Herbert MA, Schroeder FA, Aziz-Jacobo J, Mays MM, Rapley JH. Biomechanical advantages of triple-loaded suture anchors compared with double-row rotator cuff repairs. Arthroscopy. 2010;26:316–23.

14. Kim KC, Rhee KJ, Shin HD. Deformities associated with the suture-bridge technique for full-thickness rotator cuff tears. Arthroscopy. 2008;24:1251–7.

15. Lorbach O, Bachelier F, Vees J, Kohn D, Pape D. Cyclic loading of rotator cuff reconstructions: single-row repair with modified suture configurations versus double-row repair. Am J Sports Med. 2008;36:1504–10.

16. Park MC, Tibone JE, ElAttrache NS, Ahmad CS, Jun BJ, Lee TQ. Part II: biomechanical assessment for a footprint-restoring transosseous- equivalent rotator cuff repair technique compared with a double-row repair technique. J Shoulder Elbow Surg. 2007; 16:469–76.

17. Burkhart SS. Suture anchor insertion angle and the deadman theory. Arthroscopy. 2009;25:1365–6.

18. Strauss E, Frank D, Kubiak E, Kummer F, Rokito A. The effect of the angle of suture anchor insertion on fixation failure at the tendonsuture interface after rotator cuff repair: deadman's angle revisited. Arthroscopy. 2009;25:597–602.

19. Mahar AT, Tucker BS, Upasani VV, Oka RS, Pedowitz RA. Increasing the insertion depth of suture anchors for rotator cuff repair does not improve biomechanical stability. J Shoulder Elbow Surg. 2005;14:626–30.

20. Fealy S, Rodeo SA, MacGillivray JD, Nixon AJ, Adler RS, Warren RF. Biomechanical evaluation of the relation between number of suture anchors and strength of the bone-tendon interface in a goat rotator cuff model. Arthroscopy. 2006; 22:595–602.

21. Tingart MJ, Apreleva M, Lehtinen J, Zurakowski D, Warner JJ. Anchor design and bone mineral density affect the pull-out strength of suture anchors in rotator cuff repair: which anchors are best to use in patients with low bone quality? Am J Sports Med. 2004;32:1466–73.

22. Brown BS, Cooper AD, McIff TE, Key VH, Toby EB. Initial fixation and cyclic loading stability of knotless suture anchors for rotator cuff repair. J Shoulder Elbow Surg. 2008;17:313–8.

23. Tashjian RZ, Levanthal E, Spenciner DB, Green A, Fleming BC. Initial fixation strength of massive rotator cuff tears: in vitro comparison of single-row suture anchor and transosseous tunnel constructs. Arthroscopy. 2007;23:710–6.

24. Barber FA, Coons DA, Ruiz-Suarez M. Cyclic load testing of biodegradable suture anchors containing 2 high-strength sutures. Arthroscopy. 2007;23:355–60.

25. Barber FA, Herbert MA, Hapa O, Rapley JH, Barber CA, Bynum JA, et al. Biomechanical analysis of pullout strengths of rotator cuff and glenoid anchors: 2011 update. Arthroscopy. 2011;27:895–905.

26. Barber FA, Herbert MA, Beavis RC, Barrera OF. Suture anchor materials, eyelets, and designs: update 2008. Arthroscopy. 2008;24:859–67.

27. Kaar TK, Schenck Jr RC, Wirth MA, Rockwood Jr CA. Complications of metallic suture anchors in shoulder surgery: a report of 8 cases. Arthroscopy. 2001;17:31–7.

28. Bynum CK, Lee S, Mahar A, Tasto J, Pedowitz R. Failure mode of suture anchors as a function of insertion depth. Am J Sports Med. 2005;33:1030–4.

29. Bardana DD, Burks RT, West JR, Greis PE. The effect of suture anchor design and orientation on suture abrasion: an in vitro study. Arthroscopy. 2003;19:274–81.

30. Chokshi BV, Kubiak EN, Jazrawi LM, Ticker JB, Zheng N, Kummer FJ, et al. The effect of arthroscopic suture passing

instruments on rotator cuff damage and repair strength. Bull Hosp Joint Dis. 2006;63:123–5.

31. Khoury LD, Kwon YW, Kummer FJ. A novel method to determine suture anchor loading after rotator cuff repair-a study of two double-row techniques. Bull Hosp Joint Dis. 2010;68:25–8.

32. Yamakado K, Katsuo S, Mizuno K, Arakawa H, Hayashi S. Medialrow failure after arthroscopic double-row rotator cuff repair. Arthroscopy. 2010;26:430–5.

33. Mazzocca AD, Millett PJ, Guanche CA, Santangelo SA, Arciero RA. Arthroscopic single-row versus double-row suture anchor rotator cuff repair. Am J Sports Med. 2005;33:1861–8.

34. Voigt C, Bosse C, Vosshenrich R, Schulz AP, Lill H. Arthroscopic supraspinatus tendon repair with suture-bridging technique: functional outcome and magnetic resonance imaging. Am J Sports Med. 2010;38:983–91.

35. Burkhart SS, Cole BJ. Bridging self-reinforcing double-row rotator cuff repair: we really are doing better. Arthroscopy. 2010;26: 677–80.

36. Cho NS, Lee BG, Rhee YG. Arthroscopic rotator cuff repair using a suture bridge technique: is the repair integrity actually maintained? Am J Sports Med. 2011;39:2108–16.

37. Cho NS, Yi JW, Lee BG, Rhee YG. Retear patterns after arthroscopic rotator cuff repair: single-row versus suture bridge technique. Am J Sports Med. 2010;38:664–71.

第 13 章

关节镜下缝线管理

Maristella F. Saccomanno, Matteo Bartoli, and Giuseppe Milano

赵松　译

肩关节镜是一项复杂的手术，其成功取决于许多看似微小的细节。其中，患者手臂位置正确的摆放和手术器械的正确使用是一个良好的开端。

缝线管理在肩关节镜手术中十分基础并且重要。因为在手术中术者经常需要在一个狭小的空间中处理许多缝线，很难区分同一跟线的两端，或者决定先打结哪一组缝线。

缝线穿过组织的方法有很多种，取决于损伤的类型和采用的手术方案，不同的方法需要的器械也不一样。过线有直接和间接两种技术。直接过线又可以进一步分为顺行和逆行。直接过线是把缝线直接穿过肌腱，而间接过线则需要利用缝线梭过线。专门的器械对于正确管理缝线是很必要的，包括手术套管（直径至少 8.0 mm）、抓线套管（5.5 mm）、直接顺行过线器，用于直接逆行过线的各种角度的弧度的尖头过线器，以及用于间接过线的不同弧度的预装穿梭线的缝线钩、抓线器和抓钳（见第 7 章）。

在具体实践之前，读者需要了解本文的窍门和技巧来自于笔者的个人观点和经验。因此，下文中所提到的各种技术可能是根据不同的方案而特别设计，也可能只是反映了一些术者的个人习惯。

我们还想强调的是，仅仅阅读本章节的内容对于深刻理解缝线技术是远远不够的，还需进一步学习。重中之重是要明确待处理损伤的损伤类型以及最佳的处理方案（第一步：明确方向）。一旦目标确定下来，下一步就是反复仔细地观察各个操作技术的每一个步骤。当我们充分明确手术的所有细节后，第三步便是通过手把手的实践获得手术技巧（"我知道我应该做什么，但是怎么做？"）。这一步包括掌握套管技术和选择正确的入

路，合理地安排手术步骤，正确地持握和使用手术器械等（框 13.1）。除了在解剖模型上练习操作以外，在脑中或图纸上一步地地再现手术步骤也可以帮助我们强化我们所学到的知识。现在，让我们开始吧！

框 13.1　窍门与技巧

在大师的手中，缝线技术看似简单流畅、重复性强。在实际操作中没什么需要特别注意的。但我们根据自己的经验，总结了一些小技巧：

- 使用套管。特别是对于年轻或缺乏经验的医生，套管可以防止手术器械偏离正确的入路，也可防止过线和抓线时的软组织缠绕。
- 为了预防缝线缠绕，已经穿过组织和不必须穿过组织的缝线不应留在操作套管里。
- 如果套管不用于操作或者抓线，器械在进出时必须闭口，避免形成额外的通道。
- 当我们从一个入路抓出缝线时，必须时刻观察锚钉，确保只是我们想抓出的那一端的缝线在滑动！如果锚钉两端的缝线都在滑动，说明我们在抓取的是错误的一端。此时需要马上停下来以免锚钉上的缝线被彻底拉出。使用血管钳阻止线环的滑动是避免此问题的一个小技巧，但是只要我们时刻观察手术视野，这个血管钳就不必要用了。
- 如果需要将缝线的两端从另一个入路取出并打结，最好分两次取出。但是需要时刻注意不要把缝线从锚钉或者肌腱里抽出。
- 线结必须打在修补的组织上，而非骨面上。在肩袖修补中，线结要打在修复的肌腱上。在肩关节不稳的手术中，线结需要打在关节囊而非盂唇上。这样可以避免软骨磨损、关节面不平整和关节交锁。

- 在打结后剪线时，线头不要剪得太短，以免线结滑脱。
- 缝合操作时不要看自己的手，在术中，术野中的器械就是你的双手！

肩袖修补术

肩袖损伤可以根据损伤的大小、形状、回缩情况和可活动度分为不同的类型。因此，不同特点损伤的修补方法也各有不同。我们将从易到难介绍几种不同的缝线管理方法。

预置双线的单锚钉技术

如果冈上肌腱的撕裂可以用一个锚钉修复，那么建议使用直接顺行过线。

关节镜经后侧入路观察，操作套管置于外侧入路，抓线套管置于前上侧入路。通过外上侧的附加入路，在撕裂的中央将锚钉以与肌腱方向成 45° 角靠近肱骨头软骨上缘拧入。

正确地管理缝线，首先要确定好缝线的方向。一般预置缝线的锚钉会有一个激光标记提示缝线穿过的线孔位置。一般我们要保证缝线的方向与损伤的肌腱的边缘垂直。锚钉上穿有两根不可吸收的高强度编织缝线，这两根缝线颜色不同，易于区分（图 13.1）。

在拧入锚钉后，缝线穿过肌腱应按照从前到后

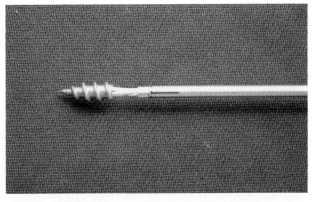

图 13.1　预置有两根不同颜色的高强度编织线的锚钉。激光标记提示缝线穿过的线孔位置

的顺序。将抓线器从操作套管伸入，抓取最前方那根线的内侧支。

然后将抓线器及抓取的线退出。因为抓线器抓取缝线在比较靠锚钉的位置，并且缝线比较长，所以在抓线器已经从套管拔出后，缝线的自由端可能仍在外上入路以内，而且牵出外侧入路的会是一个线环。因此我们需要确定要拉线环的哪一端才能完全牵出线头。这是一项非常精细的操作，因为如果拉错，缝线可能会从锚钉的线孔里被完全拉出（图 13.2）。避免此情况的发生有两个办法：用血管钳固定不应该被抽出的缝线；或将关节镜对准锚钉的线孔，在牵拉缝线的时候观察线孔内缝线的移动情况。如果牵拉线环的方向错误，缝线会在线孔内滑动；如果线孔内的缝线没有滑动，那么说明牵拉的

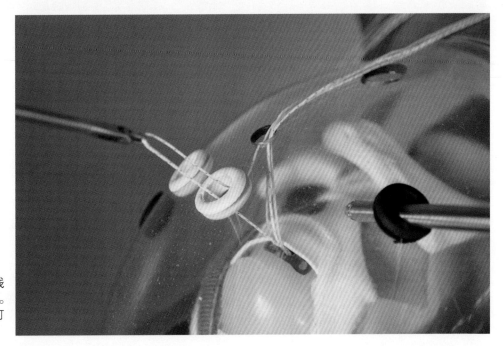

图 13.2　用抓线器将缝线的内侧支从外侧入路牵出。要注意避免将缝线从锚钉线孔里拉出

方向正确，缝线的末端会被牵出。

当缝线的末端从外侧入路牵出后，将缝线置入预装有一次性针头的直接顺行过线器中，该器械在整个手术中都会用到。把过线器的咬嘴合上后将缝线通过操作套管送入，将线穿过肌腱。这种过线器有颚，可以稳固地钳住肌腱，并且保证缝线与肩袖游离缘距离一致（图 13.3）。为了准确地从前向后过线，过线器的颚必须对准撕裂肌腱的前缘。

在缝线穿过肌腱后，张开过线器的颚，同时轻柔地将过线器从套管中拔出，拔出的过程中需要合

上咬齿。然后将缝线从外上入路完全牵出。这样就能保证所有的缝线都在同一个入路中，避免了缝线在视野中分散向各个方向的问题（图 13.4）。

这个时候我们需要对另一根缝线重复上一步骤。但是这次需要将过线器的颚对准撕裂肌腱的后缘。为了使缝合的肌腱张力均衡，两根缝线间的距离要与每根缝线和裂口边缘的距离相等。

当两端缝线均穿过肌腱损伤区后，就可以按照从后向前的特定顺序开始打结了。这个顺序非常重要！

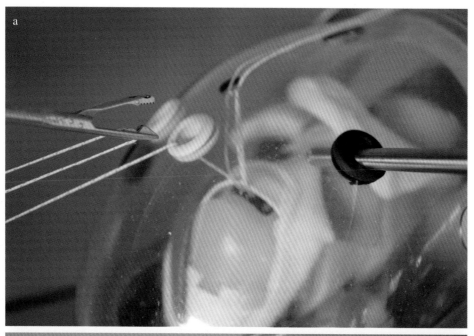

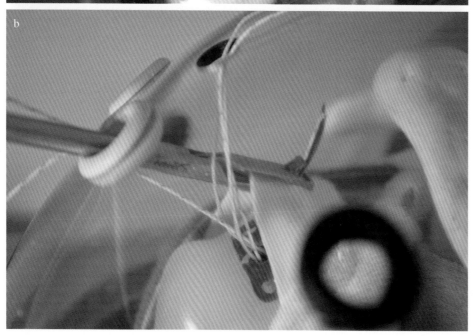

图 13.3 用于顺行过线的直接过线器。a. 缝线置于过线器的咬合口中；b. 预置的缝线穿过肌腱

从操作套管伸入抓线器取出最后侧的缝线。在把缝线两端都取出后，最重要的是明确哪一端是中轴支，哪一端是线环支。线结是围绕中轴线缠绕的，而线环支则是在打结过程中围绕中轴线打结的线。为了保证在打结时有更好的张力以及肌腱在骨面更好的附着，穿过肌腱的线为中轴支（见第 14 章）。

区分缝线两端的方法有两种：

（1）轻轻牵拉缝线的一端。

（2）使用推结器：通过牵拉缝线辨认出中轴线，将中轴线置入推结器，将推结器插入套管到达撕裂处，这样可以避免缝线缠绕（图 13.5）。

下一步要做的是确认缝线能否在组织中滑动，再选择一种合适的打结方式（见第 14 章）。打结后，用剪线器剪线。我们将抓线器伸入操作套管中，取出最前缘的缝线，重复同样步骤，这样损伤就修补好了。

现在我们可以将操作套管从外侧入路取出，进入关节镜。这样就可以正面地观察修补效果和缝线分布情况了。此时，可以从前上入路伸入交换棒检查修补处的张力（见第 23 章）。

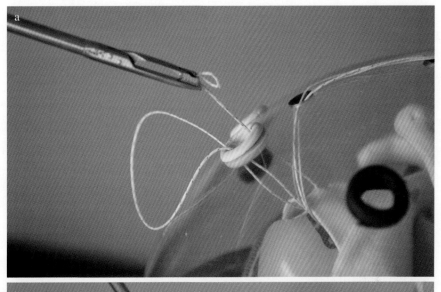

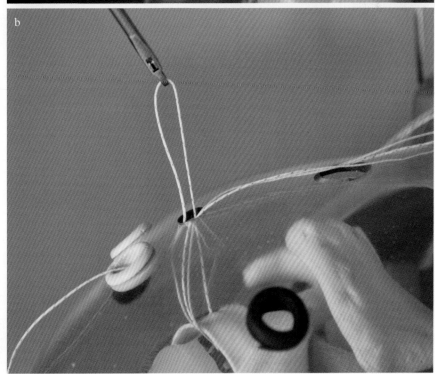

图 13.4　用于顺行过线的直接过线器。a. 合上过线器的齿，轻柔地将过线器从套管退出；b. 将缝线从前外侧入路牵出

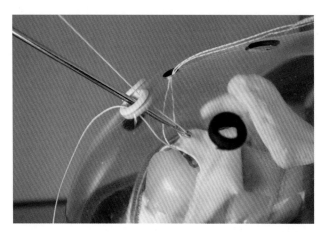

图 13.5 利用牵拉一个线端放置推结器辨认中轴线，避免缝线缠绕

在上述的例子中，我们在打结时使用的均是外侧入路。然而，在打结过程中还有一个严格的要求：为了尽可能地恢复解剖结构，打结的方向需要和撕裂处受力的方向相同。因此在实际操作中，根据撕裂处受力方向的不同（比如后上方撕裂），往往需要从前上方入路打最后方的缝线结，从外侧入路打上方的缝线结。这种情况将在下文中进一步介绍。

预置双线的双锚钉技术

假设一个左肩的冈上肌和冈下肌的全层撕裂，这种情况下如果关节镜从后方入路伸入关节腔，再从外侧入路使用直接顺行过线器操作最后方的缝线就十分困难。因为镜头会离操作区域太近。这样会使视野的宽度、深度和真实比例的感知受限。这种情况下就需要有所改变，比如把镜头移至前上方入路，或者把镜头移至外侧入路并且把操作套管移至前上方入路，或者镜头在外侧入路，操作套管在后侧入路进行间接穿线或者（利用缝合钩）直接逆行穿线。我们发现这些方法中，最后一个方法是最简单快速并且可靠的。因此我们最常用这个方法。

我们从后侧入路置入镜头，操作套管置于外侧入路，抓线套管置于前上入路。锚钉如前所述，从外上入路置入。本例因为裂口较大，仅仅一个锚钉是不够的。锚钉的置入顺序和前述的缝线缝合顺序相同，是从前到后。

和上文所述一样，与肌腱走向成 45° 角，靠近肌腱裂口前缘的软骨缘置入第一个锚钉。

如前述，我们以相同的顺序依次过线。本例最前方的缝线穿过裂口的最前缘，而第二根缝线穿过

最后缘。那么最后缘具体在哪儿呢？同前述病例，缝线（假设 2 个锚钉，4 根缝线）应从前到后平均分配，间距相等。因此，如果从后侧入路无法正确地评估裂口的大小和形状，应该在开始修补前从外侧入路观察裂口。这样可以让我们更加准确地评估肩袖损伤的大小和形状。另外，从后侧和前上方入路伸入组织抓钳，可以测试肩袖的可复位情况以及修补时的应力方向（理想区域在锚钉置入点和缝线穿过肩袖的位置之间）。这对于有效地修补裂口，保证肌腱张力最小并平均分布非常重要（见第23 章）。

在将第一枚锚钉的缝线通过直接顺行过线器穿过肌腱后，2 根缝线的 4 个线头从外上入路穿出（如上文）。

在拧入第二个锚钉之前，用一个血管钳固定第一个锚钉的缝线。这样可以让我们在打结时区分两个锚钉上的缝线（在置入第二个锚钉后）。

在拧入第二个锚钉时，镜头仍然置于后方，锚钉必须置于裂口的后缘附近。如果裂口过于靠后，定位困难，此时助手应该内收并且内旋患肢以更好地暴露锚钉的置入点。另外，也可以从前上侧入路伸入组织抓钳，抬起裂口的后缘，使其远离第二个锚钉的定位点。另外，还可以将镜头转换至外侧或前上入路。

在拧入锚钉后，就可以过线了。这里我们过线的顺序仍然是从前到后。

在操作肩袖后缘时，我们使用的是直接逆行过线。因此需要将镜头置于外侧入路，操作套管置于后侧入路。

这样我们就可以正面观察裂口，将组织抓钳从抓线套管（前上侧）伸入，抬起肩袖裂口的后缘以暴露穿线的视野。直接逆行过线器从后侧入路进入，这种过线器有一个尖头用于穿过组织，并且在末端装有环，可以在不损伤组织的情况下将缝线回拉。此时需要注意，肩袖损伤的后缘经常是分层的，要保证缝线穿过了所有层面（见第 23 章）。

我们需要将第一根缝线穿过撕裂肩袖的正中央，保持缝线间以及最前方和最后方缝线距撕裂前后缘的距离一致。

在过线前，需要一个组织抓钳复位回缩的肌腱，检查第一枚锚钉的第二根缝线穿过肌腱的位置，过线器从滑囊侧穿线至关节侧。如果肌腱有分

层，抓线钳可以帮助我们确认过线器穿过了所有层面。过线器的尖头可以穿过肌腱。操作时将尖端对准肩袖，手腕做半环形运动，直到尖端到达关节面，然后打开咬嘴。将过线器的尖端朝向第二枚锚钉，用抓线器选择前侧缝线的内侧支，打开过线器的咬嘴抓住缝线。然后，反向重复刚才手腕的动作，使过线器的头带着缝线反向穿过肌腱，从后侧入路牵出（图 13.6）。同前述，牵出的过程中要小心避免缝线从锚钉线孔中被拉出。

重复上一步骤将第二根缝线穿过肌腱。要注意过线的位置在裂口的后缘。

与之前强调的一样，我们根据裂口应力的方向，按照从后到前的顺序将缝线依次打结。

首先将抓线器从前上侧通路伸入，抓出最后侧缝线的两端（一次抓一个线端）。因为裂口在后侧，因此需要从前上入路进行牵引（图 13.7）。下面的步骤包括区分各个缝线，了解缝线在组织中的滑动情况并选择一个最合适的打结方式。打结后用剪线

器剪线，开始打第二个结。因为我们仍然在处理后方的裂口，因此仍然从前上侧入路打结。

这样后侧锚钉的缝线就固定好了。

在开始处理前侧锚钉的缝线前，因为要打的结在前方，我们需要将镜头的位置换一下。后侧入路可以让我们更好地观察前侧的视野。更重要的是，我们可以使用外侧入路打结，这样打结时是根据裂口上部从内向外的应力方向的。

镜头从后侧入路进入，操作套管置于外侧入路。要记住取出一开始用于固定第一枚锚钉上缝线的血管钳。与之前描述的一样，用理线器抓出缝线。

当所有缝线均已打结并剪断后，将镜头放回至外侧入路，交换棒从前上入路进入观察肩袖修补的情况。

综上所述，我们先放置第一枚锚钉和过线；再置入第二枚锚钉和过线；然后再依次打结。这个办法可以将修补的应力平均分配至每个缝线和锚钉。

目前，我们只描述了单排修补的缝线处理技

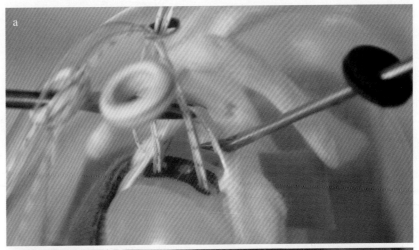

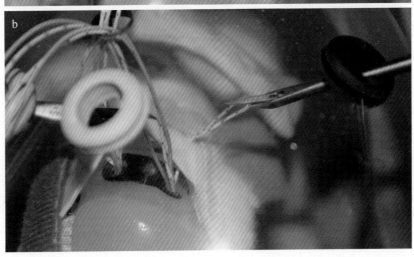

图 13.6　置入锚钉后，从后侧入路伸入直接逆行过线器过后方缝线。a. 轻轻将过线器的头从滑囊侧穿过肌腱至关节侧；b. 后方锚钉的前侧缝线的内侧支在肌腱下方穿过肌腱

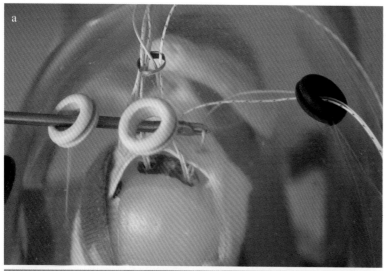

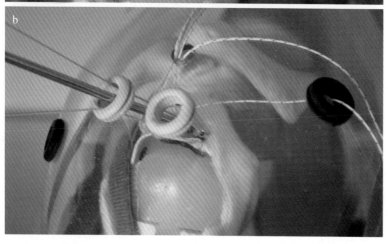

图 13.7 a.最后方的缝线从前上入路被牵出；b.根据缝线应力的矢量方向，从前上侧入路打结

术。在实际操作中，肩袖修补还有许多其他技术，如双排修补和穿骨技术。这些方法的具体操作将在后面的章节继续描述（见第 23 章）。

无论使用什么样的修补技术，要正确地处理缝线，我们脑海中都需要有一个清楚的认识，包括下面的几个步骤：

• 仔细评估裂口的大小和形状，并选择最适合的修补方式。

• 前方和后方锚钉的置入位置要有利于缝线在裂口上的合理分布。

• 按照从前到后的顺序使用合适的方法过线（直接过线或间接过线）。

• 按照从后到前的顺序，根据撕裂口应力的方向逐个打结。

一般来说，上述原则对于需要 3 个锚钉的较大裂口仍然适用。有些外科医生喜欢先放置所有锚钉，再逐一过线（双锚钉固定从前到后的顺序为：置入锚钉 1-2；过线 1-4；打结 4-1）。我们更推荐

在拧入下一个锚钉前先把上一个锚钉的缝线穿过肌腱，这样可以减少缝线之间相互混淆（双锚钉固定从前到后的顺序为：置入锚钉 1，过线 1-2；置入锚钉 2，过线 3-4，打结 4-1）。

侧侧缝合

肩袖撕裂的形状直接影响修补的方法。肩袖修补的目标是通过组织松解，尽可能地根据肩袖的自然形状，无张力地修补裂口。

减少肩袖张力的方法有很多种。比如在修补一个有纵形裂口的损伤（L 形或者倒 L 形），先进行侧侧缝合，修补纵行裂口，再置入锚钉进一步修补。另外，一些很大的 V 形或者 U 形的裂口可以先通过内侧的侧侧缝合缩小裂口，使其变为新月形裂口。换而言之，就是要尽量减小裂口的大小（边缘会聚技术）。下文中我们将描述侧侧缝合的缝线

处理方法。

假设我们将要修补一个 L 形的左肩肩袖损伤。我们将使用逆行过线方法。从外侧入路伸入镜头，操作套管置于前上侧入路。左手将预装有穿梭线或者钢丝环的右弯缝合钩从操作套管伸入，右手拿着抓钳从后侧入路进入。用抓钳探查肩袖损伤的裂口，明确裂口的尖端位置，缝合钩必须穿过裂口尖端的前缘。

使用缝合钩时要用手腕做小幅的旋转运动，让尖钩轻柔穿过肩袖全层。

在缝合钩尖端从滑囊面穿过全层肌腱至关节面后，滑动穿梭线。在线圈从缝合钩内伸出足够长度后，用抓钳从后侧入路（过线套管）将其抓出。

将一个不可吸收的 2 号编织线（如 FiberWire）伸入穿梭线的线圈用于缝合。

反向旋转手腕，把缝合钩退回来。在收回缝合钩后收回穿梭线。

将抓线器从前上侧的操作套管伸入，将缝线的另一端牵出。这样后侧入路便空出来了。

下一步需要在肩袖裂口的后缘过线。首先将抓线器从前上侧入路进入，抓住裂口的后缘，明确裂口的尖端以及前缘过线的位置。然后从后侧入路伸入一个直接逆行过线器，穿过裂口后缘的全层肌腱，这个穿过点较相对应的前缘过线点应该偏内侧一些。这样侧侧缝合将是从内向外、从前向后的斜行方向。这样缝合的牵张方向更有助于复位回缩的肌腱。

在抓线器的帮助下，分离从裂口前缘关节面侧穿出的缝线，用过线器抓住，然后回收过线器，让缝线在裂口后缘从关节面侧穿至滑囊侧。要注意肩袖裂口的分层主要在后缘，要确认缝线穿过了肌腱的全层（见第 23 章）。

在打结前，我们需要了解打结的方法；要根据裂口的应力方向。在修复 L 形裂口时，裂口前缘的活动度一般较大，可以拉向后缘以关闭裂口。因此，我们可以从后侧入路操作打结。首先从后侧入路伸入抓线器，牵出前缘的缝线支，然后区分两个线端并打结。要注意中轴线是打结时线环缠绕的那支线（中轴线应该是穿过我们要牵拉回位的肌腱的那一支）。因此，在本例中，穿过肩袖裂口前缘的缝线支应作为中轴线（图 13.8）。

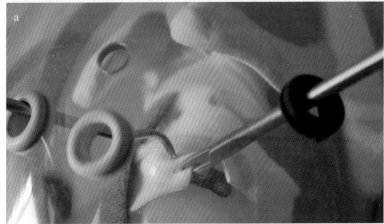

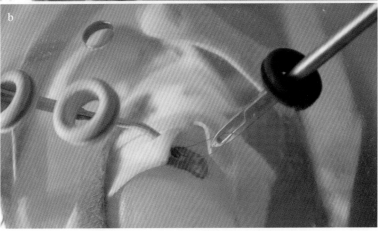

图 13.8　间接过线器用于左肩 L 形肩袖损伤修补。a. 预装有穿梭线的右弯缝合钩从前上侧入路进入，按照滑囊侧至关节面侧的方向，从裂口的前缘穿过；b. 用抓线器将穿梭线圈从后侧入路牵出

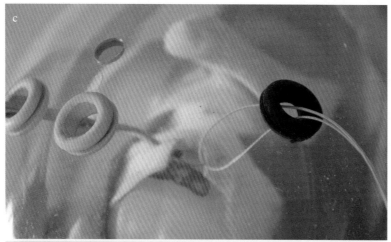

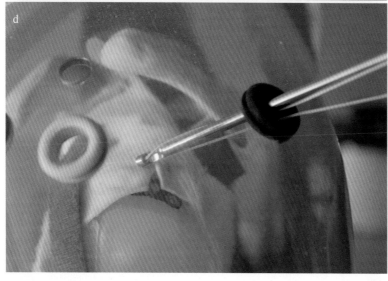

图 13.8 （续）c. 一根高强度不可吸收性缝合线穿入穿梭线圈；d. 根据应力的矢量方向，缝线从后侧入路被拉出并打结

若有必要，我们可以继续过线打结，重复上述步骤，直到完全复位撕裂，这时裂口成为新月形。这样可以在张力最小的情况下用锚钉修补剩下的裂口。

与之前锚钉修补技术相同，在侧侧缝合时要明确缝合的目的是减少张力。根据这一目标，侧侧缝合应该是从内向外，从裂口尖端朝向裂口边缘。在穿下一针前需要将上一针先打结，这样可以更好地观察并评估每一针的效果（按照从内向外的顺序，两针的侧侧缝合的步骤：过线 1，打结 1；过线 2，打结 2）。

关节镜下关节囊成形术（Bankart 修补术）：单线三锚钉技术

假设一个左肩的前下侧 Bankart 损伤。在这里我们将使用间接过线的缝线技术。

首先将镜头置于后侧入路，抓线套管置于前上侧入路，操作套管置于前盂中入路。

通过前侧入路，在肩胛盂前缘最远侧拧入第一枚锚钉。锚钉的线孔需要与关节盂边缘平行，这样穿过的缝线可以与修补的盂唇边缘垂直。通过前上侧入路伸入抓线器，抓出前方的缝线支（位于关节囊盂唇组织侧）。

然后右手持左弯缝合钩从操作套管进入，左手持组织钳从过线套管进入、复位并自远向近转移撕裂的关节囊盂唇组织。同时由助手扶着镜头。

然后我们如前所述转动缝合钩，使其穿过关节囊和盂唇下方，收紧关节囊并复位撕裂的盂唇。关于此步骤更详细的操作指导将在其他章节介绍（第 15 章和第 16 章）。

缝合钩穿过组织后，将穿梭线圈滑出，然后用抓线器将穿梭线从前上侧入路牵出，将刚才从这一入路牵出的线端从穿梭线的线圈里穿过，然后收回

缝合钩。这样，锚钉缝线的一端便反向穿过了组织
（图 13.9）。

在这里我们做了一个简单缝合。如果我们要做
一个褥式缝合，则在拧入锚钉时要注意线孔要与盂
唇前缘垂直。这样穿过线孔的缝线便与盂唇平行。
在将最远端的缝线穿过组织后，将同一缝线的另外
一端穿过与刚才过线处近侧 3~4 mm 的组织。

在第一枚锚钉的过线全部完成后，从前下侧入
路打结。

在打结剪线后，从前上侧入路伸入交换棒，检
查缝线的强度和缝合的效果。

与肩袖修补不同，Bankart 损伤的修补中在置
入下一个锚钉前必须先将上一锚钉的缝线打好结。
下一枚锚钉置于第一枚的近侧，缝线的操作与上述
相同。

Bankart 损伤修补的缝线管理总结来说为以下
步骤：从远到近置入锚钉 1，过线 1，打结 1；置入
锚钉 2，过线 2，打结 2；置入锚钉 3，过线 3，打
结 3。

Bankart 损伤的修补还有很多其他的手术技巧，
可以选用不同种类的锚钉。如果使用免打结锚钉，
缝线管理的步骤不变，但是要先过线，再置入锚钉。

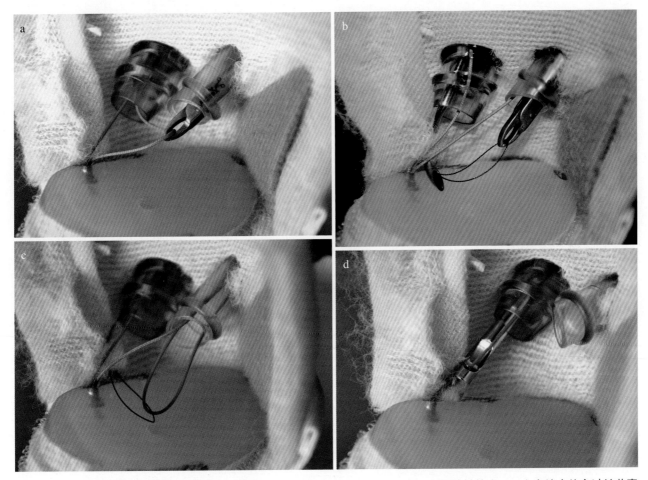

图 13.9　关节镜下利用间接过线器修补关节囊盂唇。a. 锚钉缝线的前侧支从前上侧入路被拉出。b. 左弯缝合钩穿过关节囊
组织和盂唇下方；c. 缝线的前侧支穿过缝线钩的穿梭线圈；d. 经前方盂中入路在关节囊组织上打结

第 14 章

关节镜下打结

Jae-Chul Yoo and Young Eun Park

赵松 译

引 言

关节镜技术已经从单纯的诊断操作发展成为一种治疗手段，大部分重建手术均可在关节镜下完成。缝合操作以适度张力将组织对合以促进愈合，是所有重建手术的基础，打结技术几个世纪来也在实践中完善。关节镜下肩关节重建手术也涉及使用缝线和打结，每一个肩关节外科医生必须了解原则，并学习关节镜打结技术。虽然修补的原则相同，关节镜下重建还是不同于切开手术，镜下缝合的难度要大得多。外科医生需要缝合相聚较远的组织，并受到套管和潮湿术野的限制。这就需要使用推结器以缝线臂的非对称张力将结推到位置。手术医生无法获得像开放打结那样的触觉反馈，而且打结时往往以锐角收紧缝线，而不是垂直于损伤。尽管有文献描述如何均匀牵拉缝线打方结[1]，但很难达到这种效果，关节镜手术中往往很容易打成一系列半分结而非方结[2]。缝合的组织如果质量不好，更增加了打结的难度。

自从关节镜技术引入肩关节手术，外科医生一直在寻求更好更强的打结材料和方法来克服这些问题。在缝线材料、打结方法和技术方面也有许多的研究和创新。不幸的是，这也导致了打结技术和方法的激增，外科医生使用的打结和缝合方法偏好差异很大。本章将阐述肩关节手术镜下打结问题。打结的原则、结的结构改进和缝线材料的最新进展也将在本章讨论。目前结的形态和打结技术已有许多种，本章无法逐一介绍。这里我们选择了几个常用的或在文献中常描述的打结方法具体加以介绍。

肩关节镜手术打结失败有几种情况，常见的有缝线切割组织、锚钉从骨中拔出、缝线断裂、结滑脱、线结松散远离组织。虽然没有客观的数据，一般认为线结松散造成组织分离超过 3 mm 即为打结失败。本章主要探讨打结的原则，希望能够尽量避免或减少线结松脱（结安全性）和线结离开组织（线环安全性）的情况发生。

多项研究[3-5]指出了影响打结的因素：材料特性、材料抗拉强度、缝线材料表面涂层、缝线间的摩擦性、线结自身干扰、收紧线结的拉力、线结的结构，抛线松弛以及打结工具包括推结器的设计和医生的技术。因此，在关节镜下打结时，必须对以下因素有深刻的认识：①缝线材料因素；②推结器因素；③线结结构因素；④最后也是最重要的手术医生因素。

术语

在我们进一步讨论之前，我们必须先熟悉与打结相关的常用术语。以下术语会通篇使用：

* 缝线支：通过组织或锚钉的缝线会产生可打结的缝线两端，我们称为缝线支。
* 旋转：是指一个单结中的扭转次数。
* 单结：是指打结中的一个特定步骤或结的一层。单结既可以是上手也可以是下手（图 14.1）。
* 反结：是指上手结变下手结或反之。
* 中轴（支或线）：一根缝线的两支中，始终保持张力的一支，称为中轴支。另一支缝线环绕中轴支。在后面介绍推结器的部分中会提到，中轴支是保持张力的那一支，推结器未必在它上面。中轴支通常远离骨面或关节的中心，并穿过软组织。由于结沿中轴支下滑推进时组织在结的前面靠拢可使组

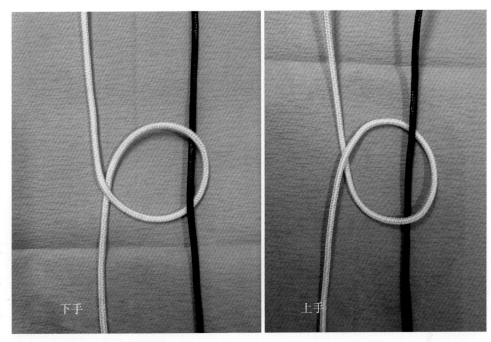

图 14.1　在上手结时，缠绕支在中轴支上方穿过，而下手结在下方穿过。注意线环支（白线）是从中轴支（黑线）的上方还是下方穿过

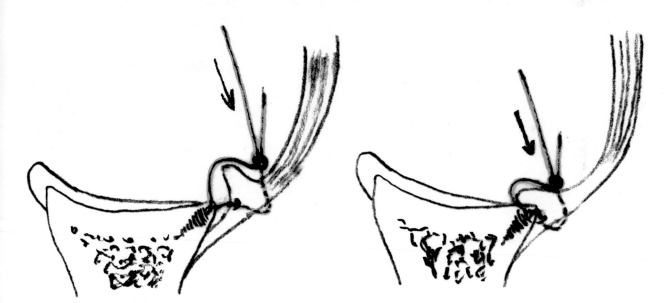

图 14.2　中轴支在软组织一侧，收紧结可将软组织压向骨面

织边缘受力靠拢（图 14.2）。

- 缠绕支或线环支是指环绕中轴支的线。
- 中轴支转换或反转：是指在每个连续的环交替变换中轴支。
- 松弛：是指线环结构松散或复合环，可围绕中轴支滑动。
- 半分结：是所有可滑动结中最简单的一种，只有一次环绕中轴支产生一个环，滑动或非滑动结都可用。

- 近端与远端是相对于术者而言，靠近术者的缝线支称为近端，远离术者靠近组织的称为远端。
- 滑结：是指缠绕支沿中轴支滑动形成的结。
- 方结：指的是简单的两个单结构成一个方结，每个单结有一次旋转。打方结时，两个线端要拉直成一直线，垂直于线结的轴。
- 结安全性：是线结抗滑脱的能力（图 14.3），线环安全性是线保持组织对合的能力（图 14.4）。滑动超过 3 mm 通常被认为打结失败。

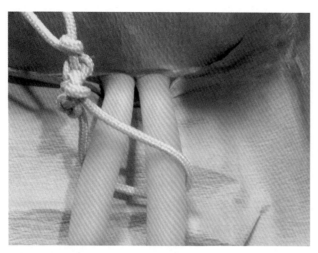

图 14.3 线环安全性：是指缝线穿过组织保持其长度和张力直至结打好的能力。结收紧后它就不能再改善。这张照片显示线环安全性差

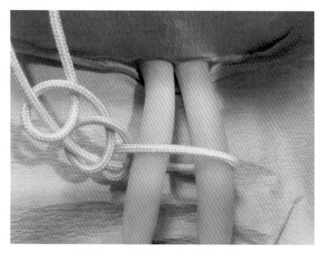

图 14.4 结安全性是打好的结抵抗滑动和继发松散的能力。这张照片显示结安全性差

线结结构符号

Tera 和 Aberg [6] 提出了线结的标准化符号，Trimbos [7] 在 1984 将其应用于改良活结。从那时起，作者们使用这些符号的变化不大，如 "#" 或 "//" 等同于 "//x"。然而，最为广泛接受和合理的符号命名法似乎是 loutzenheiser 等 [4, 8] 和 Burkhart 等 [3, 9] 使用的方法：S 是指单个滑（半分）结。

- "=" 是指同向单结，线环支绕中轴支的方向相同。
- "x" 是指非同向单结，线环支绕中轴线的方向相反。
- "//" 是指单结间中轴线交替变化，单结是相同的。
- "//x" 是指单结间中轴线交替变化，但单结是不同的或每次都相反。

缝线材料因素

许多缝线材料已被用于关节镜手术。缝线材料根据他们能否被吸收，是单股还是多股（编织）来分类。外科医生选择缝合材料时应该考虑的因素包括它的强度、生物相容性、结把持度、滑动性和打结舒适性，另外还有对感染的易感性。可吸收性缝线随着时间的推移其强度会逐渐下降，而不可吸收

性缝线是永久性的，可能会带来机械的或磨损的影响。编织缝线易于掌控和打结，但容易磨损和在穿越时切割组织。单股缝线太硬，结安全性也低。

关节镜手术最常用和研究最多的缝合材料是 1 号 PDS 单股线（可吸收）和 2 号 Ethibond（编织聚酯线，Ethicon，Somerville，NewJersey）。过去十年中还出现了复合高聚物材料的缝线，相比传统材料，抗拉强度更高，更容易操控。这些新一代的缝线用超高分子量聚乙烯（UHMWPE）为内芯，使其强度进一步提高，涂层特性也保证了打结手感。FiberWire（Arthrex，Naples，FL）、ORTHOCORD 和 MaxBraid 都属于这一类缝线 [10]。

FiberWire 缝线以多股超高分子量聚乙烯为核心，外周环绕编织聚酯。这种超高分子量聚乙烯核心可抗延伸，并由聚酯外套保护 [10]。ORTHOCORD 是另一种新的缝线，由 38% 的超高分子量聚乙烯和 62% 的 PDS 组成。ORTHOCORD 不同于其他的超级缝线，因为它具有一个 PDS 核心，一个超高分子量聚乙烯套和 polyglactin 910（Vicryl）涂层，提供了更好的打结手感。这种材料组合式设计提供了一种低剖面的缝线，一旦 PDS 降解后，外袖套的超高分子量聚乙烯仍能够维持一定的强度 [11]。许多研究已经证实了这种新颖的复合高聚物线优于传统缝线 [11–13]。

许多肩部手术采用带线锚钉，可将缝线可靠固定在骨上，这时锚钉孔眼也是需要考虑的影响因素。有研究比较 FiberWire 与 Ethibond，发现

FiberWire 在锚钉线孔界面表现更好 [14, 15]。但是必须指出的是，这些新型缝线和所有的编织缝线在打滑结时，都可能造成组织损伤，或在通过缝线锚钉打滑结时增加缝线磨损和强度降低的风险。在新型编织缝线表面增加涂层可减少组织阻力，但也降低了结安全性。

推结器因素

大多数手术医生喜欢在关节外打结，然后通过套管用推结器把它推到关节腔的目的位置。尽管关节内直接打结已有报道，但不是普遍做法。使用推结器推结时会遇到几个问题。推结器很容易滑入线环，而无法推进。推结可能导致缝线磨损。当打半结时拉结比推结更容易。手术医生还应该明白中轴支即始终保持张力的那一支，和穿过推结器的那一支的区别。尽管传统上把穿过推结器的缝线支始终保持张力并认定为中轴支，但实际情况中可能是另一支始终受到张力牵拉，反而成了中轴支。这样的情况在顶住结后会发生，医生可以变换中轴支而不需要重新把线穿过推结器。

推结器有许多不同类型可用，但单孔推结器一直是许多外科医生的首选。大多数工具系统都只有一种型号的推结器。然而，最近的一项研究 [16] 指出了推结器骑跨在镜下线结上易造成线结松动或损坏。作者建议对于不同缝线使用不同内径的推结器，既可以避免线结受阻，又可以允许缝线自由通过。

有几种特殊的推结器，具有其所属公司独特的设计 [17]。例如 Nordt (Arthrotek)，第六指 (Arthrex)，FiberWire 张力器 (Arthrex)，和 CrabClaw 推结器 (Arthrex) 是独一无二的。Nordt (arthrotek) 是一个机械伸展装置，闭合的伸展器可把结推到位；激活伸展装置可施加均匀相反的力量牵拉缝线两端把结打紧。第六指推结器 (Arthrex) 是由一个大管子套一个小管子组成，术者可以利用内管维持第一个单结的张力，然后通过滑动外管继续打随后的单结。内管可以顶住结维持张力。FiberWire 张力器 (Arthrex) 是一个专为 Arthrex 公司的新型 FiberWire 缝线设计的装置。一旦滑结打好并推进到组织表面，中轴支通过带套管的 FiberWire 张力器主轴置入一个小槽中，并锁定在张力轮上。逆时针转动张力轮，张力计可显示实时张力。当达到预定张力时，通过张力器枪管再打三个相反的半分结从而实现可靠固定。CrabClaw 推结器在其末端设计有开口装置，因此可以在套管外预先打好松散的半分结。手术医生可以利用 CrabClaw 的开口装置把每个结单独推进关节腔。

线结结构因素

详细的线结结构和分类描述见表 14.1 [35]。最简单的分类是将它们分成滑动和非滑动结。当缝线不能自由通过锚钉或组织，或是医生担心缝线滑动会造成组织创伤时，采用非滑动结。非滑动结包括方结、Revo 结和 Snyder 结。打结时组织必须尽量靠拢，因为这类结不能滑动，无法进一步加压。当组织有张力时，不建议使用非滑动结。

表 14.1　各种线结结构

非滑动结	滑动结		
	滑结	棘轮结	锁结
叠半结 [18]	Duncan's 环 [18]	Nicky's 结 [20]	SMC 结 [21]
镜下方结 [1]	French 结 [22]	改良拉绳结 [8]	Weston 结 [23]
Revo 结（Snyder 结）[19, 24]	Roeder 结 [25, 26]		巨结 [27]
	Tennessee 滑结 [24]		field 结 [28]
	船中结 [29]		Dines 结 [30]
	倒结 [31]		HU 结 [32]
			Triad 结 [33]
			Tuckahoe 结 [34]

滑动结的线结可沿中轴支滑动，进一步拉紧修复组织。要做到这一点，结必须置于远离骨的中轴支上，这样结可以沿中轴支滑动，将组织推近骨，达到满意的修复效果。初始线环支的长度必须至少是中轴支的 2 倍，这样推结时线环才不会滑入套管。滑动结在被推到位置后可能倒退滑动，从而影响线环安全性。有两种方法可避免这种情况发生，滑动结也随之分为两类。有些滑动结像 Duncan's 环、French 结、Roeder 结、Tennessee 滑结和 Lafosse 结，缝线的摩擦可暂时阻止其倒退滑动，术者必须再打半分结以保证线环安全性。而还有一些滑结称为棘轮结（像 Nicky's 结、改良拉绳结）仅在一个方向上滑动。但仍存在线结倒退的风险，可以再打半分结以确保固定可靠。

锁结可以克服这个难题。一旦线结置入合适位置，组织对合满意，就继续牵拉线环支使线结翻转，线环支就变成了中轴支。拉紧另一支缝线可使结牢靠锁定。锁结按线结翻转位置分类。像 Weston 结在远端翻转，而 Nicky's 结在近端翻转[36]。从理论上讲，远端锁定防止线结滑移的效果优于近端锁定，但在线结张力高时，很难锁定。近端锁定结在低于预期的线环张力下可以很容易地锁定，但在额外锁定的半分结时也很容易失去张力。SMC 结是一种中间锁结，由于其独特的中间锁定能力，它兼具备近端和远端锁结的优点。中间锁结可像远端锁定防止线环滑动，也可如近端锁结一样在线环高张力时易于锁定[37]。

即使这些结被称为锁结，有作者认为只有交替变换中轴支连打至少 3 个半分结才能可靠固定结[38]。锁定滑结有 Weston 结、field 结、SMC 结和巨结。尽管这些锁定滑结有紧密对合组织和锁定维持线环安全性的优点，他们仍有不足之处。这些结太复杂，比非滑动结难掌握，还会出现在套管内推结时提前锁定的情况。出现此种情况，解结是痛苦的。而且，所有的滑结均会有拖拽组织造成组织切割损伤和固定效果不佳的固有风险。编织线的组织拖拽效应比单股线还明显。编织缝线的涂层可以减少阻力和组织损伤，但也会降低结安全性。大多数患者的组织质量也欠佳，这也是组织容易遭到切割的原因之一。所以，这也是滑结的一个潜在缺陷，在选择打结方法时必须考虑缝线材料的特性。

近年许多研究致力于将新型缝线材料与不同线结结构的组合应用[12, 13, 30, 39, 42]。因为采用的线结结构和缝线材料不一致，这些研究解释起来很困难。没有研究依据标准的方案对所有可用的缝线材料与线结结构的全部组合进行比较。然而，这些研究显示所有常规使用的缝线和打结方法在循环负荷下是稳定的，只有少数研究报道不同线结结构存在差异，有些效果更好。

热处理是提高结安全性的一种方法。在一项实验室研究中，Williams 等[43] 发现采用 VAPR 3 主机和 VAPR S90 刀头（DePuy，Mitek）进行热处理时，ORTHOCORD 和 FiberWire 缝线耐热性能极好，且经热处理后结安全性增加。

在一项比较利用老式缝线材料如 Ethibond 和 1 号 PDS II 缝线打结难易程度的研究中，Tennessee 结、Revo 结、Duncan 线环及 Nicky's 结被认为是最容易掌握的镜下打结方法。使用 Ethibond 缝线较 PDS II 缝线更容易打结。因此，这项研究的作者建议初学者在积累经验阶段，首选使用 Ethibond 缝线和 Revo 结[44]。而我们认为，由于与现今的高强缝线材料相比，Ethibond 缝线材料自身强度不够，推荐初学者使用强度更高的缝线和 Revo 结。

打结技术：一般原则

入路选择

成功的打结始于合适的入路选择。入路应该尽量靠近打结区域，避免软组织干扰。许多情况下，受解剖结构限制，可能无法直接到达拟修补区域，但可以通过各种努力实现操作目的。

套管

在打结区域使用透明套管有几个好处：可避免软组织嵌入，在线结被推到关节内时可通过透明套管监测，也可及时发现任何缝线支的缠绕。放置套管时注意与缝线支平行，避免内芯刮擦软组织。使用螺纹套管可防止液体从入路处溢出。套管的直径取决于需要通过的器械的粗细。套管在整个打结的过程中不能拔出，否则会自另外一个部位进入，线圈会缠绕软组织。

锚钉方向与过线

锚钉必须尽可能垂直于骨面置入。孔眼面必

须垂直于缝线穿过组织的路线。如果孔眼旋转90°，势必引起缝线磨损。插入锚钉的孔要预攻。用最靠近组织的锚钉缝线支穿过组织，这可避免缝线在孔眼处扭曲。这一缝线支也作为起始中轴支，这样推结时可把组织贴近骨面。如果使用双线或三线锚钉，术者必须熟悉孔眼的设计以避免缝线重叠。大多数这样的锚钉缝线有不同的颜色以便于识别。当使用多个锚钉时，作者建议使用两个不同的锚钉，这样所有的缝线都是不同的颜色。

套管里只能有一组缝线

在套管内打结、推送、收紧时，里面只能有一组缝线。如果有不止一组缝线，其他组缝线必须暂时置于其他入路，或者同一入路的套管外。

避免缠绕

在结收紧前要及时发现并解除缝线的缠绕。双孔推结器是去除缠绕的最好工具，但大多数手术医生使用单孔推结器发现缝线缠绕。如果打算打滑结，术者应该保证缝线能自由滑动。

特定打结技术

有许多不同结构的线结，但没有必要也不可能掌握所有打结方法。每一位手术医生应该练习和完善他用起来最顺手的几种结。详细探讨所有的打结方法超出了本章的范围。以下是一些常见和广泛使用的打结方法。如果读者对其他的打结方法感兴趣，可查阅原始参考文献。

半分结

半结在打结过程中经常使用。半结可互叠行成非滑动结。也可用来固定滑动结，锁定和非锁定结都可以。打半分结按以下步骤：

• 下手半结：区分中轴支和缠绕支，中轴支始终保持张力，缠绕支先从中轴支下方绕过，绕向远侧，再跨过中轴支，最后绕回到近侧线圈下方。

• 上手半结：区分中轴支和缠绕支，中轴支始终保持张力，缠绕支先从中轴支上方绕过，绕向远侧，再从中轴支下方穿过，最后绕回到近侧线圈上方。

Revo 结（图 14.5）

关节镜外科医生必须至少能够打一种非滑动结，因为有时当缝线支不能自由通过时，它可能是唯一可选择的结。Revo 结是关节镜下最常使用的非滑动结。所有打结的基本原则都适用该结。关节镜外科医生尤其要确保缝线支没有缠绕。如前所述，近组织一侧的缝线支作为中轴支。

打结步骤如下：

• 中轴支预留短一点，并穿入推结器。

• 打一个下手半分结并推至操作区域。

• 中轴支始终保持张力，打第二个下手半分结推至组织处。

• 打一个上手半分结。

• 变换中轴支：缠绕支变成中轴支，推结器套入该支，打一个下手半分结。

• 拉紧结。

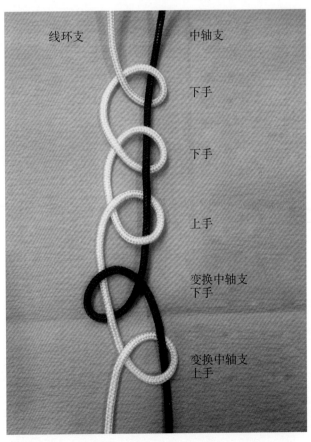

图 14.5　Revo 结结构。该结包含多个半分结，打结过程中要变换中轴支和半分结方向

- 变换中轴支：推结器套入起初的中轴支，打一个上手半分结并拉紧。

Duncan 环（图 14.6）

Duncan 环是最常用的滑结。所有打结的基本原则也都适用该结。关节镜外科医生尤其要确保缝线支没有缠绕。如前所述，近组织一侧的缝线支作为第一中轴支。步骤如下：

- 线环支预留长度是中轴支的两倍。
- 线环支跨过中轴支形成第一个环。
- 再打四个环跨过两支。
- 线环支尾部穿过第一个环。
- 牵拉线环支尾部可拉紧结。
- 牵拉中轴支可以把环推至操作区域，同时用推结器推结。
- 维持中轴支张力，再打半分结。
- 第一个半分结打下手结。
- 变换中轴支，第二个半分结打上手结。
- 通过变换中轴支连续打四个相反的半结。

SMC 结（图 14.7）

- 中轴支要短。
- 线环支跨过中轴支。
- 线环支从下到上缠绕两支，与中轴支一起围成一个三角形区域。
- 线环支从下到上绕过中轴支。
- 线端从底部向顶部穿过三角形区域。
- 用一根手指勾住这个锁定环防止提前锁死。
- 保持中轴支张力，用推结器把结推向组织。
- 牵拉缠绕支锁定线结。
- 针对线结持续加压避免滑脱。
- 进一步利用半分结固定线结。

手术医生因素

熟练的打结技术需要练习。初学者应该先用粗绳练习，熟悉以后再改用缝线练习。接下来是使用套管和推结器练习。最后一步是在肩关节模

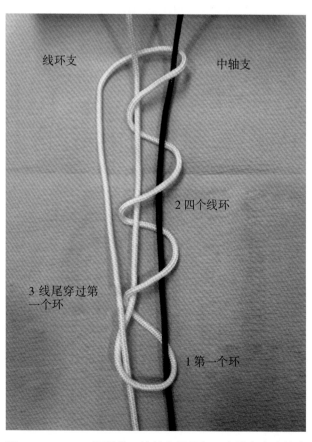

图 14.6 Duncan 环结构。该结必须另打几个锁定半分结防止滑脱

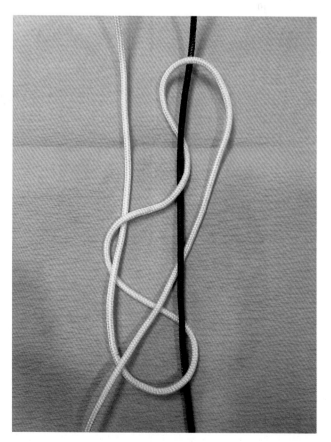

图 14.7 SMC 结结构。右侧的圆环是锁定环。牵拉锁定环线端，内锁机制可以防止反向滑脱

型上练习使用锚钉和湿缝线。在尸体上的练习将有助于掌握套管正确放置方法及熟悉术中的感觉。在尝试肩部手术前应重视和解决一些常见的问题，如缝线缠绕，软组织嵌入，组织张力松弛以及松结。已有很多设计巧妙的装置被报道 [45]，可用于练习中。

参·考·文·献

1. Hammerman SM, Elkousy H, Edwards TB, O'Connor DP, Gartsman GM. The arthroscopic square knot: fiction or fact? Am J Orthop (Belle Mead NJ). 2009;38:14–6.

2. Baumgarten KM, Wright RW. Chapter 1: Suture properties. In: Arthroscopic knot tying: an instruction manual. Philadelphia: Lippincott Williams & Wilkins; 2005. p. 6.

3. Burkhart SS, Wirth MA, Simonich M, Salem D, Lanctot D, Athanasiou K. Knot security in simple sliding knots and its relationship to rotator cuff repair: how secure must the knot be? Arthroscopy. 2000;16:202–7.

4. Loutzenheiser TD, Harryman 2nd DT, Ziegler DW, Yung SW. Optimizing arthroscopic knots using braided or monofilament suture. Arthroscopy. 1998;14:57–65.

5. Hughes PJ, Hagan RP, Fisher AC, Holt EM, Frostick SP. The kinematics and kinetics of slipknots for arthroscopic Bankart repair. Am J Sports Med. 2001;29:738–45.

6. Tera H, Aberg C. Tensile strengths of twelve types of knot employed in surgery, using different suture materials. Acta Chir Scand. 1976;142:1–7.

7. Trimbos JB. Security of various knots commonly used in surgical practice. Obstet Gynecol. 1984;64:274–80.

8. Loutzenheiser TD, Harryman 2nd DT, Yung SW, France MP, Sidles JA. Optimizing arthroscopic knots. Arthroscopy. 1995;11: 199–206.

9. Burkhart SS, Wirth MA, Simonick M, Salem D, Lanctot D, Athanasiou K. Loop security as a determinant of tissue fixation security. Arthroscopy. 1998;14:773–6.

10. Alan Barber F, Boothby MH, Richards DP. New sutures and suture anchors in sports medicine. Sports Med Arthrosc. 2006;14:177–84.

11. Türker M, Kılıçoğlu O, Salduz A, Bozdağ E, Sünbüloğlu E. Loop security and tensile properties of polyblend and traditional suture materials. Knee Surg Sports Traumatol Arthrosc. 2011;19:296–302.

12. Mahar AT, Moezzi DM, Serra-Hsu F, Pedowitz RA. Comparison and performance characteristics of 3 different knots when tied with 2 suture materials used for shoulder arthroscopy. Arthroscopy. 2006;22:614.e1–2.

13. Barber FA, Herbert MA, Beavis RC. Cyclic load and failure behavior of arthroscopic knots and high strength sutures. Arthroscopy 2009;25:192–9.

14. Lo IK, Burkhart SS, Athanasiou K. Abrasion resistance of two types of nonabsorbable braided suture. Arthroscopy. 2004;20: 407–13.

15. Acton D, Perry A, Evans R, Butler A, Stephens P, Bruce W, et al. The effect of two nonresorbable suture types on the mechanical performance over a metal suture anchor eyelet. Knee Surg Sports Traumatol Arthrosc. 2004;12:165–8.

16. Kerin C, Patel N, Bale RS, Fisher AC, Hughes PJ. Arthroscopic knot pushers. Does one size fit all? Int J Clin Pract. 2008;62:747–9.

17. Walker JC, Baumgarten KM, Wright RW. Arthroscopic knot tying principles and instrument. Oper Tech Sports Med. 2004;12:240–4.

18. Chan KC, Burkhart SS, Thiagarajan P, Goh JC. Optimization of stacked half-hitch knots for arthroscopic surgery. Arthroscopy. 2001;17:752–9.

19. Mishra DK, Cannon Jr WD, Lucas DJ, Belzer JP. Elongation of arthroscopically tied knots. Am J Sports Med. 1997;25:113–7.

20. De Beer JF, van Rooyen K, Boezaart AP. Nicky's knot–a new slipknot for arthroscopic surgery. Arthroscopy. 1998;14:109–10.

21. Kim SH, Ha KI, Kim SH, Kim JS. Significance of the internal locking mechanism for loop security enhancement in the arthroscopic knot. Arthroscopy. 2001;17:850–5.

22. Lee TQ, Matsuura PA, Fogolin RP, Lin AC, Kim D, McMahon PJ. Arthroscopic suture tying: a comparison of knot types and suture materials. Arthroscopy. 2001;17:348–52.

23. Weston PV. A new clinch knot. Obstet Gynecol. 1991;78:144–7.

24. Nottage WM, Lieurance RK. Arthroscopic knot tying techniques. Arthroscopy. 1999;15:515–21.

25. Soper NJ, Hunter JG. Suturing and knot tying in laparoscopy. Surg Clin North Am. 1992;72:1139–52.

26. Hage JJ. On the origin and evolution of the Roeder knot and loop–a geometrical review. Surg Laparosc Endosc Percutan Tech. 2008;18:1–7.

27. Fleega BA, Sokkar SH. The giant knot: a new one-way self-locking secured arthroscopic slipknot. Arthroscopy. 1999;15:451–2.

28. Field MH, Edwards TB, Savoie 3rd FH. Technical note: a "new" arthroscopic sliding knot. Orthop Clin North Am. 2001;32:525–6.

29. Balg F, Boileau P. The Mid-Ship knot: a new simple and secure sliding knot. Knee Surg Sports Traumatol Arthrosc. 2007;15:217–8.

30. Dahl KA, Patton DJ, Dai Q, Wongworawat MD. Biomechanical characteristics of 9 arthroscopic knots. Arthroscopy. 2010;26:813–8.

31. Conca M, Taschieri S, Del Fabbro M, Conca R. Inverse knot: a personal sliding knot for arthrosopic surgery. Knee Surg Sports Traumatol Arthrosc. 2007;15:620–3.

32. Mochizuki Y, Hachisuka H, Natsu K, Kashiwagi K, Yasunaga Y, Ochi M. The HU knot: a new sliding knot for arthroscopic surgery. Arthroscopy. 2005;21:1014.

33. Yiannakopoulos CK, Hiotis I, Antonogiannakis E. The triad knot: a new sliding self-locking knot. Arthroscopy. 2005;21:899.

34. Wiley WB, Goradia VK. The Tuckahoe knot: a secure locking slip knot. Arthroscopy. 2004;20:556–9.

35. Baumgarten KM, Brodt MD, Silva MJ, Wright RW. An in vitro analysis of the mechanical properties of 16 arthroscopic knots.

Knee Surg Sports Traumatol Arthrosc. 2008;16:957–66.

36. Lo IK, Burkhart SS, Chan KC, Athanasiou K. Arthroscopic knots: determining the optimal balance of loop security and knot security. Arthroscopy. 2004;20:489–502.

37. Kim SH, Yoo JC. Arthroscopic knot tying. Tech Shoulder Elbow Surg. 2003;4:35–43.

38. Elkousy HA, Sekiya JK, Stabile KJ, McMahon PJ. A biomechanical comparison of arthroscopic sliding and sliding-locking knots. Arthroscopy. 2005;21:204–10.

39. Ilahi OA, Younas SA, Ho DM, Noble PC. Security of knots tied with ethibond, fiberwire, orthocord, or ultrabraid. Am J Sports Med. 2008;36:2407–14.

40. Shah MR, Strauss EJ, Kaplan K, Jazrawi L, Rosen J. Initial loop and knot security of arthroscopic knots using high-strength sutures. Arthroscopy. 2007;23:884–8.

41. Punjabi VM, Bokor DJ, Pelletier MH, Walsh WR. The effect on loop elongation and stress relaxation during longitudinal loading of FiberWire in shoulder arthroscopic knots. Arthroscopy. 2011; 27:750–4.

42. Livermore RW, Chong AC, Prohaska DJ, Cooke FW, Jones TL. Knot security, loop security, and elongation of braided polyblend sutures used for arthroscopic knots. Am J Orthop (Belle Mead NJ). 2010;39:569–76.

43. Williams DP, Hughes PJ, Fisher AC, Doherty P. Heat treatment of arthroscopic knots and its effect on knot security. Arthroscopy. 2008;24:7–13.

44. Baumgarten KM, Wright RW. Ease of tying arthroscopic knots. J Shoulder Elbow Surg. 2007;16:438–42.

45. Kitson J, Blake SM. A model for developing psychomotor skills in arthroscopic knot tying. Ann R Coll Surg Engl. 2006; 88:501–2.

第3篇

主要肩关节疾病和相关关节镜手术
Major Shoulder Problems and Related Arthroscopic Procedures

第15章

肩关节急性创伤性前向不稳

Patrick N. Siparsky and Dean C. Taylor

谢国明　译

引　言

肩关节活动度大而稳定的这种复杂关系，会使肩关节与其他关节相比更容易出现半脱位和脱位。对于年轻运动员和跌倒后的老年人而言，创伤性盂肱关节前脱位仍然是个常见问题。最常见的损伤机制是肩关节外展同时被迫外旋。

肩关节是由静态和动态稳定结构组成的复杂关节。在肩关节外展与被动外旋时，肱骨头会对前下方盂唇施加非常大的压力。肱骨头脱位时先会承受轴向负荷，然后外旋和前移。年轻患者创伤性前脱位的病理解剖以 Bankart 损伤为典型代表（又名 Perthes-Bankart 损伤），脱位时前下方关节囊 – 盂唇复合体从关节盂猛力拔下 [1, 2]。盂唇 – 关节囊复合体从关节囊脱落时，盂唇对肱骨头的加深效应就不再稳定。损伤也可以表现为附着在盂唇 – 关节囊复合体一个骨碎片，导致盂肱关节面的减少而增加额外的不稳定。

除了肩胛盂和盂唇损伤，肱骨头后外侧压缩性骨折目前也很常见。常被称为 "Hill-Sachs 损伤"，这一缺损原因为：肱骨头外展位时被迫外旋直至肱骨头后外侧撞击肩胛盂 [3]。如果肩关节活动弧被啮合的肩胛盂中断，一个相当大的缺损会使治疗变得复杂。

约 80% 的外伤性盂肱关节前脱位导致软组织或骨性 Bankart 损伤，其他几种软组织损伤可导致复发性不稳。当 Bankart 损伤不是病变实体时，典型的损伤发生于关节囊或关节囊在盂唇或肱骨的附着处。这些损伤包括盂肱韧带的肱骨侧撕脱（HAGL），反 HAGL（RHAGL），骨性 HAGL（BHAGL）和盂肱韧带关节盂撕脱（GAGL）[4-6]。每一种损伤均能引起前方不稳，临床医生必须倍加

努力来识别它们。

可以说，处理初次创伤性前方不稳最大的挑战是决定哪些患者可能受益于手术干预。尽管关于确切的复发率仍然存在争论，但许多作者一致认为：非手术治疗的年轻（年龄小于 25 岁）男性复发率最高 [7-23]，这类人群也最有可能发生创伤性前脱位，其复发率在可以达到 100%。

先前认为由于从事工作或运动的性质，高复发率仅存在于军事人员和高水平的接触性运动员。然而，现今显而易见的是，高复发率适用于所有的年轻男性。Robinson 等报道经非手术治疗的小于 25 岁的男性，2 年内运动员和非运动员的再脱位率分别为 77% 和 81%。脱位后 5 年内，两组都有 85% 的再脱位率 [20]。同样显而易见的是，更需要治疗的是不稳，而不仅仅是避免复发。Sachs 等研究表明，存在（未获得早期稳定）的患者功能结果分数低于那些接受 Bankart 稳定手术的患者 [21]。该手术的益处经不同的评分系统包括 ASES 评分，Constant-Murley 评分和 WOSI 评分验证。这一结果表明，尽管避免复发是必要的，但对于处理工作、运动、社交、生活方式和情感方面的伤害对每个患者来说也很重要。

本章的重点在于活跃、年轻的初次创伤性盂肱关节前脱位患者的治疗。将讨论病史和体格检查、影像和手术与非手术治疗方案。对于每个患者的相关因素考虑将有助于制定治疗方案。我们的手术技术和术后康复方案也将会谈及。

病史和临床检查

急性创伤性脱位在本质上是相当微妙的。在大

多数情况下，患者会记得重要事件发生并立即出现疼痛。它可以帮助了解确切的损伤机制，特别是手臂外展外旋的位置，以及接触或非接触损伤类型[16]。当肩关节前脱位时，手臂通常由对侧的手在内旋位或交叉在腹部位托住。肩关节前下方可能有一个凸起。即使脱位的诊断明确，在患者进行复位之前也应该进行神经与血管的查体。至少手部的感觉和运动功能（桡、正中和尺神经），屈肘力量（肌皮的神经）和上臂外侧（腋神经）的感觉功能应充分检查。

在受伤或初步评估时，评估过去的肩部受伤或手术史是有益的。患者应描述松弛的病史，检查医师必须确定这种松弛（无症状的关节过度活动）是否导致症状性不稳（异常移动导致的症状）。对于任何肩关节脱位，对侧肩关节的检查应该是常规评估的一部分。

一旦肩关节复位，或如果患者来诊室时肩关节已经复位，进行神经与血管的检查就变得尤为重要。检测三角肌的感觉和运动功能，以确定是否有任何腋神经损伤发生。20%~50% 的创伤性前脱位患者会有一些神经功能缺失的经历，虽然这往往是神经失用症，并将会恢复[24]。一项完整的神经系统检查是关键的，并且在恢复过程中与患者讨论期望值会有所帮助。

一旦肩关节复位，有几个特定的不稳检测应被完成，有助于评估每个创伤性肩关节脱位的患者。虽然这一检测的重点是针对稳定性，但医生应该评估整个肩关节功能，来排除任何其他相关的损伤。这些测试侧重于评估活动度、力量、稳定性。当评估双侧肩关节的活动度时，也应该同时检测肌力以确认没有肩袖损伤发生。对于任何超过 40 岁的肩关节脱位患者，应该假定其肩袖撕裂，直到体检、MRI 或两者同时将其排除。

陷凹征、恐惧试验、再复位试验、意外检查和载荷移位试验对于评估肩关节松弛都是有帮助的。陷凹征就是在患侧简单地纵向牵引手臂[16, 25]。我们在前后方向稳定肱骨头同时纵向牵引，以避免混淆肱骨头下方移位与前下方半脱位。该检查测量从肩峰下方到肱骨头的位移。

前方恐惧试验、再复位试验和意外试验是评估盂肱关节前方稳定性的一系列一起进行的测试。这些检查患者最好位于仰卧位，肩位关节外展外旋。随着逐渐外旋，患者感到一种恐惧感，这是由于肱

骨头开始半脱位到关节盂前方边缘（前方恐惧试验）。再复位试验为检查者以向后的力量直接施加于肱骨头。再复位的力量会减轻患者的恐惧感，并可允许额外无痛的外旋。意外试验为去除维持复位的后向的力量，导致患者的症状再现，这是由于肱骨头失去对抗力后向前方移位[26]。

最后，载荷移位试验用来评估盂肱关节不同方向的松弛，并有助于界定软组织病变的位置。在临床上，该试验基于如下描述的移位外力来再现症状。在手术室，本试验在患者放松状态下，通过肱骨头相对于关节盂移位的距离来评估松弛度。本试验为一只手放在患者的肘上，施加一个轴向负荷使肱骨头向肩胛盂中心化。然后分别在肩关节不同的外展角度，施加向前、后和下方的应力。通常情况下，该试验在外展 0°、45° 和 90° 进行。随着逐步增加肩关节外展，阳性分别表明盂肱上、中、下韧带松弛或损伤。移位也可以进行分级：1 级表示任何肱骨头移位到关节盂边缘；2 级表示肱骨头移位到关节盂边缘外，但可自行复位；3 级表示肱骨头移位到关节盂边缘外，不可自行复位。

影像学

对于脱位后治疗的初始阶段，X 线片是有用的。前后位（AP）、腋位和肩胛骨 Y 位片是常规需要的。西点腋位对于明确任何前下肩胛盂异常也是有用的（图 15.1）。患者俯卧位在 X 射线桌上，在患肩下放

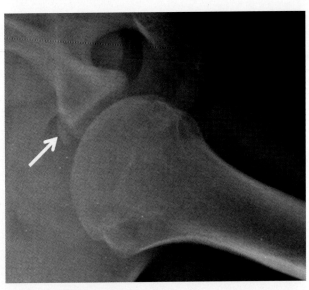

图 15.1　西点腋位片显示肩胛盂缘 Bankart 损伤的前方骨折（箭头）

置一个枕头，肩关节被抬起离桌子约 8 cm。肘关节屈曲到 90°，悬挂在桌边。X 射线盒放置在肩关节的上方，然后 X 射线束与患者中线和桌子表面各成 25° 角[27]。

当看 X 线片时，重要的是要确定是否存在下列任何一种骨性异常：Hill-Sachs 损伤、大结节骨折和前下肩胛盂撕脱骨折（骨性 Bankart 损伤）。通常情况下，MRI 有助于进一步观察软组织损伤。而 MRI 上看盂唇损伤，血肿可能提供一个早期充分的对比。一个关节造影可以帮助确诊任何盂唇损伤（图 15.2）。在不能明确 Bankart 损伤的情况下，临床医生应该怀疑存在盂肱韧带损伤，特别是盂肱韧带肱骨侧撕脱（HAGL）。

CT 扫描应该用来评估明显的肩胛盂骨缺损。三维重建有时有助于确定骨缺损的确切位置和形状。大于 25% 的骨缺损，关节镜下 Bankart 修复充分恢复盂肱关节稳定性是不可能的。CT 扫描也有助于表现 Hill-Sachs 损伤或任何可能的大结节骨折。

稳定手术的指征与禁忌证

虽然这是一个长期存在争议的领域，但许多研究表明，年轻男性是创伤性前脱位手术稳定的最佳人选，因为他们有很高的脱位复发率。应强调的是，决定进行手术干预是建立在患者个体基础上的。对该损伤，没有可靠的决策计划；然而，有足够的数据支持初次创伤性肩关节前脱位后早期进行稳定手术。手术决策应基于多种因素包括年龄、活动水平、工作状态（过顶和非过顶），潜在的误工费，接触性体育参与和患者应付不稳的能力。

尽管创伤性前方不稳的手术治疗仍然是选择性的，但有几种情况强烈建议手术。如果是一个不可复位的脱位、需要手术稳定的骨折（例如移位的大结节骨折），不同心盂肱关节复位、组织嵌入阻挡良好复位，肱骨头关节面缺损 > 25% 或一个相关的肩袖撕裂（> 50% 肩袖撕裂），我们强烈推荐手术。如果对于一个高水平的运动员在本赛季发生脱位，不能参加正常的特殊运动训练并有意将来回归运动，这将是手术的另一个强有力的适应证。手术的相对适应证包括在同一个运动季内多次脱位，接触性体育活动和年龄 < 20 岁[16]。

对于初次肩关节脱位早期手术稳定，有一些禁忌证。如果患者无法遵守术后康复与约束，应避免手术。该总体规则并不局限于老年患者。同样，一个患者有明显合并症，限制手术干预或术后康复，由于相关的风险和并发症，则不应进行稳定手术。

治疗模式

随着越来越多创伤性肩关节前方不稳的循证医学文献，模型的创建为不同年龄、活动水平等患者提供手术与非手术治疗的参考信息。建模的价值在于它可以结合主观患者源因素与客观功能数据对治疗选择进行分层。Mather 等[13]设计了一个决策分

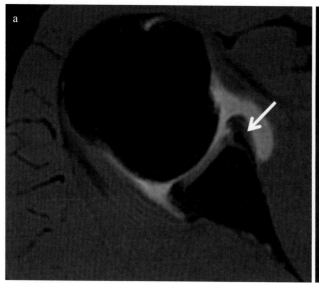
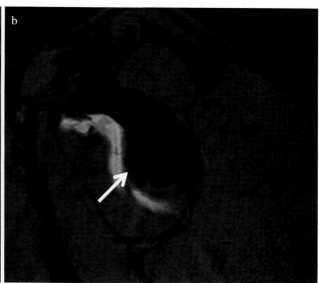

图 15.2　轴位（a）和矢状位（b）MRI 造影显示大的前方骨性 Bankart（箭头）与关节囊盂唇附着

析模型，其利用有效的 WOSI[28] 评分作为主要的测量结果，与次要措施包括 1 年的风险和整体不稳定、10 年的稳定性、未来手术的风险和翻修手术的风险。用于创建这些模型的所有数据都是来自于一级或二级研究[7-10, 12, 18, 19]。

在未来，这将是一个使患者和医生对基于个人信息的潜在手术结果变得更加见多识广的公开可用工具。医生可以使用计算机程序输入信息纳入模型，以帮助评估因素，如脱位复发率。例如，前面提到的模型表明，一个 18 岁的男性非手术治疗在第一年内脱位风险 77%，10 年内肩关节处于稳定状态的机会只有 32%。当手术治疗时，复发率只有17%。相反，一个 30 岁的女画家（明显的过头运动）采用非手术治疗，一年不稳复发率为 34%，10 年内肩关节稳定率为 62%[13]。如果手术治疗，她的复发率是 23%。这种建模系统提供个性化的患者医疗，使用各种因素帮助每个患者做出最好的决定。

作者首选的手术技术

虽然切开手术与关节镜下稳定手术的益处仍有争议[11]，但作者的首选治疗方法，如果可能的话，仍是关节镜。即使切开稳定是有指征的，但关节镜下诊断可以帮助看清盂肱关节解剖，尤其是使用切开技术更难观察和修复的区域，如上盂唇撕裂或分离。

对于大多数不稳定的病例，我们会使用侧卧位。坐位也是一个可行的选择，如果要采取切开手术，可以方便地转换到三角肌胸大肌入路。侧卧位允许牵引和外展，很容易改善关节间隙以及肩胛盂和盂唇的视野。

全麻或区域麻醉后，需进行完整的麻醉下检查（EUA）。患者采取侧卧位，由一个豆垫支撑。EUA包括评估活动范围，以及前方、后方和下方载荷移位试验。肩和上肢进行消毒准备，铺无菌巾，上肢放置在外展约 40° 牵引。做一个标准的后方入路，并进行全面的关节镜诊断性检查。前上和前下入路也常规使用。为进一步评估肩关节，关节镜应常规放置在前上入路，通过这个入路往往可以很好地观察盂肱关节。后方盂唇、关节软骨和盂肱韧带也常常可以通过该入路很好地观察。这一步也将有助于避免遗漏 HAGL 损伤或其他伴随的韧带损伤。图15.3 中显示患者体位与每个入路的位置。

软组织 Bankart 损伤的修复

软组织 Bankart 修复需要细致的软组织处理与良好的缝线管理。当找到关节囊盂唇复合体后，它必须被剥离并远离肩胛颈。组织游离后，肩胛盂边

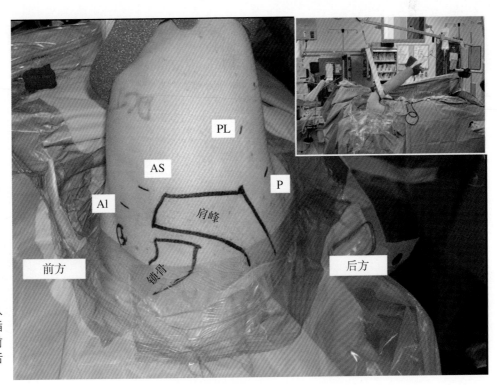

图 15.3　患者的体位与入路的位置。右肩侧卧位（插图）与 AI（前下）、AS（前上）、PL（后外侧）和 P（后方）入路

缘应清除任何瘢痕组织。然后肩胛盂缘与肩胛颈打磨制造流血的愈合面。这种磨损可以用关节镜锉、骨刀或打磨头实现。术中避免过度的骨切除和对关节软骨的损伤。同样，底面游离的盂唇可以用半月板锉粗糙化以促进愈合。

下一步沿肩胛盂面仔细确定锚钉的位置。锚钉放置到关节软骨表面 1~2 mm。如果关节盂被描绘成一个钟面，通常每一个锚钉用于钟面上的每个时间点，将盂唇修复到肩胛盂上。锚钉定位过于向内会畸形复位盂唇远离肩胛盂。定位在软骨面上离肩胛盂软骨边缘太远，有软骨下磨损的风险且会产生一个软骨瓣。锚钉套管放置到肩胛盂表面约成 45°。虽然从锚钉将缝线穿过分离的关节囊盂唇复合体有不同的方式，但我们通常使用一个弯的缝合套索或缝线钩进行过线。关节囊冗余可以通过缝线分别穿过关节囊和盂唇来解决。这可有效地在关节囊组织创造出皱褶，最终结果是更牢更稳定的修复。

一旦缝线穿过关节囊组织，使用一个抓线钳来保持修复组织在计划固定位置上。关节镜下使用滑动锁结打结。所有的线结应尽可能远离关节边缘，以尽可能避免刺激和磨损软骨。最后，直视下修复组织，检查肩关节的稳定性。值得注意的是，我们使用缝合锚和不可吸收缝线，但无结锚、可吸收缝线或两者都使用效果也很好 [29, 30]。

骨性 Bankart 修复

对于骨性 Bankart 损伤，使用关节镜剥离器将骨块分离和移动。通常情况下，骨折片位于正常肩胛盂内侧，通过一个瘢痕组织层分隔。应注意不要破坏骨折片，因为它们相当薄。保留该骨折片对于骨–骨愈合与修复往往是有用的。一旦该骨折片游离，修复技术类似软组织 Bankart 修复。手术医生应该努力使骨折片回到其解剖的位置，同时用关节囊盂唇复合体创造一个良好的隆起。最后，在修复组织的直视下，进行肩关节稳定性测试。如图 15.4 所示一例骨性 Bankart 损伤的修复。

术后护理

关节镜下稳定手术后，患者的肩膀置于肩关节支具中。我们有一个术后计划，分三个不同阶段的

工作，直至全面恢复活动。Ⅰ期是从术后 0 至 6 周。在前 4 周，患者仍佩戴肩关节支具。在这段时间内，肩胛骨稳定、支持下摆动和手臂内外旋练习在物理治疗团队的直接监督下完成。在术后 2 周和 4 周间（伤口愈合时），我们常规使用水疗进行早期活动度训练。到术后 4 周至 6 周，如果感觉舒适，患者可以停止佩戴吊带。

第二阶段为术后 6~12 周。这一阶段的目标是缓慢增加盂肱关节活动范围，减轻肩部疼痛，并从辅助运动到主动运动。第三阶段（术后 3~6 个月）专注于强化肩关节稳定结构的力量，安全返回运动或工作的功能训练，以及全范围活动。通常大约在 6 个月完全恢复活动。

并发症

创伤性肩关节前脱位有几个潜在的并发症。此外，还有几个手术稳定相关的潜在并发症。脱位后，约 20%~50% 的患者会有某些类型的神经系统并发症 [24]。Visser 等研究显示：77 例前脱位患者中，42% 的患者肌电图显示腋神经损伤 [24]。对于大多数患者来说，这是一个牵拉导致的神经失用症。在这项研究中，其他常见的损伤的神经包括肩胛上神经、肌皮神经和桡神经。

处理肩关节脱位的两个可避免的错误：没有得到足够的影像证实脱位（通常是由于患者不配合导致影像质量差）与未能证明复位的影像。识别与脱位相关的骨折也很重要。如果在肩袖肌肉缩短的位置发生骨愈合，X 线漏诊大结节骨折会引起明显的残障。

一般情况下，切开和关节镜下治疗肩关节不稳的手术并发症发生率较低。Kang 等将手术并发症分为围手术期、术中、术后并发症 [31]。围手术期并发症包括误诊、影像不充分、病史和体检不全和未能识别伴随损伤。外科医生了解脱位的性质和相关体格检查的局限性是很重要的。这些体检可能表明其他病理改变，如肩袖或上盂唇撕裂 [17, 32, 33]。

术中并发症包括出现神经损伤、未能以适当张力修复的组织，误诊损伤造成的不稳和金属固定失效。切开和关节镜下修复不稳最常见的神经损伤仍是腋神经和肌皮神经损伤，主要是不正确的回拉和过度牵引 [34-36]。牵张修复会很困难，特别是如果盂唇明显的瘢痕粘连于肩胛颈和关节囊挛缩。即使修复有明显的张力，如果患者仍不稳定，手术医生应该寻找其他

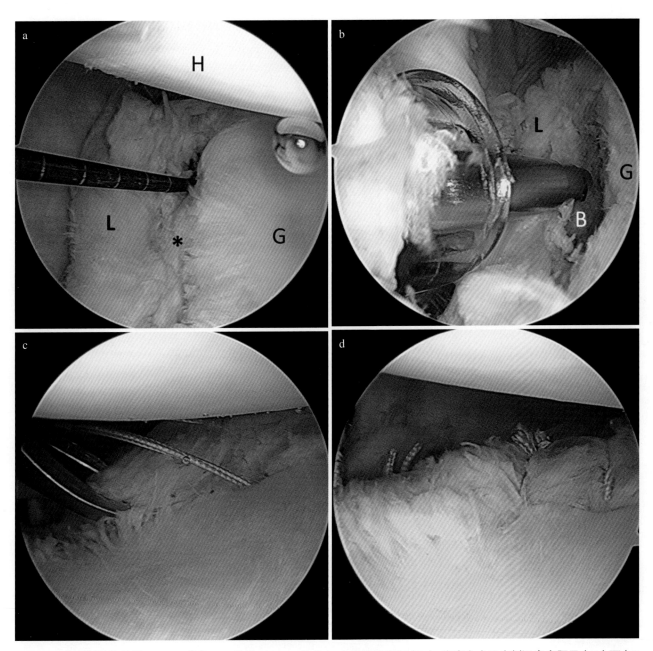

图 15.4　右肩侧卧位骨性 Bankart 修复。a. 骨性 Bankart 骨片（ * ）附着于盂唇（ L ），瘢痕愈合于内侧远离肩胛盂（ G ）面（ H 表示肱骨头 ）；b. 剥离的骨性 Bankart（ B ）与盂唇（ L ）。打磨肩胛盂（ G ）边缘促进愈合；c. 缝合锚的缝线环绕关节囊盂唇复合体，使用抓线器来牵拉组织至最终固定的位置；d. 完成修复 Bankart 损伤，缝线远离关节面

可能的损伤，如盂肱韧带断裂。同样，如果患者臂内收时有持续前下不稳，肩袖间隙的关节囊紧缩是必要的。固定物失效是一种罕见的并发症。锚钉牢固地固定到骨，相对于软骨表面的放置不要太平是非常重要的，否则可导致软骨损伤和失效。

最后，术后并发症包括僵硬、疼痛、感染和脱位。僵硬可作为前方关节囊紧缩的一种功能或作为一种粘连性关节囊炎而出现。这两种都是罕见的，治疗可以帮助防止这些问题。最重要的是，我们建

议治疗不要超出不适的范围。激进的物理治疗会引起显著的疼痛，这可能会导致僵硬的增加和对关节的刺激，这将适得其反。不稳手术后感染是非常罕见的。梅奥诊所证实超过 20 年的不稳手术仅 6 例感染 [37]。在这项研究中，尽管对不稳使用不同的治疗模式，但介绍仍然是相同的，这包括早期（6 周）或晚期（> 8 个月）感染，以及当治疗感染时进行丙酸杆菌属培养。文献中稳定手术后的复发率不一，最近的一项文献综述 [8] 和一个循证医学综述 [38]

表明手术后的复发率为3%至20%，受伤的可能性增加与年轻和较高的活动水平相关。

工作或运动时间的损失。在年轻患者的中早期的稳定手术表现出更好的临床效果。决策分析建模不断提高手术医生预测结果的能力，如复发率。同时允许患者参与决策该损伤采取手术或非手术治疗。有良好的数据支持这些模型，基于患者的特定因素，现在患者和外科医生可以有更多的信息进行讨论以助计划成功，并可以有更优化的结果和患者满意度。

总 结

创伤性肩关节前方不稳是骨科医生面临的一种常见而复杂的问题。这种损伤可导致明显的残疾和

参·考·文·献

1. Bankart AS. Recurrent or habitual dislocation of the shoulder-joint. Br Med J. 1923;15:1132–3.

2. Taylor DC, Arciero RA. Pathologic changes associated with shoulder dislocations. Arthroscopic and physical examination findings in first-time, traumatic anterior dislocations. Am J Sports Med. 1997;25:306–11.

3. Hill HA, Sachs MD. The grooved defect of the humeral head: a frequently unrecognized complication of dislocations of the shoulder joint. Radiology. 1940;35:690–700.

4. George MS, Khazzam M, Kuhn JE. Humeral avulsion of glenohumeral ligaments. J Am Acad Orthop Surg. 2011;19:127–33.

5. Wolf EM, Cheng JC, Dickson K. Humeral avulsion of glenohumeral ligaments as a cause of anterior shoulder instability. Arthroscopy. 1995;11:600–7.

6. Wolf EM, Siparsky PN. Glenoid avulsion of the glenohumeral liga-ments as a cause of recurrent anterior shoulder instability. Arthroscopy. 2010;26:1263–7.

7. Bottoni CR, Wilckens JH, DeBerardino TM, D'Alleyrand JC, Rooney RC, Harpstrite JK, et al. A prospective, randomized evalu-ation of arthroscopic stabilization versus nonoperative treatment in patients with acute, traumatic, first-time shoulder dislocations. Am J Sports Med. 2002;30:576–80.

8. Brophy RH, Marx RG. The treatment of traumatic anterior instability of the shoulder: nonoperative and surgical treatment. Arthroscopy. 2009;25:298–304.

9. Handoll HH, Almaiyah MA, Rangan A. Surgical versus non-surgical treatment for acute anterior shoulder dislocation. Cochrane Database Syst Rev. 2004:CD004325.

10. Hovelius L, Augustini BG, Fredin H, Johansson O, Norlin R, Thorling J. Primary anterior dislocation of the shoulder in young patients. A ten-year prospective study. J Bone Joint Surg. 1996;78A:1677–84.

11. Jakobsen BW, Johannsen HV, Suder P, Sojbjerg JO. Primary repair versus conservative treatment of first-time traumatic anterior dislo-cation of the shoulder: a randomized study with 10-year follow-up. Arthroscopy. 2007;23:118–23.

12. Kirkley A, Werstine R, Ratjek A, Griffin S. Prospective randomized clinical trial comparing the effectiveness of immediate arthroscopic stabilization versus immobilization and rehabilitation in first trau-matic anterior dislocations of the shoulder: long-term evaluation. Arthroscopy. 2005;21:55–63.

13. Mather 3rd RC, Orlando LA, Henderson RA, Lawrence JT, Taylor DC. A predictive model of shoulder instability after a first-time ante-rior shoulder dislocation. J Shoulder Elbow Surg. 2011;20:259–66.

14. Owens BD, Agel J, Mountcastle SB, Cameron KL, Nelson BJ. Incidence of glenohumeral instability in collegiate athletics. Am J Sports Med. 2009;37:1750–4.

15. Owens BD, Dawson L, Burks R, Cameron KL. Incidence of shoulder dislocation in the United States military: demographic considerations from a high-risk population. J Bone Joint Surg. 2009;91A:791–6.

16. Owens BD, Dickens JF, Kilcoyne KG, Rue JP. Management of mid-season traumatic anterior shoulder instability in athletes. J Am Acad Orthop Surg. 2012;20:518–26.

17. Owens BD, Duffey ML, Nelson BJ, DeBerardino TM, Taylor DC, Mountcastle SB. The incidence and characteristics of shoulder instability at the United States Military Academy. Am J Sports Med. 2007;35:1168–73.

18. Porcellini G, Paladini P, Campi F, Paganelli M. Long-term outcome of acute versus chronic bony Bankart lesions managed arthroscopi-cally. Am J Sports Med. 2007;35:2067–72.

19. Robinson CM, Howes J, Murdoch H, Will E, Graham C. Functional outcome and risk of recurrent instability after primary traumatic anterior shoulder dislocation in young patients. J Bone Joint Surg 2006;88A:2326–36.

20. Robinson CM, Jenkins PJ, White TO, Ker A, Will E. Primary arthroscopic stabilization for a first-time anterior dislocation of the shoulder. A randomized, double-blind trial. J Bone Joint Surg. 2008;90A:708–21.

21. Sachs RA, Lin D, Stone ML, Paxton E, Kuney M. Can the need for future surgery for acute traumatic anterior shoulder dislocation be predicted? J Bone Joint Surg. 2007;89A:1665–74.

22. te Slaa RL, Wijffels MP, Brand R, Marti RK. The prognosis following acute primary glenohumeral dislocation. J Bone Joint Surg. 2004;86B:58–64.

23. Wheeler JH, Ryan JB, Arciero RA, Molinari RN. Arthroscopic ver-sus nonoperative treatment of acute shoulder dislocations in young athletes. Arthroscopy. 1989;5:213–7.

24. Visser CP, Coene LN, Brand R, Tavy DL. The incidence of nerve injury in anterior dislocation of the shoulder and its influence on functional recovery. A prospective clinical and EMG study. J

BoneJoint Surg. 1999;81B:679–85.

25. Bahk M, Keyurapan E, Tasaki A, Sauers EL, McFarland EG. Laxity testing of the shoulder: a review. Am J Sports Med. 2007; 35:131–44.

26. Farber AJ, Castillo R, Clough M, Bahk M, McFarland EG. Clinical assessment of three common tests for traumatic anterior shoulder instability. J Bone Joint Surg. 2006;88A:1467–74.

27. Greenspan A. Orthopedic imaging: a practical approach. Philadelphia: Lippincott Williams & Wilkins; 2004.

28. Plancher KD, Lipnick SL. Analysis of evidence-based medicine for shoulder instability. Arthroscopy. 2009;25:897–908.

29. Monteiro GC, Ejnisman B, Andreoli CV, de Castro PA, Cohen M. Absorbable versus nonabsorbable sutures for the arthroscopic treat-ment of anterior shoulder instability in athletes: a prospective ran-domized study. Arthroscopy. 2008;24:697–703.

30. Oh JH, Lee HK, Kim JY, Kim SH, Gong HS. Clinical and radio-logic outcomes of arthroscopic glenoid labrum repair with the BioKnotless suture anchor. Am J Sports Med. 2009;37:2340–8.

31. Kang RW, Frank RM, Nho SJ, Ghodadra NS, Verma NN, Romeo AA, et al. Complications associated with anterior shoulder instabil-ity repair. Arthroscopy. 2009;25:909–20.

32. Owens BD, Nelson BJ, Duffey ML, Mountcastle SB, Taylor DC,

Cameron KL, et al. Pathoanatomy of first-time, traumatic, anterior glenohumeral subluxation events. J Bone Joint Surg Am. 2010;92:1605–11.

33. Tischer T, Vogt S, Kreuz PC, Imhoff AB. Arthroscopic anatomy, variants, and pathologic findings in shoulder instability. Arthroscopy. 2011;27:1434–43.

34. Boardman 3rd ND, Cofield RH. Neurologic complications of shoulder surgery. Clin Orthop Relat Res. 1999;368:44–53.

35. McFarland EG, Caicedo JC, Guitterez MI, Sherbondy PS, Kim TK. The anatomic relationship of the brachial plexus and axillary artery to the glenoid. Implications for anterior shoulder surgery. Am J Sports Med. 2001;29:729–33.

36. Ho E, Cofield RH, Balm MR, Hattrup SJ, Rowland CM. Neurologic complications of surgery for anterior shoulder instability. J Shoulder Elbow Surg. 1999;8:266–70.

37. Sperling JW, Cofield RH, Torchia ME, Hanssen AD. Infection after shoulder instability surgery. Clin Orthop Relat Res. 2003;414:61–4.

38. Kuhn JE. Treating the initial anterior shoulder dislocation–an evidence- based medicine approach. Sports Med Arthrosc. 2006;14:192–8.

第 *16* 章

肩关节复发性前向不稳

Mary K. Mulcahey, John W. McNeil II, and Matthew T. Provencher

谢国明　译

流行病学

肩关节是人体最易脱位的关节，常为前向脱位。肩关节的稳定性主要由以下机制提供[1]：穴压，肩袖肌群将肱骨头加压到肩胛盂上以及盂肱韧带与关节囊。然而，与肩关节不稳关联更大的相关的解剖学结构主要是盂肱关节的静态和动态稳定结构。静态稳定结构包括骨性解剖结构、盂唇、关节囊韧带和肩袖间隙，而肩袖和肩胛骨稳定结构组成动态稳定结构。盂唇通过多种方式提供肩关节的稳定性。它作为关节囊和周围的韧带结构的一个附着点，有效地将这些结构锚固到关节盂上。此外其通过增加肩胛盂深度，有助于穴压机制[2]。盂肱关节脱位常导致软组织损伤（例如盂唇撕裂、关节囊拉长）或骨性损伤（如关节盂和肱骨头骨量丢失）。这种损伤常常与持续性肩关节功能不全以及年轻、活跃患者的不稳发作的高风险相关[3-10]。

复发性不稳可以是创伤性或非创伤性的，包括习惯性脱位、半脱位或持续的恐惧感等表现[11, 12]。复发性不稳的患者可以外展和外旋时慢性疼痛（<6个月）为其唯一的症状[13]。此外，不稳定性肩痛症（UPS）是由 Boileau[14] 等于 2011 年描述的一种未确认的肩关节前下不稳，可引起青少年运动员持续性疼痛。这些患者存在解剖性损伤提示不稳定，但是常常没有复发性不稳发作[14]。

最近的研究报告表明复发性前向不稳的发生率，关节镜下稳定手术后为 4%~18%[15-20]，切开稳定手术后为 0~7%[16, 18]，但目前对于最优的治疗策略仍有相当大的的争论。稳定手术后复发性前向不

稳的发生和几种危险因素相关。据报道，最常见的危险因素包括患者的年龄（年龄 <30 岁为高风险）、关节囊被拉长，多韧带松弛，使用锚钉的数量，参与接触性体育运动[15, 20-26]。肩胛盂或肱骨头骨缺损也被认为是复发性不稳的危险因素[15, 20, 21, 23, 24, 27]。2006年，Boileau 等[15] 的研究阐明关节镜下 Bankart 修复后不稳复发的几个相关因素。肩胛盂面积缺损超过 25%、大的 Hill-Sachs 损伤、盂肱下韧带拉长和前方过度松弛都与手术失效明显相关。该研究认为，患者存在盂肱下韧带的拉长，前方过度松弛或涉及超过关节面积 25% 的肩胛盂压缩骨折，其复发率高达 75%[15]。

2007 年，不稳定的严重指数评分（ISIS）提出了与复发性不稳相关的危险因素[21]。本章作者确定了 6 个危险因素：包括手术时年龄 < 20 岁、参与竞技体育、接触性运动或任何需要做持续过顶的体育运动、肩关节过度松弛、普通正位（AP）和上肢外旋位 X 线片可见 Hill –Sachs 损伤或普通的正位 X 线片关节盂下缘正常硬化消失。患者评分 > 6 分者复发率超过 70%。因此，作者建议关节镜下前方稳定手术仅适合 6 分或以下的患者。由于不可接受的高复发率，对于评分 > 6 分的患者，建议行切开手术（比如 Latarjet 术式）[21]。

创伤是稳定术后肩关节不稳复发的重要危险因素[28, 30]。该因素与接触性运动员特别相关，据报道与复发关系最大的运动为男子橄榄球、摔跤、冰球等[31]。与普通人群相比，从事接触性体育的运动员稳定手术后有更高的失败率[28, 30, 32]。Cho 等[28] 报道：肩关节前向不稳行关节镜下稳定术后，接触性运动员复发率为 28.6%，非接触性运动员为 6.7%。

复发性不稳可能会出现在初次修复后受到创

伤，即使是微小暴力的情况下也可发生。病因通常涉及软组织或骨组织两方面，有时两者同时存在。导致复发最常见的因素是诊断和技术失误，关节囊或盂唇功能不全、肩胛盂或肱骨头骨缺损，或两者皆有 [15, 23, 24, 26, 28, 32, 34, 35]。

病理生理学

了解盂肱前向不稳的病理生理学对诊断后恰当地处理这些损伤非常重要。

盂唇和韧带止点损伤

Bankart 损伤

盂唇和相关韧带复合体损伤通常发生在肩关节前脱位之后。前方盂唇韧带结构从前下盂缘撕脱，就是众所周知的 Bankart 损伤（图 16.1）。这通常被认为是肩关节前向不稳的"本质病变"。90% 的肩关节前脱位具有伴随的 Bankart 损伤 [36]。盂唇和附着的韧带通常位于肩胛盂缘前方。盂肱下、中韧带因此无法在终末运动时发挥稳定作用。此外，盂唇不再稳定或加深盂窝。盂唇缺失时，移动肱骨头向前所需的力下降 50% [37]。

前方盂唇韧带骨膜袖套撕脱（ALPSA）

这种损伤最初是在 1993 年由 Neviaser 所描述

的 [38]。盂唇韧带复合体在关节盂颈部内侧面愈合（图 16.2）；然而，复发性不稳可能会导致前下的盂肱韧带（IGHL）失效。ALPSA 损伤通常不与初次前脱位伴发，而是所谓的"时间"和"复发 – 依赖"性的病因 [39]。2007 年 Yiannakopoulos 等比较了急性和慢性肩关节不稳的关节内病变，发现几乎所有慢性肩关节不稳均发现有 ALPSA 损伤 [40]。

盂唇关节内损伤（GLAD）

1993 年 Neviaser 还描述了 GLAD 损伤 [41]。这种损伤包括关节盂前下方关节软骨和附着盂唇的剪切损伤（图 16.3），通常发生在外力作用下上臂从内收到外展外旋的过程中。

骨性 Bankart 损伤

骨性 Bankart 损伤指肱骨头前向脱位引起肩胛盂缘前下方骨折（图 16.4）。虽然肩胛盂的骨性结构很小，但它在维持盂肱关节稳定方面具有关键的作用 [42]。即使前肩胛盂的一个小骨折，也可使肱骨头很容易向前方半脱位。

盂肱韧带肱骨侧撕脱（HAGL）

盂肱韧带肱骨侧撕脱（图 16.5）最初由 Bach 等于 1988 年提出 [43]。一项经典的盂肱下韧带的生物力学研究发现，25% 的标本韧带从肱骨侧撕脱 [44]。术语"HAGL"由 Wolf 等 1995 年创造，在本研究中他们报告肩关节前脱位后，该损伤发病率为 1%~9% [45]。

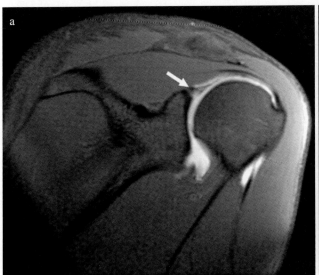
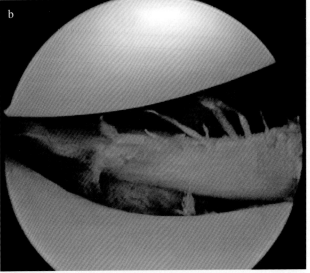

图 16.1　冠状位 MRI 视图（a）和关节镜图像，白色箭头显示前盂唇撕裂的上界，向下延伸和撕裂远离肩胛盂（b）显示 Bankart 损伤

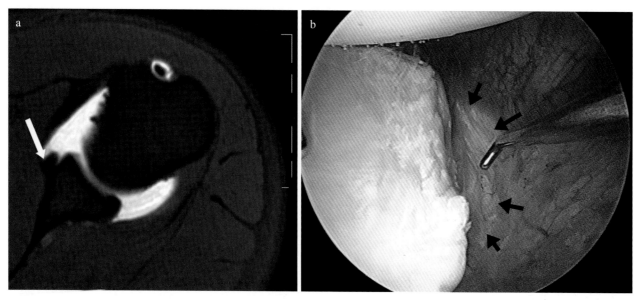

图 16.2　斜轴位 MRA，白色箭头显示 ALPSA 盂唇撕裂（a）和关节镜图像（b）显示一个 ALPSA 损伤（黑色箭头）

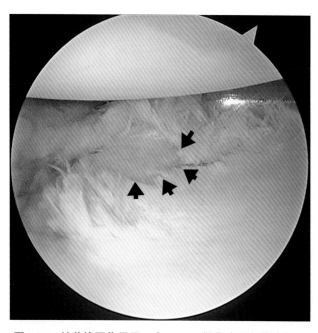

图 16.3　关节镜图像显示一个 GLAD 损伤（黑色箭头）

　　肩关节前脱位伴随单纯的关节囊损伤是非常少见的，仅占 0~11%。关节囊损伤通常发生在复发性不稳中，往往与其他病变伴随发生 [46]。

上盂唇从前到后（SLAP）撕裂

　　尽管 SLAP 损伤被认为不是前向不稳的一个主要病变，但是该损伤往往发生在盂肱关节脱位的患者。Hintermann 等证实：212 例肩关节前方不稳接受关节镜治疗患者中，SLAP 损伤的发生率为 7% [36]。SLAP 损伤持续存在可能会使不稳修复后整体复发率复杂化。

肱骨骨性缺损

Hill-Sachs 损伤

　　Hill-Sachs 损伤是肱骨头后上外侧面压缩骨折，这是由于盂肱关节前脱位时与更坚硬的关节盂前下方的撞击引起的（图 16.6a）。

　　Burkhart 和 De Beer [23] 最初定义 Hill-Sachs 损伤为：当肩关节在外展、外旋位时，肱骨头缺损与关节盂边缘相啮合（图 16.6b）。一些研究也支持：啮合的 Hill-Sachs 损伤在一些复发性肩关节前向不稳患者中与前方肩胛盂骨性缺损伴随 [23, 26, 47-49]。

　　Hill-Sachs 损伤与 40%~90% 肩关节前向不稳伴随 [40, 50-53]，在复发性前向不稳的患者，其发病率可能接近 100% [53]。Hill-Sachs 损伤常与前方关节囊韧带撕脱相关（如 Bankart 损伤）[51]，但也与盂肱关节前方韧带病变和肩胛盂骨性缺损相关（如骨性 Bankart 损伤）[48, 54]。对于 Hill-Sachs 损伤，有众多的分类和分级系统 [26, 47, 50, 55, 56]，虽然它们中没有任何一个被认为是最佳的。决定 Hill-Sachs 损伤临床症状是否显著的最重要相关因素是损伤大小以及是否啮合 [23]。病变累及 < 20% 肱骨头关节面的损伤很少有临床意义，而病变 > 40% 的关节面几乎临床上都有显著症状，并且成为复发性不稳的一个潜在的原因 [47, 57]。中度损伤的治疗（20%~40% 肱骨头关节面）是具有挑战性的。

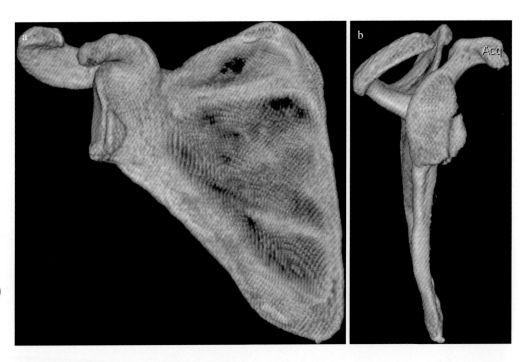

图 16.4 冠状位（a）和矢状位（b）的三维 CT 图像显示骨性 Bankart 损伤

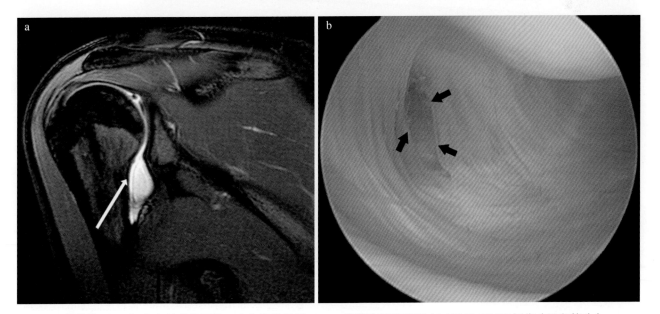

图 16.5 冠状位 MRA（a）和关节镜图像，白色箭头显示 HAGL 撕裂和关节镜下（b）显示 HAGL 损伤（黑色箭头）

在确定一个 Hill-Sachs 损伤的治疗计划时，其他因素也应考虑在内，包括伴随肩胛盂骨缺损的程度、与肩胛盂啮合的程度以及损伤的位置和方向[49]。在中度 Hill-Sachs 损伤中，该损伤是伴随肩胛盂缺损使肱骨侧骨缺损恶化并增加脱位风险的两极问题。Yamamoto 等[58] 根据肱骨头缺损的部位和大小及肩胛盂盂骨缺损量，描述了 Hill-Sachs 损伤。他们使用尸体模型确定了从肩胛盂和肱骨头的接触区域到足印迹内缘的距离是肩胛盂宽度的 84%。该作者得出结论，Hill-Sachs 损伤位超出肩胛盂轨迹则有发生啮合和复发性不稳的高风险[58]。基于该模型，大量肩胛盂骨缺损增加了显著性，即使 Hill-Sachs 损伤本身很小[49]。

病 史

肩关节不稳定义为无法维持肱骨头的位置在

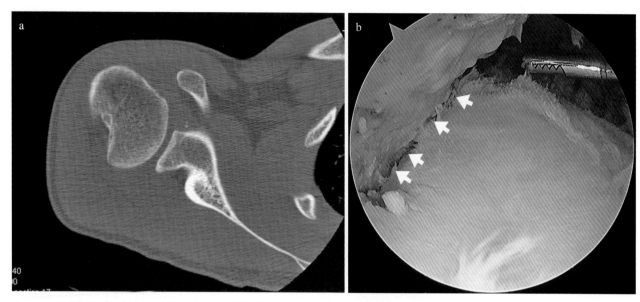

图 16.6　CT 图像示 Hill-Sachs 损伤（a）和关节镜下示 Hill-Sachs 损伤容易与肩胛盂"啮合"（b）白色箭头标记前肩胛盂，肱骨头与前盂缘啮合

肩胛盂的中心。当评估一个疑似肩关节不稳的患者时，获得一个准确的病史是至关重要的。应当要求患者描述肩关节初次脱位时的位置以及损伤机制。确定脱位发生频率及由不稳引起的功能障碍也是非常重要的[59]。一个完整的病史也应该包括是否医疗辅助复位还是可以自我复位，活动水平（包括接触与非接触运动），从最初的脱位到现在的时间，以及既往曾接受的任何治疗[60]。

前方不稳的危险位置（通常是肩关节外展和外旋）以及不稳所需的创伤量对处理有显著的影响。与更明显的创伤引起不稳相比，简单的日常活动如过顶位引起的脱位提示不同的诊断（例如多向不稳和肩胛盂发育不良）[60]。

患者往往会描述在极度运动时感觉疼痛或即将发生不稳感。患者可能也讲述肩关节特定位置时半脱位或脱位病史（常常为过顶运动时外展外旋位）。虽然这些都是最常见的症状，但有些患者会主诉麻木、短暂的尖锐的疼痛或无力作为不稳的唯一症状[60]。

临床检查

彻底的体格检查对于正确诊断和确定适当的治疗计划是最重要的。应当指出的是，盂肱关节不稳是

一个临床诊断，需通过精心的病史采集与体格检查来确诊。此外，肩关节不稳的方向、类型、分类以及手术计划主要基于病史和体格检查支持。评估患者肩关节的松弛与不稳是十分必要的。肩关节存在松弛并不一定意味着存在不稳，记住这一点非常重要。不稳是患者脱位或半脱位时的感觉经历。另一方面，对于正常肩关节功能，肩胛盂必须尽可能小地限制肱骨头活动，故松弛感是盂肱关节的一种正常感觉[1, 61]。肩关节松弛和不稳通过松弛移动度测试（前方、后方、下方陷凹）和症状性的方向性不稳来评估，这是肩关节不稳的一项重要指标[60]。体侧臂外旋往往会减少陷凹征；不能外旋则提示肩袖间隙病变[62, 63]。

大多数肩关节不稳的患者活动范围、血管神经检查、肩胛带和肩胛周肌肉的肌力是正常的[60]。首先，应要求患者说明肩关节受伤时的姿势与损伤机制。首先检查对侧肩关节以明确不稳的典型位置以及进行测试的特定查体，使患者能够预见在患侧检查过程中会发生什么。临床检查有三个关键组成部分：①前/后方恐惧试验；②检查肩胛盂（例如载载和位移测试）；③评估将肱骨头压向肩胛盂的肌肉[59]。

前方恐惧试验是将手臂放置于外展、前屈和外旋位。进行后恐惧试验为将手臂放置在内收、中度屈曲和内旋位。单纯疼痛不足为不稳的证据。更有提示意义的是在这些位置会引发患者感到他/她肩

关节即将脱位[59]。

肩胛盂状态的评估可让患者坐下放松，把前臂放在大腿上。然后，以肱骨头前、后移动作为评估关节整体松弛的指征。然后将肱骨头压向关节盂，进行前和后向移位测试（载载和移位测试）。将肱骨头压向肩胛盂时，其移位不受限制则表明该方向盂唇缺陷[59]。注意肱骨头开始脱位以及与肩胛盂啮合的时刻是十分必要的。手臂在体侧30°外旋[23]或在较小程度的外展（45°）并外旋时出现脱位或肱骨头和肩胛盂啮合则提示啮合性 Hill-Sachs 损伤或相关骨缺损。中度外展 / 外旋时出现肩关节不稳是啮合性 Hill-Sachs 损伤[60]或肩胛盂骨缺损的患者的常见症状。

评估将肱骨头压向肩胛盂的肌肉包括肩胛下肌、冈上肌和冈下肌的等长肌力的评估[59]。

影像学

创伤性肩关节脱位后，X 线片需要包括标准正位、腋位与肩胛骨 Y 位片。有复发性肩关节前方不稳病史的或怀疑有骨缺损的患者，需要特殊位置的 X 线片包括顶斜位（图 16.7a）[64, 65]、西点位（图 16.7b）[66] 或 Didiee 位[67]。为进一步评估肱骨头缺损，包括 Hill-Sachs 损伤，则还应拍 Stryker 位（图 16.7c）[67] 和标准内旋正位（表16.1）[68, 69]。

有时，医生可能希望获得有关关节囊和盂唇组织、骨、肩袖或肌肉的神经状态的信息。在这些情况下，进一步的检查包括磁共振成像（MRI）、计算机断层扫描（CT）、肌电图或诊断性关节镜检查[59]。磁共振造影（MRA）包括注射钆进入盂肱关节，能比标准的 MRI 提供更多的细节。与 MRI 相比，许多外科医生更加青睐 MRA 作为盂唇撕裂的诊断性研究。斜冠状位是确定 SLAP 损伤最好的位置，而轴斜位显示前方和后方盂唇的撕裂。CT 用来排除骨缺损（肩胛盂和肱骨头）。三维 CT 也可以用来更准确地识别和量化骨缺损。此外，肱骨头可以从三维 CT 中剔除，是量化肩胛盂骨缺损的最佳方法（图 16.8）[46]。

表 16.1　用于评估复发性肩关节不稳患者的特殊 X 线影像

特殊影像	患者体位	评估用途	提示
尖斜位[68, 69]	仰卧位，屈肘，手放置在胸部。患肩放置在 45° 后斜位。中央光束角度向尾侧 45°	肩关节损伤	肩胛盂缘骨折，Hill-Sachs 损伤，肱骨骨头半脱位，软组织钙化
西点位[68, 69]	俯卧位，患肩下垫沙袋使之抬高 8 cm，头和颈转向对侧，暗盒竖放在肩上部，中央光束对准腋部并在水平线向下 25° 成角和中央线向内 25° 成角	肩胛盂缘前下方损伤	软组织钙化毗邻前或前下盂缘或肩胛盂缘骨折
Didiee 位[68, 69]	俯卧位，暗盒放置在肩下方。手臂平行于桌面，肘下垫 7.5 cm 沙袋。手背贴在臀侧方，拇指向上。光束由外向内 45° 对准肱骨头	前下盂缘损伤	Hill-Sachs 损伤
Stryker 位[68, 69]	仰卧位，患肩垂直抬高，手掌放置在头后面。肘部指向天花板，肱骨垂直于桌面。暗盒放置桌面上、肩关节下方	肱骨头后外侧部	肱骨头后外侧部压缩（如 Hill-Sachs 损伤）

治疗：指征与禁忌证

创伤性盂肱关节前脱位是一种常见的损伤，在年轻活动水平高的患者中伴随复发性不稳的高风险。决定手术或非手术治疗肩关节前方不稳时，许多因素必须考虑，包括病因（例如，创伤与非创伤性或多韧带松弛）、年龄、不稳的发作频率、活动水平以及伴随的病理改变（例如肩胛盂或肱骨头的骨缺损、肩袖撕裂、SLAP 损伤）[70]。

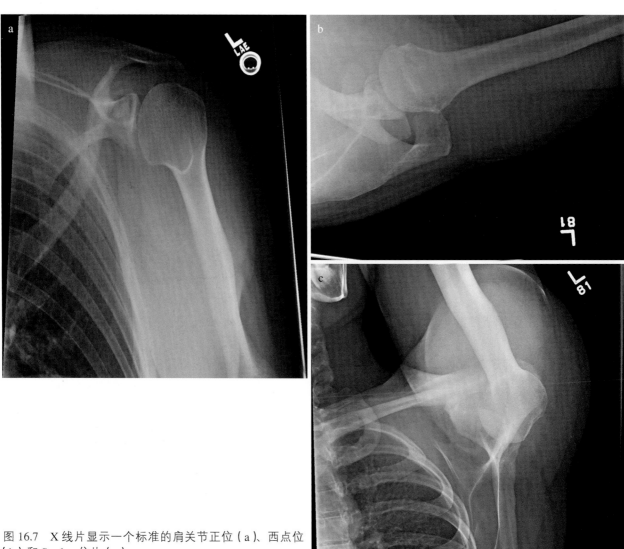

图16.7 X线片显示一个标准的肩关节正位（a）、西点位（b）和 Stryker 位片（c）

对小于30岁肩关节不稳的高活动要求患者，保守治疗复发率为17%~96%，而关节镜稳定术后的复发率则为4%~22%[71, 72]。尽管并不是所有患者都需要手术治疗，最佳的治疗方法仍在不断探索，但该数据支持初次对脱位的年轻、活跃的患者或那些涉及过顶运动的患者，应早期关节镜修复。

决策流程

初次肩关节前脱位的治疗一直是一个有争议的话题。复发性脱位高风险群体被定义为从事对抗或过顶运动的、脱位发生在运动优势侧的18~30岁

的运动员[73]。许多研究表明年龄和性别是确定复发性不稳风险的两个最重要的因素[5-8, 10, 74]。初次脱位后的复发率从17%~96%不等[73]，初次脱位后的2年内被认为复发风险是最高的[10]。急性肩关节脱位的病理学改变明显，包括87% Bankart损伤发生率、64% Hill-Sachs 损伤和18%关节囊撕裂和肩袖损伤[75]。多次脱位导致进行性关节内病变包括骨缺损加重（肱骨头和前肩胛盂）、关节囊变薄、肩袖损伤和上盂唇与肱二头肌腱锚定点损伤[73]。在确定是否进行早期手术干预时，生活质量也是一个重要的考量因素。Kirkley 等[76]和 Robinson 等[10]的研究均提示复发性肩关节不稳会导致患者无法恢复到受伤前的运动水平而影响患者生活质量。基于这些数据，对于参加对抗或过

顶运动的年轻男运动员初次脱位后，推荐稳定手术是合理的。切开 Bankart 修复最初被认为是肩关节不稳青年运动员治疗的金标准；然而，随着关节镜技术和外科医生的经验的进步，关节镜下修复的结果与切开修复能达到相同效果[77]。

　　创伤性、复发性前方不稳的患者也同样适合关节镜下治疗。但是仔细的患者选择是必要的，这可以最大限度地提高疗效。应进行详尽的病史和体格检查以确定前下方松弛和具有充足的骨量（肩胛盂及肱骨头）才可以进行关节镜修复。利用先进的影像技术包括 CT 或三维 CT 可视化和量化骨缺损也可能是必要的。前下不稳和无明显骨缺损的患者适合关节镜下修复，但是关节盂骨缺损 > 20%，Hill-Sachs 损伤大于 25%~30% 或啮合性的 Hill-Sachs 损伤的患者可能需要进行切开手术（如 Latarjet）。软组织损伤（如 HAGL 损伤）可能也需要切开修复[78]。

关节镜治疗：手术技术

患者体位

　　根据手术团队和患者的偏好，肩关节镜可在全麻、臂丛阻滞或两者的结合下进行。患者可采用侧卧位或沙滩椅位。沙滩椅位的优势为：容易进入盂肱关节，易于看到关节的前上方、下方和前方，如果有必要的话也易于转为切开手术。患者的体位是基于手术医生的偏好；然而，对于肩关节不稳病例，笔者比较喜欢选择侧卧位，因为它允许关节镜器械很容易地到达整个肩胛盂、盂唇和关节囊。通过纵向或直接平衡牵引手臂，可更好地牵开盂肱关节并在修补过程中增加手术器械的操作空间。侧卧位的局限性是在不稳修复过程中很难获得精确的旋转控制。侧卧位时，适当的关节囊和盂肱下韧带张力是特别具有挑战性的，可能导致僵硬和术后外旋下降[60]。

　　在麻醉下进行检查（EUA）是关节镜治疗的关键组成部分。它可以提供关于移位的方向和程度的信息，其可决定关节囊所需紧缩的程度，从而可能会改变手术计划[60]。在办公室进行体格检查时，由于患者疼痛可能会低估肩关节不稳的程度。关节活

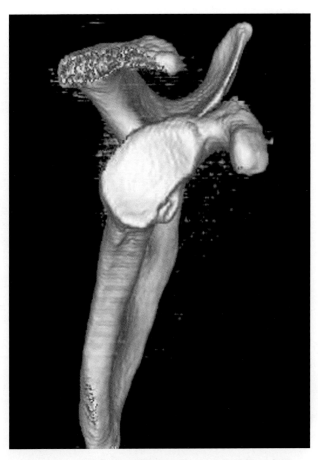

图 16.8　剪除肱骨头影像的三维 CT 显示肩胛盂磨损

动范围评估应包括上举、臂内收外旋和臂外展 90° 外旋和内旋。在外展和手臂旋转时通过施加前方、后方、下方的力检查肩关节的稳定性[79]。

入路

　　正确的入路对于进行准确的关节镜检查、适当的软组织移动以及准确放置锚钉是很重要的。术前花充足的时间标记入路位置非常重要。首先使用皮肤标记笔明确划定肩峰、锁骨远端和喙突的骨性轮廓。标记出骨性标记的下表面，因为入路的进针点需要依据这些表面定位确定[79]。

　　对患者进行定位后，创建标准的后方和前上入路，进行全面的诊断性关节镜。如果证实存在 Bankart 损伤，可在肩胛盂 3 点钟位置、肩胛下肌腱稍偏上使用 18 号针头另建立额外侧盂中入路。4~6 点钟的盂唇病变通过这些标准入路可能难以完成。距离后方入路外侧 2~3 cm，下方 1 cm 建立 7 点钟入路。该入路可非常容易到达关节盂下方，可用于关

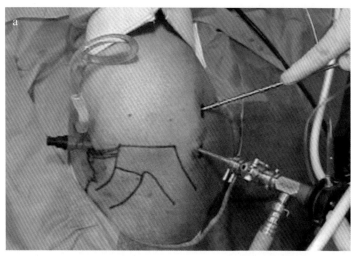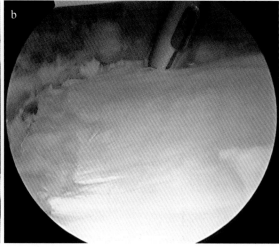

图 16.9 后外侧入路与标准前方和后方入路的相对位置（a）；器械通过后外侧入路进入的镜下观（b）

节盂后方和下方经皮放置锚钉[60]（图 16.9）。

前上入路可获得前盂唇撕裂的病变最佳视野，从该入路观察，可降低术者漏诊 ALPSA 损伤的风险，也能够更容易地评估肩胛盂前下方骨缺损和后方盂唇撕裂的程度[60]。关节镜在前上入路也可为术者通过盂中入路进行操作的时候提供极佳视野，确保彻底的撕裂区准备和修复。

诊断性关节镜检查：了解和识别病变

盂肱关节的诊断性评估应系统地进行，以避免忽略任何病变。评估与 Bankart 损伤常常伴随的病变是非常重要的，包括 HAGL 损伤、ALPSA 损伤和 SLAP 损伤。建立标准后方入路，进入关节后，确定肱二头肌腱 – 盂唇复合体并旋转摄像头使肩胛盂位于显示屏中心。检查肩袖间隙和盂肱上韧带。盂肱关节不稳的患者，肩袖间隙可能加宽或松弛[33, 79]。

采用"由外到内"技术建立前方入路，目标是将入路放置在肩袖间隙中心。评价肱二头肌腱，使用探钩将肌腱关节外部分拉入关节，检查有无撕裂或炎症。通过前方鞘管插入探针，检查肱二头肌 – 盂唇复合体。外展及外旋肩关节以确定上盂唇是否抬离肩胛盂[79]。

关节镜维持在后方入路，评估肩胛下隐窝和肩胛下肌腱上缘。关节镜直接向下检查前盂唇和盂肱中韧带。用探钩通过前方鞘管评估前方盂唇止点。盂唇从肩胛盂磨损、撕裂或分离可能提示不稳[79]。

当关节镜直接指向 5 点钟位置时，检查盂肱下韧带。使用探钩评估其张力和止点强度。

确定下方是否存在"直通征"，该标志意味着关节镜很容易通过肱骨头和关节盂之间的间隙，将关节镜定位在 6 点钟。请记住直通征仅表明有盂肱关节松弛，不一定为明显不稳[79]。

从后方鞘管观察后方盂唇，撤回关节镜直到位于后关节囊稍前方。旋转关节镜指向 6 点钟的位置。评估是否存在后盂唇磨损、撕裂或盂唇分离。继续向下，观察盂肱下韧带后束。臂内旋，注意观察韧带的张力[79]。

关节镜直接探查上方对肩袖肌腱进行完整评估。外展和外旋肩关节直至看到冈上肌肌腱的前方。从前到后检查肩袖止点，评估冈上肌在肱骨头的止点。肱骨头关节面与冈上肌腱止点之间应该没有骨质暴露。若存在完整的冈上肌腱但和关节面之间有骨质暴露时表明有部分关节面撕裂[79]。

评价肩袖后方止点后，关节镜下直接向下并外旋肩关节。这样可以观察肱骨头后外侧评估是否存在 Hill-Sachs 损伤[79]。并评估肱骨头和关节盂是否存在骨关节炎。

将关节镜从前方入路进入，重新观察后方盂唇、关节囊和后方肩袖。肩关节置于外展、外旋位，以评估后上盂唇与后方肩袖和关节囊之间的内撞击。可从这个角度观察关节盂是否为正常的梨形。正常关节盂下方宽度的丢失意味着前下肩胛盂骨缺损，可能存在于盂肱关节不稳的患者[79]。

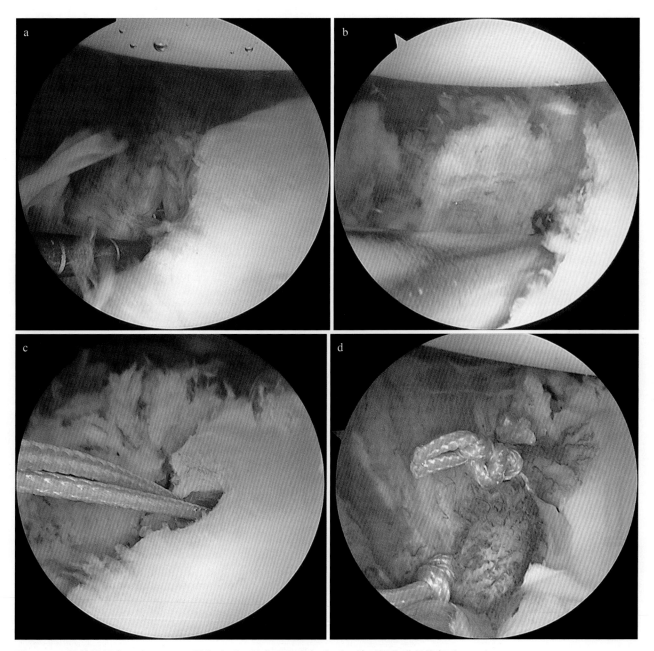

图 16.10　关节镜证实一个 ALPSA 损伤（a），关节盂的准备（b），并对损伤进行修复（c，d）

手术步骤[78]（图 16.10 和图 16.11，框 16.1）

• 麻醉下检查肩关节。

• 摆放患者体位（沙滩椅或侧卧位）；我们偏爱侧卧位，这样可以轻松的 360° 观察盂唇。

• 在皮肤上做骨性标记（肩峰、锁骨远端和喙突）。

• 后方入路位于肩胛盂线上，几乎平行于肩峰外侧面。肩峰外侧缘远端 2 cm 做该入路。

• 行完整的关节镜下诊断。确认所有病变，制定一个方案。

• 在肩袖间隙高度做前上入路，随后使用 18 号穿刺针在肱二头肌腱前方或后方。到肩峰前缘前方做入路切口，插入一个交换棒。

• 创建前方盂中入路，正好在肩胛下肌上方。紧邻喙突从外到内插 18 号穿刺针，在肩胛下肌腱上方进入关节。两个前方入路应距离尽可能的宽。将一个 8.25 mm 套管插到盂中入路，作为主要工作入路。

– 确保进入关节的角度，允许适当的角度来

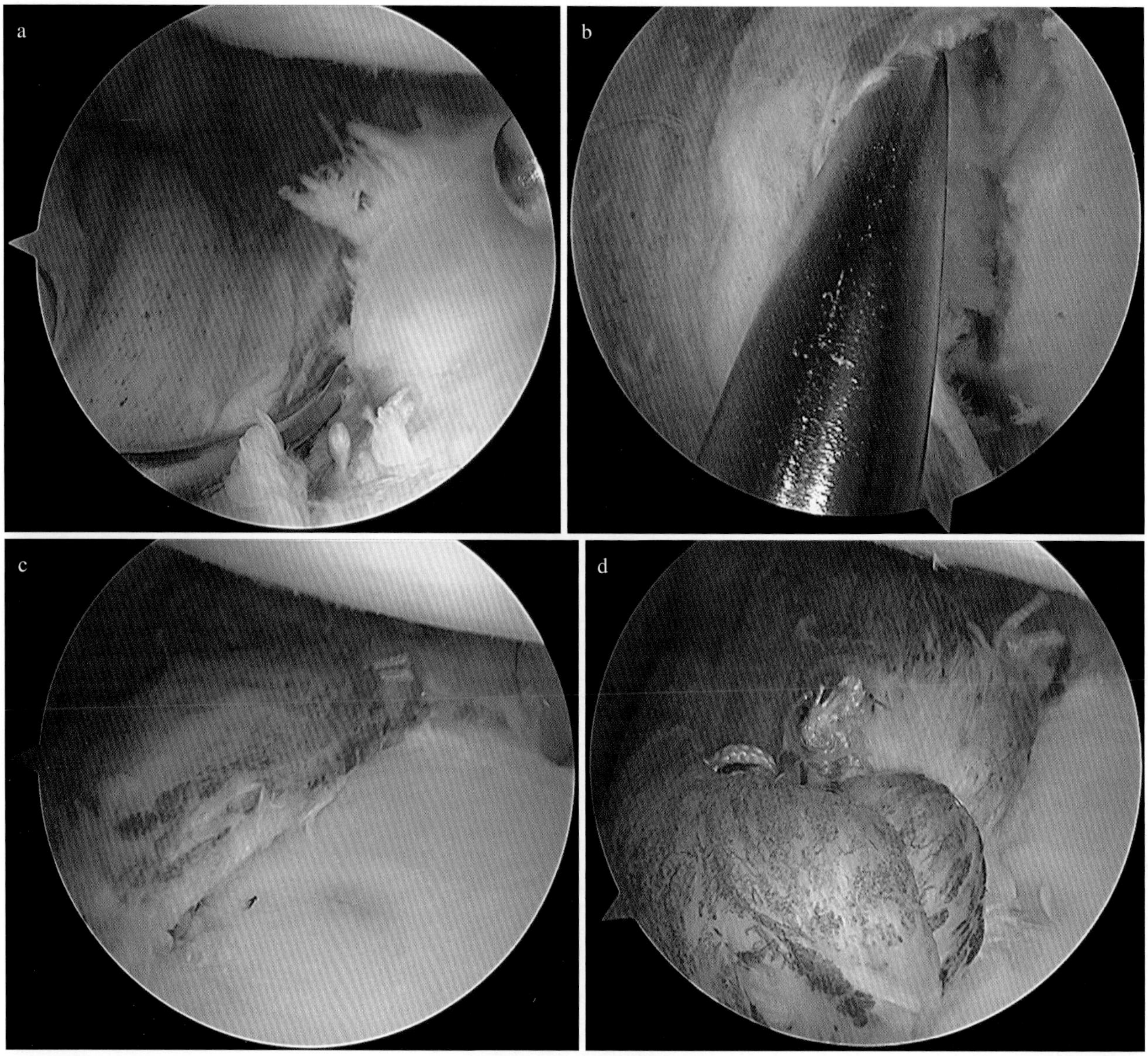

图 16.11 26 岁男性复发性不稳，2 个月前第一次受伤，前方盂唇撕裂，介绍关节镜下修复步骤。由前上入路观察最初的撕裂（a）；剥离器和 3.0 mm 切骨刨刀准备前肩胛盂（b）；从后外侧入路（7 点）插入，在 6 点放第一个锚钉（c）；共 3 个锚钉最后修复的结构（d）

钻孔和放置锚钉。

- 评器械操作和下方的缝线穿梭的能力。

• 关节镜放置在前上入路，并保持这个位置（用于交换棒切换）。

• 充分游离前下关节囊盂唇复合体，能在关节囊盂唇复合体内侧观察到肩胛下肌纤维，表示已充分松解关节囊盂唇。

- 可以在腋下加垫使肱骨头外移改善视野，使用一个外向牵引带。

• 盂唇和关节囊盂唇在肩胛盂附着部得到充分

松解后，使用打磨头或骨锉使肩胛盂粗糙，促进软组织愈合。

• 置入第一枚锚钉。

- 从前方或从后外侧经皮入路完成（7 点钟入路，见前文描述）。

- 第一枚锚钉可从后外侧入路（经皮）或前方盂中入路（通过 8.25 mm 套管）放在接近 6 点的位置。

- 确保导钻准确位于肩胛盂，钻孔之前以一小槌轻打以预防滑动。

- 按生产商推荐的方式植入锚钉然后开始从下到上进行关节囊盂唇修复。
- 修复前下关节囊盂唇。
  - 在最低的位置放置缝线梭或器械，以为最下方锚钉的不可吸收缝线穿梭。
  - 在 6 点钟位置放置第一个带线锚钉，将其放置于关节盂关节面上方 1~2 mm 处，位于缝线梭头侧约 5~10 mm，以适当向上转移软组织并恢复 IGHL 张力。
  - 使用组合缝合来恢复关节囊张力并修复盂唇，方法为：在关节囊盂唇外侧 5~10 mm 将弧形缝合钩穿过关节囊，缝合关节囊，再刺入盂唇深部，自关节面边缘外侧穿出。
  - 重复穿线 / 带线锚定的放置过程直到恢复正常解剖。
- 典型前方不稳的修复共使用 3 个锚钉，但如果撕裂向后延伸，可能需要更多。锚钉通常放置在 5：30~6：00、4：30 和 3：00~3：30 位置，以及 6 点钟位置位于最下方。注意不要过度收紧肩袖间隙附近的盂唇组织，这可能限制关节囊与盂唇的灵活性，从而限制体侧外旋。
- 如果在前上方入路放置最上方锚钉（通常在 3 点钟位置）太"拥挤"，关节镜可以移到后方入路，放置最后一个锚钉。

框 16.1　提示和技巧

- 在侧卧位，沿肩峰外侧缘线，后外侧角下方 1 cm 做后方入路。这允许从后方入路稍微向下的轨迹，从而有利于器械操作。
- 前上方入路位于肩袖间隙高度。诊断性关节镜后，关节镜可以转移到该入路以获得前肩胛盂的最佳视野。
- 盂中入路也创建在肩袖间隙，位于肩胛下肌腱稍近侧。重要的是在前上和盂中入路之间创建至少一个 2~3 cm 的皮肤桥，以避免手术时关节内拥挤。
- 创建后外侧入路（7 点位置）可以经皮放置锚钉。此外，可以插入一个小的鞘管以便于肩胛盂锚钉放置并修复下方盂唇。
- 腋神经在 6 点位置时最脆弱的（离关节盂 12.5~15 mm），外展距离会增加。

- 以标准的方式关闭关节镜切口，干燥的无菌敷料覆盖伤口，然后在患臂放置在有垫子的外展悬吊。
- 患者接受关节镜下不稳的治疗手术，应悬吊约 5~6 周。开始进行肩胛稳定结构力量训练，肩关节被动活动至屈曲 90°~120°、外展 45°，但避免外展同时外旋约 4~5 周。在 4~6 周开始渐进的 ROM 训练，然后逐步加强肌力训练包括更多肩胛骨稳定和力量训练。在 ROM 恢复后，患者具有良好的肩胛骨的控制力，约 5~6 个月时，允许他们返回到特殊运动训练和完全活动。

术后护理

术前患者咨询结合术中发现和精确的手术方案有助于确定适当的术后康复计划。有几个重要因素要考虑，包括病变类型、不稳的方向、修复时组织的质量以及任何其他伴随损伤（如肩袖撕裂、肱二头肌腱撕裂）。作者推荐对于大多数不稳修复采用外展吊带，因为它保持肩关节在一个中立到轻度外旋的位置。

物理治疗往往开始于常规不稳修复后 7~10 天。渐进的被动和主动辅助的活动度训练贯穿前 4 周（前屈上举到 130°、外旋到 30°）。在 4~6 周间，这些活动范围增加到前屈上举 130°~180° 和外旋 30°~60°。随后的几周集中在渐进地主动活动，在 8~12 周结合抗阻活动，大多数病例 4~6 月返回全部运动和正常活动[60]。

文献综述

许多研究对比了关节镜与切开修复治疗复发性肩关节不稳的疗效。表 16.2 和表 16.3 总结了过去 5 年的文献结果。关节镜治疗的不稳复发率范围从 2%~18%（表 16.2），而切开修复的复发率范围从 0~9%（表 16.2）。这些研究支持关节镜治疗这种复杂疾患的明显进步，并显示关节镜治疗成功率与切开手术相当，且具有减少并发症的优势。无论何种技术，不稳手术的总体目标是恢复盂唇与肩胛盂的解剖位置关系。

表 16.2　2007 至 2012 年发表的复发性盂肱关节不稳的初次关节镜治疗文献结果总结

作者	年份	研究类型	手术	样本量（例）	随访	主要结果变量	主要结果评分	查体	复发量（例）	复发相关的因素
Ahmed 等[80]	2012	综述回顾	Bankart 修复与关节囊转移	302	60 个月	复发性不稳	WOSI DASH	未做	40（13.2 %）	严重肩盂骨缺损（≥25%），啮合性 Hill-Sachs 损伤，手术年龄（<20 岁）
Zaffagnini 等[81]	2012	综述回顾	改良 Caspari	49	（13.7±2.2）年	再脱位	Rowe UCLA Constant	未做	6（12.5 %）	6 例患者发生再脱位；然而并未描述损伤机制。未描述与复发相关的具体因素
Boileau 等[82]	2012	系列病例	Remplissage 与 Bankart 修复	47	24 个月	复发性不稳	Rowe Walch–Duplay Constant–Murley 主观肩关节评分（SSV）	↓外旋	1（2.1 %）	打篮球时跌倒相关的再脱位。未描述与复发相关的具体因素
Netto 等[83]	2012	随机对照	Bankart 修复	17	37.5 个月（20~56 个月）	复发性不稳	DASH	无↓关节活动度	2（12 %）	2 名患者发生再脱位，均需行切开手术。未描述与复发相关的具体因素
Mahirogullari 等[84]	2010	前瞻随机	Bankart 修复	34	26.6 个月（12~51 个月）	复发性不稳	Rowe VAS	↓外旋	2（5.9 %）	踢足球和下台阶时跌倒相关的再脱位。未描述与复发相关的具体因素
Voos 等[20]	2010	系列病例	Bankart 修复	83	33 个月（24~49 个月）	复发性不稳	ASES L' Insalata VAS	无外旋下降	13（18 %）	年龄 <25 岁，韧带松弛，Hill-Sachs 损伤 > 250 mm³
Porcellini 等[85]	2009	前瞻队列研究	Bankart 修复	385	36 个月	再脱位	无	未做	31（8.1 %）	男性，初次脱位时年龄（<22 岁），第一次脱位到手术的时间（脱位 > 6 个月）
Robinson 等[86]	2008	随机对照	Bankart 修复	42	24 个月	复发性不稳	WOSI DASH	无↓关节活动度	3（7 %）	3 例患者发生再脱位，未描述损伤机制。未描述与复发相关的具体因素

表 16.3 2007 至 2012 年发表的复发性肩关节不稳初次切开治疗文献结果汇总

作者	年份	研究类型	手术	样本量（例）	随访	主要结果变量	主要结果评分	查体	复发量（例）	复发相关的因素
Netto 等[83]	2012	随机对照	切开 Bankart 修复	25	37.5 个月（20~56 个月）	复发性不稳	DASH	无关节活动度↓	0（0%）	未描述
Zaffagnini 等[81]	2012	综述回顾	切开关节囊转移与 Bankart 修复	33	（15.7±2.2）年	再脱位	Rowe UCL Constant	未做	3（9%）	3 例患者发生再脱位；然而未描述与复发相关的具体因素
Emami 等[87]	2011	综述回顾	Bristow-Latarjet	30	2~8 年（平均 5 年）	复发性不稳	Rowe	外旋↓	0（0%）	未描述
Mahirogullari 等[84]	2010	前瞻随机	Bankart 修复	30	26.1 个月（12~25 个月）	复发性不稳	Rowe VAS	外旋↓	1（3.3%）	术后 12 个月跌倒时发生再脱位。未描述与复发相关的具体因素
Rahme 等[88]	2010	前瞻队列	Bankart 修复	68	63 个月（27~110 个月）	复发性不稳	Rowe	外旋↓	4（5.9%）	1 例患者睡眠时发生一次再脱位，另 3 例患者体育运动时发生多次脱位。未描述与复发相关的具体因素
Ogawa 等	2010	综述回顾	切开 Bankart 修复	167	8.7 年（平均 5~20 年）	复发性不稳骨性关节炎	Rowe	关节活动度↑	8（4.8%）	1 例患者发生再脱位，另 7 例患者发生半脱位，未描述与复发相关因素
Uchiyama 等[90]	2009	系列病例	改良切开下关节囊转移	50	61 个月（24~172 个月）	复发性不稳	Rowe UCLA	外旋↓	3（5.8%）	1 例患者术后 24 个月发生再脱位。另 2 例患者柔道训练时发生一次半脱位（分别在术后 3 和 4 个月）。未描述与复发相关的具体因素
Pagnani[91]	2008	系列病例	切开 Bankart 与关节囊转移	103	24 个月（24~74 个月）	复发性不稳	ASES	↓外旋	2（2%）	1 例患者发生再脱位，另 1 例患者发生半脱位，未描述与复发相关的具体因素

总 结

成功地处理肩关节前方不稳的患者是具有挑战性的，在很大程度上取决于准确的诊断和潜在病变的治疗。关注导致复发性盂肱关节前方不稳的病理解剖，对于妥善处理这个复杂的问题是最重要的。透彻地理解前方不稳的修复原则，结合细节提供有利于制定肩关节前方不稳的综合治疗方案，从而可以最终改善患者的预后。

参·考·文·献

1. Arciero RA, Taylor DC. Primary anterior dislocation of the shoulder in young patients. A ten-year prospective study. J Bone Joint Surg. 1998;80A:299–300.
2. Van Thiel GS, Romeo AA, Provencher MT. Arthroscopic treatment of antero-inferior shoulder instability. Minerva Ortop Traumatol. 2010;61:393–414.
3. McLaughlin HL, Cavallaro WU. Primary anterior dislocation of the shoulder. Am J Surg. 1950;80:615–21.
4. Rowe CR. Prognosis in dislocations of the shoulder. J Bone Joint Surg. 1956;38A:957–77.
5. Simonet WT, Cofield RH. Prognosis in anterior shoulder dislocation. Am J Sports Med. 1984;12:19–24.
6. Slaa RL, Wijffels MP, Brand R, Marti RK. The prognosis following acute primary glenohumeral dislocation. J Bone Joint Surg. 2004;86B:58–64.
7. Hovelius L, Augustini BG, Fredin H, Johansson O, Norlin R, Thorling J. Primary anterior dislocation of the shoulder in young patients. A ten-year prospective study. J Bone Joint Surg. 1996;78A:1677–84.
8. Kralinger FS, Golser K, Wischatta R, Wambacher M, Sperner G. Predicting recurrence after primary anterior shoulder dislocation. Am J Sports Med. 2002;30:116–20.
9. Robinson CM, Dobson RJ. Anterior instability of the shoulder after trauma. J Bone Joint Surg. 2004;86B:469–79.
10. Robinson CM, Howes J, Murdoch H, Will E, Graham C. Functional outcome and risk of recurrent instability after primary traumatic anterior shoulder dislocation in young patients. J Bone Joint Surg. 2006;88A:2326–36.
11. Boileau P, Richou J, Lisai A, Chuinard C, Bicknell RT. The role of arthroscopy in revision of failed open anterior stabilization of the shoulder. Arthroscopy. 2009;25:1075–84.
12. Kim SH, Ha KI, Kim YM. Arthroscopic revision Bankart repair: a prospective outcome study. Arthroscopy. 2002;18:469–82.
13. Walch G, Mole D. Instabilite et luxations de l'epaule (articulation gleno-humerale). Encycl Med Chir. 1991;A10:1–14.
14. Boileau P, Zumstein M, Balg F, Penington S, Bicknell RT. The unstable painful shoulder (UPS) as a cause of pain from unrecognized anteroinferior shoulder instability in the young athlete. J Shoulder Elbow Surg. 2011;20:98–106.
15. Boileau P, Villalba M, Hery JY, Balg F, Ahrens P, Neyton L. Risk factors for recurrence of shoulder instability after arthroscopic Bankart repair. J Bone Joint Surg. 2006;88A:1755–63.
16. Bottoni CR, Smith EL, Berkowitz MJ, Towle RB, Moore JH. Arthroscopic versus open shoulder stabilization for recurrent ante-rior instability: a prospective randomized clinical trial. Am J Sports Med. 2006;34:1730–7.
17. Carreira DS, Mazzocca AD, Oryhon J, Brown FM, Hayden JK, Romeo AA. A prospective outcome evaluation of arthroscopic Bankart repairs: minimum 2-year follow-up. Am J Sports Med. 2006;34:771–7.
18. Fabbriciani C, Milano G, Demontis A, Fadda S, Ziranu F, Mulas PD. Arthroscopic versus open treatment of Bankart lesion of the shoulder: a prospective randomized study. Arthroscopy. 2004;20:456–62.
19. Kim SH, Ha KI, Park JH, Cho YB, Ryu BD, Oh I. Arthroscopic anterior stabilization of the shoulder: two to six-year follow-up. J Bone Joint Surg. 2003;85A:1511–8.
20. Voos JE, Livermore RW, Feeley BT, Altchek DW, Williams RJ, Warren RF, et al. Prospective evaluation of arthroscopic Bankart repairs for anterior instability. Am J Sports Med. 2010;38:302–7.
21. Balg F, Boileau P. The instability severity index score. A simple pre-operative score to select patients for arthroscopic or open shoulder stabilization. J Bone Joint Surg. 2007;89B:1470–7.
22. Bigliani LU, Newton PM, Steinmann SP, Connor PM, McLlveen SJ. Glenoid rim lesions associated with recurrent anterior dislocation of the shoulder. Am J Sports Med. 1998;26:41–5.
23. Burkhart SS, De Beer JF. Traumatic glenohumeral bone defects and their relationship to failure of arthroscopic Bankart repairs: signifi-cance of the inverted-pear glenoid and the engaging Hill-Sachs lesion. Arthroscopy. 2000;16:677–94.
24. Burkhart SS, Danaceau SM. Articular arc length mismatch as a cause of failed bankart repair. Arthroscopy. 2000;16:740–4.
25. Imhoff AB, Ansah P, Tischer T, Reiter C, Bartl C, Hench M, et al. Arthroscopic repair of anterior-inferior glenohumeral instability using a portal at the 5:30-o'clock position: analysis of the effects of age, fixation method, and concomitant shoulder injury on surgical outcomes. Am J Sports Med. 2010;38:1795–803.
26. Rowe CR, Zarins B, Ciullo JV. Recurrent anterior dislocation of the shoulder after surgical repair. Apparent causes of failure and treat-ment. J Bone Joint Surg. 1984;66A:159–68.
27. Itoi E, Lee SB, Berglund LJ, Berge LL, An KN. The effect of a glenoid defect on anteroinferior shoulder instability of the shoulder after Bankart repair: a cadaveric study. J Bone Joint Surg. 2000;82A:35–46.
28. Cho NS, Hwang JC, Rhee YG. Arthroscopic stabilization in anterior shoulder instability: collision athletes versus noncollision athletes. Arthroscopy. 2006;22:947–53.
29. Pagnani MJ, Dome DC. Surgical treatment of traumatic anterior shoulder instability in American football players. J Bone Joint Surg. 2002;84A:711–5.

30. Rhee YG, Ha JH, Cho NS. Anterior shoulder stabilization in colli-sion athletes: arthroscopic versus open Bankart repair. Am J Sports Med. 2006;34:979–85.

31. Owens BD, Nelson BJ, Duffey ML, Mountcastle SB, Taylor DC, Cameron KL, et al. Pathoanatomy of first-time traumatic anterior glenohumeral subluxation events. J Bone Joint Surg. 2010;92A:1605–11.

32. Tauber M, Resch H, Forstner R, Raffl M, Schauer J. Reasons for failure after surgical repair of anterior shoulder instability. J Shoulder Elbow Surg. 2004;13:279–85.

33. Creighton RA, Romeo AA, Brown FM, Hayden JK, Verma NN. Revision arthroscopic shoulder instability repair. Arthroscopy. 2007;23:703–9.

34. Neri BR, Tuckman DV, Bravman JT, Yim D, Sahajpal DT, Rokito AS. Arthroscopic revision of Bankart repair. J Shoulder Elbow Surg. 2007;16:419–24.

35. Sisto DJ. Revision of failed arthroscopic Bankart repairs. Am J Sports Med. 2007;35:537–41.

36. Hintermann B, Gachter A. Arthroscopic findings after shoulder dis-location. Am J Sports Med. 1995;23:545–51.

37. Matsen 3rd FA, Harryman 2nd DT, Sidles JA. Mechanics of gleno-humeral instability. Clin Sports Med. 1991;10:783–8.

38. Neviaser TJ. The anterior labroligamentous periosteal sleeve avul-sion lesion: a cause of anterior instability of the shoulder. Arthroscopy. 1993;9:17–21.

39. Habermeyer P, Gleyze P, Rickert M. Evolution of lesions of the labrum-ligament complex in posttraumatic anterior shoulder insta-bility. J Shoulder Elbow Surg. 1999;8:66–74.

40. Yiannakopoulos CK, Mataragas E, Antonogiannakis E. A compari-son of the spectrum of intra-articular lesions in acute and chronic anterior shoulder instability. Arthroscopy. 2007;23:985–90.

41. Neviaser TJ. The GLAD lesion: another cause of anterior shoulder pain. Arthroscopy. 1993;9:22–3.

42. Sanders TG, Tirman PF, Linares R, Feller JF, Richardson R. The glenolabral articular disruption lesion. MR arthrography with arthroscopic correlation. AJR Am J Roentgenol. 1999;172:171–5.

43. Bach BR, Warren RF, Fronek J. Disruption of the lateral capsule of the shoulder. A cause of recurrent dislocation. J Bone Joint Surg. 1988;70B:274–6.

44. Bigliani LU, Pollock RG, Soslowsky LJ, Flatow EL, Pawluk RJ, Mow VC. Tensile properties of the inferior glenohumeral ligament. J Orthop Res. 1992;10:187–97.

45. Wolf EM, Cheng JC, Dickson K. Humeral avulsion of glenohu-meral ligaments as a cause of anterior shoulder instability. Arthroscopy. 1995;11:600–7.

46. Greiwe RM, Levine WN. Chapter 6: Findings and pathology asso-ciated with anterior shoulder instability. In: Provencher MT, Romeo AA, editors. Shoulder instability: a comprehensive approach. Philadelphia: Saunders Elsevier; 2012. p. 67–78.

47. Flatow EL, Warner JI. Instability of the shoulder: complex prob-lems and failed repairs. Part I. Relevant biomechanics, multidirec-tional instability, and severe glenoid loss. Instr Course Lect. 1998; 47:97–112.

48. Kim DS, Yoon YS, Yi CH. Prevalence comparison of accompany-ing lesions between primary and recurrent anterior dislocation of the shoulder. Am J Sports Med. 2010;38:2071–6.

49. Provencher MT, Frank RM, Leclere LE, Metzger PD, Ryu JJ, Bernhardson A, et al. The Hill-Sachs lesion: diagnosis, classifica-tion, and management. J Am Acad Orthop Surg. 2012;20:242–52.

50. Calandra JJ, Baker CL, Uribe J. The incidence of Hill-Sachs lesions in initial anterior shoulder dislocations. Arthroscopy. 1989;5: 254–7.

51. Rowe CR, Patel D, Southmayd WW. The Bankart procedure: a long-term end-result study. J Bone Joint Surg. 1978;60A:1–16.

52. Saupe N, White LM, Bleakney R, Schweitzer ME, Recht MP, Jost B, et al. Acute traumatic posterior shoulder dislocations: MR find-ings. Radiology. 2008;248:185–93.

53. Taylor DC, Arciero RA. Pathologic changes associated with shoul-der dislocations: arthroscopic and physical examination findings for first-time, traumatic anterior dislocations. Am J Sports Med. 1997;25:306–11.

54. Lynch JR, Clinton JM, Dewing CB, Warme WJ, Matsen III FA. Treatment of osseous defects associated with anterior shoulder instability. J Shoulder Elbow Surg. 2009;18:317–28.

55. Richards RD, Sartoris DJ, Pathria MN, Resnick D. Hill-Sachs lesion and normal humeral groove: MR imaging features allowing their differentiation. Radiology. 1994;190:665–8.

56. Francheschi F, Longo UG, Ruzzini L, Rizzello G, Maffulli N, Denaro V. Arthroscopic salvage of failed arthroscopic Bankart repair: a prospective study with a minimum follow-up of 4 years. Am J Sports Med. 2008;36:1330–6.

57. Armitage MS, Faber KJ, Drosdowech DS, Litchfield RB, Athwal GS. Humeral head bone defects: remplissage, allograft, and arthro-plasty. Orthop Clin North Am. 2010;41:417–25.

58. Yamamato N, Itoi E, Abe H, Minagawa H, Seki N, Shimada Y, et al. Contact between the glenoid and the humeral head in abduc-tion, external rotation, and horizontal extension: a new concept of glenoid track. J Shoulder Elbow Surg. 2007;16:649–56.

59. Matsen 3rd FA, Chebli CM, Lippitt SB. Chapter 4: Principles for the evaluation and management of shoulder instability. In: Ahmad CS, editor. Instructional course lectures sports medicine 2. Rosemont: American Academy of Orthopaedic Surgeons; 2011. p. 39–50.

60. Provencher MT, Ghodadra N, Romeo AA. Arthroscopic manage-ment of anterior instability: pearls, pitfalls, and lessons learned. Orthop Clin North Am. 2010;41:325–37.

61. Bigliani LU, Kelkar R, Flatow EL, Pollock RG, Mow VC. Glenohumeral stability. Biomechanical properties of passive and active stabilizers. Clin Orthop Relat Res. 1996;330:13–30.

62. Ikeda H. "Rotator interval" lesion. Part 1: clinical study. Nippon Seikeigeka Gakkai Zasshi. 1986;60:1261–73.

63. Ovesen J, Nielsen S. Stability of the shoulder joint. Cadaver study of stabilizing structures. Acta Orthop Scand. 1985;56:149–51.

64. Garth WP, Slappey CE, Ochs CW. Roentgenographic demonstra-tion of instability of the shoulder: the apical oblique projection. J Bone Joint Surg. 1984;66A:1450–3.

65. Kornguth PJ, Salazar AM. The apical oblique view of the shoulder: its usefulness in acute trauma. AJR Am J Roentgenol. 1987;149:113–6.

66. Roukos JR, Feagin JA. Modified axillary roentgenogram: a useful adjunct in the diagnosis of recurrent instability of the shoulder. Clin Orthop Relat Res. 1972;82:84–6.

67. Pavlov H, Warren RF, Weiss Jr CB, Dines DM. The roentgenographic evaluation of anterior shoulder instability. Clin Orthop Relat Res. 1985;194:153–8.

68. Thakur AJ. Chapter 1: Shoulder. In: Thakur AJ, Gundavda KC, editors. Strategic radiographic positioning for orthopaedicians and radiologists. New Delhi: Wolters Kluwer Health; 2010. p.3–36.

69. Castro W, Jerosch J, Grossman Jr T. Chapter 1: Shoulder. In: Castro W, Jerosch J, Grossman Jr T, editors. Examination and diagnosis of musculoskeletal disorders. New York: Georg Thieme Verlag; 2001. p. 32–6.

70. McCarty 3rd LP, Buss DD. Chapter 9: Nonoperative treatment of anterior shoulder instability. In: Provencher MT, Romeo AA, edi-tors. Shoulder instability: a comprehensive approach. Philadelphia: Saunders Elsevier; 2012. p. 101–7.

71. DeBerardino TM, Arcieor RA, Taylor DC, Uhorchak JM. Prospective evaluation of arthroscopic stabilization of acute, initial anterior shoulder dislocations in young athletes. Two- to five-year follow-up. Am J Sports Med. 2001;29:586–92.

72. Bottoni CR, Wilckens JH, DeBerardino TM, D'Alleyrand JC, Rooney RC, Harpstrite JK, et al. A prospective, randomized evalu-ation of arthroscopic stabilization dislocations. Am J Sports Med. 2002;30:576–80.

73. Barber FA, Ryu RKN, Tauro JC. Should first time anterior shoulder dislocations be surgically stabilized? Arthroscopy. 2003;19:305–9.

74. Kirkley A, Griffin S, Richards C, Miniaci A, Mohtadi N. Prospective randomized clinical trial comparing the effectiveness of immediate arthroscopic stabilization versus immobilization and rehabilitation in first traumatic anterior dislocations of the shoulder. Arthroscopy. 1999;15:507–14.

75. Baker CL. Arthroscopic evaluation of acute initial shoulder disloca-tions. Instr Course Lect. 1996;45:83–9.

76. Kirkley A, Werstine R, Ratjek A, Griffin S. Prospective randomized clinical trial comparing the effectiveness of immediate arthroscopic stabilization versus immobilization and rehabilitation in first trau-matic anterior dislocations of the shoulder: long-term evaluation. Arthroscopy. 2005;21:55–63.

77. Hobby J, Griffin D, Dunbar M, Boileau P. Is arthroscopic surgery for stabilisation of chronic shoulder instability as effective as open surgery? A systematic review and meta-analysis of 62 studies including 3044 arthroscopic operations. J Bone Joint Surg. 2007;89B:1188–96.

78. Arciero RA, Mazzocca AD. Chapter 11: Arthroscopic treatment of anterior instability—arthroscopic technique. In: Provencher MT, Romeo AA, editors. Shoulder instability: a comprehensive approach. Philadelphia: Saunders Elsevier; 2012. p. 126–46.

79. Gartsman GM. Chapter 3: Diagnostic arthroscopy and normal anat-omy. In: Gartsman GM, editor. Shoulder arthroscopy. 2nd ed. Philadelphia: Saunders Elsevier; 2009. p. 64–98.

80. Ahmed I, Ashton F, Robinson CM. Arthroscopic Bankart repair and capsular shift for recurrent anterior shoulder instability: functional outcomes and identification of risk factors for recurrence. J Bone Joint Surg. 2012;94A:1308–15.

81. Zaffagnini S, Marcheggiani Muccioli GM, Giordano G, Bonanzinga T, Grassi A, Nitri M, et al. Long-term outcomes after repair of recurrent post-traumatic anterior shoulder instability: comparison of arthroscopic transglenoid suture and open Bankart reconstruction. Knee Surg Sports Traumatol Arthrosc. 2012;20:816–21.

82. Boileau P, O'Shea K, Vargas P, Pinedo M, Old J, Zumstein M. Anatomical and functional results after arthroscopic Hill-Sachs remplissage. J Bone Joint Surg. 2012;94A:618–26.

83. Netto NA, Tamaoki MJ, Lenza M, dos Santos JB, Matsumoto MH, Faloppa F, et al. Treatment of Bankart lesions in traumatic ante-rior instability of the shoulder: a randomized controlled trial com-paring arthroscopy and open techniques. Arthroscopy. 2012;28:900–8.

84. Mahirogullari M, Huseyin O, Akyuz M, Ugras AA, Guney A, Kuskucu M. Comparison between the results of open and arthroscopic repair of isolated traumatic anterior instability of the shoulder. Acta Orthop Traumatol Turc. 2010;44:180–5.

85. Porcellini G, Campi F, Pegreffi F, Castagna A, Paladini P. Predisposing factors for recurrent shoulder dislocation after arthroscopic treatment. J Bone Joint Surg. 2009;91A:2537–42.

86. Robinson CM, Jenkins PJ, White TO, Ker A, Will E. Primary arthroscopic stabilization for a first-time anterior dislocation of the shoulder. J Bone Joint Surg. 2008;90A:708–21.

87. Emami MJ, Solooki S, Meshksari Z, Vosoughi AR. The effect of open Bristow-Latarjet procedure for anterior shoulder instability: a 10-year study. Musculoskelet Surg. 2011;95:231–5.

88. Rahme H, Vikerfors O, Ludvigsson L, Elven M, Michaelsson K. Loss of external rotation after open Bankart repair: an important prognostic factor for patient satisfaction. Knee Surg Sports Traumatol Arthrosc. 2010;18:404–8.

89. Ogawa K, Yoshida A, Matsumoto H, Takeda T. Outcome of the open Bankart procedure for shoulder instability and development of osteoarthritis: a 5- to 20-year follow-up study. Am J Sports Med. 2010;38:1549–57.

90. Uchiyama Y, Hamada K, Miyazaki S, Handa A, Fukuda H. Neer modified inferior capsular shift procedure for recurrent anterior instability for the shoulder in judokas. Am J Sports Med. 2009;37:995–1002.

91. Pagnani MJ. Open capsular repair without bone block for recurrent anterior shoulder instability in patients with and without bony defects of the glenoid and/or humeral head. Am J Sports Med. 2008;36:1805–12.

第 17 章

肩关节后方不稳

Yung Han and Seung-Ho Kim

陆军 译

引 言

由于发病率比较低、医生缺乏认识以及影像学表现不典型，对肩关节后方不稳历来缺乏足够的认识。虽然急性肩关节后脱位具有明确的临床表现，但其初诊的漏诊率竟然高达 60%~78%[1-3]。复发性后方不稳的诊断就更加困难，因为它的临床表现比较模糊而且大部分医生对其病理改变认识不足。结果就是这部分患者（尤其是不合并明显下方不稳）往往被忽略或误诊为其他肩部疾病如：上盂唇损伤、内撞击、肩袖疾病以及肩胸关节功能异常。

近年来随着对肩关节后方不稳研究的深入，增加了对其病理学、病因学以及诊断学的认识，也为我们提供了合理的治疗选择。需要注意的是，大部分后方不稳定是由微小创伤引起，经常表现为后方和下方双向不稳，其临床表现、诊断和治疗上跟肩关节多向不稳有重叠。因此，本章节讨论的病因、病理和治疗方案也适用于肩关节多向不稳。

在处理肩关节后方或后下方不稳的患者时，我们需要回答 3 个基本问题。首先，导致不稳的主要原因是什么？通常可以分为三种类型："先天性松弛"（非创伤性）、"磨损性松弛"（微小创伤性）以及"撕裂性松弛"（创伤性）。辨别患者是否存在骨性结构异常以及区分关节过度松弛和不稳都很重要。其次，哪些患者需要手术治疗？通过回答这个问题，我们能够筛选出保守治疗效果欠佳并通过早期手术能够获益的患者。最后，如果建议手术，应该采取什么样的手术方法？在本章，我们将通过回顾以往的生物力学和临床研究来回答这三个问题，并分享我们在治疗肩关节后方不稳的手术经验。

流行病学

肩关节后方不稳的发病率低，占所有肩关节不稳的 2%~10%[4-6]。最近一项流行病学调查[7]显示急性肩关节后脱位的发病率约为每年 1.1/100 000，好发人群呈双峰样分布于 20~40 岁的男性和 70 岁以上的老年人。2/3 继发于创伤，1/3 在癫痫发作时发生。急性创伤性肩关节后脱位很少发展为复发性不稳，其发生率为 17.7%。创伤性后脱位后容易演变为复发性不稳的危险因素为年龄 < 40 岁、癫痫诱发的脱位、存在大的反 Hill-Sachs 损伤。

跟肩关节前方不稳不同，创伤性后脱位很少发展为后方不稳，引起后方不稳的主要原因被认为是反复的微创伤。患者通常是年轻的运动员或具有较高的体能要求，比如军校学员。早期研究显示术中盂唇损伤的检出率为 10%~100%[4, 8-12]，有趣的是，关节镜下盂唇损伤的检出率高于开放手术，表明关节镜探查是发现这些细微损伤的金标准。通过选择合适的患者以及全面的关节镜探查，术中应该有 100% 的盂唇损伤检出率[9, 13, 14]。

病理生理学

一个功能良好的肩关节对活动度和稳定性都有很高的要求，这两点很难同时满足。肩关节之所以能够找到这一最佳平衡点跟它的解剖有关，为了正确地治疗肩关节不稳，我们必须了解其解剖和维持稳定的生物力学机制，这些理念能够帮助我们设计合理的手术方法纠正解剖异常并恢复其生物力学。

我们常常会把盂肱关节比喻为放在球座上的高尔夫球，然而真正的关节要比它稳定的多，因为这个比喻只是反映了盂肱关节的骨性结构而忽略了关节囊软骨盂唇复合体以及肩袖等重要稳定结构。浅平的关节盂牺牲了稳定性以获得更好的活动度，这跟另一个球臼关节——髋关节正好相反，较深的髋臼窝增加了稳定性却因为撞击限制了活动度。由此，我们似乎可以推测韧带结构在肩关节稳定性中发挥了主要作用。然而，跟依靠韧带紧张度维持稳定的关节不同，盂肱关节周围的韧带在其绝大部分的活动范围内是松弛的，只有到达极限范围时才会紧张。稳定性是静态稳定装置和动态稳定装置相互作用的复杂过程。静态稳定装置包括骨性结构（关节盂和肱骨头）、关节囊软骨盂唇复合体（关节囊、盂唇、软骨、盂肱韧带和肩袖间隙）、喙肱韧带和喙肩韧带。动态稳定装置包括肩袖肌、三角肌以及肱二头肌长头（可能）。后下关节囊没有前方关节囊强健，后下盂肱韧带（PIGHL）也比前方对应结构弱[15]，在肩关节屈曲、内收、内旋体位下，PIGHL 是对抗后向应力最重要的稳定结构，而肩胛下肌被认为是最重要的动态后向稳定装置。有人认为肩袖间隙也是重要的后向稳定结构，因为它能够对抗肱骨头向后下方的移位[16, 17]，但另一部分学者认为它在稳定性方面的作用有限[18, 19]。

穴压效应（concavity compression）是盂肱关节最重要的稳定机制[20]。静力装置提供一个凹陷的关节盂，而动力装置产生将肱骨头压向关节盂的压力以维持关节的稳定性。当凹面加深或压力增大时，就需要更大的力量才能将球头从臼窝中脱出。关节软骨和盂唇显著加大了关节盂的深度，与此同时肩袖产生的压力将肱骨头牢牢地固定于关节盂中央。

尸体研究发现完整的盂唇能够对抗相当于 60% 压应力的剪切力[21]，如果切除软骨盂唇则复合体关节盂深度将减少 80%，而稳定系数（产生脱位的剪切应力与关节盂压应力的比值）将降低 65%[22]。理想状态下，压应力的方向应该对准关节盂中心，不然关节稳定性会降低，比如肌肉力量失衡、关节盂位置改变（如后倾）或者肩胛胸壁关节功能异常。在静息状态下，其他增加稳定性的机制还包括关节囊内的负压（盂肱关节杯吸效应）以及关节液的黏附效应。

Kim 等从临床的角度进一步强调了尸体研究的结果：软骨盂唇复合体对于稳定性的重要意义。基于肩关节 T2 加权轴位磁共振造影，他们测量了非创伤性后下不稳患者盂肱关节的 4 个解剖参数（骨性和软骨盂唇倾角、盂唇高度、关节盂深度），与正常的肩关节（对照组）比较发现不稳组在关节盂中线及以下水平骨性和软骨盂唇后倾均有所增加，其中软骨盂唇后倾更为明显（图 17.1）。由此他们得出结论：肩关节后下不稳通常存在由于后方盂唇高度丢失导致的盂肱关节后下方包容不足。Bradley 等[24] 后来报道了类似的发现。

骨性和软骨盂唇的后倾增加是后方不稳的原因还是结果尚不明确。但是 Kim 等[13, 23]认为软骨盂唇包容性的丢失是后方或后下盂唇微小创伤累积而成。肱骨头对盂唇边缘的边缘负荷机制引起关节囊软骨盂唇复合体的塑变，逐渐演变为盂唇后倾增加及高度减小。这一理论也意味着那些能够无症状半脱位的先天性关节囊松弛患者（由于反复半脱位对盂唇边缘的损伤）可以发展为有症状的不稳（图 17.2）。

关节松弛经常被误认为不稳，对两者的鉴别非常重要。松弛是指肱骨头相对于关节盂边缘的无痛性移位，而不稳往往是指肱骨头相对于关节盂边缘的不适或疼痛性移动的增加。研究表明不稳的肩关节和正常肩关节的关节囊松弛度没有明显差异[25-28]，这说明不稳产生于关节容量增加以外的病理改变，有可能跟本体感觉的缺失有关。事实上，已经有研究发现关节松弛或不稳的患者具有肌肉协调性以

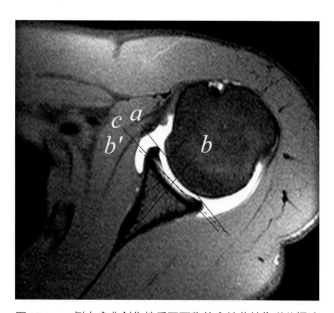

图 17.1　一例右肩非创伤性后下不稳的肩关节轴位磁共振造影图像。关节盂唇的后倾（a）大于骨性关节盂后倾（c）(b' 表示中立关节盂后倾）以及 b 表示沿肩胛骨体平面的参考线（b）

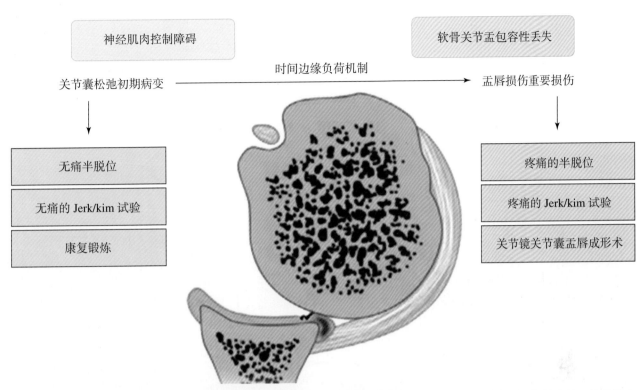

图 17.2　边缘负荷机制。关节囊松弛是后下不稳的最初病变。关节囊松弛的肩关节一般没有或只有轻微的症状，体格检查会有无痛的 Clunk 征。然而，由于本体感觉和神经肌肉控制能力较差，反复的半脱位会导致边缘负荷增加，进一步引起后下方盂唇损伤及软骨盂唇包容性下降，这是诱发肩关节症状及疼痛性 Clunk 征的主要损伤。（引用自 Kim[41]，版权：Elsevier 2011。转载经过了授权）

及本体感觉功能障碍 [29-31]。关节囊和周围韧带组织分布有神经和机械感受器 [32]，为关节位置觉和肌肉反射稳定之间提供传入反馈，如果失去这一机制，机体无法感知异常应力以反射性增加维持盂肱关节中心化的压力，结果导致边缘负荷增加。

以往认为关节囊冗长或扩张是后向或多向不稳的主要原因，术中发现盂唇损伤的发生率在 10%~100% 不等 [4, 8-12]。但 Kim 等 [9, 13, 14] 报道所有不稳患者术中均发现有盂唇损伤。很多损伤只有在关节镜下才表现得明显，以往大约有 40% 的细小病变可能被忽略了 [14]。Kim 损伤 [13] 的病理机制就是反复边缘负荷效应逐渐导致 PIGHL 附着点的撕脱。这种病损之所以比较隐匿，是因为这种撕脱首先发生在 PIGHL 止点的深层，然后才延展至盂唇及软骨表面。这种病变有 3 个显著特征：软骨盂唇后倾，软骨盂唇交界处表面不显眼的小范围裂隙，以及隐匿的不完全的深部盂唇撕脱。与以往后方关节囊紧缩和转位技术不同，Kim 等 [13] 建议探查表面裂隙、造成完全撕裂并进行关节囊盂唇成形以恢复盂唇的高度和关节囊盂唇复合体的张力。

所有不稳的患者术中均伴有盂唇损伤这一理念对于指导治疗原则非常重要，但必须基于合适的病人选择以及全面的关节镜探查。作者（SHK）发现 Jerk 试验引出无痛弹响的患者对康复锻炼反应良好 [33]。有锐性疼痛和弹响的患者保守治疗往往无效，而关节囊盂唇成形手术效果良好。因此，对于体格检查提示有盂唇撕裂的患者，可以建议手术治疗。作者认为不合并盂唇损伤的松弛或仅有轻微症状的不稳患者，可以通过加强本体感觉、肌力及协调性等物理治疗获得改善。然而，Jerk 试验和 Kim 试验阳性的不稳患者盂唇撕裂的敏感性高达 97%，一旦通过 MRA 明确诊断便可建议手术治疗。此外，单纯松弛或轻度不适的不稳定患者如果本体感觉和神经肌肉控制能力得不到恢复，随着时间的推移由于边缘负荷机制会发展为盂唇撕裂并出现症状，如图 17.2 所示。手术不仅能够改善软骨盂唇的包容度，还有利于本体感觉的恢复 [30]。

总之，穴压模型（图 17.3）可以用来解释肩关节不稳发病机制和治疗目标。对于创伤性后方不稳，是一次很大的外力超出了穴压稳定机制导致，

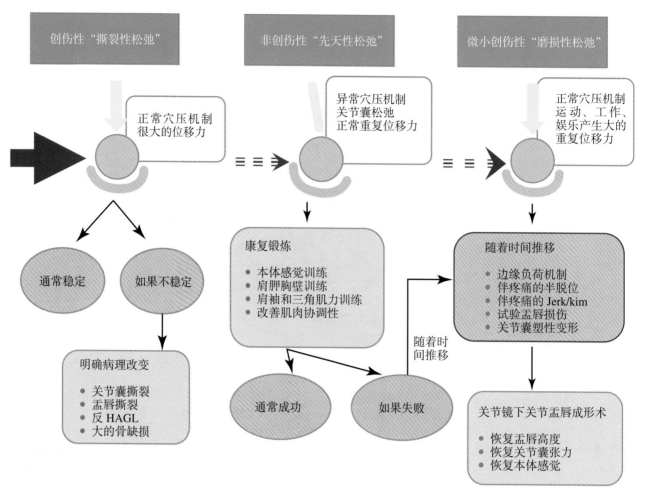

图 17.3　采用穴压模型解释肩关节后方不稳发病机制和治疗目标的概略图。图示肱骨头位于关节盂内。黄色箭头代表肩袖肌肉产生的压力将肱骨头稳定在关节盂内。红色箭头代表移位力。由边缘负荷机制引发的重要的盂唇损伤是关节镜下关节囊盂唇成形的手术指征

很少发生复发脱位。非创伤性后方不稳（最少见的类型），可能合并关节盂发育不良、关节盂过度后倾或肱骨头后倾增加等病理改变，关节囊松弛和本体感觉缺失常见，也可能伴有结缔组织功能缺陷。因此穴压机制无法发挥正常功效，一个平常的外力便可导致半脱位或脱位。治疗通常是康复锻炼，目标在于通过肩袖和三角肌训练、本体感锻炼以及肩胛胸壁训练增加穴压系统。最后，微小创伤性后方不稳是最常见的类型，边缘负荷导致反复微损伤进而发展为关节囊塑变和盂唇撕裂，从而影响关节包容度。这些患者单纯康复训练通常无效，需要手术重建关节包容度。值得注意的是，非创伤性不稳的穴压机制如果得不到恢复，反复脱位和半脱位会造成类似于微小创伤性不稳的软骨盂唇复合体损伤，从而需要手术治疗。手术的目的在于恢复盂唇的高度和盂肱关节囊复合体的张力，这也有利于本体觉

功能的恢复，应该建立康复锻炼计划来进一步增大穴压。

病　史

诊断后方不稳的关键在于从病史采集到体格检查，再到影像学检查。因为后方不稳的临床表现通常比较模糊，高度怀疑指数量表有利于做出正确诊断，了解疾病的发病机理并清楚哪些是高危人群非常重要。

与其他病史采集一样，第一步要明确患者的主诉。很少有患者会直接抱怨后方不稳，直接明了的后方脱位和复位经过也很少见，患者可能都无法洞察到自己的盂肱关节有后方半脱位。通常患者会抱怨肩关节在运动或活动的过程中有疼痛、疲劳或乏

力等症状。偶尔，患者会被家庭成员带到诊室，因为他们能把他的肩膀"脱进脱出"。

明确起病经过包括外伤史对于了解患者的病情至关重要，这一点不容忽视，因为很少有患者能够提供单次明确的外伤事件。通过仔细的询问，有时可能唤起患者关于受伤事件的记忆。发病的过程往往比较隐匿，识别出容易反复后向受伤的高危患者（如橄榄球封堵、卧推、投掷、球拍运动和游泳等）能为诊断提供重要线索。如果没有外伤史，需要评估患者是否存在结缔组织和骨骼系统疾病，全身性不稳的病史可能在体检评估中的高度松弛获得。

症状表现为疼痛、疲劳、乏力或不稳，可能合并绞锁或弹响等机械症状，症状通常出现在包括屈曲、内收和内旋的诱发体位活动过程中（如卧推或橄榄球阻挡动作）。症状也可能出现在运动的特殊阶段比如球拍运动的反手击球、游泳的抱水阶段、投掷运动和高尔夫的随球阶段。应该评估症状的严重程度、疾病的进程以及既往的治疗，这些都能对治疗方案的制定提供帮助。

如果是自主性脱位，就需要鉴别是体位性脱位还是习惯性脱位。体位性脱位患者能够让肩关节在屈曲、内收、内旋的诱发体位下发生脱位或半脱位，这些患者也有手术指征并且不要跟习惯性脱位混淆，后者由于肌肉不平衡可以将关节任意脱位，这种患者往往存在继发性获益和其他心理问题，需要进行精神病学评估。持续的习惯性脱位有可能进展为有害的脱位和半脱位，但通常康复锻炼对其有效。

体格检查

后方不稳的体格检查从双侧肩关节常规骨科检查开始，包括视诊、触诊、活动范围、上方（颈椎）和下方（肩胛胸壁）关节的查体、神经系统检查以及特殊检查。后方不稳定的特殊检查最有用的是 Jerk 试验和 Kim 试验。另外，还要评估患者总体的和盂肱关节的松弛度。

过度松弛症是一种先天性疾病，它有可能是结缔组织疾病的一种表现（如马凡氏综合征，Ehlers-Danlos 综合征，成骨不全或良性的关节活动度过大综合征）也可以独立存在，后者被认为是一种基因

外显不完全。获得性关节松弛来自于训练和比赛过程中对关节囊韧带等限制结构的拉伸。系统性的关节活动度过大可以通过 9 分法的 Beighton 评分来评估，如果评分高于 4 分便可诊断成立。任何一侧拇指被动弯曲能够触及前臂、第五掌指关节背屈超过 90°、膝关节过伸超过 10°、肘关节过伸超过 10° 均可记 1 分，保持膝关节伸直立位体前屈双侧手掌能同时触及地面记 1 分。

要检查盂肱关节的松弛度，先检查无症状侧作为基线参考。Sulcus 征可以用来反应下方松弛度，致力为对中立位的肩关节施以向下的牵引力，肱骨头相对于肩峰外侧缘向下移位的厘米数作为分级标准：1+ 移位 < 1 cm，2+ 移位在 1~2 cm，3+ 移位 > 2 cm。前后方向的移位可以采用载荷移位试验来评估，先在肩胛骨平面对肱骨施加轴向负荷使肱骨头相对于肩胛盂维持中心化，然后再对肱骨头施加前后方向移位力，观察肱骨头的移位程度：1 度指肱骨头到达关节盂边缘，2 度指肱骨头脱位但能自行复位，3 度指肱骨头脱位且不能自行复位。

不稳的体格检查近期有所演变，后方恐惧试验和载荷移位试验对于肩关节后方不稳的诊断价值不大。Jerk 试验（又称为后方应力试验）被认为具有更高的敏感性，然而有些学者专注于半脱位和复位时产生的咔哒声而忽略了疼痛症状。Kim[33] 等对 Jerk 试验中疼痛症状的重要性和对治疗价值的预测进行了研究，他们前瞻性地将后下方不稳的患者在就诊时分为无痛 Jerk 组和疼痛 Jerk 组，经过 6 个月的功能锻炼，93% 的无痛 Jerk 组患者在平均 4 个月时对治疗反应良好，而在疼痛 Jerk 组治疗有效的只有 16%。由此得出结论，疼痛 Jerk 试验对于非手术治疗能否成功具有预测价值。在另一项研究中，Kim 等 [34] 采用了一种新的查体方法，命名为 Kim 试验，这是一个检查后下方稳定性的改良 Jerk 试验，他们发现 Jerk 征阳性提示后方盂唇损伤为主而 Kim 征阳性提示下方盂唇损伤为主，如果联合使用两种检查，诊断后下方盂唇损伤的敏感性高达 97%。

Jerk 和 Kim 试验都是通过诱发试验试图再现疼痛的后向半脱位，两个检查都是将肱骨头施压于肩胛盂缘诱发来自主要损伤的盂唇的疼痛反应同时观察稳定度，产生疼痛同时伴有咔哒或咯噔声音提示结果阳性。进行 Jerk 试验是如前所述用一个手固定肩胛骨另

一个手推动手臂使肱骨头向后半脱位（图 17.4）。进行 Jerk 和 Kim 试验时，患者都可以采取坐位，一个助手负责固定患者躯干。在对右侧肩膀进行检查时，检查者右手握住患者右肘部而左手握住臂外侧，患者的臂屈曲 90° 并外展跟肩胛骨处于同一平面，臂内旋 90°、肘关节屈曲 90°，让患者放松，检查者将患者的肱骨头压向肩胛盂，维持轴向压力将臂内收，将应力逐渐转移到后方关节盂，检查者的右手主要控制内收而左手引导肱骨头向后，这一手法能够有效地诱发后关节盂的边缘负荷导致松弛或不稳的肩关节发生半

脱位，在脱位和复位时能够听到咔哒或咯噔的声音，同时伴随锐性疼痛表示体征阳性。Kim 试验的检查手法类似，但目的是将应力施加于后下关节盂，就是在上臂内收的同时屈曲肩关节（图 17.5），检查者的右手控制上臂内收的向上 45° 抬高而左手引导肱骨头向后向下，阳性结果强烈提示盂唇损伤并且已经被关节镜探查所确认 [33, 34]。

影像学检查

需要标准的肩关节 X 线检查以评估骨性损伤，

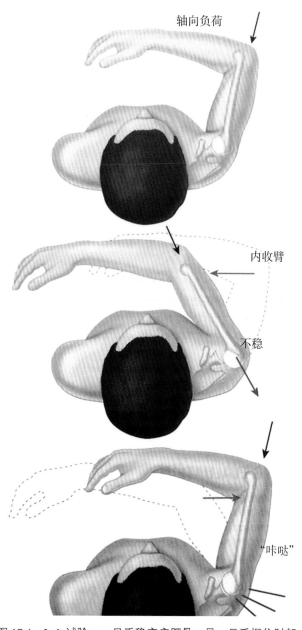

图 17.4 Jerk 试验。一只手稳定肩胛骨，另一只手握住肘部维持上臂外展 90° 内旋，对盂肱关节施以稳定的轴向压力，维持轴向压力在水平面内收上臂（引自 Matsen 等 [42]）

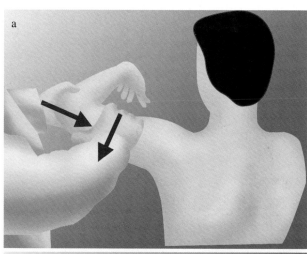

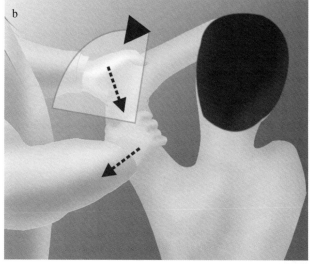

图 17.5 Kim 试验。a. 患者取坐位，臂外展 90°，检查者握住肘部及臂外侧沿肩胛骨平面施加轴向压力；b. 维持轴向压力，将患者臂斜向上抬高 45° 同时对臂近端施加向后下的力量，无论是否出现肱骨头的咯噔声，只要有突然诱发的疼痛表示试验阳性。在做检查的时候，注意稳定患者的躯干对抗施加的轴向压力

如果有任何异常的发现可以通过进一步的 CT 扫描来明确。然而，绝大部分肩关节后方不稳的患者 X 线表现正常。

磁共振造影（MRA）技术可以用来评估盂唇和关节囊的情况，观察后方和后下方盂唇是否有撕裂，这种撕裂可能是不完全的或没有移位的。盂唇高度的丢失和软骨盂唇后倾的增加强烈提示关节盂包容性的丢失和后下方不稳定，后下方软骨的磨损也会存在。后下方盂唇损伤可以通过 Kim 等建立的分型系统进行分类（表 17.1），Ⅰ 型损伤是没有移位的裂口，Ⅱ 型损伤是不完全的撕脱，Ⅲ 型损伤指盂唇轮廓的缺失（图 17.6）。后下方盂唇撕裂往往很隐匿，近期的一项研究[35] 显示将肩关节置于屈曲、内收、内旋（FADIR）的位置能够更好地显示后下方盂唇的撕裂，后下方关节囊和盂肱下韧带在这个诱发体位下被牵拉，从而有可能通过牵引作用使后方的撕裂口张开。

MRA 上还可以看到后下方多余的和扩张的关

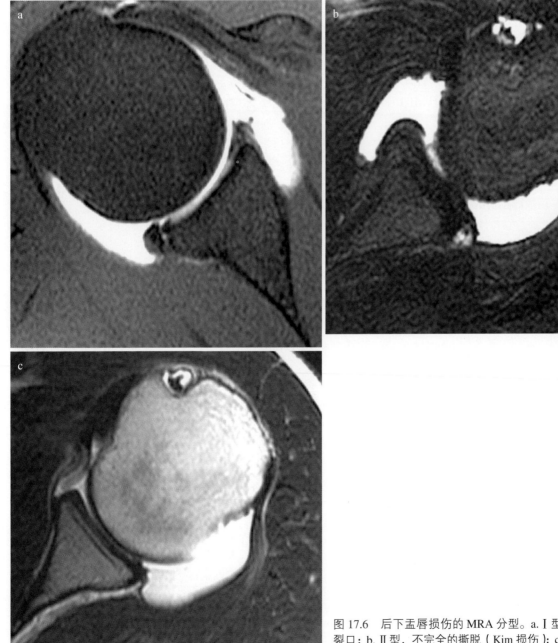

图 17.6　后下盂唇损伤的 MRA 分型。a. Ⅰ 型，没有移位的裂口；b. Ⅱ 型，不完全的撕脱（Kim 损伤）；c. Ⅲ 型，盂唇轮廓缺失

节囊，但在评估关节囊多余时需要同时考虑造影剂的注射量、重力因素导致的充填以及上肢的位置。Dewing 等 [36] 发现后方不稳定的患者相对于对照组在横断面上后下方关节囊的容积有所增大。阅片时还要观察是否存在关节囊的撕裂或后盂肱韧带肱骨头撕脱。

最后，还要从 MRA 上去发现任何可能的合并损伤或者其实是原发的病理改变。后方不稳不是通过 MRA 检查来诊断，MRA 只是用来证实由病史和体格检查所确立的诊断并进一步了解患者的病理改变。另外，MRA 还可能提供额外的信息使医生的诊断思路发生改变，比如 Jerk 试验阳性患者存在明显的 PASTA 但没有后方盂唇的病变，这种情况下，Jerk 试验假阳性的原因是巨大肩袖撕裂引起的关节松弛。根据作者（SHK）的经验，后方不稳患者多合并肩袖病变或部分撕裂，相对于 MRI 而言 MRA 会低估这种情况，因此在给患者下诊断时要加以考虑。

表 17.1　基于关节镜所见和 MRA 的后盂唇损伤的 Kim 分型

关节镜下分型	MRA 分型
分型表现	分型表现
Ⅰ 不完全剥脱	Ⅰ 没有移位的裂口
Ⅱ 边缘破裂	Ⅱ 不完全撕脱
Ⅲ 软骨盂唇侵蚀	Ⅲ 盂唇轮廓丧失
Ⅳ 瓣状撕裂	

治疗：指征与禁忌证

一般而言，肩关节后方不稳患者经过 6 个月正规康复治疗仍然存在持续的疼痛和不稳可以考虑手术治疗。基于既往的研究，我们的指征更加选择性。我们试图鉴别出保守治疗能够获得成功或容易失败的病例，由此能够给患者提供正确的建议和合理的治疗决策。90% 的 Jerk 或 Kim 试验阳性但没有疼痛的患者能够通过物理治疗获得改善，然而85% 合并疼痛、Jerk 试验或 Kim 试验阳性的患者康

复治疗无效，因此对于这部分患者，我们推荐关节镜下关节囊盂唇成形手术。我们也尝试为合适患者选择恰当的手术，对于后方不稳定患者，我们对已经被病史、体格检查和 MRA 明确为盂唇损伤的患者施行手术，手术目的非常明确。如果没有明确提示有盂唇损伤，就需要寻找其他诊断比如合并过度松弛的肩袖病变，虽然其表现与后方不稳定类似，但治疗方法不同，治疗重点应放在神经肌肉控制的恢复和肩袖病变引起的症状。保守治疗没有改善而持续存在无痛 Jerk 征的患者也有可能从手术治疗获益，手术主要处理肩袖病变及清理继发的炎性滑囊，术后要一个良好的康复计划。

因此，对于 Jerk 或 Kim 试验阳性并疼痛的患者，我们建议关节镜下关节囊盂唇成形手术，患者也可以先尝试保守治疗但要告知成功的概率不大。对于无痛 Jerk 试验阳性的患者，推荐正规的康复治疗，并告知如果神经肌肉功能没有恢复病变会进展为盂唇损伤而需要手术，因此需要定期复查评估。

决策流程

基于以往的研究，Jerk 试验和 Kim 试验对于预测后方不稳定非手术治疗能否成功很有帮助，因此已经成为决定手术还是非手术治疗的标志。一个疼痛的 Jerk 征或 Kim 征强烈提示盂唇损伤，MRA 进一步确诊后就建议关节镜下关节囊盂唇成形手术。如果 Jerk 征或 Kim 征是无痛的，制定正规的康复方案并对患者进行定期随访。Jerk 或 Kim 试验阴性但症状持续存在提示医生需要找出其他病变，但如果演变为阳性体征后就需要行手术治疗（图 17.7）。

临床典型病例

一位 40 岁娱乐运动等级的右利手棒球运动员，右侧肩关节疼痛 20 年加重 2 个月，他自述最初是在棒球运动中感到肩部不舒服和不稳定的，特别是在做投掷动作的随球运动阶段，但是疼痛并不严重，所以没有寻求治疗。最近，他开始练习举重并发展为严重疼痛，尤其是在做卧推或在工作中推重

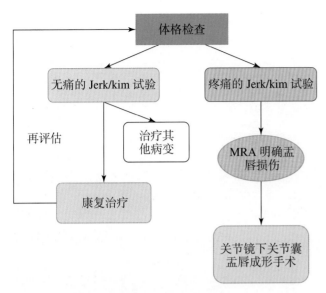

图 17.7　肩关节后方不稳的治疗决策法则

物的时候，在投掷棒球时他也感到疼痛并发觉速度有所下降。他到当地的一个肩关节诊所就诊，被告知有 SLAP 损伤需要手术修复。

肉眼观察没有明显的畸形或萎缩，大结节和后方关节线一带有压痛，但肱二头肌长头腱没有明显压痛。主动活动范围前屈 150°、内旋到 T10、体侧外旋 70°（双侧），右侧 Jobe 征和撞击征阳性。SLAP 损伤的体征：O'Brien 试验阳性，但旋后外旋阻抗试验和 Kim 二头肌腱负荷试验 II 是阴性。下方稳定性试验：Sulcus 征右侧 2+、左侧 3+，后方稳定性试验：右侧 Jerk 试验阳性伴疼痛、咔嚓和咯噔声，左侧为无痛咔嚓声，右侧还有疼痛、咔嚓和咯噔声的 Kim 征。

X 线片没有什么特殊，除了肩峰下方一个小的骨刺以及大结节和肩峰下表面的中度硬化。在 MRA 上，肩胛盂和上盂唇之间有一个高信号，造影剂没有向外侧延伸并且边界光滑，提示盂唇下陷凹而不是 SLAP 损伤，滑囊侧有 I 度的冈上肌腱部分撕裂。最后腋部有一个大的凹陷，后方盂唇有高信号伴软骨盂唇的后倾（图 17.8）。

基于这些发现，我们认为该患者存在后方不稳伴有低度的滑囊侧肩袖撕裂和撞击。镜下检查确认上盂唇是个正常变异，后下方盂唇撕裂在 6~9 点钟位置延伸，存在盂唇高度丢失，伴有扩张的后下方关节囊。术中给予关节囊盂唇成形、肩峰下减压及滑囊侧肩袖撕裂清理（图 17.9）。

患者术后接受了正规的康复训练，6 个月内禁

止体育运动，在术后 8 个月最后一次随访的时候，他已经完全无痛地恢复到受伤前的运动水平，没有功能受限。

关节镜治疗：手术技术

患者体位

手术可以在沙滩椅位或侧卧位进行，但是侧卧位对下方肩胛盂有更好的显露。我们喜欢将患者摆成懒惰侧卧位使肩胛盂盂跟地面平行。肌间沟局部阻滞麻醉后将患者摆成半仰卧位位，患肢外展大约 60°、屈曲大约 20° 并用 3~5 kg 的重量持续牵引。

入路

用于前方不稳的传统入路（后入路、前上入路、盂中入路）通常也用于后方不稳，并附加一个辅助后方入路。但是，从该通道观察后方盂唇并非最佳，因此前方通道变成了主要的观察通道。另外，辅助的后方入路特别有助于器械进出并对后下方盂唇进行操作。这四个入路对后方关节囊和肩袖间隙各造成了两个撕裂口，这似乎违背了我们的治疗目标，因为后方关节囊是我们主要想修复的结构，而肩袖间隙也被认为对后下方的不稳定具有重要作用。

我们首选的是不稳三联入路法（图 17.10），该方法包括三个入路：一个改良的后方入路（Kim 后方入路）、一个穿肩袖入路、一个盂中前方入路。Kim 后方入路位于肩峰后外侧角下缘向外大约 2 cm 处，这个入路比标准后侧入路更偏外 3 cm，因此避开了盂唇缘并提供一个能够俯视整个关节盂的视野。盂中入路采用腰穿针定位，从喙突外侧紧贴肩胛下肌腱上缘经肩袖间隙进入。穿肩袖入路紧靠肩峰前外侧角后缘，该通道从冈上肌腱腹交界的内侧经过因此避免了肩袖损伤。

这个三联入路有很多优点。首先，这三个入路都从高位进入，因此对关节盂的观察都提供了极好的视角；其次，所有入路都垂直通向关节盂，方便关节盂任何部位的锚钉置入；第三，相对于传统的 4 个入路减少了重要结构的医源性损伤，只有一个通道经过肩袖间隙和一个 5.25 mm 的通道经过后方

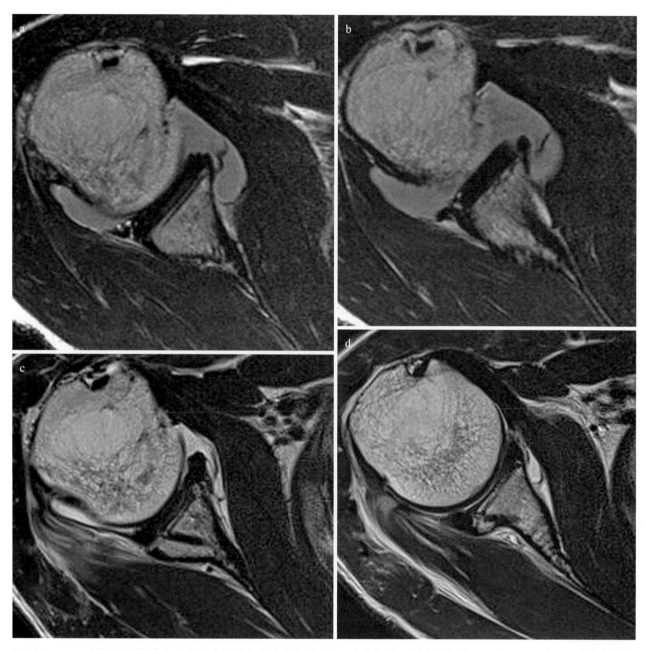

图 17.8　MRA 示后盂唇撕裂（a）后下方盂唇高度减小（b）。同一患者软骨盂唇成形术后 MRI 显示后下方盂唇高度的恢复（c、d）

关节囊；最后，这种方法灵活性高，我们将其用来处理任何方向不稳及关节盂操作。

镜下诊断：了解和认识病理

　　从 Kim 后方入路可以对盂肱关节进行标准的检查，需要注意的是常常合并有关节侧部分肩袖损伤，肩袖间隙也需要仔细检查；然而，根据经验我们很少能发现有明显的病变。

　　仔细检查后下方盂唇是否存在撕裂，这可能很隐蔽。观察软骨盂唇的包容度，阳性征象包括后方盂唇高度丢失或多余的关节囊。偶尔，能够看到单纯的关节囊或后盂肱韧带的撕裂。后盂缘的软骨损伤也可能存在，从软骨软化到磨损不等。

　　Kim 等[14] 根据关节镜下表现对后下方盂唇撕裂进行分型（图 17.11）：Ⅰ型是不完全的浅表的盂唇撕裂；Ⅱ型即所谓的 Kim 损伤，隐藏在浅表裂缝下的深部撕脱，Ⅲ型为软骨盂唇的磨损，Ⅳ型为瓣状撕裂。Ⅱ、Ⅲ型看起来似乎正常，但往往合并软

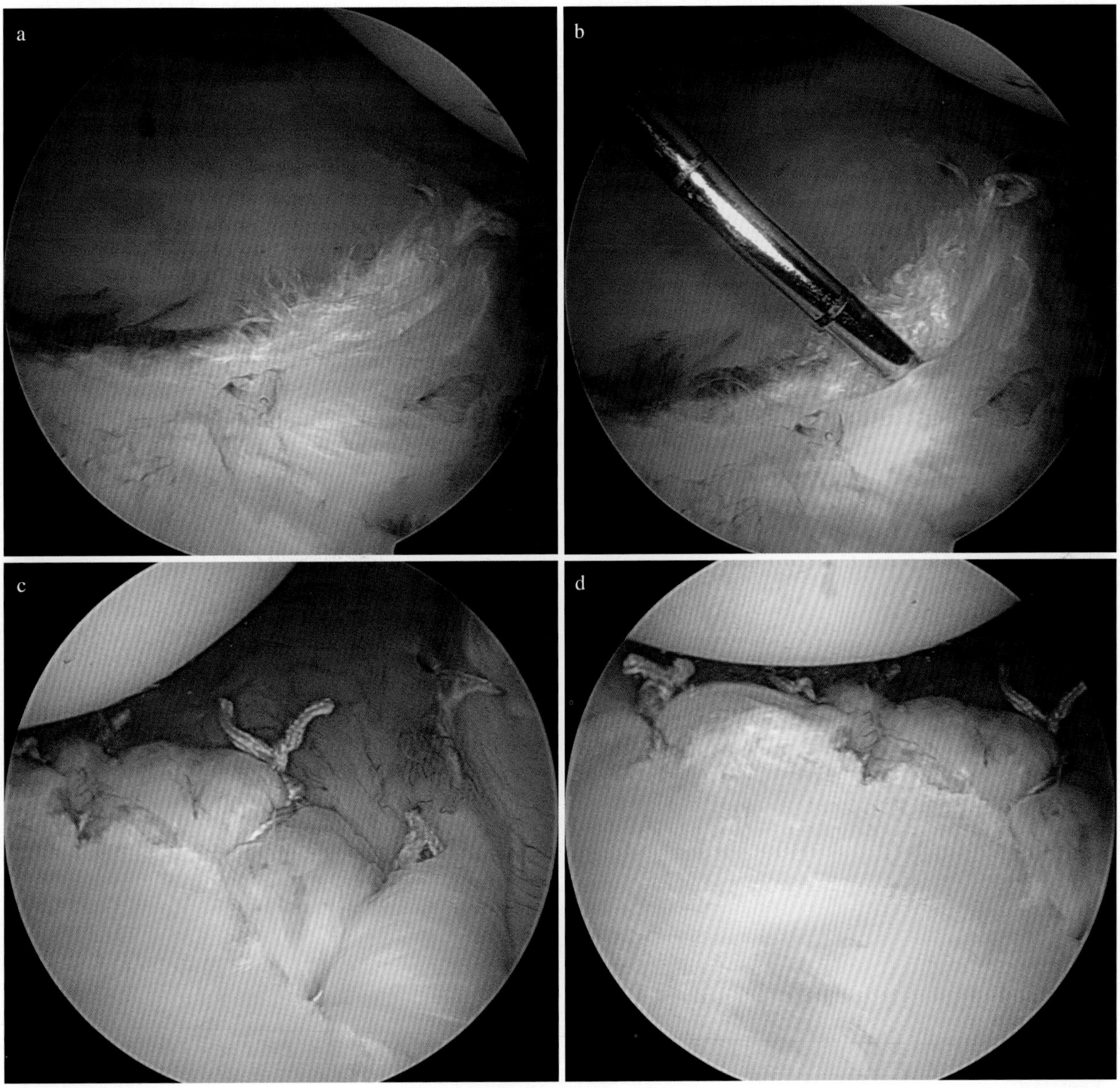

图 17.9　从 Kim 后方入路观察见后下方盂唇撕裂伴盂唇高度丢失（a）。对盂唇进行分离和移动（b），经肩袖入路观察恢复了盂唇高度和关节囊的张力，对后方通道入口进行了闭合（c、d）

骨盂唇后倾。

手术步骤（框 17.1）

从 Kim 入路关节镜下盂肱关节检查完毕后，建立盂中入路和穿肩袖入路，盂中入路需要置入一个足够大的鞘管（比如 8.25 mm，Twist-In Cannula，Arthrex Inc，Naples，FL，USA）以能够让缝合钩等器械通过，经肩袖通路最好放置小一点的鞘管以避免对肩袖的损伤，建立该通道时鞘芯一定要从腱腹交界部的内侧进入，钩住肩袖的边缘，调整好向外的方向后再穿刺进入关节腔。下一步把镜头从穿肩袖入路进入，这样就可以从后方 Kim 入路探查后方盂唇，这时也可以在后方入路放入一个光滑的鞘管（比如 5.25 mm，Crystal Cannula Smooth，Arthrex Inc，Naples，FL，USA）。

探查后方盂唇是否有变软或小裂缝，如果有的话，用探钩将其变为完全撕裂，关节镜下松解刀能够将盂唇从关节盂颈部彻底松解，然后对肩胛盂

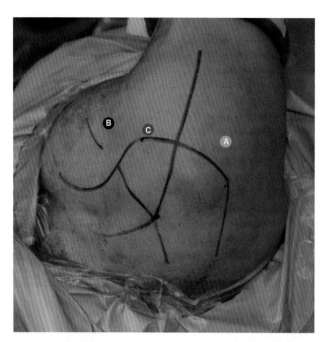

图 17.10 右侧肩关节不稳定三联入路：Kim 后方入路（A），前方关节盂入路（B），经肩袖上方入路（C）

框 17.1 窍门与技巧

三联肩关节不稳通道相对于传统 4 通道能够提供整个肩胛盂极好的显露，垂直到达整个肩胛盂缘以及使医源性损伤最小化。

关节镜下关节囊盂唇成形术的目的是通过恢复盂唇高度和关节囊盂唇复合体张力来重建软骨盂唇的包容性。手术步骤如下：

1. 认清病变
 ◆ 后下方盂唇撕裂通常位置比较深，不明显的撕脱（Kim 损伤）容易被忽略
2. 充分松解撕裂的盂唇
 ◆ 盂唇高度能够恢复，关节囊能够恢复合适的张力和移位
3. 处理关节盂颈部和边缘有利于愈合
 ◆ 磨锉肩胛盂颈部至出血的骨床
 ◆ 去除关节盂边缘的软骨有利于锚钉固定、盂唇在一定高度愈合高度和包容性的恢复
 ◆ 去除间隙内可能影响愈合的组织和碎屑
4. 恢复关节囊张力和盂唇高度
 ◆ 下方的松弛需要轻度上移
 ◆ 张力是主观的，需要正确调整以追求稳定而不会有僵硬
 ◆ 垂直置入锚钉使盂唇在关节盂缘上愈合而恢复盂唇高度
 ◆ 锚钉间距在 1 cm 左右以达到牢固固定
 ◆ 不要依赖于通过打结将组织准确复位，而是通过组织抓钳结合打结技术达到良好的复位和可靠的固定

表面进行处理以利于愈合，锉刀可以轻轻使关节盂颈部去皮质化提供有利于盂唇愈合的出血骨面，另外，用环形刮匙去除盂缘的软骨以确保盂唇能够牢固的锚定在关节盂边缘和可靠的愈合区域，这样重新复位的盂唇愈合在盂缘重建了盂唇高度。处理后下方盂唇时，从穿肩袖入路进行观察从盂中入路进行操作比较方便。而处理后方盂唇时，从前方入路进行观察从经肩袖入路进行操作比较方便。助手可以通过对肩胛骨施加对抗力来稳定关节盂，尤其是在对关节盂进行磨锉和置入锚钉的时候。用刨刀清理碎屑以免妨碍愈合，用软组织抓钳确认盂唇能够自由的移动。

然后从穿肩袖通道进行观察，从后方 Kim 入路引入带双线的锚钉，左肩在 5：45 位置右肩在 6：45 位置，助手对上肢进行向前和向外的牵引直至锚钉导向器到达肩胛盂缘，这时助手松开牵引，术者用锚钉导向器顶开肱骨头以达到理想的置钉方向。将小鞘管从后侧 Kim 入路移走这样可以引入缝合钩（比如 Spectrum Suture Hook，Linvatec Corp，Largo，FL，USA）。从盂中入路进入抓线器，用于帮助盂唇复位并辅助缝合钩穿刺并确保准确的关节囊移位。缝合时应该涉及多少关节囊组织取决于术者的经验，需要注意的是不要缝合过多组织导致肩关节僵硬。锚钉上的每对高强度缝线相距 0.5~1 cm

的间距分别穿过盂唇组织，将所有缝线从盂中入路引出，从后方入路再次置入小鞘管，抓出需要打结的缝线，采用术者熟悉的方法进行打结断线。我们通常采用 SMC 锁定滑结或 Madi loop 锁定非滑结，值得注意的是不要以为通过滑结能够使盂唇组织达到满意复位，可能需要助手用软组织抓钳帮助盂唇复位并实现垂直打结，或者采用推结器技术，如果打结的方向跟关节盂缘不垂直，日久就会影响结的稳定性，结应该打在组织侧以避免高强度线结对软骨的磨损。在间隔 1 cm 左右重复置入带单根缝线的锚钉进行缝合，直至整个撕裂的盂唇都得到重新附着。

检查是否存在前方关节囊冗余或盂唇撕裂，如果盂唇撕裂延伸到前方，在后下方锚钉打结之前很

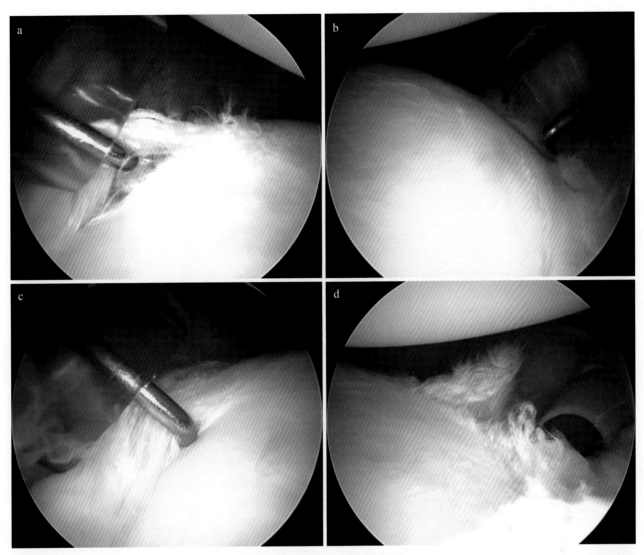

图 17.11　关节镜下后下盂唇损伤分型。a. Ⅰ型，不完全撕脱；b. Ⅱ型，浅表裂缝伴深部撕裂（Kim 损伤）；c. Ⅲ型，软骨盂唇的磨损；d. Ⅳ型，瓣状撕裂

容易置入前下方锚钉（左肩 6∶15 位置）及缝合前方盂唇，打结会显著减小关节容积使观察和操作都变得困难。前方锚钉从盂中入路置入，缝线打结在后方盂唇修补完成后进行。如果患者存在显著的前方关节囊冗余，我们会用锚钉对前方关节囊进行紧缩处理，虽然单纯缝线也能进行紧缩，作者（SHK）善于采用一颗锚钉对小的关节囊撕裂进行紧缩。用锉刀对前方关节囊粗糙化促进愈合，采用夹叠技术进行关节囊紧缩。

　　关节囊修复以后，经上方穿肩袖入路观察肱骨头与肩胛盂中心的关系，以评估总体关节囊韧带的平衡状态。闭合肩袖间隙也是一种选择，但根据作者（SHK）的经验，经过前方关节囊皱褶以后很少在需要闭合肩袖间隙。我们是否选择闭合肩袖间隙

的原则总结在表 17.2 中。

表 17.2　关节镜下关节囊盂唇成形术的手术路径

发现				处理
Jerk/Kim 试验	Sulcus	前方移位	主要不稳	
+	1+	–	后方	盂唇成形 + 关节囊移位（后方）
+	2+	+	后下	盂唇成形 + 关节囊移位（后下方）
+	3+	+	下方	盂唇成形 + 关节囊移位（后、下和前）+ 肩袖间隙闭合

从穿肩袖入路观察行后方入路闭合，一根 2 号高强度缝线放在穿刺缝合器上（Penetrator Suture Retriever，Arthrex Inc.，Naples，FL，USA）从后侧入路进入，光面鞘管向后拔出到后关节囊外以避免软组织卷入，经过入路孔的一侧穿刺，缝线臂丛盂中入路拉出放置在盂中入路中，从 Kim 后入路打结后盲性减线。

术后处理

用带吊带和枕的支具将上肢置于旋转中立位 3~6 周，期间行肘关节和腕关节活动。3~6 周后允许肩关节行轻柔的活动度锻炼并逐渐增加本体感觉的力量训练，通常在术后 6 个月重返运动。

文献回顾

文献回顾显示关节镜手术治疗肩关节后方不稳具有较高的成功率，但要从这些临床研究中得出明确的结论却比较困难，原因如下：①手术方法不同（主要包括是否关节囊紧缩或修补是否采用锚钉）；②诊断并非很明确，比如后方不稳定、后下方不稳定和多向不稳定；③没有随机的临床对照研究；④多数研究病例数比较少。尽管如此，关节镜下用锚钉进行关节囊盂唇修补都获得了满意效果。

1998 年，Wolf 和 Eakin[12] 报告了采用关节镜下关节囊紧缩治疗的 14 例肩关节后方不稳患者，根据盂唇撕裂的严重程度决定是否运用锚钉，12 例结果为优，2 例为中，90% 的患者恢复到了受伤前娱乐级或竞技级的运动水平，有 1 例因外伤导致复发并通过再次关节镜下关节囊重建手术治愈。Kim 等[9] 在 2003 年报告了采用锚钉关节镜下关节囊盂唇成形术治疗的外伤性复发性单向后方不稳 27 例，所有患者均参与体育运动，除了 1 例不稳复发，其他都恢复到了受伤前运动水平，UCLA 评分优 21 例、良 5 例、中 1 例。2004 年，Kim 等[14] 又报道了采用该法治疗的后、下方多向不稳患者 31 例，31 例患者术后肩关节恢复了稳定，有 1 例后来复发不稳，所有肩关节的疼痛和功能均获得了改善，Rowe 评分优 21 例、良 9 例，中 1 例。2005 年，Provencher 等[37] 报道了

他们关节镜手术治疗 33 例后方不稳患者的临床结果，有 7 例因为复发不稳（4 例）或疼痛（3 例）被认为手术失败，平均肩关节评分（单位：分）：美国肩肘外科评分 =94.6，患者的肩关节主观评分 =20.0，西部安大略省肩不稳指数 =389.4（正常的 81.5%），单一数字评分 =87.5。自主性不稳和既往肩部手术史患者效果明显较差。2008 年，Savoie 等[38] 报告了他们采用关节镜下关节囊盂唇锚钉修补、关节镜下关节囊缝合、小切口和关节镜下关节囊/肌腱紧缩等方法治疗的肩关节后方不稳 136 例，有 2 例出现复发不稳：1 例在锚钉缝合组（N=53 例），1 例在 Caspari 技术组（N=31 例）。同样在 2008 年，Radkowski 等[39] 对采用关节镜下关节囊盂唇修补或紧缩（用或不用锚钉）治疗的 107 例单向后方不稳患者进行了随访研究，比较了投掷运动员和非投掷运动员的治疗效果，如果将总分为 10 分的主观不稳评分 ≤ 5 分定义为失败的话，总共有 11 例失败（11% 在投掷运动员组；10% 在非投掷运动员组）。在肩关节稳定性、活动范围、力量、疼痛、功能以及 ASES 评分上两组间没有显著差异。但是，投掷运动员比非投掷运动员更难恢复到受伤前运动水平，55% 比 71%。2012 年，Lenart 等[40] 报道关节镜下用或不用锚钉修补关节囊盂唇治疗后方不稳 34 例，有 2 例复发不稳，平均 ASES 和简单肩关节评分明显改善，平均 VAS（visual analog score，视觉模拟疼痛评分）评分从 3.5 分下降到 0.8 分。

将这些研究综合起来，总体成功率达 94%（247 例患者中有 14 例因为疼痛或不稳复发失败）而且没有并发症报道。除了关节镜下缝线锚钉关节囊盂唇修补术，这些研究还包括了其他的镜下修补技术，因为无法只将该技术的结果抽取出来，因此我们可以合理推论，关节镜下锚钉修补关节囊盂唇治疗复发性肩关节后方不稳是一种安全有效的治疗方法。

总 结

肩关节后方不稳既往常常被误诊和漏治，正确的诊断需要理解其病理机制以及仔细的病史询问和体格检查，MRA 能够进一步明确诊断、更好地了解损伤程度及发现其他伴随病变。伴有无痛的 Jerk

和 Kim 体征的患者通常物理治疗的康复锻炼有效，然而伴有疼痛的 Jerk 和 Kim 体征的患者对保守治疗反应不佳。后者意味着有后盂唇损伤需要行关节镜下关节囊盂唇成形手术。通过合理的选择患者和全面的关节镜检查，手术效果是鼓舞人心和令人满意的。

参·考·文·献

1. Hatzis N, Kaar TK, Wirth MA, Rockwood Jr CA. The often over-looked posterior dislocation of the shoulder. Tex Med. 2001;97:62–7.
2. Kowalsky MS, Levine WN. Traumatic posterior glenohumeral dis-location: classification, pathoanatomy, diagnosis, and treatment. Orthop Clin North Am. 2008;39:519–33.
3. Rowe CR, Zarins B. Chronic unreduced dislocations of the shoul-der. J Bone Joint Surg. 1982;64A:494–505.
4. Antoniou J, Duckworth DT, Harryman 2nd DT. Capsulolabral aug-mentation for the management of posteroinferior instability of the shoulder. J Bone Joint Surg. 2000;82A:1220–30.
5. Boyd HB, Sisk TD. Recurrent posterior dislocation of the shoulder. J Bone Joint Surg. 1972;54A:779–86.
6. McLaughlin H. Posterior dislocation of the shoulder. J Bone Joint Surg. 1952;24A:584–90.
7. Robinson CM, Seah M, Akhtar MA. The epidemiology, risk of recurrence, and functional outcome after an acute traumatic posterior dislocation of the shoulder. J Bone Joint Surg. 2011;93A:1605–13.
8. Bigliani LU, Pollock RG, McIlveen SJ, Endrizzi DP, Flatow EL. Shift of the posteroinferior aspect of the capsule for recurrent poste-rior glenohumeral instability. J Bone Joint Surg. 1995;77A:1011–20.
9. Kim SH, Ha KI, Park JH, Kim YM, Lee YS, Lee JY, et al. Arthroscopic posterior labral repair and capsular shift for traumatic unidirectional recurrent posterior subluxation of the shoulder. J Bone Joint Surg. 2003;85A:1479–87.
10. McIntyre LF, Caspari RB, Savoie 3rd FH. The arthroscopic treat-ment of posterior shoulder instability: two-year results of a multiple suture technique. Arthroscopy. 1997;13:426–32.
11. Pollock RG, Bigliani LU. Recurrent posterior shoulder instability. Diagnosis and treatment. Clin Orthop Relat Res. 1993;291:85–96.
12. Wolf EM, Eakin CL. Arthroscopic capsular plication for posterior shoulder instability. Arthroscopy. 1998;14:153–63.
13. Kim SH, Ha KI, Yoo JC, Noh KC. Kim's lesion: an incomplete and concealed avulsion of the posteroinferior labrum in posterior or multidirectional posteroinferior instability of the shoulder. Arthroscopy. 2004;20:712–20.
14. Kim SH, Kim HK, Sun JI, Park JS, Oh I. Arthroscopic capsulo-labroplasty for posteroinferior multidirectional instability of the shoulder. Am J Sports Med. 2004;32:594–607.
15. Bey MJ, Hunter SA, Kilambi N, Butler DL, Lindenfeld TN. Structural and mechanical properties of the glenohumeral joint pos-terior capsule. J Shoulder Elbow Surg. 2005;14:201–6.
16. Jost B, Koch PP, Gerber C. Anatomy and functional aspects of the rotator interval. J Shoulder Elbow Surg. 2000;9:336–41.
17. Harryman 2nd DT, Sidles JA, Harris SL, Matsen 3rd FA. The role of the rotator interval capsule in passive motion and stability of the shoulder. J Bone Joint Surg. 1992;74A:53–66.
18. Mologne TS, Zhao K, Hongo M, Romeo AA, An KN, Provencher MT. The addition of rotator interval closure after arthroscopic repair of either anterior or posterior shoulder instability: effect on glenohumeral translation and range of motion. Am J Sports Med. 2008;36:1123–31.
19. Provencher MT, Mologne TS, Hongo M, Zhao K, Tasto JP, An KN. Arthroscopic versus open rotator interval closure: biome-chanical evaluation of stability and motion. Arthroscopy. 2007;23:583–92.
20. Lippitt S, Matsen F. Mechanisms of glenohumeral joint stability. Clin Orthop Relat Res. 1993;291:20–8.
21. Lippitt SB, Vanderhooft JE, Harris SL, Sidles JA, Harryman 2nd DT, Matsen 3rd FA. Glenohumeral stability from concavity-compression: a quantitative analysis. J Shoulder Elbow Surg. 1993;2:27–35.
22. Lazarus MD, Sidles JA, Harryman 2nd DT, Matsen 3rd FA. Effect of a chondral-labral defect on glenoid concavity and glenohumeral stability. A cadaveric model. J Bone Joint Surg. 1996;78A:94–102.
23. Kim SH, Noh KC, Park JS, Ryu BD, Oh I. Loss of chondrolabral containment of the glenohumeral joint in atraumatic posteroinferior multidirectional instability. J Bone Joint Surg. 2005;87A:92–8.
24. Bradley JP, Baker 3rd CL, Kline AJ, Armfield DR, Chhabra A. Arthroscopic capsulolabral reconstruction for posterior instability of the shoulder: a prospective study of 100 shoulders. Am J Sports Med. 2006;34:1061–71.
25. Lintner SA, Levy A, Kenter K, Speer KP. Glenohumeral translation in the asymptomatic athlete's shoulder and its relationship to other clinically measurable anthropometric variables. Am J Sports Med. 1996;24:716–20.
26. McFarland EG, Campbell G, McDowell J. Posterior shoulder laxity in asymptomatic athletes. Am J Sports Med. 1996;24:468–71.
27. Jia X, Ji JH, Petersen SA, Freehill MT, McFarland EG. An analysis of shoulder laxity in patients undergoing shoulder surgery. J Bone Joint Surg. 2009;91A:2144–50.
28. Borsa PA, Wilk KE, Jacobson JA, Scibek JS, Dover GC, Reinold MM, et al. Correlation of range of motion and glenohumeral translation in professional baseball pitchers. Am J Sports Med. 2005;33:1392–9.
29. Illyes A, Kiss RM. Electromyographic analysis in patients with multidirectional shoulder instability during pull, forward punch, elevation and overhead throw. Knee Surg Sports Traumatol Arthrosc. 2007;15:624–31.
30. Lephart SM, Warner JJ, Borsa PA, Fu FH. Proprioception of the shoulder joint in healthy, unstable, and surgically repaired shoul-ders. J Shoulder Elbow Surg. 1994;3:371–80.
31. Morris AD, Kemp GJ, Frostick SP. Shoulder electromyography

in multidirectional instability. J Shoulder Elbow Surg. 2004;13:24–9.

32. Vangsness Jr CT, Ennis M, Taylor JG, Atkinson R. Neural anatomy of the glenohumeral ligaments, labrum, and subacromial bursa. Arthroscopy. 1995;11:180–4.

33. Kim SH, Park JC, Park JS, Oh I. Painful jerk test: a predictor of success in nonoperative treatment of posteroinferior instability of the shoulder. Am J Sports Med. 2004;32:1849–55.

34. Kim SH, Park JS, Jeong WK, Shin SK. The Kim test: a novel test for posteroinferior labral lesion of the shoulder–a comparison to the jerk test. Am J Sports Med. 2005;33:1188–92.

35. Chiavaras MM, Harish S, Burr J. MR arthrographic assessment of suspected posteroinferior labral lesions using flexion, adduction, and internal rotation positioning of the arm: preliminary experience. Skeletal Radiol. 2010;39:481–8.

36. Dewing CB, McCormick F, Bell SJ, Solomon DJ, Stanley M, Rooney TB, et al. An analysis of capsular area in patients with anterior, posterior, and multidirectional shoulder instability. Am J Sports Med. 2008;36:515–22.

37. Provencher MT, Bell SJ, Menzel KA, Mologne TS. Arthroscopic treatment of posterior shoulder instability: results in 33 patients. Am J Sports Med. 2005;33:1463–71.

38. Savoie 3rd FH, Holt MS, Field LD, Ramsey JR. Arthroscopic man-agement of posterior instability: evolution of technique and results. Arthroscopy. 2008;24:389–96.

39. Radkowski CA, Chhabra A, Baker 3rd CL, Tejwani SG, Bradley JP. Arthroscopic capsulolabral repair for posterior shoulder instability in throwing athletes compared with nonthrowing athletes. Am J Sports Med. 2008;36:693–9.

40. Lenart BA, Sherman SL, Mall NA, Gochanour E, Twigg SL, Nicholson GP. Arthroscopic repair for posterior shoulder instability. Arthroscopy. 2012;28:1337–43.

41. Kim SH. Posterior instability: clinical history, examination, and surgical decision making. In: Provencher MT, Romeo AA, editors. Shoulder instability: a comprehensive approach. Philadelphia: Elsevier/Saunders; 2011.

42. Matsen III FA, et al. Shoulder surgery: principles and procedures. Philadelphia: WB Saunders; 2004. p.115.

第 18 章

肩关节多向不稳

Anthony A. Romeo and Benjamin Bruce

陆军 译

流行病学

肩关节多向不稳（MDI）代表多种病变，但是其定义为盂肱关节在 2 个或 2 个以上方向上存在有症状的、非自主的及不可控的半脱位或脱位[1]。不稳应该跟松弛相区别，后者没有症状。由于文献中其定义不统一，很难获得其确切的发病率。MDI 在临床上不如创伤性前方不稳多见，大约占所有不稳病例的 7%~10%[2, 3]。

病理生理

MDI 病损特征为一个增大的、松弛的盂肱关节囊[4]，这个扩大的关节囊无法维持盂肱关节的稳定[5, 6]。除了扩大的关节囊，患者可能还合并很多其他的病理改变，常常同时有前方和后方的盂唇损伤[5-7]，相对于正常人群其肱二头肌腱位置更靠前[8]。一些患者存在 Hill-Sachs 损伤或关节侧部分肩袖撕裂。有些作者认为 MDI 患者的肩袖间隙增宽，但仍然存在争议。

肩关节多向不稳与多种致病因素有关，包括解剖学、生物学及神经肌肉方面的病理改变。关节囊和其他稳定装置受到反复的轻微创伤可能是导致该疾病进展的主要原因[9, 10]。

临床和组织病理学资料显示 MDI 患者可能合并潜在的结缔组织疾病，使他们有不稳的倾向[8]。生物学检测发现相对于正常肩关节，MDI 患者胶原蛋白之间的交联、胶原纤维的直径、半胱氨酸及弹性蛋白的含量都有所增加，这些可能是适应性改变[4, 11]。尽管很多患者表现为双侧松弛，但多数只有一侧有症状，说明存在生物学以外的因素在疾病进展中起作用。

在解剖学上，静态稳定结构包括关节盂、盂唇以及盂肱韧带。肩胛盂 – 盂唇复合体相对比较浅，其固有稳定性较差。尽管如此，一些研究发现 MDI 患者的肩胛盂窝相对正常人群要更浅[11]。盂肱韧带的稳定作用主要发生在运动的终末期。因此，肩关节动态稳定结构如肩袖、肱二头肌腱、三角肌及肩胛旋肌对于运动中期的稳定性至关重要，它们通过增加盂肱关节内的压力产生穴压机制[12]。

肩胛带周围动态稳定结构间协调性的丧失被认为是 MDI 的可能原因，相对于正常人群，MDI 患者的肌电图检查提示前、后三角肌的激活电位有所不同[13, 14]。肩胛胸关节功能异常也会导致 MDI，在肩关节的活动过程中肩胛骨旋转活动的丢失会导致肱骨头异常的移动，并使不稳进一步加重[15]。

本体感觉的减退也是导致 MDI 的因素之一，Barden 等发现 MDI 患者手掌空中定位错误率明显高于正常人群，他们认为本体感觉反馈的缺失在肱骨头不稳的发病过程中可能起到了一定的作用[15]。

病 史

MDI 的诊断比较困难，因为可能存在多种病理改变，其症状的描述也比较含糊。MDI 多发生在年轻患者，患者的第一主诉往往是疼痛而不是单纯的不稳[16]。尽管如此，有超过 25% 的 MDI 患者能够提供既往脱位的影像证据。患者经常抱怨肩部有持续的弥漫的疼痛，并且在举重物或睡觉时加重，而抱怨肩关节松弛的多伴有各种弹响。运动员会抱怨力量或运动水平的降低。MDI 患者诱发症状的阈值可能比创伤性脱位的患者要低。因此，MDI 患者的日常活动会更加受限，很多患者有神经系统的主诉如麻木和刺痛。具有重复过顶运动病史的患者是微小创伤导致 MDI 的易患人群。

如果病史提示是不稳，需要仔细描述其发生频率和机制。脱位时上肢的位置能够提示不稳的方向。很多 MDI 患者提供的病史显示一些低要求的运动即可诱发脱位，并可以轻松的复位。有些学者将睡眠过程中发生脱位的患者归为一类难治的"失代偿的肩关节"[9]。

一个详细的病史还可能提示不稳的方向，提重物时出现疼痛和麻木提示下方不稳，卧推或推重物时感到不适意味着后方病变，臂在外展外旋时如投掷动作出现疼痛说明有前方病变[10]。这些信息对指导治疗和确定手术方案都非常重要。

患者需要被询问既往是否有关节扭伤或髌骨不稳的病史，前面已经提到过，MDI 患者可能合并有结缔组织病，明确这些疾病的诊断是必须的。

对所有发生过自主脱位的患者都要仔细评估是否合并潜在的心理疾病，伴有活动性精神疾病的患者在得到有效控制前对保守治疗和手术治疗反应都比较差，而一部分没有精神疾病的自主脱位患者手术治疗可能有效。

获取以往物理治疗和手术治疗的经历也很重要，MDI 经常被误诊为单向不稳、撞击症、臂丛神经损伤、颈椎病或胸廓出口综合征。以往失败的治疗经历提示可能是 MDI。

体格检查

为了将 MDI 与其他引起肩痛的疾病进行鉴别，全面的体格检查至关重要，另外通过查体定位失用的结构有助于制定正确的有针对性的治疗。

MDI 查体的关键是通过手法诱发出症状，负荷应力试验用来检测肱骨头的稳定性。患者处于仰卧位，检查者稳定住患者肘部，将肱骨头向前和向后平移，如果肱骨头相对于关节盂发生半脱位可以被触及，同时评估不稳的方向和程度。虽然患者有可能是多平面的松弛，但有可能只在一个方向出现症状。患者如果疼痛性后方 Jerk 试验阳性保守治疗的失败率比较高[17]。30% 的 MDI 患

者内旋的力量下降[17]。陷凹征（向下牵拉内收的上肢）阳性提示关节松弛，将上肢外旋 30° 做同样的检查是专门针对肩袖间隙的（图 18.1），牵拉的时候偶尔会诱发神经症状，没有症状单纯陷凹征阳性并不是 MDI。Gagey 试验是用来检测下方关节囊的功能，固定住肩胛骨将肩关节被动外展超过 105° 提示试验阳性。

肩部视诊可能发现肩胛骨松弛和肌肉萎缩，肱骨头向下半脱位可引起方肩畸形。主动活动度检查可以发现肩胛骨的运动异常，MDI 患者常常发生肩胛骨力学机制的改变如内侧翼状突出、肩胛下角的旋转、肩胛骨相对胸壁前伸下降[18]。长期的肩胛骨位置异常继发胸小肌挛缩，患者会出现喙突的压痛。MDI 患者可以合并肩袖肌腱炎因此在手法肌力测试时可能出现疼痛。

除了双侧肩关节肌力、活动度和不稳检测，体格检查还必须包括颈部和神经系统的查体。所有患者都要进行关节松弛度的评估，包括髌骨松弛、肘关节过伸、拇指前臂试验、膝关节反屈等。如果临床怀疑有结缔组织疾病如 Marfan 或 Ehlers–Danlos，则需要进一步明确诊断，因为这一类患者的手术效果非常差[19]。

影像学检查

尽管 MDI 患者的 X 线表现可能正常，由于患者可能伴随肩关节病变或创伤性脱位史，初诊时进行一系列不稳的完善的 X 线检查是必要的。系列的

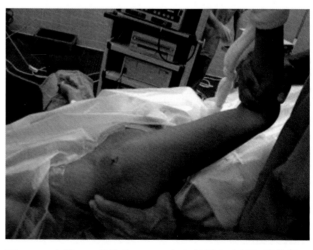

图 18.1　上肢 30° 外旋位 Sulcus 征阳性提示肩袖间隙松弛

X 线片包括中立位、内旋位和外旋位盂肱关节前后 X 线片、常规腋位、西点腋位和史赛克位片，这些检查可以观察到肱骨头相对于肩胛盂的移位程度、Hill-Sachs 损伤、骨性 Bankart 损伤、大小结节骨折、肩胛盂发育不良、肩胛盂缺损和骨折。另外，前后位 X 线片还能发现肱骨头向下的半脱位。怀疑有肩胛盂发育不良、骨缺损和后倾的患者建议行包括和减除肱骨头的 3 mm 薄层 CT 扫描。除了 X 线摄片，对怀疑 MDI 的患者作者倾向于进一步行 MRI 和 MRA 检查，以明确软组织的病变包括肩袖间隙、肱二头肌腱、关节囊盂唇复合体以及肩袖组织（图 18.2）。有些学者认为绝大部分 MDI 患者有肩袖间隙的扩大，但是用 MRA 对正常和不稳的患者进行比较没有发现明显的差异[18]。

治疗：指征与禁忌证

对于有症状的非自主性肩关节不稳的 MDI 患者，经过 6 个月物理治疗如肩胛骨稳定、肩袖和三角肌力量训练无效时，需要考虑进行手术治疗。多数真正 MDI 患者经过严格的肩关节力量和康复训练后将会有疼痛的缓解和稳定性的改善。在手术干预前进行肩胛针对性再训练的改善情况评估非常重要。但是，肩不稳的年轻运动员患者或创伤性多韧带松弛患者对于保守治疗的效果不如反复微创伤病变的患者显著[8]。尽管有创伤病因的肩关节不稳患者常伴随盂肱关节病变如 Bankart 损伤，这并不妨碍进行保守治疗。

随着对自主性和非自主性 MDI 临床症状和体格检查结果的深入认识和理解，我们对这些患者手术指征有了更好的把握。当患者是一个自主性脱位同时合并心理疾病，不应对其采用手术治疗因为失败率非常高[4]。

决策流程

关节镜技术的进步导致开放手术向镜下手术转变的趋势，后者可以在门诊进行，并能够降低肩胛下肌撕裂或术后肩胛下肌功能不全等并发症。随着手术技术和内植物的改进，可以通过关节镜对 MDI

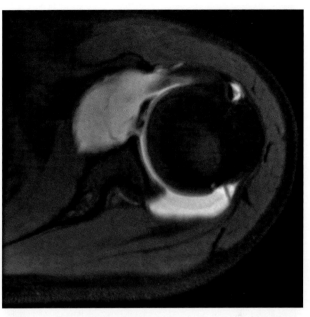

图 18.2 MDI 患者横断面显示前方盂唇病变和扩张的关节囊袋

患者实行成功的稳定手术。

正确的修复技术和内植物选择建立在体格检查和关节镜诊断的基础上。对不符合体格检查结果的病损进行治疗可能会导致肩关节过紧，而忽略了体检中发现的各方向的不稳定则会导致术后症状持续存在。是否需要关闭肩袖间隙存在争议，无论肩袖间隙关闭与否均能获得满意的临床效果[5-7]。上肢外旋位陷凹征阳性的患者被认为需要行肩袖间隙关闭。

临床典型病例

女性，18 岁，右利手，双侧肩关节不稳 5 年。最初的脱位是非外伤性的但有疼痛，患者自述有多次的不稳发作无需到急诊室进行复位。

体格检查显示 sulcus 征阳性，右上肢外展外旋位恐惧试验阳性，她的肩关节能够进行全范围的活动没有神经血管缺陷，患者有双侧关节活动度过大的征象如肘关节和掌指关节过伸（图 18.3）。

放射学检查在史赛克切迹位和盂肱关节前后位片上显示一个小的 Hill-Sachs 损伤，腋位片上显示肩胛盂前方小的骨缺损，MRI 显示前后方盂唇病变。

临床评估完毕后患者接受了针对肩胛骨、肩袖

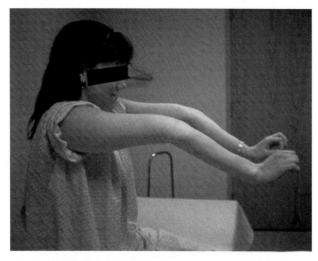

图 18.3　关节活动度过大的临床证据：肘关节过伸

和三角肌肌力训练的治疗计划，经过近 6 个月的保守治疗，患者仍然抱怨肩关节不稳并且发作频率有所增加。介于反复不稳的病史、符合 MDI 的体格检查以及保守治疗的失败，患者选择了关节镜下稳定手术。

关节镜治疗：手术技术（视频 18.1）

患者体位

对于手术治疗的 MDI 患者，我们喜欢采用肌间沟阻滞麻醉，这有利于对术后疼痛的控制。

麻醉以后皮肤消毒之前详细的查体能够进一步确认诊断并指导治疗。对其进行负荷应力试验和陷凹试验，不稳定的程度应该跟麻醉前查体相比较，当患者外旋位陷凹征仍然在 2+ 以上时是 MDI 的征象。

沙滩椅位和侧卧位都可以作为 MDI 关节镜手术体位，侧卧位能够提供更好的后方和下方的观察视野，此处往往有显著病变[20]。侧卧体位可以用一个豆袋垫维持，注意用软垫保护好腓总神经和腋神经。用牵引袖对上肢施加 5~10 lb（1 lb=0.45 kg）的纵向牵引，牵引体位为前屈 15°、外展 65°，这一体位能够最大限度地进入肩关节后下方。我们喜欢将手术台旋转 180° 以无障碍的通过前方和后方入路进行操作。在腋窝下垫一团东西能够增加后下方的空间，将上肢外旋 90° 有利于预防前方结构过度紧缩。

入路建立

确切入口的建立应该根据体格检查和关节镜检查所发现的病理改变进行调整。虽然可能需要更多的入路，多数手术可以通过 4 个入路下完成。所有手术都从一个后方通道开始，它位于肩峰后外侧角下方 1 cm 略偏内，相对于标准的后方入路，偏外建立通道有利于对后方关节盂的操作。前上通道利用 18 号腰穿针经皮引导下建立，确认通道经过肩袖间隙并方便植入肩胛盂锚钉。同样的方法在后方通道外侧 1 cm、远端 2 cm 的位置建立 7 点钟后外侧通道，这个通道的建立要求能够很好地进入肩胛盂的后下方（图 18.4）。皮肤切口做完后，用交换

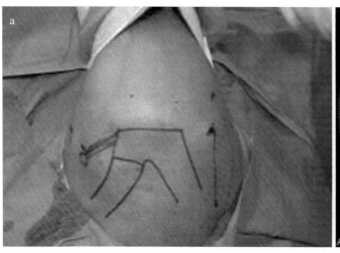
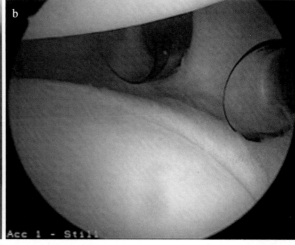

图 18.4　a. 肩关节多向不稳的入路位置。标准的后方和前方入路，5 点和 7 点入路用于满意地置入下方锚钉；b. 从前方入路观察后上方和后下方入路

棒穿破关节囊，经过这些入路置入 8.25 mm 直径的透明鞘管方便修补、器械进出及锚钉置入等操作。对于前方的病损，可能需要经皮穿肩胛下肌做小的切口以方便前方锚钉的置入。

诊断性关节镜检查：了解和认识病变

诊断性关节镜检查需要对盂唇、肩袖、关节囊、软骨面以及肩袖间隙进行总体的评估。后下方松弛常会有"直通征"和"俯瞰"视野（图 18.5）。仔细检查有可能发现一个扩张的关节囊、盂唇的分离、360°盂唇病变、肩袖下表面的部分撕裂和增宽的肩袖间隙。对于后方结构要从前上入路进行仔细观察，透过后方菲薄的关节囊组织可以看到冈下肌纤维，后方盂唇要用探钩仔细探查以发现任何裂口或撕裂，如果发现这些病变就需要对盂唇进行分离并做好锚钉修补的准备。MDI 的患者可能存在360°的盂唇病变，如果有些区域盂唇完好，行关节囊紧缩时可以跟它直接缝合。

手术步骤（框 18.1）

框 18.1　窍门与技巧

- 入路的建立非常关键，理想入路位置可以通过一个 18 号的腰穿刺针进行定位，穿刺针应该能够触及计划修补的所有区域，确保穿刺的部位和方向正确。
- 尽量降低液体的灌注压减小关节囊持续扩张，这会增加后面步骤的难度。
- 最容易损伤腋神经的部位是前方 5：30 到 6：00 的位置，关节囊盂唇缝合装置穿透组织的深度不要超过 3 mm 以避免损伤腋神经。
- 线结有滑向关节软骨面的趋势，线结收紧时尽量远离关节盂，如果线结太靠近中心患者术后可能会抱怨有弹响。
- 对于关节囊非常松弛的患者，最好采用双线锚钉，第一根用来将关节囊盂唇组织固定到肩胛盂上，如果还需要行关节紧缩，可以用第二根缝线完成。
- 对于 MDI 患者，如果后方关节囊很薄，可以将冈下肌在其止点附近跟关节囊一起行紧缩术。
- 关闭肩袖间隙时不要带入喙肩韧带，满意的肩袖间隙关闭应该仍然能看到臂的小幅度内旋。
- 如果进行了肩袖间隙关闭，术后应将患肢制动于外旋 30°~45° 以预防术后内旋挛缩。

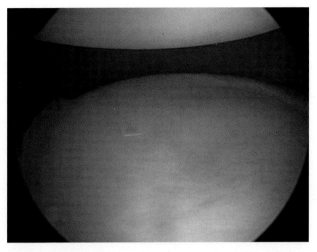

图 18.5　俯瞰视野

镜检完毕后，先处理后下方结构。后方的关节囊用锉刀轻柔的毛糙化以刺激愈合反应（图 18.6）。如果有撕裂，需要将盂唇从盂缘进行充分的松解，从前方入路对后方关节盂唇结合部位进行准备，这样操作有利于减少对盂唇和软骨损伤的机会，用镜下磨头或锉刀在肩胛盂缘创造出一个出血的骨面。

需要处理的基本病变是扩张的关节囊，最佳的修补策略包括将下方的关节囊组织转移到上方来，每一次紧缩都会减小操作空间。因此，锚钉应该沿着关节盂缘从下方到上方有序地置入和固定。修复从 6：00~10：00 的后方病变结构可能需要多达 5 枚锚钉。

前方入路进镜，从后外侧 7 点钟入路在 6：00 的位置置入第一枚锚钉，在距肩胛盂缘 2 mm 的位置置入锚钉以获得一个稳定的隆起（图 18.7）。我们倾向于用带双根缝线的 3 mm 锚钉，所有缝线从后上通道引出，一个弧形的缝合钩从后外侧通道进

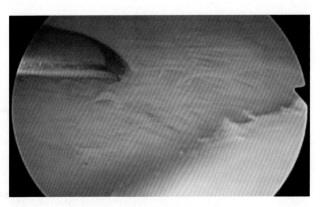

图 18.6　用锉刀对关节囊进行粗糙化处理以刺激愈合反应

入并于关节盂下方 1 cm 处穿刺关节囊，将其拉到肩胛盂水平可使关节囊变紧，需要注意的是缝合钩进入关节囊的点一定要低于相应的锚钉这样才能达到将组织上提的目的。然后可以将缝合钩穿过盂唇，一根 PDS 线可以通过缝合装置引入关节内，用一个抓钳将缝线的一头和 PDS 线一起从后方通道引出。在鞘管外用 PDS 线将缝线系紧然后从关节囊盂唇组织穿过（图 18.8），将缝线的两头都从后外侧通道引出，用一个非滑结和三个交替的半分结将缝线打紧，注意保持缝线的中轴臂远离关节面。另一根缝线采用类似的方法进行穿梭和打结并产生额外的紧缩效果。接下来可以通过 7 点钟和后方入路继

续沿后方肩胛盂置入锚钉至 9 点钟位置（图 18.9）。对于没有盂唇撕裂的区域，可以单纯进行关节囊盂唇的缝合实现关节囊紧缩。

　　一旦后下方结构修补完成以后，就可以处理前方的关节囊盂唇。这时，从后方入路进镜，将盂唇自肩胛盂进行松解后，用磨头对前方的肩胛盂进行处理，从后外侧入路可以安全的用锉刀对前方关节囊进行粗糙化处理。使用一根 18 号腰穿针来为置入 5 点钟位置的锚钉确定满意的方向，通过经皮小切口穿肩胛下肌置入锚钉（图 18.10）。一个弧形的缝合钩从后外侧通道进入对锚钉下方 1 cm 的组织进行缝合，当组织被提到锚钉水平时关节囊被收

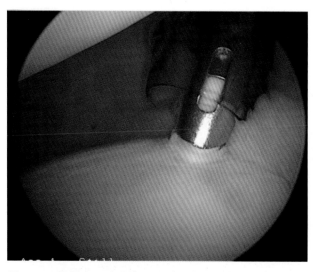

图 18.7　从前方入路观察，通过 7 点钟入路在下方关节盂 6：00 位置距关节盂缘 2 mm 的关节面处置入第一枚锚钉

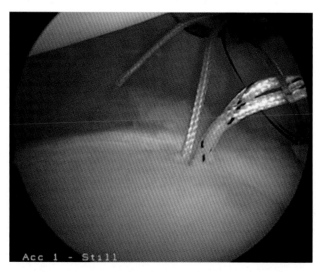

图 18.8　从前方入路观察，缝线通过缝合器穿过关节囊和盂唇并打结，缝合钩在关节囊的穿入点距锚钉下方约 1 cm 处

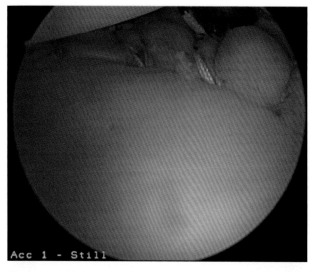

图 18.9　从前方入路观察，数枚双线锚钉以 8 mm 的间距分布在关节盂后方 6 点钟到 9 点钟的区域

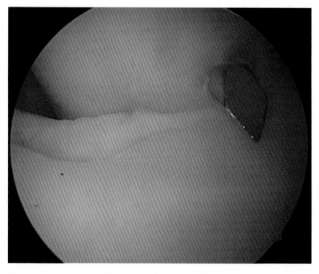

图 18.10　从后方入路观察，为了置入前下方的锚钉，经皮穿肩胛下肌做一个小的切口，然后可以置入一个小的锚钉鞘管

紧，PDS 过线和一个缝线臂从后外侧通道引出并在体外打结，引导缝线臂穿过关节囊盂唇组织并在远离关节面的一侧打结。锚钉沿着肩胛盂从下往上依次置入，可能需要额外附加的穿肩胛下肌的经皮小切口。通常，从 6:00 到 3:00 的位置我们至少会置入 3 枚锚钉。最终，修复的结构在肩胛盂形成一个隆起并提供足够的张力，避免出现冗余的关节囊（图 18.11）。

这时可以对肩袖间隙进行临床评估，如果外旋 30° 陷凹征证实仍然有持续的松弛，术者可以考虑行肩袖间隙关闭术。关节镜下判断是否需要进行肩袖间隙关闭较为困难，但如果发现二头肌腱移位提示病变可能。一根 18 号腰穿针在肱骨头近端 1 cm 处穿过冈上肌腱，一根 PDS 线从穿刺针引入关节内，然后再从肩胛下肌上方引出（图 18.12）。在肩峰下间隙重新找到 PDS 的两头并进行打结，可能需要在更内侧的部位重复上述步骤以能有效地关闭肩袖间隙。

术后护理

总体而言，对于接受关节镜手术治疗的 MDI 患者，应根据关节内病变的位置、初始不稳的方向以及所采取的手术方法提供个性化的术后康复计划。术后患肢立即用三角巾悬吊制动，利用枕垫维持患肢外展 30°，上肢维持旋转中立位，指导患者进行被动的钟摆运动和轻柔的肩胛骨收缩练习。另外，允许做腕关节、手指及肘关节的主动活动度训练。一般制动的时间为 4~6 周，进展的时机主要取决于损伤的程度和修补的范围。

通常在术后 4~6 周开始盂肱关节主动辅助活动度锻炼，对于后方不稳定进行修复的患者，一定要满 6 周后才开始行内旋和水平交臂活动。随着逐渐从主动辅助向主动活动度锻炼过渡，患者也可以开始肩袖力量及肩胛骨稳定性训练，通过滑轮和重量训练逐渐增加三角肌和肩袖的力量和耐力。然后在返回赛场前开始运动相关的训练。绝大部分患者能够在术后 6 个月左右恢复运动和体力劳动。在允许自由活动前活动度和力量必须至少达到对侧肢体的 80%~90%。完成了正规的康复治疗后，患者还需要接受每周 2~3 次的家庭锻炼计划以维持肩关节的稳定性和力量。

文献回顾

很多诊断为 MDI 的患者非手术治疗有效，Burkhead 和 Rockwood 报告保守治疗后 2 年随访有 88% 的优良率[21]。然而，接受保守治疗的患者在随访 7~10 年后有 70% 接受了手术治疗或者肩关节评分比较差[22]。

对于大多数 MDI 患者关节镜手术能够减轻疼痛和改善功能[5, 23-25]，即使患者有超过 270° 的大范围盂

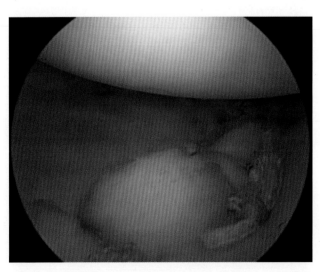

图 18.11　从后方入路观察到满意的关节盂隆起，没有看到冗余的关节囊

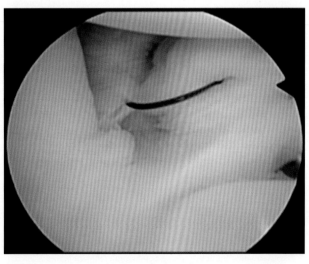

图 18.12　从后方入路观察，采用 PDS 线关闭肩袖间隙

唇损伤也能够成功地采用关节镜手术治疗，虽然这部分患者可能会有持续的轻度不稳 [5]。尽管大部分患者的疼痛和功能有所改善，Barker 等报道只有 65% 的运动员关节镜术后能够恢复到以前的运动水平 [23]。肩关节多向不稳定术后最常见的并发症是持续的和反复的不稳，目前的文献报告其发生率在 2%~10%[6, 26–28]。过度的关节囊紧缩可能会导致术后关节僵硬，尤其是外旋活动受限 [29]。术后腋神经麻痹还未见报道，但因其靠近手术野而存在损伤的风险。

总　结

肩关节多向不稳涉及多种病变，其诊断和治疗较为棘手。以物理治疗为主的保守治疗仍是最主要的早期治疗，一旦决定手术，只要术中解决了跟术前评估相吻合的病理改变就能获得满意的效果。手术的成功取决于成功的关节腔容积缩小以及恢复关节囊盂唇复合结构的平衡。

参·考·文·献

1. Gaskill TR, Taylor DC, Millett PJ. Management of multidirectional instability of the shoulder. J Am Acad Orthop Surg. 2011;19:758–67.

2. Blomquist J, Solheim E, Liavaag S, Schroder CP, Espehaug B, Havelin LI. Shoulder instability surgery in Norway: the first report from a multicenter register, with 1-year follow-up. Acta Orthop. 2012;83:165–70.

3. Owens BD, Duffey ML, Nelson BJ, De Berardino TM, Taylor DC, Mountcastle SB. The incidence and characteristics of shoulder instability at the United States Military Academy. Am J Sports Med. 2007;35:1168–73.

4. Neer 2nd CS, Foster CR. Inferior capsular shift for involuntary inferior and multidirectional instability of the shoulder. A preliminary report. J Bone Joint Surg. 1980;62A:897–908.

5. Gartsman GM, Roddey TS, Hammerman SM. Arthroscopic treatment of bidirectional glenohumeral instability: two- to five-year follow-up. J Shoulder Elbow Surg. 2001;10:28–36.

6. Kim SH, Ha KI, Yoo JC, Noh KC. Kim's lesion: an incomplete and concealed avulsion of the posteroinferior labrum in posterior or multidirectional posteroinferior instability of the shoulder. Arthroscopy. 2004;20:712–20.

7. Provencher MT, Dewing CB, Bell SJ, McCormick F, Solomon DJ, Rooney TB, et al. An analysis of the rotator interval in patients with anterior, posterior, and multidirectional shoulder instability. Arthroscopy. 2008;24:921–9.

8. Bahu MJ, Trentacosta N, Vorys GC, Covey AS, Ahmad CS. Multidirectional instability: evaluation and treatment options. Clin Sports Med. 2008;27:671–89.

9. Schenk TJ, Brems JJ. Multidirectional instability of the shoulder: pathophysiology, diagnosis, and management. J Am Acad Orthop Surg. 1998;6:65–72.

10. Alpert JM, Verma N, Wysocki R, Yanke AB, Romeo AA. Arthroscopic treatment of multidirectional shoulder instability with minimum 270 degrees labral repair: minimum 2-year follow-up. Arthroscopy. 2008;24:704–11.

11. Rodeo SA, Suzuki K, Yamauchi M, Bhargava M, Warren RF. Analysis of collagen and elastic fibers in shoulder capsule in patients with shoulder instability. Am J Sports Med. 1998;26:634–43.

12. von Eisenhart-Rothe R, Mayr HO, Hinterwimmer S, Graichen H. Simultaneous 3D assessment of glenohumeral shape, humeral head centering, and scapular positioning in atraumatic shoulder instability: a magnetic resonance–based in vivo analysis. Am J Sports Med. 2010;38:375–82.

13. Lippitt S, Matsen F. Mechanisms of glenohumeral joint stability. Clin Orthop Relat Res. 1993;291:20–8.

14. Morris AD, Kemp GJ, Frostick SP. Shoulder electromyography in multidirectional instability. J Shoulder Elbow Surg. 2004;13:24–9.

15. Illyés Á, Kiss R. Electromyographic analysis in patients with multidirectional shoulder instability during pull, forward punch, elevation and overhead throw. Knee Surg Sports Traumatol Arthrosc. 2007;15:624–31.

16. Barden JM, Balyk R, Raso VJM, Moreau M, Bagnall K. Dynamic upper limb proprioception in multidirectional shoulder instability. Clin Orthop Relat Res. 2004;420:181–9.

17. Kim SH, Park JC, Park JS, Oh I. Painful Jerk test. A predictor of success in nonoperative treatment of postero-inferior instability of the shoulder. Am J Sports Med. 2004;32:1849–55.

18. Warner JJ, Micheli LJ, Arslanian LE, Kennedy J, Kennedy R. Patterns of flexibility, laxity, and strength in normal shoulders and shoulders with instability and impingement. Am J Sports Med. 1990;18:366–75.

19. Ogston JB, Ludewig PM. Differences in 3-dimensional shoulder kinematics between persons with multidirectional instability and asymptomatic controls. Am J Sports Med. 2007;35:1361–70.

20. Hewitt M, Getelman MH, Snyder SJ. Arthroscopic management of multidirectional instability: pancapsular plication. Orthop Clin North Am. 2003;34:549–57.

21. Burkhead Jr WZ, Rockwood Jr CA. Treatment of instability of the shoulder with an exercise program. J Bone Joint Surg. 1992;74:890–6.

22. Misamore GW, Sallay PI, Didelot W. A longitudinal study of patients with multidirectional instability of the shoulder with seven to ten-year follow-up. J Shoulder Elbow Surg. 2005;14:466–70.

23. Baker 3rd CL, Mascarenhas R, Kline AJ, Cnhabra A, Pombo MW, Bradley JP. Arthroscopic treatment of multidirectional shoulder instability in athletes: a retrospective analysis of 2- to 5-year clinical outcomes. Am J Sports Med. 2009;37:1712–20.

24. Choi C, Ogilvie-Harris D. Inferior capsular shift operation for

multidirectional instability of the shoulder in players of contact sports. Br J Sports Med. 2002;36:290–4.

25. Voigt C, Schulz AP, Lill H. Arthroscopic treatment of multidirectional glenohumeral instability in young overhead athletes. Open Orthop J. 2009;3:107–14.

26. McIntyre LF, Caspari RB, Savoie 3rd FH. The arthroscopic treatment of multidirectional shoulder instability: two-year results of a multiple suture technique. Arthroscopy. 1997;13:418–25.

27. Kim SH, Kim HK, Sun JI, Park JS, Oh I. Arthroscopic capsulolabroplasty for posteroinferior multidirectional instability of the shoulder. Am J Sports Med. 2004;32:594–607.

28. Treacy SH, Savoie 3rd FH, Field LD. Arthroscopic treatment of multidirectional instability. J Shoulder Elbow Surg. 1999;8:345–50.

29. Provencher MT, Mologne TS, Hongo M, Zhao K, Tasto JP, An KN. Arthroscopic versus open rotator interval closure: biomechanical evaluation of stability and motion. Arthroscopy. 2007;23:583–92.

第 19 章

过顶运动员

W. Ben Kibler, John E. Kuhn, Aaron D. Sciascia, and Tim L. Uhl

姜雪峰 译

引 言

过顶运动员的肩部疼痛症状可以由多种致病因素引起，本章将概述肩部症状形成的机制，并提供评估和治疗指南。

残障投掷肩（DTS）[1]是一个描述有症状的过顶运动员功能受限的术语，从棒球运动员到网球运动员，他们无法最佳完成投掷和击球动作。在大部分的病例中，DTS 是"级联损伤"[1]的结果，在这一过程中，身体对于投掷或击球动作内在需求的应答会导致运动链中一系列的改变，这些会影响整个运动链每个阶段的最优功能。这些功能的改变，称之为功能障碍，致病因素可以有解剖学、生理学和 / 或生物力学（表 19.1）。

很少有一个特定的解剖损伤或生理学改变单独存在或被认为是造成功能障碍的原因。更常见的是，有几个原因同时被发现，共同作用最终导致所有功能障碍。有 DTS 的运动员必须被评估所有可能的致病因素，从而获得一个完整和准确的诊断用于治疗，并作为评估功能结果的基准。

表 19.1 DTS 的致病因素

解剖因素		
SLAP 损伤	肱二头肌损伤	肩袖损伤
内撞击	不稳（Bankart/ 关节囊松弛）	
生理学因素		
肌力失衡	肌肉弹性差	
盂肱关节内旋受限（GIRD）	全范围活动受限（TAMD）	
生物力学因素		
动力链失效	肩胛骨动力障碍	力学改变

DTS 的生理学因素

肌力失衡

肌力平衡很关键，它在臂的整个活动范围动态稳定盂肱关节，精确肩胛盂和肱骨头的对位并赋予球窝运动，将肩胛骨稳定于躯干部作为臂活动的稳定基础。重要的力偶包括前 / 后肩袖的激活将肱骨头压在肩胛盂窝，肩袖 / 三角肌将移动的臂稳定在窝内，上 / 下斜方肌和前锯肌定位和稳定肩胛骨。多项研究已经证实在有 / 无症状的过顶运动员中存在肌肉力量不平衡[2-5]，都显示有前方肩袖相对或绝对的肌肉力量增强，后方肩袖相对或绝对的肌肉力量减弱。不匹配会改变稳定盂肱关节的力偶，增加穴压[6, 7]，降低肩关节在投掷或发球跟进阶段的减速能力。外旋无力已被确认为肩部损伤的一个危险因素[8]。在 DTS 运动员中经常能见到前锯肌和下斜方肌的力弱和激发顺序的改变。这些变化可导致肩胛骨运动失常，伴随撞击[9]、肩袖损伤[10]和盂唇损伤[11]。

肌肉弹性差

研究发现，肩关节周围的多块肌肉由于投掷而变得紧张。受影响的肌肉最常见的是胸小肌、肩胛下肌和背阔肌。病理生理学认为是由于肌肉超负荷慢性拉伸导致瘢痕形成或肌肉的适应性反应[11]。紧张的胸小肌会造成肩胛骨向前倾斜和肩峰的向下倾斜的趋势，从而降低手臂挥臂和达到最大外展的能力[12-14]。紧张的肩胛下肌会减少臂外旋，从而限制挥臂动作。紧张的背阔肌会限制过顶位置和挥臂动作。

盂肱关节内旋缺失（GIRD）和全范围运动不足（TROMD）

这些改变几乎可以在每一个有 DTS 的运动员身上看到。其对投掷肩的关节内和关节周围造成了很多问题，包括预摆期（windup）后方结构紧张导致肩胛骨反常运动[15]，跟进期（follow-through）肱骨头的前上方移位导致的外撞击[16, 17]，挥臂期（cocking）肱骨头向后上方移位和屈曲位（flexing）时肱骨头向前上方移位而增加对盂唇的剪切力[1, 18]。

DTS 生物力学因素

动力链（kinetic chain）功能不全

动力链是应力从大的核心肌群产生，通过肩部传递到手这个作用点的机制[19-22]。通过身体各部分的最优协调，产生和传递动力，使整个动力链获得最低级别的自由度从而能更有效地完成任务[23]。最后，通过系统相互作用保护关节免受过度的负荷[20, 23]。在 50%~67% 有肩关节损伤的运动员中发现有腿部、髋部、躯干和肩胛骨动力链功能不全[24-27]。

动力链功能不全的筛查包括站立姿势的观察，单腿稳定性系列（单腿站立和下蹲）[26]，躯干部弹性和力量的测量。

肩胛骨动力失常（dyskinesis）

肩胛骨在连接动力产生的核心区域到动力的传输地点（手）发挥了关键作用，并为手臂活动提供了动态稳定基础。有研究准确记录了肩胛骨协同手臂运动和投掷的复合三维运动[28-31]。在手臂运动中，他们展示了逐步回缩、向上旋转、后倾和可控的内 / 外旋以获得最大的盂肱关节（GH）稳定性。在手臂运动中，投掷运动员有特殊的姿势代偿，但是展示了相同的运动方向[31]。这些模式的偏差暗示了损伤的存在[27, 32-34]。

肩胛动力失常代表肩胛骨动态活动和静态位置的改变[35]，从而改变投掷运动的效率。

肩关节外撞击、肩关节内撞击[9]、前关节囊松弛[36]、盂唇损伤[1] 和肩袖力弱[10]，所有这些都可以产生症状和 / 或加剧 DTS 的功能障碍，高比例的 DTS 患者中发现肩胛骨动力失常[1, 37]。解决肩胛骨动力失常问题可以减少撞击症状[38]、改善肩袖力量[39] 和减少盂唇损伤的症状[40]。

肩胛骨的静态位置和动态活动的评价可以通过观察肩胛骨在手臂进入前屈和下降时的活动而获得[41]。内侧缘突被描述为"是"——可见，动力失常存在；或"否"——不可见，动力失常不存在。最后，动力失常对于症状的作用可通过行为纠正来评估。肩胛骨辅助试验产生肩胛骨的后倾，并能降低外撞击的症状[15, 42]。肩胛骨后伸试验[15] 和 / 或肩胛骨复位试验[5] 产生肩胛骨的外旋和后倾，该动作可以增加肩袖力量，减少盂唇损伤的内撞击的症状[4, 5]。

投掷或发球动作的力学改变

投掷或发球动作产生很高的应力和负载，需要一个大范围运动，并且需要经常做这样的动作，有效的运动力学是精通投掷或发球的最基本点之一。检测力学改变的能力有助于临床医生评估 DTS。

运动员在"级联损伤"过程中，他或她将继续尝试完成最优的投掷或发球任务。如果身体某一环节或区域受伤或改变，身体其他区域将通过改变姿势或动作，或使用更大的力量或通过不同的动作尝试代偿。这些改变可以通过目测或录像回看观察到。

棒球投掷动作可以通过录像进行研究，与有效力学或无效力学相关联的核心躯干和手臂动作的特定问题可被发现[43]。有效的动作与较低的肩扭矩和较低的肘外翻负荷相关。5 个被认定有效的动作是：①在挥臂早期，骨盆引导躯干朝向本垒；②在挥臂早期，投掷侧的手握在球的上方（前臂旋前）；③跨步足接触地面时，肘关节到达最大的高度；④跨步足触地后前导肩关闭并指向本垒；⑤跨步足触地后朝向本垒[43]。

类似地，针对网球发球的可视或录像带评估系统已形成。与最大发球速度和力量相关的有效发球动作的关键"节点"包括脚在地面上的使用和位置（后脚推升并通过）、膝关节屈伸、髋部反向旋转和后倾、协调的躯干 / 髋部旋转、肩部挥臂的位置与身体一致[10]。

这一点很重要，可以帮助理解什么是正常的力学机制，运动员是如何代偿任何解剖学、生理学和/或生物力学不足的。它可以发现一些已变因素，可以指导已变因素的恢复，在 DTS 的症状完全出现之前，建议预防措施并积极主动纠正。

DTS 的解剖因素

这些因素是被认为最常见的致病因素，大量的临床检查方法和成像技术的开发就是为了识别它们。虽然他们是问题的关键，需要加以矫正，以提供最佳的解剖结构，但它们往往并不是唯一的因素。

上盂唇（SLAP）损伤

SLAP 损伤是最常见的 DTS 相关损伤。它们主要发生在肩胛盂的后上方，位于肩盂的 10:00~12:30 位置（右肩），并可能在该区域向前或向后延伸。当前的理论将这个损伤描述为病理性紧张的盂肱关节（GH）内旋过程中造成二头肌长头腱盂唇复合体的回剥[1, 18]，尽管也有其他人推崇反复内/外旋（"拔草"）机制[46]。这些病变会导致正常肩关节盂唇功能的丧失。

盂唇在肩关节功能一直传统地被认为肱二头肌长头腱的附着点，作为一个加深盂肱关节的缓冲垫并提高稳定性，尽量减少盂肱关节移位[47]，并帮助增加关节囊的张力的结构[48]。然而，实际上盂唇的功能可能更加复杂。把上盂唇的功能描述为机械缓冲垫是有争议的。切除上盂唇后，盂肱关节移位仅增加 10%，这意味着上盂唇的功能除了机械稳定外可能还有其他的功能[49]。最近的生物力学研究[6, 48]强调了盂唇其他 3 个重要的功能：

（1）作为一个两个表面之间的高顺应性可形变结构，更加均匀地分散两表面之间接触压应力，增加边缘润滑，并最大限度地提高穴压特性——很像两个表面之间的垫圈。

（2）作为一个压力传感器最大化本体觉反馈。

（3）作为一个肌肉和韧带的附着点，优化它们的张力。

实验表明，盂唇的解离会导致关节囊张力的显著变化[48]。另一项切除研究证实，修复后上盂唇可

使得过度的盂肱关节（GH）移位恢复到正常[40]。

完整的盂唇在肩关节动态活动中可以获得最佳盂肱关节运动学，造成平滑的盂肱旋转运动、稳定的球窝运动、最大的力量从腰腿部激发上传并通过肩部稳定的连接传递机制到达手部。盂唇应被看作是功能性盂肱关节稳定的关键组成部分。

许多影像学诊断的盂唇"损伤"没有显著的临床表现，它们并不导致 DTS 症状或功能障碍。临床显著的 SLAP 损伤是盂唇的解剖学改变，其原理是由于盂唇功能丧失而导致的临床上的功能障碍，该损伤可被特殊的体格检查明确，是临床上常用的发现盂唇损伤的方法。SLAP 损伤是一个特定的诊断，而不是面对病因不明的肩痛时一个包罗万象的模糊诊断。

提示盂唇功能丧失的病史包括：

• 外旋/挥臂疼痛——提示后上移位的增加[1, 6, 49]。

• 临床或功能性臂力下降——提示疼痛和/或移位的增加。

• 内紊乱的症状（弹响、弹跳感、交锁、滑动）——提示缓冲效应或垫圈效应的丢失或关节囊张力的下降。

• "死臂"的感觉[50]——提示本体感觉反馈的丢失，关节囊张力的下降和移位的增加。

这些并不仅仅见于盂唇损伤，但是倾向盂唇功能的丧失。

在上盂唇的检查试验中，如果按照标准的描述去施行（图 19.1），改良的动态盂唇剪切（M-DLS）试验[51]在评价上盂唇损伤中具有很高临床实用性（图 19.1）。该试验需外展臂并屈肘 90°，然后在肩胛平面外展臂至超过 120°，并外旋到紧绷状态。保持上臂在外旋及水平外展状态下，臂从外展 120°下降到 60° 过程中将会对关节产生剪切负荷。阳性试验是在 120° 至 90° 的外展范围间在沿着后关节线的位置出现疼痛和（或）弹响或交锁。该试验敏感性 0.72，特异性 0.98，阳性预测值 0.97，阳性似然比 31.6[51]。其他盂唇检查试验包括 O'Brien 主动压力试验[52]、伴随疼痛的复位试验[53]（利用前方的杠杆作用施加一个对后方的负荷和剪切力）。

另外，关节内检查试验可以为上盂唇功能丧失提供线索。Hawkings 型活动痛弧试验阳性，在肩胛骨辅助试验[34]中肩胛骨倾斜并没有减轻疼痛，提

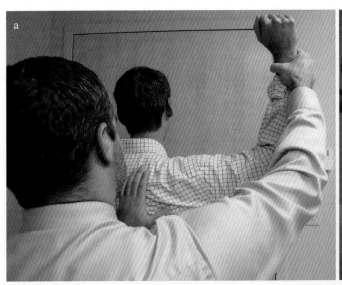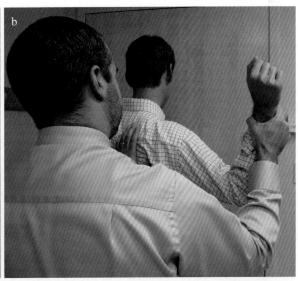

图 19.1 描绘改良动态盂唇剪力试验。a. 稳定患者肩胛骨，将臂移动到 100°~110° 外展和 90° 外旋；b. 臂下降到外展 60°，维持外旋产生对后盂唇的回剥和剪力

示移位的增加。O'Brien 试验阳性表示上盂唇垫圈效应的丢失，肱二头肌张力和移位的增加。M-DLS 试验被证明有很高的临床实用性，因为它特异性地重复了回剥现象。试验阳性代表肱二头肌稳定性的丢失，垫圈功能的丢失以及移位的增加。

肱二头肌损伤

在投掷运动员中关节内肱二头肌腱损伤并不多见。这种损伤被认为是由于反复拉伤形成，但目前没有提出具体损伤机制。也许是由于过度拉伸负荷或者是破坏了肱二头肌长头腱出口处的内外侧的滑车系统。对于肱二头肌长头腱在肩关节稳定和功能中的作用是有争议的。当肱二头肌长头腱被切断或缺如时，低负荷或者静态下并没有显示显著的运动学改变[54]。然而，许多肱二头肌在高负荷和大范围活动时作用的相关研究显示，肱二头肌长头腱在上述情况中具有重要作用[55-57]。

与 DTS 相关的功能紊乱是由于在盂肱关节稳定中失去这些高负荷肱二头肌功能，导致盂肱关节稳定性下降，在极度外展、外旋情况下关节稳定性下降和最大穴压的丧失，这两者将导致过顶运动员在高负荷和高强度运动中关节稳定性下降[40, 48, 58]。源于肱二头肌长头腱腱病的疼痛也会产生严重的功能紊乱。

肱二头肌损伤的临床检查也不精确，使用最广泛的检查包括 Speed 试验和 Yergason 试验。一个新近描述的试验，上勾试验[51] 被证明具有更高的临床实用性，尽管它对精确诊断还不够敏感（图 19.2）。临床症状（局部疼痛、压痛和触痛点、肌腱不稳定、旋后力弱）加上临床检查可以对鉴别诊断提供帮助。

肩袖损伤

肩袖损伤常见于 DTS，从肌腱炎到部分撕裂到全层撕裂[1, 44-46]。肩袖损伤的病理生理学存在争议，可能的因素包括"外撞击"[59] 或者是"内撞击"[9]，或者是扭转应力（高扭曲）[1]，或者是慢性拉伸过程中凋亡变化的反应[60, 61]。

很常见的是，SLAP 损伤和肩袖损伤共存。他们的共存被称作"内撞击"，被认为是由于在极度外展、外旋情况下对肩袖和上盂唇的压力、剪力、和扭转应力造成。

临床表现

临床检查会显示所有具有 DTS 的投掷运动员所伴随的解剖学、生理学和生物力学方面的异常。它们包括动力链缺陷如臀部、躯干的力弱和缺乏弹性，肩胛骨动力失常和盂肱关节内旋缺失（GIRD）。SLAP 损伤的特殊检查包括 DLS 试验[51] 或 O'Brien 试验[52] 阳性。肩袖损伤的特异性检查包括外展

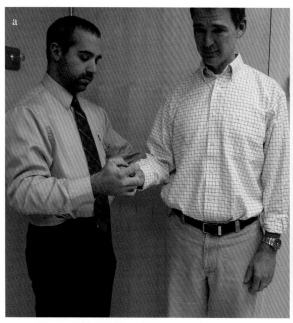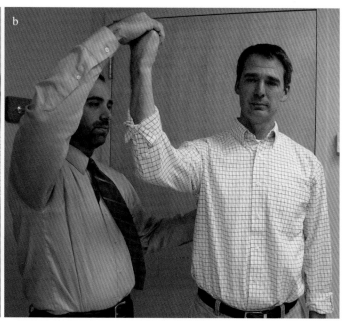

图 19.2　描述上勾试验。a.肘关节放在屈曲 90°旋后 40°，通过臂施加压力负荷；b.臂前屈向头部，像拳击中的上勾。在活动中轻轻施加阻力，阳性试验在结节间沟产生前肩痛，或产生弹响或弹跳提示肱二头肌长头腱半脱位

90°时外旋受限[62]，外旋迟滞征[18]阳性和 Whipple 试验阳性——在对侧肩部前方水平内收力弱。

影　像

盂唇损伤可以通过 MRI、MRI 造影或者 CT 造影确认，但无法通过 X 线片明确。鉴别盂唇损伤有具体的标准，但是最好把 MRI 看作是对盂唇状态的与动态评估不同的一种静态评估。有一部分没有盂唇功能丧失相关症状的患者会显示"盂唇撕裂"。

无症状投掷运动员 MRI 图像研究显示肩袖疾病[63-67]（包括不可思议的高度的肩袖部分撕裂）和渗出（结果一般被认为是有病理损害的），可以常见于一个无症状投掷运动员的肩关节，且不一定是症状的原因。"治疗患者，而不是 X 射线"这句箴言用在有 DTS 的投掷运动员身上非常合适。

治疗指南

适应性病理的概念

投掷需要对骨骼和软组织结构产生反复的高强度负荷。为了获得高速投掷需要的极度外旋，这些结构经历了适应性重塑并可能发生失败。无症状投掷者 MRI 扫描显示的明显改变通常被认为是运动员疼痛的原因，这提示这些结构的改变是运动员是为了适应更高的投掷水平发展而来的，就像他们的肱骨重塑向为更大的后倾。投掷者的慢性 SLAP 损伤允许投掷时外旋的增加。关节侧肩袖部分撕裂代表这些组织在外旋时失效，允许高水平投掷所需的极度外旋。可以想象有些投手的这些结构的解剖修补将会导致高速投掷所需的极度外旋丧失，会结束一个投手的职业生涯。这可以解释为什么针对病理的手术治疗结果不尽人意。投掷运动员对投掷运动在解剖结构方面的要求就像在悬崖边。DTS 的治疗应该是把运动员放回悬崖边而不是把他的肩关节重建"正常"解剖。

非手术治疗

对 DTS 患者通常主张非手术康复治疗。方案内容是针对改善肩部旋转功能障碍和肩胛带肌肉的弹性、力量和力量平衡以及最大化动力链功能[40, 68-71]。目前已经推出了多种方案，但是关于这些方案具体适应证、作用和有效性的证据还不清楚。有一个研究报道 49% 的患者取得了积极的疗效[72]。这个研究显示一个特效的康复治疗方案对很多 DTS 的患

者是一种有效的治疗手段，应该被视为治疗首选。

投掷肩患者的手术治疗

手术只有在经过大量和适当的康复治疗失败后才使用。康复治疗必须解决内旋功能（GIRD）、全范围运动（TROMD）受限问题、肩胛骨动力障碍和肌肉及动力链障碍。如果运动员的 GIRD、TROMD 和动力障碍在临床上得到改善，但是仍有疼痛而不能进行投掷，手术可以作为挽救职业生涯的一种尝试。手术应该被认为是改善肩内解剖结构的一种手段，使得康复治疗获得成功。进行手术时，最简单的方式是最理想的。对于肩袖疾病，清理术比修复更可取，如果进行修复，对于分层肩袖损伤，穿肌腱修复比固定于骨骼有更好的效果。对于 SLAP 损伤，需要手术修复"回剥"的后盂唇损伤，但是需要注意的是避免过度限制肱二头肌长头腱，它是臂外展状态下外旋的主要限制结构 [58]。

关节镜治疗：手术技术

SLAP 损伤

投掷运动员上盂唇撕裂的当前手术治疗方案的结果已经被报道 [73-92]。如果以恢复原来或达到更高运动水平为标准来衡量手术结果，21 篇报道中仅有 4 篇的成功率达到或高于 85%[85, 86, 91, 92]。手术治疗成功率从 22% 到 94% 有很大变异，这可能与这些报道的证据级别较低有关，因为没有对照 SLAP 损伤的程度和位置 [73]、合并其他的病理、手术指征、手术技术、术后康复计划和运动员的康复意志等，这一切都会影响结果。如果手术医生推荐盂唇手术，以上的结果导致投掷运动员产生更多的顾虑 [93]。就像上文描述的，合并 SLAP 损伤和肩袖撕裂的运动员比单独患有 SLAP 损伤的运动员似乎预后更差 [73, 74]。有趣的是，一项研究显示急性损伤病史的运动员与有慢性症状的运动员相比，具有更高的重返赛场率 [75]。以上所有糟糕结果都表明我们需要更详细了解什么样的关节内病变需要被治疗以及应该怎么治疗。

如果推荐关节镜技术，为了更合理的诊治可疑的上盂唇损伤，关节镜下评估检查必须很明确。关节镜最常发现的有临床意义的上盂唇损伤包括以下几点：

（1）Ⅱ型或者更高级别损伤表明上盂唇从肩胛盂附着处撕裂 [94]（图 19.3）。

（2）回剥现象表明上盂唇分离、顺应性增加、垫圈作用消失、缓冲作用消失 [1, 6, 49]（图 19.4）。

（3）肩胛盂关节软骨损伤或者软骨软化表明移位增加 [95]。

（4）"直通"征或盂肱下韧带后束（P–IGHL）张力的丢失提示关节囊张力的丢失（图 19.5）。

（5）持续的上盂唇撕裂从肩盂延伸至盂唇的实质部分，提示剥脱范围延伸至关节囊纤维（图 19.5）。

（6）后盂唇厚度的增加，提示作用在盂唇上的移位和剪力的增加。

（7）过度的后下方关节囊增厚以及瘢痕提示关节囊终末期损伤并形成 GIRD [44]。

必须仔细区分上盂唇附着处的解剖变异，例如盂唇下方小孔、一种来源于盂肱中韧带的 Buford 复合体，或者一种不是回剥的新月形的上盂唇附着 [96]。

基于这些原则，上盂唇损伤的关节镜治疗方针包括：

（1）通过直接的观察评估上盂唇的回剥情况、盂唇损伤程度和活动性、关节盂表面情况和关节囊张力。

（2）准备肩胛盂以增加骨与盂唇的愈合（图

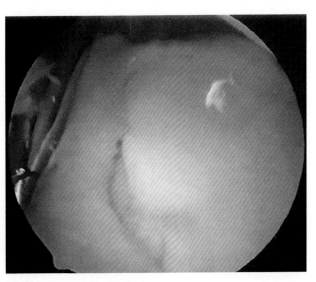

图 19.3　Ⅱ型上盂唇损伤案例

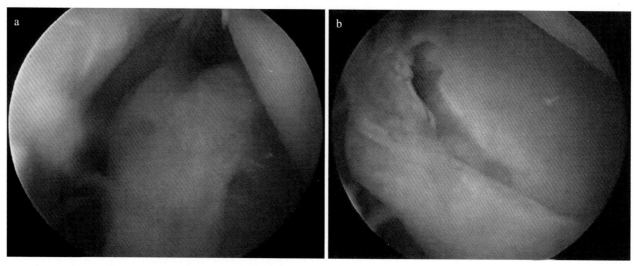

图 19.4　a. 静态盂唇损伤；b. 当外旋力施加于静态损伤的回剥现象

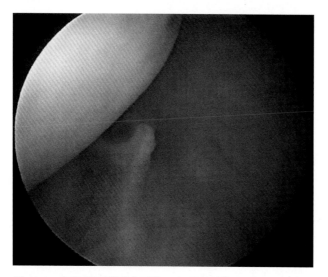

图 19.5　有些盂唇撕裂会延伸至盂唇实质内。盂肱下韧带后束（P-IGHL）常松弛，显示为没有明显的束带

19.6）。

（3）在肩胛盂后上方（右肩 10∶30 和 11∶30 位置）放置多个缝合锚钉保证至少两个点固定盂唇（单锚双线固定也只能算一个固定点）。

（4）后上方安置足够的锚钉来消除回剥（图 19.7）。

（5）在完成缝合后，评估肱二头肌长头腱的活动度，必须保证在肩关节外旋时肱二头肌长头腱有充分的活动度。

（6）修复上盂唇实质部损伤来改善后关节囊的张力（图 19.8）。

（7）锚钉和缝线很少放置在上肩胛盂的前上方（右肩 12∶00~2∶30 位置）以减少对肱二头肌长头腱的束缚。

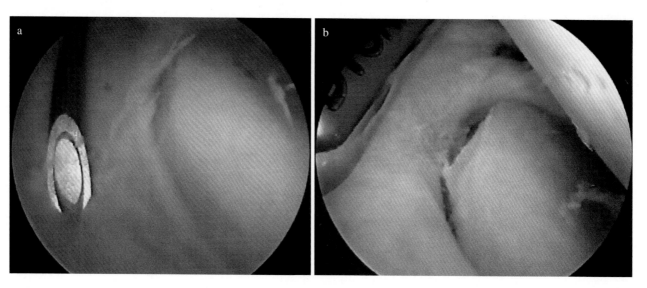

图 19.6　在盂唇修补前准备肩胛盂。a. 盂唇损伤显示回剥；b. 肩胛盂必须被刮擦至产生出血，盂唇应被移动，这样可以被提升

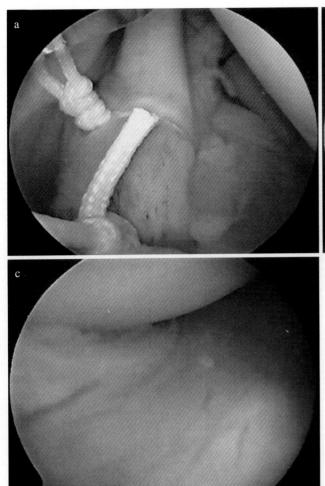
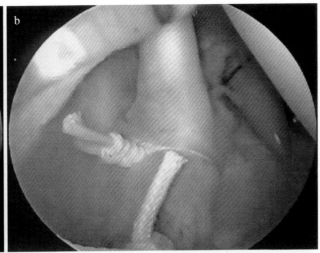

图 19.7　消除回剥的锚钉位置。a. 将上盂唇多点固定至肩胛盂。锚钉放置在肩胛盂大约 10：30 和 11：30 的位置，缝线结放置在盂唇后方减少缝线的撞击；b. 臂进行外展和外旋，注意肱二头肌腱根部未被束缚可以无害的移动，同时注意回剥阴性；c. 关节囊后束张力被重建（与图 19.5 对比）

（8）通过评估 P-IGHL 的紧张程度和消除"直通证"来评估关节囊张力，进而最终评估盂唇修补的效果（图 19.7c）。

（9）评估整个盂肱关节（GH）旋转来确保没有肩关节外旋的丢失。

（10）针对关节的相关病理损伤进行治疗。

肩袖撕裂

外科治疗投掷运动员肩袖撕裂获得更多的关注，虽然研究很多，但证据级别很低 [82, 97-103]。

DTS 伴随的肩袖损伤多是下表面的部分损伤，具体的病因仍不确定，可能的病理生理从肩袖高度扭曲 [39] 到慢性拉伸负荷以及"微小撕裂" [104]，再到过度水平外展和接触压增加 [104, 105]。损伤通常不在的肌腱附着点上，通常在距离附着点 2~5 mm 开始（图 19.9），不少肌腱仍然附着在骨头上。这提示肩袖损伤很有可能和过多的水平外展／挤压模式

相关。镜下表现主要包括肌腱上表面的磨损、涉及肌腱内部、肌腱内分层并水平扩展或者完全撕裂。同样的，对于不同类型该损伤的重要性也没有统一的意见。有些棒球队治疗师认为有大量的肩袖下表面损伤存在，是肩关节大幅度水平外展、肩关节过多旋转所不能避免的结果，这在高水平运动员中是很"正常"的表现 [106]。这些"损伤"更易表现为距离冈下肌附着点几毫米的浅表磨损 [106]，这种情况适用于表面清创术来治疗。一些共识认为冈上和冈下肌腱的水平分层撕裂是需要修补的 [46, 98, 107]。关于部分损伤确切的修复方法仍然有争议，多种手术方式包括实质内穿肌腱修补 [46, 106, 108]、穿肌腱骨锚钉再附着修补技术 [108, 109]、制造全层完全撕裂后正规修复技术等 [103]。传闻观察和有限的临床研究提示肩袖缝合至骨面上可能会有术后旋转范围的受限 [98, 110]。由于一些治疗限制了获得最大活动范围的能力，不利于获得最佳的过顶投掷运动及相关的

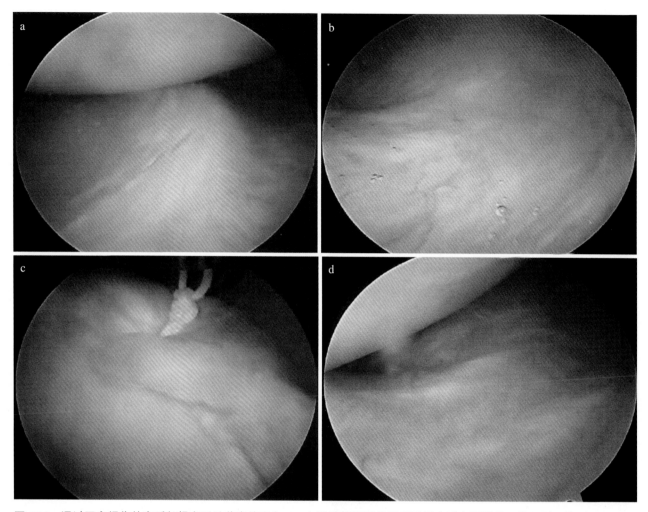

图 19.8 通过固定损伤的实质部提高后关节囊的张力。a. 上盂唇撕裂延伸至后盂唇实质内可能是一种回剥延伸；b. P-IGHL 和关节囊松弛没有显示束状；c. 从前上入路观察。实质内损伤通过带线锚钉和缝线修补；d.P-IGHL 显示一个明确的束，关节囊显示张力

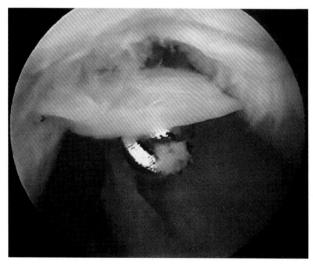

图 19.9 部分肩袖下表面撕裂显示肱骨头全部止点，实质内和延伸至腱腹交界部的水平撕裂

表现，大多数指南建议经肌腱缝线修补技术而不是肌腱切下后再附着于骨床的技术[46, 106, 108]。

经肌腱缝合修补技术指南包括：

（1）确立撕裂的形态，临时复位撕裂。

（2）对于撕裂表面和骨性足迹区轻柔的清创。

（3）确立上方过线的入路。

（4）复位撕裂。

（5）应用经肌腱过线装置从前方入路抓取一根缝线（图 19.10）。

（6）穿梭两个缝线臂进行褥式缝合（图 19.11）。

（7）在肩峰下 / 三角肌下间隙打结。

通常需要多根缝线来完成修复。

标准的肩袖修补固定至骨面的技术建议应用在高度（超过 75% 的足迹分离）肩袖部分撕裂或完

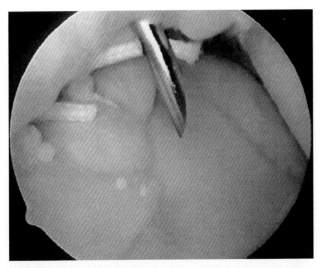

图 19.10　部分撕裂可在靠近分层处被多根缝线修补。可使用不同的器械过线和抓线

全全层撕裂。

肩袖手术通常在关节内手术后实施。Wilmington 前外侧入路通常用于 SLAP 损伤修复，它可以通过肩袖损伤处确立，用于过线和修补。

肱二头肌长头腱损伤

DTS 会伴随二头肌长头腱损伤，但他们的发生率仍不清楚。肱二头肌长头腱切断术或腱固定术用于治疗 DTS，有时作为首要的治疗方案[111]。其他一些疾病可以将肌腱切断术或肌腱固定术作为一种特定的治疗方法，特别是在可以明确二头肌长头腱病理变化的前提下，例如二头肌长头肌腱源性疼痛、肱二头肌长头肌腱半脱位或者关节内或腱鞘内肱二头肌长头腱腱病。这与以下事实相关：DTS 的功能障碍并不总是或完全与肱二头肌稳定性丢失或关节盂唇附着点丢失相关，盂唇在维持关节稳定性的作用应该被重视，即使明确肱二头肌长头腱存在病理改变。已经证实在模拟 SLAP 损伤时显著增加了盂肱关节移位，而肱二头肌长头腱固定术不能恢复至正常的移位。但是后上盂唇修复可以恢复移位[112, 113]。

如果有肱二头肌长头腱手术指征，推荐在年轻患者中应用肱二头肌长头腱固定术，这样可以最大限度的保留屈肘力量。多种技术可以获得相似的结果，包括关节镜下在肩袖间隙的软组织腱固定术[114]、使用锚钉固定于骨的关节镜或开放的胸大肌上或胸大肌下肌腱固定术[115, 116]。

DTS 患者手术失败

当 DTS 患者手术治疗失败时，多方面可能的因素需要被研究。第一，诊断是否正确？是否真的有 SLAP 损伤或者只是 MRI 偶然发现？详细的病史和反复临床检查以及关节镜检查会有帮助。是否有其他诊断例如二头肌腱病、前 / 下方不稳定或者未行诊治的肩袖疾病？这些有赖于临床检查或重复

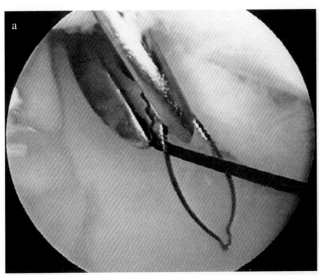 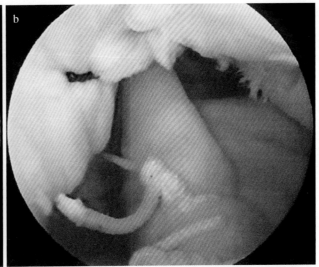

图 19.11　过线技术。a. 可吸收缝线的两个臂被自关节内穿过至三角肌下间隙，然后打结；b. 通过多根缝线复位水平撕裂

影像检查。

第二，手术技巧是否正确？错误的步骤包括在 12 点至 1 点位置安放的锚钉束缚了肱二头肌长头腱（图 19.12），锚钉数量的不足导致盂唇不稳定（图 19.13），不合适的骨床处理影响了愈合反应，蹩脚的打结技术，后下或前下关节囊的松弛度处理不当，在肱二头肌腱松解时没能稳定上盂唇（图 19.14），以及修复固定至骨面时过度约束了肩袖。

翻修手术需要再评估关节的解剖、松解过紧或受约束的结构（图 19.15）、充足的骨床准备，按照之前建议的原则处理病理结构。如果失败的手术导致肱二头肌长头腱继发损伤，松解 / 腱切断术 / 腱固定术应当作为治疗的一部分。

第三，是否拟定了正确的康复计划？康复计划必须具体并针对所有可能利于 DTS 恢复的领域，包括关节旋转受限、肩袖的力量和平衡、肩胛骨运动的控制以及动力链的功能 [45, 69-71]。回顾患者所使用的计划，可以确认这些方面是否处理得有序并正确锻炼。临床检查可以发现任何需要处理的且持续存在的不足，既作为纠正性干预，也可以作为进一步手术前的准备。

术后处理

DTS 患者手术后的康复是很重要的，可以恢复

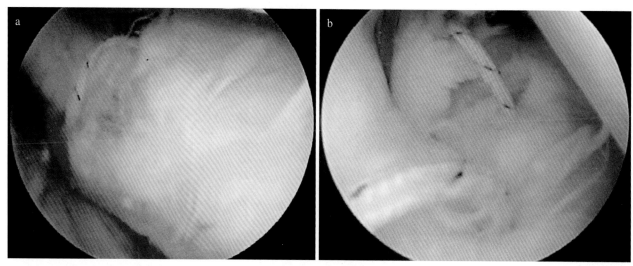

图 19.12　错误地放置锚钉束缚了肱二头肌长头腱。a. 一个硬的缝线环绕肱二头肌根部，束缚肱二头肌腱的活动，最终导致结松开；b. 前方放置的结束缚了外旋运动，最终导致进一步的组织损伤和结的松开

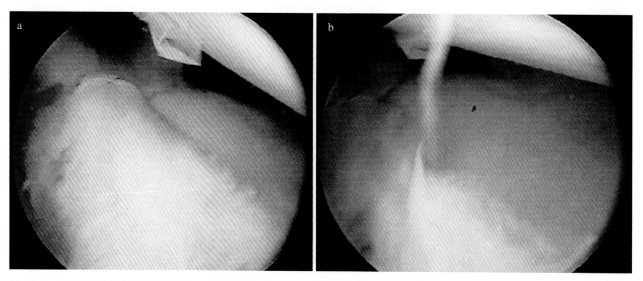

图 19.13　盂唇固定锚钉的数量不足。a. 单点固定在 11：45 位置，靠近肱二头肌长头腱根部；b. 手臂外展外旋，单点固定没有消除回剥

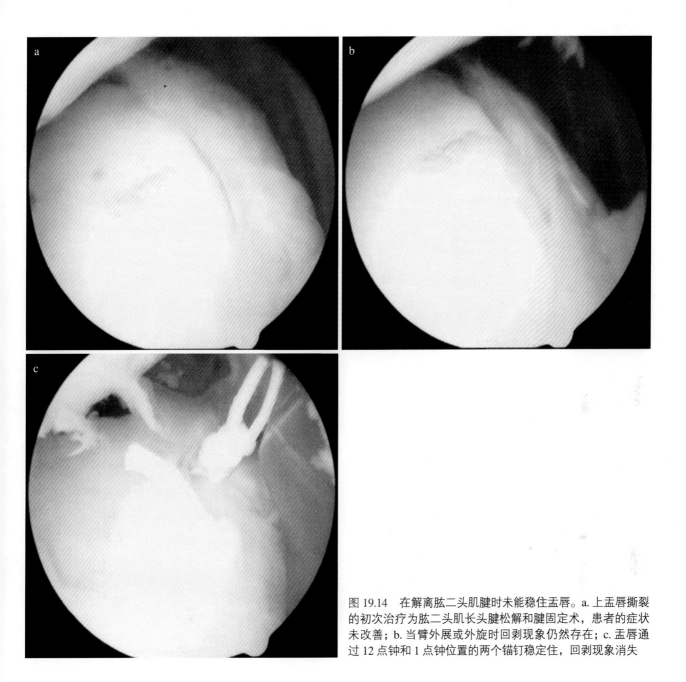

图 19.14　在解离肱二头肌腱时未能稳住盂唇。a. 上盂唇撕裂的初次治疗为肱二头肌长头腱松解和腱固定术，患者的症状未改善；b. 当臂外展或外旋时回剥现象仍然存在；c. 盂唇通过 12 点钟和 1 点钟位置的两个锚钉稳定住，回剥现象消失

所有被改变的产生 DTS 的生理和生物力学因素。身体作为一个整体运转，也经常作为一个整体而失灵。足够全面的初始检查以及术后检查应当来评估所有影响因素，同时应当检测影响恢复进程的因素。

　　康复过程应该是通过特定的步骤渐进性的，并足以应对常见的问题。

　　锻炼内容是循序渐进的和有序的，根据存在的残障级别和组织敏感性分为 3 个阶段。各阶段的历时是不同的且要基于恢复功能的能力而不是拘泥于特定的时间框架。阶段 1：急性期，应当减少损伤组织的负荷，重点在肩胛和盂肱关节肌肉的活化，

尤其应矫正肌肉活化时间来确保运动的同步。阶段 2：恢复期，应当重点强化和重建核心、动力链和渐进的等张收缩。阶段 3：功能阶段，应当聚焦于运动相关活动，包括耐力和弹道学训练。力量训练应当为高重复低阻力的耐力训练。运动员在达到能做 3~4 组，每组 15~20 次正确的动作后才能进行更高阻力的锻炼。

急性期

　　患者教育是第一目标，提醒患者保护好手术修复的组织，并理解所进行的方案。与物理治疗

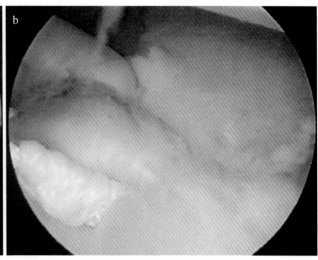

图 19.15　松解过度限制的结构。a. 与图 19.12 同一患者。束缚的缝线被移除，上盂唇在 10：30 和 11：30 位置被锚钉固定牢固；b. 当臂外展和外旋时，回剥现象消失，肱二头肌长头腱不再受到束缚

师或训练师一起分享手术记录可以使得患者受益，因为这可使所有康复队伍成员同步。作为患者教育的一部分，整合保护正在愈合的修补组织的要点是最重要的。正确的上肢和肩关节体位对减小疼痛和保护尤为重要。重要的是，所有康复成员对于指导患者在康复过程中什么动作可以做、什么动作不能做保持清楚、一致是很重要的。上肢通常制动一段时间，用动力链的其他部分来工作以应对这种缺陷是可行的。

接近 50% 的球速来自腿的跨步以及躯干的旋转[117]。解决躯干和下肢的缺陷很重要，因为在投掷时，肘和腕的加速是由于力矩的产生在躯干近侧。强化核心肌群可使得投掷运动受益，在挥臂和加速阶段，提高骨盆旋转速度和上躯干的旋转加速都和球速正相关[118]。脊柱、髋部以及下肢的活动受限在康复方案中应该被尽早处理。在损伤区域被良好保护时，可以进行以上的锻炼。

活动范围的恢复，在进行对抗性训练前需要遵循一个特定的由被动到主动辅助的模式。指导原则是用来保护修复的成果，所以基于组织修复常建议采用限制性的活动。在先前的文献中，已推荐过逐步增加上举和旋转方向活动度，并提供了很好的指南，但每个医生都有每位患者的具体参数。这个阶段重建活动度的首要原则是恢复对肩胛骨的控制，并逐渐提高肩胛带周围肌肉活力。最初的管理重点应当在对于肩胛带肌肉群的控制，这些肌群可以提供稳定，并为进一步的肩关节动态和应力锻炼做准备。反复强调正确的位置及运动指导是重要的，因为有些学习的运动策略是暂时的。肩胛骨的后伸和下沉训练如割草机训练在最初保护期可进行（戴吊带），因为这些练习整合了对于所有患者均安全的动力链和肩胛肌肉系统。被动和主动辅助活动度训练可通过手臂放在桌面或球上进行，这有两点好处：通过卸除上肢的重力，因此肌肉无明显对抗，适当的运动模式可被采用以最小化替代机会。

恢复阶段

这个阶段的重点是完全恢复肩关节的活动度，并开始提高力量和耐力以及整个动力链。在这个阶段，将腿部训练编入康复计划是有好处的，因为它可使通常受限的 DTS 运动员早期开始恢复。关键区域在于臀部缺乏弹性和核心力弱。

由于没有一个针对所有腹部肌肉的训练，因此，针对躯干的前、外、后方肌肉训练的计划必须要实施。强调耐力的垫上运动是一个很好的训练出发点，但训练时的体位需限制对肩部的压力。然而，运动员的需求需要将下肢训练融入核心训练。像旋切和举重训练可以模拟投掷运动是被推荐的[119]。用不稳定的表面，如稳定球或泡沫垫，可以提高核心肌群的活性[120, 121]，并且有潜力提高核心的力量。

个别 DTS 的患者通常存在肩关节活动度（ROM）[122, 123] 的丢失。盂肱关节内旋（GIR）缺失和整个旋转活动度（TROM）缺失对于未来的损伤有预见性[124, 125]。康复计划的目标是重建活动度缺

陷，使其达到可以接受的程度 [124, 126-128]。健康投掷运动员表现外旋增加，与此同时投掷侧的内旋会有缺失，因此保持总的活动弧度大约 180°，和对侧肢体相近 [124, 125, 128-130]。恢复投掷肩的内旋必须与非投掷肩相差 18°以内（13°~20°）[124, 125]。投掷肩的全活动范围与非投掷侧的差别应在 5°以内，并不能超过 186°以避免增加损伤的风险 [125]。针对肩后部肌肉和关节囊的交臂拉伸和睡式拉伸可有效地提高 GIR 和盂肱水平内收（GHA），可以在忍受范围内用于患肩的康复 [130, 131]。如果在这个阶段患者的恢复程度达不到预期，在该阶段进行额外的有益的治疗技术包括关节动员 [132] 肌肉能量技术 [133] 和软组织动员促进完全康复是适合的 [134]。

处理肌肉力学的不足和不平衡是这个阶段的第二个目标。急性期开始肩胛带肌肉群的控制，而这个阶段的训练可以进一步行动态短杠杆臂活动，来改进近端功能控制。在损伤的肩关节上举时会发现上斜方肌过度激活，这提示肩胛力偶肌源性不平衡 [32, 135]，常意味着运动量超过了患者的承受能力。促进肩胛和肩袖肌肉恢复需采用短杠杆训练，例如侧躺外旋，臂先在肩部水平以下，然后再过顶强化活动 [136]。建立身体近侧的稳定性应先于长杠杆活动（例如俯卧位水平外展），以建立无代替的近端功能控制。

肩关节力量的缺陷预示将来会发生损伤 [8]，在恢复阶段解决这些缺陷对于让运动员完全恢复功能非常关键。急于回归投掷运动而未恢复所有上肢、核心和下肢的力量以及弹性和耐力，这样的术后恢复是一个失败的干预。在进行某个特定活动前必须要评估患肢的活动度 [124, 126, 128] 和力量 [137-139]。有肩关节症状的运动员中，会发现其存在肩袖力量缺陷 [140, 141] 和存在肩胛肌群 [3] 的多种运动模式 [142]。治疗这些缺陷有许多共同方法和治疗方案 [143]。

功能阶段

进一步的动力训练包含所有肩部肌肉和模拟功能训练是康复的下一阶段。在这一阶段的练习经常是针对具体目标个体化进行，由专业康复师进行直接监督，以符合个体需求和期望的功能水平很关键。

肩关节力量训练的最终阶段是增强式训练，这些动态练习形成最大力量，并应与动力链增强锻炼相结合。

回归比赛

在实现运动功能所必需的所有结构的恢复后才可以做出恢复比赛的决定。它包括病理解剖结构的最佳固定，解决弹性、力量和力量平衡缺失，以及显示正常的动力链力学和臂的活动，功能进展如回归投掷运动才可被确定 [69, 144]。功能进展的提升不应该操之过急，因为运动模式的改变、肌肉弹性和关节活动的正常化、肌力和控制力的恢复、每一个好的投掷运动技巧的重新获得都需要很长的时间。非掷运动员通常可以更迅速地通过这些阶段。

总　结

DTS 这个术语很好地描述了过顶运动员功能失调的实质。因为它涉及解剖学、生理学和力学的改变，一个完整的正常动力链力学知识作为基线是必要的。评估 DTS 患者需要一个全面的检查。治疗包括一个重要的康复部分，这个过程会使许多患者得到改善。手术治疗应基于特定的指征、特定的目标，并涉及特定的技术。为避免手术治疗失败，需要对多种致病因素进行深入的调查。特定的康复计划必须聚焦于恢复所有致病因素，以获得最理想的结果。

参·考·文·献

1. Burkhart SS, Morgan CD, Kibler WB. The disabled throwing shoulder: spectrum of pathology part Ⅰ: pathoanatomy and biomechanics. Arthroscopy. 2003;19:404–20.
2. Cools AM, Witvrouw EE, Mahieu NN, Danneels LA. Isokinetic scapular muscle performance in overhead athletes with and without impingement symptoms. J Athl Train. 2005;40:104–10.
3. Cools AM, Witvrouw EE, DeClercq GA, Vanderstraeten GG, Cambier DC. Evaluation of isokinetic force production and associated muscle activity in the scapular rotators during a protractionretraction movement in overhead athletes with impingement symptoms. Br J Sports Med. 2004;38:64–8.
4. Kibler WB, Sciascia AD, Dome DC. Evaluation of apparent

and absolute supraspinatus strength in patients with shoulder injury using the scapular retraction test. Am J Sports Med. 2006;34:1643–7.

5. Tate AR, McClure P, Kareha S, Irwin D. Effect of the scapula reposition test on shoulder impingement symptoms and elevation strength in overhead athletes. J Orthop Sports Phys Ther. 2008;38:4–11.

6. Veeger HEJ, van der Helm FCT. Shoulder function: the perfect compromise between mobility and stability. J Biomech. 2007;40: 2119–29.

7. Lippitt S, Vanderhooft JE, Harris SL, Sidles JA, Harryman Ii DT, Matsen Iii FA. Glenohumeral stability from concavity-compression: a quantitative analysis. J Shoulder Elbow Surg. 1993;2:27–35.

8. Byram IR, Bushnell BD, Dugger K, Charron K, Harrell FE, Noonan TJ. Preseason shoulder strength measurements in professional baseball pitchers: identifying players at risk for injury. Am J Sports Med. 2010;38:1375–82.

9. Mihata T, McGarry MH, Kinoshita M, Lee TQ. Excessive glenohumeral horizontal abduction as occurs during the late cocking phase of the throwing motion can be critical for internal impingement. Am J Sports Med. 2010;38:369–82.

10. Lintner D, Noonan TJ, Kibler WB. Injury patterns and biomechanics of the athlete's shoulder. Clin Sports Med. 2008;27:527–52.

11. Butterfield TA. Eccentric exercise in vivo: strain-induced muscle damage and adaptation in a stable system. Exerc Sport Sci Rev. 2010;38:51–60.

12. Borstad JD, Ludewig PM. The effect of long versus short pectoralis minor resting length on scapular kinematics in healthy individuals. J Orthop Sports Phys Ther. 2005;35:227–38.

13. Kebaetse M, McClure PW, Pratt N. Thoracic position effect on shoulder range of motion, strength, and three-dimensional scapular kinematics. Arch Phys Med Rehabil. 1999;80:945–50.

14. Lukasiewicz AC, McClure P, Michener L, Pratt N, Sennett B. Comparison of 3-dimensional scapular position and orientation between subjects with and without shoulder impingement. J Orthop Sports Phys Ther. 1999;29:574–86.

15. Kibler WB. The role of the scapula in athletic function. Am J Sports Med. 1998;26:325–37.

16. Harryman 2nd DT, Sidles JA, Clark JM, McQuade KJ, Gibb TD, Matsen 3rd FA. Translation of the humeral head on the glenoid with passive glenohumeral motion. J Bone Joint Surg. 1990;72A:1334–43.

17. Silliman JF, Hawkins RJ. Classification and physical diagnosis of instability of the shoulder. Clin Orthop Relat Res. 1993;291:7–19.

18. Grossman MG, Tibone JE, McGarry MH, Schneider DJ, Veneziani S, Lee TQ. A cadaveric model of the throwing shoulder: a possible etiology of superior labrum anterior-to-posterior lesions. J Bone Joint Surg. 2005;87A:824–31.

19. Hirashima M, Yamane K, Nakamura Y, Ohtsuki T. Kinetic chain of overarm throwing in terms of joint rotations revealed by induced acceleration analysis. J Biomech. 2008;41:2874–83.

20. Hirashima M, Kadota H, Sakurai S, Kudo K, Ohtsuki T. Sequential muscle activity and its functional role in the upper extremity and trunk during overarm throwing. J Sports Sci.

2002;20:301–10.

21. Kibler WB, Sciascia AD. Kinetic chain contributions to elbow function and dysfunction in sports. Clin Sports Med. 2004;23:545–52.

22. Sciascia AD, Thigpen CA, Namdari S, Baldwin K. Kinetic chain abnormalities in the athletic shoulder. Sports Med Arthrosc Rev. 2012;20:16–21.

23. Putnam CA. Sequential motions of body segments in striking and throwing skills: description and explanations. J Biomech. 1993;26:125–35.

24. Vad VB, Bhat AL, Basrai D, Gebeh A, Aspergren DD, Andrews JR. Low back pain in professional golfers: the role of associated hip and low back range-of-motion deficits. Am J Sports Med. 2004; 32:494–7.

25. Young JL, Herring SA, Press JM, Casazza BA. The influence of the spine on the shoulder in the throwing athlete. J Back Musculoskelet Rehabil. 1996;7:5–17.

26. Kibler WB, Press J, Sciascia AD. The role of core stability in athletic function. Sports Med. 2006;36:189–98.

27. Laudner KG, Myers JB, Pasquale MR, Bradley JP, Lephart SM. Scapular dysfunction in throwers with pathologic internal impingement. J Orthop Sports Phys Ther. 2006;36:485–94.

28. Ludewig PM, Cook TM, Nawoczenski DA. Three-dimensional scapular orientation and muscle activity at selected positions of humeral elevation. J Orthop Sports Phys Ther. 1996;24:57–65.

29. Ludewig PM, Phadke V, Braman JP, Hassett DR, Cieminski CJ, LaPrade RF. Motion of the shoulder complex during multiplanar humeral elevation. J Bone Joint Surg. 2009;91A:378–89.

30. McClure PW, Michener LA, Sennett BJ, Karduna AR. Direct 3-dimensional measurement of scapular kinematics during dynamic movements in vivo. J Shoulder Elbow Surg. 2001;10:269–77.

31. Myers JB, Laudner KG, Pasquale MR, Bradley JP, Lephart SM. Scapular position and orientation in throwing athletes. Am J Sports Med. 2005;33:263–71.

32. Ludewig PM, Cook TM. Alterations in shoulder kinematics and associated muscle activity in people with symptoms of shoulder impingement. Phys Ther. 2000;80:276–91.

33. Ludewig PM, Reynolds JF. The association of scapular kinematics and glenohumeral joint pathologies. J Orthop Sports Phys Ther. 2009;39:90–104.

34. Kibler WB, McMullen J. Scapular dyskinesis and its relation to shoulder pain. J Am Acad Orthop Surg. 2003;11:142–51.

35. Kibler WB, Sciascia AD. Current concepts: scapular dyskinesis. Br J Sports Med. 2010;44:300–5.

36. Weiser WM, Lee TQ, McQuade KJ. Effects of simulated scapular protraction on anterior glenohumeral stability. Am J Sports Med. 1999;27:801–5.

37. Warner JJP, Micheli LJ, Arslanian LE, Kennedy J, Kennedy R. Scapulothoracic motion in normal shoulders and shoulders with glenohumeral instability and impingement syndrome. Clin Orthop Relat Res. 1992;285:191–9.

38. Michener LA, Walsworth MK, Burnet EN. Effectiveness of rehabilitation for patients with subacromial impingement syndrome. J Hand Ther. 2004;17:152–64.

39. Kibler WB. Rehabilitation of rotator cuff tendinopathy. Clin

Sports Med. 2003;22:837–48.

40. Kibler WB, Kuhn JE, Wilk KE, Sciascia AD, Moore SD, Laudner KG, et al. The disabled throwing shoulder: spectrum of pathology- 10- year update. Arthroscopy. 2013;29:141–61.

41. Kibler WB, Ludewig PM, McClure PW, Uhl TL, Sciascia AD. Scapular summit 2009. J Orthop Sports Phys Ther. 2009;39:A1–13.

42. Rabin A, Irrgang JJ, Fitzgerald GK, Eubanks A. The intertester reliability of the scapular assistance test. J Orthop Sports Phys Ther. 2006;36:653–60.

43. Davis JT, Limpisvasti O, Fluhme D, Mohr KJ, Yocum LA, ElAttrache NS, et al. The effect of pitching biomechanics on the upper extremity in youth and adolescent baseball pitchers. Am J Sports Med. 2009;37:1484–91.

44. Burkhart SS, Morgan CD, Kibler WB. The disabled throwing shoulder: spectrum of pathology. Part Ⅱ: evaluation and treatment of SLAP lesions in throwers. Arthroscopy. 2003;19:531–9.

45. Burkhart SS, Morgan CD, Kibler WB. The disabled throwing shoulder: spectrum of pathology. Part Ⅲ: the SICK scapula, scapular dyskinesis, the kinetic chain, and rehabilitation. Arthroscopy. 2003;19:641–61.

46. Conway JE. The management of partial thickness rotator cuff tears in throwers. Oper Tech Sports Med. 2002;10:75–85.

47. Harryman 2nd DT, Sidles JA, Harris SL, Matsen 3rd FA. Laxity of the normal glenohumeral joint: a quantitative in vivo assessment. J Shoulder Elbow Surg. 1992;1:66–76.

48. Pagnani MJ, Warren RF. Instability of the shoulder. In: Nicholas JA, Hershman EB, editors. The upper extremity in sports medicine. St Louis: Mosby; 1995. p. 173–208.

49. Bankart AS, Cantab MC. Recurrent or habitual dislocation of the shoulder joint. Clin Orthop Relat Res. 1993;291:3–6.

50. Burkhart SS, Morgan CD, Kibler WB. Shoulder injuries in overhead athletes. Clin Sports Med. 2000;19:125–58.

51. Kibler WB, Sciascia AD, Dome DC, Hester PW, Jacobs C. Clinical utility of new and traditional exam tests for biceps and superior glenoid labral injuries. Am J Sports Med. 2009;37: 1840–7.

52. O'Brien SJ, Pagnani MJ, Fealy S, McGlynn SR, Wilson JB. The active compression test: a new and effective test for diagnosing labral tears and acromioclavicular joint abnormality. Am J Sports Med. 1998;26:610–3.

53. Jobe FW, Kvitne RS. Shoulder pain in the overhand or throwing athlete: the relationship of anterior instability and rotator cuff impingement. Orthop Rev. 1989;18:963–75.

54. Youm T, ElAttrache NS, Tibone JE, McGarry MH, Lee TQ. The effect of the long head of the biceps on glenohumeral kinematics. J Shoulder Elbow Surg. 2009;18:122–9.

55. Warner JJP, McMahon PJ. The role of the long head of the biceps brachii in superior stability of the glenohumeral joint. J Bone Joint Surg. 1995;77A:366–72.

56. Warner JJP, Bowen MK, Deng X, Torzilli PA, Warren RF. Effect of joint compression on inferior stability of the glenohumeral joint. J Shoulder Elbow Surg. 1999;8:31–6.

57. Itoi E, Kuechle DK, Newman SR, Morrey B, An KN. Stabilising function of the biceps in stable and unstable shoulders. J Bone Joint Surg. 1993;75B:546–50.

58. Kuhn JE, Huston LJ, Soslowsky LJ, Shyr Y, Blasier RB. External rotation of the glenohumeral joint: ligament restraints and muscle effects in the neutral and abducted positions. J Shoulder Elbow Surg. 2005;14:39S–48.

59. Soslowsky LJ, Flatow EL, Bigliani LU, Mow VC. Articular geometry of the glenohumeral joint. Clin Orthop Relat Res. 1992;285:181–90.

60. Yuan J, Wang MX, Murrell GAC. Cell death and tendinopathy. Clin Sports Med. 2003;22:693–702.

61. Mehta S, Gimbel JA, Soslowsky LJ. Etiologic and pathogenetic factors for rotator cuff tendinopathy. Clin Sports Med. 2003;22: 791–812.

62. Werner SL, Gill TJ, Murray TA, Cook TD, Hawkins RJ. Relationships between throwing mechanics and shoulder distraction in professional baseball pitchers. Am J Sports Med. 2001;29:354–8.

63. Connor PM, Banks DM, Tyson AB, Coumas JS, D'Alessandro DF. Magnetic resonance imaging of the asymptomatic shoulder of overhead athletes: a 5-year follow-up study. Am J Sports Med. 2003;31:724–7.

64. Halbrecht JL, Tirman P, Atkin D. Internal impingement of the shoulder: comparison of findings between the throwing and nonthrowing shoulders of college baseball players. Arthroscopy. 1999;15:253–8.

65. Jerosch J, Castro WH, Drescher H, Assheuer J. Magnetic resonance morphologic changes in shoulder joints of world class water polo players. Sportverletz Sportschaden. 1993;7:109–14.

66. Jost B, Zumstein M, Pfirrmann CWA, Zanetti M, Gerber C. MRI findings in throwing shoulders: abnormalities in professional handball players. Clin Orthop Relat Res. 2005;434:130–7.

67. Miniaci A, Mascia AT, Salonen DC, Becker EJ. Magnetic resonance imaging of the shoulder in asymptomatic professional baseball players. Am J Sports Med. 2002;30:66–73.

68. Wilk KE, Obma P, Simpson 2nd CD, Cain EL, Dugas JR, Andrews JR. Shoulder injuries in the overhead athlete. J Orthop Sports Phys Ther. 2009;39:38–54.

69. Wilk KE, Meister K, Andrews JR. Current concepts in the rehabilitation of the overhead throwing athlete. Am J Sports Med. 2002;30:136–51.

70. Sciascia A, Cromwell R. Kinetic chain rehabilitation: a theoretical framework. Rehabil Res Pract. 2012;201:1–9.

71. McMullen J, Uhl TL. A kinetic chain approach for shoulder rehabilitation. J Athl Train. 2000;35:329–37.

72. Edwards SL, Lee JA, Bell JE, Packer JD, Ahmad CS, Levine W, et al. Nonoperative treatment of superior labrum anterior posterior tears: improvements in pain, function, and quality of life. Am J Sports Med. 2010;38:1456–61.

73. Morgan CD, Burkhart SS, Palmeri M, Gillespie M. Type II SLAP lesions: three subtypes and their relationships to superior instability and rotator cuff tears. Arthroscopy. 1998;14:553–65.

74. Neri BR, ElAttrache NS, Owsley KC, Mohr K, Yocum LA. Outcome of type Ⅱ superior labral anterior posterior repairs in elite overhead athletes: effect of concomitant partial-thickness rotator cuff tears. Am J Sports Med. 2011;39:114–20.

75. Brockmeier SF, Voos JE, Williams 3rd RJ, Altchek DW, Cordasco FA, Allen AA. Outcomes after arthroscopic repair of type-II SLAP lesions. J Bone Joint Surg. 2009;91A:1595–603.

76. Cerynik DL, Ewald TJ, Sastry A, Amin NH, Liao JG, Tom JA. Outcomes of isolated glenoid labral injuries in professional baseball pitchers. Clin J Sport Med. 2008;18:255–8.

77. Cohen DB, Coleman S, Drakos MC, Allen AA, O'Brien SJ, Altchek DW, et al. Outcomes of isolated type II SLAP lesions treated with arthroscopic fixation using a bioabsorbable tack. Arthroscopy. 2006;22:136–42.

78. Cohen SB, Sheridan S, Ciccotti MG. Return to sports for professional baseball players after surgery of the shoulder or elbow. Sports Health. 2011;3:105–11.

79. Cordasco FA, Steinmann S, Flatow EL, Bigliani LU. Arthroscopic treatment of glenoid labral tears. Am J Sports Med. 1993;21: 425–31.

80. Field LD, Savoie 3rd FH. Arthroscopic suture repair of superior labral detachment lesions of the shoulder. Am J Sports Med. 1993;21:783–90.

81. Friel NA, Karas V, Slabaugh MA, Cole BJ. Outcomes of type II superior labrum, anterior to posterior (SLAP) repair: prospective evaluation at a minimum two-year follow-up. J Shoulder Elbow Surg. 2010;19:859–67.

82. Ide J, Maede S, Takagi K. Arthroscopic transtendinous repair of partial-thickness articular-side tears of the rotator cuff: anatomical and clinical study. Am J Sports Med. 2005;33:1672–9.

83. Kim SH, Ha KI, Kim SH, Choi HJ. Results of arthroscopic treatment of superior labral lesions. J Bone Joint Surg. 2002;84A:981–5.

84. Neuman BJ, Boisvert CB, Reiter B, Lawson K, Ciccotti MG, Cohen SB. Results of arthroscopic repair of type II superior labral anterior posterior lesions in overhead athletes: assessment of return to preinjury playing level and satisfaction. Am J Sports Med. 2011;39:1883–8.

85. Pagnani MJ, Speer KP, Altchek DW, Warren RF, Dines DM. Arthroscopic fixation of superior labral lesions using a biodegradable implant: a preliminary report. Arthroscopy. 1995;11:194–8.

86. Paletta GA. Results of arthroscopic treatment of SLAP tears in the throwing athlete. Closed meeting of the American Shoulder and Elbow Surgeons, Scottsdale, 2010.

87. Rhee RG, Lee DH, Lim CT. Unstable isolated SLAP lesion: clinical presentation and outcome of arthroscopic fixation. Arthroscopy. 2005;21:1099–104.

88. Ricchetti ET, Weidner Z, Lawrence JTR, Sennett BJ, Huffman GR. Glenoid labral repair in Major League Baseball pitchers. Int J Sports Med. 2010;31:265–70.

89. Sanders KD. Results of arthroscopic treatment of SLAP tears in the throwing athlete. Annual conference of the American Society of Shoulder and Elbow Therapists, Santa Barbara, 2008.

90. Yoneda M, Hirooka A, Saito S, Yamamoto T, Ochi T, Shino K. Arthroscopic stapling for detached superior glenoid labrum. J Bone Joint Surg. 1991;73B:746–50.

91. Yung PSH, Fong DTP, Kong MF, Lo CK, Fung KY, Ho EPY, et al. Arthroscopic repair of isolated type II superior labrum anteriorposterior lesion. Knee Surg Sports Traumatol Arthrosc. 2008;16: 1151–7.

92. Glasgow SG, Bruce RA, Yacobucci GN, Torg JS. Arthroscopic resection of glenoid labral tears in the athlete: a report of 29 cases. Arthroscopy. 1992;8:48–54.

93. Carroll W. Labrum, it nearly killed him: why the torn labrum is baseball's most fearsome injury. Slate Magazine; 2004. http://www.slate.com/articles/sports/sports_nut/2004/05/labrum_it nearly_killed_him.html

94. Snyder SJ, Karzel RP, Del Pizzo W, Ferkel RD, Friedman MJ. SLAP lesions of the shoulder. Arthroscopy. 1990;6:274–9.

95. Savoie FH, Field LD, Atchinson S. Anterior superior instability with rotator cuff tearing: SLAC lesion. Orthop Clin North Am. 2001;32:457–61.

96. Burkhart SS, Lo IK, Brady PC. Burkhart's view of the shoulder: a Cowboy's guide to advanced shoulder arthroscopy. Philadelphia: Lippincott Williams and Wilkins; 2006.

97. Andrews JR, Broussard TS, Carson WG. Arthroscopy of the shoulder in the management of partial tears of the rotator cuff: a preliminary report. Arthroscopy. 1985;1:117–22.

98. Conway JE. Arthroscopic repair of partial-thickness rotator cuff tears and SLAP lesions in professional baseball players. Orthop Clin North Am. 2001;32:443–56.

99. Payne LZ, Altchek DW, Craig EV, Warren RF. Arthroscopic treatment of partial rotator cuff tears in young athletes: a preliminary report. Am J Sports Med. 1997;25:299–305.

100. Reynolds SB, Dugas JR, Cain EL, McMichael CS, Andrews JR. Debridement of small partial-thickness rotator cuff tears in elite overhead athletes. Clin Orthop Relat Res. 2008;466:614–21.

101. Riand N, Boulahia A, Walch G. Posterosuperior impingement of the shoulder in the athlete: results of arthroscopic debridement in 75 patients. Rev Chir Orthop Reparatrice Appar Mot. 2002;88: 19–27.

102. Liem D, Lichtenberg S, Magosch P, Hebermeyer P. Arthroscopic rotator cuff repair in overhead-throwing athletes. Am J Sports Med. 2008;36:1317–22.

103. Mazoue CG, Andrews JR. Repair of full-thickness rotator cuff tears in professional baseball players. Am J Sports Med. 2006;34:182–9.

104. Andrews JR, Alexander JE. Rotator cuff injury in throwing and racquet sports. Sports Med Arthrosc Rev. 1995;3:30–8.

105. Mihata T, Gates J, McGarry MH, Lee JC, Kinoshita M, Lee TQ. Effect of rotator cuff muscle imbalance on forceful internal impingement and peel-back of the superior labrum: a cadaveric study. Am J Sports Med. 2009;37:2222–7.

106. Heyworth BE, Williams 3rd RJ. Internal impingement of the shoulder. Am J Sports Med. 2009;37:1024–37.

107. Millstein ES, Snyder SJ. Arthroscopic management of partial, full-thickness, and complex rotator cuff tears: indications, techniques, and complications. Arthroscopy. 2003;19:189–99.

108. Meister K, Seroyer S. Arthroscopic management of the thrower's shoulder: internal impingement. Orthop Clin North Am. 2003;34:539–47.

109. Burkhart SS. Internal impingement of the shoulder. In: Light TR, editor. Instructional course lectures. Rosemont: American Academy of Orthopaedic Surgeons; 2006. p. 29–34.

110. Rudzki JR, Shaffer BS. New approaches to diagnosis and arthroscopic management of partial-thickness cuff tears. Clin Sports Med. 2008;27:691–717.

111. Boileau P, Ahrens PM, Hatzidakis AM. Entrapment of the long head of the biceps tendon: the hourglass biceps-a cause of pain and locking of the shoulder. J Shoulder Elbow Surg. 2004;13:249–57.

112. Rodosky MW, Harner CD, Fu FH. The role of the long head of the biceps muscle and superior glenoid labrum in anterior stability of the shoulder. Am J Sports Med. 1994;22:121–30.

113. Panossian VR, Mihata T, Tibone JE, Fitzpatrick MJ, McGarry MH, Lee TQ. Biomechanical analysis of isolated type II SLAP lesions and repair. J Shoulder Elbow Surg. 2005;14:529–34.

114. Paulos LE, Mendez KT, Berg T. A novel approach to arthroscopic biceps tenodesis. Oper Tech Sports Med. 2007;15:27–34.

115. Eakin JL, Bailey JR, Dewing CB, Lynch JR, Provencher MT. Subpectoral biceps tenodesis. Oper Tech Sports Med. 2012;20: 244–52.

116. Mazzocca AD, Cote MP, Arciero CL, Romeo AA, Arciero RA. Clinical outcomes after subpectoral biceps tenodesis with an interference screw. Am J Sports Med. 2008;36:1922–9.

117. Toyoshima S, Hoshikawa T, Miyashita M. Contributions of body parts to throwing performance. In: Biomechanics IV. Baltimore: University Park Press; 1974. p. 169–74.

118. Stodden DF, Fleisig GS, McLean SP, Lyman SL, Andrews JR. Relationship of pelvis and upper torso kinematics to pitched baseball velocity. J Appl Biomech. 2001;17:164–72.

119. Voight ML, Hoogenboom BJ, Cook G. The chop and lift reconsidered: integrating neuromuscular principles into orthopedic and sports rehabilitation. N Am J Sports Phys Ther. 2008;3:151–9.

120. Imai A, Kaneoka K, Okubo Y, Shiina I, Tatsumura M, Izumi S, et al. Trunk muscle activity during lumbar stabilization exercises on both a stable and unstable surface. J Orthop Sports Phys Ther. 2010;40:369–75.

121. Escamilla RF, Lewis C, Bell D, Bramblet G, Daffron J, Lambert S, et al. Core muscle activation during Swiss ball and traditional abdominal exercises. J Orthop Sports Phys Ther. 2010;40: 265–76.

122. Myers JB, Laudner KG, Pasquale MR, Bradley JP, Lephart SM. Glenohumeral range of motion deficits and posterior shoulder tightness in throwers with pathologic internal impingement. Am J Sports Med. 2006;34:385–91.

123. Tyler TF, Nicholas SJ, Roy T, Gleim GW. Quantification of posterior capsule tightness and motion loss in patients with shoulder impingement. Am J Sports Med. 2000;28:668–73.

124. Shanley E, Rauh MJ, Michener LA, Ellenbecker TS, Garrison JC, Thigpen CA. Shoulder range of motion measures as risk factors for shoulder and elbow injuries in high school softball and baseball players. Am J Sports Med. 2011;39:1997–2006.

125. Wilk KE, Macrina LC, Fleisig GS, Porterfield R, Simpson 2nd CD, Harker P, et al. Correlation of glenohumeral internal rotation deficit and total rotational motion to shoulder injuries in professional baseball pitchers. Am J Sports Med. 2011;39:329–35.

126. Wilk KE, Macrina LC, Arrigo C. Passive range of motion characteristics in the overhead baseball pitcher and their implications for rehabilitation. Clin Orthop Relat Res. 2012;470:1586–94.

127. Wilk KE, Macrina LC, Fleisig GS, Porterfield R, Simpson 2nd CD, Harker P, et al. Loss of internal rotation and the correlation to shoulder injuries in professional baseball pitchers. Am J Sports Med. 2011;39:329–35.

128. Ellenbecker TS, Roetert EP, Bailie DS, Davies GJ, Brown SW. Glenohumeral joint total rotation range of motion in elite tennis players and baseball pitchers. Med Sci Sports Exerc. 2002;34: 2052–6.

129. Baltaci G, Johnson R, Kohl H. Shoulder range of motion characteristics in collegiate baseball players. J Sports Med Phys Fitness. 2001;41:236–42.

130. Laudner KG, Sipes RC, Wilson JT. The acute effects of sleeper stretches on shoulder range of motion. J Athl Train. 2008;43: 359–63.

131. McClure P, Balaicuis J, Heiland D, Broersma ME, Thorndike CK, Wood A. A randomized controlled comparison of stretching procedures for posterior shoulder tightness. J Orthop Sports Phys Ther. 2007;37:108–14.

132. Manske RC, Meschke M, Porter A, Smith B, Reiman M. A randomized controlled single-blinded comparison of stretching versus stretching and joint mobilization for posterior shoulder tightness measured by internal rotation motion loss. Sports Health. 2010;2:94–100.

133. Moore SD, Laudner KG, McLoda TA, Shaffer MA. The immediate effects of muscle energy technique on posterior shoulder tightness: a randomized controlled trial. J Orthop Sports Phys Ther. 2011;41:400–7.

134. Brudvig TJ, Kulkarni H, Shah S. The effect of therapeutic exercise and mobilization on patients with shoulder dysfunction: a systematic review with meta-analysis. J Orthop Sports Phys Ther. 2011;41:734–48.

135. Lin JJ, Hsieh SC, Cheng WC, Chen WC, Lai Y. Adaptive patterns of movement during arm elevation test in patients with shoulder impingement syndrome. J Orthop Res. 2010;29:653–7.

136. Reinold MM, Wilk KE, Fleisig GS, Zheng N, Barrentine SW, Chmielewski T, et al. Electromyographic analysis of the rotator cuff and deltoid musculature during common shoulder external rotation exercises. J Orthop Sports Phys Ther. 2004;34:385–94.

137. Brown LP, Niehues SL, Harrah A, Yavorsky P, Hirshman HP. Upper extremity range of motion and isokinetic strength of the internal and external shoulder rotators in major league baseball players. Am J Sports Med. 1988;16:577–85.

138. Hinton RY. Isokinetic evaluation of shoulder rotational strength in high school baseball pitchers. Am J Sports Med. 1988;16:274–9.

139. Wilk KE, Andrews JR, Arrigo CA, Keirns MA, Erber DJ. The strength characteristics of internal and external rotator muscles in professional baseball pitchers. J Sports Med. 1993;21:61–6.

140. Merolla G, De Santis E, Campi F, Paladini P, Porcellini G. Supraspinatus and infraspinatus weakness in overhead athletes with scapular dyskinesis: strength assessment before and after restoration of scapular musculature balance. Musculoskelet Surg. 2010;94:119–25.

141. Stickley CD, Hetzler RK, Freemyer BG, Kimura IF. Isokinetic peak torque ratios and shoulder injury history in adolescent female volleyball athletes. J Athl Train. 2008;43:571–7.

142. Roy JS, Moffet H, McFadyen BJ. Upper limb motor strategies in persons with and without shoulder impingement syndrome across different speeds of movement. Clin Biomech (Bristol, Avon). 2008;23:1227–36.

143. Ellenbecker TS, Cools A. Rehabilitation of shoulder impingement syndrome and rotator cuff injuries: an evidence-based review. Br J Sports Med. 2010;44:319–27.

144. Axe MJ, Hurd WJ, Snyder-Mackler L. Data-based interval throwing programs for baseball players. Sports Health. 2009;1:145–53.

第20章

SLAP 损伤

John M. Tokish and Richard K. N. Ryu

胡海　译

流行病学

上盂唇损伤的诊治对关节镜医师来说仍是一种挑战。鉴于此结构的解剖变异、在肩关节生物力学方面作用的争议以及老年退行性肩胛盂唇的自然磨损，很少有诊断如 "SLAP" 这样在决策和治疗方法方面产生如此多的争议。

1985 年，Andrews 等[1]首先描述了投手中合并部分厚度肩袖撕裂的这些损伤。同一年，他们又特别报道了发生于 73 位投手的上盂唇损伤[2]。1990年，Snyder 等[3]描述了一系列上盂唇从前到后的撕裂，归为肩关节镜手术的一类，并以 "SLAP 损伤" 命名。正是由于相关文献的发表，上盂唇损伤越来越多地被认定为是肩关节疼痛的一种原因，对于这种损伤的治疗也普遍起来，有些医师甚至建议过度治疗、采取外科手术干预。在 Snyder 的最初文献中，他在 700 多例肩关节镜手术中发现了 27 例 SLAP 损伤，发生率不到 4%。从那以后，其他文献显示 SLAP 的发生率明显上升。据 Onyekwelu 等[4]统计，2002—2010 年纽约州进行 SLAP 修补的发生率以 5.5 的系数增长。类似的增长发生在美国现役国防部，2004—2008 年总计实施了 6 000 例左右的 SLAP 修补术，成为该人群第四常见的肩关节手术[5]。最终，Weber 等[6]近期报道了美国骨科协会第二部分证书申请者的趋势，作者关注到一种对于 SLAP 损伤的 "过度热情"，指出最近的候选人们实施 SLAP 修补术的比例是目前文献所报道的 SLAP 损伤的发病率的 3 倍之多，患者甚至包括 90 岁以上的老人。文献报道的相关发生率见表 20.1。

表 20.1　骨科文献报道的 SLAP 损伤的手术治疗率

作者	SLAP 损伤的手术治疗率	备注
Snyder (1990)	3.3%	首次报道 SLAP 损伤发病率
Snyder (1995)	4.7%	随访 140 例 SLAP 损伤
Maffet (1995)	11.8%	文献报道的最高发病率，包括大量不稳合并 SLAP 的患者
Kim (2003)	6.6%	139 例 SLAP 损伤病例
Onyekwelu (2012)	5.5 倍增长	数字报道为所有已实施手术的百分比
Zhang (2012)	1.65 倍增长	数字报道为 2004—2009 年所有手术的百分比
Weber (2012)	9.4%	所报道发病率为文献报道的 3 倍之多

造成发病率增长的因素是多方面的。Vangsness 等[14]研究了肱二头肌腱止点的解剖结构。他们发现存在 4 种不同类型的肱二头肌长头腱附着方式，强调了区分盂唇损伤和正常解剖变异的困难性。并且以往依赖的体格检查也被证明是不可靠的，因为没有一项体格检查同时具有敏感性和特异性[15]。虽然 MRI 和 MRA 已成为首选的影像学检查，但部分学者质疑其精准性并指出其可能存在较高的假阳性率[16-20]。即使诊断性关节镜检查长期作为诊断的金标准，也被证实在 SLAP 损伤的诊治中存在观察者间和观察者内的差异。因此，如何对 SLAP 损伤进行明确诊断和恰当治疗仍是肩关节外科学中具有争议的领域。本章节将通过目前最好的文献及超过

500 例 SLAP 损伤患者治疗中的成功与失败经验，让读者对 SLAP 诊治现状获得全面的认识。

病理生理学

肱二头肌肌腱 – 盂唇复合体的解剖结构具有多样性。肱二头肌长头腱沿着上盂唇的内侧附着，形成了一个从肩胛盂上缘延伸出数毫米的滑膜下隐窝[20, 22]。据 Habermeyer 等[23] 报道，48% 的肱二头肌长头腱起源于后盂唇，20% 起源于盂上结节，28% 同时起源于这两个部位。Vangsness 等[14] 通过尸体解剖证实了这一解剖变异的存在，他发现 50% 的肱二头肌长头腱起源于上盂唇，其余起源于盂上结节。其他研究发现，多数有长头腱止于盂唇的肩关节表现为完全后盂唇附着或后盂唇为主附着，但肱二头肌长头腱的附着点是多变的，可以是上盂唇的后部、后部为主或前后部均等[20]。因此，单纯依靠肱二头肌肌腱附着部位来诊断病理性肱二头肌肌腱损伤必须谨慎。盂唇下裂孔、后盂唇附着，以及解剖多变性在临床已较常见而非特例。

多变的解剖结构以及多种外力的共同作用造成了运动员肩关节上盂唇的不同损伤类型。Snyder 等[3, 24] 首先将 SLAP 损伤分为 4 种类型。Ⅰ 型损伤表现为完整的长头腱起点伴随盂唇磨损；Ⅱ 型表现为肱二头肌腱上盂唇止点分离；Ⅲ 型表现为完整的长头腱止点伴上盂唇桶柄样撕裂；Ⅳ 型表现为上盂唇桶柄样撕裂延伸入长头腱。随着时间的推移，其他学者将分型扩展至目前的 10 种类型之多（表 20.2）[3, 28-32]。

对于 SLAP 损伤机制的描述，几乎如它们的分型之多。在最早描述这些撕裂时，Andrew 等[2] 假设投手投球后的减速阶段对肱二头肌肌腱造成了离心负荷，造成了长头腱止点反复的牵拉损伤。Snyder 等[3] 指出他们患者的损伤机制大多为跌倒时臂外伸，肩胛盂上关节面受到压力以及肱骨头近侧半脱位力是损伤的机制。Burkhart 等[33] 则提出"回剥"机制，认为肩关节外展外旋时产生的扭转力是 SLAP 损伤的成因，这些作者[34] 随后提出肩关节后下关节囊挛缩造成肱骨头向后上方移位，对后上盂唇附着部位产生向后上方的剪切应力，最终导致后上方 Ⅱ 型 SLAP 损伤。因此，牵拉、压缩、扭转和剪切均与 SLAP 损伤的产生密切相关，致使单一或同一的机制不适用于该损伤。

表 20.2 SLAP 损伤分型

分型	损伤位置	描述	作者
Ⅰ	11 点钟 ~1 点钟	上盂唇磨损	Snyder (1990)
Ⅱ	11 点钟 ~1 点钟	肱二头肌长头腱止点撕脱	Snyder (1990)
Ⅲ	11 点钟 ~1 点钟	桶柄样撕裂，不累及肱二头肌长头腱	Snyder (1990)
Ⅳ	11 点钟 ~1 点钟	桶柄样撕裂，累及肱二头肌长头腱	Snyder (1990)
Ⅴ	11 点钟 ~5 点钟	合并 Bankart 损伤	Maffet (1995)
Ⅵ	11 点钟 ~1 点钟	桶柄样撕裂，瓣样撕裂	Maffet (1995)
Ⅶ	11 点钟 ~3 点钟	SLAP 损伤延伸至盂肱中韧带	Maffet (1995)
Ⅷ	11 点钟 ~7 点钟	SLAP 损伤延伸至后盂唇	Mohana-Borges (2003)，Nord/Ryu (2004)
Ⅸ	11 点钟 ~11 点钟	环周盂唇的损伤	Powell (2004)，Nord/Ryu (2004)
Ⅹ	11 点钟 ~1+ 点钟	SLAP 损伤合并后盂唇不连续撕裂	Beltran (1997)，Nord/Ryu (2004)

现病史

SLAP 损伤的临床表现因人而异。年轻运动员往往于外伤后产生症状，而老年患者往往隐匿起病。疼痛常常是最初的临床表现，但是疼痛部位和性质不一而同，易与其他肩关节病理相混淆[20, 35, 36]。Snyder 早期系列报道中[3]，SLAP 损伤患者最普遍的主诉是肩关节疼痛伴"弹响"或"束缚感"。患者可能主诉肩关节深部的痛性"咔哒"声或肩关节过顶或旋转活动时出现打软感。投手可能表现为挥臂和早期加速期的速度和控制丢失，并伴随疼痛感。年纪较大的运动员则可能表现为与疼痛相关的无力感，可能与肩袖损伤或继发的肩峰撞击相关。主诉不稳者多来自于年轻运动员，他们往往有创伤性肩关节脱位病史，很可能掩盖伴随的上盂唇损伤。在一项针对 30 例平均年龄 48 岁的盂唇或 SLAP 损伤患者的研究中，24 例以急性症状起病，6 例隐匿起病；同时，11 例为运动相关，11 例有跌倒史。所有患者的首要主诉是疼痛[37]。

应全面结合病史判断疼痛是否为运动或其他创伤所致，以及疼痛是否随运动活动加重。应当询问运动员，疼痛是否降低了预期的运动水平。弹响声、咔哒声或摩擦感可能提示症状性的 SLAP 损伤。如果运动员主诉肩关节特定活动度时交锁，病因可能是较为少见的结节间沟处肱二头肌长头腱不稳。肱二头肌肌腱疾病的患者常表现为肩前区结节间沟上方的疼痛，但如果患者合并其他肩关节损伤，这一表现可能有所不同。

临床检查

疑似 SLAP 的损伤患者常因合并肩关节其他部位损伤使体格检查变得迷惑。但是全面的体格检查能帮助医师判断哪些发现是适应性的或病理性的。体格检查应当包括仔细观察肩关节对称性、肌肉萎缩情况或直接创伤征象。应当评估肩胛骨的节律，注意有无翼状肩胛骨，纠正这一动力障碍有助于达到最佳治疗效果。注意触诊肩部有无压痛。测量肩关节主动及被动活动度，并与对侧比较。对于过顶项目的运动员，应检查其肩关节外展 90° 位时的内、外旋。投掷运动员优势侧肩关节通常外旋角度增加而内旋角度减小，但当双肩内旋角度差异大于 25° 时，运动员可能为肩关节内旋缺失（GIRD），使他们易患 SLAP 损伤和内侧撞击[38-40]。当双肩的总运动幅度差异大于 5° 或 10° 时，也提示 GIRD 以及潜在伴随的肩袖、盂唇相关损伤。

肩袖肌肉包括冈上肌、冈下肌、小圆肌、肩胛下肌，检查时均需评估并与对侧比较。成年运动员体检时往往显示肌力减弱，提示肩峰下或内撞击所致的肩袖损伤。

有如下几个针对 SLAP 损伤及肱二头肌肌腱疾病的特殊体格检查。Yergason 试验和 Speed 试验用于检查肱二头肌肌腱病。O'Brien 试验、前方恐惧试验、加压复位试验、Whipple 试验、肱二头肌负荷试验 I 和 II、Jobe 试验、Crank 试验、疼痛激惹试验、抗阻内旋力量试验、被动加压试验、前方滑移试验、抗阻旋后试验都被描述可用于检查 SLAP 损伤[9, 10, 15, 20, 25, 40-49]。虽然大部分作者都证实各自的检查方法有效，但其他作者通过比较上述体格检查的结果及术中确诊结果，发现仅仅依靠体格检查对 SLAP 进行诊断是不可靠的[50, 51]（表 20.3）。大量临床试验反映依靠系统的体格检查来明确诊断是有困难的。多个检查呈阳性比任何单一检查阳性更强烈地提示症状性 SLAP 损伤[55]。

表 20.3　SLAP 损伤不同体格检查的敏感性和特异性

试验	作者	敏感性（%）	特异性（%）
主动加压试验	McFarland (2002)[50]	47	55
	Stetson (2002)[45]	54	31
	Guanche (2003)[55]	63	73
	Nakagawa (2005)[40]	54	60
	Myers (2005)[39]	78	11
	Parentis (2006)[54]	63	50
	Michener (2011)[48]	55	38
	Hawkins (2012)[49]	85	10
	平均数	62	41
Speed's 试验	Guanche (2003)[55]	18	87
	Nakagawa (2005)[40]	4	99
	Parentis (2006)[54]	48	67
	Oh (2008)[15]	32	66
	Hawkins (2012)[49]	50	54
	平均数	30	75
Crank 试验	Stetson (2002)[45]	46	56
	Guanche (2003)[55]	40	73
	Nakagawa (2005)[40]	58	72
	Myers (2005)[39]	35	70
	Parentis (2006)[54]	13	83
	Michener (2011)[48]	91	42
	平均数	47	66
前方滑移试验	McFarland (2002)[50]	8	84
	Nakagawa (2005)[40]	5	93
	Parentis (2006)[54]	10	82
	Michener (2011)[48]	5	69
	平均数	7	82

影像学检查

怀疑 SLAP 损伤的标准肩关节摄片包括肩关节前后位片、肩胛骨 Y 位片和腋侧位片。然而这些检查也可用于诊断其他相关病变,除非患者出现明显的盂上结节撕脱,否则这些检查诊断 SLAP 损伤的敏感度不高。MRI 或 MRA 也长期应用于 SLAP 损伤的诊断 (图 20.1),其敏感性及特异性已有相关研究报道。然而在区分 SLAP 损伤与上盂唇复合体的正常变异仍有困难,因此 MRI 诊断 SLAP 损伤的准确性仍然具有挑战性[16, 17, 19]。特定技术包括极度外展外旋位 (ABER) 图像可以帮助区分正常和病理变化。MRA 的关节内造影可以在冠状位显示上盂唇下的关节液和肱二头肌肌腱止点的解剖,增加了其诊断 SLAP 损伤的敏感性[19]。

多个研究项目对 MR 诊断上盂唇损伤的能力进行了评估。Applegate 等[56] 发现 MR 关节造影对慢性盂唇损伤有 100% 的敏感性、88% 的特异性和 92% 的准确率。Waldt 等[57] 则报道了 82% 的敏感性和 93% 的特异性。另一些研究挑战了 MR 技术对 SLAP 损伤诊断的准确性。Phillips 等[26] 近期报道了非造影的 MRI 在诊断 SLAP 损伤上的准确率,发现 MRI 对术中 SLAP 撕裂的预见性较差。Amin 等[58] 报道了仅 50% 的特异性,并强调传统 MR 技术对于 SLAP 损伤的局限性,且可能存在较高的过度诊断。当 SLAP 损伤继发于其他病变时,MR 技术将变得更不可靠。MRI 无法准确识别病理性改变,MRI 所显示的异常不能被看作 SLAP 损伤的诊断。MR 技术是 SLAP 损伤的一项有用的辅助检查,但不能作为诊断该病理的首要手段。

治疗：指征与禁忌证

上盂唇和肱二头肌长头腱止点和腱病的手术指征尚无定论,因为正常的解剖常有变异有时难以与真正病理损伤相区别。此外,无症状的上盂唇损伤可能伴发于肩关节损伤。单纯性 SLAP 损伤的发病率为 2%~30%[3, 15, 35, 54],有报道 SLAP 损伤合并其他肩关节病变的发病率更高。在一项针对 544 例肩关节疾病的调查中,SLAP 损伤的发病率为 25%,而存在 SLAP 损伤的肩关节中有 88% 合并其他肩关节疾病[35]。这一合并损伤随着年龄的增加而升高,因此对 40 岁以上的患者不可盲目诊断为单发的 SLAP 损伤。对于老年患者,处理 SLAP 损伤伴发的疾病比单独处理 SLAP 损伤本身能获得更好的临床效果。Coleman 等[11] 比较了单纯处理 SLAP 损伤和同时处理 SLAP 损伤伴发的肩峰撞击征的临床疗效。他发现单纯处理 SLAP 损伤患者中只有 65% 的人获得较好的疗效,而 21% 的人最终发展为临床的肩峰撞击征。Enad 和 Kurtz 发现同时处理 SLAP 损伤及其伴发病变比单纯 SLAP 修补可获得更高的 ASES 评分。对于 SLAP 损伤的最佳治疗方法也存在争议。

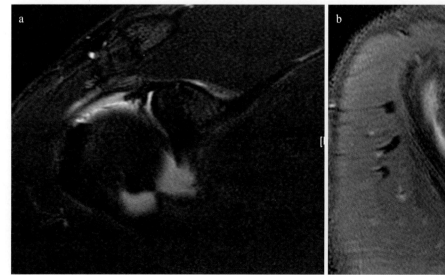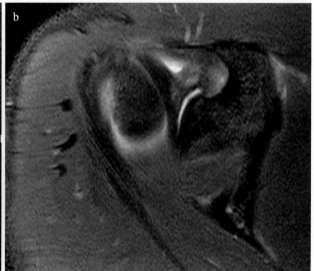

图 20.1　上盂唇撕裂的 T2 加权 MRI,冠状面 (a) 和矢状面 (b)。注意在轴位上,撕裂向后延伸累及肱二头肌肌腱止点

SLAP 修补术、腱切除术和腱固定术是当前的热点话题，少有研究直接比较这些技术。如果合并其他疾病，肌腱切除术可能比 SLAP 修补术更合适。Franceschi 等[53]报道在接受初次肩袖修补术的患者中，肌腱切除术较之 SLAP 修补术能使患者获得更高的 UCLA 评分。Boileau 等[60]报道了一群接受腱切除术或腱固定术的患者比接受 SLAP 修补的患者有更好的疗效。但组间年龄有明显差异，且年轻患者接受 SLAP 修补术，产生了潜在的偏倚。虽然目前仍没有一级研究比较这些方案的不同，但可以预见，SLAP 修补术的指征正变得越来越窄和严格[61]。

决策流程

怀疑 SLAP 损伤的最终也可能是最重要的制定决策工具就是诊断性肩关节镜检查。当一个 SLAP 损伤很明显时，可见肌腱止点盂唇移位和松质骨外露（图 20.2）。其他组成病理性 SLAP 损伤的镜下特征包括：上盂唇分离大于 5 mm、上盂唇下肉芽组织、软骨改变以及肱二头肌长头腱止点周围的盂唇磨损。在区分正常变异与 SLAP 损伤时，即使是经验丰富的关节镜医师也会产生分歧。Gobezie 等[21]报道了经验丰富的肩关节外科医师对于 SLAP 损伤的诊断存在观察者内和观察者间差异。他发

现医师通常难以区分 II 型 SLAP 损伤与正常解剖变异，也难以区分 III 型与 IV 型 SLAP 损伤。因此，确诊 SLAP 损伤依赖于详尽的病史、全面的体格检查、恰当的影像学资料、与病理一致的关节镜下表现以及确切的证据。一旦确诊 SLAP 损伤后，就应开始依据患者的年龄、所从事的活动、康复潜能、美观需求以及其他合并疾病进行决策。患有单纯性 II 型 SLAP 损伤的年轻患者与合并肩袖损伤的 II 型 SLAP 损伤的 50 岁左右患者，其治疗策略大相径庭。后者几乎没有证据证实伴发 SLAP 损伤是病理的，以及会产生症状。研究表明，无症状的上盂唇分离可能是老化征象的一部分[62]。单纯性 SLAP 损伤并不多见，当这一诊断确定时，通常被认为是造成肩痛、功能障碍的首要原因，往往需要手术治疗。

Snyder 最初的分型带有针对大部分类型有用的指南：I 型损伤的治疗已有共识，通常不需治疗或仅在少数情况下进行清理。同样地，对于不累及肱二头肌腱止点的较大移位碎片，一般认为关节清理术可适当除去机械瓣和非结构性盂唇碎片。III 型或 IV 型 SLAP 损伤伴关节不稳时，偶尔需行修补术。其他伴有延伸的盂唇不稳定的 SLAP 损伤，如 V 型、VIII 型或 IX 型，一致认为需行修补术，且文献报道在恢复肩关节稳定性方面有显著疗效[27, 63, 64]。

然而，II 型 SLAP 损伤在关节镜专家中仍是一

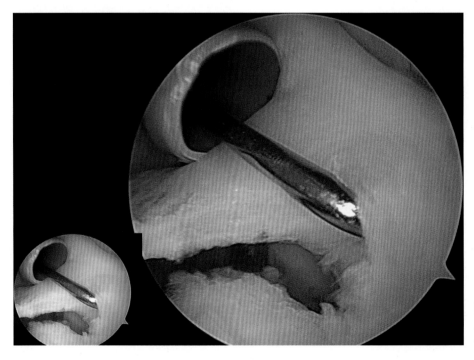

图 20.2 II 型 SLAP 损伤镜下所见。注意上盂唇分离，被覆盂唇下肉芽组织

个争议的话题。有些研究显示，Ⅱ 型 SLAP 损伤的患者经过治疗后，约 90% 的患者疼痛明显缓解，但运动回归率，特别是投掷运动，差别较大 [25, 65-68]。对这一问题的系统回顾研究显示，投掷运动回归率在 22%~64% [69, 70]，表明我们对于投手肩关节疼痛机制尚未完全了解。应当把投手有 SLAP 损伤的投手与非投手独立开来，采用更特异的结果测量量表 [7, 8, 71]，并注意其伴随的肩关节疾病。腱切断术和固定术作为修补之外的治疗选择，已被越来越多的患者所接受。但是在投掷选手中该治疗的效果仍需关注，因为肱二头肌对投球时肩关节的稳定性至关重要 [52, 72-74]，目前仍没有研究直接比较这两种方法的效果。近期一项研究 [75] 显示，对患有 Ⅱ 型 SLAP 损伤的投掷选手采取保守治疗不仅有更高的回归投掷竞赛的概率，而且有更高的概率回归相同竞赛水平。

据 Weber 等 [6] 在由美国骨科学会申请人报道的他们关于 SLAP 的研究报告，SLAP 修补术后并发症为 "既不常见也不可忽视的总概率为 4.7%"。其他文献报道指出 SLAP 损伤患者初次修补术后效果不佳，并发症包括疼痛、僵硬以及伴或不伴机械症状。这些患者翻修治疗的效果较初次 SLAP 修补术差。

肩关节镜治疗：手术技术

患者体位

沙滩椅位和侧卧位均适用于关节镜下 SLAP 损伤修补术，我们更推荐侧卧位结合全身麻醉和肌间沟神经阻滞。在进行术前核对后确保侧卧位和预防性应用抗生素，并在麻醉状态下对双侧肩关节进行检查。尤其关注交锁或再现弹响，这提示关节内机械性阻挡或游离体。此外，由于上盂唇损伤可能导致或加重体检时的移位，我们需对移位的客观表现加以详细记录。

手术入路

一般说来，通过标准的后方、前上方这两个入路即可进行大多数 SLAP 损伤修补术。我们通常在肩峰后外侧角向下 2 cm、向内 1 cm 建立标准后方入路。后方入路建立后，镜下证实 SLAP 损伤存在，将前上套管在较正常更加偏外上的位置放置。此位置大致相当于肩峰前外侧角向外 1 cm，这一入路直接位于长头腱后方、冈上肌前缘下方（图 20.3）。这一位置可使锚钉固定在肱二头肌腱后方 11 点处，而不需再建立新的入路或损伤肩袖。有时需要制作盂中入路以协助缝线操作。制作经肩袖或 Neviaser 入路可对后上盂唇进行操作。是否另行建立上述入路取决于手术医师的个人偏好和对于患者体型、肩关节囊僵硬度和需处理的合并疾病的综合考量。在肩峰后外侧角前下方可建立 Wilmington 入路，通过这一入路可对肩胛盂后上方进行操作，能有效地处理后上方 Ⅱ 型 SLAP 损伤。

诊断性肩关节镜：理解与识别镜下病理

诊断性肩关节镜检查是处理 SLAP 损伤中的重

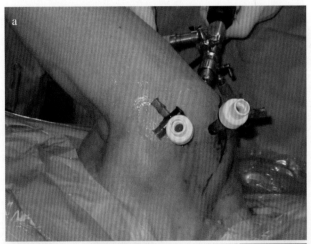

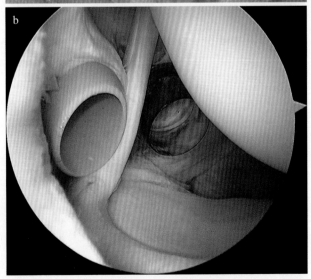

图 20.3　SLAP 修补的前上入路的体外图像（a）和关节镜下图像（b）。注意入路恰好经过肱二头肌肌腱后方，确保能在最佳位置置入锚钉

要环节，我们通过触诊结合前、后方入路所见镜下改变确保诊断病变程度的可靠性。我们采用 Snyder 的肩关节 15 点检查法评估撕裂或其他病变的损伤程度[13]。我们采用确诊 SLAP 损伤的 Snyder 诊断标准的相似流程来确诊 SLAP 损伤，包括盂唇软骨分离、肱二头肌长头腱止点红斑以及大于 5 mm 的盂唇移位[79]。患肢在牵引并外展外旋时出现"回剥"现象，也能帮助评估异常的盂唇分离。每例肱二头肌长头腱均应在镜下检查，使用探钩将肌腱牵拉入盂肱关节以观察结节间沟内的部分肌腱，以观察食肉有额外的远端病变。

手术步骤（框 20.1）

缝合过程中最开始也最重要的步骤是生物学准备。如果下面的生物因素不起效导致撕裂处不愈合，即使是完美的缝合也可能因此失败。因此，我们在术中花大量时间确保撕裂被清理、暴露关节盂侧出血骨面。所有变性、纤维化组织都应被清除，直至计划修补的部位可见渗血的松质骨（图 20.4）。这可以通过打磨头完成，但我们建议使用锉刀或刨刀，因为关节盂上部较软，应当避免过度骨质破坏以免损害肱二头肌长头腱解剖止点。

下一步就要设计锚钉植入的位置。锚钉的植入要使撕裂的盂唇能被良好固定且免受过度应力，而且锚钉外形尽可能小。对于典型的 11：00~1：00 的 SLAP 损伤，锚钉应被放置在 11：30~12：30 的位置。这一位置能保证对撕裂部位加压而不会将盂

框 20.1　窍门与技巧

- 应确保入路制作准确以能够到达期望的后上锚定点。最好补充建立经肩袖或 Neviaser 入路而不是将锚钉放置在将就的位置。

- 如果使用缝线梭缝合器，可建立盂中入路以确保缝线管理自如。尽管一个单独的入路可完成这些，但双入路缝合可以花少量时间获得较大裨益。

- 切勿忽视生物学准备。确保位于关节盂顶部的骨松质渗血情况良好以获得良好的远期结果。切勿过度切割损伤肩胛盂上部。

- 确保缝合完成时缝线远离关节面。无结缝合或褥式缝合可以免除这一顾虑。斜褥式缝合可获得最佳缝合位置和解剖重建，使肱二头肌长头腱免受过度限制。

- 锚钉置入的位置避免超出 12 点半范围，因为很少有 SLAP 损伤超过 12 点半位置，超出这一范围置钉会使外旋受限的风险明显升高。

唇移动到一个非解剖的位置。锚钉的位置不应迁就于入路的位置，必要时应自由地增加入路以确保锚钉位置的正确性，而不是将锚钉放置于一个讲究的位置。手术力求使肱二头肌肌腱免受过度限制。缝合的范围超过 12 点半会增加患者术后臂外旋受限的概率，特别是对于过顶运动员，微小的偏差也会产生巨大的影响。很显然，对于高需求的过顶运动员，重要的是重建解剖而不仅是稳定盂唇止点。

缝合过程可以采用单一步骤的组织穿刺抓线

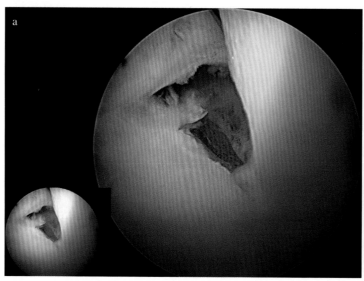
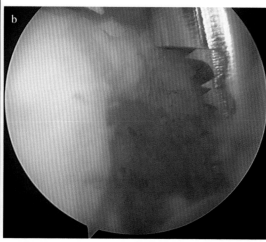

图 20.4　SLAP 损伤修补前的镜下图像（a）；注意暴露骨出血面的同时不过度损伤上肩胛盂（b）

器，也可采用缝线梭（图 20.5）。如果采用缝线梭，我们建议转为双前方入路以便于缝线管理。如前所述，手术医师可以采用简单或褥式缝合，且要以多结以保证环的安全性。最重要的是确保所有缝线材料在手术完成后远离关节面（图 20.6）。采用无结带线锚钉可以免除这一顾虑，也是修补 SLAP 损伤的一个选择。

稳的年轻患者，需悬吊固定 6 周。4~6 周，患者可渐进性全范围关节活动，并可进行主动 ROM。术后 6 周开始进行轻柔的肩袖肌力训练。术后 3 个月，患者可回归到特定的运动和工作锻炼模式。术后 4~5 个月，可恢复所有一般活动。术后 5~6 月，可进行上举过顶和体育运动。投掷型及过顶运动需要更长的恢复期，期间应给予患者适当的指导 [12, 80]。

术后护理

患者术后应佩戴制动式吊带 3~4 周，允许肩胛骨活动，在肩胛骨平面外展 90° 和外旋 30° 的范围内进行轻柔的被动运动。复杂撕裂的或伴有肩关节不

文献综述

通过文献回顾对 SLAP 损伤疗效评估并不简单。合并症、年龄、活动强度仅仅是影响结果的一小部分因素，然而许多研究并没有针对这些混杂因素进

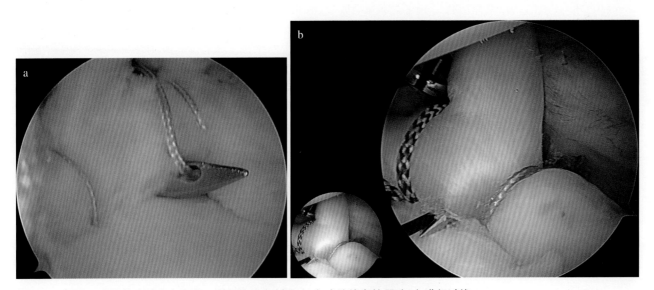

图 20.5　沿肱二头肌长头腱止点下方，利用缝线穿刺器（a）或缝线穿梭器（b）进行过线

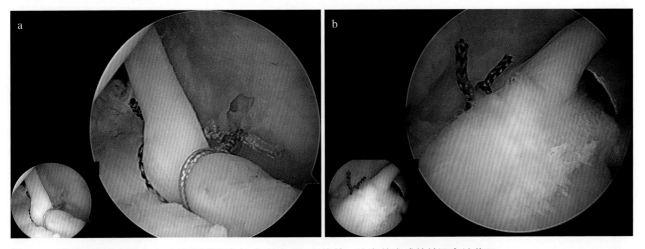

图 20.6　采用双线锚定技术（a）和褥式缝合（b）完成 SLAP 修补，注意使完成的结远离关节面

行分层研究。此外，SLAP 损伤的缝合材料逐步从可吸收钉过渡到带线锚钉，这一因素也可能影响研究结果。最后，投手中的 SLAP 损伤应单独研究，因为他们能否回归精英投手不仅取决于手术疗效，还取决于竞赛的水平。

对于诊断明确的 SLAP 损伤患者，特别是单纯性 SLAP 损伤，大部分文献均报道了较高的疼痛缓解率和主观满意度。近期一些研究（包括使用了现代技术）显示，高达 90% 的患者获得了优良的疗效，这一研究的评价指标包括患者满意度及量表评分 [25, 65-68]。但涉及投手时，我们应当谨慎对待这一研究结果，因为他们回归比赛的概率并不可靠。因此，投掷选手的评效分析应当单独进行，关于这一特殊话题，已发表的文献总结见表 20.4。

表 20.4　SLAP 术后的回归投掷运动

作者	手术类型	运动员类型	结果	备注
Morgan (1998) [34]	SLAP 修补术	102 名投掷选手中的 37 名投手	87% 的患者恢复至受伤前竞技水平	
Bradley (2008) [71]	后关节囊修补投掷选手与非投掷选手	27 名投手	89% 优良，但仅有 55% 的患者恢复至受伤前水平	
Kim (2002) [66]	SLAP 修补术	18 名过顶运动员	仅有 22% 的患者恢复伤前水平	
Andrews (2003) [80]	SLAP 修补术 ± 热皱缩	130 名运动员（105 名投手）	87% 的患者回归运动	SLAP 修补术结合热皱缩比单纯 SLAP 修补术更好
Ide (2005) [67]	SLAP 修补术	19 名投手	63% 的患者恢复伤前水平	棒球比其他过顶运动预后最差
Neuman (2011) [7]	SLAP 修补术	30 名过顶运动员	ASES 评分 88 分，KJOC 评分 74 分	3.5 年回顾性调查
Brockmeier (2009) [68]	SLAP 修补术	大样本调查，含 28 名过顶运动员	71% 的患者回归投掷运动	创伤性的回归率（92%）高于隐匿性（64%）
Cohen (2011) [81]	大样本量投手 SLAP 修补术	22 名职业投手	32% 的患者回归运动	
Neri (2011) [8]	SLAP 修补术	23 名精英投掷选手	57% 的患者恢复伤前水平，RC 撕裂患者疗效不佳	KJOC 评分比 ASES 评分更好地预测疗效

总　结

上盂唇损伤仍是肩关节外科医生中富有争议和挑战的话题。解剖变异、年龄差异、缺乏具有诊断性作用的病史、体格检查和影像学资料，对哪怕非常有经验的医师也是一种挑战。全面和详细的检查结合多种诊断工具，可帮助医师鉴别 SLAP 损伤和解剖变异。手术决策时，应当考虑患者的年龄、从事活动以及合并症。诊治合并症是治疗中的重要环节，注重细节是治疗 SLAP 损伤时手术医生需要做到的。对于无症状 SLAP 损伤，尤其是发生于老年患者，应当仔细考虑制定治疗计划。术后康复是这类损伤的整体治疗中的一个重要部分，尤其是投掷运动员。必须控制患者的期望值，因为疼痛缓解率往往比恢复原有的投掷水平更可靠。只有通过苛刻而准确的方法，SLAP 损伤的治疗才能成功，才能使医生和患者都获得满意的结局。

参·考·文·献

1. Andrews JR, Broussard TS, Carson WG. Arthroscopy of the shoulder in the management of partial tears of the rotator cuff: a preliminary report. Arthroscopy. 1985;1:117–22.

2. Andrews JR, Carson Jr WG, McLeod WD. Glenoid labrum tears related to the long head of the biceps. Am J Sports Med. 1985;13:337–41.

3. Snyder SJ, Karzel RP, Del Pizzo W, Ferkel RD, Friedman MJ. SLAP lesions of the shoulder. Arthroscopy. 1990;6:274–9.

4. Onyekwelu I, Khatib O, Zuckerman JD, Rokito AS, Kwon YW. The rising incidence of arthroscopic superior labrum anterior and posterior (SLAP) repairs. J Shoulder Elbow Surg. 2012;21:728–31.

5. Tokish J. Incidence of orthopaedic non-battle injury 2004–2008. Department of Defense Medical Surveillance System; Presented at 2012 Society of Military Orthopaedic Surgeons Meeting, Naples, Fl, 2012.

6. Weber SC, Martin DF, Seiler 3rd JG, Harrast JJ. Superior labrum anterior and posterior lesions of the shoulder: incidence rates, complications, and outcomes as reported by American Board of Orthopedic Surgery. Part II candidates. Am J Sports Med. 2012; 40:1538–43.

7. Neuman BJ, Boisvert CB, Reiter B, Lawson K, Ciccotti MG, Cohen SB. Results of arthroscopic repair of type II superior labral anterior posterior lesions in overhead athletes: assessment of return to preinjury playing level and satisfaction. Am J Sports Med. 2011;39:1883–8.

8. Neri BR, ElAttrache NS, Owsley KC, Mohr K, Yocum LA. Outcome of type II superior labral anterior posterior repairs in elite overhead athletes: effect of concomitant partial-thickness rotator cuff tears. Am J Sports Med. 2011;39:114–20.

9. Kim SH, Ha KI, Ahn JH, Choi HJ. Biceps load test II: a clinical test for SLAP lesions of the shoulder. Arthroscopy. 2001;17:160–4.

10. O'Brien SJ, Pagnani MJ, Fealy S, McGlynn SR, Wilson JB. The active compression test: a new and effective test for diagnosing labral tears and acromioclavicular joint abnormality. Am J Sports Med. 1998;26:610–3.

11. Coleman SH, Cohen DB, Drakos MC, Allen AA, Williams RJ, O'brien SJ, et al. Arthroscopic repair of type II superior labral anterior posterior lesions with and without acromioplasty: a clinical analysis of 50 patients. Am J Sports Med. 2007;35:749–53.

12. Wilk KE, Reinold MM, Dugas JR, Arrigo CA, Moser MW, Andrews JR. Current concepts in the recognition and treatment of superior labral (SLAP) lesions. J Orthop Sports Phys Ther. 2005;35:273–91.

13. Snyder S. Superior labral anterior to posterior lesions. 2nd ed. Philadelphia: Williams and Wilkins; 2002.

14. Vangsness Jr CT, Jorgenson SS, Watson T, Johnson DL. The origin of the long head of the biceps from the scapula and glenoid labrum. An anatomical study of 100 shoulders. J Bone Joint Surg. 1994;76B:951–4.

15. Oh JH, Kim JY, Kim WS, Gong HS, Lee JH. The evaluation of various physical examinations for the diagnosis of type II superior labrum anterior and posterior lesion. Am J Sports Med. 2008;36:353–9.

16. Connell DA, Potter HG, Wickiewicz TL, Altchek DW, Warren RF. Noncontrast magnetic resonance imaging of superior labral lesions. 102 cases confirmed at arthroscopic surgery. Am J Sports Med. 1999;27:208–13.

17. Bencardino JT, Beltran J, Rosenberg ZS, Rokito A, Schmahmann S, Mota J, et al. Superior labrum anterior-posterior lesions: diagnosis with MR arthrography of the shoulder. Radiology. 2000;214:267–71.

18. Tung GA, Entzian D, Green A, Brody JM. High-field and low-field MR imaging of superior glenoid labral tears and associated tendon injuries. AJR Am J Roentgenol. 2000;174:1107–14.

19. Jee WH, McCauley TR, Katz LD, Matheny JM, Ruwe PA, Daigneault JP. Superior labral anterior posterior (SLAP) lesions of the glenoid labrum: reliability and accuracy of MR arthrography for diagnosis. Radiology. 2001;218:127–32.

20. Keener JD, Brophy RH. Superior labral tears of the shoulder: pathogenesis, evaluation, and treatment. J Am Acad Orthop Surg. 2009;17:627–37.

21. Gobezie R, Zurakowski D, Lavery K, Millett PJ, Cole BJ, Warner JJ. Analysis of interobserver and intraobserver variability in the diagnosis and treatment of SLAP tears using the Snyder classification. Am J Sports Med. 2008;36:1373–9.

22. Eakin CL, Faber KJ, Hawkins RJ, Hovis WD. Biceps tendon disorders in athletes. J Am Acad Orthop Surg. 1999;7:300–10.

23. Habermeyer P, Kaiser E, Knappe M, Kreusser T, Wiedemann E. Functional anatomy and biomechanics of the long biceps tendon. Unfallchirurg. 1987;90:319–29.

24. Mileski RA, Snyder SJ. Superior labral lesions in the shoulder: pathoanatomy and surgical management. J Am Acad Orthop Surg. 1998;6:121–31.

25. Rhee YG, Lee DH, Lim CT. Unstable isolated SLAP lesion: clinical presentation and outcome of arthroscopic fixation. Arthroscopy. 2005;21:1099.

26. Phillips JC, Cook C, Beaty S, Kissenberth MJ, Siffri P, Hawkins RJ. Validity of noncontrast magnetic resonance imaging in diagnosing superior labrum anterior–posterior tears. J Shoulder Elbow Surg. 2013;22:3–8.

27. Seroyer S, Tejwani SG, Bradley JP. Arthroscopic capsulolabral reconstruction of the type VIII superior labrum anterior posterior lesion: mean 2–year follow–up on 13 shoulders. Am J Sports Med. 2007;35:1477–83.

28. Maffet MW, Gartsman GM, Moseley B. Superior labrum–biceps tendon complex lesions of the shoulder. Am J Sports Med. 1995;23: 93–8.

29. Beltran J, Bencardino J, Mellado J, Rosenberg ZS, Irish RD. MR arthrography of the shoulder: variants and pitfalls. Radiographics. 1997;17:1403–12.

30. Mohana–Borges AV, Chung CB, Resnick D. Superior labral anteroposterior tear: classification and diagnosis on MRI and MR arthrography. AJR Am J Roentgenol. 2003;181:1449–62.

31. Nord KD, Ryu KN. Further refinement of SLAP classification. In: 24th Arthroscopy Association of North America annual meeting, E–poster, Orlando, 2004.

32. Powell SE, Nord KD, Ryu RKN. The diagnosis, classification and treatment of SLAP lesions. Oper Tech Sports Med. 2004;12:99–110.

33. Burkhart SS, Morgan CD, Kibler WB. The disabled throwing shoulder: spectrum of pathology Part I: pathoanatomy and biomechanics. Arthroscopy. 2003;19:404–20.

34. Morgan CD, Burkhart SS, Palmeri M, Gillespie M. Type II SLAP lesions: three subtypes and their relationships to superior instability and rotator cuff tears. Arthroscopy. 1998;14:553–65.

35. Kim TK, Queale WS, Cosgarea AJ, McFarland EG. Clinical features of the different types of SLAP lesions: an analysis of one hundred and thirty–nine cases. J Bone Joint Surg. 2003;85A:66–71.

36. Nam EK, Snyder SJ. The diagnosis and treatment of superior labrum, anterior and posterior (SLAP) lesions. Am J Sports Med.

2003;31:798–810.

37. Voos JE, Pearle AD, Mattern CJ, Cordasco FA, Allen AA, Warren RF. Outcomes of combined arthroscopic rotator cuff and labral repair. Am J Sports Med. 2007;35:1174–9.

38. Burkhart SS, Morgan CD, Kibler WB. The disabled throwing shoulder: spectrum of pathology Part Ⅲ: the SICK scapula, scapular dyskinesis, the kinetic chain, and rehabilitation. Arthroscopy. 2003;19:641–61.

39. Myers JB, Laudner KG, Pasquale MR, Bradley JP, Lephart SM. Glenohumeral range of motion deficits and posterior shoulder tightness in throwers with pathologic internal impingement. Am J Sports Med. 2006;34:385–91.

40. Nakagawa S, Yoneda M, Hayashida K, Obata M, Fukushima S, Miyazaki Y. Forced shoulder abduction and elbow flexion test: a new simple clinical test to detect superior labral injury in the throwing shoulder. Arthroscopy. 2005;21:1290–5.

41. Kibler WB. Specificity and sensitivity of the anterior slide test in throwing athletes with superior glenoid labral tears. Arthroscopy. 1995;11:296–300.

42. Berg EE, Ciullo JV. A clinical test for superior glenoid labral or 'SLAP' lesions. Clin J Sport Med. 1998;8:121–3.

43. Kim SH, Ha KI, Han KY. Biceps load test: a clinical test for superior labrum anterior and posterior lesions in shoulders with recurrent anterior dislocations. Am J Sports Med. 1999;27:300–3.

44. Zaslav KR. Internal rotation resistance strength test: a new diagnostic test to differentiate intra–articular pathology from outlet (Neer) impingement syndrome in the shoulder. J Shoulder Elbow Surg. 2001;10:23–7.

45. Stetson WB, Templin K. The crank test, the O'Brien test, and routine magnetic resonance imaging scans in the diagnosis of labral tears. Am J Sports Med. 2002;30:806–9.

46. Myers TH, Zemanovic JR, Andrews JR. The resisted supination external rotation test: a new test for the diagnosis of superior labral anterior posterior lesions. Am J Sports Med. 2005;33:1315–20.

47. Kim YS, Kim JM, Ha KY, Choy S, Joo MW, Chung YG. The passive compression test: a new clinical test for superior labral tears of the shoulder. Am J Sports Med. 2007;35:1489–94.

48. Michener LA, Doukas WC, Murphy KP, Walsworth MK. Diagnostic accuracy of history and physical examination of superior labrum anterior– posterior lesions. J Athl Train. 2011;46:343–8.

49. Cook C, Beaty S, Kissenberth MJ, Siffri P, Pill SG, Hawkins RJ. Diagnostic accuracy of five orthopedic clinical tests for diagnosis of superior labrum anterior posterior (SLAP) lesions. J Shoulder Elbow Surg. 2012;21:13–22.

50. McFarland EG, Kim TK, Savino RM. Clinical assessment of three common tests for superior labral anterior–posterior lesions. Am J Sports Med. 2002;30:810–5.

51. Parentis MA, Mohr KJ, ElAttrache NS. Disorders of the superior labrum: review and treatment guidelines. Clin Orthop Relat Res. 2002;400:77–87.

52. Hitchcock HH, Bechtol CO. Painful shoulder; observations on the role of the tendon of the long head of the biceps brachii in its causation. J Bone Joint Surg. 1948;30A:263–73.

53. Franceschi F, Longo UG, Ruzzini L, Rizzello G, Maffulli N, Denaro V. No advantages in repairing a type Ⅱ superior labrum anterior and posterior (SLAP) lesion when associated with rotator cuff repair in patients over age 50: a randomized controlled trial. Am J Sports Med. 2008;36:247–53.

54. Parentis MA, Glousman RE, Mohr KS, Yocum LA. An evaluation of the provocative tests for superior labral anterior posterior lesions. Am J Sports Med. 2006;34:265–8.

55. Guanche CA, Jones DC. Clinical testing for tears of the glenoid labrum. Arthroscopy. 2003;19:517–23.

56. Applegate GR, Hewitt M, Snyder SJ, Watson E, Kwak S, Resnick D. Chronic labral tears: value of magnetic resonance arthrography in evaluating the glenoid labrum and labral–bicipital complex. Arthroscopy. 2004;20:959–63.

57. Waldt S, Burkart A, Lange P, Imhoff AB, Rummeny EJ, Woertler K. Diagnostic performance of MR arthrography in the assessment of superior labral anteroposterior lesions of the shoulder. AJR Am J Roentgenol. 2004;182:1271–8.

58. Amin MF, Youssef AO. The diagnostic value of magnetic resonance arthrography of the shoulder in detection and grading of SLAP lesions: comparison with arthroscopic findings. Eur J Radiol. 2012;81:2343–7.

59. Enad JG, Kurtz CA. Isolated and combined type Ⅱ SLAP repairs in a military population. Knee Surg Sports Traumatol Arthrosc. 2007; 15:1382–9.

60. Boileau P, Baque F, Valerio L, Ahrens P, Chuinard C, Trojani C. Isolated arthroscopic biceps tenotomy or tenodesis improves symptoms in patients with massive irreparable rotator cuff tears. J Bone Joint Surg. 2007;89A:747–57.

61. Zhang AL, Kreulen C, Ngo SS, Hame SL, Wang JC, Gamradt SC. Demographic trends in arthroscopic SLAP repair in the United States. Am J Sports Med. 2012;40:1144–7.

62. Pfahler M, Haraida S, Schulz C, Anetzberger H, Refior HJ, Bauer GS, et al. Age–related changes of the glenoid labrum in normal shoulders. J Shoulder Elbow Surg. 2003;12:40–52.

63. Warner JJ, Kann S, Marks P. Arthroscopic repair of combined Bankart and superior labral detachment anterior and posterior lesions: technique and preliminary results. Arthroscopy. 1994;10: 383–91.

64. Tokish JM, McBratney CM, Solomon DJ, Leclere L, Dewing CB, Provencher MT. Arthroscopic repair of circumferential lesions of the glenoid labrum. J Bone Joint Surg. 2009;91A:2795–802.

65. Samani JE, Marston SB, Buss DD. Arthroscopic stabilization of type Ⅱ SLAP lesions using an absorbable tack. Arthroscopy. 2001;17:19–24.

66. Kim SH, Ha KI, Choi HJ. Results of arthroscopic treatment of superior labral lesions. J Bone Joint Surg. 2002;84A:981–5.

67. Ide J, Maeda S, Takagi K. Sports activity after arthroscopic superior labral repair using suture anchors in overhead-throwing athletes. Am J Sports Med. 2005;33:507–14.

68. Brockmeier SF, Voos JE, Williams 3rd RJ, Altchek DW, Cordasco FA, Allen AA. Outcomes after arthroscopic repair of type Ⅱ SLAP lesions. J Bone Joint Surg. 2009;91A:1595–603.

69. Gorantla K, Gill C, Wright RW. The outcome of type Ⅱ SLAP repair: a systematic review. Arthroscopy. 2010;26:537–45.

70. Sayde WM, Cohen SB, Ciccotti MG, Dodson CC. Return to play after type Ⅱ superior labral anterior-posterior lesion repairs in athletes: a systematic review. Clin Orthop Relat Res. 2012;470:

1595–600.

71. Radkowski CA, Chhabra A, Baker 3rd CL, Tejwani SG, Bradley JP. Arthroscopic capsulolabral repair for posterior shoulder instability in throwing athletes compared with nonthrowing athletes. Am J Sports Med. 2008;36:693–9.

72. Itoi E, Kuechle DK, Newman SR, Morrey BF, An KN. Stabilising function of the biceps in stable and unstable shoulders. J Bone Joint Surg. 1993;75B:546–50.

73. Rodosky MW, Harner CD, Fu FH. The role of the long head of the biceps muscle and superior glenoid labrum in anterior stability of the shoulder. Am J Sports Med. 1994;22:121–30.

74. Pagnani MJ, Deng XH, Warren RF, Torzilli PA, O'Brien SJ. Role of the long head of the biceps brachii in glenohumeral stability: a biomechanical study in cadavera. J Shoulder Elbow Surg. 1996;5: 255–62.

75. Fedoriw W, Ramkumar B, Litner D. Nonsurgical and surgical treatment of superior labral tears in professional baseball pitchers. In: Abstracts American Orthopaedic Society for Sports Medicine 2012 annual meeting, paper #6, Baltimore, 2012.

76. Katz LM, Hsu S, Miller SL, Richmond JC, Khetia E, Kohli N, et al. Poor outcomes after SLAP repair: descriptive analysis and prognosis. Arthroscopy. 2009;25:849–55.

77. Park S, Glousman RE. Outcomes of revision arthroscopic type II superior labral anterior posterior repairs. Am J Sports Med. 2011;39:1290–4.

78. Nord KD, Masterson JP, Mauck BM. Superior labrum anterior posterior (SLAP) repair using the Neviaser portal. Arthroscopy. 2004;20:129–33.

79. Snyder SJ, Banas MP, Karzel RP. An analysis of 140 injuries to the superior glenoid labrum. J Shoulder Elbow Surg. 1995;4:243–8.

80. Reinold MM, Wilk KE, Hooks TR, Dugas JR, Andrews JR. Thermal-assisted capsular shrinkage of the glenohumeral joint in overhead athletes: a 15- to 47-month follow-up. J Orthop Sports Phys Ther. 2003;33:455–67.

81. Cohen SB, Sheridan S, Ciccotti MG. Return to sports for professional baseball players after surgery of the shoulder or elbow. Sports Health. 2011;3(1):105–111.

第 21 章

肩峰下撞击

Maristella F. Saccomanno, Silvia Careri, Matteo Bartoli, and Giuseppe Milano

包倪荣　译

肩峰下间隙以喙肩弓作为上界，包括肩峰前部、喙突、喙肩韧带和肩锁关节，其下界则是包绕肱骨头的肩袖。Neer[1] 在 1972 年首次强调了喙肩弓退变与肩袖以及肱二头肌长头腱腱病的相关性。他认为肩痛的主要原因是"肩峰下撞击征"，因为肩峰下间隙病理性的减小造成了在上肢屈伸、外展，以及旋转运动时出现喙肩弓与肩袖之间的摩擦，最终导致了肩峰下间隙所有结构的退变性损伤。

流行病学

肩峰下撞击是造成肩痛的最常见原因，44%~65% 的肩部疾病是由其造成的[2-5]。

有几项研究显示了肩痛在不同国家的发病率：最近一项法国的研究表明肩峰下撞击征是职业人群中最常见的上肢疾病[6]。一项荷兰的研究估计肩部疾病的累积发生率为 19/1 000 人·年[7]。一项综述回顾了肩部疾病在普通人群中发病率的流行病学调查结果，结果显示美国、英国、斯堪的纳维亚半岛、古巴、英国、南非、西班牙、尼日利亚的发病率为每年 4.7%~46.7%[8]。

在过顶运动员以及体力劳动者中发病率更高，这与他们的竞技姿态以及长时间的重复动作有关[9-12]。

病理生理学

因为撞击征是由很多不同掺杂因素相互作用而造成的[13]，所以很难明确和理解导致肩痛的病因。Ellman 和 Gartsman[14] 将这些因素分为内在因素、外在因素以及继发性因素。

内在因素

内在因素造成了肌腱的形态学及其功能上的影响。导致肌腱厚度增加（肿胀）的同时引起三角肌与冈上肌之间力偶的功能性失衡（见第 2 章）。

内在因素包括：

- 肩袖老化的自然进程[15-18]。
- 血液供应的不足[19-24]。
- 生物学及力学性能低下造成拉伸和剪切负荷的损伤[25-30]。

在 40 岁以后，随着年龄的增加，肩袖部分撕裂以及全层撕裂的发病率也在增加[15-18, 31, 32]。生物力学研究表明随着年龄的增加，肌腱的弹力以及最大抗拉力都在减小[33]。组织学研究发现在老年肌腱组织中出现了钙化以及纤维血管增生的退行性改变，这在年轻人肌腱组织中不会出现，两者均无肩部疾病史[25]。此外肌腱中的黏多糖以及蛋白多糖成分也在减少，最终导致了 I 型胶原成分的减少以及排列杂乱无序、脆弱的 III 型胶原成分的增加以及更多肌腱细胞的凋亡[25, 26, 34, 35]。很明显，这些基质成分的变化与肌腱厚度不均的肌腱形态学变化相吻合[36]。

血管化的作用并没有被很好阐明。Codman 首次提出了"关键区域"这个概念，该区域位于冈上肌肱骨大结节止点内侧大约 1 cm 的地方，该区域血管少，是肌腱损伤最常发生的位置[37]。与之相对的研究发现，活体研究既未发现关键区无血供也未发现肌腱的关节面血供缺失的证据。相反地，有几位研究者认为肩袖的退变和慢性肩袖肌腱病变会伴随血管反应的增加[19, 20, 23, 25, 40]。

内在因素学说[20, 42] 的支持者们坚信肩峰下撞

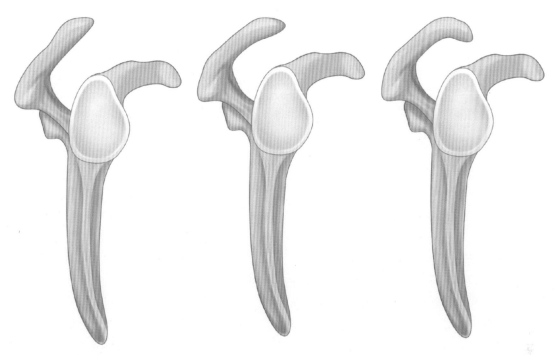

图 21.1　肩峰形态，根据 Bigliani 分型

击征的主要触发因素是由于肌腱的损伤，特别是冈上肌。退变或反复的微损伤可减弱冈上肌腱，使其不能将肱骨头固定于肩胛盂窝的中心并有向上移位的趋势，造成了肩峰下间隙的狭窄，导致肩袖组织与肩峰下表面的磨损。因此，肩峰撞击是一种结果而不是造成肩袖损伤的起因。

外在因素

外在因素包括一些引起肩峰下间隙减小的因素，而该间隙正是冈上肌所在的间隙。Neer 是第一个将该状况定义为"出口撞击"，认为这是引起撞击的最常见原因。

肩峰下间隙的减小与喙肩弓组成的组织形态学改变相关：

- 肩峰的形态学：Bigliani 等将肩峰形态分为 3 型：Ⅰ 型（平坦型）、Ⅱ 型（弧型）、Ⅲ 型（钩型）[44]（图 21.1）。Ⅲ 型肩峰已经被证明与撞击征的发生密切相关 [45, 46]。
- 肩峰角与肩峰后倾：肩峰后倾不足或者过度水平与肩峰下撞击有关 [47-50]。
- 肩峰倾斜：Aoki 等 [47] 在有撞击的患者中注意到肩峰倾斜的减小（肩峰相对于肩胛骨的走行）
- 肩锁关节下表面骨赘的增生 [1, 51]。
- 由于喙肩韧带的骨化引起的肩峰前下缘的骨赘 [1, 52, 53]。
- 二分肩峰：由于肩峰骨化中心未能与肩峰突融合 [54]，由于喙肩韧带牵拉高活动度的骨骺而引起前屈，造成撞击。
- 肱骨大结节、喙突或者肩峰骨折后改变 [51-57]。

Soslowsky 等 [58] 在动物实验中发现外在的机械性压迫在活动过度组引起了肌腱组织的退变，却不能导致正常活动量组老鼠肌腱组织的退变。因此，可以认为骨性解剖结构是出现肩峰下撞击的倾向而不是病因。而过度使用则是支持该学说的必不可少的因素，Yamaguchi[59] 等已经证明了肩袖损伤在利势侧肢体更加常见。

继发性因素

继发性撞击机制主要与生物力学因素相关，如正常盂肱关节的运动学改变、姿势的异常、肩袖和肩胛周围肌肉的力量不足，以及胸小肌和后关节囊延展性的下降。盂肱关节的运动学异常导致了动力性的肩峰下间隙狭窄 [60-62]。姿势的异常、肌肉力量的不足以及胸小肌和后方关节囊的牵拉则直接影响了肩胛和肱骨的运动学特性。

受到肩峰下撞击影响的患者往往拥有肩胛骨后倾减，上旋减小和内旋增加 [63-65]。所以继发性因素是指一些影响了盂肱关节正常稳定机制的因素。

不稳

不稳是造成年轻患者肩峰下撞击的最常见原因，前方或者多向不稳改变了正常被动稳定机制从而使冈上肌不能很好地发挥其作用。这使原有的关节动态平衡被改变，肱骨头在外展时由于三角肌的牵拉而出现向上偏移，因此出现了肩峰下的撞击[66, 67]。许多被慢性肩峰下撞击所困扰的投掷运动员经常存在伴随的盂肱关节的不稳。这些患者容易出现继发于肩关节不稳的肩袖损伤[68]。

过度使用

过度使用会导致肩关节静态稳定结构的损伤（常见于投掷运动员）从而引起动态稳定结构的改变，特别是肩袖的改变引起了肩关节功能的改变。实际上投掷运动时产生的冲击力比肩关节静态稳定结构所能提供的代偿能力大得多[69]。这会造成肩袖组织的过度拉伸，从而使肩袖组织和肩胛周围肌肉强度逐渐变弱，产生功能性撞击，久之出现肩峰下撞击征。

后上方撞击（内部撞击）

这是一种特殊类型的撞击，是发生于冈上肌腱关节面（有时是冈下肌）和肩胛盂后上缘之间的撞击[70-73]。这种情况在年轻的过顶或投掷运动员中较常见。这时撞击试验经常为阴性，但极度外展位（极度外展外旋）时的恐惧试验能够被引出，因为该体位能够重现后肩胛盂与肩袖关节面的撞击机制。

拱形悬吊机制的缺失

斜方肌的无力或者肩锁关节的陈旧性脱位，伴有喙锁韧带的损伤（锥状韧带和斜方韧带）可以引起喙肩弓的改变，因此造成肩胛骨在外展时的外旋受限以及肩肱节律的改变。肩关节外展（30°~40°）时肩峰若不能正常上抬会造成肱骨大结节过早地与肩峰下面接触从而引起肩峰下撞击[74]。

后关节囊过紧

后关节囊过紧会导致肱骨头在臂前屈以及内旋时向前上方移位[75]，这种病理状态在受到肩痛困扰的投掷运动员中很常见，能够促使肱骨头在臂前屈时与肩峰相碰撞从而诱发或者加重撞击征。

肩胛骨的运动障碍

肩胛骨的运动障碍可由肩胛胸区的解剖学、运动神经及运动学等方面的异常引起。过度牵拉和肩胛骨上抬造成了肩峰的前倾，减少了肩峰下间隙（见第19章）。

神经损伤

在神经出现损伤的情况下（颈丛、肩胛上神经损伤），肩部在外展时三角肌起到主导作用，导致肱骨头的上移，引起撞击。

病 史

▲

上述所提到的各种因素（内在的、外在的和继发的）都能在肩峰下撞击征中扮演重要的角色。此外，大多数情况下它是多种因素共同造成的。因此，几种因素能够同时或者序贯决定该病的临床表现。无论其发病诱因是什么，该病的演变是单向的，一旦被触发就成为永久的。

Neer[1] 就该病的病程划分为三个阶段：

（1）Ⅰ期：肩峰下滑囊水肿出血。

（2）Ⅱ期：出现肩袖肌腱病变并初步进展为部分厚度的撕裂。

（3）Ⅲ期：从部分厚度撕裂演变成全层撕裂。

肩袖的退变导致冈上肌将肱骨头固定于肩胛盂中心的能力逐渐减弱。因此，一方面三角肌倾向于将肱骨头向上牵拉，另一方面残余冈上肌和其他稳定机制的功能性过载导致力偶平衡的不足。这些使肩袖的损伤进一步恶化并使得肩峰下间隙逐渐减小。此外，喙肩弓的不断磨损造成的退化性改变，久而久之引起形态学改变，并进一步减小肩峰下间隙，从而加重撞击，逐渐引发肩袖的全层撕裂和肱二头肌长头腱的退变，最终导致盂肱关节退变。

在临床上，很难鉴别撞击征与肩袖损伤。患者的年龄、运动水平和工作强度、创伤引起的或自发的、症状的进展和上举力量都能帮助进行鉴别诊断。

肩峰下撞击征的主要临床症状是疼痛，疼痛程度不尽相同。患者有时只是肩部隐约的感觉不适，有时是锐痛，通常位于肩关节深部或是前外侧，肩关节上举超过90°时，疼痛通常会加重。有时疼痛可位于一个点，可当累及肱二头肌长头腱时，疼痛则沿其走行分布。

患者年龄超过40岁、体力劳动者且没有外伤史、症状自发出现并逐渐加重且不伴随肌力减弱者，就是典型的受肩峰下撞击影响的患者。

然而，撞击征的诊断也要考虑到无重大外伤的在肩关节上举超过90°时出现肩部慢性非特异性疼痛的年轻投掷运动员。最后，临床体格检查和影像学检查对于该病的最终诊断至关重要。

体格检查

正确的临床检查包括双侧肩关节的视诊、关节的活动度以及静态地和动态地评估双侧肩胛骨，同时还要通过特异性试验评估压痛、肌力以及肱二头肌长头腱是否受累及。

视诊需要包括双侧肩关节以排除肌肉萎缩，这些容易被忽略。

活动度的评估包括上举（在肩胛骨平面）、外展和内外旋，同时进行主动及被动关节活动度。

疼痛通常位于患肩前外侧的肱骨大结节和喙肩韧带止点水平。肩峰下撞击经常会累及肱二头肌长头腱，特别是在该病发展的后期。此时，疼痛多位于前方结节间沟近侧区域水平。肩锁关节触诊时出现压痛则表明该关节也涉及撞击征。在进行触诊和听诊时，由于肩峰下滑囊的炎症和增厚，可经常在肩关节外展时闻及弹响声。

撞击征的特异性检查包括：

• 疼痛弧：疼痛能在肩关节在肩胛骨平面外展 60°~120° 范围内被引出 [76, 77]。

• 撞击征：检查者固定患者肩胛骨并在肩胛骨平面被动上举患肢和内旋肱骨时能引出疼痛，并在外展超过 70° 时加重。

• Hawkins 试验：患肢前屈上举 90°，然后内旋内收前臂，使冈上肌与肩峰前角和喙肩韧带相接触。

• Yocum 征：患者手搭在健侧肩部，检查者让患者主动上抬患侧肘部。

• Neer 试验又称撞击试验：于肩峰下注射 10 ml 局麻药后撞击征变为阴性则表明存在肩峰下撞击。

肩袖的特异性检查用于评估肌力缺陷。主要需要进行的检查包括：Yocum 试验、Jobe 试验、臂坠落征、Patte 试验和 Lag 征（外旋/内旋）。抬离、Napoleon 征和熊抱试验用于评估肩胛下肌的累及情况。肱二头肌长头腱的累及情况则依靠 Palm-up 试验、Yergason 征、肱二头肌的主被动试验和 Ludington 试验来进行。关于这些特异性试验的详细描述可参见相关章节（第 3 章和第 23 章）。

肩胛骨精确的检查对于排除继发因素引起的撞击至关重要。评估肌力的主要试验包括：推墙实验和 flip 征。以下是两项改进的检查：

• 肩胛骨辅助试验（SAT）：在患者上抬肢体时，检查者轻柔地推压患者肩胛骨内下角使之上旋并后倾。阳性结果是患者先前与撞击弧有关的疼痛得到缓解，活动角度增加。

• 肩胛骨后伸试验（SRT）：检查者将患者的肩胛骨置于后伸位并用手固定，然后重复进行肩袖肌力的检查，患者疼痛改善且肌力增强时表示测试结果为阳性。

肩部疼痛需要鉴别几种情况，首要的是评估疼痛是原发于肩部还是放射至肩部。

撞击征的鉴别诊断需要涉及许多与肩部局部疼痛相关的疾病，如肩袖损伤、钙化性肌腱炎、冻结肩、周围神经病变（如肩胛上神经卡压）和盂肱关节骨关节炎。

体格检查并不足以区分撞击征与钙化性肌腱炎。肩袖损伤常由创伤和退变引起，以肌力的减退为特征，这在撞击征中通常不会有。而钙化性肌腱炎产生的剧痛可以造成主动活动度的减小和/或肌力减弱。

继发于其他疾病（糖尿病、甲状腺疾病、脑部疾病）并表现为被动活动度下降可以考虑为粘连性关节囊炎的早期表现（表现为剧痛、活动度受限）。此时的撞击实验若在肩峰下注射局麻药后疼痛消失，则可以排除真正的肩关节僵硬。此外当肌力减退伴有肌肉萎缩时，则考虑神经病变。

肩部放射痛在颈椎神经根病变及胸廓出口综合征中较常见。当原发疼痛位于肩部及肩胛骨区域，并伴有不同程度的感觉、活动及反射改变，以及整个上肢的感觉迟钝及感觉异常（原发的肩部疼痛不会引起肘部以下的感觉异常）时，则可以考虑颈椎疾病。胸廓出口综合征则很容易通过病史以及特异性试验加以诊断。

影像学检查

影像学检查在鉴别肩峰下撞击征与其他能够引起肩部疼痛的疾病至关重要。同时，影像学检查在解释撞击的原因时非常有用。

标准的影像学检查有几个撞击相关序列：标准正位、出口位及腋位。标准正位可以用于评估盂肱关节创伤后或是退变性改变，肩肱间隙的改变以及是否有钙化。腋位用于排除二分肩峰（图 21.2）。出口位用于评估肩峰的形态学（Bigliani 分型），包括肩峰角和可能存在的延伸到喙肩韧带的肩峰骨赘。Snyder[78, 79] 建议根据肩峰前、中 1/3 连接处的厚度对肩峰形态进行分型，共分为 3 型：

- A 型：薄型肩峰，厚度 <8 mm
- B 型：中型肩峰，厚度为 8~12 mm
- C 型：厚型肩峰，厚度 >12 mm

肩峰厚度的评估对于制定正确的术前计划非常重要，尤其对于关节镜下肩峰成形术而言。Synder 等[78] 发现在 200 位患有撞击综合征的患者中，根据 Bigliani 分型有 34% 的女性患者为Ⅲ型肩峰，她们的肩峰厚度却 <8 mm（A 型）。对于这些患者，肩峰下减压时有很大的肩峰骨折的风险。

磁共振（MR）检查可以准确地评估肩峰下滑囊和肩袖的情况[80, 81]，其在鉴别诊断肩袖损伤中至关重要。

超声[82, 83] 和磁共振造影（MRA）[84] 同样也被用于检查。超声是一种简单的，非侵袭性的检查，但对检查者依赖性强。MRA 无疑是一种有高度特异性和敏感性的检查手段，但在用于诊断肩峰下撞击时并不比 MR 更加准确。

治疗：指征与禁忌证

肩峰下撞击的治疗首选保守治疗。

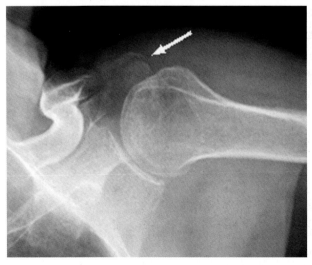

图 21.2 腋位 X 线片显示二分肩峰（箭头）

对于Ⅰ～Ⅱ期的撞击，仅在保守治疗 6 个月无效后才采用肩峰下减压治疗。Ⅲ期的撞击则需要采取肩袖修补治疗。

肩峰下减压是一种复杂的侵袭性手术，包括 3 个手术步骤：肩峰下滑囊切除、喙肩韧带的松解、肩峰前下缘的切除（肩峰成型）。指征仍然存在争议。

肩峰下减压术的手术指征不包括以下几方面：

- Ⅰ～Ⅱ期肩峰撞击的一线治疗方案
- 关节面侧肩袖部分厚度损伤
- 不可修复的肩袖损伤
- 运动员肩痛

肩峰下减压术的相对适应证包括（单独或合并方案）以下情况：

- 滑囊面的部分厚度肩袖损伤
- 肩袖全层撕裂
- 钙化性肌腱炎

当关节镜下显示有肩峰下表面或喙肩韧带肩峰止上磨损或出现条索状纤维等肩峰撞击的直接征象时，也是肩峰减压的手术指征。

决策流程

决策路径始于对患者的准确评估。患者的病史和临床检查有利于指导选择合适的影像方式。尤其是：

- 根据 Neer[1] 分型，肌力未减弱性疼痛可考虑为Ⅰ～Ⅱ期肩峰撞击，推荐标准的影像学检查。
- 根据 Neer[1] 分型，肌力减弱（肩袖特异性试验阳性）合并肩关节主动活动受限而被动活动正常，提示为Ⅲ期（肩袖全层撕裂），推荐 X 线片及 MRI 检查。
- 如果检测到皮肤感觉异常或肌肉萎缩，推荐肌电图（EMG）检查。

治疗方式的选择受病理分期的影响，旨在减轻关节疼痛和恢复关节功能：

- Ⅰ期：保守治疗主要是：休息、改变活动、非甾体类消炎药（NSAID）的使用（如果没有一般禁忌）、肩峰下注射透明质酸、单独或辅助理疗，急性期在康复的过程中单次注射糖皮质激素。
- Ⅱ期：保守治疗。保守治疗 6 个月失败后，

应对患者重新临床评估，并可能行肩峰下减压术和 /
或肩袖修复。

　　● 第三阶段：关节镜下肩袖修复。

　　如果是创伤后撞击征（由于喙突、肩峰，或大
结节骨折），患者应立即通过手术行肩峰下减压去
除机械应力或重塑大结节（大结节成形术），必要
时行肩袖修补术。

　　因肩胛运动异常引起的肩峰下撞击可以通过适
当的康复训练保守治疗（见第 6 章和第 19 章）。

关节镜治疗：手术技术

患者体位

　　手术可以在全身或阻滞麻醉下进行，患者可侧
卧或沙滩椅位。我们倾向于阻滞麻醉结合镇静剂在
沙滩椅位手术，这样可以使肩峰平行于地面。

入路

　　有三种手术入路足以实施肩峰减压术：
　　● 后侧入路，用作观察或操作入路。
　　● 前上方入路，用来控制流出或器械入路。
　　● 外侧工作入路，用作观察或操作入路。

诊断性关节镜检查：了解并认识病理

　　术前，在麻醉下评估可以排除粘连性关节囊炎
或关节僵硬、不稳等可能情况，并评估提示潜在的
肩袖损伤病理的肩峰下捻发音。

　　手术开始，通过后侧入路将关节镜进入盂肱关
节内，再用 50 ml 的注射器将空气通过镜鞘注入。
第一项检查是在空气中进行，评估肩胛下肌腱的完
整性、肱二头肌长头和滑车、盂唇、盂肱韧带、盂
肱关节面和肩袖的关节侧。

　　在评估的过程中，我们的判断会受到术前临床
检查和患者年龄的影响，盂唇或盂肱韧带的改变在
年轻患者中有着更显著的临床意义。如果检查到继
发撞击，则没有必要进行肩峰减压，应当积极治疗
不稳，因为它是导致症状恶化的主要原因。关节内
评估可使用探钩或者交换棒通过前上方入路触诊解
剖结构。

　　如果没有观察到关节内病变，我们可以开始

评估肩峰下间隙。肩峰下间隙的评估需通过后方
入路，将关节镜沿肩峰下表面迅速滑入腔隙内。
当进入肩峰下间隙后，肩峰下滑囊会影响我们的
视野，因此立即建立各个入路行滑囊切除术尤为
重要。将进水管接至镜鞘，流进的水会充盈关节
间隙，暴露视野，以便前上方和外侧入路的建立。
通过外侧入路置入刨刀或射频刀头以行滑囊切除
术。前上方入路将允许关节间隙内的水流出（防
止溢出），同时它还可以作为滑囊切除术的辅助通
道。滑囊切除术结束后，将交换棒置于前上方通
道，此时我们可以精准地探查到肩袖的改变：充血
区、变薄区或滑囊侧肌腱部分厚度撕裂等。然后，
将关节镜向上转，以评估肩峰的下表面和喙肩韧
带的病理变化是否与撞击一致，如肩峰下表面纤
维条索或磨损、喙肩韧带止点的退变和二分肩峰
的存在。

操作步骤（框 21.1）

框 21.1　手术步骤

窍门与技巧

● 为了避免不适当的骨切除（太多或太少），必须进
　行适当的术前规划，手术过程中无论是从后面还是
　侧面入路评估骨的切除量很重要。

● 在切除肩峰骨赘的过程中，三角肌筋膜止点必须被
　保留。

● 通过后侧入路切除肩峰的过程中，磨钻必须紧贴肩
　峰下表面的后部；这样有利于将肩峰下表面的沿切
　线切除，以便获得一个光滑平坦的肩峰轮廓。

● 在肩峰切除的过程中，使用磨钻的反转模式以限制
　和阻止过度切割。

● 如果肩峰骨质疏松，在实施肩峰成形术时建议使用
　刨刀而不是磨钻。

● 磨钻的操作不当或过度的吸引会影响到手术的视
　野，并且有可能伤及肩袖，因此调整好适度的吸力
　并始终保持磨钻口朝向肩峰至关重要。

● 在松解喙肩韧带的过程中，从骨表面开始向韧带纤
　维的前方移动，可以降低出血的风险。

● 降低血管收缩压并增加灌注泵压力和流量会减少出
　血并改善手术视野，有利于射频的精准使用。

● 如果发生出血，关节镜应直接放置到出血点上，以便
　使盐水帮助止血，同时手术医生可以通过射频凝血。

若术中探查仅发现滑囊炎而无肩袖肌腱或喙肩弓的改变，则仅行滑囊切除术。

如果我们在大结节附近发现冈上肌和冈下肌止点充血区，则会使用射频行滑囊切除并对表面进行电凝处理。充血则提示有急性肌腱炎或钙化性肌腱炎（钙化性肌腱炎，见第 28 章）。

如果发现部分滑囊侧肩袖撕裂（Ellman I 级），则行滑囊切除术和清创术。将关节镜置于后方入路，出水管置于前上方入路，操作套管置于外侧入路。通过侧方入路，使用刨刀和射频行滑囊切除术及清创术（图 21.3）。

如果探查发现更严重的部分肩袖撕裂（Ellman II ~ III 级），则需要对撕裂部分完全修复（见第 22 章）。全层撕裂的肩袖损伤也应当积极修复（见第 23 章）。

若探查发现二分肩峰，处理方法取决于其大小，如果比较小可以通过关节镜下电动工具予以切除，若比较大则可予以固定[85-88]。

如果探查结果为 III 型肩峰并伴有明显的撞击（肩峰下表面严重的纤维条索化或磨损，和 / 或肩峰前缘骨赘），则应当行彻底的肩峰减压术（图 21.4）。将关节镜置于后方入路，出水管置于前上入路。射频置于外侧入路，清除并用电凝清理附着在肩峰下表面骨膜和喙肩韧带（图 21.5）。然后，通过使用电动刨刀以期获得肩峰前缘和外侧缘以及喙肩韧带残余止点的良好视野。再用射频切除喙肩韧带在肩峰前缘的部分。射频器械必须紧贴着骨操作，因为韧带内的血管距肩峰边缘仅 5~8 mm，若

不慎移动可能导致胸肩峰动脉的肩锁支明显出血（图 21.6）。松解喙肩韧带将有利于显露肩峰前下方靠近韧带止点的骨赘，这样便可实施肩峰成形术。使用圆形或椭圆形磨钻，将肩峰前外侧角及前缘（通常 5~8 mm）切除使之平行于锁骨远端前缘。从肩峰的前外侧角开始，向内侧走向肩锁关节切除肩峰前下部分以及骨赘（图 21.7）。从肩峰的前外侧角开始，沿着肩峰外侧缘向后移动约 1 cm，在这个过程中必须高度注意不要伤及三角肌止点。当暴露出三角肌止点后也就意味着切除已完成（图 21.8）。以锁骨远端后表面作为参考标志，按照术前 X 线片计划，确认肩峰成形的后方界限。当该水平确定后，用椭圆形磨钻从侧方通道贯穿整个肩峰宽度打磨一个深约 3 mm 的沟。该沟将会作为后方切除水平以及磨钻打磨的骨边缘的参照（图 21.9）。

磨钻和关节镜的位置予以切换，从侧方到后方，反之亦然。然后开始打磨肩峰，从后方参考槽开始，由内向外直到肩峰的整个下表面打磨平滑为止。磨钻必须与肩峰下表面的后部紧密贴近，这样才能沿着肩峰下表面切线切除，从而获得一个光滑平坦的肩峰轮廓（图 21.10）。

当切除完成后，将关节镜置于后方入路，以获得更好的视野，以便必要时打磨切除从侧方通道难以发现的肩峰前外侧角残余的毛糙部分（图 21.11）。

最终，将关节镜指向肩锁关节和锁骨远端，如果锁骨下表面有明显的退变或者骨质增生，则可将

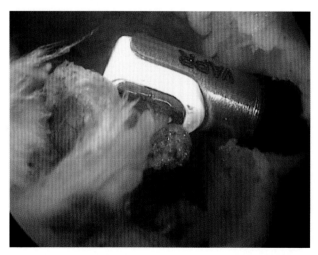

图 21.3　右肩（后同），通过外侧入路使用射频行滑囊切除术，关节镜置于后方入路

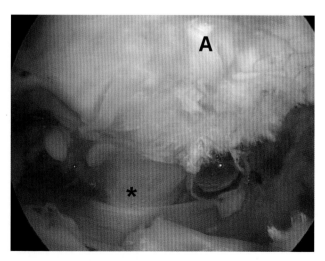

图 21.4　关节镜下肩峰撞击征象，可见肩峰下表面纤维条索（星号表示喙肩韧带；A 代表肩峰），关节镜置于后方入路

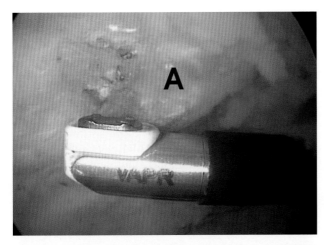

图 21.5　用射频刀头从外侧入路置入清理肩峰下表面的软组织（A），关节镜置于后方入路

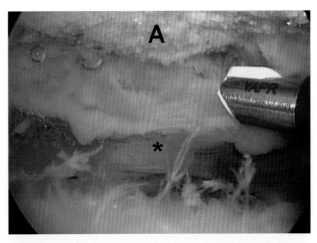

图 21.6　用射频刀头从侧方入路松解喙肩韧带（星号），为了避免出血，射频刀头必须紧贴肩峰（A），关节镜置于后方入路

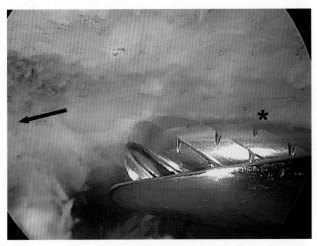

图 21.7　从肩峰的前外侧角（星号）开始向肩锁关节（箭头）移动行肩峰成形术，肩峰的前下部分通过椭圆形磨钻切除，关节镜则置于后方入路

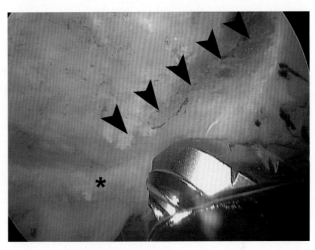

图 21.8　椭圆形磨钻从肩峰的前外侧角（星号）移向外侧缘（箭头），注意保留三角肌止点，关节镜置于后方入路

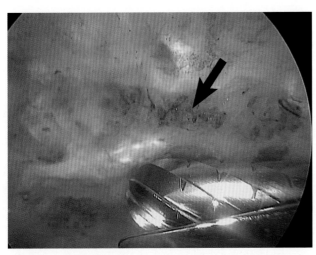

图 21.9　在平行于肩锁关节后方贯穿肩峰全宽打磨一个 3 mm 深的沟（箭头），作为肩峰下后方切除的参考点，关节镜置于后方入路

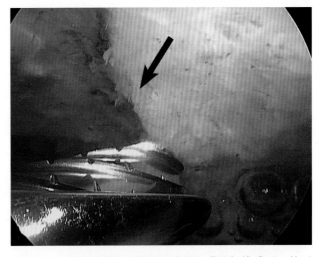

图 21.10　椭圆形磨钻从后侧入路插入进行切线成形。从后方参考沟（箭头）开始自后向前、由内而外行肩峰打磨，关节镜置于后方入路

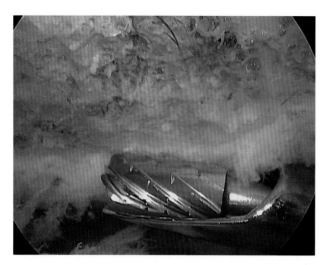

图 21.11　肩峰成形完成后，再次将关节镜置于后方入路，磨钻置于外侧入路对肩峰前外侧角残留的毛糙部分予以处理

锁骨远端下表面予以打磨切除，肩锁关节囊可用射频切除。然后，使用刨刀行关节下部切线切除或锁骨远端切除（参见第 30 章）。

术后护理

　　单纯的肩峰下减压，术后第一天即可行上肢钟摆锻炼，但手臂需要悬吊 7~10 天（直到伤口拆线）。瘢痕粘连是术后的并发症之一，这将会限制肩关节的活动度。因此，术后应尽可能缩短固定时间，指导患者进行早期的康复训练，旨在尽早恢复患者的被动活动度。

　　如果肩峰下减压合并肩袖修补术，则固定的时间应当足够长以保证对肩袖的修复的保护（见第 23 章）。悬吊去除后，康复训练大致分 3 个阶段（见第 6 章），每个阶段持续约 4 周：

　　• 第一阶段：预防瘢痕粘连，完全恢复被动关节活动度、辅助下主动关节活动度和主动关节活动度。

　　• 第二阶段：闭链运动以加强肩袖、肩胛下肌腱和肩胛骨的稳定性。

　　• 第三阶段：开链运动、本体感觉和增强化练习，动力链姿势康复（腰椎骨盆、胸腰椎、肩胸）。

　　对于运动员来说，随后还要在进行特定肌肉激活模式重塑的基础上恢复具体运动姿态。

　　在术后 6 个月可以进行体育活动和重体力工作。

综述

　　肩峰下撞击是肩关节病变最常见的诊断。一线治疗是基于口服 NSAIDs 药物、改变活动、肩峰下注射和 / 或特定的功能锻炼及理疗的保守治疗。手术治疗则仅仅是在保守治疗失败后才予以考虑。事实上，有对照研究表明保守治疗和手术治疗有重叠结果，在治疗 1 年后都有 65%～80% 满意疗效 [89-93]。这样的结果显然增加了人们对手术治疗必要性的质疑。Holmgren 等 [94] 前瞻性研究了 102 例患有肩峰撞击征的患者，这些患者在保守治疗 6 个月后无效，因此等待关节镜下肩峰减压术。这些患者被分到 2 个理疗方案组：其中一个是特定方案组，专注于离心性肩袖加强训练，并且通过向心性和离心性训练加强肩胛骨的稳定性。另一个方案是非特定组（对照组），着重于颈部和肩部的训练。在治疗 12 周后，接受特定康复方案患者的疼痛和肩关节功能与对照组相比有明显改善。并且有 80% 的特定治疗组患者最终避免了手术；这个结果支持肩峰撞击征的病理机制，并且表明采取适当的基于增强肩胛肌肉力量和肩胛骨控制的力偶平衡康复策略，足以减轻因肩袖退变引起的症状。另一方面，理论上讲保守治疗失败后行肩峰下减压术有其理论基础，因肩峰的形态和喙肩弓带来的压迫是肩袖肌腱病的首要决定因素。

　　肩峰成形术和喙肩韧带切除的缺点包括：三角肌止点薄弱 [95]、肩峰下间隙瘢痕组织限制了肩关节的活动 [96]、盂肱关节前上方不稳定性风险增加，特别是不可修复的肩袖撕裂患者 [97, 98]。

　　最近有文献综述比较了肩峰成形术与单纯的滑囊切除术，显示两种治疗效果无明显差异 [99]。

　　Budoff 等 [100] 报道了 79 例肩袖部分撕裂实施肩袖清理而未行减压的患者。在平均随访 53 个月，观察结果提示优良率为 87%。更长时间（平均 9.5 年）随访结果显示在同一队列研究优良率为 79% [101]。

　　Gartsman 和 O'Connor [102] 对 93 例单纯冈上肌全层撕裂合并 2 型肩峰的患者做了一项前瞻性的随机对照研究，这些患者接受了关节镜下的肩袖修补术，做或未做肩峰减压，在平均 15.6 个月的随访中，未发现两组患者有明显的临床疗效差异。

　　Milano 等 [103] 研究了 80 例接受关节镜下肩袖修补术的患者，对有无实施肩峰减压术的临床疗效行前瞻性随机对照研究，结果提示肩峰是否减压对肩袖修补术的临床疗效无明显影响。更多最近的临床试验[104, 105]证实了相同的临床结果，虽然 McDonald 等[104]的研究指出未实施肩峰成形的患者有更高的再手术率。最近的一篇文献综述[106]明确指出，肩峰下减压对全层肩袖修复的临床疗效无明显影响。

总　结

两种不同的致病理论可以解释肩峰下撞击征的形成：内因学说和外因学说。内因学说指出，撞击来源于肩袖肌腱的原发性损伤（退变、血管或微创伤等原因）。外因学说则指出，撞击来源于喙肩弓的形态学改变。生物力学因素导致的肩肱运动力学的改变是导致撞击的继发原因。准确的临床和影像学评估对肩峰撞击征的正确诊断和恰当治疗尤为重要。一线治疗方案是保守治疗，保守治疗失败后可以考虑肩峰减压术，滑囊切除术通常足以消除症状，而肩峰成形术则应仅限于特定的病例。

参·考·文·献

1. Neer 2nd CS. Anterior acromioplasty for the chronic impingement syndrome in the shoulder: a preliminary report. J Bone Joint Surg. 1972;54A:41–50.

2. van der Windt DA, Koes BW, de Jong BA, Bouter LM. Shoulder disorders in general practice: incidence, patient characteristics, and management. Ann Rheum Dis. 1995;54:959–64.

3. Michener LA, McClure PW, Karduna AR. Anatomical and biomechanical mechanisms of subacromial impingement syndrome. Clin Biomech. 2003;18:369–79.

4. Feleus A, Bierma-Zeinstra SM, Miedema HS, Verhaar JA, Koes BW. Management in non-traumatic arm, neck and shoulder complaints: differences between diagnostic groups. Eur Spine J. 2008;17:1218–29.

5. Harrison AK, Flatow EL. Subacromial impingement syndrome. J Am Acad Orthop Surg. 2011;19:701–8.

6. Roquelaure Y, Ha C, Leclerc A, Touranchet A, Sauteron M, Melchior M, et al. Epidemiologic surveillance of upper-extremity musculoskeletal disorders in the working population. Arthritis Rheum. 2006;55:765–78.

7. Bot SD, van der Waal JM, Terwee CB, van der Windt DA, Schellevis FG, Bouter LM, et al. Incidence and prevalence of complaints of the neck and upper extremity in general practice. Ann Rheum Dis. 2005;64:118–23.

8. Luime JJ, Koes BW, Hendriksen IJ, Burdorf A, Verhagen AP, Miedema HS, et al. Prevalence and incidence of shoulder pain in the general population; a systematic review. Scand J Rheumatol. 2004;33:73–81.

9. Zanca GG, Saccol MF, Oliveira AB, Mattiello SM. Shoulder internal and external rotations torque steadiness in overhead athletes with and without impingement symptoms. J Sci Med Sport. 2013;16:433–7.

10. Maenhout A, Van Eessel V, Van Dyck L, Vanraes A, Cools A. Quantifying acromiohumeral distance in overhead athletes with glenohumeral internal rotation loss and the influence of a stretching program. Am J Sports Med. 2012;40:2105–12.

11. Page P. Shoulder muscle imbalance and subacromial impingement syndrome in overhead athletes. Int J Sports Phys Ther. 2011;6:51–8.

12. Kirchhoff C, Imhoff AB. Posterosuperior and anterosuperior impingement of the shoulder in overhead athletes-evolving concepts. Int Orthop. 2010;34:1049–58.

13. Seitz AL, McClure PW, Finucane S, Boardman 3rd ND, Michener LA. Mechanisms of rotator cuff tendinopathy: intrinsic, extrinsic, or both? Clin Biomech (Bristol, Avon). 2011;26:1–12.

14. Ellman H, Gartsman GM. Arthroscopic shoulder surgery and related procedures. Malvern: Lea & Febiger; 1993.

15. Iannotti JP, Zlatkin MB, Esterhai JL, Kressel HY, Dalinka MK, Spindler KP. Magnetic resonance imaging of the shoulder. Sensitivity, Specificity, and predictive value. J Bone Joint Surg. 1991;73A:17–29.

16. Milgrom C, Schaffler M, Gilbert S, van Holsbeeck M. Rotatorcuff changes in asymptomatic adults. The effect of age, hand dominance and gender. J Bone Joint Surg. 1995;77B:296–8.

17. Sher JS, Uribe JW, Posada A, Murphy BJ, Zlatkin MB. Abnormal findings on magnetic resonance images of asymptomatic shoulders. J Bone Joint Surg. 1995;77A:10–5.

18. Tempelhof S, Rupp S, Seil R. Age-related prevalence of rotator cuff tears in asymptomatic shoulders. J Shoulder Elbow Surg. 1999;8:296–9.

19. Rathbun JB, Macnab I. The microvascular pattern of the rotator cuff. J Bone Joint Surg. 1970;52B:540–53.

20. Fukuda H, Hamada K, Yamanaka K. Pathology and pathogenesis of bursal-side rotator cuff tears viewed from en bloc histologic sections. Clin Orthop Relat Res. 1990;304:75–80.

21. Brooks CH, Revell WJ, Heatley FW. A quantitative histological study of the vascularity of the rotator cuff tendon. J Bone Joint Surg. 1992;74B:151–3.

22. Biberthaler P, Wiedemann E, Nerlich A, Kettler M, Mussack T, Deckelmann S, et al. Microcirculation associated with degenerative rotator cuff lesions. In vivo assessment with orthogonal polarization spectral imaging during arthroscopy of the shoulder. J Bone Joint Surg. 2003;85A:475–80.

23. Goodmurphy CW, Osborn J, Akesson EJ, Johnson S, Stanescu V, Regan WD. An immunocytochemical analysis of torn rotator cuff tendon taken at the time of repair. J Shoulder Elbow Surg. 2003;12:368–74.

24. Rudzki JR, Adler RS, Warren RF, Kadrmas WR, Verma N, Pearle AD, et al. Contrast-enhanced ultrasound characterization of the vascularity of the rotator cuff tendon: age- and activity-related

changes in the intact asymptomatic rotator cuff. J Shoulder Elbow Surg. 2008;17:S96–100.

25. Kumagai J, Sarkar K, Uhthoff HK. The collagen types in the attachment zone of rotator cuff tendons in the elderly: an immunohistochemical study. J Rheumatol. 1994;21:2096–100.

26. Riley GP, Harrall RL, Constant CR, Chard MD, Cawston TE, Hazleman BL. Glycosaminoglycans of human rotator cuff tendons: changes with age and in chronic rotator cuff tendinitis. Ann Rheum Dis. 1994;53:367–76.

27. Bey MJ, Song HK, Wehrli FW, Soslowsky LJ. Intratendinous strain fields of the intact supraspinatus tendon: the effect of glenohumeral joint position and tendon region. J Orthop Res. 2002;20: 869–74.

28. Reilly P, Amis AA, Wallace AL, Emery RJ. Mechanical factors in the initiation and propagation of tears of the rotator cuff. Quantification of strains of the supraspinatus tendon in vitro. J Bone Joint Surg. 2003;85B:594–9.

29. Huang CY, Wang VM, Pawluk RJ, Bucchieri JS, Levine WN, Bigliani LU, et al. Inhomogeneous mechanical behavior of the human supraspinatus tendon under uniaxial loading. J Orthop Res. 2005;23:924–30.

30. Lake SP, Miller KS, Elliott DM, Soslowsky LJ. Effect of fiber distribution and realignment on the nonlinear and inhomogeneous mechanical properties of human supraspinatus tendon under longitudinal tensile loading. J Orthop Res. 2009;27:1596–602.

31. Uhthoff HK, Sarkar K. The effect of aging on the soft tissues of the shoulder. In: Matsen FA, Fu FH, Hawkins RJ, editors. The shoulder: a balance of mobility and stability (symposium). Rosemont: American Academy of Orthopaedic Surgeons; 1993. p. 269.

32. Yamaguchi K, Tetro AM, Blam O, Evanoff BA, Teefey SA, Middleton WD. Natural history of asymptomatic rotator cuff tears: a longitudinal analysis of asymptomatic tears detected sonographically. J Shoulder Elbow Surg. 2001;10:199–203.

33. Woo SL, An KN, Frank CB, Livesay GA, Ma CB, Zeminski J, et al. Anatomy, biology, and biomechanics of tendon and ligament. In: Buckwalter J, Einhorn T, Simon S, editors. Orthopaedic basic science. Park Ridge: American Academy of Orthopaedic Surgeons; 2000.

34. Yuan J, Murrell GA, Wei AQ, Wang MX. Apoptosis in rotator cuff tendinopathy. J Orthop Res. 2002;20:1372–9.

35. Tuoheti Y, Itoi E, Pradhan RL, Wakabayashi I, Takahashi S, Minagawa H, et al. Apoptosis in the supraspinatus tendon with stage II subacromial impingement. J Shoulder Elbow Surg. 2005; 14:535–41.

36. Selkowitz DM, Chaney C, Stuckey SJ, Vlad G. The effects of scapular taping on the surface electromyographic signal amplitude of shoulder girdle muscles during upper extremity elevation in individuals with suspected shoulder impingement syndrome. J Orthop Sports Phys Ther. 2007;37:694–702.

37. Codman EA. The shoulder: rupture of the supraspinatus tendon and other lesion in or about the subacromial bursa. Boston: Thomas Todd; 1934.

38. Lohr JF, Uhthoff HK. The microvascular pattern of the supraspinatus tendon. Clin Orthop Relat Res. 1990;254:35–8.

39. Matthews TJ, Hand GC, Rees JL, Athanasou NA, Carr AJ. Pathology of the torn rotator cuff tendon. Reduction in potential for repair as tear size increases. J Bone Joint Surg. 2006;88B:489–95.

40. Levy O, Relwani J, Zaman T, Even T, Venkateswaran B, Copeland S. Measurement of blood flow in the rotator cuff using laser Doppler flowmetry. J Bone Joint Surg. 2008;90B:893–8.

41. Longo UG, Franceschi F, Ruzzini L, Rabitti C, Morini S, Maffulli N, et al. Histopathology of the supraspinatus tendon in rotator cuff tears. Am J Sports Med. 2008;36:533–8.

42. Ozaki J, Fujimoto S, Nakagawa Y, Masuhara K, Tamai S. Tears of the rotator cuff of the shoulder associated with pathological changes in the acromion. J Bone Joint Surg. 1988;70A:1224.

43. Neer CS, Poppen NK. Supraspinatus outlet. In: Third open meeting of the American Shoulder and Elbow Surgeons, San Francisco, 1987.

44. Bigliani LU, Morrison DS, April EW. The morphology of the acromion and its relationship to rotator cuff tears. Orthop Trans. 1986;10:228.

45. Bigliani LU, Ticker JB, Flatow EL, Soslowsky LJ, Mow VC. The relationship of acromial architecture to rotator cuff disease. Clin Sports Med. 1991;10:823–38.

46. Ogawa K, Yoshida A, Inokuchi W, Naniwa T. Acromial spur: relationship to aging and morphologic changes in the rotator cuff. J Shoulder Elbow Surg. 2005;14:591–8.

47. Aoki M, Ishii S, Usui M. The slope of the acromion and rotator cuff impingement. Orthop Trans. 1986;10:228.

48. Edelson JG. The 'hooked' acromion revisited. J Bone Joint Surg. 1995;77B:284–7.

49. Toivonen DA, Tuite MJ, Orwin JF. Acromial structure and tears of the rotator cuff. J Shoulder Elbow Surg. 1995;4:376–83.

50. Vaz S, Soyer J, Pries P, Clarac JP. Subacromial impingement: influence of coracoacromial arch geometry on shoulder function. Joint Bone Spine. 2000;67:305–9.

51. Petersson CJ, Gentz CF. Ruptures of the supraspinatus tendon. The significance of distally pointing acromioclavicular osteophytes. Clin Orthop Relat Res. 1983;174:143–8.

52. Chambler AF, Bull AM, Reilly P, Amis AA, Emery RJ. Coracoacromial ligament tension in vivo. J Shoulder Elbow Surg. 2003;12:365–7.

53. Yamamoto N, Muraki T, Sperling JW, Steinmann SP, Itoi E, Cofield RH, et al. Contact between the coracoacromial arch and the rotator cuff tendons in nonpathologic situations: a cadaveric study. J Shoulder Elbow Surg. 2010;19:681–7.

54. Paulos LE, Franklin JL, Beck CL. Arthroscopic management of rotator cuff tears. In: Mc Ginty JB, editor. Operative arthroscopy. New York: Raven; 1991. p. 529.

55. Gerber C, Terrier F, Ganz R. The role of coracoid process in the chronic impingement syndrome. J Bone Joint Surg. 1985;67B: 703–8.

56. Neer CS. Shoulder reconstruction. Philadelphia: Saunders; 1990. 57. Patte D. The subcoracoid impingement. Clin Orthop. 1990;254: 55–9.

58. Soslowsky LJ, Thomopoulos S, Esmail A, Flanagan CL, Iannotti JP, Williamson 3rd JD, et al. Rotator cuff tendinosis in an animal model: role of extrinsic and overuse factors. Ann Biomed Eng. 2002;30:1057–63.

59. Yamaguchi K, Ditsios K, Middleton WD, Hildebolt CF, Galatz LM, Teefey SA. The demographic and morphological features

of rotator cuff disease. A comparison of asymptomatic and symptomatic shoulders. J Bone Joint Surg. 2006;88A:1699–704.

60. Hallstrom E, Karrholm J. Shoulder kinematics in 25 patients with impingement and 12 controls. Clin Orthop Relat Res. 2006;448: 22–7.

61. Royer PJ, Kane EJ, Parks KE, Morrow JC, Moravec RR, Christie DS, et al. Fluoroscopic assessment of rotator cuff fatigue on glenohumeral arthrokinematics in shoulder impingement syndrome. J Shoulder Elbow Surg. 2009;18:968–75.

62. Keener JD, Wei AS, Kim HM, Steger-May K, Yamaguchi K. Proximal humeral migration in shoulders with symptomatic and asymptomatic rotator cuff tears. J Bone Joint Surg. 2009;91A:1405–13.

63. Ludewig PM, Cook TM. Alterations in shoulder kinematics and associated muscle activity in people with symptoms of shoulder impingement. Phys Ther. 2000;80:276–91.

64. Endo K, Ikata T, Katoh S, Takeda Y. Radiographic assessment of scapular rotational tilt in chronic shoulder impingement syndrome. J Orthop Sci. 2001;6:3–10.

65. Su KP, Johnson MP, Gracely EJ, Karduna AR. Scapular rotation in swimmers with and without impingement syndrome: practice effects. Med Sci Sports Exerc. 2004;36:1117–23.

66. O'Brien SJ, Warren RF, Schwartz E. Anterior shoulder instability. Orthop Clin North Am. 1987;18:395–408.

67. Jobe FW. Impingement problems in the athlete. Instr Course Lect. 1989;38:205–9.

68. Glousman RE. Instability versus impingement syndrome in the throwing athlete. Orthop Clin North Am. 1993;24:89–99.

69. Rowe CR, Zarins B. Recurrent transient subluxation of the shoulder. J Bone Joint Surg. 1981;63A:863–72.

70. Walch G, Liotard JP, Boileau P, Noel E. Le conflit glenoidien postero-superieur : un autre conflit de l'epaule. Rev Chir Orthop. 1991;77:571–4.

71. Liu SH, Boyton E. Posterior superior impingement of the rotator cuff on the glenid rim as a cause of shoulder pain in the overhead athlete. Arthroscopy. 1993;6:697–9.

72. Jobe CM. Posterior superior glenoid impingement: expanded spectrum. Arthroscopy. 1995;11:530–6.

73. Paley KJ, Jobe CM, Pink MM, Kvitne RS, ElAttrache NS. Arthroscopic finding in the overhand throwing athlete: evidence for posterior internal impingement of the rotator cuff. Arthroscopy. 2000;16:35–40.

74. Celli L, De Luise G, Marinelli M. Fisiopatologia della spalla. In: La spalla. Patologia degenerativa periarticolare. Bologna: Gaggi ed; 1989. p. 13–29.

75. Harryman 2nd DT, Sidles JA, Clarck JM, McQuade KJ, Gibb TD, Matsen 3rd FA. Translation of the humeral head on the glenoid with passive glenohumeral motion. J Bone Joint Surg. 1990;7A:1334–43.

76. Hegedus EJ, Goode AP, Cook CE, Michener L, Myer CA, Myer DM, et al. Which physical examination tests provide clinicians with the most value when examining the shoulder? Update of a systematic review with meta-analysis of individual tests. Br J Sports Med. 2012;46:964–78.

77. Kappe T, Knappe K, Elsharkawi M, Reichel H, Cakir B. Predictive value of preoperative clinical examination for subacromial decompression in impingement syndrome. Knee Surg Sports Traumatol Arthrosc. 2013. doi: 10.1007/s00167-013-2386-2 . [Epub ahead of print].

78. Snyder SJ, Pachelli AF, Del Pizzo W, Friedman MJ, Ferkel RD, Pattee G. Partial thickness rotator cuff tears: results of arthroscopic treatment. Arthroscopy. 1991;7:1–7.

79. Snyder SJ. Evaluation and treatment of the rotator cuff. Orthop Clin North Am. 1993;24:173–92.

80. Murray PJ, Shaffer BS. Clinical update: MR imaging of the shoulder. Sports Med Arthrosc. 2009;17:40–8.

81. Tuite MJ. Magnetic resonance imaging of rotator cuff disease and external impingement. Magn Reson Imaging Clin N Am. 2012;20:187–200.

82. Beggs I. Shoulder ultrasound. Semin Ultrasound CT MR. 2011;32: 101–13.

83. Ok JH, Kim YS, Kim JM, Yoo TW. Learning curve of officebased ultrasonography for rotator cuff tendons tears. Knee Surg Sports Traumatol Arthrosc. 2013;21:1593–7.

84. Shahabpour M, Kichouh M, Laridon E, Gielen JL, De Mey J. The effectiveness of diagnostic imaging methods for the assessment of soft tissue and articular disorders of the shoulder and elbow. Eur J Radiol. 2008;65:194–200.

85. Barbier O, Block D, Dezaly C, Sirveaux F, Mole D. Os acromiale, a cause of shoulder pain, not to be overlooked. Orthop Traumatol Surg Res. 2013;99:465–72.

86. Harris JD, Griesser MJ, Jones GL. Systematic review of the surgical treatment for symptomatic os acromiale. Int J Shoulder Surg. 2011;5:9–16.

87. Burbank KM, Lemos MJ, Bell G, Lemos DW. Incidence of os acromiale in patients with shoulder pain. Am J Orthop (Belle Mead NJ). 2007;36:153–5.

88. Youm T, Hommen JP, Ong BC, Chen AL, Shin C. Os acromiale: evaluation and treatment. Am J Orthop (Belle Mead NJ). 2005;34: 277–83.

89. Brox JI, Staff PH, Ljunggren AE, Brevik JI. Arthroscopic surgery compared with supervised exercises in patients with rotator cuff disease (stage Ⅱ impingement syndrome). BMJ. 1993;307:899–903.

90. Rahme H, Solem-Bertoft E, Westerberg CE, Lundberg E, Sörensen S, Hilding S. The subacromial impingement syndrome. A study of results of treatment with special emphasis on predictive factors and pain-generating mechanisms. Scand J Rehabil Med. 1998;30: 253–62.

91. Haahr JP, Ostergaard S, Dalsgaard J, Norup K, Frost P, Lausen S, et al. Exercises versus arthroscopic decompression in patients with subacromial impingement: a randomised, controlled study in 90 cases with a one year follow up. Ann Rheum Dis. 2005;64:760–4.

92. Ketola S, Lehtinen J, Arnala I, Nissinen N, Westenius H, Sintonen H, et al. Does arthroscopic acromioplasty provide any additional value in the treatment of shoulder impingement syndrome?: a two-year randomised controlled trial. J Bone Joint Surg. 2009;91B: 1326–34.

93. Gebremariam L, Hay EM, Koes BW, Huisstede BM. Effectiveness of surgical and postsurgical interventions for the subacromial impingement syndrome: a systematic review. Arch Phys Med Rehabil. 2011;92:1900–13.

94. Holmgren T, Björnsson Hallgren H, Öberg B, Adolfsson L, Johansson K. Effect of specific exercise strategy on need for surgery in patients with subacromiale impingement syndrome: randomised controlled study. BMJ. 2012;344:e787.

95. Sher JS, Iannotti JP, Warner JJ, Groff Y, Williams GR. Surgical treatment of postoperative deltoid origin disruption. Clin Orthop. 1997;343:93–8.

96. Connor PM, Yamaguchi K, Pollock RG, Flatow EL, Bigliani LU. Comparison of arthroscopic and open revision decompression for failed anterior acromioplasty. Orthopedics. 2000;23:549–54.

97. Wellmann M, Petersen W, Zantop T, Schanz S, Raschke MJ, Hurschler C. Effect of coracoacromial ligament resection on glenohumeral stability under active muscle loading in an in vitro model. Arthroscopy. 2008;24:1258–64.

98. Moorman CT, Warren RF, Deng XH, Wickiewicz TL, Torzilli PA. Role of coracoacromial ligament and related structures in glenohumeral stability: a cadaveric study. J Surg Orthop Adv. 2012;21:210–7.

99. Donigan JA, Wolf BR. Arthroscopic subacromial decompression: acromioplasty versus bursectomy alone-does it really matter? A systematic review. Iowa Orthop J. 2011;31:121–6.

100. Budoff JE, Nirschl RP, Guidi EJ. Debridement of partial-thickness tears of the rotator cuff without acromioplasty. Long-term follow-up and review of the literature. J Bone Joint Surg. 1998;80A:733–48.

101. Budoff JE, Rodin D, Ochiai D, Nirschl RP. Arthroscopic rotator cuff debridement without decompression for the treatment of tendinosis. Arthroscopy. 2005;21:1081–9.

102. Gartsman GM, O'Connor DP. Arthroscopic rotator cuff repair with and without arthroscopic subacromial decompression: a prospective, randomized study of one-year outcomes. J Shoulder Elbow Surg. 2004;13:424–6.

103. Milano G, Grasso A, Salvatore M, Zarelli D, Deriu L, Fabbriciani C. Arthroscopic rotator cuff repair with and without subacromial decompression: a prospective randomized study. Arthroscopy. 2007;23:81–8.

104. MacDonald P, McRae S, Leiter J, Mascarenhas R, Lapner P. Arthroscopic rotator cuff repair with and without acromioplasty in the treatment of full-thickness rotator cuff tears: a multicenter, randomized controlled trial. J Bone Joint Surg. 2011;93A:1953–60.

105. Shin SJ, Oh JH, Chung SW, Song MH. The efficacy of acromioplasty in the arthroscopic repair of small- to medium-sized rotator cuff tears without acromial spur: prospective comparative study. Arthroscopy. 2012;28:628–35.

106. Chahal J, Mall N, MacDonald PB, Van Thiel G, Cole BJ, Romeo AA, et al. The role of subacromial decompression in patients undergoing arthroscopic repair of full-thickness tears of the rotator cuff: a systematic review and meta-analysis. Arthroscopy. 2012;28:720–7.

第 22 章

肩袖部分撕裂

Rachel M. Frank , Jas Chahal , and Nikhil N. Verma

宋黄鹤 译

流行病学

肩袖修补术是骨科最常见的手术之一。肩袖修补的目的是恢复其动力学结构，以改善盂肱关节的功能，并且缓解疼痛。最近的研究数据显示肩袖修复部位的愈合程度及解剖完整性和临床预后，尤其是肩袖的力量和功能恢复呈正相关[1-6]。肩袖损伤从肌腱的水肿和炎症，到一条或多条的肩袖肌腱全层或部分撕裂，其疾病谱广泛。近年来，随着影像诊断技术的进步，临床上对部分肩袖撕裂的认知也得到了进一步加深[7-9]。如 Clarck 和 Harryman[10] 所述，肩袖在肱骨止点的解剖极为复杂，因为肌腱、关节囊、喙肱韧带（CHL）和盂肱韧带复合体在止于肱骨大小结节前便分层汇合交织在一起。在关节侧，肩袖的最深层在肱骨止点处被关节囊加固。理解肌腱足印的解剖非常重要，因为大多数的高龄患者往往是冈上肌靠近大结节止点的关节侧肩袖部分撕裂，而年轻的过顶投掷运动员则更容易发生冈上肌–肩胛下肌间隙的部分撕裂[9, 11]。

肩袖部分撕裂通常分为关节侧、滑囊侧和实质部（肌腱内）。1990 年，Ellman[12] 提出了一种关节镜直视下非全层肩袖撕裂的分型法。该分型根据撕裂的部位分为：关节侧、滑囊侧或肌腱内；根据撕裂深度分为 < 3 mm、3~6 mm 或 > 6 mm[12]。由于冈上肌肌腱足印区的平均厚度大约为 12~14 mm，Ⅲ度（最高级别）撕裂通常表明肌腱的撕裂超过其厚度的 50%[12, 13]。还有些描述部分撕裂的术语，如 Snyder 等提出了 PASTA 损伤，指的是关节侧的冈上肌部分撕脱[14]，Conway 提出了 PAINT 损伤，指的是关节侧合并肌腱内的肩袖撕裂[15]。

尽管肩袖部分撕裂的发生率尚不明了，但是多数学者认为这种撕裂主要发生在冈上肌腱。尸体研究数据表明部分撕裂的比率远高于全层撕裂[16-19]。有意思的是，多数的基础研究认为肌腱内撕裂的比率要高于滑囊侧或关节侧的撕裂，而临床研究认为关节侧的部分撕裂远高于另外两型。Payne 等发现，在年轻运动员中 91% 的部分撕裂发生在关节侧[20]。Lohr 和 Uhthoff 研究发现关节侧的肩袖更容易撕裂，其原因可能是关节侧肩袖血供相对较差[21]。临床和基础研究间的差异可能是多因素导致的。临床上要诊断出肌腱内撕裂比较困难，而尸体研究的对象往往比在临床就医的患者要年老很多[7]。另外，要分清哪些部分撕裂是有临床症状的，而哪些是单纯的自认现象，这非常重要，因为有许多影像学研究表明，在无症状人群中，既有肩袖全层撕裂也有肩袖部分撕裂存在[22-25]。

病理生理学

部分肩袖撕裂的自然病程是因内在和 / 或外在因素导致的肩袖疾病进行性进展的过程。内因包括生物因素（年龄相关的代谢和 / 或血供变化），这些因素可以导致肌腱的退变，以及因慢性剪力导致的肌腱内损伤。外因包括急性创伤、肩关节不稳、反复微损伤、肩峰下撞击和内撞击。许多肩袖部分撕裂是内因和外因共同作用的结果。通过影像学和 / 或关节镜检查明确的撕裂部位有助于分析损伤的病因（表 22.1）。

表 22.1　导致肩袖部分撕裂的内因和外因

内因	
年龄	细胞结构减少，腱束变薄，肉芽组织，营养不良性的钙化，以及血管结构的减少
血管	肩袖关节侧相对血供减少，尤其是冈上肌在肱骨的止点附近
组织学	关节侧的胶原束比滑囊侧的薄，导致引起失败的极限应力降低，并使关节侧更易发生低能量创伤撕裂
肌腱内损伤	肌腱内拉伤，尤其是在外展角度增加的情况下，导致撕裂的蔓延 在过顶运动员中尤其重要 通常是因为肌腱内深层和浅层间的剪力
外因	
肩峰下撞击	肩峰下骨赘和 / 或喙肩韧带对肩袖肌腱的撞击 更常导致滑囊侧的肩袖撕裂
内撞击	内撞击通常来自肩胛盂后上方和肩袖下表面的反复接触 多因素 投掷的减速阶段离心收缩的反复微创伤导致 伴随后关节囊过紧 在过顶运动员中尤其常见
创伤性	急性的创伤性损伤和 / 或慢性肩关节不稳

之前提到过，老年人更加容易发生关节侧的肩袖部分撕裂。由于肩袖退行性改变引起肌腱自身的疾病，撕裂通常发生在冈上肌的肱骨大结节止点附近。而年轻的过顶投掷运动员则更容易发生冈上肌 – 冈下肌间隙的关节侧部分撕裂[9, 11]。滑囊侧的撕裂通常是外因引起的，包括喙肩弓狭窄、锁骨远端撞击和外伤。Ozaki 等通过尸体解剖发现在滑囊侧肩袖撕裂时，肩峰的下表面通常是有病变的，而关节侧肩袖撕裂往往没有[26]。了解肩袖部分撕裂的病理机制非常重要，因为特定的病理决定治疗方案的选择。例如，对于肩袖部分撕裂的年轻过顶投掷运动员，明确哪些因素是病理性的，哪些因素是与从事高水平反复投掷相适应的非常重要。有些因素甚至可能是生理性的，例如肱骨后倾角减小，这会造成投掷力学不良、内撞击，最终导致肩袖病变和 / 或肌腱撕裂。

基于对肩袖全层撕裂因素的研究发现，患者的年龄[1, 2, 4, 6]、撕裂的大小[1, 2, 6, 27]、肌肉萎缩和脂样改变[28, 29]、慢性化程度[30] 以及吸烟[31, 32] 都和不良的转归相关。如之前所详细介绍的，对于关节侧肩袖部分撕裂而言，尽管导致撕裂的原因很多，由于该区域血供不良而缺少愈合反应，因此，这些部分撕裂容易进一步发展为全层撕裂。这些因素都构成

了腱性足印的生物学属性，理想的修复是肌腱在足印区的生物愈合。影响愈合的因素包括足印区的覆盖面积、接触压、缝线的强度、线环和线结的安全性、腱 – 骨界面的活动度减少以及生物反应的最大化。最近的一篇系统回顾分析了关节镜下肩袖部分撕裂修复的文献，对撕裂不到 50% 的肩袖行清理术后，无论是不是再做肩峰成形，都有 6%~35% 的患者最终部分撕裂会变为全层撕裂。

病　史

对怀疑有肩袖部分撕裂的患者，完整的病史采集、体格检查和影像学研究对决定采用何种最佳方案治疗怀疑肩袖部分损伤患者非常有必要。病史的采集必须包含患者的年龄、功能情况、对手术的心理预期、活动水平和合并疾病。损伤机制及肩关节疼痛的发作次数、损伤类型或既往手术史也需要明确。患者可能有以下主诉：

- 疼痛通常悄然发作，在臂外侧和肩关节上方，放射到三角肌止点。
  - 可能有外伤病史。
- 休息时钝痛。

- 夜间痛、可能痛醒。
- 做过顶动作疼痛加剧。
- 日常生活中的某些动作如洗头、拿吹风机和插背后的口袋有困难。
- 外展和 / 或前屈无力。

临床检查

完整的病史采集结束后，对怀疑有肩袖疾病的患者双肩都应该进行仔细的查体。通常情况下，患者的主诉是含糊不定的，临床医生应当结合体格检查和影像学检查的结果得出诊断。独立的肩袖疾病通常很难通过体格检查来明确，其他诸如粘连性关节囊炎、撞击征、肩锁关节疼痛以及前向、后向和 / 或多方向的不稳可能也呈现类似的体格检查结果。另外，颈椎的疾病可能和肩袖疾病出现类似的症状。因此，彻底的肩关节体格检查及评估其他潜在的伴随疾病相当重要。在任何肩关节检查中，患侧肩关节的结构、功能、神经状态和患肩力量都要和健侧对比。如果发现有明显的僵硬，应该在术前尽量锻炼加大肩关节的活动范围，以防术后出现进行性活动度丢失。在肩袖部分损伤的患者中，一些特殊检查包括如下：

- 冈上肌萎缩
- 肩峰下捻发音
- 活动范围减小
- 肱骨大结节压痛
- 独立的肩袖肌肉无力
  - 肩袖全层撕裂的患者，在肩峰下注射后往往疼痛得到缓解，但肌力仍弱；而肩袖炎症和 / 或部分撕裂的患者，在注射后能同时达到疼痛缓解和肌力的恢复。
- 抬离试验或压腹试验在肩胛下肌腱撕裂的患者中可能阳性
  - 注意在高水平运动员中，以上试验可能呈阴性。
- 相关疾病
  - 肱二头肌腱疾病。
- Speed 试验
- Yergason 试验
  - 撞击征。
- Hawkin 试验
- Neer 试验
  - SLAP 损伤。
- O'Brien 试验

影像学检查

影像学检查对可疑肩袖损伤的评估至关重要[33]。尽管通过 X 线片无法评估肩袖肌腱的损伤，但可以评估肩关节的骨性解剖以及寻找其他潜在的肩痛原因。标准的肩关节 X 线片包括在肩胛骨平面的前后位片、肩胛骨 Y 位片以及肩关节腋位片。腋位片可以评估二分肩峰是否存在。冈上肌出口位片可以评估喙肩弓的形态以及肩峰自身的骨性形态。其他特殊的投照位包括 Stryker 位和 / 或 West Point 位，可以用来分别评估 Hill-Sachs 损伤和 / 或关节盂骨性损伤。

超声诊断在评估肩袖的完整性中非常有用，且是一种无创、经济、易行的检查[33-40]。然而，这种检查对操作者依赖性强，因此诊断结果多变。文献报道超声诊断肩袖部分损伤的敏感性和特异性分别为 94% 和 93%[37]。然而，也有报道认为检出率只有 41%[34]。最近，OK 等研究发现超声诊断出全层肩袖撕裂和 MRA 相似，但诊断部分肩袖撕裂和撕裂的大小精度不够[41]。最近的一个系统回顾也得出了类似结论：超声诊断全层肩袖撕裂的能力要优于部分撕裂[42]。

MRI 和 MRA 诊断肩袖全层撕裂的能力和超声差不多，但对部分撕裂的诊断要优于超声[43-45]。部分肩袖撕裂在 T1 相表现为肌腱信号增高没有中断，T2 相呈相应的高信号。根据这些信号可以明确肌腱滑囊侧、关节侧或肌腱内的损伤。使用造影剂增强扫描可以增加 MR 的诊断力。最近一项系统回顾报道 MRI 诊断肩袖部分损伤的敏感性和特异性分别为 80% 和 95%[43]。MRI/MRA 对诊断肩袖撕裂合并盂唇撕裂、软骨损伤以及肱二头肌腱撕裂有明显的优势。有文献报道在评估部分肩袖撕裂时以上疾病的诊断敏感性可达 100%。MRI/MRA 在评估肌肉回缩和退变时尤其有效，最终影响手术决策（图 22.1）。

诊断性的关节镜检查依然是金标准，然而，关节镜检查比上述的任何一种影像学检查更有侵袭性。

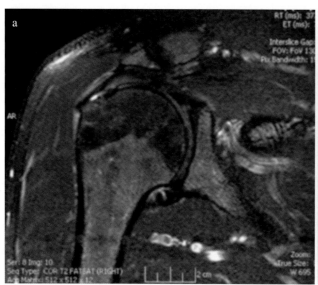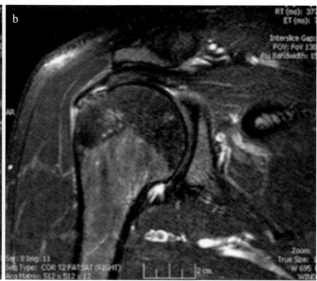

图 22.1 MRI T2 加权相显示涉及冈上肌的部分肩袖撕裂（冠状位）（a）以及有脂肪浸润的右肩冠状 T2 加权相（b）

治疗：指征与禁忌证

一般说来，年轻人因为肩袖撕裂引起的急性创伤性无力可以早期手术治疗，而老年人则可以先尝试非手术的保守治疗。

其他指征与禁忌证如下。

- 指征：持续性的疼痛，保守治疗无效。
- 相对指征：
  - 功能差，肌力弱。
  - 可以遵从术后康复计划。
  - 无重大基础疾病，可以耐受手术。
- 禁忌证：
  - 感染活动期或近期有感染。
  - 有基础疾病，无法手术。
  - 严重的盂肱关节骨关节炎。
- 相对禁忌证：
  - 严重的肌肉退变。
  - 固定性肱骨头上移。
  - 严重的关节僵硬（被动活动度缺失）。

决策流程

即使是经验非常丰富的肩关节外科医生，肩袖部分撕裂的决策流程也是具有挑战性的。一般来说，部分撕裂不超过肌腱的 50% 的患者预后较好。

在手术的过程中，常规肩峰成形并非必须做。当部分撕裂超过肩袖宽度 50% 的时候，手术可选的方案变得多样化。手术的技术包括将部分撕裂变为全层撕裂后修复、穿腱修复、穿骨修复，均有良好的预后。无论选择哪种手术方案，都要考虑患者的个体性差异，这些差异包括：

- 患者的功能状态、年龄、心理预期以及合并疾病。
- 合并损伤（软组织损伤、骨性损伤）。
- 撕裂组织的质量和退变程度，以及撕裂的形态。

关节镜治疗：手术技术

患者体位

在术前准备区域行肌间沟神经阻滞麻醉后，患者送入手术室。在整个手术过程中推荐阻滞麻醉加镇静剂的使用。镇静剂起作用后，患者放置于改良沙滩椅位。患肢置于气动臂托上，方便术中患肢体位的改变和移动（Spider，Smith and Nephew，Andover，MA）。当只有一名助手的时候，这种臂托尤其有用。

入路

建立标准后方入路，做诊断性关节镜检查。通

常我们在肩峰后外侧角的下、内 1 cm 处建立这个
入路。在行诊断性关节镜检查时，用外向内技术建
立标准前方入路，入路位于喙突稍偏外，插入直径
6 mm 套管。

在进行肩袖修补术的时候，上述的前方入路可
以用来做肩峰下间隙操作的前外侧工作入路，在进
行修补时沿交换棒插入 6 mm 套管。肩峰外侧 1/2
处可以建立外侧入路，插入直径 8.25 mm 套管以插
入器械、过线以及打结。在整个手术过程中可以视
需要再经皮建立几个通道来放置锚钉。

诊断性关节镜检查：了解并认识疾病

在修补部分肩袖撕裂的同时，发现相关的疾病
有助于提高患者的预后。因此，诊断性关节镜检查
术应该有条理地检查所有相关的关节内及肩峰下解
剖结构。检查的目的是为了发现所有疼痛 / 症状发
生的根源，并了解所发现的问题和患者来就诊时的
症状主诉是否一致。

外科医生需要特别地检查关节盂和肱骨头的软
骨面，观察是否有骨和软骨损伤；检查肱二头肌长
头腱的滑车和肌腱，观察是否有不稳、撕裂或炎症
（口红征）的表现；检查是否有退变性或者不稳定
性的撕裂；检查是否有关节囊和滑膜的激惹以及游
离体。关节镜需先后置于前方入路和后方入路进行
整个关节的评估[46]。为了评估肩袖疾病，常规从后
入路评估冈上肌关节侧的部分撕裂，而冈下肌腱的
关节侧撕裂则需要从前方入路评估[46]。在观察关节
内肌腱足印的时候，肱骨头的后上方的裸区是冈上
肌和冈下肌的间隙。用手将肱骨近端推向后方的时
候可以从后方入路观察肩胛下肌腱的止点。还有一
种方法是使用 70° 的关节镜从后入路观察肩胛下肌
腱。可以通过动态评估来诊断内撞击——肩关节放
在外展外旋位（投掷位），冈上肌后部的关节侧部
分撕裂和肩胛盂后上方及邻近盂唇会接触[46-48]。

在肩峰下间隙，充分切除前、后和外侧的滑
囊，这有利于观察整个肩袖的滑囊侧、肩峰、喙肩
韧带（CAL）和肩锁（AC）关节。肩峰下凸起的
骨赘需要修整至平整。局灶性的肩袖撕裂或充血提
示可能有肩峰下撞击，可以用肩峰下减压治疗。如
果患者有肩锁关节相关的症状，可能也有必要同
时切除肩锁关节。总的来说，在行肩袖清理或修补
时是否同时行肩峰成形术取决于外科医生的习惯。

Chahal 等发表了一项 meta 分析，认为在肩袖全层
撕裂镜下修补时，短期功能评分和再手术率在行或
不行肩峰成形的患者中无显著差异[49]。肩峰的形态
是否会导致肩关节疼痛或肩袖撕裂的复发需要长期
随访。

需要知道的是，肌腱内的撕裂通常较难诊断，
因为无论是滑囊侧还是关节侧的肩袖表面都表现得
相对正常。用探钩加力触诊可疑的病变区域可以发
现肩袖表面下的不规整。为了完全了解肩袖病变，
将肌腱内撕裂的表面用刨削器刨开也许是必要的[46]。
需要联系术前的影像学资料来发现异常的区域。

手术步骤（框 22.1）

> **框 22.1　窍门与技巧**
>
> - 用全半径滑膜刨刀清理可以去除破坏的组织而不会
>   损伤健康的肌腱纤维
> - 穿腱修补
>   - 保持肩关节外展，防止锚钉和器械进入时造成医
>   源性的软骨面损伤[46]
>   - 利用腰穿针从外向内穿线，和足印区基本平行。
>   在滑囊侧的肩袖表面，如果进针点太偏内会在打
>   结的时候出现撕裂[46]
>   - 穿线的时候尽量形成一个三角形——这样有助于
>   重建正常的止点足印

在行诊断性关节镜检查前，先在麻醉下行体格
检查，记录伴随的肩关节不稳，以及在所有平面内
可能的活动范围缺失。如果在诊断性关节镜检查时
发现相关疾病，需要结合体格检查的结果。麻醉降
压（收缩压控制在约 100 mmHg）能减少出血并改
善视野[46]。

对肩袖部分撕裂的患者行手术治疗，我们一般
采用 Rush 大学 Strauss 等发表的有循证学依据的治
疗流程[11]。治疗的第一步包括视诊关节侧的肩袖足
印。用探钩探查腱性止点处任何不规整和毛糙的改
变，并用刨削器进行清理。用探钩去测量暴露的足
印区大小，并计算撕裂肌腱的百分比。接下来，经
皮传入 18 号腰穿针（从肩峰的前外侧角处），置入
单股缝线在可疑的肩袖部分撕裂处做一个标记。接
下来将关节镜转至肩峰下间隙，检查肩袖的滑囊侧
排除全层撕裂。如果没有关节侧的病变，则需要检

查滑囊侧肩袖找寻部分撕裂。

根据 Ellman 肩袖部分撕裂分型[12]，接下来需要测量撕裂的深度。撕裂的深度不足肌腱 50% 的行单纯的清理[11]。最近有生物力学研究支持对撕裂不足50% 行清理术，大于 50% 行修补术[1]。对撕裂超过50% 肌腱厚度的，文献支持以下任何一种修补技术：①把部分撕裂变为全层撕裂后修补；②穿腱修补；③穿骨修补[11]。我们更倾向选择穿腱技术来处理关节侧部分撕裂。对滑囊侧的部分撕裂或者撕裂程度较高的关节侧撕裂（深度超过80%），我们倾向于将部分撕裂变为全层撕裂，然后进行全层撕裂的修复。

清理术（图 22.2）

无论是关节侧还是滑囊侧的撕裂，都需要使用全半径滑膜刨刀来清理撕裂，直到健康组织的边界被清理出来。接下来，利用已知型号的工具来评估肌腱撕裂的深度和前后径，以确认单纯清理术是否足以治疗。

穿腱修补（图 22.3）

冈上肌腱关节侧撕裂深度超过 50% 是穿肌腱

修复的理想指征。行关节侧修补处的清理，肩峰下滑囊完全切除及滑囊侧肩袖检查后，将关节镜再次插入盂肱关节。精确的入路定位非常关键——通常插入直径 6 mm 和 8.25 mm 的套管：6 mm 套管置于前上方肩袖间隙内，8.25 mm 套管置于外侧肩峰下间隙。用关节镜下骨刨刀头（BoneCutter，Smith and Nephew，Andover，MA）准备大结节。经皮将带双线的锚钉穿过未撕裂的滑囊侧肩袖置于大结节的内侧。特殊情况下，用开路器或丝攻穿过未撕裂的肩袖，到达暴露的大结节关节缘的中点。外科医生在关节镜直视下将直径 4.5 mm 直径的双线锚钉穿过完整的肩袖止点拧入大结节。我们倾向使用PEEK 材料的锚钉，可以防止锚钉吸收过程中囊性反应，同时术后也能行影像学检查。如果撕裂在前后向不足 1.0~1.5 cm，则用一枚锚钉修补。如果撕裂大于上述数值，则使用 2 枚锚钉[50]。从前方的工作通道抓出每对缝线的一个缝线臂。用腰穿针初步定位后，从前外侧入路插入缝线穿刺器，从完整的肩袖游离缘偏内 1 cm 穿透肌腱[51]。接下来，抽回

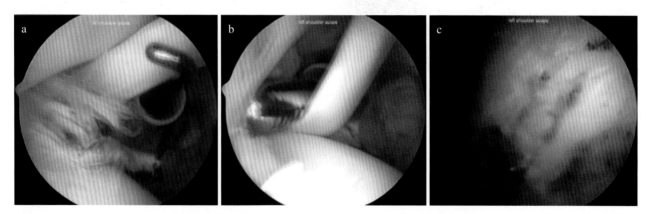

图 22.2　左肩关节镜下的图片，显示肩袖部分撕裂（a），清理撕裂（b），以及处理表面至出血（c）

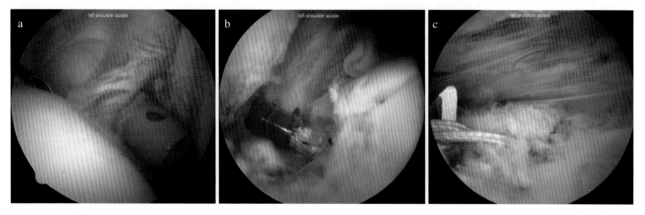

图 22.3　关节镜下左肩 PASTA 损伤照片（a），使用 4.5 mm 双线全螺纹 PEEK 内排带线锚钉（Twinfix，Smith and Nephew，Andover，MA）（b），锚钉修补后的 PASTA 损伤（c）

前方工作通道中的一个缝线臂，穿过完整健康的肩袖组织，再从前外侧工作通道中抽出。要注意避免缝入过多的组织，这会导致肩袖肌腱过度张力。第二根缝线臂在距离第一根线端偏后约 5 mm 以褥式缝合的方式抽出。

对于第二对缝线，以相同的方式进行两次组织穿刺，但在第一根线后方约 5~7 mm 进行，将第二根线穿过肩袖组织。还可以用腰穿针穿过肩袖，用单股缝线做穿梭线，穿过撕裂的肌腱，从肩峰下间隙拉出。缝线臂在肩峰下间隙穿出，用标准方法打结，从未损伤肌腱穿出的线端做中轴支[51]。穿线的时候尽量形成一个三角形，这样有助于修复正常的肌腱止点足印形态[111]。在肩峰下间隙打完结以后，

再次将关节镜插入盂肱关节评估修补的情况。在过线前需要完全切除肩峰下的滑囊，以利线端回抽和打结。

转化为全层撕裂后的修补（图 22.4）

在我们医院，这种方法用来修补高度的滑囊侧部分撕裂，偶尔用于程度较高的关节侧撕裂（深度超过 80%）。清理完毕后，用单股缝线在关节内直视下标记好撕裂的部位，然后在肩峰下找出标记线或滑囊侧的部分撕裂。在肩峰侧用 11 号刀片或香蕉刀将部分撕裂变为全层撕裂，用刨削器清理退变的肩袖组织。用探勾确认撕裂已转化为全层，大结节用股切割刨刀头处理（BoneCutter，Smith and Nephew，Andover，MA）。一旦全层撕裂形成后，

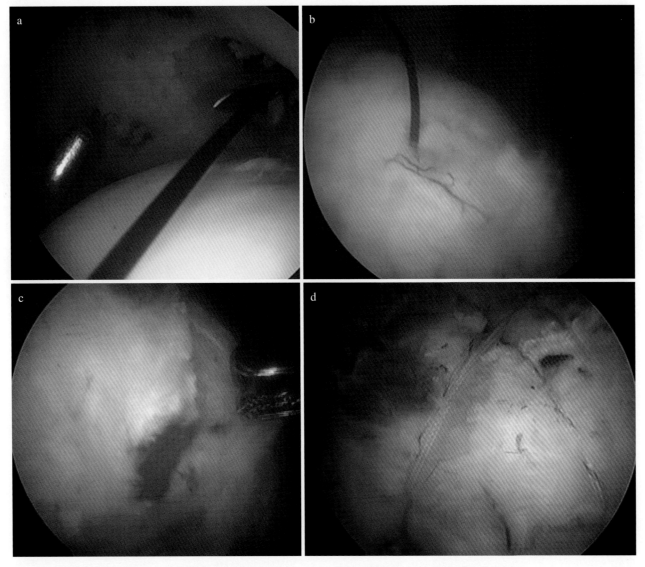

图 22.4　左肩关节镜下图片，演示间接肩袖过线技术（a、b），抓住肩袖肌腱（c）和完成修补（d）

我们喜欢采用穿骨平衡修补法。如前所述，精准的入路定位非常重要——通常在外侧肩峰下间隙放置直径 8.25 mm 的套管。

行穿骨平衡修补术的时候，第一步是要确保撕裂的肩袖边缘能在无张力的情况下复位到大结节肩袖足印的外侧缘。如上所述，我们使用骨切割刨刀处理大结节形成出血骨床。第一枚全螺纹内排 4.5 mm PEEK 锚钉（Twinfix，Smith and Nephew，Andover，MA）经皮置于肱二头肌长头肌腱后方 2~3 mm（为了修补冈上肌撕裂），离关节面软骨偏外侧 5 mm。从外侧套管中将缝线抽出。使用缝合钩（Linvatech，Largo，FL），将缝线用间接过线技术穿过肩袖。特别要注意的是，在离组织边缘约 12 mm 处，用水平褥式缝合法修补撕裂。在操作的过程中，关节镜置于外侧辅助入路，缝合钩放在后方入路用来过线。缝线在腱腹结合部稍偏外穿出，这样可以修复正常的解剖足印。当缝线从肌腱穿出来后，就被沿肩袖自后向前有序地穿梭至前方入路。此外，各个缝线以水平褥式形态相距约 4~5 mm。离关节面 4~5 mm 处继续放置锚钉，重复上述步骤。还可以后方入路插入关节镜，使用直接过线器（Elite-Pass，Smith and Nephew，Andover MA）从外侧套管从前到后有序地穿梭缝线。当内排锚钉全部放置、缝线全部穿过肌腱，开始从前往后打结。打完结后将线存储到前方的辅助入路，稍后用于外排重建。可使用交替半分结，因为不需要在锚钉孔和／或组织中滑动。

外排固定时，上臂外展外旋。前外侧导引孔开在大结节外侧缘 5~7 mm，结节间沟后方 5 mm 处，后外侧导引孔开在撕裂后部偏外侧 5~7 mm。一般说来，将内排锚钉上的 2~3 股缝线拉到外侧，固定在一个外排钉上。逐枚置入外排锚钉（Footprint，Smith and Nephew，Andover，MA），将内排缝线收紧后固定在外排钉上，完成修补。修复后的结构应当通过重建正常肩袖解剖和腱-骨间压力以提供肌腱和大结节间的良好接触压和面积，并显示出肌腱和骨的同位关系。

对于滑囊侧的撕裂，Koh 等[52] 建议无需将所有的残留组织全部清理掉，造成完整撕裂并出现一个可以观察盂肱关节的洞，而只需能把刨削器和抓钳伸到盂肱关节就足够（"小窗"技术）。这个开在肩袖内侧足印区的小窗可以尽可能地保存健康的组织。清理并打磨足印区的骨皮质后，经皮置入带双线的锚钉。本技术和之前描述的关节侧撕裂修补技术相似。将关节镜放置在后外侧入路，在前外侧或前方套管内放置事先安装好 0 号 PDS（Ethicon）线的缝合钩（Linvatech，Largo，FL），在撕裂肩袖的内侧 5~10 mm 全层穿过肌腱组织，前后各穿一针。缝合钩全层穿过肌腱，将 PDS 留在盂肱关节内。通过之前建立的"小窗"[52]，用抓钳将 PDS 线从盂肱关节内抽出。锚钉的一根线端在套管内通过 PDS 接力穿过，另一根也如法炮制，以标准的方式在关节镜下打结。

术后管理

术后患者用外展防旋支具制动 6 周，在指导下行被动活动。术后 6 周在协助下行主动伸展活动，练习的重点放在前屈上举、体侧外旋和在背后的内旋运动。术后 6 周开始等长力量训练，肌肉复训以及肩胛骨的稳定训练。术后 10 周增加抗阻训练。

文献回顾

近年来发表的部分肩袖撕裂修补术（不同的技术）临床疗效的文章[50, 53-58] 见表 22.2。总的来说，现今证据表明，对撕裂超过深度 50% 的部分撕裂，无论是转化为全层撕裂后修补还是穿腱修补，其疗效相当。然而，并无研究表明何种修补技术优于其他技术。另外，尽管表 22.2 中没有特别阐述，对撕裂深度不超过 50% 的部分撕裂，无论做不做正规的肩峰成形，清理术是一种可靠的治疗。

总 结

在肩袖疾病谱中，肩袖部分撕裂在临床的认知比例呈上升趋势。这些撕裂在疾病的病程中较早并且较精确地被诊断出来，这得力于医生对该疾病的良好认知以及诊断手段的大幅度进步。部分撕裂的本质既有内因又有外因，通常是两者共同作用的结果。关节镜修补依然是治疗选择，然而，具体技术选择取决于撕裂的特征。未来需要展开对关节镜治疗肩袖部分撕裂远期疗效的研究。

表 22.2 临床疗效

作者	发表年份、刊物	例数	手术方法	平均随访时间（月）	结果
Wright and Cofield [53]	1996, JSES	39	开放的肩峰成形术、清理、肌腱缝合	55	59% 优，26% 满意，15% 不满意（6 例不满意患者中 4 例曾有不成功的手术史）；无人再次接受手术
Weber [59]	1999, Arthroscopy	55	撕裂宽度超 50% 的小切口边－边缝合（33 例）对比清理术加肩峰成形术（22 例）	42.9	清理组：3 例发展为全层撕裂，3 例因为中等程度的临床症状需要行小切口的修补；平均 UCLA 评分 22.7 分和 31.6 分（修补组）
Ide 等 [50]	2005, AJSM	17	穿腱修补	39	平均 UCLA 和 JOA 评分显著提高（$P < 0.01$）；6 名过顶运动员中 2 名回到之前运动水平，3 名水平降低，1 名无法重返运动
Deutsch [55]	2007, JSES	41	转化为全层撕裂后锚钉修补	38	所有的患者在活动范围、力量、疼痛缓解和 ASES 均有提高（42~93，$P < 0.001$）；98% 满意
Brockmeier 等 [56]	2008, Arthroscopy	8	腱内修补	5	初步临床结果令人欣喜（8 例患者中有 5 名高水平棒球运动员和 3 名高水平网球运动员）
Shin [57]	2012, Arthroscopy	48（2 组各 24 例）*	穿腱修补（24 例）对比转化为全层撕裂后锚钉修补（24 例）	31	两组中均有 22 例满意；锚钉修补组 ASES（$P = 0.037$）和 Constant（$P = 0.019$）均有提高；锚钉修补组在术后 3 个月疼痛得到更好控制；2 例锚钉修补组 MRI 显示再次撕裂（穿腱修补没有再撕裂）
Kim 等 [58]	2012, KSSTA	32	关节镜下穿腱缝线桥修补	17.4	UCLA、ASES、Constant、VAS 和 FF 均显著提高

注：*48 个肩关节分为两组各 24 个肩（穿腱修补和转化为全层撕裂锚钉修补各 24 例）

参·考·文·献

1. Rajaram A, et al. Partial articular-sided rotator cuff tears: a comparative study of in-situ repair vs completion of tear prior to repair. In: American Orthopaedic Society for Sports Medicine 2012 annual meeting, Baltimore, 2012.

2. Cole BJ, McCarty 3rd LP, Kang RW, Alford W, Lewis PB, Hayden JK. Arthroscopic rotator cuff repair: prospective functional outcome and repair integrity at minimum 2-year follow-up. J Shoulder Elbow Surg. 2007;16:579–85.

3. DeFranco MJ, Bershadsky B, Ciccone J, Yum JK, Iannotti JP. Functional outcome of arthroscopic rotator cuff repairs: a correlation of anatomic and clinical results. J Shoulder Elbow Surg. 2007; 16:759–65.

4. Flurin PH, Landreau P, Gregory T, Boileau P, Brassart N, Courage O, et al. Arthroscopic repair of full-thickness cuff tears: a multicentric retrospective study of 576 cases with anatomical assessment. Rev Chir Orthop Reparatrice Appar Mot. 2005;91:31–42.

5. Wilson FV, Hinov V, Adams G. Arthroscopic repair of full-thickness tears of the rotator cuff: 2- to 14-year follow-up. Arthroscopy. 2002;18:136–44.

6. Harryman 2nd DT, Mack LA, Wang KY, Jackins SE, Richardson ML, Matsen 3rd FA. Repairs of the rotator cuff. Correlation of functional results with integrity of the cuff. J Bone Joint Surg. 1991;73A:982–9.

7. Matava MJ, Purcell DB, Rudzki JR. Partial-thickness rotator cuff tears. Am J Sports Med. 2005;33:1405–17.

8. McConville OR, Iannotti JP. Partial-thickness tears of the rotator cuff: evaluation and management. J Am Acad Orthop Surg. 1999; 7:32–43.

9. Wolff AB, Sethi P, Sutton KM, Covey AS, Magit DP, Medvecky M. Partial-thickness rotator cuff tears. J Am Acad Orthop Surg. 2006; 14:715–25.

10. Clark JM, Harryman 2nd DT. Tendons, ligaments, and capsule of the rotator cuff. Gross and microscopic anatomy. J Bone Joint Surg. 1992;74A:713–25.

11. Strauss EJ, Salata MJ, Kercher J, Barker JU, McGill K, Bach Jr BR, et al. Multimedia article. The arthroscopic management of partialthickness rotator cuff tears: a systematic review of the literature. Arthroscopy. 2011;27:568–80.

12. Ellman H. Diagnosis and treatment of incomplete rotator cuff tears. Clin Orthop Relat Res. 1990;254:64–74.

13. Dugas JR, Campbell DA, Warren RF, Robie BH, Millett PJ. Anatomy and dimensions of rotator cuff insertions. J Shoulder Elbow Surg. 2002;11:498–503.

14. Snyder SJ, Pachelli AF, Del Pizzo W, Friedman MJ, Ferkel RD, Pattee G. Partial thickness rotator cuff tears: results of arthroscopic treatment. Arthroscopy. 1991;7:1–7.

15. Conway JE. Arthroscopic repair of partial-thickness rotator cuff tears and SLAP lesions in professional baseball players. Orthop Clin North Am. 2001;32:443–56.

16. Lohr JF, Uhthoff HK. The pathogenesis of degenerative rotator cuff tears. Orthop Trans. 1987;11:237.

17. Fukuda H. Partial-thickness rotator cuff tears: a modern view on Codman's classic. J Shoulder Elbow Surg. 2000;9:163–8.

18. Fukuda H, Mikasa M, Yamanaka K. Incomplete thickness rotator cuff tears diagnosed by subacromial bursography. Clin Orthop Relat Res. 1987;223:51–8.

19. Codman EA. The shoulder: rupture of the supraspinatus tendon and other lesions in or about the sub-acromial bursa. Boston: Miller & Medical; 1934.

20. Payne LZ, Altchek DW, Craig EV, Warren RF. Arthroscopic treatment of partial rotator cuff tears in young athletes. A preliminary report. Am J Sports Med. 1997;25:299–305.

21. Lohr JF, Uhthoff HK. The microvascular pattern of the supraspinatus tendon. Clin Orthop Relat Res. 1990;254:35–8.

22. Chandnani V, Ho C, Gerharter J, Neumann C, Kursunoglu-Brahme S, Sartoris DJ, et al. MR findings in asymptomatic shoulders: a blind analysis using symptomatic shoulders as controls. Clin Imaging. 1992;16:25–30.

23. Connor PM, Banks DM, Tyson AB, Coumas JS, D'Alessandro DF. Magnetic resonance imaging of the asymptomatic shoulder of overhead athletes: a 5-year follow-up study. Am J Sports Med. 2003;31: 724–7.

24. Sher JS, Uribe JW, Posada A, Murphy BJ, Zlatkin MB. Abnormal findings on magnetic resonance images of asymptomatic shoulders. J Bone Joint Surg. 1995;77A:10–5.

25. Miniaci A, Dowdy PA, Willits KR, Vellet AD. Magnetic resonance imaging evaluation of the rotator cuff tendons in the asymptomatic shoulder. Am J Sports Med. 1995;23:142–5.

26. Ozaki J, Fujimoto S, Nakagawa Y, Masuhara K, Tamai S. Tears of the rotator cuff of the shoulder associated with pathological changes in the acromion. A study in cadavera. J Bone Joint Surg. 1988;70A:1224–30.

27. Liu SH, Baker CL. Arthroscopically assisted rotator cuff repair: correlation of functional results with integrity of the cuff. Arthroscopy. 1994;10:54–60.

28. Galatz LM, Ball CM, Teefey SA, Middleton WD, Yamaguchi K. The outcome and repair integrity of completely arthroscopically repaired large and massive rotator cuff tears. J Bone Joint Surg. 2004;86A:219–24.

29. Gerber C, Meyer DC, Frey E, von Rechenberg B, Hoppeler H, Frigg R, et al. Neer Award 2007: reversion of structural muscle changes caused by chronic rotator cuff tears using continuous musculotendinous traction. An experimental study in sheep. J Shoulder Elbow Surg. 2009;18:163–71.

30. Coleman SH, Fealy S, Ehteshami JR, MacGillivray JD, Altchek DW, Warren RF, et al. Chronic rotator cuff injury and repair model in sheep. J Bone Joint Surg. 2003;85A:2391–402.

31. Baumgarten KM, Gerlach D, Galatz LM, Teefey SA, Middleton WD, Ditsios K, et al. Cigarette smoking increases the risk for rotator cuff tears. Clin Orthop Relat Res. 2009;468:1534–41.

32. Yamaguchi K, Ditsios K, Middleton WD, Hildebolt CF, Galatz LM, Teefey SA. The demographic and morphological features of rotator cuff disease. A comparison of asymptomatic and symptomatic shoulders. J Bone Joint Surg. 2006;88A:1699–704.

33. Gazzola S, Bleakney RR. Current imaging of the rotator cuff. Sports Med Arthrosc. 2011;19:300–9.

34. Brenneke SL, Morgan CJ. Evaluation of ultrasonography as a diagnostic technique in the assessment of rotator cuff tendon tears. Am J Sports Med. 1992;20:287–9.

35. van Holsbeeck MT, Kolowich PA, Eyler WR, Craig JG, Shirazi KK, Habra GK, et al. US depiction of partial-thickness tear of the rotator cuff. Radiology. 1995;197:443–6.

36. Yen CH, Chiou HJ, Chou YH, Hsu CC, Wu JJ, Ma HL, et al. Six surgery-correlated sonographic signs for rotator cuff tears: emphasis on partial-thickness tear. Clin Imaging. 2004;28:69–76.

37. Wiener SN, Seitz Jr WH. Sonography of the shoulder in patients with tears of the rotator cuff: accuracy and value for selecting surgical options. AJR Am J Roentgenol. 1993;160:103–7.

38. Co S, Bhalla S, Rowan K, Aippersbach S, Bicknell S. Comparison of 2- and 3-dimensional shoulder ultrasound to magnetic resonance imaging in a community hospital for the detection of supraspinatus rotator cuff tears with improved worktime room efficiency. Can Assoc Radiol J. 2012;63:170–6.

39. Sipola P, Niemitukia L, Kröger H, Höfling I, Väätäinen U. Detection and quantification of rotator cuff tears with ultrasonography and magnetic resonance imaging-a prospective study in 77 consecutive patients with a surgical reference. Ultrasound Med Biol. 2010;36:1981–9.

40. Al-Shawi A, Badge R, Bunker T. The detection of full thickness rotator cuff tears using ultrasound. J Bone Joint Surg. 2008;90B:889–92.

41. Ok JH, Kim YS, Kim JM, Yoo TW. Learning curve of office-based ultrasonography for rotator cuff tendons tears. Knee Surg Sports Traumatol Arthrosc. 2013;21:1593–7.

42. Smith TO, Back T, Toms AP, Hing CB. Diagnostic accuracy of ultrasound for rotator cuff tears in adults: a systematic review and meta-analysis. Clin Radiol. 2011;66:1036–48.

43. Smith TO, Daniell H, Geere JA, Toms AP, Hing CB. The diagnostic accuracy of MRI for the detection of partial- and full-thickness rotator cuff tears in adults. Magn Reson Imaging. 2012;30:336–46.

44. Yamakawa S, Hashizume H, Ichikawa N, Itadera E, Inoue H. Comparative studies of MRI and operative findings in rotator cuff

tear. Acta Med Okayama. 2001;55:261–8.

45. Schaeffeler C, Mueller D, Kirchhoff C, Wolf P, Rummeny EJ, Woertler K. Tears at the rotator cuff footprint: prevalence and imaging characteristics in 305 MR arthrograms of the shoulder. Eur Radiol. 2011;21:1477–84.

46. Angelo RL. Chapter 19: Partial-thickness rotator cuff tears. In: Angelo RL, Esch JC, Ryu RKN, editors. AANA advanced arthroscopy: the shoulder. Philadelphia: Saunders/Elsevier; 2010. p. 188–98.

47. Drakos MC, Rudzki JR, Allen AA, Potter HG, Altchek DW. Internal impingement of the shoulder in the overhead athlete. J Bone Joint Surg. 2009;91A:2719–28.

48. Heyworth BE, Williams 3rd RJ. Internal impingement of the shoulder. Am J Sports Med. 2009;37:1024–37.

49. Chahal J, Mall N, MacDonald PB, Van Thiel G, Cole BJ, Romeo AA, et al. The role of subacromial decompression in patients undergoing arthroscopic repair of full-thickness tears of the rotator cuff: a systematic review and meta-analysis. Arthroscopy. 2012;28: 720–7.

50. Ide J, Maeda S, Takagi K. Arthroscopic transtendon repair of partial- thickness articular-side tears of the rotator cuff: anatomical and clinical study. Am J Sports Med. 2005;33:1672–9.

51. Duralde XA, McClelland Jr WB. The clinical results of arthroscopic transtendinous repair of grade III partial articular-sided supraspinatus tendon tears. Arthroscopy. 2012;28:160–8.

52. Koh KH, Shon MS, Lim TK, Yoo JC. Clinical and magnetic resonance imaging results of arthroscopic full-layer repair of bursalside partial-thickness rotator cuff tears. Am J Sports Med. 2011; 39:1660–7.

53. Wright SA, Cofield RH. Management of partial-thickness rotator cuff tears. J Shoulder Elbow Surg. 1996;5:458–66.

54. Weber SC. Arthroscopic debridement and acromioplasty versus mini-open repair in the management of significant partial-thickness tears of the rotator cuff. Orthop Clin North Am. 1997;28:79–82.

55. Deutsch A. Arthroscopic repair of partial-thickness tears of the rotator cuff. J Shoulder Elbow Surg. 2007;16:193–201.

56. Brockmeier SF, Dodson CC, Gamradt SC, Coleman SH, Altchek DW. Arthroscopic intratendinous repair of the delaminated partialthickness rotator cuff tear in overhead athletes. Arthroscopy. 2008; 24:961–5.

57. Shin SJ. A comparison of 2 repair techniques for partial-thickness articular-sided rotator cuff tears. Arthroscopy. 2012;28:25–33.

58. Kim KC, Shin HD, Cha SM, Park JY. Clinical outcomes after arthroscopic trans-tendon suture-bridge technique in partialthickness articular-side rotator cuff tear. Knee Surg Sports Traumatol Arthrosc. 2013;21:1183–8.

59. Weber SC. Arthroscopic debridement and acromioplasty versus mini-open repair in the treatment of significant partial-thickness rotator cuff tears. Arthroscopy. 1999;15(2):126–31.

第23章

肩袖全层撕裂

Maristella F. Saccomanno, Matteo Salvatore, Andrea Grasso, and Giuseppe Milano

王青 译

流行病学

肩袖损伤是肩关节最常见的病变，分为退变性和创伤性。

退变性肩袖损伤和年龄密切相关，发病率在15%~51%[1-7]。在65岁以上的人群中，50%的肩袖损伤累及双侧肩关节[5]，其中仅只有1/3引起疼痛症状[7]。最近一项针对588例单侧肩关节疼痛患者的研究显示，35.5%的有症状性肩袖撕裂患者伴有对侧肩关节的无症状性肩袖损伤；而在部分撕裂或者无撕裂的肩痛患者中，伴有对侧肩关节无症状性肩袖全层撕裂的比例大大降低，分别为4.3%和0.5%。最终，无症状性撕裂比有症状性撕裂平均低30%[5]。实际上患者疼痛以及日常活动受限的进展，与撕裂的扩大相伴随，这里的扩大并不单指撕裂大小的改变，还包括从部分撕裂发展为全层撕裂的转化过程[8]。还有其他因素和疼痛加剧相关：年龄、优势侧、肩袖肌肉脂肪浸润以及盂肱关节动力学的改变[9-12]。已经有证据表明，超过一半的无症状性撕裂在3年左右会出现相应症状[3]。此前，已有多位学者指出，退变性的肩袖损伤主要累及冈上肌腱，通常是从其肱二头肌长头腱附近的肱骨止点的前方部分逐渐波及后方[13-16]。但最近的很多研究则认为肩袖的损伤始于冈下肌腱[17-19]，Kim等[19]对360个肩袖部分或全层撕裂的肩关节进行了B超检查，发现撕裂起始于肱二头肌长头腱后方13~17 mm处，靠近冈上肌腱及冈下肌腱交汇处。这个结果和Burkhart等[20]提出的肩袖月牙形理论相一致（见下文）。

创伤性肩袖损伤通常由坠落伤或外展外旋暴力所致，主要发生在55岁左右的人群，这比退变性损伤的人群年龄要小10岁[13, 21]。创伤性肩袖撕裂的范围一般要大于退变性患者，常常累及肩胛下肌腱，而且研究表明，50%的为大到巨大肩袖撕裂[21]。理论上，如果修复及时，外伤性撕裂能有很好的预后，因为这部分患者年轻、肌腱回缩不明显、脂肪浸润少。调查显示，创伤性损伤修补后愈合率达到了65%~69%[21-24]。

病理生理学

肩袖是由冈上肌、冈下肌、小圆肌这三块起始于肩胛骨后表面、止于肱骨大结节，以及起始于肩胛骨前表面、止于肱骨小节结的肩胛下肌组成的一个肌腱结构。

肩袖病变（包括肩袖巨大撕裂）的内因、外因以及其他次要因素，在相关章节中已经得到了详细阐述（见第21章）。

肩袖解剖结构直接决定了它的功能，它为盂肱关节提供了一个动态的稳定结构，使肱骨头在任何相位的运动上都始终处于肩胛盂的中心。一项生物力学研究指出，肩袖主要是通过提供两个面：冠状面（上下方向）和横切面（前后方向）的平衡力偶来达到盂肱关节的动态稳定。作用于冠状面的力偶是通过三角肌和肩袖上方部分之间的平衡达到的，横切面的平衡来自前方的肩胛下肌和后方的冈下肌、小圆肌之间（见第2章）[25-28]。

Burkhart等[20]在1993年提出了肩袖月牙形复合体的概念。完整的肩袖有一个特征性的结构：在肌腱的无血管区通过喙肱韧带的增厚形成一个弓形的线缆样结构。其前方止于肱骨大结节处（就在肱二头肌长头的后方），后方紧邻冈下肌下缘。这些结构的作用如"吊桥"样：施加在肩袖肌性部分的压力传递至腱性的缆线上，从而降低薄弱的无血管区的压力。肩袖"吊桥"理论同样可以解释肩袖撕裂：撕裂的游离边缘相当于线缆，前后缘相当于缆线的跨度的每个止点的支撑。因此，对于冈上肌腱的无血管区损伤，肌腱能够通过"吊桥"结构将压力均匀释放到肱骨头上。这样就能解释为什么肩袖部分和中度撕裂的患者会有主动活动度的缺失，以及为什么巨大撕裂在不完全修复时也能恢复良好的功能[28]。

病理学观点认为，肩袖撕裂的大小和范围因人而异。部分损伤可以发生在肩袖的滑囊面、关节面或者肌腱内层；完全损伤则累及肩袖全层。

肩袖修补方式的进展（从开放到镜下）使得临床医师对其涉及的解剖结构有了更进一步的认识，这样不同分级系统的发展可以更加清楚地描述该损伤，并与可修补性密切相关。

目前，对于肩袖全层撕裂的评价包括：撕裂部位、形状、区域、回缩情况以及可复位性。

以下列出了多年来的各种分级系统：

- Codman[29] 将肩袖撕裂分成不完全撕裂、完全撕裂以及单纯横行撕裂。
- Mclaughlin[30] 将其分成横行撕裂、垂直撕裂和回缩。
- Wolfgang[31] 将其分成横行撕裂、三角形撕裂和巨大撕裂。
- DeOrio 和 Cofield[32] 根据撕裂的最大直径进行分类：小型撕裂（<1 cm）、中型撕裂（1~3 cm）、大型撕裂（3~5 cm）以及巨大撕裂（> 5 cm）。
- Harryman 等[33] 将其分为：
  - 0 型：完整肩袖
  - ⅠA 型：部分撕裂
  - ⅠB 型：冈上肌全层撕裂
  - Ⅱ 型：冈上肌和冈下肌全层撕裂
  - Ⅲ 型：冈上肌、冈下肌以及肩胛下肌全层撕裂
- Matsen 等[34] 根据撕裂的范围和累及的结构进行分类
  - Ⅰ 期：冈上肌全层撕裂（≤ 2 cm）
  - Ⅱ 期：冈上肌全层撕裂以及冈下肌部分撕裂（2~4 cm）
  - Ⅲ 期：冈上肌、冈下肌以及肩胛下肌全层撕裂（5 cm）
  - Ⅳ 期：肩袖撕裂性关节病
- Snyder[35] 根据撕裂的部位以及严重程度将其分为关节侧部分撕裂（A），关节囊侧部分撕裂（B）和完全撕裂（C）。完全撕裂进一步分为：
  - C/0：部分的关节侧和滑囊侧撕裂
  - C/1：全层撕裂（<1 cm）
  - C/2：全层撕裂（介于 2~3 cm），几乎不伴有肌腱的回缩，通常只累及冈上肌腱
  - C/3：撕裂累及冈上肌及部分的冈下肌肌腱
  - C/4：巨大撕裂至少累及两个肌腱
- Burkhart 和 Lo[28] 根据关节镜下所见的撕裂形状进行了一个几何学的分型（图 23.1），每一种撕裂对应一种明确的修补方式，从而达到无张力、

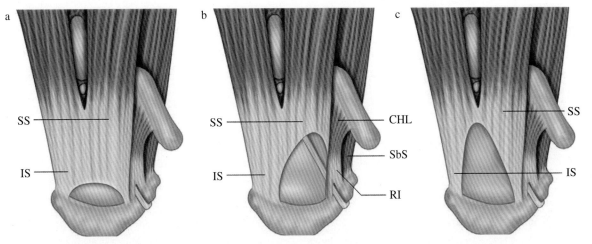

图 23.1　肩袖全层撕裂几何分型。a. 新月形；b. 倒 L 形；c.U 形（SS，冈上肌腱；IS，冈下肌；RI，肩袖间隙；SbS，肩胛下肌；CHL，喙肱韧带）

力偶平衡修补。他们将肩袖撕裂具体分型如下：

- Ⅰ型，新月形：典型的具有较好内外移动度的撕裂（无论其大小），能够以最小的张力进行缝合。
- Ⅱ型，U形、L形或倒L形：U形撕裂较新月形更向内延伸，它的顶点更靠近肩胛盂缘。L形或倒L形就像是一片活叶，L形是前叶活动度大，倒L形是后叶活动度大。分清撕裂的形状至关重要，尤其是确定撕裂顶点的位置，因为这类撕裂并不适合直接腱骨缝合，而需要运用"边缘汇聚"技术来减少张力并将游离边缘拉回足印区。
- Ⅲ型，巨大、回缩和固定：撕裂以前后或内外的无移动性为特点，需要应用特殊的松解技术后才能进行修补。
- Ⅳ型，肩袖撕裂关节病。

病　史

根据 Neer 分型[36]（详见第 21 章），退变性肩袖撕裂的发展涵盖 3 个阶段，尤其是第二阶段：从部分撕裂进一步发展，进而发展为第三阶段的全层撕裂。

实际上，肩袖撕裂的自然发展进程仍存在争议。一些学者认为，部分撕裂一旦形成，毋庸置疑会发展为全层撕裂；同样，随着时间的进展，全层撕裂的范围也会逐步扩大[3, 5, 37]。其他学者则指出，单纯的冈上肌撕裂很少会进一步发展[10, 38]，这一结论得到了最近一项研究的证实，该研究包含 24 位年龄在 65 岁以下的单纯冈上肌撕裂患者（创伤性或非创伤性），进行了 MR 关节造影，平均随访 42 个月，最后发现：2 个肩不再检查出有撕裂；9 个肩撕裂尺寸减小；9 例患者没有改变；只有 6 例撕裂增大[39]。相反，对于大到巨大肩袖撕裂的大小会随着时间进一步加剧，这是不容置疑的[10, 40]。

详细的病史、结合仔细的临床及影像学评估，是正确诊断以及后续恰当地选取治疗方法以及明确预后的基础。

患者的年龄、优势侧、外伤或自发的肩关节疼痛、工作性质、力量的减弱、夜间疼痛以及症状的持续状态，这些都有助于明确诊断。

退变性肩袖撕裂的患者年龄往往大于 60 岁，从事手工劳动，优势侧肩关节夜间疼痛逐渐出现，接着白天开始疼痛加剧，并伴有力弱症状。

另一方面，创伤性撕裂患者更加年轻，症状的出现通常与特定的外伤史有关。然而，60 岁以上的人群并不能排除创伤性肩袖撕裂的可能。在这些人群中，创伤可能使之前就存在的退变性肩袖撕裂范围加大。

反复微创伤所致的肩袖小全层撕裂或部分撕裂也可以出现在年轻过顶运动员中，他们常有运动姿势受限，而且疼痛可以持续至运动后数小时。

不管年龄或是损伤机制，肩袖撕裂的患者通常有疼痛和力弱症状。在临床上，力弱就提示患者属于 Neer Ⅱ期或Ⅲ期的损伤。随着时间这些症状会加重。如果患者主诉肩关节外侧（当累及肱二头肌长头时则为前外侧）疼痛，外展 90° 以上或是过顶动作时向前臂或颈部放射；患者可能诉夜间进一步加剧痛，有时还伴有活动受限和日常生活活动受限。一个典型的表现就是：做过顶运动愈发困难。

在确诊之前，要将病史和仔细的临床查体以及影像学评估相结合。

体格检查

肩关节查体首先需要测量其主动和被动活动度、肩峰下存在任何捻发感，双侧必须同时检查，以观察肌肉萎缩和畸形，以及评估双侧肩胛骨和关节运动学。一系列的特殊临床试验也不可或缺，对于肩袖的病理及撞击的特殊试验在相应章节中有详细描述（见第 3、21 章）。

肌力的评估在肩袖撕裂的诊断性病情检查中十分重要，以下列出了一系列评价肩袖撕裂的特殊临床试验：

- Yocum 试验：评估冈上肌的力量以及是否存在压痛。
- Jobe 试验：患者上肢内旋（拇指朝下），在肩胛骨平面做臂外展抗阻运动，如出现疼痛或力量减弱，提示冈上肌撕裂或肌腱病变。
- 冈下肌试验：患者肘内收，行外旋抗阻运动，若出现疼痛或力弱，提示冈下肌撕裂。
- Patte 试验：患者肩关节外展 90°、屈肘，行外旋抗阻运动，若出现疼痛或力弱，提示冈下肌撕裂。

- 落臂征：检查者立于患者一侧，嘱患者屈肘90°，肩关节在肩胛骨平面前屈上举 90°，并且做最大程度的外旋，然后放开腕关节，托住肘关节。若患者前臂落下，不能维持最大外旋位，则提示冈下肌撕裂。

- 外旋迟滞征（ERLS）：检查者立于患者后方，患者屈肘 90°，肩关节在肩胛骨平面前屈上举 20°，保持最大程度的外旋，嘱患者保持外旋和上举姿势，然后放开腕关节。若前臂落下，则为阳性，提示冈上肌和冈下肌撕裂。

是否累及肩胛下肌可以通过 lift-off 试验、拿破仑试验和熊抱试验来评估；还可以通过 palm-up 试验、Yergason 试验、肱二头肌长头主、被动试验和 Ludington 试验来评估二头肌长头是否受累（详见第 23 章）。

对于肩袖全层撕裂功能受限的患者，这不仅与肌腱受损所致的疼痛和力弱有关，还和力偶失衡所致的关节动力学改变有关 [25, 28]，理解这个概念内容是保守和手术治疗的基础。

影像学检查

多种影像学检查手段被用于诊断肩袖撕裂。

传统 X 线检查

一系列标准的肩关节 X 线片（相关章节见第 4 和 21 章）有助于评估肩肱间距以及肩峰的形态，还能排除一些常见的合并症如骨关节炎、二分肩峰或者钙化性肌腱炎。

超声检查

超声作为一种无创、廉价的检查手段被广泛应用于肩袖疾病的诊断。一些研究显示，与磁共振（MR）[44] 或磁共振造影（MRA）[45] 相比，超声在诊断肩袖全层撕裂有较高的敏感性和特异性 [41-43]。在最近一项研究中，OK 等 [43] 发现超声在评估撕裂大小时并没有磁共振精确。在评估脂肪浸润情况时，MRI 和超声具有相当的敏感性和特异性 [46]。但是，要知道超声检查对操作者的依赖较大。

磁共振

磁共振是诊断肩袖撕裂的非常精确的检查，但也十分昂贵 [47, 48]。最近有研究 [49, 50] 推荐高磁场强度 MR（3.0T），因为其诊断精确。通过斜冠状位、矢状位及轴位序列来评估肩峰下关节囊，肌腱的厚度以及存在肩袖撕裂（图 23.2a）。

Patte 分型 [51] 使用最广泛，这种分型法基于损伤肌腱数目及肌腱回缩程度来评估肩袖撕裂的程

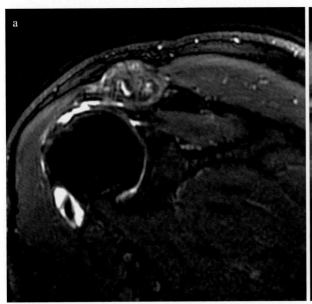
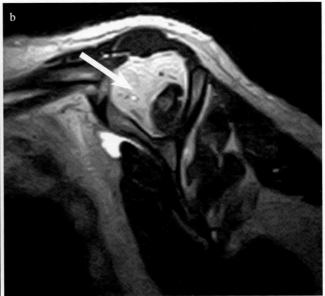

图 23.2　全层肩袖撕裂的 MR 表现。a. 斜冠状位片肌腱回缩至肱骨头；b. 矢状位片显示了冈上肌严重的脂肪浸润（箭头）

度。肌腱的数目在矢状面上评估，损伤分为：

- 第1部分：肩胛下肌
- 第2部分：肩袖间隙
- 第3部分：冈上肌
- 第4部分：冈上肌及冈下肌前部
- 第5部分：冈上肌及冈下肌
- 第6部分：巨大撕裂

肌腱回缩在冠状面上评估，分为：

- 1度，没有回缩
- 2度，回缩至肱骨头处
- 3度，回缩至肩胛盂处

最近，Davidson 和 Burkhart[52] 提出了一种几何分型，在术前通过 MR 评估损伤。通过测量在冠状位 T2 相上最大撕裂的长度 (L) 及轴位 T2 相上最大撕裂的宽度 (W)，肩袖撕裂被分为：

- Ⅰ型：L ≤ W 和 L < 2 cm
- Ⅱ型：L > W 和 W < 2 cm
- Ⅲ型：L ≥ 2 cm 且 W ≥ 2 cm（75% 的病例需要进行向间隙滑移或部分修补这样的额外方案）
- L ≥ 3 cm 及 W ≥ 3 cm（100% 的病例都需要进行向间隙滑移或部分修补这样的额外方案）
- Ⅳ型：盂肱关节炎及肩峰下间隙消失

MR 同样能够在矢状位序列上评估脂肪浸润及肌肉萎缩（图 23.2b）。Gouttallier 等[53] 最先提出可以通过 CT 造影来对脂肪浸润程度进行分型。后来，Fuchs 等[54] 研究发现 MR 评估脂肪浸润程度比 CT 扫描有更高的可靠性。

Gouttallier 分型[53] 将脂肪浸润分为 5 级：

- 0级：正常肌肉
- 1级：有一些脂肪条索
- 2级：少于 50% 肌肉脂肪浸润
- 3级：50% 肌肉脂肪浸润
- 4级：超过 50% 肌肉脂肪浸润

最近有文献报道了该分型的对照研究结果[54-58]；为此有一些作者[54, 58-60] 提出了一种简化的分型方式，将脂肪浸润分为 3 级：

- 没有或少量脂肪浸润
- 中等量脂肪浸润
- 脂肪多于肌肉

文献中也报道了在 MR 矢状位上评估肩袖肌肉萎缩程度的其他分型方式[61-63]。

CT

CT 对于肩袖全层撕裂诊断也是十分有效的，CT 的敏感性及特异性通过使用关节内对比造影（CTA）而提高。然而，CT 诊断准确度要低于 MR，因此对于不能进行 MR 检查的患者是指征[48, 64]。

MR 造影

尽管 MR 造影有最高的敏感性和特异性，但它是一种有侵袭性且较昂贵的诊断工具。现如今，MR 造影在肩袖撕裂诊断中的作用是有限的，但却是评估盂唇损伤的金标准[48, 65]。有些研究报道了 MRA 评估肩袖撕裂修补潜在愈合的重要性[66, 67]。

治疗：指征与禁忌证

尽管肩袖撕裂在临床工作中非常常见，但对于肩袖撕裂的治疗至今仍没有统一的指南；最近有文献综述[68-70] 指出非手术治疗的作用，如理疗、NSAIDs 药物，肩峰下局部注射皮质激素类或者透明质酸，用来治疗肩袖小或者无症状撕裂。然而，手术治疗较非手术治疗表现出了更好的中远期疗效。因此，手术指征可以总结为以下几点：

- 小撕裂保守治疗无效的。
- 无症状转变为有症状。
- 有症状的或者无症状的中或大的撕裂。
- 近期创伤性撕裂（< 4 个月）[71]。
- 巨大撕裂。

手术相对禁忌证有以下几点：

- 老年。
- Gouttallier 分型[53] 脂肪浸润 2 级以上。
- 顽固的创伤性撕裂。

手术禁忌证有以下几点：

- 关节僵硬（关节被动活动度缺失）。
- 严重的骨关节炎。
- 肌腱回缩至肩胛盂处。
- 严重的脂肪浸润。
- 严重的肌肉萎缩。
- 进行性的系统性或局部感染。
- 无法手术的神经系统疾病或并发症。

决策流程

决策流程基于患者精确的病史采集和临床评估。随后，通过影像学检查确诊。如果考虑为肩袖撕裂，则需要特殊体位 X 线及 MR。在一些特殊病例，如果有肌肉萎缩和 / 或神经症状，通常由创伤导致，则需要做肌电图来排除原发神经疾病或者肌肉疾病。

消除疼痛及恢复功能是肩袖修补的主要目的。需要在治疗前考虑影响手术预后的因素；这些因素是患者的年龄及功能需求、症状持续的时间、肌腱回缩、脂肪浸润和肌肉萎缩。

最近，MOON 小组[12] 评估了 389 例非创伤的症状性肩袖撕裂患者；作者确认了与患者疼痛及功能损害相关的一些可变因素，比如肩胛胸壁运动障碍、主动外展及前屈缺失、外展和上举力量不足。年龄、症状持续的时间、撕裂大小、肩峰下间隙狭窄以及吸烟是与结果无明显相关的不可变因素[12]。这证实了对小的无症状的肩袖撕裂患者进行保守治疗是有道理的，尤其是如果他们大于 60 岁或小于 60 岁但对功能需求比较低。在这些病例中，解决肩胛胸壁运动问题可能使疼痛减轻及功能恢复。如果保守治疗失败，则考虑手术治疗。相反的，对功能要求高的患者，手术治疗则是首选治疗方式。当肩袖撕裂为中至大型、有症状且没有手术禁忌证，那么手术修复是必须的。

临床病例

66 岁女性，糖尿病病史，手工工作者，诉从去年起右肩关节疼痛。当右手做过头运动时疼痛加剧（把盘子放到橱柜），但她未接受任何治疗，也没有咨询过骨科医生。

4 个月前，她携带购物袋在街上摔倒。从那时起，她诉疼痛症状加剧，并向右臂辐射，导致她因疼痛无法移动右臂。她去急诊，排除了骨折可能，并做了 MR 检查。她在受伤 2 周后仍诉右肩疼痛引起了我们的注意，主要是在试图抬起她的手臂时疼痛明显，且一般的止痛药物无效。

临床表现为明显的被动活动范围受限，神经系统疾病被排除。MR 示关节内大量积液，巨大肩袖撕裂且回缩至肩胛盂处，且包括肩胛下肌腱损伤。

起初，她接受保守治疗以恢复全范围被动活动度，因为肩关节僵硬明确是由创伤引起的，但我们没有低估她的代谢疾病（糖尿病），这会导致她的右肩更加僵硬。4 周康复之后，她进行了重新评估。我们观察到她被动活动度的改善，但主动活动仍受限。她继续理疗了 2 周，直至被动活动范围完全恢复。新一轮的临床体检显示主动的 Yocum 试验、外旋迟滞征和 Napoleon 试验均阳性，符合关节镜下肩袖修补的手术指征。

关节镜治疗：手术技术

患者体位

手术可以在全麻、肌间沟阻滞或混合麻醉方式下进行。肌间沟阻滞是有利的，因为可以让患者在手术台上配合手术体位，以及能够更好及更长地控制术后疼痛（见第 9 章）。患者可以取侧卧位或者沙滩椅位，取决于手术医生的喜好。我们喜欢区域麻醉结合镇静药，选择沙滩椅位并对患肢进行牵引（2~3 kg）。

术前麻醉状态下通过肩关节活动度的评估来排除肩关节僵硬。

手术入路

用画线笔在皮肤表面划出以下骨性标志非常有用：肩胛冈、肩峰、锁骨及喙突。当术中软组织肿胀时，这些骨性标志将引导手术入路（见第 10 章）。

标准的关节镜下肩袖修补通常建立 4 个入路。在某些病例，如果撕裂较大或者巨大，可能会在最适宜的位置建立额外的入路以利锚钉的置入和抓线。

作者使用的入路为：

• 后侧入路：这个入路我们经常用作关节镜诊断性探查。有时它可以用来过线及抓线。后侧视野也可以通过一个额外的后外侧入路来改善（见第 10 章）。

• 由外向内的技术建立前上方入路，该入路能够从肩袖间隙到达关节。这个入路在进行肱二头肌长头腱及肩胛下肌腱手术时很有用，可以过线、抓线和打结。此外，它可以用来控制灌注液流出及插入刨削器和等离子刀。

• 标准外侧入路：通常被用作观察入路来评估肌腱撕裂的形状、位置和移动性；作为手术入路时，又被用来进入刨削器、等离子刀及缝合工具。

• 外上方入路：这个入路可以准确放置带线锚钉。操作方法利用 18 号腰穿针从肩峰外缘中间 1/3 处插入（或者在后侧入路或后外侧入路视野下看到的肩袖撕裂的中间部位）。

诊断性关节镜：理解及认识疾病病因

所有的关节镜手术都从诊断性评估开始。一旦建立后方入路，关节镜进入关节，通过关节镜鞘用注射器注入 30 ml 气体来撑开关节间隙。按以下顺序评估关节内结构：肩胛下肌腱、肱骨二头肌腱长头及滑车、关节侧肩袖、盂肱关节软骨面和盂唇。在老年患者中如果没有肩关节不稳的病史和临床表现，无需精确评估盂肱韧带。

如果存在肩胛下肌腱和／或肱二头肌长头的联合病变，则需要在进入肩峰下间隙前在关节内进行处理（见第 25、26 章）。

关节内阶段一旦完成后，我们将镜子从后方入路进入肩峰下间隙。也可以建一个新的后外侧入路（见第 10 章）。鞘管从肩峰边缘下方进入，可以到达手术区域的任何部位。入水将撑开肩峰下间隙。从外侧入路用刨削器或等离子刀来

精确地进行肩峰下组织的清理，从而获得良好的肌腱游离边缘及大结节肌腱足印区视野。将关节镜转至外侧入路及将射频器械移至后侧来清理肩峰下滑囊后侧部分。尽管有些作者认为保留肩峰下囊性组织可以促进肌腱愈合（其包含血管及细胞）[72]，但为顺利完成手术必须确保良好的肩袖后方视野。事实上，肩峰下囊性组织切除可以方便以下手术步骤：

• 显露肌腱撕裂

• 区分滑囊和肌腱（可移动）；如果是回缩的撕裂，抓住并用等离子刀将肌腱从滑囊或瘢痕组织上解离下来以松解和移动是极其重要的

• 认识撕裂的形状

• 使缝线控制和打结步骤更顺利

现在可以进行肩袖修补。外侧入路进关节镜，根据 Burkart 和 Lo[28] 的方法评估撕裂肩袖大小、回缩程度及撕裂的几何形状。通过其他入路用抓钳或探钩来评估肌腱的移动度及复位程度（图 23.3）。医生评估这些结果后就可能无张力下解剖修复撕裂的肩袖。

手术步骤（视频 23.1）（框 23.1）

肩袖修补的方式由肩袖撕裂的形状决定

• 新月形的肩袖撕裂易于使用带线锚钉，以较小的张力移动和修补至骨（图 23.4）。如果撕裂边缘萎缩，需使用篮钳进行撕裂游离缘的清理和新鲜化，这样可以促进愈合。

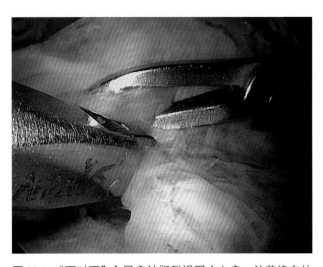

图 23.3 "面对面"全层肩袖撕裂视野（左肩，关节镜在外侧入路）。撕裂部分的形状及移动度通过前上方及后方入路进入的抓钳评估

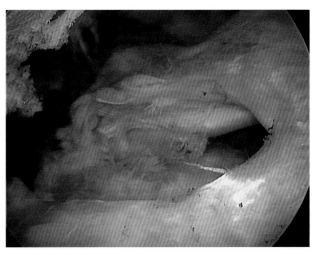

图 23.4 肩袖全层撕裂（左肩，镜头位于后方入路）。新月形撕裂可以直接用锚钉缝合至骨

框 23.1　窍门与技巧

- 使用电动刨削器进行肩峰下滑囊切除，但因为组织血供丰富，需使用等离子射频仪帮助止血。
- 肩峰下滑囊清理不充分难以进行缝线管理。
- 注意撕裂边缘的活动度，如果我们不能识别撕裂的形状和力学方向，就无法完成无张力修补。
- 注意肱骨大结节处的骨皮质不要磨除太多，过度的骨皮质磨除会加大锚钉拔出的风险。
- 由于肩峰外侧缘的位置障碍，因此以合适的角度放置锚钉不一定容易。在金属套管内插入锚钉能避免直接挤压锚钉把手，保证置钉位置正确。
- 注意锚钉之间的间距：如果锚钉之间的距离过近，可能会碰撞，在骨质疏松的情况下容易导致锚钉拔出风险的增加。
- 当我们在穿肌腱前排布缝线的时候，注意以相同的方式过线：在其他锚钉缝线的前方或者后方（尽量不要在它们之间）
- 使用套管进行缝线管理：这样可以避免在缝线进出时路线的错误或者穿入软组织。
- 当在前上入路放置套管抓取后方缝线的时候，将套管放到待抓取的缝线旁会有帮助，这样可以避免选错线或者其他缝线混入。
- 保证线结打在肩袖表面而不是骨表面，从而增加腱骨之间的接触压。

U 形、L 形或倒 L 形撕裂需要正确地对合撕裂口，也就是边缘聚合技术（端对端缝合）来降低张力，恢复成新月形撕裂，从而可以用带线锚钉进行修补。端对端缝合技术可以用不同的方式进行：单结缝合或是篮 - 鞋连续缝合。我们更喜欢单结缝合（见第 13 章）。为了保证缝合正确，撕裂顶点位置的识别至关重要：第一针（内侧）缝合需贯穿肩袖撕裂顶点。U 形撕裂的前、后部移动度相等；所以，当我们将缝线从内到外一一穿过时，打结的入路没有区别（通常选择前上入路）。另外，需要记住 L 形撕裂（其前缘移动度更大），缝线按顺序从内到外、从前向后，中轴支是穿过前缘的那股线，打结需要在后方入路。相反，倒 L 形撕裂（其后缘移动度更大）缝线从内侧到外侧、从后向前，中轴支是穿过后缘的那股线，打结需要在前上方入路。必须注意后方肩袖分层并将缝线穿过所有层次：仅仅缝合表面会导致肩袖部分修补，因此缝合处张力较大、再撕裂率较高（图 23.5）。

一旦我们确定了撕裂的分类，牵拉撕裂的肩袖，使其张力下降，我们可以通过不同的技术实现肌腱修复：单排技术、双排技术（或穿骨对等）和关节镜下穿骨修补术。

在置钉前我们要进行足印区的准备。镜头需重新从后入路放置于肩峰下间隙，等离子刀从外侧路进入以清除足印区的软组织。接下来用动力刨削器来打磨骨皮质，刺激愈合（图 23.6）。位于前方的撕裂，通过前上入路，用动力刨削器和等离子刀来完成足迹区的准备。

作为肱骨大结节处的打磨皮质的选择方案，现

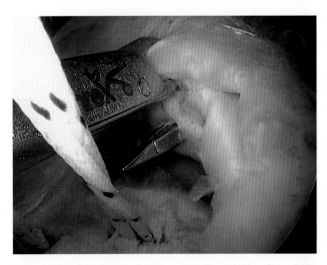

图 23.5　肩袖全层撕裂（左肩，镜头位于外侧入路）。撕裂的后叶经常存在分层。用直接逆行过线器穿过各层腱组织进行修补

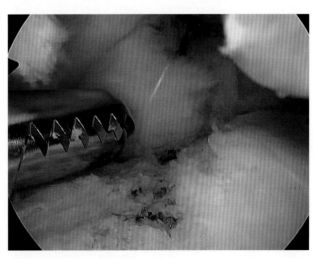

图 23.6　肌腱足印区的准备（左肩，镜头位于后方入路），用刨削器来打磨骨皮质

有研究证实关节镜下微骨折术具有关节镜下肩袖修补刺激腱骨愈合的效果[73~75]。微骨折的优点是不会减弱皮质骨。特别是在骨质疏松的患者，所以减少了锚钉拔出的风险。我们更愿意在置钉后缝线打结前进行微骨折术，从肱骨头的关节边缘到肱骨大结节的外侧缘，包括整个足迹面积（图 23.7）。我们用小关节的开路器进行打孔，平均 5 mm 深，1.5 mm 宽，间距 4 mm。类似于 Steadman 用于治疗膝关节局灶软骨缺损的技术[76]。

单排技术

单排技术意味着用内侧单排锚钉来修复肩袖撕裂。

根据尺寸、螺纹类型、材料（金属、生物降解或 PEEK）、载线数和固定类型（打结或免打结）有不同类型的锚钉可选择。现在还提供带孔锚钉，锚钉周围的骨髓成分通过锚钉孔到达修补区域。单排缝合中我们使用带有两根不同颜色缝线的打结金属锚钉。

根据撕裂的大小，1~2 颗锚钉就够了，大的撕裂最多可能需要 3 颗锚钉。

当将肩关节镜置于后入路时，我们取前外侧入路沿着肩峰外侧缘放置锚钉。18 号腰穿针用来确定置钉的确切位置。在极前方的撕裂，有时可能会用前上入路来置钉。

在制作入路后，我们用金属套管来辅助置钉。这样，如果需要调整以正确置钉，只需要将推动刚

性的金属套管，而不是直接推动锚钉的手柄，否则可能导致手柄弯曲或折断。

锚钉置于肱骨头的关节边缘，撕裂的中心位置（1 颗锚钉），或者在撕裂的前缘或者后缘（2 颗锚钉），与肌腱组织成 45° 夹角，可以减少锚钉拔出的风险（锚定角理论）[77]（图 23.8）。我们直视锚钉的激光标记位置，从而使得缝线与撕裂的边缘垂直，然后用顺行或逆行过线器进行简单的缝合。锚钉总是从前到后放置。打结需要从后向前进行以与力的方向向量一致（见第 13 章）。根据肌腱的质量和缝线无张力通过撕裂边缘的原则，选择最正确的打结方法（见第 14 章）。

在 L 形或倒 L 形撕裂中，需要在撕裂的转角置一颗钉，从而可以进行褥式缝合。直视锚钉的激光标记使缝线与撕裂的边缘平行，从而可以将缝线的一端穿过撕裂的前缘，另一端穿过撕裂的后缘，进而进行端对端缝合。也可以选择将两端穿过后缘（L 形撕裂）来减少移动度小的撕裂的部分的张力（图 23.9）。

双排技术

双排技术意味着两排锚钉：内排和外排。这项技术可以增加腱组织和骨之间的接触面积，从而促进愈合。

这项技术由 Lo 和 Burkhart[78] 率先提出。经过一段时间又出现了不同的方法：内排和外排分别打结[78]；缝线桥，2 颗双线的内排锚钉、2 颗外排

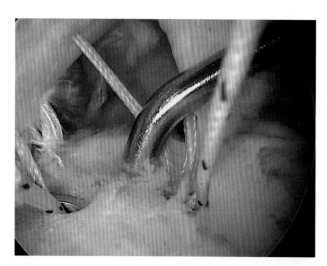

图 23.7 肱骨大结节行微骨折术（左肩，镜头位于外侧入路）。在置入锚钉和过线后，用关节镜下骨锥在肱骨大结节表面打多个孔洞。这项技术用于促进腱骨愈合，是打磨皮质的备选方法

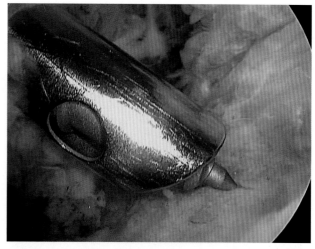

图 23.8 置入锚钉（左肩，镜头位于后方入路）。在上外入路进行置钉，以 45° 的"锚定"角度靠近肱骨头关节边缘。用金属套管辅助置钉

无结锚钉[79]；钻石背修补，2 颗双线的内排锚钉和 3 颗外排无结锚钉，缝线间的连接方式不同[80]；SpeedBridge，意味着使用 FiberTape（Arthrex；Naples，FL，USA）替代缝线，内外排均采用无结锚钉；SpeedFix，内排使用 FiberTape 而不使用锚钉，外排用无结锚钉固定。

我们使用缝线桥技术。

在完成足印区的准备和肌腱边缘正确的移动后，像之前介绍的那样放置内排钉。直视每颗锚钉激光标记，从而保证缝线与撕裂的边缘平行，褥式缝合的所有 4 根尾端都穿过肌腱。缝线从后向前进

行打结，只有两个中间结的缝线剪掉。前方和后方锚钉各剩下一根缝线的两端，最好不同颜色（图23.10）。

关节镜置于后入路，工作通道置于外侧入路，我们使用抓线器从外侧入路抓出前方和后方锚钉的较前方的两根线，使用外排无结锚钉固定在和前方内排钉同样的水平（图 23.11）。接下来将剩下的两根线使用外排无结锚钉固定在和后方内排钉同样的水平，从而获得了一个交叉的缝线方式。除了能确保腱与骨之间大的接触面积和高的接触压力，通过缝线间的不同连接，这个形态可以将张力修补分散

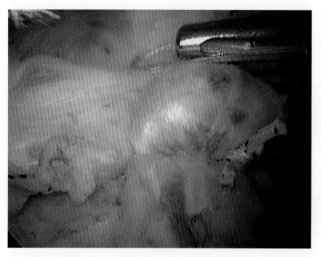

图 23.9　L 形撕裂（左肩，镜头位于外侧入路）。在撕裂复位和锚钉置入后，每根缝线的两臂穿过肌腱，形成水平褥式缝合

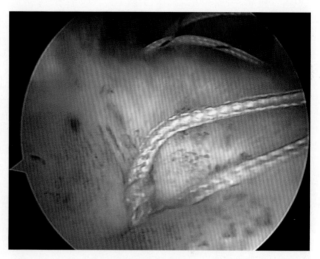

图 23.10　缝线桥技术（右肩，镜头位于外侧入路）。在内排锚钉置入完成后，每颗锚钉的每条线穿腱而过，然后自后向前打结

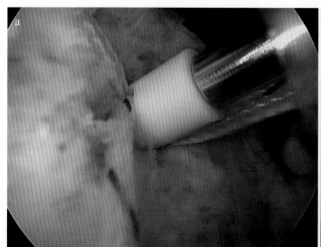

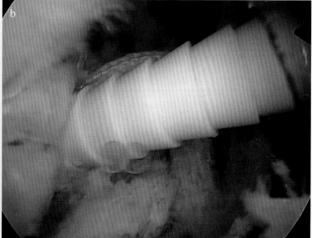

图 23.11　缝线桥技术（右肩，镜头位于后方入路）。a. 每颗锚钉的一条缝线从外侧入路抓出，装入无结外排锚钉的孔眼；b. 置入外排无结锚钉

在几个位置（图23.12）。

关节镜下穿骨修补

关节镜下穿骨而不使用锚钉进行缝合是一个最新的进展。ArthroTunneler（Tornier）是一种一次性的装置可以打出两条相交的骨隧道：一个在内排钉放置的位置以及一个与前者一致的外侧隧道。每个骨隧道可以穿3根缝线（最好是不同的颜色），这样可以进行不同的缝合方式（图23.13）。实际上没有临床研究证实关节镜下穿骨隧道修补的作用。理论上，这种修复的好处在于完全不用锚钉，不仅非常经济而且有临床获益，因为它消除了锚钉拔出的风险，有助于将来翻修的干预，同时可以获得适当的骨腱界面的接触压。然而，最近的生物力学研究[81]显示，这种方法和双排中的无论哪种技术相比，可承受的失败负荷都低。

术后护理

无论哪种类型的修补方法，所有关节镜下肩袖

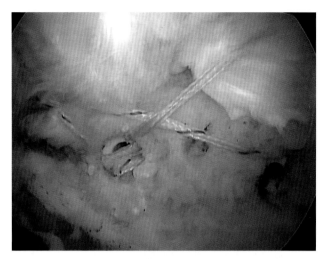

图23.12　缝线桥技术（右肩，镜头位于外侧入路）。交叉形状的缝线保证了腱骨之间的大的固定强度和腱骨接触面积

修补的患者都要用支具固定在旋转中立位和20°外展位4周。

等支具拆除后，患者遵照下列康复计划：

• 第一阶段（术后4~8周）：按摩疗法和瘢痕粘连消退，被动运动恢复活动度

• 第二阶段（术后9~12周）：闭链运动加强锻

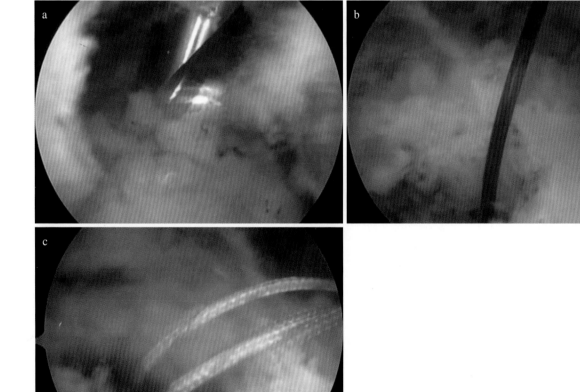

图23.13　关节镜下穿骨隧道修补（右肩，镜头位于后方入路）。a.垂直骨隧道的准备；b.垂直骨隧道内过线；c.缝线通过垂直骨隧道

炼肩袖肌肉、肩胛下肌、肱二头肌、三角肌、胸大肌和其他稳定肩胛骨的肌肉

• 第三阶段（术后 13~16 周）：开链运动、本体感受和强化锻炼、运动链的姿势恢复（腰椎 – 骨盆、胸腰椎和肩胛胸壁肌肉）

允许在术后 6 个月恢复重体力劳动和竞技体育活动。

文献回顾

行开放手术，小切口或关节镜技术进行肩袖撕裂修补进行临床结果的对比 [82-84]。关节镜技术有不可否认的优点：较小的手术部位影响、手术时间短和术后早期恢复 [84-85]。

尽管关节镜修补后临床效果良好 [86-91]，但再撕裂率高，尤其是在巨大撕裂的病例中 [33, 92-94]。不同的影像学方法（超声、CT、MR 和 MRA）和分类系统用于评估肩袖修补术后结构完整性 [59, 67, 95-108]。临床结果和结构完整性之间是否有联系仍然有争议。有些研究显示，肩袖部分或完全再撕裂的患者与肩袖愈合的患者没有显著差别 [99, 109-111]。而另外有研究显示，肩袖愈合的患者临床效果更好 [33, 95, 100-104, 106, 108, 111-115]。

为了降低再撕裂率，这些年发展出不同的手术技术，从而获得无张力的解剖学修复和腱骨界面合适的接触面积。虽然有些研究显示双排修补具有生物力学的优势 [116, 117]，但最近的文献综述 [91, 118, 119] 显示双排和单排相比，在临床效果 [94, 120-125] 和 CTA/MR 显示的结构学 [120, 121, 124, 126] 方面均没有任何优势。此外，双排的临床研究显示绝大多数再撕裂发生在内排 [127-129]。所以，虽然双排修补增加了腱骨之间的接触面积，从而有利于愈合界面，同时也增加了内排修补的张力。FiberTape 内排无结锚钉的使用是一项最新的进展。但最近的文献综述显示内排穿骨隧道对等的肩袖固定比无结锚钉固定具有生物力学的优势 [130]。

除却技术进步，肩袖修补术后的结构完整性仍然受到其他一些生物因素的负面影响：女性 [131]、症状持续时间 [111]、撕裂大小 [33, 112, 132, 133]、Goutallier 分级超过二级的脂肪浸润程度 [53]、肌肉萎缩 [60-62, 111, 134-141]、吸烟的数量与撕裂大小的线性关系 [142-144]、骨密度 [145]、糖尿病 [146] 以及修补区域的血管化程度 [147, 148]。

年龄是一个混杂因素。虽然有些研究显示年龄和解剖结果的负相关 [33, 95, 149, 150]，但另外一些研究显示老年患者关节镜下肩袖修补术后效果很好 [113, 151-154]。无论是从临床还是解剖学观点，脂肪浸润和肌肉萎缩似乎是预测手术效果不佳最重要的要素 [59, 99, 111, 135, 136, 138, 140]。脂肪浸润和肌肉萎缩逐渐进展，或许不可逆转，尽管修复似乎能够阻止其进展 [111, 155, 156]。

最后，最近的两项研究已经凸显了一个事实，大多数再撕裂发生在术后 3 个月内 [23, 89]。一个可能的解释是修复区域的血管化峰值似乎在术后 1~2 个月，随时间逐步减少 [147, 148]。

总　结

肩袖撕裂可能是退变性或创伤性的。退变性撕裂是肩部疾病中最常见的病变。临床评估和 MR 评估至关重要。在老年患者，出现疼痛和力弱可能提示已有撕裂的扩大。小的撕裂一开始可以采取保守治疗。小的撕裂保守治疗无效以及中、大型的肩袖撕裂必须手术治疗。不同的关节镜技术都有不错的临床效果和结构修复效果。关节镜下肩袖修补术成功的关键在于撕裂类型的辨别。

参 · 考 · 文 · 献

1. Milgrom C, Schaffler M, Gilbert S, van Holsbeeck M. Rotator-cuff changes in asymptomatic adults. The effect of age, hand dominance and gender. J Bone Joint Surg. 1995;77B:296–8.

2. Sher JS, Uribe JW, Posada A, Murphy BJ, Zlatkin MB. Abnormal findings on magnetic resonance images of asymptomatic shoulders. J Bone Joint Surg. 1995;77A:10–5.

3. Yamaguchi K, Tetro AM, Blam O, Evanoff BA, Teefey SA, Middleton WD. Natural history of asymptomatic rotator cuff tears: a longitudinal analysis of asymptomatic tears detected sonographically. J Shoulder Elbow Surg. 2001;10:199–203.

4. Minigawa H, Itoi E. Clinical relevance of the rotator cuff in the shoulder with pain and dysfunction. Kansetsugelca. 2006;25:923–9.

5. Yamaguchi K, Ditsios K, Middleton WD, Hildebolt CF, Galatz LM, Teefey SA. The demographic and morphological features of rotator cuff disease: a comparison of asymptomatic and symptomatic shoulders. J Bone Joint Surg. 2006;88A:1699–704.

6. Yamamoto A, Takagishi K, Osawa T, Yanagawa T, Nakajima D, Shitara H, et al. Prevalence and risk factors of a rotator cuff tear in the general population. J Shoulder Elbow Surg. 2010;19:116–20.

7. Itoi E. Rotator cuff tear: physical examination and conservative treatment. J Orthop Sci. 2013;18:197–204.

8. Mall NA, Kim HM, Keener JD, Steger-May K, Teefey SA, Middleton WD, et al. Symptomatic progression of asymptomatic rotator cuff tears: a prospective study of clinical and sonographic variables. J Bone Joint Surg. 2010;92A:2623–33.

9. Yamaguchi K, Sher JS, Andersen WK, Garretson R, Uribe JW, Hechtman K, et al. Glenohumeral motion in patients with rotator cuff tears: a comparison of asymptomatic and symptomatic shoulders. J Shoulder Elbow Surg. 2000;9:6–11.

10. Maman E, Harris C, White L, Tomlinson G, Shashank M, Boynton E. Outcome of nonoperative treatment of symptomatic rotator cuff tears monitored by magnetic resonance imaging. J Bone Joint Surg. 2009;91A:1898–906.

11. Keener JD, Steger-May K, Stobbs G, Yamaguchi K. Asymptomatic rotator cuff tears: patient demographics and baseline shoulder function. J Shoulder Elbow Surg. 2010;19:1191–8.

12. Harris JD, Pedroza A, Jones GL, MOON (Multicenter Orthopedic Outcomes Network) Shoulder Group. Predictors of pain and function in patients with symptomatic, atraumatic full-thickness rotator cuff tears: a time-zero analysis of a prospective patient cohort enrolled in a structured physical therapy program. Am J Sports Med. 2012;40:359–66.

13. Codman EA, Akerson IB. The pathology associated with rupture of the supraspinatus tendon. Ann Surg. 1931;93:348–59.

14. Hijioka A, Suzuki K, Nakamura T, Hojo T. Degenerative change and rotator cuff tears. An anatomical study in 160 shoulders of 80 cadavers. Arch Orthop Trauma Surg. 1993;112:61–4.

15. Lehman C, Cuomo F, Kummer FJ, Zuckerman JD. The incidence of full thickness rotator cuff tears in a large cadaveric population. Bull Hosp Jt Dis. 1995;54:30–1.

16. Matsen 3rd FA, Arntz CT, Lippitt SB. Rotator cuff. In: Rockwood CA, Matsen 3rd FA, editors. The shoulder. Philadelphia: Saunders; 1998.

17. Shimizu T, Itoi E, Minagawa H, Pradhan RL, Wakabayashi I, Sato K. Atrophy of the rotator cuff muscles and site of cuff tears. Acta Orthop Scand. 2002;73:40–3.

18. Wening JD, Hollis RF, Hughes RE, Kuhn JE. Quantitative morphology of full thickness rotator cuff tears. Clin Anat. 2002;15:18–22.

19. Kim HM, Dahiya N, Teefey SA, Middleton WD, Stobbs G, Steger-May K, et al. Location and initiation of degenerative rotator cuff tears: an analysis of three hundred and sixty shoulders. J Bone Joint Surg. 2010;92A:1088–96.

20. Burkhart SS, Esch JC, Jolson RS. The rotator crescent and rotator cable: an anatomic description of the shoulder's "suspension bridge". Arthroscopy. 1993;9:611–6.

21. Mall NA, Lee AS, Chahal J, Sherman SL, Romeo AA, Verma NN, et al. An evidenced-based examination of the epidemiology and outcomes of traumatic rotator cuff tears. Arthroscopy. 2013;29:366–76.

22. Ide J, Tokiyoshi A, Hirose J, Mizuta H. Arthroscopic repair of traumatic combined rotator cuff tears involving the subscapularis tendon. J Bone Joint Surg. 2007;89A:2378–88.

23. Bjornsson HC, Norlin R, Johansson K, Adolfsson LE. The influence of age, delay of repair, and tendon involvement in acute rotator cuff tears: structural and clinical outcomes after repair of 42 shoulders. Acta Orthop. 2011;82:187–92.

24. Hantes ME, Karidakis GK, Vlychou M, Varitimidis S, Dailiana Z, Malizos KN. A comparison of early versus delayed repair of traumatic rotator cuff tears. Knee Surg Sports Traumatol Arthrosc. 2011;19:1766–70.

25. Burkhart SS. Arthroscopic treatment of massive rotator cuff tears: clinical results and biomechanical rationale. Clin Orthop Relat Res. 1991;267:45–56.

26. Burkhart SS. Arthroscopic debridement and decompression for selected rotator cuff tears: clinical results, pathomechanics, and patient selection based on biomechanical parameters. Orthop Clin North Am. 1993;24:111–23.

27. Inman VT, Saunders JB, Abbott LC. Observations on the function of the shoulder joint. J Bone Joint Surg. 1944;26A:1–30.

28. Burkhart SS, Lo IK. Arthroscopic rotator cuff repair. J Am Acad Orthop Surg. 2006;14:333–46.

29. Codman EA. The shoulder: rupture of the supraspinatus tendon and other lesions in or about the subacromial bursa. Boston: Thomas Todd Co.; 1934. p. 123–77.

30. McLaughlin HL. Lesions of the musculotendinous cuff of the shoulder. The exposure and treatment of tears with retraction. J Bone Joint Surg. 1944;26:31–51.

31. Wolfgang GL. Shoulder surgery: repairing tears of the rotator cuff. RN. 1974;37:OR1–4.

32. DeOrio JK, Cofield RH. Results of a second attempt at surgical repair of a failed initial rotator cuff repair. J Bone Joint Surg. 1984;66A:563–7.

33. Harryman 2nd DT, Mack LA, Wang KY, Jackins SE, Richardson ML, Matsen 3rd FA. Repairs of the rotator cuff. Correlation of functional results with integrity of the cuff. J Bone Joint Surg. 1991;73A:982–9.

34. Matsen FA, Arntz CT, Lippitt SB. Rotator cuff. In: Rockwood CA, Matsen FA, Wirth MA, Harryman DT, editors. The shoulder. Philadelphia: Saunders; 1998. p. 755–839.

35. Snyder SJ. Evaluation and treatment of the rotator cuff. Orthop Clin North Am. 1993;24:173–92.

36. Neer 2nd CS. Impingement lesions. Clin Orthop Relat Res. 1983;173:70–7.

37. Yamanaka K, Matsumoto T. The joint side tear of the rotator cuff. A follow up study by arthrography. Clin Orthop Relat Res. 1994;304:68–73.

38. Jost B, Zumstein M, Pfirrmann CW, Gerber C. Long-term outcome after structural failure of rotator cuff repairs. J Bone Joint Surg. 2006;88A:472–9.

39. Fucentese SF, von Roll AL, Pfirrmann CW, Gerber C, Jost B. Evolution of nonoperatively treated symptomatic isolated fullthickness supraspinatus tears. J Bone Joint Surg. 2012;94A:801–8.

40. Zingg PO, Jost B, Sukthankar A, Buhler M, Pfirrmann CW, Gerber C. Clinical and structural outcomes of nonoperative management of massive rotator cuff tears. J Bone Joint Surg. 2007;89A:1928–34.

41. Beggs I. Shoulder ultrasound. Semin Ultrasound CT MR. 2011; 32:101–13.

42. Co S, Bhalla S, Rowan K, Aippersbach S, Bicknell S. Comparison of 2- and 3-dimensional shoulder ultrasound to magnetic resonance imaging in a community hospital for the detection of supraspinatus rotator cuff tears with improved worktime room efficiency. Can Assoc Radiol J. 2012;63:170–6.

43. Ok JH, Kim YS, Kim JM, Yoo TW. Learning curve of office-based ultrasonography for rotator cuff tendons tears. Knee Surg Sports Traumatol Arthrosc. 2013;21:1593–7.

44. Gazzola S, Bleakney RR. Current imaging of the rotator cuff. Sports Med Arthrosc. 2011;19:300–9.

45. Sipola P, Niemitukia L, Kröger H, Höfling I, Väätäinen U. Detection and quantification of rotator cuff tears with ultrasonography and magnetic resonance imaging-a prospective study in 77 consecutive patients with a surgical reference. Ultrasound Med Biol. 2010;36:1981–9.

46. Wall LB, Teefey SA, Middleton WD, Dahiya N, Steger-May K, Kim HM, et al. Diagnostic performance and reliability of ultrasonography for fatty degeneration of the rotator cuff muscles. J Bone Joint Surg. 2012;94A:e83.

47. Tuite MJ. Magnetic resonance imaging of rotator cuff disease and external impingement. Magn Reson Imaging Clin N Am. 2012;20:187–200.

48. Restrepo González R. Direct magnetic resonance arthrography, indirect magnetic resonance arthrography, and computed tomography arthrography for rotator cuff lesions and superior labral anterior and posterior tears: state of the art. Radiologia. 2013;55:283–93.

49. Murray PJ, Shaffer BS. Clinical update: MR imaging of the shoulder. Sports Med Arthrosc. 2009;17:40–8.

50. Smith TO, Drew B, Toms AP, Jerosch-Herold C, Chojnowski AJ. Diagnostic accuracy of magnetic resonance imaging and magnetic resonance arthrography for triangular fibrocartilaginous complex injury: a systematic review and meta-analysis. J Bone Joint Surg. 2012;94A:824–32.

51. Patte D. Classification of rotator cuff lesions. Clin Orthop Relat Res. 1990;254:81–6.

52. Davidson J, Burkhart SS. The geometric classification of rotator cuff tears: a system linking tear pattern to treatment and prognosis. Arthroscopy. 2010;26:417–24.

53. Goutallier D, Postel JM, Bernageau J, Lavau L, Voisin MC. Fatty muscle degeneration in cuff ruptures: pre- and postoperative evaluation by CT scan. Clin Orthop Relat Res. 1994;304:78–83.

54. Fuchs B, Weishaupt D, Zanetti M, Hodler J, Gerber C. Fatty degeneration of the muscles of the rotator cuff: assessment by computed tomography versus magnetic resonance imaging. J Shoulder Elbow Surg. 1999;8:599–605.

55. Spencer Jr EE, Dunn WR, Wright RW, Wolf BR, Spindler KP, McCarty E, et al. Interobserver agreement in the classification of rotator cuff tears using magnetic resonance imaging. Am J Sports Med. 2008;36:99–103.

56. Oh JH, Kim SH, Choi JA, Kim Y, Oh CH. Reliability of the grading system for fatty degeneration of rotator cuff muscles. Clin Orthop Relat Res. 2010;468:1558–64.

57. Lippe J, Spang JT, Leger RR, Arciero RA, Mazzocca AD, Shea KP. Inter-rater agreement of the Goutallier, Patte, and Warner classification scores using preoperative magnetic resonance imaging in patients with rotator cuff tears. Arthroscopy. 2012;28:154–9.

58. Slabaugh MA, Friel NA, Karas V, Romeo AA, Verma NN, Cole BJ. Interobserver and intraobserver reliability of the Goutallier classifi- cation using magnetic resonance imaging: proposal of a simplified classification system to increase reliability. Am J Sports Med. 2012;40:1728–34.

59. Oh JH, Kim SH, Ji HM, Jo KH, Bin SW, Gong HS. Prognostic factors affecting anatomic outcome of rotator cuff repair and correlation with functional outcome. Arthroscopy. 2009;25:30–9.

60. Williams MD, Ladermann A, Melis B, Barthelemy R, Walch G. Fatty infiltration of the supraspinatus: a reliability study. J Shoulder Elbow Surg. 2009;18:581–7.

61. Thomazeau H, Rolland Y, Lucas C, Duval JM, Langlais F. Atrophy of the supraspinatus belly. Assessment by MRI in 55 patients with rotator cuff pathology. Acta Orthop Scand. 1996; 67:264–8.

62. Zanetti M, Gerber C, Hodler J. Quantitative assessment of the muscles of the rotator cuff with magnetic resonance imaging. Invest Radiol. 1998;33:163–70.

63. Warner JJ, Higgins L, Parsons 4th IM, Dowdy P. Diagnosis and treatment of anterosuperior rotator cuff tears. J Shoulder Elbow Surg. 2001;10:37–46.

64. Charousset C, Bellaiche L, Duranthon LD, Grimberg J. Accuracy of CT arthrography in the assessment of tears of the rotator cuff. J Bone Joint Surg. 2005;87B:824–8.

65. Shahabpour M, Kichouh M, Laridon E, Gielen JL, De Mey J. The effectiveness of diagnostic imaging methods for the assessment of soft tissue and articular disorders of the shoulder and elbow. Eur J Radiol. 2008;65:194–200.

66. Duc SR, Mengiardi B, Pfirrmann CW, Jost B, Hodler J, Zanetti M. Diagnostic performance of MR arthrography after rotator cuff repair. AJR Am J Roentgenol. 2006;186:237–41.

67. Tudisco C, Bisicchia S, Savarese E, Fiori R, Bartolucci DA, Masala S, et al. Single-row vs. double-row arthroscopic rotator cuff repair: clinical and 3 Tesla MR arthrography results. BMC Musculoskelet Disord. 2013;14:43.

68. Marx RG, Koulouvaris P, Chu SK, Levy BA. Indications for surgery in clinical outcome studies of rotator cuff repair. Clin Orthop Relat Res. 2009;467:450–6.

69. Huissede BM, Koes BW, Gebremariam L, Keijsers E, Verhaar JA. Current evidence for effectiveness of interventions to treat rotator cuff tears. Man Ther. 2011;16:217–30.

70. Pedowitz RA, Yamaguchi K, Ahmad CS, Burks RT, Flatow EL, Green A, et al. Optimizing the management of rotator cuff problems. J Am Acad Orthop Surg. 2011;19:368–79.

71. Petersen SA, Murphy TP. The timing of rotator cuff repair for the restoration of function. J Shoulder Elbow Surg. 2011;20:62–8.

72. Uhthoff HK, Trudel G, Himori K. Relevance of pathology and basic research to the surgeon treating rotator cuff disease. J Orthop Sci. 2003;8:449–56.

73. Snyder SJ, Burns J. Rotator cuff healing and the bone marrow "crimson duvet" from clinical observations to science. Tech Shoulder Elbow Surg. 2009;10:130–7.

74. Jo CH, Yoon KS, Lee JH, Kang SB, Lee JH, Han HS, et al. The effect of multiple channeling on the structural integrity of repaired rotator cuff. Knee Surg Sports Traumatol Arthrosc. 2011; 19:2098–107.

75. Milano G, Saccomanno MF, Careri S, Taccardo G, De Vitis R, Fabbriciani C. Efficacy of marrow-stimulating technique in arthroscopic rotator cuff repair: a prospective randomized study. Arthroscopy. 2013;29:802–10.

76. Steadman JR, Rodkey WG, Briggs KK. Microfracture to treat fullthickness chondral defects: surgical technique, rehabilitation, and outcomes. J Knee Surg. 2002;15:170–6.

77. Burkhart SS. The deadman theory of suture anchors: observations along a South Texas fence line. Arthroscopy. 1995;11:119–23.

78. Lo IK, Burkhart SS. Double-row arthroscopic rotator cuff repair: re-establishing the footprint of the rotator cuff. Arthroscopy. 2003;19:1035–42.

79. Park MC, Elattrache NS, Ahmad CS, Tibone JE. "Transosseous-sequivalent" rotator cuff repair technique. Arthroscopy. 2006;22: 1360.e1–5.

80. Burkhart SS, Denard PJ, Obopilwe E, Mazzocca AD. Optimizing pressurized contact area in rotator cuff repair: the diamondback repair. Arthroscopy. 2012;28:188–95.

81. Salata MJ, Sherman SL, Lin EC, Sershon RA, Gupta A, Shewman E, et al. Biomechanical evaluation of transosseous rotator cuff repair: do anchors really matter? Am J Sports Med. 2013;41:283–90.

82. Verma NN, Dunn W, Adler RS, Cordasco FA, Allen A, MacGillivray J, et al. All-arthroscopic versus mini-open rotator cuff repair: a retrospective review with minimum 2-year follow-up. Arthroscopy. 2006;22:587–94.

83. Morse K, Davis AD, Afra R, Kaye EK, Schepsis A, Voloshin I. Arthroscopic versus mini-open rotator cuff repair: a comprehensive review and meta-analysis. Am J Sports Med. 2008;36:1824–8.

84. van der Zwaal P, Thomassen BJ, Nieuwenhuijse MJ, Lindenburg R, Swen JW, van Arkel ER. Clinical outcome in all-arthroscopic versus mini-open rotator cuff repair in small to medium-sized tears: a randomized controlled trial in 100 patients with 1-year follow-up. Arthroscopy. 2013;29:266–73.

85. Aleem AW, Brophy RH. Outcomes of rotator cuff surgery: what does the evidence tell us? Clin Sports Med. 2012;31:665–74.

86. Bennett WF. Arthroscopic repair of massive rotator cuff tears: a prospective cohort with 2- to 4-year follow-up. Arthroscopy. 2003;19:380–90.

87. Wolf EM, Pennington WT, Agrawal V. Arthroscopic rotator cuff repair: 4- to 10-year results. Arthroscopy. 2004;20:5–12.

88. Haviv B, Dolev E, Haber M, Mayo L, Biggs D. Arthroscopic rotator cuff repair: clinical outcome of 607 patients. Knee Surg Sports Traumatol Arthrosc. 2010;18:1707–11.

89. Marrero LG, Nelman KR, Nottage WM. Long-term followup of arthroscopic rotator cuff repair. Arthroscopy. 2011;27:885–8.

90. Kluger R, Bock P, Mittlbock M, Krampla W, Engel A. Long-term survivorship of rotator cuff repairs using ultrasound and magnetic resonance imaging analysis. Am J Sports Med. 2011;39:2071–81.

91. Lorbach O, Tompkins M. Rotator cuff: biology and current arthroscopic techniques. Knee Surg Sports Traumatol Arthrosc. 2012;20:1003–11.

92. Liu SH, Baker CL. Arthroscopically assisted rotator cuff repair: correlation of functional results with integrity of the cuff. Arthroscopy. 1994;10:54–60.

93. Galatz LM, Ball CM, Teefey SA, Middleton WD, Yamaguchi K. The outcome and repair integrity of completely arthroscopically repaired large and massive rotator cuff tears. J Bone Joint Surg. 2004;86A:219–24.

94. Charousset C, Grimberg J, Duranthon LD, Bellaiche L, Petrover D. Can a double-row anchorage technique improve tendon healing in arthroscopic rotator cuff repair?: a prospective, nonrandomized, comparative study of double-row and single-row anchorage techniques with computed tomographic arthrography tendon healing assessment. Am J Sports Med. 2007;35:1247–53.

95. Boileau P, Brassart N, Watkinson DJ, Carles M, Hatzidakis AM, Krishnan SG. Arthroscopic repair of full-thickness tears of the supraspinatus: does the tendon really heal? J Bone Joint Surg. 2005;87A:1229–40.

96. Sugaya H, Maeda K, Matsuki K, Moriishi J. Functional and structural outcome after arthroscopic full-thickness rotator cuff repair: single-row versus dual-row fixation. Arthroscopy. 2005;21:1307–16.

97. Anderson K, Boothby M, Aschenbrener D, van Holsbeeck M. Outcome and structural integrity after arthroscopic rotator cuff repair using 2 rows of fixation: minimum 2-year follow-up. Am J Sports Med. 2006;34:1899–905.

98. Cole BJ, McCarty 3rd LP, Kang RW, Alford W, Lewis PB, Hayden JK. Arthroscopic rotator cuff repair: prospective functional outcome and repair integrity at minimum 2-year followup. J Shoulder Elbow Surg. 2007;16:579–85.

99. DeFranco MJ, Bershadsky B, Ciccone J, Yum JK, Iannotti JP. Functional outcome of arthroscopic rotator cuff repairs: a correlation of anatomic and clinical results. J Shoulder Elbow Surg. 2007;16:759–65.

100. Huijsmans PE, Pritchard MP, Berghs BM, van Rooyen KS, Wallace AL, de Beer JF. Arthroscopic rotator cuff repair with double-row fixation. J Bone Joint Surg. 2007;89A:1248–57.

101. Lafosse L, Brozska R, Toussaint B, Gobezie R. The outcome and structural integrity of arthroscopic rotator cuff repair with use of the double-row suture anchor technique. J Bone Joint Surg. 2007;89A:1533–41.

102. Flurin PMD, Landreau PMD, Gregory TMD, et al. Cuff integrity after arthroscopic rotator cuff repair: correlation with clinical results in 576 cases. Arthroscopy. 2007;23:340–6.

103. Castagna A, Conti M, Markopoulos N, Borroni M, De Flaviis L, Giardella A, et al. Arthroscopic repair of rotator cuff tear with a modified Mason-Allen stitch: mid-term clinical and ultrasound outcomes. Knee Surg Sports Traumatol Arthrosc. 2008;16:497–503.

104. Charousset C, Grimberg J, Duranthon LD, Bellaiche L, Petrover D, Kalra K. The time for functional recovery after arthroscopic rotator cuff repair: correlation with tendon healing controlled by computed tomography arthrography. Arthroscopy. 2008;24:25–33.

105. Frank JB, ElAttrache NS, Dines JS, Blackburn A, Crues

J, Tibone JE. Repair site integrity after arthroscopic transosseousequivalent suture-bridge rotator cuff repair. Am J Sports Med. 2008;36:1496–503.

106. Liem D, Lichtenberg S, Magosch P, Habermeyer P. Magnetic resonance imaging of arthroscopic supraspinatus tendon repair. J Bone Joint Surg. 2007;89A:1770–6.

107. Nho SJ, Shindle MK, Adler RS, Warren RF, Altchek DW, MacGillivray JD. Prospective analysis of arthroscopic rotator cuff repair: subgroup analysis. J Shoulder Elbow Surg. 2009; 18:697–704.

108. Slabaugh MA, Nho SJ, Grumet RC, Wilson JB, Seroyer ST, Frank RM, Romeo AA, et al. Does the literature confirm superior clinical results in radiographically healed rotator cuffs after rotator cuff repair? Arthroscopy. 2010;26:393–403.

109. Jost B, Pfirrmann CW, Gerber C, Switzerland Z. Clinical outcome after structural failure of rotator cuff repairs. J Bone Joint Surg. 2000;82A:304–14.

110. Klepps S, Bishop J, Lin J, Cahlon O, Strauss A, Hayes P, et al. Prospective evaluation of the effect of rotator cuff integrity on the outcome of open rotator cuff repairs. Am J Sports Med. 2004;32:1716–22.

111. Gerber C, Fuchs B, Hodler J. The results of repair of massive tears of the rotator cuff. J Bone Joint Surg. 2000;82A:505–15.

112. Sugaya H, Maeda K, Matsuki K, Moriishi J. Repair integrity and functional outcome after arthroscopic double-row rotator cuff repair. A prospective outcome study. J Bone Joint Surg. 2007;89A:953–60.

113. Charousset C, Bellaiche L, Kalra K, Petrover D. Arthroscopic repair of full-thickness rotator cuff tears: is there tendon healing in patients aged 65 years or older? Arthroscopy. 2010;26:302–9.

114. Mihata T, Watanabe C, Fukunishi K, Ohue M, Tsujimura T, Fujiwara K, et al. Functional and structural outcomes of single-row versus double-row versus combined double-row and suture- bridge repair for rotator cuff tears. Am J Sports Med. 2011;39:2091–8.

115. Miller BS, Downie BK, Kohen RB, Kijek T, Jacobson JA, Hughes RE, et al. When do rotator cuff repairs fail? Serial ultrasound examination after arthroscopic repair of large and massive rotator cuff tears. Am J Sports Med. 2011;39:2064–70.

116. Barber FA, Drew OR. A biomechanical comparison of tendonbone interface motion and cyclic loading between single-row, triple- loaded cuff repairs and double-row, suture-tape cuff repairs using biocomposite anchors. Arthroscopy. 2012;28:1197–205.

117. Baums MH, Spahn G, Buchhorn GH, Schultz W, Hofmann L, Klinger HM. Biomechanical and magnetic resonance imaging evaluation of a single- and double-row rotator cuff repair in an in vivo sheep model. Arthroscopy. 2012;28:769–77.

118. Sheibani-Rad S, Giveans MR, Arnoczky SP, Bedi A. Arthroscopic single-row versus double-row rotator cuff repair: a meta-analysis of the randomized clinical trials. Arthroscopy. 2013;29:343–8.

119. DeHaan AM, Axelrad TW, Kaye E, Silvestri L, Puskas B, Foster TE. Does double-row rotator cuff repair improve functional outcome of patients compared with single-row technique? A systematic review. Am J Sports Med. 2012;40:1176–85.

120. Franceschi F, Ruzzini L, Longo UG, Martina FM, Zobel BB, et al. Equivalent clinical results of arthroscopic single-row and doublerow suture anchor repair for rotator cuff tears: a randomized controlled trial. Am J Sports Med. 2007;35:1254–60.

121. Burks RT, Crim J, Brown N, Fink B, Greis PE. A prospective randomized clinical trial comparing arthroscopic single- and doublerow rotator cuff repair: magnetic resonance imaging and early clinical evaluation. Am J Sports Med. 2009;37:674–82.

122. Grasso A, Milano G, Salvatore M, Falcone G, Deriu L, Fabbriciani C. Single-row versus double-row arthroscopic rotator cuff repair: a prospective randomized clinical study. Arthroscopy. 2009;25:4–12.

123. Aydin N, Kocaoglu B, Guven O. Single-row versus double-row arthroscopic rotator cuff repair in small- to medium sized tears. J Shoulder Elbow Surg. 2010;19:722–5.

124. Koh KH, Kang KC, Lim TK, Shon MS, Yoo JC. Prospective randomized clinical trial of single- versus double-row suture anchor repair in 2- to 4-cm rotator cuff tears: clinical and magnetic resonance imaging results. Arthroscopy. 2011;27:453–62.

125. Lapner PL, Sabri E, Rakhra K, McRae S, Leiter J, Bell K, et al. A multicenter randomized controlled trial comparing single-row with double-row fixation in arthroscopic rotator cuff repair. J Bone Joint Surg. 2012;94A:1249–57.

126. Ma HL, Chiang ER, Wu HT, Hung SC, Wang ST, Liu CL, et al. Clinical outcome and imaging of arthroscopic single-row and double-row rotator cuff repair: a prospective randomized trial. Arthroscopy. 2012;28:16–24.

127. Yamakado K, Katsuo S, Mizuno K, Arakawa H, Hayashi S. Medial-row failure after arthroscopic double-row rotator cuff repair. Arthroscopy. 2010;26:430–5.

128. Gerhardt C, Hug K, Pauly S, Marnitz T, Scheibel M. Arthroscopic single-row modified mason-allen repair versus double-row suture bridge reconstruction for supraspinatus tendon tears: a matchedpair analysis. Am J Sports Med. 2012;40:2777–85.

129. Hayashida K, Tanaka M, Koizumi K, Kakiuchi M. Characteristic retear patterns assessed by magnetic resonance imaging after arthroscopic double-row rotator cuff repair. Arthroscopy. 2012; 28:458–64.

130. Mall NA, Lee AS, Chahal J, Van Thiel GS, Romeo AA, Verma NN, et al. Transosseous-equivalent rotator cuff repair: a systematic review on the biomechanical importance of tying the medial row. Arthroscopy. 2013;29:377–86.

131. Romeo AA, Hang DW, Bach BRJ, Shott S. Repair of full thickness rotator cuff tears. Gender, age, and other factors affecting outcome. Clin Orthop Relat Res. 1999;367:243–55.

132. Burkhart SS, Danaceau SM, Pearce Jr CE. Arthroscopic rotator cuff repair: analysis of results by tear size and by repair technique—margin convergence versus direct tendon-to-bone repair. Arthroscopy. 2001;17:905–12.

133. Lee E, Bishop JY, Braman JP, Langford J, Gelber J, Flatow EL. Outcomes after arthroscopic rotator cuff repairs. J Shoulder Elbow Surg. 2007;16:1–5.

134. Goutallier D, Postel JM, Gleyze P, Leguilloux P, Van Driessche S. Influence of cuff muscle fatty degeneration on anatomic and functional outcomes after simple suture of full-thickness tears. J Shoulder Elbow Surg. 2003;12:550–4.

135. Gladstone JN, Bishop JY, Lo IK, Flatow EL. Fatty infiltration and atrophy of the rotator cuff do not improve after rotator cuff repair and correlate with poor functional outcome. Am J Sports Med. 2007;35:719–28.

136. Nakagaki K, Ozaki J, Tomita Y, Tamai S. Alterations in the supraspinatus muscle belly with rotator cuff tearing: evaluation with magnetic resonance imaging. J Shoulder Elbow Surg. 1994;3:88–93.

137. Gerber C, Meyer DC, Schneeberger AG, Hoppeler H, von Rechenberg B. Effect of tendon release and delayed repair on the structure of the muscles of the rotator cuff: an experimental study in sheep. J Bone Joint Surg. 2004;86A:1973–82.

138. Mellado JM, Calmet J, Olona M, Esteve C, Camins A, Perez Del Palomar L, et al. Surgically repaired massive rotator cuff tears: MRI of tendon integrity, muscle fatty degeneration, and muscle atrophy correlated with intraoperative and clinical findings. Am J Roentgenol. 2005;184:1456–63.

139. Kim HM, Dahiya N, Teefey SA, Keener JD, Galatz LM, Yamaguchi K. Relationship of tear size and location to fatty degeneration of the rotator cuff. J Bone Joint Surg. 2010;92A:829–39.

140. Melis B, DeFranco MJ, Chuinard C, Walch G. Natural history of fatty infiltration and atrophy of the supraspinatus muscle in rotator cuff tears. Clin Orthop Relat Res. 2010;468:1498–505.

141. Meyer DC, Wieser K, Farshad M, Gerber C. Retraction of supraspinatus muscle and tendon as predictors of success of rotator cuff repair. Am J Sports Med. 2012;40:2242–7.

142. Mallon WJ, Misamore G, Snead DS, Denton P. The impact of preoperative smoking habits on the results of rotator cuff repair. J Shoulder Elbow Surg. 2004;13:129–32.

143. Carbone S, Gumina S, Arceri V, Campagna V, Fagnani C, Postacchini F. The impact of preoperative smoking habit on rotator cuff tear: cigarette smoking influences rotator cuff tear sizes. J Shoulder Elbow Surg. 2012;21:56–60.

144. Neyton L, Godenèche A, Nové-Josserand L, Carrillon Y, Cléchet J, Hardy MB. Arthroscopic suture-bridge repair for small to medium size supraspinatus tear: healing rate and retear pattern. Arthroscopy. 2013;29:10–7.

145. Chung SW, Oh JH, Gong HS, Kim JY, Kim SH. Factors affecting rotator cuff healing after arthroscopic repair: osteoporosis as one of the independent risk factors. Am J Sports Med. 2011;39:2099–107.

146. Clement ND, Hallett A, MacDonald D, Howie C, McBirnie J. Does diabetes affect outcome after arthroscopic repair of the rotator cuff? J Bone Joint Surg. 2010;92B:1112–7.

147. Cadet ER, Adler RS, Gallo RA, Gamradt SC, Warren RF, Cordasco FA, et al. Contrast-enhanced ultrasound characterization of the vascularity of the repaired rotator cuff tendon: shortterm and intermediate-term follow-up. J Shoulder Elbow Surg. 2012;21:597–603.

148. Funakoshi T, Iwasaki N, Kamishima T, Nishida M, Ito Y, Nishida K, et al. In vivo vascularity alterations in repaired rotator cuffs determined by contrast-enhanced ultrasound. Am J Sports Med. 2011;39:2640–6.

149. Tashjian RZ, Hollins AM, Kim HM, Teefey SA, Middleton WD, Steger-May K, et al. Factors affecting healing rates after arthroscopic double-row rotator cuff repair. Am J Sports Med. 2010;38:2435–42.

150. Robinson PM, Wilson J, Dalal S, Parker RA, Norburn P, Roy BR. Rotator cuff repair in patients over 70 years of age: early outcomes and risk factors associated with re-tear. Bone Joint J. 2013;95B:199–205.

151. Worland RL, Arredondo J, Angles F, Lopez-Jimenez F. Repair of massive rotator cuff tears in patients older than 70 years. J Shoulder Elbow Surg. 1999;8:26–30.

152. Lam F, Mok D. Open repair of massive rotator cuff tears in patients aged sixty-five years or over: is it worthwhile? J Shoulder Elbow Surg. 2004;13:517–21.

153. Rebuzzi E, Coletti N, Schiavetti S, Giusto F. Arthroscopic rotator cuff repair in patients older than 60 years. Arthroscopy. 2005;21:48–54.

154. Grondel RJ, Savoie 3rd FH, Field LD. Rotator cuff repairs in patients 62 years of age or older. J Shoulder Elbow Surg. 2001;10:97–9.

155. Fuchs B, Gilbart M, Hodler J, Gerber C. Clinical and structural results of open repair of an isolated one-tendon tear of the rotator cuff. J Bone Joint Surg. 2006;88A:309–16.

156. Yamaguchi H, Suenaga N, Oizumi N, Hosokawa Y, Kanaya F. Will preoperative atrophy and fatty degeneration of the shoulder muscles improve after rotator cuff repair in patients with massive rotator cuff tears? Adv Orthop. 2012;2012:195876.

第 *24* 章

大到巨大肩袖撕裂

Brandon D. Bushnell, Richard J. Borgatti Jr., Michael A. Terry, and Jeffrey S. Abrams

何耀华　译

流行病学

自 1911 年 Codman 报道成功修补肩袖损伤后，这一个多世纪来肩袖损伤在外科文献中始终占有一席之地[1]。肩袖撕裂主要有 3 种分型方式：根据撕裂的急性、慢性区分，根据肩袖撕裂累及的厚度区分和根据肩袖撕裂的大小区分。如果存在明确的外伤，在 6 周内发生的可被认为是急性撕裂[2]，否则应被分为亚急性或慢性撕裂。若损伤无明确外伤病史，可以根据症状出现的时程进行相似的分类。撕裂可能为累及关节面、滑囊面的部分撕裂或肌腱实质部产生分层。大到巨大的肩袖撕裂通常指的是累及多个肌腱的全层撕裂。

有一种根据 MRI、超声、关节镜检查及在术中直视观察撕裂大小进行分型的方法，如果肩袖全层撕裂 <1 cm，则为小撕裂；1~3 cm，为中等撕裂；3~5 cm，为大撕裂；> 5 cm，为巨大撕裂[3, 4]。另一种量化肩袖撕裂程度的方法是将累及多个肌腱的撕裂归为大或巨大撕裂，并且使用前上方或后上方来描述功能缺失[5, 6]。一般情况下大肩袖撕裂、高龄患者以及慢性撕裂的预后和自然转归较差[7]。

大和巨大肩袖撕裂的真正的发病率和流行性很难确定，因为很多撕裂在无症状患者中容易被漏诊[8]。如果延误或漏诊，撕裂可由较小的损伤变大。有些患者尽管有大或巨大撕裂的存在，仍然可以保持相对良好的活动度，但是这种功能的维持是通过未受损的肩袖、三角肌及肩胛肌群发力的显著增加而获得的[9]。此外，如我们所知，肩袖撕裂修补术后的功能结果并不总是与修补的完整性相关[10]。流行病学提示肩袖撕裂随年龄的增长而增加[8, 11]。较

小、功能代偿良好的撕裂可能会随着时间的推移变大，甚至出现脂肪浸润和萎缩[12, 13]。随访发现，大和巨大肩袖撕裂修补术后，肩袖组织的愈合率和整体满意度会因术前病程长而降低[5, 14]。

导致大和巨大肩袖撕裂的原因是多因素的。其因素可以是创伤、退变、进行性、关节囊韧带、神经肌肉、炎症、感染和医源性等。此外，大和巨大肩袖撕裂可能与肩关节内或周围其他病变相关。盂肱关节的相关的病变包括盂唇损伤，肱二头肌肌腱撕裂。而盂肱关节软骨的变化在许多肩袖全层撕裂患者中也很常见。在一些病例中，大和巨大肩袖撕裂最终可进展到肩袖撕裂关节病——一种被描述为肱骨头向上脱出和肩胛盂、肩峰疼痛性退行性改变的状况[15]。

病史

大或巨大肩袖撕裂患者的病史往往不同于急性、较小的肩袖撕裂患者。虽然外伤史很常见，但其情节可能只是一个非常轻微的创伤事件，例如轻微跌倒或抬轻物体时拉伤。也可能为既往的类似情节，甚至是几年前的。患者常接受过治疗但主诉难以进行过顶和抬离躯干动作。在某些情况下，起病隐匿，初次症情出现后疼痛和力弱的症状可能有波动。夜间痛也很常见，有些患者发现日间症状可通过活动的改变而改善。虽然患者通常是一侧肩部症状更明显，但在大于 65 岁的人群中 50% 的患者双侧肩关节受累[16]。主诉肩关节疼痛最为常见，但无法进行一些日常活动也常被提及。由于力量逐渐下降，患者撕裂逐渐增大的同时，临床症状也会更明显。假性麻痹（图 24.1）这一术语用来描述那些由于巨大肩袖缺损而无法抬起手臂的患者。假性麻痹见于巨大肩袖撕裂，表现为患者无法主动抬起手

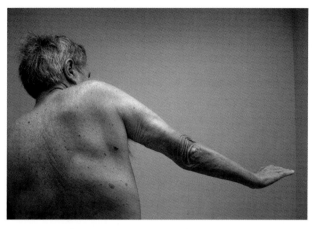

图 24.1　假性麻痹：在巨大肩袖撕裂患者中因上部稳定的丧失而导致抬臂时严重无力

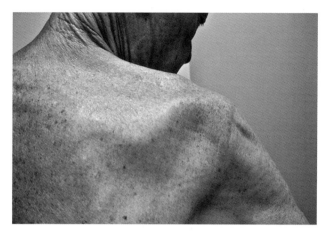

图 24.2　慢性巨大肩袖撕裂患者出现的肩胛骨周围肌肉显著萎缩

臂，感觉是由于肱骨头穿过肩袖缺损处向前方或上方脱出。

有轻微症状的肩袖撕裂患者若撕裂程度增大，疼痛会随之加剧[17]。大的肩袖撕裂会继续进展并产生疼痛、无力和功能丧失[18]。大和巨大肩袖撕裂的患者中有 4% 会进展为骨关节炎。肱骨头向上的移位以及肱骨肩峰处的接触产生的非对称负荷被认为会产生软骨破坏[19]。

鉴别诊断

三角肌止点处的疼痛非常典型，伴随无力的根性症状容易和神经根型颈椎病混淆。一些患者在试图抬臂时出现明显的无力并有显著的颈椎间盘症状。这些患者肩部 MRI 会提示阴性或仅仅是小的肩袖撕裂，这不足以解释这种程度的手臂无力。颈部的评估、肌电图和颈部 MRI 对于做出正确诊断非常重要。其他引起无力的神经源因素包括臂丛神经疾病和脑血管疾病。盂旁的囊肿可压迫肩胛上神经，并造成冈上肌和冈下肌的无力。撕裂的扩大和回缩也会损伤支配肩袖肌肉的神经支配[20]。大的囊肿合并盂唇撕裂通过 MR 影像很容易诊断，它可引起神经压迫症状。

体格检查

在大和巨大肩袖撕裂中可见肩袖肌肉萎缩，通常累及冈上肌和冈下肌。在某些患者身上可看到冈上和冈下窝，可与健侧肩对比（图 24.2）。

虽然，多个肌腱撕裂的患者中会出现假性麻痹，但有些患者会用其他方法：弯曲肘部并用三角肌和肱

三头肌肌力产生上抬来举起手臂。提肩或严重的肩胛骨上抬会非常明显，尤其是如果有肱骨头向上脱出或近侧移位时。撞击征如 Neer 撞击征[21] 和 Hawkins 征[22] 通常为阳性，但对大和巨大肩袖撕裂缺乏特异性。摩擦音也很常见，这种响声可能是在肩峰下或盂肱关节内产生的。测试每一个肩袖肌肉以明确撕裂程度非常重要，在特殊平面进行静态肌力测试出现无力提示特定的肌腱受累。抗阻内旋无力常是因肩胛下肌受累（图 24.3），外展无力提示冈上肌损伤，抗阻外旋无力提示损伤累及冈下肌和小圆肌。

因为患者在特殊检查时的肌卫，很难将无力与疼痛区分。有些作者建议向肩峰下注射局部麻醉药物，以区分由肌腱缺损产生的真正无力和因疼痛产

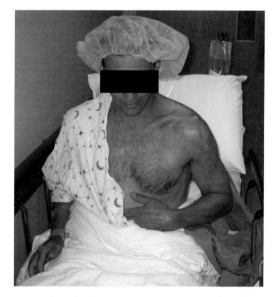

图 24.3　通过压腹试验测试肩胛下肌肌力。患者压腹时腕关节无法维持中立位

生的无力[23]。

检查中主动活动度和被动活动度的差异或许是大和巨大肩袖撕裂的标志，被动活动受限不能排除肩袖受累。当骨关节炎累及盂肱关节时也常表现为无力合并被动活动受限。对侧肩部的检查是非常有帮助的。迟滞试验有助于检查被动活动基本满意患者的严重无力。如图所示，患者由于严重无力而无法保持姿势[24]（图 24.4）。

在撕裂大于 5 cm 的巨大肩袖损伤中，也常可发现肱二头肌长头腱的病损，根据不同报道其发病率在 5%~100%[25]。阳性体征包括结节间沟疼痛，前臂旋后疼痛或 Speed 前屈试验阳性。虽然并不总是存在，但检视肱二头肌轮廓时有可能会发现典型的"大力水手"征（图 24.5）。

为将大和巨大肩袖撕裂与由神经系统疾病引起的无力进行区分，彻底的神经系统检查是必不可少的。远端肌肉无力、感觉异常或异常反射提示神经系统疾病，这些症状不会表现在大和巨大肩袖撕裂患者中。在进行修补手术前，检查者应确认这种严重的无力是由盂肱关节不稳和肩袖缺失引起的。

影像学

巨大肩袖撕裂的影像检查常包括 X 线和 MRI，偶尔也会使用 CT、CT 造影和超声。X 线应是取得病史和进行体格检查后进行的第一个影像学检查，X 线片对于显示肩关节退行性变非常有用。内旋、外旋的前后位片、肩胛骨"Y"侧位片和腋位片是常用的典型拍片方式，在坐姿或站立位下臂旋转中立

位 X 线片中出现肱骨头上移提示典型的慢性肩袖损伤。当肩肱距离 <6 mm，应考虑肱骨向上脱位并应谨慎地考虑肩袖修补[26]。当肱骨头上移成为静态或固定的且合并退变和肩峰臼样改变时，肩袖修补有很高的失败风险[27]（图 24.6）。X 线片上肱骨头半径、肩峰侧向成角、关节盂倾斜角、喙突尖位置和肩峰指数是被使用和通过不同结果研究的其他测量。X 线片还可以提供很多其他的有用信息包括肩袖足印区下方的囊肿，这些囊肿会影响肩袖修补和锚钉的植入。在进行翻修时，评估既往手术的金属内植物有助于术前计划的制定和为患者咨询。肩峰形态应该在肩胛骨 Y 位片上评估。X 线片上与肩袖撕裂无关的其他发现如肩锁关节炎、肌腱钙化、异位骨化和骨刺等也应被注意。

不论是否使用关节造影剂，大和巨大肩袖撕裂在 MRI 上都可以很好地显示。斜冠状位可显示损伤的肌腱和回缩的程度（图 24.7）。冈上肌、冈下肌、小圆肌通常在冠状位可很好地显示，且应对每个肌腱及其止点都应被观察。除了确定被撕裂的肌腱，还应分别评估这三条肌腱的回缩程度。轴位影像可显示肩胛下肌腱的止点、回缩程度和足印区暴露的程度。矢状位图像可以很好地显示所有肩袖肌腱在肱骨的止点。此外，该序列内侧的图像可通过脂肪浸润和萎缩显示肩袖肌肉的质量[28]。在肱骨头内侧，可观察到肩胛冈以及冈上肌位于冈上窝内（图 24.8）。如果冈上肌的肌肉部分被肩胛骨上表面与肩胛冈上表面的连线平分，则肌肉正常或接近正常。若连线不切分肌肉，那么肩袖可能因脂肪浸润和萎缩而不适合修补。MRI 有助于对肩关节盂唇、肱二头肌腱、关节面、肩锁关节进行诊断。MRI 成

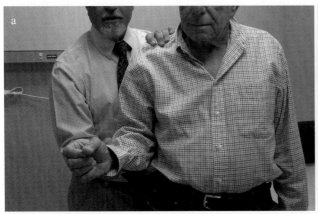
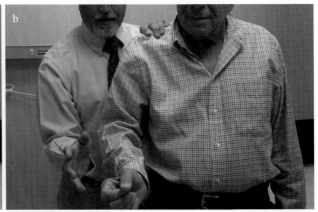

图 24.4　迟滞试验测试外旋肌力。a. 患肢被检查者摆放为此姿势并嘱患者保持；b. 检查者松开患者手臂，患者手臂旋回躯干侧

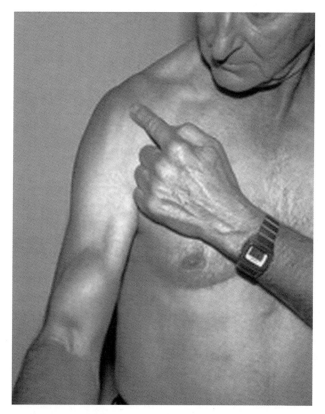

图 24.5 肱二头肌的"大力水手征"畸形可在肱二头肌长头肌腱撕裂回缩的患者中见到

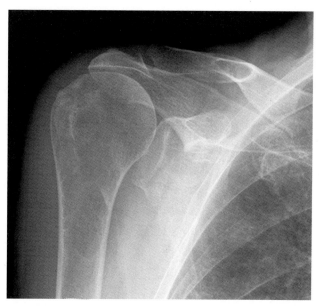

图 24.6 站立位患者 X 线片中出现肱骨头的上移。肩肱间距显著减小

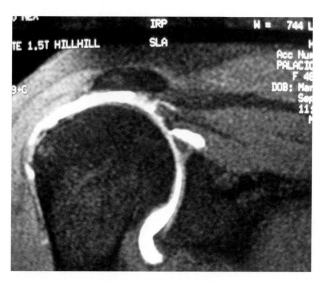

图 24.7 冠状位 MRI 显示回缩的冈上肌腱

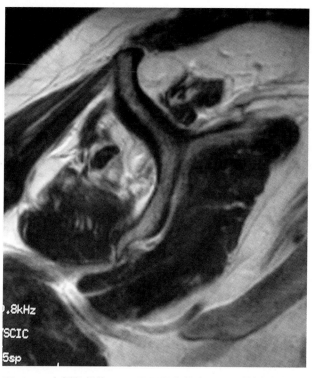

图 24.8 内侧矢状位 MRI 显示冈上肌和冈下肌的慢性改变

像的质量是可变的,高磁场会产生高质量的图像。对于复发性肩袖撕裂,MRI 在诊断撕裂方面通常十分敏感,但对于撕裂大小的评估并不是很精确,且对术后患者会过度诊断为撕裂[29]。

CT 扫描是肩部评估的一个有用的辅助手段,造影可帮助评估肩袖,尤其是既往的金属内植物影

响 MRI 影像时。在翻修术前,对于有些病例 CT 扫描可以很好地评估内植物的位置[30]。CTA 与 MRI 相比,MRI 影像在显示肌肉质量方面有优势[31]。在翻修病例中,如果肱骨头内植物影响肌腱的成像,则选择 MRA 可以更好地显示肩袖部分撕裂[32]。

超声影像技术可以用来观察肩袖的连续性,肩袖

的止点可以在超声影像中很好地显示，但是最新研究表明超声诊断的准确度低于 MRI[33]。超声影像对于肩袖全层的撕裂诊断的准确度要优于肩袖部分撕裂，尤其是对于经验不足的操作者[34]。传统观点认为，超声影像对肩袖肌肉质量的评估也逊于 MRI，但是目前此观点仍在争论中[35]。超声相对于 MRI 的一个大的优势是可以在有金属内植物的患者身上使用，并且可以结合健侧对比，而金属使得 MRI 更具挑战性。同时，超声为肩袖提供了价格低、评估速度快的评估，但是其效用与操作者的经验明显相关。

我们的经验是，对于大和巨大肩袖撕裂的患者，X 线片可以很好地评估肩关节退行性改变以及其他疾病。与此同时，X 线也可以很好地评估肩峰的形态和肱骨头的移位。MRI 通常被用作是最准确地评估肩袖撕裂程度及回缩程度，评估肩袖肌肉的质量以及其他肩关节疾病。CT 或者 CTA 用于翻修时观察金属内植物位置，尤其是既往使用过金属内植物的，在欧洲该技术为常规使用。超声作为一种筛选工具用作修补后评估，并可在肱骨头旋转时动态评估。

治疗：指征与禁忌证

大或巨大肩袖撕裂患者的症状如果有机会改善，则应该接受肩袖修补术。患者最常见的手术原因是疼痛。部分患者会因轻微外伤引起的撕裂延伸扩大而导致症状恶化，也有部分患者因肱二头肌长头腱病变产生疼痛加剧的现象。产生疼痛或功能等病情变化的时间越短，其预后越好，肌肉和肌腱修复的可能性越高。慢性病程会导致明显的肩袖组织固定性回缩、肌肉萎缩、肌腱破坏，以及软组织柔韧性的下降。对于仔细选择的患者，关节镜下肩袖修补术能够如期改善患者的疼痛[36, 37]。在年龄较大合并多种其他肩部疾病的患者中，肱二头肌长头肌腱切断术可有效改善疼痛症状、避免术后制动[38]。

主动上举手臂明显受限可因疼痛、力弱或盂肱关节上方不稳导致。早期修补肩胛下肌止点及后上方肩袖可以稳定肩关节，从而有助于改善肩关节上举的力偶。即便不能天衣无缝地修补肩袖组织，一些患者也可以通过肩关节镜下肩袖修补获得疼痛的

减轻和活动度的改善。冈上肌肌腱残余缺失往往会出现力弱的表现，但疼痛能够缓解[39,40]。在处理大和巨大肩袖损伤时，常规的肩峰下减压或肩峰成形术应该适度，以避免潜在的前上脱位。

关节镜下修复大和巨大肩袖损伤的禁忌证主要包括患者已产生肱骨头前上方脱位、肩关节完全的假性麻痹以及不能忍受术后制动的患者。尽管由于慢性病程疼痛逐渐缓解，但一些完全假性麻痹的患者无法抬臂。这种情况是由于肱骨头通过肩袖缺损前上脱位，而肩峰下方及前方喙肩弓对肱骨头的稳定不够而导致。对于病程小于 3 个月的年轻、活动量大的患者可以考虑进行修补，因为一旦转为慢性损伤，很难再回到现有状态。神经系统疾病上的某些症状与肩袖病变类似，主要包括颈椎间盘突出、臂丛神经病变、脊髓空洞症和脊髓中央压迫综合征等。另一个禁忌证是晚期骨关节炎改变，因为这些改变会使患者被动活动度受限，这肩袖修复手术很难获得功能改善。

部分老年患者存在肩袖症状的同时也有轻微的骨量减少表现。此时肩袖修复可能会导致肩关节压力增高，肱骨头产生塌陷。缺血性坏死在术后也常见，但往往是多因素的，可能并不是简单因为带线锚钉引起的潜在血管破坏而导致的。患有骨质疏松的老年女性患者在修补巨大肩袖缺损时应考虑缺血性坏死和肱骨头塌陷的风险。

利多卡因的注射可以帮助评估力量减弱的程度以及疼痛的影响。一些患者在局麻药物注射后可有主动活动度的改善，因此可以考虑做关节镜的修补手术。对于有假性麻痹和固定性肱骨头上移，以及术后无法配合使用吊带或者需要患臂帮助站立行走的患者，肩袖修补术并不是很好的选择。

关节镜下治疗：手术技术

患者体位

接受手术修补的大或巨大肩袖撕裂的患者通常术前要有接近正常的被动活动度。患者仰卧位开始接受麻醉，测试活动度，若活动度有缺失，可用轻柔的手法进行松解。着重在于进行完全上举、外展外旋、跨胸内收以及内旋。可根据手术医师喜好采

用侧卧位或沙滩椅位。

入路

可通过穿刺针定位建立常规的后侧观察入路，其位置大致在肩峰后外侧角的下方 2 cm 处。前侧入路选在肩锁关节前侧穿肩袖间隙而入。进行灌注及适度的清理后开始对肱二头肌长头腱、盂唇及肩胛下肌腱进行诊断性检查。切换关节镜至前方入路，可以对后侧的撕裂进行观察，同时也可进行后下及下方关节囊的松解。通过后方入路滑囊侧观察可以了解肩袖的质量及回缩程度。

手术步骤

首先应对肩胛下肌腱进行修补。适度的关节囊松解术有利于组织的观察和活动度。打开肩胛下肌上边界上方的软组织，沿喙突的外侧缘对软组织进行松解。对于特定患者，也可做喙突成形术，以增大组织的活动度。在这一步骤时，轻柔地内旋及向后推肩关节可以增加操作空间。镜子可仍然放在后方关节内入路或转至前外侧滑囊侧入路。锚钉由下向上沿肱骨小结节放置。为了可靠地修补，可联合简单或褥式缝合（图 24.9）。将肩胛下肌的上内

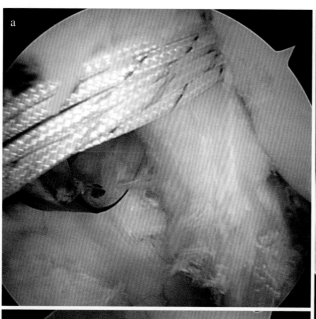

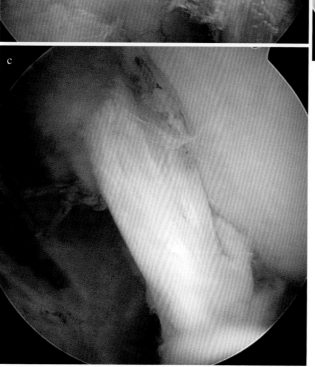

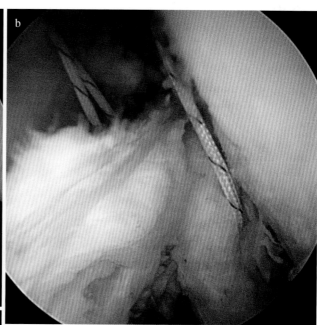

图 24.9　肩胛下肌腱修补。a. 锚钉置于小结节处；b. 缝线穿过撕裂的肌腱；c. 使用褥式和简单缝合完成单排修补

侧缘修复到小结节的过程中，主要由肌腱组成的肩胛下肌上缘提供了相对牢固的固定。

镜头转至肩峰下，可对滑囊进行清理以改善视野。通常将缝线置于病变的肱二头肌长头腱中，并且将长头腱从盂上结节处切断。在肩峰前缘外侧3 cm 处建立外侧入路。对肩峰下方的软组织进一步清理，逐渐向前分离三角肌、喙肩韧带以及肩袖，向后分离三角肌及肩袖。对肱骨大结节进行轻度清理，并将镜头转换至外侧入路观察。对后方肩袖解剖进行观察并将其拉动。术者可以评估肩袖撕裂的形状（例如新月形还是倒 L 形）。内侧延伸撕裂的肩袖组织可进行边 - 边缝合。外侧边 - 边缝合线可以放置好不打结，以便能够处理大结节。

冈下肌腱通过置于肱骨大结节后缘的锚钉而修补（图 24.10）。对于分层的肩袖损伤，跨越多层的修补对术后功能恢复十分重要。在外侧入路观察下，可从后侧入路使用穿刺钳穿透表层和深层，进行一系列褥式缝合或单纯缝合，将缝线打结以固定修补的后柱。

沿着前上缺损在大结节内缘放置一颗锚钉（图24.11a）。褥式缝线穿过冈上肌腱。对于有肌腱短缩的患者需要避免张力过高的修补。打结后，冈上肌腱和肩袖间隙组织可以被很好地固定。

肱二头肌长头腱被固定到后方锚钉上，多余的组织可以用于加强冈上肌腱修补、覆盖大结节并进行额外的固定。锚钉固定转位后的肱二头肌长头腱

亦可增加上方结构的固定。前方大结节的锚定点可通过外排钉加强固定，通常采用免打结锚钉，这样可以产生额外固定、组织加压以及加强压力关键区（图 24.11b）。

肩峰下的清理和适度减压有助于改善视野及组织的移动度。喙肩韧带的保留对防止肱骨头前上脱位十分重要。肩锁关节减压有助于缓解疼痛、增加前上方组织的移动度和松解喙肱韧带。在磨除骨质时，对周围关节囊韧带、喙肩韧带等的保护对术后

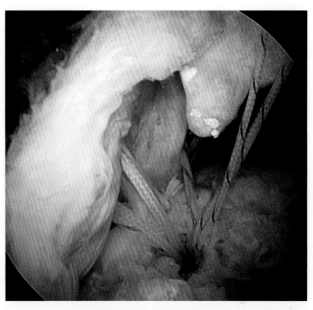

图 24.10 通过放置在大结节后缘的带线锚钉来修补后上方肩袖，多层冈下肌腱修补中

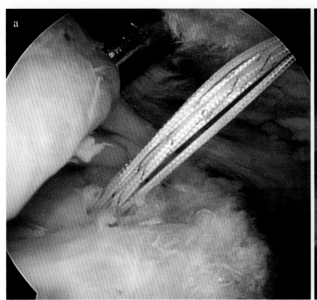

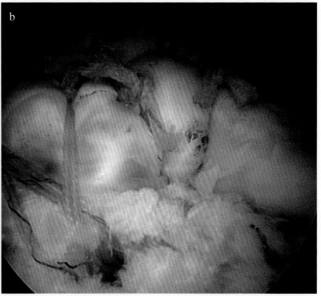

图 24.11 冈上肌腱修补。a. 肌腱被固定在接近关节面的锚钉上；b. 加上外排锚钉以减少修补张力及下压肌腱

早期结果及未来可能的手术非常重要。

对有肩关节疼痛、力弱且伴有肌肉萎缩的肩袖撕裂患者，进行肩胛上神经松解成为一个有争论的话题[20]。术前进行肌电图检查及神经传导速度检查有助于评估分布在冈下肌或冈上和冈下肌的神经损害程度。通过外侧入路，在肩峰下以由外向内的方式触探喙突。制作肩锁关节后方入路以进入器械牵开冈上肌肌腹。喙突基底部显露后，可以看到喙锁韧带止点。轻微的剥离可以显露覆盖肩胛上切迹的肩胛横韧带。保护好上关节囊及神经后，可小心地分离横韧带，游离肩胛上神经。用探钩探入此通道以游离其他残留组织束带。

术后护理

患者术后使用带有小外展垫的吊带 5~6 周。最初的康复训练包括握拳，肘部屈伸和钟摆练习，肩关节静力收缩可以强化肩胛稳定肌群。

5 周后，在物理治疗师的辅助下可进行桌面滑动，仰卧位被动屈曲以及轻柔辅助下外旋，重在恢复无痛活动度。随着症状的好转，患者可站立位进行以上活动。在 10~12 周，逐渐增加主动活动，并增加跨胸拉伸。

12 周后逐渐增加主动活动，随后可进行闭链或开链抗阻训练。通常修补后直到 5~6 个月力量才能恢复。进一步的肩袖肌力及肩胛骨稳定肌群训练可在 6~12 个月进行。通常抗阻训练强调每日适度阻力重复多组的训练。核心肌力的训练以及肩胛骨周围肌群的训练可帮助患者恢复。重返运动或体育锻炼基于患者的主观舒适度、肌力及对运动的要求。

文献回顾

大和巨大肩袖撕裂的修补具有挑战性。开放手术和关节镜手术医生都已经开发了修补断裂和回缩肌腱的手术技术。总体而言，患者术后的满意度令人鼓舞。影像学随访研究表明，一些修复仍存在持续缺陷，但这并不总是影响患者术后的满意度[14, 37, 41]。

有很多引文中描述了修复巨大缺损后的患者临床结果。O'Holleran 等前瞻性研究了 311 例患者

的术后满意度分析，他们发现患有较大肩袖撕裂和巨大不可修复撕裂患者的满意度明显下降[42]。Ito 和 Morioka 比较了通过 McLaughlin 术式和补片移植手术治疗的患者，发现补片治疗有更低的再撕裂率，两组术后的日本骨科学会（JOA）评分均显著提高[43]。Oh 等看到疼痛性假性麻痹的肩袖修补术的成功率后，提及了大或巨大肩袖撕裂进行初次反肩置换流行性上升的问题。他们通过研究 195 例大到巨大肩袖撕裂进行完全修补的患者发现前屈上举和多个功能评分的显著改善。他们认为对有假性麻痹的大和巨大肩袖撕裂应首先尝试修补而不是反肩置换[44]。Hollinshead 等推荐使用肩袖生活质量评分（RC-QOL）和功能性肩关节上举测试（FSET）来评估肩袖疾病。他们通过 2 000 例患者的研究发现以上两个评分系统能够起到将大和巨大肩袖撕裂从其他肩袖疾病中区分出来的作用，这是传统的 SF-36 评分系统所无法做到的[45]。Gerber 等报道称，尽管对巨大肩袖撕裂术后临床效果成功，但并不代表肩袖等肌肉组织的萎缩和脂肪浸润可以在术后逆转[5]。Lafosse 等发现大和巨大肩袖撕裂可以在关节镜下用双排带线锚钉技术成功地修补。同时他们也发现，尽管手术修补成功，但大和巨大肩袖撕裂术后肌力下降较小的肩袖撕裂患者更多[46]。Lo 和 Burkhart 报道了在镜下使用单和双间隙滑移技术成功处理巨大、回缩和固定性肩袖撕裂[36]。也有其他作者报道采用异体移植物一期修补或重建技术加强修补来治疗巨大撕裂[47, 48]。

若大和巨大肩袖撕裂的患者盂肱关节退行性改变不明显，撕裂的移动度尚可，肌肉改变不严重且盂肱关节是稳定的，则手术效果通常是成功的[37]。慢性缺损肩关节的前上脱位会出现假性麻痹。若出现固定性畸形则应考虑其他治疗方式来改善肩关节疼痛和功能[45, 49]。

总　结

大和巨大肩袖撕裂可由急性撕裂发展而来，或者是慢性、耐受良好的肩袖撕裂急性扩大的结果。主诉表现为疼痛、力弱和功能下降。撕裂肩袖的关节镜下处理包括修补、伴随肱二头肌长头腱病变的治疗以及对特定患者进行肩锁关节减压等。

预期结果包括疼痛的显著缓解、活动度的改善和功能的恢复。

　　肱二头肌长头腱切断术有助于对年龄较大或主动活动尚可但无法接受严格术后制动和康复的患者的疼痛处理。冈下肌腱和肩胛下肌腱的部分修补术可以重建力偶，从而增强三角肌的抬举作用。当冈上肌缺损、回缩时，可以用肱二头肌长头腱及其他组织补片来完成缝合。肩胛上神经松解术对于有术前病变的患者可以改善疼痛和功能。关节置换术应该选择性应用于明显盂肱关节骨关节炎、肩袖修补失败、盂肱关节不稳和慢性假性麻痹的患者。

参·考·文·献

1. Codman EA. Complete rupture of the supraspinatus tendon. Operative treatment with report of two successful cases. Boston Med Surg J. 1911;164:708–10.

2. Bassett RW, Cofield RH. Acute tears of the rotator cuff: the timing of surgical repair. Clin Orthop. 1983;175:18–24.

3. Green A. Chronic massive rotator cuff tears: evaluation and management. J Am Acad Orthop Surg. 2003;11:321–31.

4. Bryant L, Shnier R, Bryant C, Murrell GAC. A comparison of clinical estimation, ultrasonography, magnetic resonance imaging, and arthroscopy in determining the size of rotator cuff tears. J Shoulder Elbow Surg. 2002;11:219–24.

5. Gerber C, Fuchs B, Hodler J. The results of repair of massive tears of the rotator cuff. J Bone Joint Surg. 2000;82A:505–15.

6. Davidson J, Burkhart S. The geometric classification of rotator cuff tears: a system linking tear pattern to treatment and prognosis. Arthroscopy. 2010;26:417–24.

7. Bartolozzi A, Andreychik D, Ahmad S. Determinants of outcome in the treatment of rotator cuff disease. Clin Orthop Relat Res. 1994;308:90–7.

8. Sher JS, Uribe JW, Posada A, Murphy BJ, Zlatkin MB. Abnormal findings on magnetic resonance images of asymptomatic shoulders. J Bone Joint Surg. 1995;77A:10–5.

9. Hansen ML, Otis JC, Johnson JS, Cordasco FA, Craig EV, Warren RF. Biomechanics of massive rotator cuff tears: implications for treatment. J Bone Joint Surg. 2008;90A:316–25.

10. Liu SH, Baker CL. Arthroscopically-assisted rotator cuff repair: correlation of functional results with integrity of the cuff. Arthroscopy. 1994;10:54–60.

11. Templehof S, Rupp S, Seil R. Age-related prevalence of rotator cuff tears in asymptomatic individuals. J Shoulder Elbow Surg. 1999;8:296–9.

12. Maman E, Harris C, White L, Tomlinson G, Shashank M, Boynton E. Outcome of nonoperative treatment of symptomatic rotator cuff tears managed by magnetic resonance imaging. J Bone Joint Surg. 2009;91A:1898–906.

13. Zingg PO, Jost B, Sukthankar A, Buhler M, Pfirrmann CWA, Gerber C. Clinical and structural outcomes of nonoperative management of massive rotator cuff tears. J Bone Joint Surg. 2007;89A:1928–34.

14. Galatz LM, Ball CM, Teefey SA, Middleton WD, Yamaguchi K. The outcome and repair integrity of completely arthroscopicallyrepaired large and massive rotator cuff tears. J Bone Joint Surg. 2004;86A:219–24.

15. Ecklund KJ, Lee TQ, Tibone J, Gupta R. Rotator cuff tear arthropathy. J Am Acad Orthop Surg. 2007;15:340–9.

16. Yamaguchi K, Baumgarten K, Gerlach DJ, Ditsios K, Teefey SA, Middleton WD. The demographic and morphological features of rotator cuff disease: a comparison of asymptomatic and symptomatic shoulders. J Bone Joint Surg. 2006;88A:1699–700.

17. Yamaguchi K, Tetro AM, Blam O, Evanoff BA, Teefe SA, Middleton WD. Natural history of asymptomatic rotator cuff tears: a longitudinal analysis of asymptomatic tears detected sonographically. J Shoulder Elbow Surg. 2001;10:199–203.

18. Kim HM, Teefey SA, Zelig A, Galatz LM, Keener JD, Yamaguchi K. Shoulder strength in asymptomatic individuals with intact compared with torn rotator cuffs. J Bone Joint Surg. 2009;91A: 289–96.

19. Neer 2nd CS, Craig EV, Fukuda H. Cuff-tear arthropathy. J Bone Joint Surg. 1983;65A:1232–44.

20. Albritton MJ, Graham RD, Richards 2nd RS, Basamania CJ. The anatomic study of the effects on the suprascapular nerve due to retraction of the supraspinatus muscle after a rotator cuff tear. J Shoulder Elbow Surg. 2003;12:497–500.

21. Neer 2nd CS. Impingement lesions. Clin Orthop. 1983;173: 70–7.

22. Hawkins RJ, Kennedy JC. Kennedy impingement syndrome in athletes. Am J Sports Med. 1980;8:151–8.

23. Bak K, Sorensen AK, Jorgensen U, Nygaard M, Krarup AL, Thune C, et al. The value of clinical tests in acute full-thickness tears of the supraspinatus tendon: does a subacromial lidocaine injection help in the clinical diagnosis? A prospective study. Arthroscopy. 2010;26:734–42.

24. Miller CA, Forrester GA. The validity of the lag signs in diagnosing full-thickness tears of the rotator cuff: a preliminary investigation. Arch Phys Med Rehabil. 2008;89:1162–8.

25. Murthi AM, Vasburgh CL, Neviaser TJ. The incidence of pathologic changes of the long head of the biceps tendon. J Shoulder Elbow Surg. 2000;9:382–5.

26. Hamada K, Fukuda H, Mikasa M, Kobayashi Y. Roentgenographic findings in massive rotator cuff tears: a long-term observation. Clin Orthop Relat Res. 1990;254:92–6.

27. Abrams JS, Song FSS. Arthroscopic repair techniques for massive rotator cuff tears. Instr Course Lect. 2012;61:121–30.

28. Goutallier D, Postel JM, Bernageau J, Lavau L, Voisin MC. Fatty muscle degeneration in cuff ruptures: pre and postoperative evaluation by CT scan. Clin Orthop Relat Res. 1994;304: 78–83.

29. Motamedi AR, Urrea LH, Hancock RE, Hawkins RJ, Ho C. Accuracy of magnetic resonance imaging in determining the presence and size of recurrent rotator cuff tears. J Shoulder Elbow

Surg. 2003;12:550–4.

30. Callaghan JJ, McNiesh LM, DeHaven JP, Savory CG, Polly Jr DW. A prospective comparison study of double contrast computed tomography (CT) arthrography and arthroscopy of the shoulder. Am J Sports Med. 1988;16:13–20.

31. Oh JH, Kim SH, Choi JA, Kim Y, Oh CH. Reliability of the grading system for fatty degeneration of rotator cuff muscles. Clin Orthop Relat Res. 2010;268:1558–64.

32. Oh JH, Kim JY, Choi JA, Kim WS. Effectiveness of multidetector computed tomography arthrography for the diagnosis of shoulder pathology: comparison with magnetic resonance imaging with arthroscopic correlation. J Shoulder Elbow Surg. 2010;19: 14–20.

33. Sipola P, Niemitukia L, Kröger H, Höfling I, Väätäinen U. Detection and quantification of rotator cuff tears with ultrasonography and magnetic resonance imaging: a prospective study in 77 consecutive patients with a surgical reference. Ultrasound Med Biol. 2010;36:1981–9.

34. Ok JH, Kim YS, Kim JM, Yoo TW. Learning curve of office-based ultrasonography for rotator cuff tendons tears. Knee Surg Sports Traumatol Arthrosc. 2013;21:1593–7.

35. Wall LB, Teefey SA, Middleton WD, Dahiya N, Steger-May K, Kim HM, Wessell D, et al. Diagnostic performance and reliability of ultrasonography for fatty degeneration of the rotator cuff muscles. J Bone Joint Surg. 2012;94A:e83.

36. Lo IKY, Burkhart SS. Arthroscopic repair of massive, contracted, immobile rotator cuff tears using single and double interval slides: technique and preliminary results. Arthroscopy. 2004;20:22–33.

37. Abrams JS. Arthroscopic techniques for massive rotator cuff repairs. Tech Shoulder Elbow Surg. 2007;8:126–34.

38. Boileau P, Bagué F, Valerio L, Ahrens P, Chuinard C, Trojani C. Isolated arthroscopic biceps tenotomy or tenodesis improves symptoms in patients with massive irreparable rotator cuff tears. J Bone Joint Surg. 2007;89A:747–57.

39. Burkhart SS, Nottage WM, Ogilive-Harris DJ, Kohn HS, Pachelli A. Partial repair of irreparable rotator cuff tears. Arthroscopy. 1994;10:363–70.

40. Duralde XA, Bair B. Massive rotator cuff tears. The results of partial rotator cuff repair. J Shoulder Elbow Surg. 2005;14:121–7.

41. Harryman D, Mack L, Wang K, Jackins S, Richardson M, Matsen F. Repairs of the rotator cuff. Correlation of functional results with integrity of the cuff. J Bone Joint Surg. 1991;73A:982–9.

42. O'Holleran JD, Kocher MS, Horan MP, Briggs KK, Hawkins RJ. Determinants of patient satisfaction with outcome after rotator cuff surgery. J Bone Joint Surg. 2005;87A:121–6.

43. Ito J, Morioka T. Surgical treatment for large and massive tears of the rotator cuff. Int Orthop. 2003;27:228–31.

44. Oh JH, Kim SH, Shin SH, Chung SW, Kim JY, Kim SH, et al. Outcome of rotator cuff repair in large-to-massive tear with pseudoparalysis: a comparative study with propensity score matching. Am J Sports Med. 2011;39:1413–20.

45. Hollinshead RM, Mohtadi NGH, Guchte RAV, Wadey VMR. Two 6-year follow-up studies of large and massive rotator cuff tears: comparison of outcome measures. J Shoulder Elbow Surg. 2000;9:373–81.

46. Lafosse L, Brozska R, Toussaint B, Gobezie R. The outcome and structural integrity of arthroscopic rotator cuff repair with use of the double-row suture anchor technique. J Bone Joint Surg. 2007;89A:1533–41.

47. Derwin KA, Baker AR, Spragg RF, Leigh DR, Iannotti JP. Commercial extracellular matrix scaffold for rotator cuff tendon repair: biomechanical, biochemical, and cellular properties. J Bone Joint Surg. 2006;88A:2665–72.

48. Barber FA, Burns JP, Deutsch A, Labbé MR, Litchfield RB. A prospective randomized evaluation of a cellular human dermal matrix augmentation for arthroscopic rotator cuff repair. Arthroscopy. 2012;28:8–15.

49. Mulieri P, Dunning P, Klein S, Pupello D, Frankle M. Reverse shoulder arthroplasty for the treatment of irreparable rotator cuff tear without glenohumeral arthritis. J Bone Joint Surg. 2010;92A:2544–56. B.D. Bushnell et al.

第 25 章

肩袖间隙疾病：喙肱韧带和肱二头肌长头腱

Michael O'Malley, Knut Beitzel, and Augustus D. Mazzocca

谢文瑾　译

流行病学

从 Neer 在 1970 年第一次描述了肩袖间隙的解剖起，我们对其作用结构生物力学的理解在不断发展[1]。这部分归因于更好地理解肩袖间隙病变所导致的功能障碍。Neer 最初描述肩袖间隙的边界为肩胛下肌、冈上肌肌腱之间的空间。Neer 和 Foster 通过进一步研究并提供肩袖间隙在维持盂肱关节稳定性作用方面的依据而延续这项工作[2]。1981 年，Rowe 和 Zarins[3] 描述了肩关节不稳定如何部分继发于不同尺寸的肩袖间隙。1987 年，Nobuhara 和 Ikeda 首次报道了大量肩袖间隙病变的患者，描述了它在肩关节不稳和粘连性关节囊炎（冻结肩）中所起的作用[4]。Slatis 和 Aalto 描述了肩袖间隙结构是如何在稳定肱二头肌长头腱中发挥重要作用[5]。

肩袖间隙病变的流行病学很难去量化，因为它被认为更多地涉及单独结构的功能，而不是多个结构的整体。然而 Rowe 和 Zarins[3] 发现在"普通的"尸体肩关节中有 9% 存在肩袖间隙损伤。相较于肩关节复发性不稳，54% 存在肩袖间隙损伤且需要手术稳定。同样，Petersson 发现 3.3% 的尸体肩关节存在肱二头肌腱内侧脱位，其中大多数伴随肩胛下肌腱损伤[6]。

病理生理

肩袖间隙是盂肱关节前上方面的三角区域，其边界是由多个肩关节结构确定。冈上肌肌腱（SSP）前缘形成其上界，而下界是由肩胛下肌（SSC）构成，喙突形成肩袖间隙的内侧底边。在这个三角形区域内是以下结构：盂肱上韧带（SGHL）、盂肱中韧带（MGHL）、喙肱韧带（CHL）、肱二头肌长头腱（LHB）和前关节囊。

为了更好理解肩关节周围这些间隙的排列，基于尸体标本精细解剖，Jost 等提供了最详细的描述[7]。作者将肩袖间隙分为内侧和外侧区域，内侧由 2 层组成而外侧有 4 层。内侧由喙肱韧带构成浅层，而盂肱上韧带（SGHL）及前关节囊构成深层。外侧由扇形的喙肱韧带浅层沿冈上肌腱和肩胛下肌腱至肱骨止点形成第一层。第二层包括冈上和肩胛下肌腱的纤维，并由肩胛下肌腱形成结节间沟的顶部。喙肱韧带深层纤维形成第三层，第四层包括盂肱上韧带（SGHL）及外侧关节囊。

盂肱上韧带（SGHL）起自前、上盂唇交界处的盂上结节，穿过喙肱韧带深部的肩袖间隙底部，然后向外在肱二头肌长头肌腱的下面形成一个 U 形的吊索并止于小结节近端[8-10]。盂肱上韧带（SGHL）、喙肱韧带（CHL）以及冈上肌腱和肩胛下肌腱形成所谓的肱二头肌反折滑车。尽管 Walch 最初将盂肱上韧带（SGHL）和喙肱韧带（CHL）描述为肱二头肌长头腱关节内面的首要稳定结构，但是最近的文献认为肩胛下肌腱才是肱二头肌长头腱的首要稳定结构[11]。

喙肱韧带（CHL）有一个不规则斜方形，并作为肩袖间隙的主要浅层部分。这一密集的纤维束内侧起源于喙突基底部，向外分为两部分，一部分止于大结节上，另一部分止于小结节。它的止点往往很难描述，因为它与其他结构在骨止点之前发生混合[10]。组织学研究表明其更类似于关节囊而非韧带，并且仍存在争议，一些人认为喙肱韧带仅仅是一种关节囊的增厚或是反折，而有些认为它是一个明确的韧带[10]。

肱二头肌长头腱起自上盂唇和盂上结节，有着变化的纤维止点。这些纤维组织大多来自上盂唇的后方[12]。其总长度约9 cm，而宽度约为5~6 mm。其关节内部分在滑膜外，大约在（34.5±4.2）mm。在对肱二头肌长头腱的血管和神经支配检查时发现，关节内的初始3 cm肌腱内有富含血管的区域，而最近端的3 cm有丰富的神经支配[13]。斜行筋膜或"纵斜结构"，是一个不常提到的肩袖间隙部分，但是与肩袖间隙的结构有密切的关系。其位于前关节囊的表层，大体解剖结构类似螺旋带。它起源于盂下结节与肱三头肌长头，在与盂肱中韧带、盂肱下韧带及肩胛下肌腱的后上方部分融合前它行经头侧。它的深层与部分盂肱上韧带、喙肱韧带融合于肱二头肌间沟，然后止于肱骨小结节[14]。它的存在是值得一提的，因为它是作为肱二头肌肌腱滑车系统的加强结构，包括喙肱韧带、盂肱上韧带以及冈上肌腱和肩胛下肌腱的纤维。

最近的研究提供了对肩袖间隙功能以及其作用结构的见解。Nobuhara和Ikeda指出外旋肩关节，肩袖间隙自身收紧，减少了肩关节后下方不稳[4, 15, 16]。Harryman等[17]的尸体研究支持这个证据，在他们的研究中，作者将肩袖间隙结构切除以获得关于其确切功能的结论。切除的结果显示肩关节屈曲、内收、外旋和肱骨头后下移位都有增加。相反，肩袖间隙紧缩后，这些活动将受限。这受到Plausinis等[18]的支持，他们指出关节镜下肩袖间隙闭合可导致一个11°的外旋功能损失。明确的结论包括，肩袖间隙是肩关节过度活动的一个"制动装置"，在臂屈曲、外展和外旋时稳定并限制肱骨头下移。

肩袖间隙在维持肱二头肌长头肌腱的稳定性中也有重要作用。如前所述，肩袖间隙在盂肱关节内形成一个吊索或反折滑车支持肱二头肌长头腱。有许多研究提示，构成间隙的各结构包括盂肱上韧带、喙肱韧带和冈上肌腱以及肩胛下肌腱纤维的单独作用。Petersson是第一个描述在肩胛下肌肌腱撕裂中肱二头肌长头腱是前内侧脱位的[6]。Walch等[11]描述了外侧喙肱韧带、肱盂上韧带以及导致肱二头肌长头腱脱位的肩胛下肌腱伴冈上肌腱的"隐匿"损伤，使用"隐匿"一词是因为很多损伤在关节镜和开放手术中被忽视了。此外，肩袖间隙的关节囊部分的缺失可能导致关节腔内负压的丧失，

这与肩关节不稳相关。

许多肩关节内的病变与肩袖间隙和肱二头长头肌腱的损伤相关，如：滑囊炎、肩袖撕裂、SLAP损伤和肩锁关节紊乱。对于肱二头肌长头腱，原发肌腱炎和肌腱撕裂都可被观察到。撕裂通常发生在近止点处或在结节间沟近端撕裂。如果撕裂远离附着点，那么残端可能会嵌顿在关节中。肱二头肌长头腱炎已经被认知超过50年，其正在被越来越多的报道为单独的肩痛来源或与上述一个或多个疾病同时发生。"沙漏样肱二头肌腱"时肱二头肌长头腱关节内的肥厚部分在手臂抬高时不会滑动，导致肌腱嵌顿，也被描述为肱二头肌腱复合体的一种病损[19]。

病　史

一个有肩袖间隙病变的患者可能存在不同表现，肩袖间隙松弛可在急性创伤或者慢性过度使用中被发现，典型的主诉包括在特定运动平面的恐惧或显著不稳，以及患肢的易疲劳。

从轻度肩袖撞击到粘连性肩关节囊炎等一系列疾病均可由肩袖间隙的挛缩引起[8]。在临床上，患者表现为主动和被动活动时的限制性疼痛，有休息痛和疼痛引起的睡眠困难，在糖尿病人群中无论保守和侵袭性治疗均效果不明显，在没有特殊诱因的情况下发生或在术后发生（图25.1）。

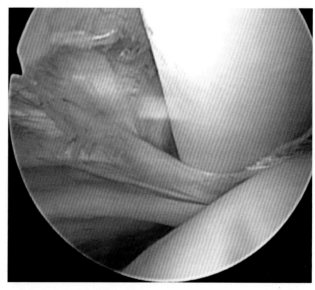

图25.1　一例冻结肩的右肩肩袖间隙滑膜反应

有涉及肱二头肌长头腱损伤的患者通常表现为肩关节前方疼痛，有时这种疼痛可沿肱二头肌向下放射。肱二头肌长头腱炎通常出现在大于 50 岁有以上主诉的患者，并有抗阻屈肘疼痛和前臂旋后痛。在肱二头肌腱损伤时必须考虑肩袖损伤，尤其是当臂受到过度拉伤时。在过顶运动员或是肩部牵拉伤的时候，必须考虑上盂唇（SLAP）损伤。患者可能出现在臂外展外旋时肩前部"弹响感"或肌肉突然向心或离心收缩时出现可闻及的、疼痛的响声，继而出现肌肉回缩的"鼓眼"征。在这种情况时，患者通常描述在受伤前就开始疼痛，而肌腱断裂后疼痛缓解。

喙突撞击是前肩痛的一个著名但少见的病因，典型的患者在手臂试图前屈、内收、内旋时有前肩的闷痛，疼痛常在中范围前屈时再现，不少患者也在尝试做俯卧撑的时候出现疼痛。如 Gerber 等所描述，尽管该疾病本质上可能是自发性的，但在既往有创伤、不稳或医源性损伤时也可发现。疼痛的来源被认为是肩胛下肌腱在喙突和肱骨小结节之间撞击时继发的 [7]。

临床检查

得到完整的病史是至关重要的，这可以使检查者针对可疑的病变量体裁衣地选择检查。粘连性关节囊炎表现为在各平面的主动和被动活动疼痛性受限，特别是在外旋时，可发现异常的肩胛胸壁活动以代偿肱盂关节的活动受限。不适通常位于三角肌止点，也可以在喙突区发现压痛。

多个研究表明，肩袖间隙在肱骨头移位和肩关节整体稳定中发挥作用 [7, 17, 20]，多数患者在检查时会被发现下方不稳，也经常伴随前或后向的不稳。当臂外旋时出现持续的陷凹征高度提示存在肩袖间隙松弛。若臂外旋陷凹征消失，肩袖间隙通常是完整的 [17]。查体时可能存在前方或后方的恐惧，必须进行评估。

肱二头肌长头肌腱紊乱往往存在肌腹上部的压痛，Speed 试验是用来区别肱二头肌长头肌腱的，当肘关节抗阻屈曲时，患者会感觉结节间沟疼痛 [21]。Geaney 和 Mazzocca 描述了胸大肌下二头肌腱炎试验，当检查者使患者将患肢抗阻内收或内旋时，定位胸肌肌腱下缘，并在腋窝胸大肌腱下触诊肱二头肌腱 [21]。那些有肱二头肌腱炎的患者，这一试验将产生疼痛。相似的是，Bennett 描述了一个激发试验，旨在使肌腱从结节间沟中脱位或者半脱位，保持手臂上举不超过 90°，嘱患者从外展外旋位被动活动手臂到横跨内收内旋位 [22]。如果患者出现肱二头肌近端有交锁或弹响感，则被认为阳性。在肱二头肌腱损伤中也需要考虑肩袖损伤，尤其是肩胛下肌腱和冈上肌腱的撕裂。在肱二头肌长头腱近端断裂患者常出现臂"鼓眼"征的情况下尤其重要。必须评估盂肱关节的运动范围，以排除继发于肱二头肌肌腱断端嵌顿导致的运动过程中的机械性阻挡。

在喙突撞击征中，患者在前屈、内收和内旋时感到疼痛。此时，小结节将与喙突接触。压痛在触诊喙突周围的软组织间隙和小结节时出现。

影像学

可以利用不同的影像学方式来检查肩袖间隙结构。当其挛缩时，X 线片检查通常是正常的，关节造影可显示整体关节囊容积的减小。Kim 等 [23] 进行 MRI 研究发现：与正常肩关节相比，正常的喙突下脂肪平面、肩袖间隙的高度和面积出现消失的情况。Homsi 等利用无创超声成像证实与正常的年龄和性别匹配的对照组相比，喙肱韧带和关节囊有明显的增厚 [24]。这些发现在关节镜的检查中被证实，经常发现关节囊容积的减少以及一个增厚的、纤维化的关节囊和喙肱韧带 [25]。

在肩袖间隙松弛时，X 线片通常是正常的，但微小的肱骨下方半脱位可能存在。当存在肩袖间隙缺损时，关节造影可显示造影剂通过肩袖间隙外溢，或者更常见的是，造影剂将随着手臂的上举和外旋而填充多余的关节囊。MRI 检查已经获得普及，它可以在肩不稳中显示增大的肩袖间隙，因为其可以放大软组织的细节。在诊断性关节镜中，一些作者已经将正常肩关节基线时和肩关节膨胀时冈上肌腱和肩胛下肌腱之间的关节囊距离进行评估并作为标准长度，任何肩关节在测量中超过该长度都被认为是肩袖间隙松弛 [26]。除了这些，Gartsman 等还报道了肩关节镜检查时的其他发现提示肩袖间隙松弛，包括：二头肌腱磨损、盂肱上韧带撕裂以及肩胛下肌上缘的磨损[27]。

X线片检查对肱二头肌长头腱病变没有作用，偶尔可发现小结节的微小囊变，但这并没有任何帮助。MRI被认为是评估肱二头肌长头腱病变最有效的方式。Buck和Zanetti推荐在关节内注射12 ml 2 mmol的钆以提高肱二头肌长头腱撕裂、肩袖损伤、SLAP损伤等检测的准确性[28]。有些作者包括Bennett认为，没有研究可以明确的评估这些病损，而手术是唯一明确病变的可信方式。

超声是一种简单且广泛可用的影像方法，具有可动态检查的优点。肱二头肌长头腱可以在结节间沟中被评估，且肩袖肌腱以及进入滑车吊带的肌腱可被观察到。肌腱炎通常伴随着结节间沟中的液体增多，虽然这不能被看作是特殊的标志。然而，检查者需要熟练掌握该技术以获得最佳结果。在这种情况下，特别是结节间沟内的病变和二头肌腱朝向肩胛下肌的内侧半脱位可被查出。超声被认为是肱二头肌长头腱半脱位和脱位检测的最理想影像学检查，但对于肌腱的关节内部分损伤是不可靠的[28-30]。

决策流程

时至今日，仍然没有被广泛认可的肩袖间隙病变分型方式。Fitzpatrick等描述了一种根据具体解剖结构分型系统，包括关节囊、喙肱韧带、盂肱上韧带、冈上肌腱前部、肩胛下肌腱上部以及肱二头肌长头腱损伤[31]。Nobuhara和Ikeda使用损伤的机械强度作为这些损伤的分型方法[4]。Ⅰ型损伤为肩袖间隙浅层挛缩或炎症。在Ⅱ型损伤中，存在继发于肩袖间隙深部组织松弛的盂肱关节不稳。无论是何种分型方式，肩袖间隙病变与个别结构的功能失常以及肱二头肌长头腱的功能密切相关。

基于Gaskill等的描述[8]，肩袖间隙和肱二头肌长头腱的损伤可被大体分为4组：①肩袖间隙的挛缩；②肩袖间隙松弛；③肱二头肌滑车反折撕裂伴LHB不稳；④LHB的原发性损伤。

如果存在肩袖间隙的挛缩，对于大多数病例对症治疗就够了。虽然其病变尚未被完全认知，但是通常认为它是一种自限性疾病。轻柔的活动度训练和镇痛是非手术治疗的最重要的方面。如果有必要，局部或全身应用类固醇可能加速愈合过程。在保守治疗至少3~6个月无效后，可考虑关节镜手术松解肩袖间隙。

肩袖间隙的松弛可能与肩关节的不稳定相伴随，这种松弛临床表现为陷凹征增加，并在外旋过程中不会消失。由于临床症状性肩关节松弛很少是单独由肩袖松弛引起，手术治疗需将这些病变考虑在内。如果有指征且陷凹征在外旋时不消失，关节镜下肩袖间隙关闭可被增加到其他稳定手术方案中。单独的肩袖间隙的关闭仅适用于很少的病例。

Habermeyer等[32]将二头肌滑车反折损伤分为4种类型。盂肱上韧带损伤导致长头腱前方不稳被分类为1型，2型是盂肱上韧带损伤联合冈上肌腱前部部分撕裂，3型定义为盂肱上韧带损伤合并肩胛下肌上部的部分撕裂，4型是冈上肌腱前部合并肩胛下肌腱上部损伤，并且被认为是因为肩关节前后不稳。Lafosse的关节镜下分型考虑到长头腱不稳的方向和程度、LHB的肉眼病变，以及肩胛下肌腱和/或冈上肌腱的伴随病变[33]。如果存在这种滑车反折的联合损伤，手术治疗基于额外损伤，可以实施LHB的切断术或固定术，以试图重建长头腱滑车反折的手术技术并未取得显著效果。

非手术治疗通常足以治疗肱二头肌长头腱的自发性断裂，选择非手术治疗的患者将存在残余的外观畸形，并抱怨剧烈活动时疼挛。疼挛通常可以缓解，但在一些病例中将持续存在。尽管存在手术治疗和非手术治疗方面的争议，但是缺乏客观的数据[34, 35]。根据我们的经验，选择非手术治疗的患者通过家庭训练通常表现良好，并且很少发生关节僵硬。我们鼓励全范围的活动，包括过顶活动，以评估肌腱断端的嵌顿。

一些医生会向运动较多的个体或者那些需要更强旋后力的患者推荐手术治疗。选择手术治疗的患者通常是具有优势侧肢体损伤的劳动者。他们常常抱怨在反复活动过程中的疼痛和疼挛。其他选择手术治疗的患者是年轻的运动员和对二头肌腱畸形不满的中年患者。如果患者选择手术治疗，我们倾向于在受伤后3个月内手术。

Boileau等调查了在同时存在肩袖损伤和SLAP损伤时二头肌腱切断术和固定术的疗效。当存在不可修复的肩袖损伤和肱二头肌损伤时，二头肌腱切断术和固定术是治疗疼痛和功能障碍的有效方法[36]。类似的，超过 80% 的仅有单发 Ⅱ 型 SLAP 损伤患者接受关节镜下二头肌腱固定术可以恢复到从前的运动水平。与之相比当在 SLAP 损伤修补后，只有 20% 的患者可以恢复到从前的运动水平。此外，在试图修补 SLAP 损伤失败后，继而行二头肌腱固定术，也可达到之前的运动水平，使得二头肌腱固定术成为 SLAP 损伤修补失败后的可接受替代方案[37]。

关节镜治疗：手术技术

手术可采用沙滩椅位或者侧卧位，我们通常将患者摆放在沙滩椅上，并通过标准后入路行镜下肱盂关节检查。因为合并损伤发病率高（如肩袖损伤、不稳），对关节内结构任何额外损伤的彻底评估必须进行。对长头腱关节内全长进行检查，在建立额外的前入路之后，用探针探查肌腱起点和上盂唇，以评估 SLAP 损伤的长头腱锚定点。评估肱二头肌滑车反折是否有任何的损伤（隐匿的肩胛下肌腱损伤）或者不稳定的迹象（图 25.2 和图 25.3）。最后，将肌腱从结节间沟中拉出来，并进行滑车结构的稳定性测试（图 25.4）。

长头腱切断术和腱固定术都被证明对治疗肱二头肌肌腱症状有效[37]。如今，长头腱的切断主要在

关节镜下进行[38]，使用标准的工作入路用关节镜剪或者鸭嘴剪在附着点切断长头腱，上盂唇不应被损坏以保持其功能。在切断肌腱后，术者需要检查肌腱是否滑入结节间沟，此时也可以清理老年患者的 SLAP 损伤。当选择手术治疗时，根据我们的经验，长头腱固定术依然是最常见的治疗方案。许多种方法可以用于固定长头腱，这些技术可以根据肌腱残端固定的解剖区域进行区分。

关节镜下近端腱固定技术几乎可用于所有病

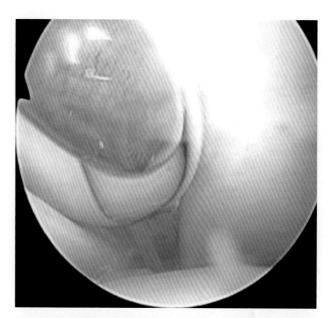

图 25.2　右肩关节镜下观（标准后入路）：注意这种 Habermeyer 等提及的 Ⅲ 型损伤中的盂肱上韧带松弛

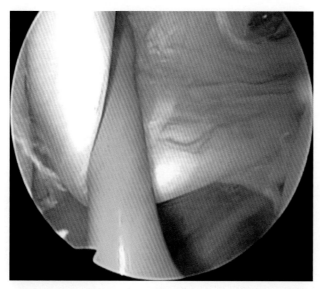

图 25.3　右肩关节镜下观（标准后入路）：注意滑车反折系统的后部

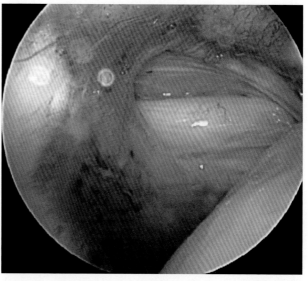

图 25.4　右肩关节镜下观（标准后入路）：长头腱被拉出到滑车外以测试前滑车反折的稳定性

例，且肌腱断端可以用缝合线、带线锚钉或是肌腱固定螺钉进行固定[21, 39]。Jaymoorthy 等[40] 从生物力学角度比较了修补技术。在与挤压螺钉固定的对比中，作者发现钥匙孔腱固定术比使用生物可吸收螺钉更加牢靠。钥匙孔腱固定术可因肌腱劈裂或者滑动失败，而挤压螺钉在滑动时失败。Mazzocca 等[41] 从生物力学的角度比较了 4 种不同的固定技术：胸大肌腱下方骨隧道技术、关节镜下挤压螺钉、胸大肌腱下方挤压螺钉和关节镜下带线锚钉。骨隧道技术比其他三种方案的循环位移更大，而其他三个技术都有较好的失败负荷特性。

这些技术的优点是可以保持肌腱的长度，并且不需要额外的皮肤切口进行固定。通常近端的固定是在如肩袖修补等伴随操作之前进行。标准的后侧入路用于关节以及长头腱的初始评估，用探钩将肌腱拉入关节可以检查其结节间沟区域。穿刺针穿肌腱以放置穿梭缝线，该缝线可用于穿肌腱时穿梭一根不可吸收缝线。在这一点上，可以使用不同的固定方法。对于软组织腱固定，肌腱将被固定于肩袖间隙。也可以用配备两条 2 号 FiberWire 缝线的缝合锚钉（如 5.5 mm 生物可吸收 Cockscrew FT 带线锚钉，Arthrex，Naples，Fl）或生物肌腱固定螺钉（如 4.5 mm 生物可吸收 SwiveLock 锚钉，Arthrex，Naples，Fl）来进行肌腱固定。这些技术中，在使用打磨头去皮质化后锚钉被置入二头肌间沟的入口处，带线锚钉固定不需将肌腱从前方入路拉出。相比之下，为了使用肌腱固定螺钉修复，肌腱的残端需要从前方入路拉出并装载在螺钉上，这种情况下，在进行固定之前需要在靠近缝线起点处将多余的肌腱切除。

我们喜欢的关节镜下技术是以肌腱固定螺钉将肌腱残端固定于结节间沟内（胸大肌腱上）。在关节镜下标记肌腱，将一根把持线穿过肌腱，然后在接近其起点处切断肌腱，不要损害上盂唇复合结构。通过外侧入路将关节镜转到肩峰下间隙，识别胸大肌镰状韧带，在下方能找到长头腱。用腰穿针定位辅助前方入路，去除近端 20 mm 的肌腱以消除腱固定处的病变肌腱，并重建解剖结构。剩余的近端 15 mm 肌腱残端被编织缝合（也可用 Krakow 编织）。定位结节间沟并插入一根 2 mm 导针。然后用 7 mm 或者 8 mm 空心钻扩至 30 mm 深度。肌腱从前方辅助入路中拉出，并且将一根缝线穿过肌腱固

定螺钉后扎紧。最后，将螺钉拧入骨道中，并使用关节镜推节器将缝线在肌腱固定螺钉的顶部打结。新设计的螺钉甚至可以使用一种叉状肌腱固定螺钉将肌腱直接固定到孔内。

作者喜欢的开放手术是使用胸大肌腱下方入路，它靠近肱二头肌的肌腹部[42]。即使肱二头肌腱已经是断裂的，一般也不会回缩超过该固定点。我们选用挤压钉行胸大肌腱下方腱固定术。在进行肌腱固定之前，我们会用关节镜检查是否存在其他伴随病变，并切断长头腱，清理肌腱残端。

将臂外展、内旋，可以触及胸大肌腱的下边界。切口起自胸大肌肌腱下缘，向下长 3 cm，位于臂的内侧面。使用手术刀切开皮下组织，以电凝控制出血，用 Gelpi 或 Weitlaner 自动撑开器显露术野。然后清除脂肪组织，直至识别出覆盖胸大肌腱、喙肱肌和二头肌的筋膜。如果没有看到该解剖学标志，或在三角肌胸肌沟中看到头静脉，则可能是切口太偏近端或外侧。一旦确定胸大肌的下边界，覆盖在喙肱和肱二头肌的筋膜以由近向远的方式切开。将一个尖头的 Hohmann 拉钩放置在胸大肌腱下和肱骨近端，以将肌肉向近侧和外侧牵开。钝的 Chandler 拉钩放置在肱骨的内侧面以牵开喙肱肌和肱二头肌的短头（图 25.5）。应避免强烈的内侧牵拉以防损伤肌皮神经。应在肱二头肌的腱腹交界处看见长头腱，然后将其从这里抽出。为了确保二头肌腱的适当张力，将肌腱的近端部分切除以留下靠近二头肌腱腹区域近端 20~25 mm 的肌腱（图 25.6）。在胸大肌腱近端 1 cm 处，有骨膜反射。将一根 2 号不可吸收缝线（如 FiberWire，Arthrex，Naples，Fl）置于肌腱上。

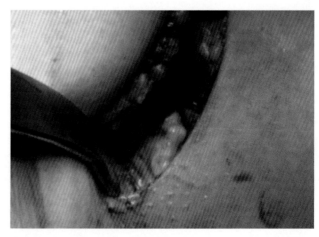

图 25.5　为胸肌下腱固定准备胸肌下切口，注意长头腱在近端切断后在位

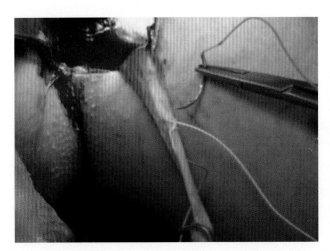
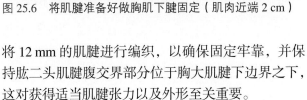

图 25.6　将肌腱准备好做胸肌下腱固定（肌肉近端 2 cm）

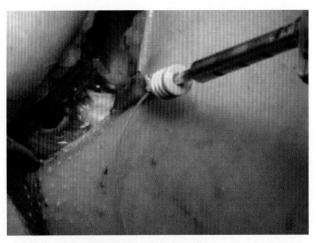

图 25.7　插入肌腱残端行胸肌腱下腱固定

将 12 mm 的肌腱进行编织，以确保固定牢靠，并保持肱二头肌腱腹交界部分位于胸大肌腱下边界之下，这对获得适当肌腱张力以及外形至关重要。

对于大多数患者来说，一个 8 mm 的空心钻尺寸足以确保肌腱放置在骨道之中并用 8 mm 的生物可吸收挤压螺钉将其固定。使用空心丝攻沿导针攻至 30 mm 标记处。没有必要钻穿肱骨后方的皮质，这种会增加术中并发症风险的操作不是必须的。

将一根线环绕穿过空心螺丝刀，将编织线的一个尾端通过螺钉和螺丝刀（图 25.7），医生轻握编织线的另一端，将穿过螺丝刀的编织线拉紧，直到肌腱的末端被牢牢地固定在螺丝刀的尖端上。螺丝刀的尖端对准骨道上缘，手动拧入直至肌腱达到骨道的底部，生物可吸收螺钉放在肌腱的正上方，直到螺钉头部埋入骨皮质中。

术后康复

术后康复主要基于与长头腱手术伴随的额外损伤和手术操作（例如肩袖修补）。在关节镜下腱切断术后且没有其他手术时，患者在最初的几天保持患肢休息，活动范围不受限制，但腱切断术后的 4~6 周应避免肱二头肌负荷。

腱固定术后，患者从被动运动训练开始，但很快进展到主动辅助和主动运动。术后，肘关节可以全范围的活动，并在术后立即行握力训练。包括肘关节屈曲或臂前屈上举等在内的力量训练应限制至术后 6 周后。

文献综述

虽然，目前对是否应该行肱二头肌肌腱切除术或固定术未达成共识，但是这两种治疗方式在最近的文献报道中已经表现出了良好的临床结果[35]。Gill 等的研究显示，在腱切断术后有明显的疼痛减轻和功能改善，而并发症的发生率为 13.3%[43]。Slenker 等[35] 最近的系统回顾表明腱切断术及腱固定术有类似的良好结果，但是，唯一显著的不同可能是肱二头肌肌腱切断术中存在更多的外观畸形。Osbahr 等[44] 的研究发现了相同的结果，约 30% 的腱切断术存在外观改变。此外，剧烈活动后的痉挛以及无力也被报道[38]。而在肘关节屈曲力量或前臂旋前和旋后力量方面没有显著的临床差异[45]。其他作者认为腱切断术可有效缓解长头腱损伤相关的疼痛。我们认为，腱切断术更加适合于老年患者或者表现出严重合并症或腱固定术相对禁忌证的患者。

总　结

肩袖间隙和长头腱的损伤大致可以分为 4 组：①肩袖间隙挛缩；②肩袖间隙的松弛；③肱二头肌滑车反折的撕裂合并长头腱的不稳定；④长头腱原发病变。

肩袖间隙的挛缩主要采用非手术治疗，而肩袖间隙的松弛通常与肩关节前 - 下方不稳定相关。长头腱炎和长头腱断裂是已被经常报道的现象，但仍未被完全理解。对于存在长头腱相关疼痛的患者，已经有多种手术选择被描述。

文献所揭示的比较腱切断和腱固定的不同结果没有明显临床技术层面的优势。关节镜手术包括简单的腱切断术、关节内以及胸肌腱上方的关节镜下多种腱固定术。肌腱残端可以用带线锚钉或者多种腱固定螺钉来固定。开放手术更适用于胸大肌腱下腱固定术。

参·考·文·献

1. Neer 2nd CS. Displaced proximal humeral fractures. I. Classification and evaluation. J Bone Joint Surg. 1970;52A:1077–89.

2. Neer 2nd CS, Foster CR. Inferior capsular shift for involuntary inferior and multidirectional instability of the shoulder. A preliminary report. J Bone Joint Surg. 1980;62A:897–908.

3. Rowe CR, Zarins B. Recurrent transient subluxation of the shoulder. J Bone Joint Surg. 1981;63A:863–72.

4. Nobuhara K, Ikeda H. Rotator interval lesion. Clin Orthop Relat Res. 1987;223:44–50.

5. Slatis P, Aalto K. Medial dislocation of the tendon of the long head of the biceps brachii. Acta Orthop Scand. 1979;50:73–7.

6. Petersson CJ. Spontaneous medial dislocation of the tendon of the long biceps brachii. An anatomic study of prevalence and pathomechanics. Clin Orthop Relat Res. 1986;211:224–7.

7. Jost B, Koch PP, Gerber C. Anatomy and functional aspects of the rotator interval. J Shoulder Elbow Surg. 2000;9:336–41.

8. Gaskill TR, Braun S, Millett PJ. Multimedia article. The rotator interval: pathology and management. Arthroscopy. 2011;27:556–67.

9. Baumann B, Genning K, Bohm D, Rolf O, Gohlke F. Arthroscopic prevalence of pulley lesions in 1007 consecutive patients. J Shoulder Elbow Surg. 2008;17:14–20.

10. Hunt SA, Kwon YW, Zuckerman JD. The rotator interval: anatomy, pathology, and strategies for treatment. J Am Acad Orthop Surg. 2007;15:218–27.

11. Walch G, Nove-Josserand L, Boileau P, Levigne C. Subluxations and dislocations of the tendon of the long head of the biceps. J Shoulder Elbow Surg. 1998;7:100–8.

12. Vangsness Jr CT, Jorgenson SS, Watson T, Johnson DL. The origin of the long head of the biceps from the scapula and glenoid labrum. An anatomical study of 100 shoulders. J Bone Joint Surg. 1994;76B:951–4.

13. Cheng NM, Pan WR, Vally F, Le Roux CM, Richardson MD. The arterial supply of the long head of biceps tendon: anatomical study with implications for tendon rupture. Clin Anat. 2010;23:683–92.

14. Merila M, Leibecke T, Gehl HB, Busch LC, Russlies M, Eller A, et al. The anterior glenohumeral joint capsule: macroscopic and MRI anatomy of the fasciculus obliquus or so-called ligamentum glenohumerale spirale. Eur Radiol. 2004;14:1421–6.

15. Ikeda H. "Rotator interval" lesion. Part 2: biomechanical study. Nihon Seikeigeka Gakkai Zasshi. 1986;60:1275–81.

16. Ikeda H. "Rotator interval" lesion. Part 1: clinical study. Nihon Seikeigeka Gakkai Zasshi. 1986;60:1261–73.

17. Harryman 2nd DT, Sidles JA, Harris SL, Matsen 3rd FA. The role of the rotator interval capsule in passive motion and stability of the shoulder. J Bone Joint Surg. 1992;74A:53–66.

18. Plausinis D, Bravman JT, Heywood C, Kummer FJ, Kwon YW, Jazrawi LM. Arthroscopic rotator interval closure: effect of sutures on glenohumeral motion and anterior-posterior translation. Am J Sports Med. 2006;34:1656–61.

19. Ahrens PM, Boileau P. The long head of biceps and associated tendinopathy. J Bone Joint Surg. 2007;89B:1001–9.

20. Werner A, Mueller T, Boehm D, Gohlke F. The stabilizing sling for the long head of the biceps tendon in the rotator cuff interval. A histoanatomic study. Am J Sports Med. 2000;28:28–31.

21. Geaney LE, Mazzocca AD. Biceps brachii tendon ruptures: a review of diagnosis and treatment of proximal and distal biceps tendon ruptures. Phys Sportsmed. 2010;38:117–25.

22. Bennett WF. Subscapularis, medial, and lateral head coracohumeral ligament insertion anatomy. Arthroscopic appearance and incidence of "hidden" rotator interval lesions. Arthroscopy. 2001;17:173–80.

23. Kim KC, Rhee KJ, Shin HD, Kim YM. Estimating the dimensions of the rotator interval with use of magnetic resonance arthrography. J Bone Joint Surg. 2007;89A:2450–5.

24. Homsi C, Bordalo-Rodrigues M, da Silva JJ, Stump XM. Ultrasound in adhesive capsulitis of the shoulder: is assessment of the coracohumeral ligament a valuable diagnostic tool? Skeletal Radiol. 2006;35:673–8.

25. Ozaki J, Nakagawa Y, Sakurai G, Tamai S. Recalcitrant chronic adhesive capsulitis of the shoulder. Role of contracture of the coracohumeral ligament and rotator interval in pathogenesis and treatment. J Bone Joint Surg. 1989;71A:1511–5.

26. Tetro AM, Bauer G, Hollstien SB, Yamaguchi K. Arthroscopic release of the rotator interval and coracohumeral ligament: an anatomic study in cadavers. Arthroscopy. 2002;18:145–50.

27. Gartsman GM, Taverna E, Hammerman SM. Arthroscopic rotator interval repair in glenohumeral instability: description of an operative technique. Arthroscopy. 1999;15:330–2.

28. Zanetti M, Pfirrmann CW. Biceps tendon disorders: ultrasound, MR imaging and MR arthrography. Radiologe. 2004;44: 591–6.

29. Buck FM, Dietrich TJ, Resnick D, Jost B, Pfirrmann CW. Long biceps tendon: normal position, shape, and orientation in its groove in neutral position and external and internal rotation. Radiology. 2011;261:872–81.

30. Buck FM, Grehn H, Hilbe M, Pfirrmann CW, Manzanell S, Hodler J. Degeneration of the long biceps tendon: comparison of MRI with gross anatomy and histology. AJR Am J Roentgenol. 2009;193:1367–75.

31. Fitzpatrick MJ, Powell SE, Tibone JE, Warren RF. The anatomy, pathology, and definitive treatment of rotator interval lesions:

current concepts. Arthroscopy. 2003;19:70–9.

32. Habermeyer P, Magosch P, Pritsch M, Scheibel MT, Lichtenberg S. Anterosuperior impingement of the shoulder as a result of pulley lesions: a prospective arthroscopic study. J Shoulder Elbow Surg. 2004;13:5–12.

33. Lafosse L, Reiland Y, Baier GP, Toussaint B, Jost B. Anterior and posterior instability of the long head of the biceps tendon in rotator cuff tears: a new classification based on arthroscopic observations. Arthroscopy. 2007;23:73–80.

34. Elser F, Braun S, Dewing CB, Giphart JE, Millett PJ. Anatomy, function, injuries, and treatment of the long head of the biceps brachii tendon. Arthroscopy. 2011;27:581–92.

35. Slenker NR, Lawson K, Ciccotti MG, Dodson CC, Cohen SB. Biceps tenotomy versus tenodesis: clinical outcomes. Arthroscopy. 2012;28:576–82.

36. Boileau P, Parratte S, Chuinard C, Roussanne Y, Shia D, Bicknell R. Arthroscopic treatment of isolated type Ⅱ SLAP lesions: biceps tenodesis as an alternative to reinsertion. Am J Sports Med. 2009;37:929–36.

37. Boileau P, Baque F, Valerio L, Ahrens P, Chuinard C, Trojani C. Isolated arthroscopic biceps tenotomy or tenodesis improves symptoms in patients with massive irreparable rotator cuff tears. J Bone Joint Surg. 2007;89A:747–57.

38. Barber A, Field LD, Ryu R. Biceps tendon and superior labrum injuries: decision-marking. J Bone Joint Surg. 2007;89A: 1844–55.

39. Gartsman GM, Hammerman SM. Arthroscopic biceps tenodesis: operative technique. Arthroscopy. 2000;16:550–2.

40. Jayamoorthy T, Field JR, Costi JJ, Martin DK, Stanley RM, Hearn TC. Biceps tenodesis: a biomechanical study of fixation methods. J Shoulder Elbow Surg. 2004;13:160–4.

41. Mazzocca AD, Bicos J, Santangelo S, Romeo AA, Arciero RA. The biomechanical evaluation of four fixation techniques for proximal biceps tenodesis. Arthroscopy. 2005;21:1296–306.

42. Mazzocca AD, Rios CG, Romeo AA, Arciero RA. Subpectoral biceps tenodesis with interference screw fixation. Arthroscopy. 2005;21:896.

43. Gill TJ, McIrvin E, Mair SD, Hawkins RJ. Results of biceps tenotomy for treatment of pathology of the long head of the biceps brachii. J Shoulder Elbow Surg. 2001;10:247–9.

44. Osbahr DC, Diamond AB, Speer KP. The cosmetic appearance of the biceps muscle after long-head tenotomy versus tenodesis. Arthroscopy. 2002;18:483–7.

45. Shank JR, Singleton SB, Braun S, Kissenberth MJ, Ramappa A, Ellis H, et al. A comparison of forearm supination and elbow flexion strength in patients with long head of the biceps tenotomy or tenodesis. Arthroscopy. 2011;27:9–16.

第26章

肩胛下肌腱撕裂

Ian K. Y. Lo

郭炯炯　译

流行病学

　　肩胛下肌是最大的肩袖肌腱，提供超过50%的肩袖力[1]。尽管肩胛下肌在盂肱关节前方明显的位置，但肩胛下肌腱却被未被充分报道和认识，这与临床和手术（切开或镜下）评估肩胛下肌腱的难度有很大关联。因此肩胛下肌腱撕裂的文献报道发生率有所不同，但约占肩关节镜手术的10%~30%不等[2-5]。一般来说，肩胛下肌撕裂较冈上肌腱撕裂少见，其中部分撕裂较全层撕裂多见。肩胛下肌腱撕裂会单独发生，但更常合并于其他肩袖撕裂。

　　传统上将肩胛下肌主要功能描述为盂肱关节的一个内旋和前向稳定机构，然而肩胛下肌的最主要的功能是通过与其他肩袖肌的连接来帮助平衡肩关节力偶。肩胛下肌腱撕裂导致前方力矩的破坏，水平力偶的不平衡以及具有异常生物力学的不稳定止点。肩袖修补的一个重要原则应该包括修复前方力矩（即肩胛下肌的修复）以平衡肩关节的力偶，恢复肩关节功能[1, 6-9]。

病理生理学

　　与冈上肌腱撕裂相似，肩胛下肌腱撕裂可能由许多病因引起，其可以单独或合并引起肌腱损伤。肩袖撕裂的内在因素包括微观改变（例如：细胞结构减少、簇状变薄/破裂、肉芽组织），代谢及血管解剖的异常会易于发生退变性撕裂；外在因素包括一次或反复多次的创伤导致最终纤维失效。通过对尸体的肩胛下肌腱组织学评估认为：内源性的腱退变可能是肩胛下肌腱撕裂的一个重要病因[10, 11]。这些研究已经证明，肩胛下肌腱组织学变化的发病率和冈上肌腱是相似的，最常见于肌腱止点的上部和深部。

　　肩胛下肌腱特殊的解剖在于紧邻其上的喙突，这使得一些作者假定其在肩胛下肌腱撕裂形成中的作用类似于肩峰与冈上肌腱撕裂的关系。

　　我们将喙突下狭窄定义为喙突下间隙变窄，将喙突下撞击定义为喙突与肩胛下肌腱或与小结节直接接触。喙肱距离（喙突下间隙的评估）是在轴向CT或MRI图像上观察并测量喙突尖端和肱骨小结节之间的距离，正常喙肱距离报道为8.7~11.0 mm[12, 13]。大量研究已经证实喙肱距离变窄（例如喙突下狭窄）与肩胛下肌腱撕裂有关。一项研究的35例需要进行肩胛下肌腱修补患者中，喙肱距离测量为（5.0 ± 1.7）mm，而对照组（$N = 35$）无肩袖、肩胛下肌腱或喙突下病变的喙肱距离为（10.0 ± 1.3）mm[14]。

　　喙突下撞击征的原因是喙突下狭窄，与冈上肌撕裂相似，肩胛下肌腱撕裂被有些学者假定为在喙突上磨损或侵蚀导致。而另一种更可能的情况是肩胛下肌腱拱形或"琴弦样"经过喙突而不能承受张力（滚筒-绞榨效应）[15]，在这种情形下，向前突出的喙突在肩胛下肌的下表面产生张力负荷，导致肩胛下肌腱止点关节面的纤维破坏[6, 7, 15]。这与肩胛下肌腱退变的组织学变化一致，最常见的肩胛下撕裂是关节面部分撕裂。

　　尽管以上研究及其他研究已证明喙突下狭窄和喙突下撞击与肩胛下肌撕裂的关联，但是这两种病因和实际撕裂之间的确切时机或因果关系仍不清楚[15, 16]。

研究背景和临床检查

肩胛下肌腱撕裂尤其是合并有其他肩袖撕裂患者的主要症状是疼痛、活动受限和功能丧失，患者有典型的创伤性外旋或过伸史。但是，与很多后上肩袖撕裂患者相似，大多数患者可能不记得特定的创伤事件。

体格检查可以出现主动内旋力下降和被动外旋增加。然而，一些特殊试验被描述用于评估肩胛下肌腱损伤。

抬离试验是患者将患侧手背置于腰部[17]，如果患者不能通过内旋盂肱关节将手抬离背部则为阳性，提示肩胛下肌腱完全撕裂。然而，抬离试验在肩胛下肌腱上部撕裂的患者可能表现为阴性，且对因疼痛或运动范围受限而不能将患肢放置在该部位的患者价值有限。

相比之下，压腹试验是通过将手掌放置在腹部进行[18, 19]，患者在用力压腹时保持肘部在中冠状面的前方。在肩胛下肌腱缺损的患者中，压腹时三角肌后部提供代偿力量使得肘部向后移动。拿破仑试验是该试验的一种变化，它以相同的方式进行，但也考虑了手腕的位置[20]。在肩胛下肌腱撕裂的患者中，除了肘部向后移动之外，腕部手掌弯向腹部。手腕屈曲的角度与肩胛下肌腱撕裂的大小相关。肩胛下肌腱撕裂小于 50% 时表现为拿破仑试验阴性（即手腕完全伸直），肩胛下肌腱撕裂超过 50% 但未达到整个肌腱表现为中性结果（即手腕弯曲 30°~60°），肩胛下肌腱完全撕裂表现拿破仑测试阳性（即手腕弯曲 90°）[20]（图 26.1）。

针对肩胛下肌腱部分撕裂或上部撕裂的最敏感的试验是熊抱试验。在该试验中，患者将手放在对侧的肩部，手指伸展并且肘部前屈[3]。使用垂直于前臂平面的外旋力，检查者将患者的手拉离肩部。如果检查者能够将患者的手从肩部抬离，则该试验为阳性（图 26.2）。

影像学

X 线片对肩胛下肌腱撕裂无特异性，但腋位 X 线片可以提示肱骨头静态前向半脱位。此外，当肩

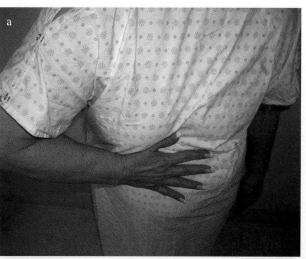
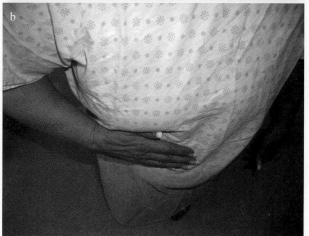
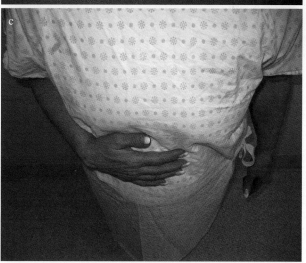

图 26.1　拿破仑试验。a. 拿破仑试验阴性：患者用力按压腹部，手腕在 0°，提示正常的肩胛下肌功能；b. 拿破仑试验中性：当患者用力按压腹部，手腕弯曲 30°~60°，提示肩胛下肌具有部分功能；c. 拿破仑试验阳性：提示非功能性肩胛下肌，患者只能通过弯曲 90° 的手腕按压腹部，使用的是三角肌后部而不是肩胛下肌的功能

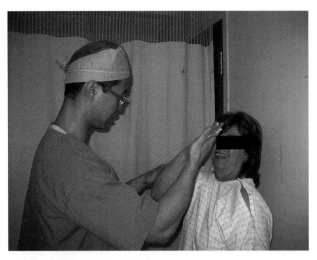

图 26.2　熊抱试验：当检查者施加外旋力时患者不能把手靠在肩膀上则提示阳性

胛下肌腱撕裂合并巨大后上部撕裂时，可存在肱骨头近端移位及肩肱间隙的狭窄。

尽管超声能够为肩袖提供相对便宜、无创、动态的评估，但其操作者有很强的依赖性。超声观察肩袖损伤的敏感度为 100%，特异性为 85%[21]。在这项研究中，超声正确诊断了 7 个肩胛下肌腱撕裂中的 6 个。在对 17 个单纯肩胛下肌腱撕裂的研究中，超声对肩胛下肌腱全层撕裂的准确显示率达 86%，然而对部分撕裂或轻微肩胛下肌腱上部撕裂的显示并不准确[22, 23]。

目前，磁共振成像（MRI）被认为是评估肩袖病变包括肩胛下肌腱撕裂的选择方式。据报道磁共振造影在观察肩胛下肌腱撕裂方面的敏感性为 91%、特异性为 86%[24]。然而其他报道的结果不那么乐观，MRI 在诊断肩胛下肌腱撕裂尤其是全层和上肩胛下肌腱或部分厚度撕裂中漏诊率高。在一项研究中，手术确诊的肩胛下肌腱损伤在术前 MRI 中明确的仅 31%（5/16）[25]。

除了肩胛下肌腱的损伤的直接病理征象外，相邻结构的损伤可能提示肩胛下肌腱撕裂。肩胛下肌撕裂常损坏了肱二头肌腱长头腱的稳定性滑车反折，这表现为轴位相肩胛下肌腱上缘前方对照组织的渗出，常导致肱二头肌长头腱内侧半脱位或脱位。

近期，Adams 等[26]报道了 202 例使用 MRI 诊断肩胛下肌撕裂的关节镜确诊。在该研究中，MRI 由专科进修的骨科医生单独评估，该研究利用 4 个 MRI 标准，包括横断面或斜矢状面存在肩胛下肌腱撕裂、肱二头长头腱脱位、肩胛下肌腹萎缩（图 26.3），患者具有 2 个或 2 个以上的阳性标准即可诊断肩胛下肌腱撕裂。对 82 例 MRI 诊断为肩胛下肌腱撕裂的患者，经关节镜检查并确诊的有 73% 的阳性患者，其灵敏度为 73%，特异性为 94%。

除了肌腱撕裂，撕裂的慢性程度以及其肌肉质量也可以通过肩胛盂内侧的斜矢状面进行评估。术前 MRI 或 CT 上肌肉严重萎缩和脂肪变性通常和术中较差的肌腱质量、有限的肌腱移动度相关，并和肩胛下肌腱可修补性呈负相关[27-29]，但即使肌腱脂肪变性超过 50%，我们仍选择手术修补。尽管存在严重萎缩和脂肪变性，有些患者的肩胛下肌腱通常是可修补的，修复后可通过腱固定效果提供更加稳定的活动支点而改善肩关节功能[30]。

除了肩胛下肌腱病变，要注意肩胛下撞击的影像学征象。在理解诊断性研究时应考虑到肱骨近侧移位和盂肱关节前方半脱位可能加剧喙突下间隙狭窄，尤其是仰卧位成像时（如 MRI）。

在轴位 CT 或 MRI 图像上测量的正常喙肱距离（即喙突尖端和肱骨 / 小结节之间的最短距离）大约为 8.7~11.0 mm，目前认为喙肱距离 <6 mm 是狭窄的征象[13, 15, 31, 32]，并是引起喙突下撞击的高危因素（图 26.4）。

治疗：指征与禁忌证

关节镜下肩胛下肌腱修补的适应证和禁忌证与关节镜下肩袖修补相同，但即使肌腱脂肪变性超过 50%，我们仍选择手术修补。尽管存在严重萎缩和脂肪变性，有些患者的肩胛下肌腱通常是可修补的，修复后可通过腱固定效果提供更加稳定的活动支点并改善肩关节功能[30]。

决策流程

当进行关节镜下肩袖修补时，我们认为绝大多数肩胛下肌腱撕裂应该被修补，即使是肩胛下肌上部或部分撕裂。我们认为重建肩胛下肌腱前力矩对于提供稳定的活动支点非常重要。肩胛下肌腱上部是肩胛下肌腱止点最厚、最强大的部分，肩袖吊索

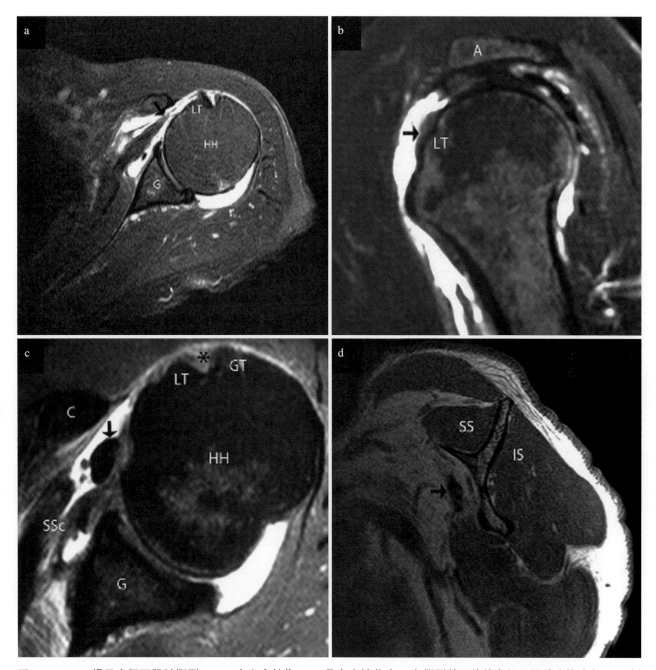

图 26.3　MRI 提示肩胛下肌腱撕裂。a. 一个左肩轴位 MRI 见自小结节（LT）撕裂并回缩的肩胛下肌腱（箭头）；b. 一例患者左肩斜矢状面 MRI 见巨大、回缩撕裂的肩胛下肌腱（箭头）；c. 一个左肩轴位 MRI 见内侧脱位的肱二头肌长头腱（箭头）进入劈裂的肩胛下肌腱处；d. 一个左肩斜矢状面 MRI 见肩胛盂内侧的巨大、回缩撕裂的肩胛下肌腱，应注意肩胛下肌腹明显萎缩（箭头）。摘自 Adams 等 [26]（C，喙突；G，关节盂；GT，大结节；HH，肱骨头；IS，冈下肌腹；SS，冈上肌腹）

的前解剖止点位于小结节上部。因此，修补肩胛下肌上部不仅能恢复肩胛下肌的力臂，而且可以重建肩袖吊索 [33]。

由于大多数肩胛下肌腱撕裂涉及肱二头肌腱内侧吊带的破坏，伴随的肱二头肌腱不稳需要治疗。根据我们的经验，肱二头肌腱的复位和内侧吊带的

重建很少成功，因此以防肱二头肌腱不稳，最终需要进行肱二头肌腱的治疗。除了老年低需求的患者，要在腋下胸大肌腱上区域进行肱二头肌腱的固定 [34]。

肱二头肌腱松解后的固定方式决策和选择基于很多因素，包括正常肩胛下肌腱止点解剖足迹和

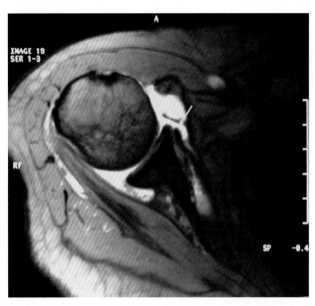

图 26.4　轴位 T2 加权 MRI 显示肩胛下肌腱完全撕裂（箭头）和喙肱间隙狭窄（黄线）

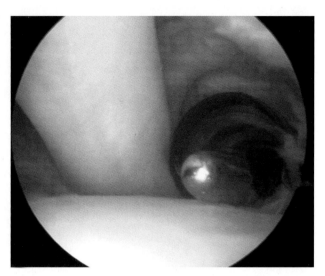

图 26.5　右肩关节镜后入路观察，显示前外上入路。前外上入路在冈上肌腱前部，与小结节相切

肩胛下肌腱的活动度。肩胛下肌的正常足迹平均高（25.8±3.2）mm，宽（18.1±1.6 mm）[35]。此外，肩胛下肌足迹基本上与肱骨长轴平行（近端宽、远端逐渐变细）[35, 36]。因此，在肩胛下肌腱松解后移动度大且张力较小的患者，行双排肩胛下肌腱修补增加解剖足迹和固定强度。由于肩胛下肌腱的上部足迹最宽且肌腱最强，重建其宽大的足迹解剖尤其重要[37]。但是，当肌腱移动度不足时，可行单排修补并将止点向内侧移 5~10 mm，以使腱骨接触最大[38]。

临床病例举例

展示的病例是一位 58 岁的男性门卫，大约 6 个月前工作时滑到导致慢性疼痛和功能障碍。体检提示全范围的被动活动度，但主动过顶上举丧失。肩胛下肌腱试验提示被动外旋增加，压腹试验阳性，熊抱试验阳性，患者由于疼痛无法进行抬离试验。

关节镜治疗：手术技术

患者体位

我们所有肩关节镜手术均选择侧卧位，躯干

由枕垫支撑，所有的骨性突起垫起来保护。将患者准备和铺单，隔离前方并暴露肩关节周围。使用 Spider2 肢体定位器（Smith & Nephew，Andover，MA）支撑前臂，使手臂最初处于轻度屈曲和外展位。

入路

我们采用盂肱关节镜的标准后入路检查，在肩峰后外侧角内、下各约 3~4 cm 处制作该入路。进行关节镜下肩胛下修补，通常需要其他两个入路，前入路和前外上入路。关键入路是前外上入路，在肩峰前外侧角外侧约 2~3 cm，朝冈上肌腱的前方，切向小结节上肩胛下肌腱足迹（图 26.5）。肩胛下肌修补的主要工作通路是前外上入路，此入路主要进行喙突减压、肌腱松解、缝线穿梭和打结。前方入路在肩峰前外侧角前方约 3~4 cm 处，主要用于锚钉置入和缝线管理，因此我们仅使用经皮切口，而很少使用鞘管。

关节镜诊断：理解和认识病理

进行标准诊断性关节镜操作并关注肩关节前部结构，我们偏好使用 30° 和 79° 关节镜，主要通过盂肱后入路（"盂肱"方法）进行关节镜下肩胛下肌腱修补。尤其是 70° 关节镜在观察肱骨头周围很有价值（图 26.6）。为进一步增加肩胛下肌腱止点的视野，将手臂固定在前屈、外展和内旋位，松弛肩胛下肌腱纤维并改善肌腱止点的视野。助手对上臂施加后推力量可以继续改善视野并增加前部操作空间。偶尔，当使用前入路或辅助前入路进行操作时，前外上入路可用于观察（"滑囊"方法）。该入路在需要将前喙突下间隙进一步清理并行肩胛下肌腱双排修补，最终将肌腱固定到骨时很有用。

识别肩胛下病变的关键是了解肩胛下肌正常解剖，由于肩胛下肌腱与肱二头肌腱相邻，肩胛下肌腱上部的撕裂常导致肱二头肌长头腱内侧吊带的撕裂进而引起肱二头肌长头腱不稳定。事实上，发现肱二头肌腱向肩胛下肌腱内后方半脱位，应高度怀疑隐匿性肩胛下肌腱撕裂。

一旦肩胛下肌腱撕裂确诊后（图 26.7），由于存在不稳，必须对肱二头肌腱进行治疗。将一根牵引线沿着肱二头肌长头腱关节部分放置，并将肌腱从上盂唇解离。我们喜欢对多数病例行胸大肌腱上腱固定而对老年低需求患者行腱切断术。如果需要行腱固定，则切除约 4~5 cm 的肌腱（以保持其解剖学长度 – 张力关系），残余肌腱鞭式缝合 [34]。为进一步改善视野，标记并切断肱二头肌长头腱会改善肩胛下肌腱撕裂的视野。

当肩胛下肌腱慢性、全层撕裂时，由于瘢痕粘连于三角肌筋膜和联合腱，肩胛下肌腱的边界难以鉴别。在这种情况下，识别肩胛下肌腱的关键是发现"逗号征"[39]。逗号征是止于肩胛下肌腱外上边

界由撕脱的二头肌腱内侧吊带形成的一种类似逗号形状的组织弓（即内侧喙肱韧带、盂肱上韧带）（图 26.8a）。通过牵引"逗号征"，肩胛下肌腱被向外牵拉，暴露肩胛下肌腱的上、外边界（图 26.8b）。

在大多数慢性、全层肩胛下肌腱撕裂中，需要充分松解来改善肌腱向小结节的无张力外移，而急性或部分撕裂一般不需要松解。我们喜欢行逐步的肩胛下肌腱三侧松解（上、前、后），避免有损伤腋神经风险的下方松解。开始于上方松解，再次确认"逗号征"并将牵引线放置在肩胛下肌腱的外上角。通过横向牵拉牵引线，暴露肩胛下肌腱上缘和肩袖间隙。前外上入路置入刨削刀或电烧头（SuperTurboVac 90，ArthroCare，Inc，Austin，TX），切开肩袖间隙，小心保护肩袖间隙外缘（如逗号征）和肩胛下肌腱上缘。随着松解的继续，在肩袖间隙中开个"窗"暴露出喙突尖、喙肱韧带喙突止点以及联合腱 [40]（图 26.9）。

在肩袖间隙切开后，关节镜通过肩袖间隙观察喙突全长和喙突下间隙。然后从前外上入路置入器械，在肩胛下肌腱前方进一步行前方松解，改善显露喙突下结构。此外，常规使用 70° 关节镜可以提供喙突下间隙的一个"俯瞰"视野。松解喙突的后外侧面，包括颈部和基底，切除任何上方或前方的粘连包括喙肱韧带（图 26.10）。

然后评估喙突下间隙，对于慢性肩胛下肌腱撕裂，特别是合并巨大的后 – 上肩袖撕裂，喙突下

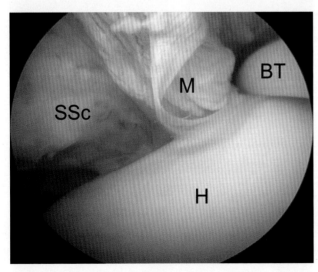

图 26.6 右肩使用 70° 关节镜经后盂肱入路观察，70° 关节镜提供肩胛下肌腱（SSc）、肱二头肌腱（BT）和内侧吊带（M）的上、下观（H，肱骨头）

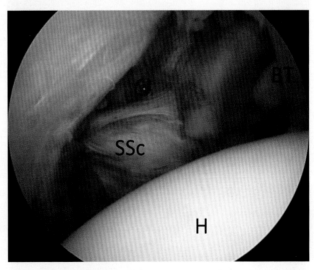

图 26.7 右肩关节镜后盂肱入路观察肩胛下肌腱（SSc）撕裂（BT，肱二头肌腱；H，肱骨头）

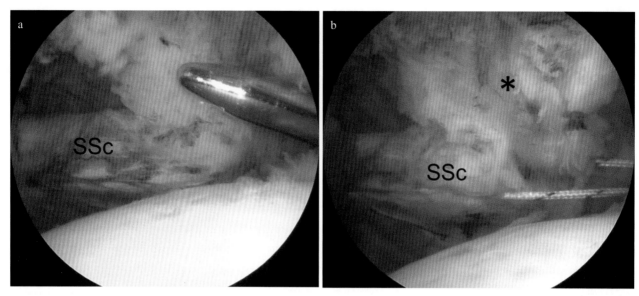

图 26.8　右肩关节镜后盂肱入路显示"逗号征"。a. 逗号征（由交换棒标记）是从撕裂的肩胛下肌腱外上角升起的弧形组织。b. 在逗号征（*）的角落放置了牵引线。在肩胛下肌腱外上缘施加牵引力将其向外牵拉（SSc，肩胛下肌腱）

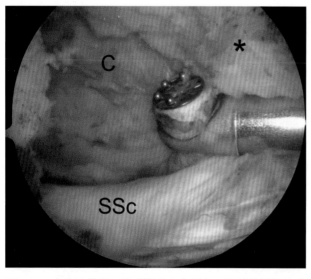

图 26.9　右肩关节后入路观显示上方松解，通过肩袖间隙建立一个"窗"暴露喙突（C），同时保持"逗号征"（*）的完整性（SSc，肩胛下肌腱）

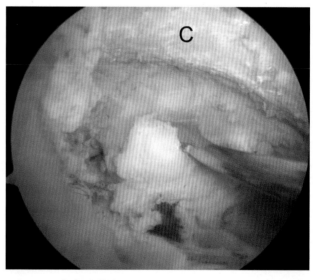

图 26.10　右肩关节镜盂肱后入路镜下观：使用 70° 关节镜显示从喙突（C）颈部松解喙肱韧带

间隙狭窄可原发或继发。通过测量喙突的尖端和小结节或肩胛下肌腱之间的距离评估喙突下间隙（即喙肱间距）。当喙肱间距严重变窄时，手臂放置在向前屈曲、内收和内旋位时可出现喙突和肱骨小结节的撞击。当喙肱间距小于 6 mm 时，行喙突下减压[41]。通过前外上入路进椭圆形打磨头，沿肩胛下肌腱和小结节方向将喙突后外侧的尖部切除（图 26.11），建立一个大约 10~11 mm 的间隙。在减压

期间注意保持喙棘韧带和联合腱的完整性。

接下来进行肩胛下肌腱后部松解。首先将关节镜退回到盂肱关节，从前外上入路置入器械到肩胛下肌腱后面，牵引肩胛下肌腱，联合使用电烧头和一个关节镜剥离器，自肩胛下肌腱后方松解盂肱中韧带和关节囊（图 26.12）。

在一些慢性肩胛下肌腱撕裂中，肩胛下肌外侧缘由于与三角肌筋膜和联合腱的广泛瘢痕粘连而

难以辨认。此外，对于部分肩胛下肌腱撕裂的患者，肩胛下肌腱被劈裂为浅层和深层，浅层一般延伸到小结节和结节间沟外侧形成横韧带的延续。对于每一个病例，肩胛下肌腱的外缘必须被明确。牵引"逗号征"则可以显露肩胛下肌腱的上、外边界。通过前外上入路置入器械（例如电烧头、刨刀），小心地将外侧缘自延伸组织（例如三角肌筋膜、横韧带）切下。在严重的病例，需要将肩胛下肌腱从

联合腱上切下以改善移动度（图26.13），并重建喙肱间隙。

松解完成后，需重新评估肩胛下肌腱的活动度。在绝大多数病例中，能够获得足够的活动度以允许无张力缝合至骨床。然而，为了改善肌腱接触或减少修复张力，可以使骨床内移。使用高速磨钻准备骨床，细心地暴露渗血骨面而不影响内植物的固定。

在肩胛下肌腱固定至骨床之前，先进行胸大肌腱上长头腱固定术。制作一个单独的垂直于结节间沟的低位前侧入路，使用挤压钉将肌腱牢固地固定到骨隧道内（Bio-Tenodesis Screw，Arthrex，Inc，Naples，FL）[42]。长头腱固定之所以在肩胛下肌腱固定之前进行，是因为线进行肩胛下肌腱修补会影响结节间沟下部的视野。

使用标准或改进技术将肩胛下肌腱固定到骨床，如果能够获得充足的移动度，我们优先使用双排肩胛下肌腱修补。在这样的特殊病例中，双排肩胛下肌腱修补是可行的。首先，通过单独的前方经皮入路沿着肩胛下肌腱足迹的内缘自下而上（图26.14）放置2枚锚钉（4.5 mm CrossFT BC，ConMed-Linvatec，Largo FL），使用顺行过线器将缝线自肌腱内侧面穿过（FirstPass，ArthroCare，Inc.，Austin，TX）（图26.15a）。由于肩胛下肌腱的前部看不见，当缝线穿越肩胛下肌腱时需使用自动抓取的顺行过线器（即盲性

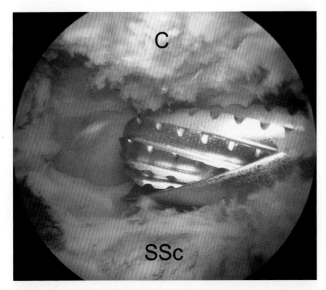

图26.11　右肩关节盂肱后入路关节镜下观：使用70°关节镜显示喙突下减压。在前外上入路置入椭圆形打磨头，在肩胛下肌腱（SSc）前方去除喙突（C）的后外侧尖端

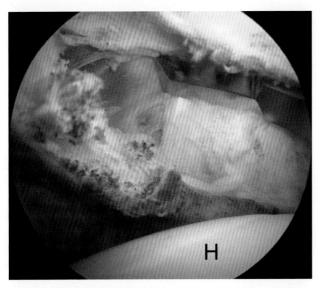

图26.12　右肩关节盂肱后入路关节镜下观：肩胛下肌腱后方完全松解（H，肱骨头）

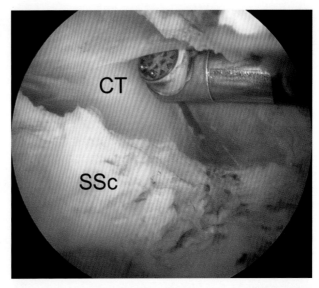

图26.13　右肩关节盂肱后入路关节镜下观：肩胛下肌腱（SSc）外侧从联合腱（CT）松解

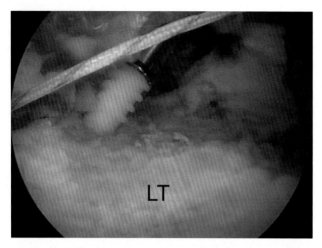

图 26.14　右肩关节盂肱后入路 70° 关节镜下观：沿着毗邻关节软骨的足迹内侧面自下开始放置一枚内排锚钉（LT，小结节）

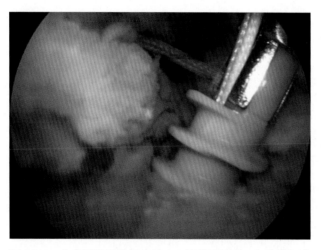

图 26.16　右肩关节盂肱后入路 70° 关节镜下观：内排锚钉残留的尾线穿过外排免打结锚钉（5.5 mm SpeedScrew，ArthroCare Inc.，Austin，TX），重建肩胛下肌腱止点的解剖足印区

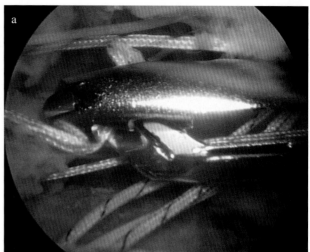

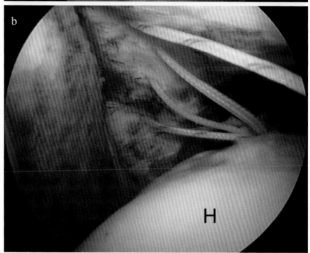

图 26.15　右肩关节盂肱后入路 70° 关节镜下观：a. 使用一个自动抓取的顺行过线器（FirstPass，ArthroCare，Inc.，Austin，TX）沿着肌腱的内侧面褥式过线；b. 完成的内侧褥式过线（H，肱骨头）

过线）。所有的缝线以褥式形态穿过肌腱的内侧面（图 26.15b），然后将缝线打结使肩胛下肌腱复位到肌腱止点的骨床。将缝线尾端拉至足迹外侧面使用外排免打结锚钉（5.5 mm SpeedScrew，ArthroCare，Inc，Austin，TX）（图 26.16），这使得肌腱外侧面复位到骨床，增强了固定并重建了肩胛下肌腱止点的解剖足迹（图 26.17）。通常外排固定使用两颗锚钉。

一旦肩胛下肌腱的修补后，则开始进行伴随肩袖撕裂的修补。肩胛下肌的修补确定了冈上肌腱修补的前界[43]。重要的是，需要注意保持肩胛下肌腱

"逗号征"的完整性，因为该组织在修补后上肩袖时有作用（图 26.18）。

术后护理

术后，患者使用吊带制动 6 周，允许手、腕和肘的即刻活动。肩胛下肌腱完全撕裂患者，体侧臂被动外旋限制在 0°（即臂指向前方）。肩胛下肌腱部分撕裂或肩胛下肌腱上部撕裂允许外旋大约 30°。如果行长头腱固定，6 周内只允许肘关节被动活动，

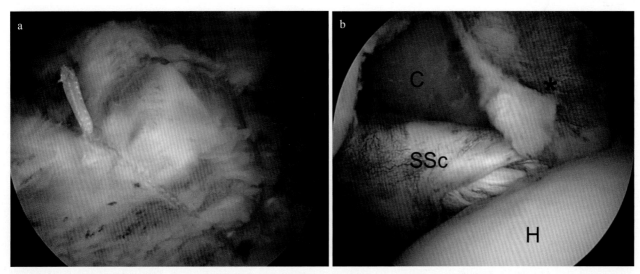

图 26.17　右肩关节镜下观：显示完成双排修补。a. 通过前外上入路观察；b. 通过后入路观察（C，喙突；H，肱骨；SSc，肩胛下肌腱；＊为逗号征）

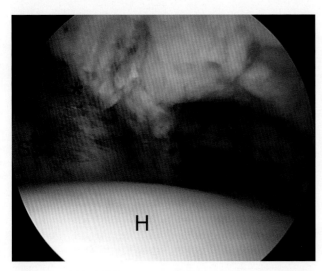

图 26.18　右肩关节镜下观显示完整的"逗号征"导致残存肩袖缺损（H，肱骨；SSc，肩胛下肌腱；＊为逗号征）

6 周后开始练习前屈上举。术后 6~12 周进行渐进的肩关节辅助主动活动至主动活动，术后 12 周后行力量训练。

文献综述

　　由于许多专门针对肩胛下肌腱的研究已被发表，近年来关节镜下肩胛下肌腱撕裂修补的临床结果已经很清楚。Burkhart 等首次报道了关节镜下修补 25 例单纯或合并肩胛下肌腱撕裂[20]。使用改良 UCLA 量表评估显示 92% 的患者术后结果优良，其中 8 例单纯肩胛下肌腱撕裂患者的 UCLA 评分从 10.0 分提高到 32.8 分。作者发现涉及超过 50% 的肩胛下肌腱撕裂合并冈上肌和冈下肌的撕裂，引起严重功能障碍，尤其是 X 线显示肱骨头近端移位时。17 例合并肩袖撕裂患者中，10 例有肱骨头的近端移位，术前所有患者过顶功能完全丧失。术后这 10 例中的 8 例患者的肱骨近端移位长期逆转，并重建了过顶功能。2 例有复发性近侧移位的患者结果较差，活动度无或少变化。此后，许多学者报道了关节镜下肩胛下肌腱修补术后优异的短、中期临床效果[4, 5, 44-47]。

　　Denard 等近期报道了一篇关节镜下肩胛下肌腱修补的长期临床结果[48]，尽管随访率低（占 34%），作者报道了对 79 例患者平均 9 年的随访。研究显示 UCLA 评分和 ASES 评分持久改善，92.4% 的患者满意，主观上患者对肩关节手术的评分为正常的 89.8%。

　　关节镜下肩胛下肌腱修补的解剖结果也被报道，Lafosse 等报道了 17 例关节镜下单纯肩胛下肌撕裂修补患者[5]。他报道了平均相对 Constant 评分从 58% 提升到 96%、UCLA 评分从 16 分提升到 32 分。术后所有患者行 CT 评估肩胛下肌修补的完整性，15 例完全愈合，2 例发生部分肌腱再撕裂，17 例患者均无脂肪浸润进展。

Nové–Josserand 等[49]报道了 22 例关节镜下单纯肩胛下肌腱撕裂修补的临床和解剖结果，术后平均随访 36 个月，Constant 评分从 66 分增加到 85 分，MRI 或 CT 造影显示 14% 的患者肌腱部分再撕裂，86% 的患者肌腱愈合。但其中 36% 的患者肩胛下肌腱完整但肌腱质量变薄，55% 的患者显示肩胛下肌腹脂肪浸润不同程度进展。根据已有数据显示，关节镜下肌腱修补的质量、脂肪浸润和临床结果与肩胛下肌腱试验之间无明显关联。

总 结

总之，肩胛下肌腱撕裂越来越多地被认为是常见的肩袖单独或合并损伤，会导致肩关节功能障碍或残疾。仔细的临床和影像学评估可以识别大多数肩胛下肌腱撕裂。使用逐步的方法确定撕裂缘并松解，关节镜下肩胛下肌腱修补是常规可行的，且临床结果优良。

参·考·文·献

1. Keating JF, Waterworth P, Shaw-Dunn J, Crossan J. The relative strengths of the rotator cuff muscles. A cadaver study. J Bone Joint Surg. 1993;75B:137–40.

2. Arai R, Sugaya H, Mochizuki T, Nimura A, Moriishi J, Akita K. Subscapularis tendon tear: an anatomic and clinical investigation. Arthroscopy. 2008;24:997–1004.

3. Barth JR, Burkhart SS, De Beer JF. The bear-hug test: a new and sensitive test for diagnosing a subscapularis tear. Arthroscopy. 2006;22:1076–84.

4. Bennett WF. Subscapularis, medial, and lateral head coracohumeral ligament insertional anatomy. Arthroscopic appearance and incidence of "hidden" rotator interval lesions. Arthroscopy. 2001;17: 173–80.

5. Lafosse L, Jost B, Reiland Y, Audebert S, Toussaint B, Gobezie R. Structural integrity and clinical outcomes after arthroscopic repair of isolated subscapularis tears. J Bone Joint Surg. 2007;89A:1184–93.

6. Lo IK, Burkhart SS. Subscapularis tears: arthroscopic repair of the forgotten rotator cuff tendon. Tech Shoulder Elbow Surg. 2002;3:282–91.

7. Burkhart SS, Lo IK. Arthroscopic rotator cuff repair. J Am Acad Orthop Surg. 2006;14:333–46.

8. Kuechle DK, Newmann SR, Itoi E, Morrey BF, An KN. Shoulder muscle moment arms during horizontal flexion and elevation. J Shoulder Elbow Surg. 1997;6:429–39.

9. Kelly BT, Williams RJ, Cordasco FA, Backus SI, Otis JC, Weiland DE, et al. Differential patterns of muscle activation in patients with symptomatic and asymptomatic rotator cuff tears. J Shoulder Elbow Surg. 2005;14:165–71.

10. Sakurai G, Ozaki J, Tomita Y, Kondo T, Tamai S. Incomplete tears of the subscapularis tendon associated with tears of the supraspinatus tendon: cadaver and clinical studies. J Shoulder Elbow Surg. 1999;8:574–9.

11. Sano H, Ishii H, Trudel G, Uhthoff HK. Histologic evidence of degeneration at the insertion of 3 rotator cuff tendons: a comparative study with human cadaveric shoulders. J Shoulder Elbow Surg. 1999;8:574–9.

12. Friedman RJ, Bonutti PM, Genez B. Cine magnetic resonance imaging of the subcoracoid region. Orthopedics. 1998;21:545–8.

13. Gerber C, Terrier F, Sehnder R, Ganz R. The subcoracoid space. An anatomic study. Clin Orthop Relat Res. 1987;215:132–8.

14. Richards DP, Burkhart SS, Campbell SE. Relation between narrowed coracohumeral distance and subscapularis tears. Arthroscopy. 2005;21:1223–8.

15. Lo IK, Burkhart SS. The etiology and assessment of subscapularis tendon tears: a case for subcoracoid impingement, the rollerwringer effect, and TUFF lesions of the subscapularis. Arthroscopy. 2003;19:1142–50.

16. Nove-Josserand L, Boulahia A, Levigne C, Noel E, Walch G. Coracohumeral space and rotator cuff tears. Rev Chir Orthop Reparatrice Appar Mot. 1999;85:677–83.

17. Gerber C, Krushell RJ. Isolated rupture of the tendon of the subscapularis muscle. Clinical features in 16 cases. J Bone Joint Surg. 1991;73B:389–94.

18. Gerber C, Hersche O, Farron A. Isolated rupture of the subscapularis tendon. J Bone Joint Surg. 1996;78A:1015–23.

19. Tokish JM, Decker MJ, Ellis HB, Torry MR, Hawkins RJ. The belly-press test for the physical examination of the subscapularis muscle: electromyographic validation and comparison to the lift-off test. J Shoulder Elbow Surg. 2003;12:427–30.

20. Burkhart SS, Tehrany AM. Arthroscopy subscapularis tendon repair: technique and preliminary results. Arthroscopy. 2002;18:454–63.

21. Teefey SA, Hasan SA, Middleton WD, Patel M, Wright RW, Yamaguchi K. Ultrasonography of the rotator cuff: a comparison of ultrasonographic and arthroscopic findings in one hundred consecutive cases. J Bone Joint Surg. 2000;82A:498–504.

22. Teefey SA, Middleton WD, Payne WT, Yamaguchi K. Detection and measurement of rotator cuff tears with sonography: analysis of diagnostic errors. AJR Am J Roentgenol. 2005;184:1768–73.

23. Farin P, Jaroma H. Sonographic detection of tears of the anterior portion of the rotator cuff (subscapularis tendon tears). J Ultrasound Med. 1996;16:221–5.

24. Pfirrmann CW, Zanette M, Weishaupt D, Gerber C, Hodler J. Subscapularis tendon tears: detection and grading at MR arthrography. Radiology. 1999;213:709–14.

25. Tung GA, Yoo DC, Levine SM, Green A. Subscapularis tendon tear: primary and associated signs on MRI. J Comput Assist Tomogr. 2001;25:417–24.

26. Adams CR, Brady PC, Koo SS, Narbona P, Arrigoni P, Karnes

GJ, et al. A systematic approach for diagnosing subscapularis tears with preoperative magnetic resonance imaging. Arthroscopy. 2012;28:1592–600.

27. Goutallier D, Postel JM, Bernageau J, Lavau L, Voison MC. Fatty muscle degeneration in cuff ruptures. Pre- and postoperative evaluation by CT scan. Clin Orthop Relat Res. 1994;304:78–83.

28. Goutallier D, Postel MN, Bernageau J, Lavau L, Voisin MC. Fatty infiltration of disrupted rotator cuff muscles. Rev Rhum Engl Ed. 1995;63:415–22.

29. Ticker JB, Warner JJ. Single-tendon teas of the rotator cuff: evaluation and treatment of subscapularis tears and principles of treatment for supraspinatus tears. Orthop Clin North Am. 1997;28:99–116.

30. Burkhart SS, Brady PC. Arthroscopic subscapularis repair: surgical tips and pearls from A to Z. Arthroscopy. 2006;22:1014–27.

31. Lo IK, Parten PM, Burkhart SS. Combined subcoracoid and subacromial impingement in association with anterosuperior rotator cuff tears: an arthroscopic approach. Arthroscopy. 2003;19:1068–78.

32. Nové-Josserand L, Edwards TB, O'Connor DP, Walch G. The acromiohumeral and coracohumeral intervals are abnormal in rotator cuff tears with muscular fatty degeneration. Clin Orthop Relat Res. 2005;433:90–6.

33. Burkhart SS, Esch JC, Jolson RS. The rotator crescent and rotator cable: an anatomic description of the shoulder's suspension bridge. Arthroscopy. 1993;9:611–6.

34. Denard PJ, Dai X, Hanypsiak BT, Burkhart SS. Anatomy of the biceps tendon: implications for restoring physiological lengthtension relation during biceps tenodesis with interference screw fixation. Arthroscopy. 2012;28:1352–8.

35. D'Addesi LL, Anbari A, Reish MW, Brahmabhatt S, Kelly JD. The subscapularis footprint: an anatomic study of the subscapularis tendon insertion. Arthroscopy. 2006;22:937–40.

36. Curtis AS, Burbank KM, Tierney JJ, Scheller AD, Curran AR. The insertional footprint of the rotator cuff: an anatomic study. Arthroscopy. 2006;22:603–9.

37. Denard PJ, Ladermann A, Burkhart SS. Double-row fixation of upper subscapularis tears with a single suture anchor. Arthroscopy. 2011;27:1142–9.

38. Denard PJ, Burkhart SS. Medialization of the subscapularis footprint does not affect functional out of arthroscopic repair. Arthroscopy. 2012;28:1608–14.

39. Lo IK, Burkhart SS. The comma sign: an arthroscopic guide to the torn subscapularis tendon. Arthroscopy. 2003;19:334–7.

40. Lo IK, Burkhart SS. The interval slide in continuity: a method of mobilizing the anterosuperior rotator cuff without disrupting the tear margins. Arthroscopy. 2004;20:435–41.

41. Lo IK, Burkhart SS. Arthroscopic coracoplasty through the rotator interval. Arthroscopy. 2003;19:667–71.

42. Lo IK, Burkhart SS. Arthroscopic biceps tenodesis using a bioabsorbable interference screw. Arthroscopy. 2004;20:85–95.

43. Ticker JB, Burkhart SS. Why repair the subscapularis? A logical rationale. Arthroscopy. 2011;27:1123–8.

44. Bennett WF. Arthroscopic repair of isolated subscapularis tears: a prospective cohort with 2- to 4- year follow-up. Arthroscopy. 2003;19:131–43.

45. Adams CR, Schoolfield JD, Burkhart SS. The results of arthroscopic subscapularis tendon repairs. Arthroscopy. 2008;24:1381–9.

46. Ide J, Tokiyoshi A, Hirose J, Mizuta H. Arthroscopic repair of traumatic combined rotator cuff tears involving the subscapularis tendon. J Bone Joint Surg. 2007;89A:2378–88.

47. Lafosse L, Lanz U, Saintmard B, Campens C. Arthroscopic repair of subscapularis tear: surgical technique and results. Orthop Traumatol Surg Res. 2010;96:S99–108.

48. Denard PJ, Jiwani AZ, Ladermann A, Burkhart SS. Long-term outcome of a consecutive series of subscapularis tendon tears repaired arthroscopically. Arthroscopy. 2012;28:1587–91.

49. Nové-Josserand L, Hard MB, Ogassawara RL, Carrillon Y, Godeneche A. Clinical and structural results of arthroscopic repair of isolated subscapularis tear. J Bone Joint Surg. 2012; 94A:e125.

第27章

不可修复肩袖撕裂的治疗选择

Carmine Latte, Matteo Salvatore, Paolo Avanzi, and Andrea Grasso

王蕾 译

巨大肩袖撕裂的治疗对于骨科医生来说仍然是一个挑战，手术修补操作有难度，并且相对小的肩袖撕裂来说具有更高的复发率[1-5]。

文献中关于巨大肩袖撕裂的定义尚未达成共识。Patte[6]根据它的撕裂程度、矢状面和冠状面的撕裂形态、肌肉质量和肱二头肌长头腱的状况进行分类。巨大肩袖撕裂是指：大于1根肌腱并且在矢状面至少4 cm长的撕裂，无Ⅲ型或Ⅳ型的肱骨头骨关节炎。

最近，一些作者将巨大肩袖撕裂分类为宽度 > 5 cm[7]，或者是有两个或更多肌腱的全层撕裂[8,9]。另外，还有一些作者认为需要考虑撕裂的形态和撕裂边缘的活动性[10]。

因为患者的体型大小以及测量技术上存在差异，Gerber等[11]强调巨大肩袖撕裂的定义没有一致意见，他提出了一个基于从肱骨大小结节上撕裂肌腱数量的分类方法。

Elhassan等[12]赞成Gerber的功能性定义方法，概括为"巨大肩袖撕裂并不都无法修复，而不可修复的肩袖撕裂也并不总是巨大的"。

在另一篇文章中，Warner和Parsons[13]将不可修复肩袖撕裂定义为：虽然已充分松解软组织以改善肌腱残端活动度，但仍不能直接将其修补至肱骨头止点处。这些撕裂往往累及肌腱和肌肉纤维，表现为严重的退变。通常这些变化是个慢性病理过程，但是创伤造成的急性肩袖损伤，尽管裂口超过4~5 cm，往往也可以在解剖足印区完全修复。

文献报道在所有肩袖撕裂病例当中，巨大肩袖撕裂发生率是10%~40%不等[14-16]。

肩袖不可修复的征象包括肱骨头的固定性上移、肩峰下间隙变窄小于5 mm或不存在肩肱间隙、超过50%以上的肩袖肌肉脂肪浸润[15-18]。若肩峰下间隙小于5 mm，并且MRI显示冈上窝肌肉脂肪浸润，往往提示涉及两根或两根以上的肌腱不可修复撕裂（图27.1）[12]。因此，不可修复的肩袖撕裂可被描述为因为缺少潜在的愈合能力，所以不应该被修补的撕裂（图27.2）。

不可修复的肩袖撕裂有几种治疗选择，但对每位患者都做出正确的抉择是有困难的。它们包括非手术治疗，肩峰下减压同时肩袖清理术，直接部分修复术，肌肉肌腱转位术，半肩关节置换术，反肩关节置换术，组织填充和同种异体移植物加强术。

对于低需求的患者，可行非手术治疗或者行清理和肩峰成形术，开放手术或关节镜手术治疗均可[19,20]。如果希望显著减少术后肩部疼痛，则行肱二头肌腱长头腱切断术[21]。

剧烈疼痛、无力、无盂肱关节关节骨关节炎的患者，如果存在巨大肩袖撕裂，则是肌腱转位很好的适应证。如果撕裂累及肩袖的后上部分，如Gerber描述的背阔肌转位术[22]是一种选择；如果肩胛下肌腱完全撕裂，胸大肌可被用于替代[23]。

使用同种异体移植物或细胞外基质支架加强肩袖结果不明确，并且缺乏Ⅰ级的研究证据[24-26]。

对患者主诉的理解以及臂上举高于水平面的功能能力可用于指导治疗[27]，尽管缺乏Ⅰ级证据文献，对于某些患者正确地分析最佳治疗选择不符合伦理。

非手术治疗

由于不可修复肩袖撕裂修补术后复发率高，有

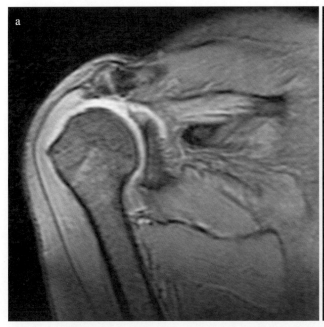 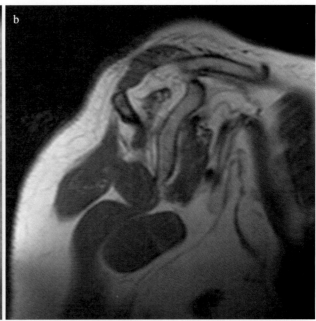

图 27.1　MRI 显示 T2 加权序列矢状位巨大肩袖撕裂（a）和 T1 加权序列冈上肌脂肪浸润（b）

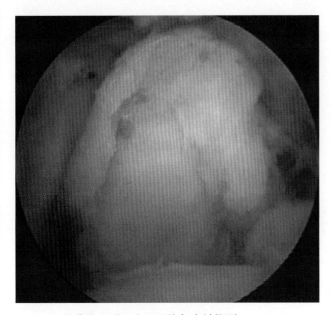

图 27.2　关节镜下观巨大不可修复肩袖撕裂

的作者建议保守治疗或者简单的清理可能会是更好的选择 [19, 28, 29]。

几项研究已经表明，巨大肩袖撕裂的患者具有良好的活动度和进行日常生活活动的能力 [10, 30, 31]。

Hansen 等用尸体肩关节模型 [32] 显示没有过度的肱骨头上移时的稳定的盂肱关节外展可以在巨大肩袖撕裂的状况时的维持，但需要三角肌和剩余肩袖的完整部分产生更大的力量。另外根据撕裂大

小，肩胛下肌力量会增加 30%~85%。有些巨大肩袖撕裂患者即使撕裂涉及冈下肌下部和小圆肌肌腱，患者依然能维持主动肩关节外展和低要求日常活动的良好功能。有一个假设是，三角肌收缩将肱骨头上移至喙肩弓下方，并允许肱骨头围绕这个异常的高位旋转中心旋转。

Bokor 等 [33] 还注意到症状持续时间和非手术治疗的长期有效性之间有相关性。相对于较早开始保守治疗的患者，出现症状超过 6 个月以上的患者显示出较差的非手术治疗效果。

物理治疗及康复

近日，Levy 等 [34] 描述了一个有效的康复系统和前三角肌的"重塑"以替代肩袖功能缺陷。在他的工作中，一项为期 12 周的前三角肌康复方案可以使得平均 Constant 评分从 26 分增至 60 分，且前屈的平均角度从 40° 提高至 160°。该方法被最近的生物力学研究显示存在大肩袖撕裂的情况下，三角肌前部在阻止肱骨头上移和稳固盂肱关节方面发挥了重要的作用 [35]。

其他研究也表明对于不可修复肩袖损伤，物理治疗取得了较好的治疗效果。

Ainsworth [36] 评估了多种物理治疗，强调患者教育、姿势矫正、肌肉募集再教育，力量训练，拉

伸训练，改善本体感觉和适应性。

Zingg 等评估了不可修复肩袖撕裂患者保守治疗的长期效果[37]。他们回顾了 19 名患者，平均随访 48 个月。在此期间，盂肱关节骨关节炎、撕裂大小和脂质浸润均有加重。尽管如此，笔者发现功能评分仍然是可以接受的，平均绝对 Constant 评分为 69，相对 Constant 得分为 83，平均主观肩关节评分值为 68。疼痛 VAS 评分平均 11.5 分（该量表 0~15 分，15 分指无痛）。作者们认为，尽管存在退变的病理进展，但是非手术治疗中度症状的巨大肩袖撕裂患者能够维持满意的肩关节功能。

当对患者提出治疗建议的时候，需要考虑肩袖关节病变和不可逆的肌肉脂肪浸润的风险，这些可能会限制对未来治疗的选择。

关节内注射治疗

患者可能会受益于液体抽吸和糖皮质激素注射。重复关节腔内注射糖皮质激素不推荐，因为很大程度上是无效的[38, 39]。

因此，对于那些不能手术或不愿意接受手术的患者，液体抽吸和糖皮质激素的使用可能是一种有用的物理治疗的辅助方法[40]。

许多外科医生都犹豫对于肩袖撕裂关节病患者要不要给予重复肩关节可的松注射治疗，因为一个持续大量和经常血性渗出的关节有感染的风险。但是，它仍然是外科医生所考虑的一个很好的手段[41]。

透明质酸注射是安全的，并且可以根据需要重复进行，尽管对于肩关节早期和晚期关节炎有帮助，但还没有被研究用于肩袖关节病[42, 43]。

透明质酸通过阻断疼痛受体和刺激内源性透明质酸产生而发挥作用，并且可以通过抑制白细胞活动产生直接的抗炎作用[44]。

手术治疗

对于关节镜在不可修复的肩袖撕裂治疗方面的作用有一些争论。关节镜下清理，边缘聚合部分修补，肱二头肌腱切断术或固定术，以及最近的肩胛上神经松解术，这些都被描述为潜在的治疗方法。

关节镜清理和肩峰下减压

有报道指出对于巨大肩袖撕裂的患者关节镜清理的短期效果是满意的[10, 29]。这个方法主要适用于老年、疼痛但很好保留了主动活动度以及完整的盂肱关节冠状位和横切位力偶的低需求患者。通过该治疗，虽然肩部力量没有改善，但因为减轻了机械撞击而导致的疼痛，功能通常可以改善。

术前行肩峰下注射可以减缓疼痛提示该项手术的预后良好。如果进行手术清理和肩峰下减压，喙肩韧带需要被保留，这对于巨大肩袖撕裂的患者来说至关重要，因为喙肩韧带是防止肱骨头向前上方脱出的重要稳定结构[45]。

文献中没有关于开放和关节镜进行该手术方案的共识[15, 16, 20, 29, 46]。一些作者报道了切开肩峰下减压和喙肩韧带切除[46]术后的长期效果较差。

Gartsman[29]报道了开放清理、肩峰下减压的效果一般，可减少疼痛和改善功能，但对比术前力量有所下降[35]。

关于关节镜下清理和术后长期康复治疗巨大肩袖撕裂，Zvijac 等[47]报道了随着时间的推移功能和肌力的恶化；Kempf 等[48]报道了总体 Constant 评分仅略有改善。

Rockwood 等[20]报道 50 例肩袖撕裂行清理和减压术后的患者中，有 44 例（88%）疼痛减少、功能和力量改善。

在巨大肩袖撕裂时，为了保持喙肩弓的完整性，替代减压手术被提出。一些作者提出巨大不可修复肩袖患者使用开放清理和大结节成形术，可以重塑大结节，使其与肩峰更好吻合[49, 50]。

Fenlin 等[49]在他们的研究中，对 20 例患者术后随访 27 个月，满意率 95%，并且平均 UCLA 评分从 9.3 分提高到 27.7 分[49]。

Scheibel 等[50]描述了所谓反向关节镜下肩峰下减压术，包含关节镜下肩峰下间隙和盂肱关节清理、关节镜下大结节成形术伴或不伴有肱二头肌长头腱切断术。在他们的一系列治疗中，23 例患者平均随访 40 个月，年龄标化的 Constant 评分从 66 分增加至 91 分。平均肩 – 肱间距仅从 5.1 mm 降低至 4.5 mm，喙肩弓的完整性得以保留。

部分肩袖修补

Burkhart[51] 针对巨大、U 形肩袖撕裂的边对边闭合技术引入术语"边缘汇聚"一词。

基于绝大多数巨大肩袖撕裂并非回缩而是伴随垂直劈裂的 L 形撕裂，可以假设一个 U 形撕裂是由于肌 – 腱单位的弹性，Burkhart[51] 指出由于撕裂顶点的过度负荷，这些撕裂的移动会导致修补失败。他提出边对边的闭合存在机械优势，是因为一种被称为边缘汇聚的生物力学原理。在边缘会聚技术中，通过边对边逐渐缝合，使撕裂肩袖的游离缘汇聚至大结节。当边缘汇聚时，肩袖游离边缘的张力显著降低，在肱骨头骨床上形成一个几乎无张力的汇聚的肩袖边缘以待修补。将 U 形撕裂的 2/3 边对边闭合将肩袖边缘的张力降低到了汇聚前肩袖边缘张力的 1/6。这种方法使得肌腱和骨之间的固定失败率降低，不管是利用锚钉还是经骨隧道固定。在试图修复巨大肩袖撕裂时必须遵守边缘汇聚和力偶平衡的原则。

部分修补时边缘汇合后肩袖上部仍然有一个缺损，但如果至少有一半的冈下肌可以修补至骨床，仍然会有效。Burkhart 建议当完全封闭缺陷不可能时，进行部分修补，不建议行肩袖肌腱局部转位[49]。

对于确实无移动度的撕裂，正如 Tauro[52] 描述的，利用间隙滑移有时会增加 1~2 cm 冈上肌腱向外侧偏移，这样可以允许更大程度的部分修补，但这种技术的结果是有差异的。

Mazzocca 等[53] 在尸体研究中支持这一假设：边缘汇聚可缩小撕裂间隙的大小，降低残余肌腱的张力并且最小程度地影响盂肱关节移位。此外，研究人员发现在边缘汇聚缝线布线打结过程中肩袖的张力和压力变小。

肱二头肌长头肌腱切断术

肱二头肌长头腱（LHB）的功能，特别是在巨大的肩袖撕裂的情况下，存在争议。一些研究显示肱二头肌是兼具动态与静态的肱骨头下压和肩关节稳定结构[54, 55]。

Yamaguchi 等[56] 通过肌电图的研究表明巨大肩袖撕裂患者在主动外展时肱二头肌长头腱是静止的，提示其稳定作用可能被动多于主动。

有证据表明，肱二头肌长头腱可能是疼痛的来源，并导致巨大肩袖撕裂的不适症状。

Walch 等[21] 报道不可修复的巨大肩袖撕裂患者肱二头肌长头腱切断后效果良好。他们进行了 307 例肱二头肌长头肌腱切断治疗不可修复全层肩袖撕裂，在术后平均 57 个月随访，平均 Constant 评分从术前的 48 分增加到术后 68 分。联合肩峰成形术使肩 – 肱间距不少于 6 mm，可获得更好的主观和客观结果。他们报告 87% 的患者对手术结果满意。然而肩袖脂肪浸润对功能和影像学结果都有负面影响。

Boileau 等[57] 在一项回顾性研究中，对有 68 例连续患者的 72 例不可修复的肩袖撕裂患者行关节镜下肱二头肌长头腱切断或固定术，满意率达 78%。平均 Constant 评分从术前（46.3 ± 11.9）分提高到术后（66.5 ± 16.3）分（$P < 0.001$）。腱切断和腱固定两种方法的结果没有差异 [平均 Constant 评分分别为（61.2 ± 18）分、（72.8 ± 12）分]。他们得出结论：关节镜下肱二头肌长头腱切断和固定术都能有效治疗伴有二头肌长头腱损伤的不可修复肩袖撕裂导致的剧烈疼痛或功能障碍。如果小圆肌萎缩或缺如，肩关节功能会显著低下。肩关节假性麻痹和严重的肩袖关节病是此手术的禁忌证。

Klinger 等[58] 在一组 41 例患者的研究中比较了巨大不可修复肩袖撕裂患者行关节镜清理，伴或不伴肱二头肌长头腱的切断术的效果。在随访的时间内不切断组平均 Constant 评分从术前 39 分（范围 19~54 分）提高到术后的 67 分（范围 41~87 分）；切断组从术前 41 分（范围 16~54 分）提高到 69 分（范围 49~87 分），两组间无统计学差异（$P > 0.05$）。但是，肱二头肌腱切断的患者术后疼痛缓解过程较长，但最终疼痛评分无统计学差异。他们得出结论：关节镜下清理巨大不可修复肩袖撕裂时，额外的肱二头肌长头腱切断对术后最后随访疗效没有显著影响。

在最近的一项研究中，Kim 等[59] 指出，同时合并有 II 型 SLAP 损伤和巨大肩袖撕裂的患者，在术后肩关节评分和活动度方面，同时关节镜下 SLAP 和肩袖修补的效果差于关节镜下肱二头长头腱切断和肩袖修补。尽管还需要一项随机对照研究来证实，对于伴有 II 型 SLAP 损伤的巨大肩袖撕裂患者，肱二头肌长头腱切断和肩袖修补可能是更加可靠的治疗方法。关节镜下腱切断术尽管有助于功能和疼痛的改善，但不影响肩关节骨性关节炎的进程。

肩胛上神经阻滞

肩胛上神经（SSN）病变在巨大肩袖撕裂的疼痛和无力症状中所起的作用尚不清楚。据推测，巨大的后上方肩袖撕裂在肩袖肌肉回缩时会牵拉 SSN。几位作者利用电诊断学研究，记录了伴有巨大肩袖撕裂患者的肩胛上神经病变[60-62]，这些研究中有些也记录了部分或完全修补术后部分或完全恢复。Mallon 等[60] 前瞻性研究了 8 例巨大肩袖撕裂，MRI 显示冈上肌肌肉回缩和脂肪浸润。所有患者通过肌电图（EMG）检查诊断有肩胛上神经病变。8 例患者中 4 例行部分修补术，这 4 例中有 2 例术后 6 个月复查肌电图，显示 SSN 具有明显的再支配潜能。

Vad 等[61] 发现在 25 例全层肩袖撕裂患者中有 7 例肌电图异常。在 7 例患者有 4 例腋神经受累，2 例 SSN 受累。

Costouros 等[62] 研究了 26 例巨大肩袖撕裂患者。利用肌电图和神经传导速度（NCV）研究，发现其中 14 例巨大肩袖撕裂患者合并周围神经病变。这 14 例中 7 例被发现有孤立的肩胛上神经病变。4 例有腋神经病变，2 例有臂丛上干损伤，1 例颈神经根病变。7 例伴孤立 SSN 病变中的 6 例接受完全或部分肩袖修补治疗，6 个月后这些患者中再次肌电图 / 神经传导速度的研究表明，SSN 部分或完全恢复。

补片

近年来在直接修补不可能时，对于人、牛、猪源性植入材料或小肠、皮肤来源的补片或者桥接装置的潜在作用兴趣有所增加[63]。

在肩袖修补时理想的内植物应当是在人体内不降解或失去其抗拉强度或在其强度丧失前允许宿主细胞充分长入以允许肩袖愈合的生物惰性材料。肩袖撕裂修补时多种移植物可以补充或加强修补[63, 66]。

Soler 等[24] 在他们的原创研究中报告了在不可修复肩袖撕裂中使用猪真皮胶原移植物作为桥接结构出现的一些早期并发症。在他们的序列中，术后 6 个月由于炎症反应引起的移植物吸收，所有患者出现恶化的临床表现。

在另一个类似的关于猪小肠黏膜下移植物用于肩袖修补的报告中，Malcarney 等[67] 陈述了非特异性炎症反应引起修补的早期失效。其他作者利用人真皮移植物（见第 40 章）获得了较好的效果。

在 Gupta 等[25] 的前瞻性观察研究中，24 例巨大肩袖撕裂患者使接受人真皮异体移植物修补，疼痛、活动度和肌力明显改善。在平均 3 年的随访中，主观评估量表包括平均 ASES 和 SF-12 评分显著提高。

Bond 等[68] 最近描述了使用人皮肤组织异体补片分期关节镜下重建技术的结果，平均 26 个月的随访显示所有功能结果提高。

Venouziou 等[26] 在他们的回顾性研究中评估了在巨大肩袖撕裂重建术中使用去细胞异体真皮移植物作为桥接装置的作用。疼痛和活动度（ROM）显著提高，患者满意度也高，平均 ASES（American Shoulder and Elbow Surgeons）评分由术前 23.8 分达到术后 72.3 分（$P = 0.001$）。用同种异体移植物进行桥接的肌腱缺损的大小与疼痛、ROM 和 ASES 评分存在显著的相关性，肌腱缺损小于 2 cm 的术后效果优于那些更大的肌腱缺损。尽管关于人类皮肤组织基质异体移植物的文献看似支持对细胞外组织基质和关节镜修补进行成本效益分析，但考虑到长期随访疗效和生活质量调整后的生存时间，这些文献将有助于在新的医疗环境下指导治疗。

肌腱转位

目前，肌腱转位作为一种治疗不可修复肩袖撕裂选择已被大家接受。局部肌腱转位、远距离的肌腱转位和三角肌皮瓣转位都被提出。

部分肩胛下肌和小圆肌覆盖肩袖上方缺损的局部肌腱转位术已经使用，并获得一定的成功；在远距离肌腱转位方法中，对巨大后上撕裂使用背阔肌转位以及对前上肩袖撕裂使用胸大肌转位覆盖均有可重复性和长期成功率[69]。

背阔肌转位

背阔肌（LD）肌腱转位一般是治疗年轻、活动量大的巨大不可修复后上肩袖撕裂患者的最佳选择，这类患者不适合做反肩关节置换术。在这些患者中，主动外旋丧失且无法将臂稳定在正常位置[70-72]，这种情况还常伴随慢性障碍性疼痛，保守治疗无效。背阔肌（LD）肌腱转位术能改善这类患者的主动活动度和肌力，并减少疼痛[73, 74]。

Gerber 等 [75] 介绍了背阔肌（LD）肌腱转位术治疗不可修复的后上肩袖的方法，这个创意是在 l'episcopo [76] 治疗婴儿产瘫臂丛神经麻痹并取得良好效果基础上产生的（图 27.3）。

将背阔肌（LD）肌腱转位至肱骨头外伤方可利用其垂直走向下压肱骨头，并利用其在肱骨头的止点位置发挥外旋肩袖的功能。

Gerber 等 [72] 在评价 LD 肌腱转位的长期结果时注意到那些术前肩胛下肌缺陷的患者术后未能像肩胛下肌完整者一样获得功能和疼痛的改善。他得出的结论是，LD 转位术可以充分持久地改善不可修复肩袖撕裂导致的慢性疼痛和肩关节功能障碍，特别是对于肩胛下肌完整的患者，但如果肩胛下肌功能缺陷，那么手术效果存在问题，可能不应该被使用 [72]。

LD 转位术作为肩袖修复失败后的一个补救方法已被证明是有效的。Miniaci 和 MacLeod [73] 在他们近期一项关于切开肩袖修补的研究中，对比三角肌完整和三角肌在既往开放肩袖修补手术已损伤两组患者术前和术后的疼痛、功能、活动度、UCLA 肩关节评分以及整体肩关节满意度，发现两组间无显著差异。

Warner 和 Parsons [13] 进一步证明了完整的三角肌对于肩关节功能恢复的必要性。Birmingham 和 Neviaser [77] 也发现在肩袖修补失败应用 LD 转位术后，三角肌功能与手术改善的程度相关联。

因此，肩胛下肌和三角肌的完整性、无盂肱关节骨关节炎、小于 70 岁、喙肩弓完整并包容肱骨头，是 LD 肌腱转位术成功的基本因素 [13]。尽管 LD 肌腱转位术可以成功地恢复肩关节功能，但并不能中止肩袖撕裂关节病 [78] 的进展。

Gervasi 等也描述了关节镜辅助下行 LD 肌腱转位术的方法 [79]（见 42 章）（图 27.4）。

三角肌皮瓣重建

对后上方肩袖撕裂治疗，一些外科医生设想并使用三角肌皮瓣重建，但结果差异较大。Lu 等 [2] 报道使用这种技术在缓解疼痛和改善肩关节功能方面中期结果满意；但在经过平均 13.9 年的随访后发现，有 50% 的三角肌皮瓣破裂，70% 的肩关节出现 2 期或 3 期骨关节炎。目前尚没有三角肌皮瓣破裂的预测因素。Glanzmann 等 [80] 报道三角肌皮瓣术后，功能轻微改善，但疼痛可接受且患者满意度高。然而，在这两个研究中，研究人员并没有推荐进一步应用该方法。

胸大肌转位

胸大肌（PM）转位是针对巨大前上肩袖撕裂的治疗选择。一些作者指出，慢性肩胛下肌断裂修补是具有挑战性的，目前还没有满意的结果 [81, 82]。

Resch 等 [83] 报道了对于不可修复肩胛下肌撕裂的老年患者（平均年龄 65 岁），使用上 1/2~2/3 的胸大肌替代肩胛下肌腱，获得良好的治疗效果。PM 肌腱从联合腱（喙肱肌和肱二头肌短头）后方绕到小结节，这样可使胸大肌与肩胛下肌的方向一致。接受治疗的 12 例患者，平均随访 28 个月，5 例优秀，4 例结果优良，3 例一般，无不良结果。

Elhassan 等 [23] 进行了一项评估接受肩胛下肌损伤治疗患者的研究，劈开部分胸大肌胸骨头并从锁骨头下方转位，他们假设这种方法在转位胸大肌胸骨头收

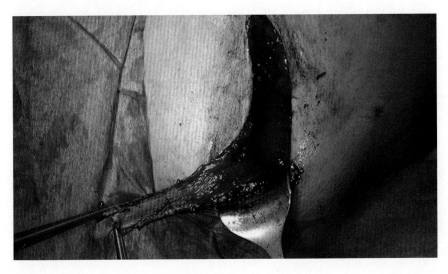

图 27.3　背阔肌肌腱转位术：肌腱切取

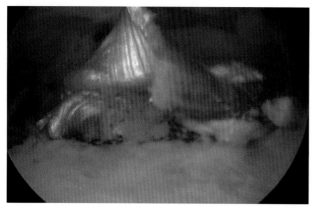

图 27.4 关节镜辅助背阔肌肌腱转位术完成时的关节镜下观

缩时，锁骨头可以起到支点的作用。这样，转位的胸大肌胸骨头牵拉力线与肩胛下肌更符合。他们指出，肩关节置换术后伴有不可修复的肩胛下肌撕裂的患者，有很高的 PM 转位术失败的风险，特别是术前有肱骨头前向半脱位的患者风险更高。那些在接受稳定手术失败之后留有单纯肩胛下肌功能不全的患者，术前盂肱关节旋转中心正常的患者仍会有疼痛和功能的改善。这可能是因为所有的 PM 转位术特征是转位的胸大肌其牵拉方向仍然是在胸壁前方，而肩胛下肌则是在胸壁后方。研究人员得出结论，并非所有不可修复的肩胛下肌撕裂患者都会从该手术中受益[23]。

生物降解垫片

使用生物降解肩峰下垫片来处理不可修复肩袖撕裂，这是一种新的手术技术。InSpace 气球（OrthoSpace，Kfar Saba，Israel）是在肩峰与肱骨头之间植入，使两者之间光滑、滑动无摩擦，恢复了肩关节的生物力学。

肩袖通常通过下压肱骨头至关节盂而提供稳定性，而肩袖破裂后破坏了穴压机制并且改变了盂肱关节的负荷结构和方向。这个气球垫片的使用可以在肩关节外展的时候通过压低肱骨头减少肩峰下摩擦并帮助肱骨头相对肩峰进行滑动。

InSpace 系统包含一个导引器和预成型垫片，垫片成分 poly 是一种聚乳酸和聚己内酯共聚物。为方便植入，垫片需折叠成圆柱状插入鞘管，当垫片插入肩峰下间隙时撤除鞘管（图 27.5）。

垫片会在 12 个月内降解。在任何关节镜肩袖手术之后，12 个月非常符合康复的时间流程。目前尚不清楚垫片究竟可以保持膨胀多长时间，而且也不明白为什么垫片分解之后患者疼痛和功能评分还能不断提高[84–86]。

该装置的禁忌证是那些已知对这类材料过敏的患者或者在肩峰下区域有活动或潜在性感染或组织坏死迹象的患者。

反肩关节置换术

反肩关节置换术（RSA）是治疗不可修复肩袖撕裂合并严重的盂肱关节骨关节炎的最好方式。1985 年 Grammont[87]介绍了半限制性反向球窝

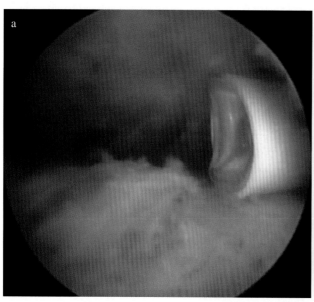
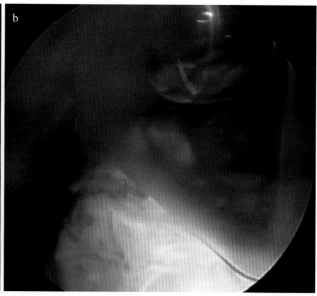

图 27.5 可生物降解垫片。左图显示通过外侧通道导引垫片置入肩峰下；右图显示根据垫片尺寸被充气到最大容积

设计。Grammont 的假体将旋转中心内移至关节盂，减小了有效力臂；向远侧移动，增加了三角肌张力，提高了生物力学特性。

使用反向假体设计有三大生物力学优势：大的肩盂球头假体增加了稳定性和活动范围；肩盂球头假体与肩盂表面接触，将肩关节旋转中心置于盂内，从而降低了基座骨界面的扭矩；旋转中心内移增加三角肌参与外展的肌纤维募集，并降低了下移肱骨时带来的三角肌张力的增大。此外，作用在肩胛颈的合力限制了造成肩盂假体松动的剪切力[87,88]。

该内植物只能用于帮助肩袖撕裂关节病并拥有完整三角肌的患者减轻疼痛和改善功能。

必须有足够的肩胛盂骨量以安全地植入肩盂假体。禁忌证包括三角肌功能障碍（神经源性或结构性）、肩盂磨损或破坏以至于不允许肩盂假体植入、活动性感染。相对禁忌证包括年轻患者、类风湿性关节炎和外科医生肩关节置换手术经验不足。类风湿性关节炎将会首先被评估是否是 RSA 的适应证。

假体可以通过上方或三角肌胸大肌入路植入。初次置换可采用上方入路。对于翻修和初次置换，胸大肌三角肌入路可增加肩胛盂下方的暴露范围，

更好地放置和调整肩盂假体的倾斜角。在翻修时，由于先前的内植物在位，胸大肌三角肌入路延展性更好，更值得推荐[89]。

肱骨颈截骨角度是 155°（同样取决于所使用的内植物）；肱骨头及肱骨干的准备完成后，就可以置入一个小臼杯，覆盖不超过肩盂球头的 1/2，这有利于降低肱骨避免过度增加三角肌张力。在假体与骨撞击之前它允许更大范围的运动。肩胛盂的充分暴露对于盂假体的安置来说是必要的。肩盂假体是 1/3 个球体，直径 36 mm 或 42 mm，无颈（图 27.6）。肩盂球头后方直接接触制备好的肩盂表面。本设计优势在于将关节的旋转中心与肱骨头的中心相接触，提供一个固定的旋转中心（图 27.7）。此外，大直径球头允许在假体撞击发生前有更大范围的运动，稳定性更好[90]（图 27.8）。

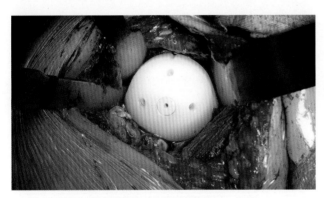

图 27.6　反肩关节置换术：假体球头植入

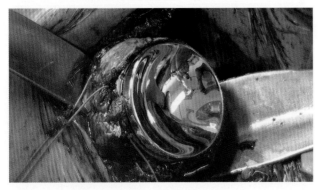

图 27.7　反肩关节置换术：肱骨假体植入

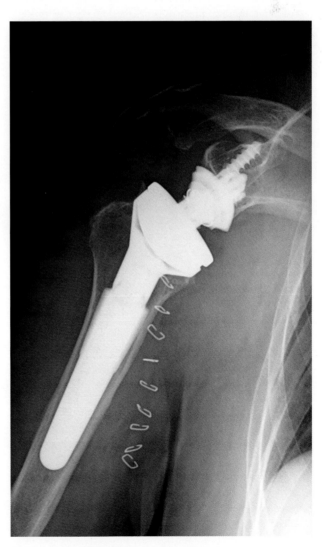

图 27.8　反肩关节置换术：术后 X 线片

肩胛骨切迹出现的频率，很可能与内收时肱骨臼杯内侧缘与肩胛颈机械撞击有关，已引起关注并被认为是肩盂假体松动的原因。肩胛盂下方由于肱骨假体撞击导致的磨损很常见。它通常不会逐渐加重，但需要观察，严重的话需要翻修。肩盂球头假体低位放置可能是可避免这种切迹的最重要因素。

参·考·文·献

1. Aurora A, McCarron J, Iannotti JP, Derwin K. Commercially available extracellular matrix materials for rotator cuff repairs: state of the art and future trends. J Shoulder Elbow Surg. 2007;16:171–8.

2. Lu XW, Verborgt O, Gazielly DF. Long-term outcomes after deltoid muscular flap transfer for irreparable rotator cuff tears. J Shoulder Elbow Surg. 2008;17:732–7.

3. Gazielly DF, Gleyze P, Montagnon C. Functional and anatomical results after rotator cuff repair. Clin Orthop Relat Res. 1994;304:43–53.

4. Harryman 2nd DT, Hettrich CM, Smith KL, Campbell B, Sidles JA, Matsen 3rd FA. A prospective multipractice investigation of patients with full-thickness rotator cuff tears: the importance of comorbidities, practice, and other covariables on self-assessed shoulder function and health status. J Bone Joint Surg. 2003;85A:690–6.

5. Harryman 2nd DT, Mack LA, Wang KY, Jackins SE, Richardson ML, Matsen 3rd FA. Repairs of the rotator cuff. Correlation of functional results with integrity of the cuff. J Bone Joint Surg. 1991;73A:982–9.

6. Patte D. Classification of rotator cuff lesions. Clin Orthop Relat Res. 1990;254:81–6.

7. Cofield RH, Parvizi J, Hoffmeyer PJ, Lanzer WL, Ilstrup DM, Rowland CM. Surgical repair of chronic rotator cuff tears. A prospective long-term study. J Bone Joint Surg. 2001;83A:71–7.

8. Zumstein MA, Jost B, Hempel J, Hodler J, Gerber C. The clinical and structural long-term results of open repair of massive tears of the rotator cuff. J Bone Joint Surg. 2008;90A:2423–31.

9. Tauro JC. Stiffness and rotator cuff tears: incidence, arthroscopic findings, and treatment results. Arthroscopy. 2006;22:581–6.

10. Burkhart SS. Arthroscopic treatment of massive rotator cuff tears. Clinical results and biomechanical rationale. Clin Orthop Relat Res. 1991;267:45–56.

11. Gerber C, Fuchs B, Hodler J. The results of repair of massive tears of the rotator cuff. J Bone Joint Surg. 2000;82A:505–15.

12. Elhassan B, Endres NK, Higgins LD, Warner JJ. Massive irreparable tendon tears of the rotator cuff: salvage options. Instr Course Lect. 2008;57:153–66.

13. Warner JJ, Parsons IM. Latissimus dorsi tendon transfer: a comparative analysis of primary and salvage reconstruction of massive, irreparable rotator cuff tears. J Shoulder Elbow Surg. 2001;10:514–21.

14. Habermeyer P, Krieter C, Tang KL, Lichtenberg S, Magosch P. A new arthroscopic classification of articular-sided supraspinatus footprint lesions: a prospective comparison with Snyder's and Ellman's classification. J Shoulder Elbow Surg. 2008;17:909–13.

15. Ellman H, Kay SP, Wirth M. Arthroscopic treatment of fullthickness rotator cuff tears: 2- to 7-year follow-up study. Arthroscopy. 1993;9:195–200.

16. Ellman H, Hanker G, Bayer M. Repair of the rotator cuff. Endresult study of factors influencing reconstruction. J Bone Joint Surg. 1986;68A:1136–44.

17. Rokito AS, Cuomo F, Gallagher MA, Zuckerman JD. Long-term functional outcome of repair of large and massive chronic tears of the rotator cuff. J Bone Joint Surg. 1999;81A:991–7.

18. Rokito AS, Zuckerman JD, Gallagher MA, Cuomo F. Strength after surgical repair of the rotator cuff. J Shoulder Elbow Surg. 1996;5:12–7.

19. Burkhart SS, Nottage WM, Ogilvie-Harris DJ, Kohn HS, Pachelli A. Partial repair of irreparable rotator cuff tears. Arthroscopy. 1994;10:363–70.

20. Rockwood Jr CA, Williams Jr GR, Burkhead Jr WZ. Debridement of degenerative, irreparable lesions of the rotator cuff. J Bone Joint Surg. 1995;77A:857–66.

21. Walch G, Edwards TB, Boulahia A, Nové-Josserand L, Neyton L, Szabo I. Arthroscopic tenotomy of the long head of the biceps in the treatment of rotator cuff tears: clinical and radiographic results of 307 cases. J Shoulder Elbow Surg. 2005;14:238–46.

22. Gerber C. Latissimus dorsi transfer for the treatment of irreparable tears of the rotator cuff. Clin Orthop Relat Res. 1992;275:152–60.

23. Elhassan B, Ozbaydar M, Massimini D, Diller D, Higgins L, Warner JJ. Transfer of pectoralis major for the treatment of irreparable tears of subscapularis: does it work? J Bone Joint Surg. 2008;90B:1059–65.

24. Soler JA, Gidwani S, Curtis MJ. Early complication from the use of porcine dermal collagen implants (Permacol TM) as bridging constructs in the repair of massive rotator cuff tears. A report of 4 cases. Acta Orthop Belg. 2007;73:432–6.

25. Gupta AK, Hug K, Berkoff DJ, Boggess BR, Gavigan M, Malley PC, et al. Dermal tissue allograft for the repair of massive irreparable rotator cuff tear. Am J Sports Med. 2012;40:141–7.

26. Venouziou AI, Kokkalis ZT, Sotereanos DG. Human dermal allograft interposition for the reconstruction of massive irreparable rotator cuff tears. Am J Orthop. 2013;42:63–70.

27. Khair MM, Gulotta LV. Treatment of irreparable rotator cuff tears. Curr Rev Musculoskelet Med. 2011;4:208–13.

28. Augereau B, Apoil A. Repair of severe ruptures of the rotator cuff of the shoulder. Rev Chir Orthop Reparatrice Appar Mot. 1988;74:59–62.

29. Gartsman GM. Massive, irreparable tears of the rotator cuff. Results of operative debridement and subacromial decompression. J Bone Joint Surg. 1997;79A:715–21.

30. Burkhart SS. Fluoroscopic comparison of kinematic patterns in massive rotator cuff tears. A suspension bridge model. Clin

Orthop Relat Res. 1992;284:144–52.

31. DePalma AF. Surgical anatomy of the rotator cuff and the natural history of degenerative periarthritis. Surg Clin North Am. 1963;43:1507–20.

32. Hansen ML, Otis JC, Johnson JS, Cordasco FA, Craig EV, Warren RF. Biomechanics of massive rotator cuff tears: implications for treatment. J Bone Joint Surg. 2008;90A:316–25.

33. Bokor DJ, Hawkins RJ, Huckell GH, Angelo RL, Schickendantz MS. Results of nonoperative management of full-thickness tears of the rotator cuff. Clin Orthop Relat Res. 1993;294:103–10.

34. Levy O, Mullett H, Roberts S, Copeland S. The role of anterior deltoid reeducation in patients with massive irreparable degenerative rotator cuff tears. J Shoulder Elbow Surg. 2008;17:863–70.

35. Gagey O, Hue E. Mechanics of the deltoid muscle. A new approach. Clin Orthop Relat Res. 2000;375:250–7.

36. Ainsworth R. Physiotherapy rehabilitation in patients with massive, irreparable rotator cuff tears. Musculoskeletal Care. 2006;4:140–51.

37. Zingg PO, Jost B, Sukthankar A, Buhler M, Pfirrmann CW, Gerber C. Clinical and structural outcomes of nonoperative management of massive rotator cuff tears. J Bone Joint Surg. 2007;89A:1928–34.

38. Williams GR, Rockwood CA. Hemiarthroplasty in rotator cuffdeficient shoulders. J Shoulder Elbow Surg. 1996;5:362–7.

39. Koester MC, Dunn WR, Khun JE, Spindler KP. The efficacy of subacromial corticosteroid injection in the treatment of rotator cuff disease: a systematic review. J Am Acad Orthop Surg. 2007;15:3–11.

40. Feeley BT, Gallo RA, Craig EV. Cuff tear arthropathy: current trends in diagnosis and surgical management. J Shoulder Elbow Surg. 2009;18:484–94.

41. Dines DM, Laurencin CT, Williams Jr GR. Arthritis and arthroplasty. The shoulder. Philadelphia: Saunders Elsevier; 2009. p.116–22.

42. Valiveti M, Reginato AJ, Falasca GF. Viscosupplementation for degenerative joint disease of shoulder and ankle. J Clin Rheumatol. 2006;12:162–3.

43. Funk L. Ostenil hyaluronan for inoperable osteoarthritis of the shoulder. Osteoarthritis Cartilage. 2004;12:140.

44. Funk L, Haines J, Trail I. Rotator cuff arthropathy. Curr Orthop. 2007;21:415–21.

45. Gartsman GM, Blair Jr ME, Noble PC, Bennett JB, Tullos HS. Arthroscopic subacromial decompression. An anatomical study. Am J Sports Med. 1988;16:48–50.

46. Augereau B, Apoil A. Repair using a deltoid flap of an extensive loss of substance of the rotary cuff of the shoulder. Rev Chir Orthop Reparatrice Appar Mot. 1988;74:298–301.

47. Zvijac JE, Levy HJ, Lemak LJ. Arthroscopic subacromial decompression in the treatment of full thickness rotator cuff tears: a 3- to 6-year follow-up. Arthroscopy. 1994;10:518–23.

48. Kempf JF, Gleyze P, Bonnomet F, Walch G, Mole D, Frank A, et al. A multicenter study of 210 rotator cuff tears treated by arthroscopic acromioplasty. Arthroscopy. 1999;15:56–66.

49. Fenlin Jr JM, Chase JM, Rushton SA, Frieman BG. Tuberoplasty: creation of an acromiohumeral articulation-a treatment option for massive, irreparable rotator cuff tears. J Shoulder Elbow Surg. 2002;11:136–42.

50. Scheibel M, Lichtenberg S, Habermeyer P. Reversed arthroscopic subacromial decompression for massive rotator cuff tears. J Shoulder Elbow Surg. 2004;13:272–8.

51. Burkhart SS. Arthroscopic treatment of massive rotator cuff tears. Clin Orthop Relat Res. 2001;390:107–18.

52. Tauro JC. Arthroscopic "interval slide" in the repair of large rotator cuff tears. Arthroscopy. 1999;15:527–30.

53. Mazzocca AD, Bollier M, Fehsenfeld D, Romeo A, Stephens K, Solovyoya O, et al. Biomechanical evaluation of margin convergence. Arthroscopy. 2011;27:330–8.

54. Warner JJ, McMahon PJ. The role of the long head of the biceps brachii in superior stability of the glenohumeral joint. J Bone Joint Surg. 1995;77A:366–72.

55. Rodosky MW, Harner CD, Fu FH. The role of the long head of the biceps muscle and superior glenoid labrum in anterior stability of the shoulder. Am J Sports Med. 1994;22:121–30.

56. Yamaguchi K, Riew KD, Galatz LM, Syme JA, Neviaser RJ. Biceps activity during shoulder motion: an electromyographic analysis. Clin Orthop Relat Res. 1997;336:122–9.

57. Boileau P, Baqué F, Valerio L, Ahrens P, Chuinard C, Trojani C. Isolated arthroscopic biceps tenotomy or tenodesis improves symptoms in patients with massive irreparable rotator cuff tears. J Bone Joint Surg. 2007;89A:747–57.

58. Klinger HM, Spahn G, Baums MH, Steckel H. Arthroscopic debridement of irreparable massive rotator cuff tears: a comparison of debridement alone and combined procedure with biceps tenotomy. Acta Chir Belg. 2005;105:297–301.

59. Kim SJ, Lee IS, Kim SH, Woo CM, Chun YM. Arthroscopic repair of concomitant type II SLAP lesions in large to massive rotator cuff tears: comparison with biceps tenotomy. Am J Sports Med. 2012;40:2786–93.

60. Mallon WJ, Wilson RJ, Basamania CJ. The association of suprascapular neuropathy with massive rotator cuff tears: a preliminary report. J Shoulder Elbow Surg. 2006;15:395–8.

61. Vad VB, Southern D, Warren RF, Altchek DW, Dines D. Prevalence of peripheral neurologic injuries in rotator cuff tears with atrophy. J Shoulder Elbow Surg. 2003;12:333–6.

62. Costouros JG, Porramatikul M, Lie DT, Warner JJ. Reversal of suprascapular neuropathy following arthroscopic repair of massive supraspinatus and infraspinatus rotator cuff tears. Arthroscopy. 2007;23:1152–61.

63. Proper SI, Aladin A, Lunn PG. Evaluation of porcine dermal xenograft in the treatment of chronic, massive rotator cuff defects. J Bone Joint Surg. 2003;85B:69.

64. Ito J, Morioka T. Surgical treatment for large and massive tears of the rotator cuff. Int Orthop. 2003;27:228–31.

65. Moore DR, Cain EL, Schwartz ML, Clancy WG. Allograft reconstruction for massive, irreparable rotator cuff tears. Am J Sports Med. 2006;34:392–6.

66. Nasca RJ. The use of freeze-dried allografts in the management of global rotator cuff tears. Clin Orthop. 1988;228:218–26.

67. Malcarney HL, Bonar F, Murrell GA. Early inflammatory reaction after rotator cuff repair with a porcine small intestine submucosal implant: a report of 4 cases. Am J Sports Med. 2005;33:907–11.

68. Bond JL, Dopirak RM, Higgins J, Burns J, Snyder SJ. Arthroscopic replacement of massive, irreparable rotator cuff tears using a GraftJacket allograft: technique and preliminary results. Arthroscopy. 2008;24:403–9.

69. Warner JJ. Management of massive irreparable rotator cuff tears: the role of tendon transfer. Instr Course Lect. 2001;50:63–71.

70. Boileau P, Chuinard C, Roussanne Y, Neyton L, Trojani C. Modified latissimus dorsi and teres major transfer through a single deltopectoral approach for external rotation deficit of the shoulder: as an isolated procedure or with a reverse arthroplasty. J Shoulder Elbow Surg. 2007;16:671–82.

71. Degreef I, Debeer P, Van Herck B, Van Den Eeden E, Peers K, De Smet L. Treatment of irreparable rotator cuff tears by latissimus dorsi muscle transfer. Acta Orthop Belg. 2005;71:667–71.

72. Gerber C, Maquieira G, Espinosa N. Latissimus dorsi transfer for the treatment of irreparable rotator cuff tears. J Bone Joint Surg. 2006;88A:113–20.

73. Miniaci A, MacLeod M. Transfer of the latissimus dorsi muscle after failed repair of a massive tear of the rotator cuff. A two to fiveyear review. J Bone Joint Surg. 1999;81A:1120–7.

74. Moursy M, Forstner M, Koller H, Resch H, Tauber M. Latissimus dorsi tendon transfer for irreparable rotator cuff tears: a modified technique to improve tendon transfer integrity. J Bone Joint Surg. 2009;91A:1924–31.

75. Gerber C, Vinh T, Hertel R, Hess CW. Latissimus dorsi transfer for the treatment of massive tears of the rotator cuff (a preliminary report). Clin Orthop Relat Res. 1988;232:51–61.

76. L'Episcopo JB. Tendon transposition in obstetrical paralysis. Am J Surg. 1934;25:122–5.

77. Birmingham PM, Neviaser RJ. Outcome of latissimus dorsi transfer as a salvage procedure for failed rotator cuff repair with loss of elevation. J Shoulder Elbow Surg. 2008;17:871–4.

78. Delaney RA, Lin A, Warner JP. Nonarthroplasty options for the management of massive and irreparable rotator cuff tears. Clin Sports Med. 2012;31:727–48.

79. Gervasi E, Causero A, Parodi PC, Raimondo D, Tancredi G. Arthroscopic latissimus dorsi transfer. Arthroscopy. 2007;23:1243.

80. Glanzmann MC, Goldhahn J, Flury M, Schwyzer HK, Simmen BR. Deltoid flap reconstruction for massive rotator cuff tears: mid- and long-term functional and structural results. J Shoulder Elbow Surg. 2010;19:439–45.

81. Young DC, Rockwood Jr CA. Complications of a failed Bristow procedure and their management. J Bone Joint Surg. 1991;73A:969–81.

82. Wirth MA, Rockwood Jr CA. Operative treatment of irreparable rupture of the subscapularis. J Bone Joint Surg. 1997;79A:722–31.

83. Resch H, Povacz P, Ritter E, Matschi W. Transfer of the pectoralis major muscle for the treatment of irreparable rupture of the subscapularis tendon. J Bone Joint Surg. 2000;82A:372–82.

84. Kilinc AS, Ebrahimzadeh MH, Lafosse L. Subacromial internal spacer for rotator cuff tendon repair: "the balloon technique". Arthroscopy. 2009;25:921–4.

85. Savarese E, Romeo R. New solution for massive, irreparable rotator cuff tears: the subacromial "biodegradable spacer". Arthrosc Tech. 2012;1:e69–74.

86. Senekovic V, Poberaj B, Kovacic L, Mikek M, Adar E, Dekel A. Prospective clinical study of a novel biodegradable sub-acromial spacer in treatment of massive irreparable rotator cuff tears. Eur J Orthop Surg Traumatol. 2013;23:311–6.

87. Boileau P, Watkinson DJ, Hatzidakis AM, Balg F. Grammont reverse prosthesis: design, rationale, and biomechanics. J Shoulder Elbow Surg. 2005;14:147–61.

88. Saltzman MD, Mercer DM, Warme WJ, Bertelsen AL, Matzen 3rd FA. A method for documenting the change in center of rotation with reverse total shoulder arthroplasty and its application to a consecutive series of 68 shoulders having reconstruction with one of two different reverse prostheses. J Shoulder Elbow Surg. 2010;19:1–6.

89. Nicholson GP, Strauss EJ, Sherman SL. Scapular notching: recognition and strategies to minimize clinical impact. Clin Orthop Relat Res. 2011;469:2521–30.

90. Werner CM, Steinmann PA, Gilbart M, Gerber C. Treatment of painful pseudoparesis due to irreparable rotator cuff dysfunction with the Delta III reverse ball and socket total shoulder prosthesis. J Bone Joint Surg. 2005;87A:1476–86.

第28章

钙化性肌腱炎

Mustafa Karahan, Umut Akgun, and Baris Kocaoglu

袁滨　译

肩袖钙化性肌腱炎定义为不明原因的肌腱钙化反应的病理过程。1907 年，Painter 首先提到了钙化物。此后，这个病理过程有各种不同的名称，如钙化性肌腱炎、石灰腱鞘炎、钙化腱鞘炎、钙化关节周围炎、羟磷灰石沉积病。

流行病学

不同作者报道了钙化性肌腱炎不同的发病率。Bosworth[1] 在一组针对 6 061 名工人的研究中通过影像检查发现明显钙化病灶沉积的发生率为 2.7%。这个大群体中只有 35% 是有症状的。Welfling 等研究了一组肩痛患者，并报道钙化性肌腱炎发生率为 6.8%[2]。最主要的是，作者认为女性受影响比男性更普遍[3]。发病高峰年龄范围为 30~50 岁。糖尿病患者更易产生无症状钙化[4]。

病理解剖学

尽管确切病因不清楚，钙化沉积物积累在肩袖肌腱表面或者内部。退行性和反应性两个不同的理论被提出来解释钙化性肌腱炎[5, 6]。Codman 描述了退变的理论，具体指营养不良性钙化引起肩袖纤维坏死导致退变[5]。这个理论被许多作者接受，但也有些作者持有争议。Uhthoff 等讨论了患者的年龄、病程等因素，并讨论了不能从退变论的角度解释钙化性肌腱炎的组织学特点[6]。Uhthoff 和 Loehr 提出的钙化反应机制是指通过细胞积极介导的[7]。根据这一理论，持续的缺氧会引起肌腱中的纤维软骨转化。他把钙化性肌腱炎分为 3 个阶段：钙化前期、钙化期和钙化后期（图 28.1）。钙化前期的特征是肌腱细胞向软骨细胞转化。钙化期被分为形成、静息和吸收相。在形成相，钙晶体沉积在基质小泡。然后，在此基础之上会形成较大的钙化灶。在静息相，钙化病灶会与纤维组织形成边界。吸收相是由钙化沉积物周围薄的血管通道的形成开始的，接着巨噬细胞和多核巨细胞开始去除钙化物。钙化后期是肌腱的重塑期，钙沉积物占用的空间被肉芽组织所取代，这种肉芽组织会沿肌腱长轴形成成熟的胶原纤维。

虽然组织病理学研究可以证明这一病理过程，但是起始因素还不得而知。Codman 关于缺氧的理论得到许多作者的认可[8, 9]。人类白细胞抗原血清型 A1 类（HLA-A1）、小鼠渐进性强直基因（ANKH）和组织非特异性碱性磷酸酶基因（TNAP）是钙化性肌腱炎分子级研究实例[10]。

钙化性肌腱炎最常见的解剖位置是冈上肌腱远端 1.5~2 cm。这个位置与缺氧理论相符合，因为肌腱的这个区域是公认缺乏血供的"关键区"，这个区域也存在于冈下肌、肩胛下肌腱。其他可能的钙化位点有肩胛下肌腱、冈下肌腱、二头肌腱盂唇复

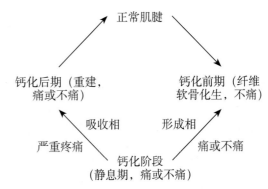

图 28.1　钙化性肌腱炎病理过程和 Uhthoff、Loehr 分期[7]

合体与软骨下骨（骨内）[11-13]。

在疾病的不同阶段，钙化沉积性质是变化的。如果患者在形成相手术治疗，钙化沉积物就会像粉笔（图28.2a）。当患者钙化灶进展为吸收相，沉积物会转化为奶油牙膏状的性质[14]（图28.2b）。

Jim等显示25%的钙化性肌腱炎患者可能合并肩袖撕裂[15]。

病 史

Uhthoff等提示多数患者钙化性肌腱炎有一个明确的进展，其溶解是必然的，至于需要多久溶解这是唯一的变量[6]。Uhthoff等指出钙化性肌腱炎患者病史可以由这三个阶段描述[6]。对于制定治疗方案来说，这个三阶段的时间分布是有用的：

第一阶段（钙化前期）

在钙化前期阶段，患者通常无症状，但钙化的过程已经开始。可能有轻微的疼痛，但活动范围会很大。

第二阶段（钙化期）

静息相持续时间可变，结束于吸收相开始。这个阶段非常疼痛，许多患者多在这个时候求医。患者会有别卡感，会有捻发音，还有类似撞击征的间歇性疼痛。在大多病例有伴随急性疼痛发作的机械性阻滞。

第三阶段（钙化后期）

在这个阶段疼痛明显消退，但没有医疗干预的话患者无法到达这个阶段。

影像学

标准片

当医生怀疑肩袖钙化时必须拍摄标准片。在随访检查过程中，影像学评估也是很重要的，因为它可以允许评估钙化灶的密度和程度的变化[4]。最初的X线片应包括肩关节中立位、内旋位和外旋位的前后位片[16]。中立位很容易看到冈上肌钙化病灶（图28.3a），而在内旋位观看冈下肌和小圆肌的钙化病灶比较明显[4, 16]。肩胛下肌钙化罕见，一张外旋前后位片可以很好显示。肩胛骨片将会帮助决定判断钙化病灶是否会引起撞击。在X线片上钙化沉积物经常是可见的，特别是在急性期或吸收相[4, 16]。大多数学者认为，在钙化性肌腱炎患者中通常缺乏退行性关节的影像学证据。对于四五十岁的患者来说这是真实的，这时候是钙化性肌腱炎的高峰期。在关节病患者中看到的钙化会有大相径庭的表现。钙化

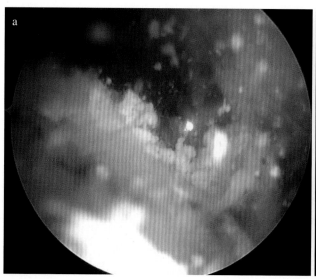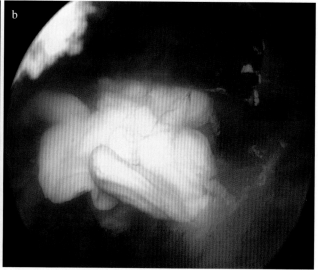

图28.2 a.右肩肩峰下视图，呈现粉笔样钙化沉积，抽吸会引起肩峰下暴风雪样改变；b.左肩肩峰下观呈奶油牙膏样的钙化沉积

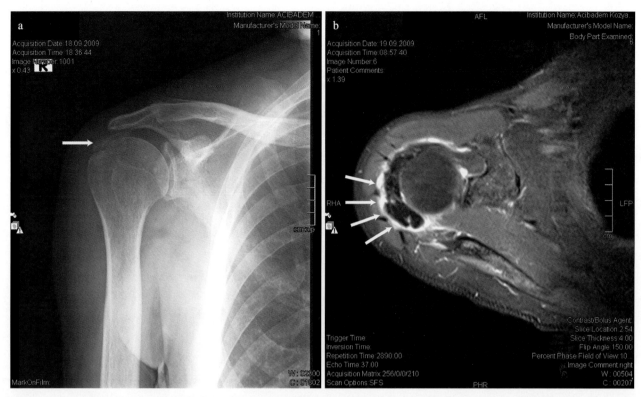

图 28.3　a. 右肩前后位片；白色的箭头指向一个位于肩峰下的巨大钙化沉积。在肩关节中立位，可大致推测钙化病灶位于冈上肌腱；b. 同一患者的 T2 加权 MR 图像；白色箭头指向的巨大钙化病灶位于冈上肌腱和冈下肌腱

物点状或平铺在骨止点处，还经常伴有骨或关节退变。这些钙化沉积物必须要和反应性腱内钙化区别。

计算机断层扫描（CT）

CT 检查有时可附带发现钙化性肌腱炎[18]。在 CT 上，钙化沉积物会表现出轮廓分明、质地均匀。CT 是最适合评价骨受累的方式，特别是如果有类似骨侵蚀等侵入性变化的时候[19]。这些变化最常见于股骨和肱骨，伴随骨皮质侵蚀[20, 21]。CT 有助于评估特殊部位的钙化情况，从而定位发生钙化的肌腱和确认钙化性肌腱炎[16]。CT 最能够精确判断钙化沉积物的浓度。这在决定干预时很重要，例如针刺抽吸。软质或半流质钙化可在 CT 上有不均匀现象；另一方面，硬或固体钙化病灶表现得更加均匀，并具有较高的密度[16]。

超声

超声对于评价钙化性肌腱炎是有用的，特别是在肩关节[22]。超声可用于诊断和治疗[16, 22]。肌腱钙化超声检查可看到高回声的聚集，伴或不伴后声影[16]。超声在检测和定位肩袖钙化时很可靠，但无

法分类病理相。由于这个局限和其他骨病变状态的可能性，X 线片检查应该与超声结合[16]。在 217 例患者的研究中，Hartig 和 Huth 发现超声检查钙化物沉积比 X 线片更敏感[23]。超声检查钙化病灶显示率 100%，但 X 线片只有 90%。此外，超声允许无辐射的精确定位钙化病灶。

磁共振成像（MRI）

MRI 也许很少需要。在 T1 加权图像，钙化表现为信号强度下降的部位。T2 加权图像经常带状增强信号并有水肿（图 28.3b）。Zubler 等最近评估了肩关节钙化性肌腱炎直接 MR 关节造影（MRA）的效果，发现不足以用于诊断钙化性肌腱炎，因为小的钙化沉积物难以看到，可能会导致假阴性的结果，并且肌腱正常的低信号区域也许会导致假阳性的结果[24]。

治疗：指征与禁忌证

钙化性肌腱炎疼痛可能是慢性或急性。疼痛可由 4 种不同的机制产生：钙的化学刺激、组织水肿

的压力、类似滑囊增厚的撞击和盂肱关节的慢性僵硬[25]。在慢性病例中，疾病的自然进程通常停留在形成相。另一方面，吸收相的特点通常是急性疼痛。被广泛接受的钙化性肌腱炎一线治疗是保守疗法。物理治疗、非甾体类消炎药（NSAIDs）、肩峰下注射、超声、体外冲击波（ESWL）、针刺、灌洗，这些都是一些保守治疗的例子，保守治疗无效时才会考虑手术。Gschwend等列出了手术的3个适应证：症状加重、疼痛干扰日常生活、拒绝保守治疗[26]。

决策流程

肩关节钙化性肌腱炎患者一般表现为与体格检查无关的急性肩关节疼痛。单纯肩关节 X 线片会显示钙化，跳过 X 线行磁共振检查可能会导致错误的诊断。

患者应首选保守治疗。保守治疗应针对缓解疼痛，减少沉积团块以及沉积物吸收和肌肉保护引起的炎症进行。简单的镇痛药、吊带、非甾体类消炎药和局部的可的松注射可以减少疼痛和炎症。经皮穿刺和 ESWL 治疗可以分解沉积物。物理治疗和康复将有助于患者恢复正常的肩关节正常生物力学。

少数患者将需要手术，对于大多数患者，关节镜下清理钙化病灶是有效的，但术者应警惕术后僵硬的发生。

关节镜治疗：手术技术

患者体位

作者喜欢在沙滩椅位下完成所有肩峰下的操作。肌间沟区域麻醉有利于术后镇痛。患者自控肩峰下镇痛可在特定患者中结合全麻使用。

入路

经典前后入路用于盂肱关节评估，根据钙化物的位置建立外侧入路。

诊断性关节镜检查：了解和认识病变

虽然术前影像学可以引导我们发现病变部位，

但一个逐步进行的方案会更容易发现钙化病灶。盂肱关节的关节镜检查是第一步，如果钙化病灶位于肱二头肌或肩胛下肌腱，这会引起肌腱局部膨隆，盂肱关节镜检查很容易发现。大多数时候，钙化性肌腱炎影响冈上肌腱时，不会在肌腱的关节面出现明显的膨隆。应该分别从前、后观察冈上肌、冈下肌和小圆肌的肌腱关节面。局部反应性充血区域是定位钙化病灶的良好标记（图 28.4a）。一旦在肌腱关节面发现这个充血区域，从肩峰下间隙使用腰穿针或者缝线做好标记（图 28.4b）。下一步，关节镜转至肩峰下间隙。肩峰下外侧入路的建立应该与标记可能钙化区的腰穿针一致。慢性患者会有一个增厚的肩峰下滑囊，为了检查肩峰下肩袖肌腱表面，肩峰下滑囊应被清除。因为肩峰下滑囊炎会增加出血，可以用射频探头来清理滑囊和预防出血。当肩峰下滑囊清理完成，肌腱上之前定位的针或线应该可以被发现（图 28.4c）。钙化沉积可在肩袖滑囊侧导致突出的团块或肿胀（图 28.4d）。如果没有发现，可以轻柔地探查肌腱，旋转肩关节会有助于定位钙化病灶，受累肌腱的充血区域是征象。假如不能在关节镜下定位，可以使用 X 线术中摄片来帮助定位。肌腱的可疑区域可以使用腰穿针谨慎穿刺，当穿刺针刺入钙化物，可以在肩峰下间隙看到钙化物的渗漏。

手术步骤（框 28.1）

一旦钙化沉积的位置确认，使用腰穿针或 11 号刀片将肌腱的表面划开，要平行肌腱的纵向纤维，这样使得肌腱得到最小的损伤（图 28.5a），如果后面需要修补肌腱的话，这也将简化修复操作。通过这样的切开，就可以开始清除钙化病灶。粉笔样的沉积可以使用一个小型刨刀吸除（图 28.5b），而奶酪样的钙化病灶可以在关节镜下用探钩挤出来（图 28.5c）。可使用光滑的小刮匙去除肌腱内可能剩下的钙化病灶，但必须小心操作，防止损伤健康肌腱组织。必须尽可能地清理干净，在肩峰下间隙采取足够的冲洗对清理干净非常重要。最后，如果清理产生的肩袖裂隙超过 10 mm 或者有全层损伤，作者建议采取非滑动结技术做边对边修复（图 28.5d）。应避免滑动结，因为滑动的时候可能会损坏肌腱。不要把线结打得太紧，因为在肌腱上增加压力会阻止肌腱愈合，并且导

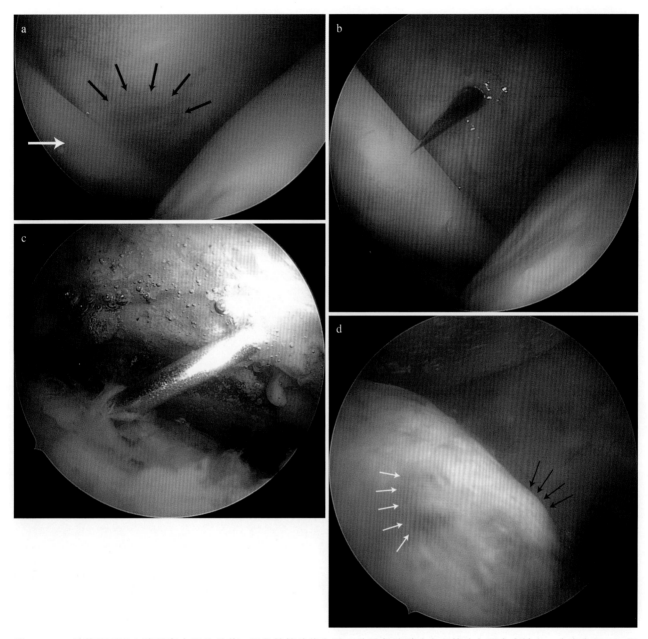

图 28.4　a. 关节镜下后入路观察右盂肱关节；黑色的箭头指向肱二头肌长头腱（白色箭头）后方肩袖上一个充血区；b. 经肩峰下间隙使用腰穿针在充血区标记便于指引；c. 关节镜下从后侧入路观察肩峰下间隙，可以看到之前标记针标记在充血区；d. 关节镜下外侧入路观察肩峰下间隙。标记针已被移除，肩峰下滑囊已被清理。白色的箭头指向充血区和黑色的箭头指向肩袖隆起区，这个区域是钙化沉积物的位置

致术后症状持续。

在一些病例中，或许会在肩袖的足印区发现钙化病灶。在这些不常见病例中，边对边缝合不适合，需要使用带线锚钉来固定。

作者不愿意常规做肩峰成形术，在 X 线片或者关节镜下发现肩峰有骨刺或者有撞击征的病例，可以加做肩峰成形术。

框 28.1　窍门与技巧

- 在手术之前确定钙化病灶沉积的确切位置有助于减少手术时间。在前后位 X 线片上，当手臂内旋的时候，冈上肌腱钙化灶内移，而冈下肌钙化则外移。
- 钙化病灶分散在肩峰下间隙可能会在术后急性期引起急性炎症反应，需要使用合适的抗炎药物，必要时使用可的松。

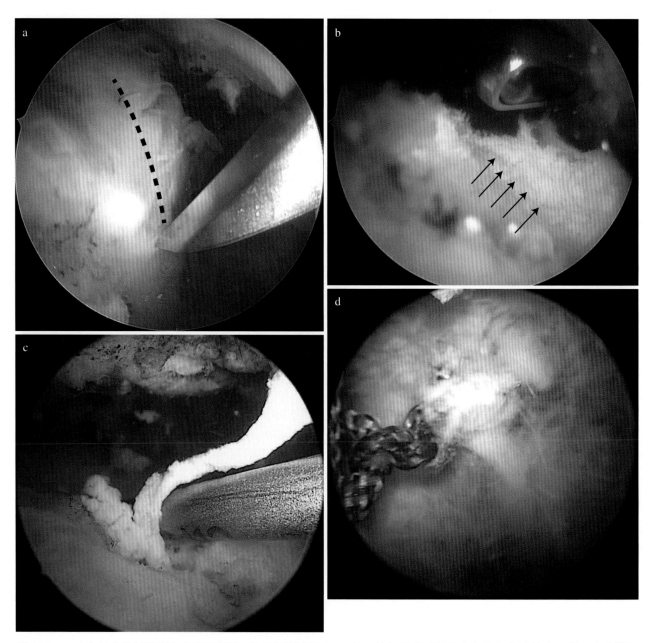

图 28.5　a. 右肩关节镜后路观察肩峰下间隙；从外侧通道进入 11 号刀片根据肌腱纤维走向在钙化病灶表面做一个表浅切开（黑色虚线）；b. 刨刀用于清除肩袖内部钙化病灶残余，黑色箭头指肩袖内部的钙化病灶；c. 探头通过用于肩袖表浅切开，去除奶油状沉积；d. 简单地边对边缝合肌腱内的缺损

- 从肩峰下间隙发现钙化病灶并不总是很准确。从盂肱关节内观察充血区会帮助找到准确位置。
- 盂肱关节内关节镜下经皮穿针可以帮助医生在肩峰下关节镜操作时准确定位钙化病灶，然后通过导针穿入缝线代替导针定位，因为导针会在肩关节移动时发生移位。
- 钙化病灶可能和冈上肌腱长入大结节部分混淆，多数时候一般通过直视或者标记定位。假如还是找不到，重

复穿刺肩袖可以导致钙化物渗出。钙化病灶周围应当被彻底清理，包括滑囊炎，同时避免任何肩袖损伤。
- 假如沉积物比较柔软，一般可以充分刨除。用 11 号刀片就可以把钙化病灶切成条状，在整个过程中，保证肩袖的完整性是极度重要的。
- 除非肩袖整个破裂，否则没必要修补。肩峰成形和肩袖修补增加了术后僵硬的风险。
- 患者术后应尽早开始全关节范围的主动活动。

术后护理康复

康复方案根据手术方案有所不同（清理、修补与否）。关节镜下清理术后可立即开始康复治疗，术后悬吊可在户外时使用，对于上肢水肿的治疗，应当进行握拳训练。手术后 1 周，主动肘关节和肩摆练习可以开始。第 1 周后，肩关节被动前屈上举和外旋运动可以开始以增加活动范围。冷热敷疗法和主动肩胛骨伸展运动可以进行。如果患者耐受，肩关节拉伸和肌力练习可以开始，可以增加内旋和内收拉伸以及肩胛骨力量锻炼。

术后 2 个月，所有患者都可以开始拉伸训练，并可以开始在臂外展 90° 时变化负荷的抗阻肌力训练。开始日常的生活练习，包括搬运和处理重物，也使患者能够适应社会生活。

文献综述

虽然本章是专门针对钙化性肌腱炎的关节镜治疗，但大多数病例可通过保守治疗解决。钙化性肌腱炎的问题主要是疼痛。多年来，休息（制动）、热敷、非甾体类消炎药、物理疗法、超声和体外冲击波治疗（ESWL）已被用来减轻疼痛。这些治疗措施有不同的成功报告。非甾体类消炎药可作为初始一线治疗。正规的物理治疗或轻柔的康复练习可以帮助维持患者肩关节活动范围。超声是一种附加治疗，主要是用于镇痛。有许多证据表明，积极的治疗性超声比安慰性超声更有效[27]。在一项设计良好的随机双盲对照研究中，对于有症状的钙化性肌腱炎患者采取超声治疗和假声波，结果超声治疗极大地减少了疼痛，大幅改善了生活质量，此外 X 线片上的钙化灶尺寸也有所减小[28]。体外冲击波治疗（ESWL）起源于欧洲。在 ESWL 中，低能量是用来减轻疼痛，而高能量是用来破坏钙化病灶。Loew 等[29] 随机将患者分为对照组、低能量组、高能量组和接受两疗程治疗的高能组。结果表明，良好效果与能量相关，在两疗程高能量治疗后 58% 疼痛

缓解，而对照组为 5%。Daecke 等[30] 确定了 ESWL 长期的效果和并发症。他们的结论是，成功的程度与能量大小相关，在一项 115 例患者的 4 年随访前瞻性研究中，两组之间的影像学变化差异很大。在 4 年结束时，有 20% 的患者的患肩进行了手术治疗。

那些没有受益于保守措施的患者可能需要有创干预治疗钙化性肌腱。有创干预包括类固醇 / 麻醉药注射、"起泡"（多次穿刺）、抽吸和冲洗。如果症状来自撞击，那么肩峰下注射类固醇会有效[31]。穿刺灌洗技术最好用在患者吸收期急性疼痛的时候使用，并有助于减少引起疼痛的肌腱内压力。改良超声引导下细针穿刺治疗已被证明是一个具有显著临床效果的治疗方法且非常精确[22]。采用超声引导下针刺，Farin 等[32] 发现超过 70% 以上的患者结果良好。

Gschwend 等归纳了 3 条手术适应证：症状加重、疼痛影响日常的生活，以及拒绝保守治疗[26]。1902 年，Harrington 和 Codman 第一次完成了开放手术清除钙化沉积物[5]。不同的作者报道了该方法的良好效果。术前慢性进展性症状持续超过 1 年的患者获得了最佳的治疗效果[33]。1987 年，Ellman 描述了关节镜技术清除钙化病灶[34]。后来，许多作者报告了关节镜技术良好的临床结果[35, 36]。关节镜手术的主要优点可以概括为住院和恢复时间短以及美观。

总　结

肩袖钙化性肌腱炎形成是一个病理过程，定义为未知病因肌腱的反应性钙化。多年来，治疗聚焦于减少疼痛，包括休息、热敷、非甾体类消炎药治疗、物理治疗，"针刺"、麻醉剂和糖皮质激素局部注射等。超过 90% 的患者可以通过保守治疗缓解。非手术治疗失败可能需要手术干预。Harrington 和 Codman 进行了手术切除钙化病灶的首次报道[5]。后来，关节镜治疗钙化病灶已被认为效果确切[35, 36]。这种方法仍然是保守治疗失败后的外科治疗方法。

参·考·文·献

1. Bosworth BM. Calcium deposits in the shoulder and subacromial bursitis. A survey of 12,122 shoulders. JAMA. 1941;116:2477–82.

2. Welfling J, Kahn MF, Desroy M, Paolaggi JB, de Sèze S. Les calcifications de l'epaule. II. La maladie des calcifications

tendineuses multiples. Rev Rhum Mal Osteoartic. 1965;32:325–34.

3. DePalma AF, Kruper JS. Long term study of shoulder joints afflicted with and treated for calcific tendinitis. Clin Orthop. 1961;20:61–72.

4. Hurt G, Baker Jr CL. Calcific tendinitis of the shoulder. Orthop Clin North Am. 2003;34:567–75.

5. Codman EA. The shoulder: rupture of the supraspinatus tendon and other lesions in or about the subacromial bursa. Boston: Thomas Todd; 1934. p. 178–215.

6. Uhthoff HK, Sarkar K, Maynard JA. Calcifying tendinitis: a new concept of its pathogenesis. Clin Orthop Relat Res. 1976;118:164–8.

7. Uhthoff HK, Loehr JW. Calcific tendinopathy of the rotator cuff: pathogenesis, diagnosis, and management. J Am Acad Orthop Surg. 1997;5:183–91.

8. Simon WH. Soft tissue disorders of the shoulder. Frozen shoulder, calcific tendinitis, and bicipital tendinitis. Orthop Clin North Am. 1975;6:521–39.

9. Litchman HM, Silver CM, Simon SD, Eshragi A. The surgical management of calcific tendinitis of the shoulder. An analysis of 100 consecutive cases. Int Surg. 1968;50:474–9.

10. Peach CA, Zhang Y, Dunford JE, Brown MA, Carr AJ. Cuff tear arthropathy: evidence of functional variation in pyrophosphate metabolism genes. Clin Orthop Relat Res. 2007;462:67–72.

11. Ifesanya A, Scheibel M. Arthroscopic treatment of calcifying tendonitis of subscapularis and supraspinatus tendon: a case report. Knee Surg Sports Traumatol Arthrosc. 2007;15:1473–7.

12. Seyahi A, Demirhan M. Arthroscopic removal of intraosseous and intratendinous deposits in calcifying tendinitis of the rotator cuff. Arthroscopy. 2009;25:590–6.

13. Ji JH, Shafi M, Kim WY. Calcific tendinitis of the biceps-labral complex: a rare cause of acute shoulder pain. Acta Orthop Belg. 2008;74:401–4.

14. Rowe CR. Calcific tendinitis. Instr Course Lect. 1985;34:196–8.

15. Jim YF, Hsu HC, Chang CY, Wu JJ, Chang T. Coexistence of calcific tendinitis and rotator cuff tear: an arthrographic study. Skeletal Radiol. 1993;22:183–5.

16. Siegal DS, Wu JS, Newman JS, Del Cura JL, Hochman MG. Calcific tendinitis: a pictorial review. Can Assoc Radiol J. 2009;60:263–72.

17. Gosens T, Hofstee DJ. Calcifying tendinitis of the shoulder: advances in imaging and management. Curr Rheumatol Rep. 2009;11:129–34.

18. Farin PU. Consistency of rotator-cuff calcifications. Observations on plain radiography, sonography. Computed tomography, and at needle treatment. Invest Radiol. 1996;31:300–4.

19. Chung CB, Gentili A, Chew FS. Calcific tendinosis and periarthritis: classic magnetic resonance imaging appearance and associated findings. J Comput Assist Tomogr. 2004;28:390–6.

20. Chan R, Kim DH, Millett PJ, Weissman BN. Calcifying tendinitis of the rotator cuff with cortical bone erosion. Skeletal Radiol. 2004;33:596–9.

21. Flemming DJ, Murphey MD, Shekitka KM, Temple HT, Jelinek JJ, Kransdorf MJ. Osseous involvement in calcific tendinitis: a retrospective review of 50 cases. AJR Am J Roentgenol. 2003;181:965–72.

22. Aina R, Cardinal E, Bureau NJ, Aubin B, Brassard P. Calcific shoulder tendinitis: treatment with modified US-guided fine-needle technique. Radiology. 2001;221:455–61.

23. Hartig A, Huth F. Neue aspekte zur morphologie und therapie der tendinosis calcarea der schulter- gelenke. Arthroskopie. 1995;8:117–22.

24. Zubler C, Mengiardi B, Schmid MR, Hodler J, Jost B, Pfirrmann CW. MR arthrography in calcific tendinitis of the shoulder: diagnostic performance and pitfalls. Eur Radiol. 2007;17:1603–10.

25. Neer 2nd CS. Less frequent procedures. In: Shoulder reconstruction. Philadelphia: WB Saunders; 1990. p. 421–85.

26. Gschwend N, Scherer M, Löhr J. Die Tendinitis calcarea des Schultergelenks (T. c.). Orthopade. 1981;10:196–205.

27. Robertson VJ, Baker KG. A review of therapeutic ultrasound: effectiveness studies. Phys Ther. 2001;81:1339–50.

28. Ebenbichler GR, Erdogmus CB, Resch KL, Funovics MA, Kainberger F, Barisani G, et al. Ultrasound therapy for calcific tendinitis of the shoulder. N Engl J Med. 1999;340:1533–8.

29. Loew M, Daecke W, Kusnierczak D, Rahmanzadeh M, Ewerbeck V. Shock-wave therapy is effective for chronic calcifying tendinitis of the shoulder. J Bone Joint Surg. 1999;81B:863–7.

30. Daecke W, Kusinierczak D, Loew M. Long-term effects of extracorporeal shockwave therapy in chronic calcific tendinitis of the shoulder. J Shoulder Elbow Surg. 2002;11:476–80.

31. Wolf 3rd WB. Shoulder tendinoses. Clin Sports Med. 1992;11:871–90.

32. Farin PU, Rasanen H, Jaroma H, Harju A. Rotator cuff calcifications: treatment with ultrasound-guided percutaneous needle aspiration and lavage. Skeletal Radiol. 1996;25:551–4.

33. Rochwerger A, Franceschi JP, Viton JM, Roux H, Mattei JP. Surgical management of calcific tendinitis of the shoulder: an analysis of 26 cases. Clin Rheumatol. 1999;18:313–6.

34. Ellman H. Arthroscopic subacromial decompression. Analysis of one- to three-year results. Arthroscopy. 1987;3:173–81.

35. Ark JW, Flock TJ, Flatow EL, Bigliani LU. Arthroscopic treatment of calcific tendinitis of the shoulder. Arthroscopy. 1992;8:183–8.

36. Jerosch J, Strauss JM, Schmiel S. Arthroscopic treatment of calcific tendinitis of the shoulder. J Shoulder Elbow Surg. 1998;7:30–7.

第29章

粘连性肩关节囊炎

Matteo Salvatore, Carmine Latte, Giuseppe Milano, and Andrea Grasso

谢军 译

引 言

尽管有关粘连性肩关节囊炎的研究很多，但其病因至今还不明了，而粘连性肩关节囊炎最佳的治疗方法也没有定论。

对粘连性肩关节囊炎最早的描述出现在 19 世纪的法国[1]和美国[2]，那时通常称这种导致肩关节僵硬的疾病为肩周炎。在 1934 年，Codman 首次使用"冻结肩"这一名词来描述这种难定义、难治疗、又难解释的疾病。Neviaser[4]定义粘连性关节囊炎为一种慢性炎症过程，包括关节囊增厚和挛缩，继发与肱骨头粘连。Zuckerman 和 Cuomo[5]描述这种疾病为：肩关节主动和被动活动均明显受限，但未发现肩关节有本质性的病变。

流行病学

粘连性肩关节囊炎在一般人群中的发病率是 2%~5%[6-8]，40~60 岁的妇女经常双侧发病，虽然有时一侧肩发病几年后另一侧肩才发病[7, 8]。同一侧肩复发不常见，也没有发现粘连性肩关节囊炎的发病率有种族偏向。

病理生理学

分类

虽然有很多种分类方案，笔者赞成把粘连性肩

关节囊炎分为原发和继发两大类。原发性又称为特发性，指从患者既往病史（虽然会有糖尿病）和体格检查上不能找到粘连性肩关节囊炎的发病原因。继发性或获得性是基于以下已知因素：我们可把这些已知因素进一步分为内在因素和外在因素（图29.1）。肩袖肌腱炎和肩袖破裂、肱二头肌肌腱病变、钙化性肌腱炎以及肩锁关节关节炎是最常见的内在因素。肩部创伤、肩部或其附近的手术属于外在因素。

一些常见的创伤例如肱骨近端挫伤、肩关节脱位，半脱位、脱位和骨折会导致肩关节活动受限。还有肩袖手术以及前或后关节囊紧缩手术，无论这些手术是关节镜下手术或开放手术，都有可能导致

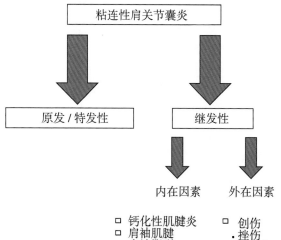

图 29.1　粘连性肩关节囊炎病因

肩关节僵硬。一些作者报道了即使在肩关节邻近区域的手术也会导致肩关节僵硬发生率增加，例如乳腺癌施行根治术，尤其是附加腋窝淋巴结清扫[11]或颈部淋巴结清扫时[12]。

合并症

很多合并症可能与原发或继发性粘连性肩关节囊炎同时存在，并且会加剧肩关节的疼痛和活动受限[6]。一些特定激素功能紊乱、心脏疾病、神经系统疾病和其他如恶病质、Dupuytren病、高脂血症，以及吸毒相关疾病都可能与粘连性肩关节囊炎有关。

糖尿病和粘连性肩关节囊炎发病是密切相关的，这一点众所周知。Bridgman[7]最早对此进行了研究，他观察了800例糖尿病患者和600例非糖尿病患者，糖尿病患者中粘连性肩关节囊炎发病率是非糖尿病者的5倍。Arkkila等[13]报告在Ⅰ型糖尿病患者中粘连性肩关节囊炎总发病率为10.3%，在Ⅱ型糖尿病患者中粘连性肩关节囊炎总发病率为22.4%。左右双侧都发生粘连性肩关节囊炎的比例在糖尿病患者要高于普通人群，而且这些患者症状持续时间更长，僵硬更加严重[14]。根据Yian等进行的研究，未发现糖尿病患者的血糖控制和粘连性肩关节囊炎的发生率之间的相关性[15]。

不太为人所知的是，与关节囊炎相关的激素水平异常是甲状腺疾病和促肾上腺皮质激素的缺乏，尤其是Cakir等[16]报道的在一组甲状腺疾病患者中有10.9%发生了粘连性关节囊炎。

Tuten等[17]发现在男性心脏手术患者中有3.3%（7/214）发生肩关节囊炎。帕金森氏病和脑外科手术患者也与较高的肩关节僵硬发生率相关[18, 19]。Gheita等[20]观察了一组60例恶病质患者，发现其中有9人发生了粘连性关节囊炎。

少数研究报告发现，在双胞胎中粘连性关节囊炎发生率是普通人的2~3倍，虽然这种情况更有可能与个体特异的环境因素相关，而不是真正的基因遗传因素[21]。实际上，粘连性肩关节囊炎是否与基因遗传有关还存在争议。不少学者报告与Dupuytren病有很强的相关性，冻结肩在Dupuytren病患者中的发病率是普通人群的8倍。Hand等[8]在研究中发现17%的肩关节囊炎患者与高胆固醇血症相关，而且接种流感疫苗、肺炎球菌感染[24]、

使用喹诺酮类药物、进行高效抗逆转病毒治疗HIV感染都看似与冻结肩有关。

病因学

粘连性肩关节囊炎的病因学和病理生理学仍不清楚，虽然基础研究有所进展，但理解仍然很粗浅[27]。免疫因子、细胞信号以及炎症介质的作用都已得到证实[22, 28-31]。大多数信息来源于那些需要开放或关节镜外科治疗的顽固性病例。

首先是这些患者都有肩关节活动受限，解剖上有肩袖间隙、喙肱韧带和前关节囊的挛缩。实际上，松解喙肱韧带，正如Neer等[32]所示，能恢复肩关节外旋。患有粘连性肩关节囊炎和未患粘连性肩关节囊炎患者对比显示肩袖间隙明显变小[33]，并且有腋囊增厚[34]。

Neviaser[4]在开放手术中发现关节囊和滑膜炎症会导致腋囊增厚。后续的研究发现，下关节囊的增厚和挛缩比腋囊转折处的粘连更严重[35]。

组织学检查显示粘连性关节囊炎组织常表现为周围血管渗出和关节囊纤维化。滑膜的增生和关节囊纤维化来源于细胞因子的活性增加，例如转化因子-β（TGF-β）、血小板衍生生长因子（PDGF）、白介素-1b以及肿瘤坏死因子（TNF），已在粘连性关节囊炎患者的病理活检切片得到证实[30]。

Hannafin等[36]研究了粘连性关节囊炎患者的病理活检切片，希望找到Neviaser之前曾经提到的纤维增生的3个组织病理学相在临床检查以及关节镜检查之间的关联。关节囊纤维化和挛缩看似依赖于血管增生性滑膜炎，它又导致关节囊组织进展的成纤维细胞反应。依据以上研究，作者提出了一个细胞通路，最终导致患者发生粘连性关节囊炎的临床表现。

血管增生和富含胶原细胞的组织，主要包含纤维母细胞和成纤维细胞，是组织学和免疫组化典型的表现。

有人猜测粘连性肩关节囊炎中成纤维细胞活性增加与Dupuytren病类似[22]。这一直观的猜测可用一类自然存在的调节胶原基质重塑的蛋白激酶家族来解释，称为基质金属蛋白酶（MMPs）[28]。Hutchinson等[37]报道了12例接受MMPs抑制剂治疗后发生冻结肩的胃癌患者。

Bunker等[28]检查了冻结肩患者、Dupuytren

病患者以及正常对照患者的关节囊组织。他们分析了关节囊组织中的包括 MMPs 在内的各种因子，发现相对于 Dupuytren 病患者和正常患者的组织，冻结肩患者的关节囊组织中 MMPs mRNA 和 MMPs 抑制因子是超表达的。他们通过这一研究提出假说，MMPs 的表达是一个和冻结肩发生相关的可能因素，然而该因果关系还需要进一步的研究去证实。

最后，我们知道粘连性关节囊炎在糖尿病患者中高发，但目前还没有关于两者关系的确切解释。其中一个假说认为：过高的糖浓度会导致肩关节囊快速的胶原交联和糖基化[38, 39]，这一过程逐渐导致肩关节活动受限而发生粘连性关节囊炎，高发的胶原交联很可能也是 Dupuytren 病发生挛缩的原因。

自然史

Reeves[9] 把粘连性肩关节囊炎分为连续的 3 个阶段：疼痛阶段、僵硬阶段和恢复阶段。Hannafin 和 Chiaia[40] 根据 Neviaser[41] 的临床和组织学发现，把粘连性肩关节囊炎分为 4 个阶段：

第一阶段：粘连前期。患者表现为轻度终末运动痛，常误诊为肩袖撞击，在这一阶段，关节镜下显示轻微的红斑性滑膜炎。

第二阶段：急性粘连或"结冰"期。患者在终末运动时常有严重的不适和疼痛。甚至看上去无法进行臂的被动活动，麻醉下检查提示结缔组织的病变导致相对活动度下降。这一阶段关节镜下特征是增厚的红色滑膜炎。

第三阶段：纤维化或"冻结"期。患者表现为肩关节疼痛好转但僵硬显著。麻醉下检查和清醒状态下被动活动度是相同的；关节镜下特征是滑膜炎较轻但粘连更成熟。

第四阶段：解冻期。患者表现为无痛的僵硬，随着重塑出现肩关节活动度改善。关节镜下常见表现为严重的关节囊活动受限而无明显的滑膜炎。

病　史

虽然没有统一的诊断标准，原发性粘连性肩关节囊炎患者常表现出相同的病史和临床表现。起病隐匿、进展性疼痛和逐渐活动度丧失，是原发性和一部分继发性粘连性肩关节囊炎（例如糖尿病继发的）的典型特征。患者首次出现症状前常常有一次轻微的外伤。疼痛，特别是影响睡眠的夜间痛，常常是患者就医的原因。很多患者手臂放在体侧时或者做中等程度活动时比较舒服，但在突然活动或者终末活动时常常发生突然而短暂的剧痛。

通过询问病史，我们可以推断患者所处粘连性关节囊炎的阶段和激惹水平。如果患者述说能通宵睡眠，说明易激惹水平不高，也说明此时疼痛性滑膜炎和血管增生已缓解，与第三期相符。

鉴别疼痛或僵硬哪个是主要症状是很重要的。如果患者表现出僵硬大于疼痛，说明滑膜炎和血管生成较少而关节囊纤维化较重。了解在过去 3 周内症状是好转还是加重也很重要，症状在加重表示患者正从第二期进展到第三期以及激惹水平下降。判断组织激惹程度对治疗计划有直接的影响。

临床检查

需进行上肢的全面检查以排除颈椎病和神经系统疾病。诊断粘连性肩关节囊炎的难点在于分辨患者是真正的盂肱关节活动受限还是疼痛导致的保护反应，以及辨别伴随症状。

医生可从观察患者走进诊疗室的过程中得到有关其肩部疾病的有用信息。如果患者患有严重的粘连性肩关节囊炎，则会丧失行走时自然的摆臂，此外患者会表现有肩胛带的肌萎缩。由于盂肱关节活动受限，作为代偿，患者主动前屈患肩时会伴有异常的肩胛运动。重要的是，粘连性肩关节囊炎的患者做体检时可能会引起不适，患者在做一个动作后需要简短的休息或晃动肩部。

在触诊时，肩关节前方和后方区域可能会有模糊的、弥散的压痛。有一些作者发现在粘连性肩关节囊炎患者中，指压喙突区域时会发生压痛（喙突疼痛试验），这可以算作是粘连性肩关节囊炎的一个特定体征[43]。

在其他部位的压痛很少见，如果存在则提示为其他疾病或有其他伴随的疾病，例如肩袖疾病或肱二头肌肌腱病。

如患者有前屈，外展和内外旋受限，应高度怀疑粘连性肩关节囊炎。患有冻结肩时，肩关节体检会发现显著的主动和被动活动丧失，通常活动度少于 120° [22]。但是，活动丧失程度与分期有关。肩关节主动活动时常伴随有肩胛骨的代偿 [44]。

检查被动运动时嘱患者仰卧，体会在运动极限的抵抗感（终止感）。要在患侧和健侧对比这些动作以精确评估缺失，一开始先测试主动活动，如果发现活动度丧失，医生再检查被动活动，将肩胛骨固定以确保运动的精确评估。

Apley 抓背试验是广为接受的测定内旋的方法，它评估患者能摸到的最高椎体水平。

在冻结肩患者体检时，体侧臂被动外旋下降超过 50% 或外旋幅度 <30° 很常见 [22, 45, 46]。

患者如果能在任何平面做全范围活动时提示其他疾病。通常到达或不到终末范围时的疼痛以及终末范围时的肌卫会限制盂肱关节被动活动，给患者进行局麻或阻滞麻醉后患肩运动幅度会有部分改善，原因是消除了疼痛和肌卫 [47]。

在粘连性肩关节囊炎时，理论上在各个方向肌力不受影响，因其不影响肩关节动力稳定结构（如肩袖、二头肌腱和三角肌）。但是粘连性肩关节囊炎患者没有足够的活动范围进行肌力测试。特殊试验，例如撞击征和 Jobe 试验，不能用来鉴别冻结肩和肩袖肌腱病，因为这些检查需要肩部处于疼痛的终末位。

阻力测试会出现类似真正力弱的疼痛相关的"中断"。晚期粘连性肩关节囊炎患者会有肌肉萎缩并导致力弱。Leggin 等 [48] 使用手持肌力测试法，发现了这些患者肩关节在内旋和上举中会有明显的力弱，比肩袖肌腱病患者肩内旋力量更弱。但是与健侧比，也会有明显外旋和外展力弱。

总结粘连性肩关节囊炎与其他病相比，臂的体侧被动外旋明显减少，同时主动和被动活动在其他平面也都有所减少。要注意其他有些疾病也会导致外旋减少如：肱骨近端骨折、严重骨性关节炎、急性钙化性滑囊炎 / 肌腱炎和锁定后方脱位。早期冻结肩很难和肩袖肌腱病区别，因为此时患者肌力正常，活动也只有轻微受限。如果患者只有被动外旋活动少许受限，其他平面活动相对正常，应该谨慎地告诫患者，如果肩痛和僵硬快速进展，要复诊接受进一步评估。

影像学

从体检就可诊断粘连性肩关节囊炎，但是影像学检查可以进一步确诊和排除其他疾病。

X 线片可排除骨骼病变，关节造影可以发现粘连性肩关节囊炎患者盂肱关节容积减小 [49]。

粘连性肩关节囊炎关节造影可以见到，盂肱关节注射液体容量减少，小的腋囊折叠，不规则前关节囊附着在肱骨颈上 [50]。

Binder 等 [51] 发现骨扫描对粘连性肩关节囊炎的诊断和预后判断价值不大。

超声能鉴别肩袖肌腱病和粘连性肩关节囊炎，最近的 ·项研究发现在 30 个粘连性肩关节囊炎患者中，100% 发生肩袖间隙纤维血管炎性软组织改变。

最近磁共振（MRI）被用来与肩袖和盂唇软组织异常鉴别 [53]，因其可辨别冻结肩患者关节囊和肩袖间隙异常，Sofka 等 [54] 揭示了磁共振在诊断可疑病例方面是如何有效和无创，并且为临床医生提供信息来鉴别早期和晚期。研究发现腋囊处关节囊和滑膜的厚度与粘连性关节囊炎的临床分期有最大的相关性。在早期的血管增生期显示出严重的滑膜和关节囊增厚，接着是纤维化期显示出只有关节囊增厚。关节囊高信号提示病情处于第二期。肩袖间隙的瘢痕是粘连性关节囊炎的非特异性信号，未发现与临床分期有关。

治疗：指征与禁忌证

治疗粘连性肩关节囊炎需针对病因，选择非手术或手术取决于症状主诉和临床分期的认识，因为病情是通过可预见的顺序进展的。Neviaser 和 Hannafin 分析了目前对粘连性肩关节囊炎的治疗 [55]。

非手术治疗如药物治疗是针对滑膜炎和炎症介质，物理治疗是预防和改善关节囊挛缩。外科手术可以通过滑膜切除治疗炎症，也可以通过关节囊松解和 / 或麻醉下手法松解治疗关节囊挛缩。

非手术治疗

药物治疗

治疗炎症，药理学给了我们两个武器：非甾体类消炎药（NSAIDs）和甾体类消炎药（SAIDs）。

尽管 NSAIDs 广泛应用于粘连性肩关节囊炎，但在文献中很少有作用。虽然理论上是有效的，但实际上没有任何一级和二级安慰剂对照研究以及单独应用 NSAIDs 和非治疗组对比研究证据证明单独使用 NSAIDs 药物有效。

口服 SAIDs 和对照组相比能快速缓解疼痛，但是长期随访持久作用不明确。回顾口服 SAIDs 治疗粘连性肩关节囊炎的文献时，没有关于并发症的长期随访报道，比如是否发生股骨头坏死，但仍需注意这种理论上众所周知的副作用。

NSAIDs 也可以关节内注射，有效性已经被广泛研究。在文献上，有很多该主题的一级研究。

物理治疗

物理治疗是粘连性关节囊炎治疗中使用最多的，目的是预防关节囊挛缩和在疾病后期增加关节活动度，但是几乎没有证据来证实它的疗效。

尽管缺乏高级别的证据支持物理治疗，但是很多低级别的研究报道了它的效果，用物理治疗来治疗粘连性肩关节囊炎是普遍的[56]。轻柔拉伸和无痛主动活动是有效的，治疗不要导致患者过分的疼痛。

手术治疗

许多文献报告有大约 10% 的患者非手术治疗无效。Levine 等[57]认为治疗 4 个月仍不好转或者加重的患者非手术治疗很可能会失败。但是有创治疗的指征仍然是高度主观的，需要为每个患者个体化。

当物理治疗和药物治疗失败时，麻醉下手法松解（MUA）、注水扩张、肩胛上神经阻滞（SSNB）以及关节镜下或开放关节囊松解都是可用方法。

肩胛上神经阻滞

过去肩胛上神经阻滞是由麻醉师在医院疼痛门诊进行，但是现在新技术允许医生在普通办公室进行[58]。

用于治疗粘连性肩关节囊炎的基本原理是暂时阻断了传入和传出神经的疼痛信号，使持续性疼痛和失功能的病理和神经病的过程"正常化"，疼痛缓解后肩关节功能也会有所改善。

注水扩张

注水扩张，或者称为"松解"，是一种替代手术的治疗方法。包括注射液体扩大关节囊容积，增加关节囊压力直到关节囊破裂，可以在局麻下 15 分钟内完成。可使用不同的液体注射，也可和关节造影联合使用。在过去，因为注水扩张法与其他治疗如手法松解同时进行，所以其效果不一。

麻醉下手法松解

麻醉下闭合松解被广泛持续使用且有较好的短期和长期随访疗效。用一只手稳定肩胛骨，另一只手抓住患肘的上方，使用柔和的动作，患肩首先外旋然后充分外展过顶，随后放低到外展 90° 完成内旋。这一方法的并发症包括肱骨骨折、肩胛下肌撕裂、盂唇破裂，以及二头肌腱损伤，如果手法正确可以减少并发症[59]。

关节镜下松解

随着关节镜的出现，外科医生开始运用关节镜辅助或替代闭合手法松解治疗粘连性肩关节囊炎。关节镜下松解变成了治疗难治性粘连性肩关节囊炎最流行的方法，并且取代了单纯麻醉下手法松解。

患者能在活动度和疼痛方面相比不正规的手法松解能获得更加显著和快速的改善，并且不会有单纯手法松解的并发症风险，而且关节镜下检查能够明确诊断和分期。如果必要的话，可以同时进行治疗性滑膜切除，潜在的继发病因也能被发现。

开放松解

如今需要开放关节囊松解的指征很少，该方案很少进行。这种手术有一些并发症如延迟恢复、术后僵硬以及有限的术后治疗。只有关节镜手术和闭合手法松解都失败的患者可以考虑开放手术。

决策流程

治疗应该基于分期，临床分期反映出的病变进展需要被治疗。

在疼痛期（粘连前期或冰冻期），关节腔内注射 40 mg 甲泼尼龙混合局麻药，可以阻断炎症进程并区分疾病的 1 期和 2 期[60]。此外，口服 NSAIDs 有利于在疾病的全程镇痛并辅助物理治疗有助于睡眠，我们不建议口服激素，因为局部使用激素同样有效，而且没有全身副作用。

虽然缺乏高级别证据，但物理治疗一直是主流治疗方法。对 1 期患者治疗目标是阻碍炎症反应和减轻疼痛[40]。宣教、改变活动、轻柔活动度锻炼是常用的方法。因为疼痛会改变盂肱关节的生物力学，治疗要着眼于重建正确的肩肱节律。锻炼包含闭链肩胛骨稳定、关节活动、持续被动活动、水疗以及家庭锻炼内容。家庭锻炼是基于无痛范围内进行的被动活动和钟摆运动[61]。

2 期患者除了减轻疼痛和炎症外，还要减少关节囊粘连和活动限制。被动关节滑动可增加关节囊活动度[62]。家庭锻炼可以使用锻炼棒进行内旋和外旋练习，在活动度方案中增加肩胛骨平面的主动活动旨在维持关节活动度。

在后期（3 期和 4 期），我们不再使用激素注射，因为疾病已渡过炎症相[60]。3 期的治疗目标是治疗显著的活动丧失和纠正肩肱生物力学。建议在此期给予积极的拉伸运动，拉伸前可进行主动热身以增加软组织的血液循环。热疗可以用来使周围肌肉组织放松，持续的低负荷拉伸比短暂的高负荷拉伸有效[63]。

活动不需限制，但患者不应有显著疼痛。继续增强肩胛肌的肌力，如果活动度允许开始增强肩袖力量。4 期的特殊治疗和 3 期差别不大，由于活动度已经改善，开始进一步加强肩袖力量练习包括健身。

虽然文献报道很有效，但我们没有使用过注水扩张或 SSNB。我们对保守治疗失败的患者使用关节镜下松解。外科治疗的适应证是因人而异的，那些进行了保守治疗反而加重的患者可选择外科治疗[57]。

通常症状出现后，在选择外科治疗前我们会观察最少 6 个月。在充分讨论预后、功能障碍情况和患者期望的运动水平后由患者决定是否进行手术治疗。

我们乐于选择关节镜下松解而不是传统的麻醉下松解，因为如果有滑膜炎，关节镜下可以进行滑膜切除（图 29.2）和进行更精确的松解，包括后关节囊松解，因为内旋受限通常很显著，并且病变涉及整个关节囊[64]。

关节镜治疗：手术技术

手术可以在区域阻滞麻醉下施行。术前麻醉下

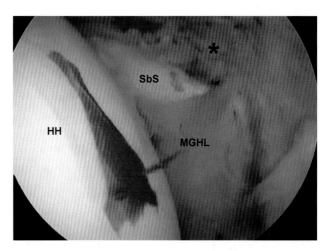

图 29.2　粘连性关节囊炎镜下观（左肩，沙滩椅位）。关节的前上象限存在严重的滑膜炎（*）（HH，肱骨头；SbS，肩胛下肌腱；MGHL，盂肱中韧带）

仰卧位评价被动活动度。患者可以取沙滩椅位或者侧卧位，取决于医生的经验，灌注泵的压力可以保持在 45~50 mmHg。

先建立后方观察入路，从此入路检查可以发现滑膜炎的范围，关节囊挛缩或肥大，以及有无肩袖破裂等伴随病变（图 29.3）。然后在肩胛下肌上缘建立前方间隙入路，切除肱二头肌长头腱、肩袖的关节面及前上关节囊的部分滑膜（图 29.4）。篮钳或射频电刀可以用来松解前上关节囊、盂肱上韧带和喙肱韧带喙突止点。松解开始于 1 点钟位置，从上盂唇内侧处进手术器械，方向指向下方（图 29.5）。在肩胛下肌腱和前上关节囊之间肥厚增生组织和肩胛下肌腱隐窝可以用电动刨削刀进行切除。盂肱中韧带和前关节囊从距离盂缘 1 cm 处进行松解以减少医源性不稳（图 29.6）。此时对活动度进行评估，如果外展位外旋仍受限，我们就要松解前下盂肱韧带和前下关节囊（图 29.7）。关节囊在松解过程中，关节腔渐渐变大，就比较容易松解余下的部分。从前入路松解可以直达 6 点钟位置，松解到 6 点钟时建议使用手动器械（半月板篮钳）紧贴盂缘进行，防止腋神经受损（图 29.8）。然后可以从前入路进行观察，篮钳和射频可以从后入路进入，从后上方 11 点钟处继续渐渐向后下松解到 7 点钟位置（图 29.9）。

第一次建议保留下关节囊完整以保护腋神经。最后，做一次手法松解确认松解已经完全。我们在关节镜手术前不进行手法松解，因为会导致出血影响视野。术后患肢用吊带悬吊。

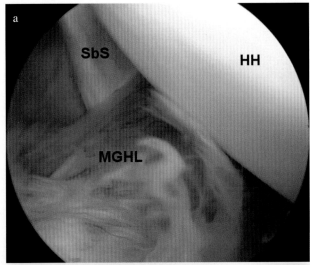

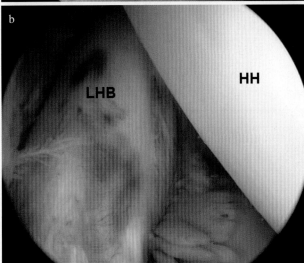

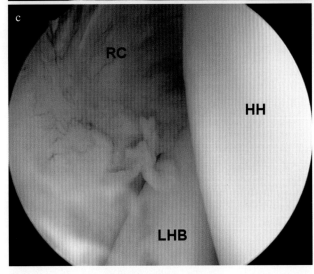

图 29.3　粘连性关节囊炎关节镜下观（右肩，侧卧位）。a.盂肱中韧带（MGHL）增厚（HH，肱骨头；SbS，肩胛下肌腱）；b. 肱二头肌长头（LHB）充血；c.覆盖肩袖（RC）关节面的增生充血的滑囊组织

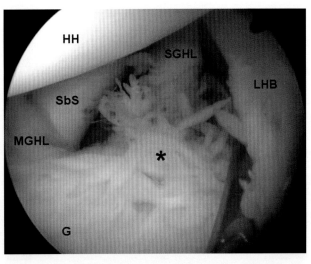

图 29.4　粘连性关节囊炎关节镜下观（左肩，侧卧位），盂肱上韧带（SGHL）有索状表现。使用一个全半径电动刨刀通过前方入路在关节的前上象限清除增生的滑囊组织（星号）（HH，肱骨头；SbS，肩胛下肌腱；MGHL，盂肱中韧带；LHB，肱二头肌长头；G，肩胛盂）

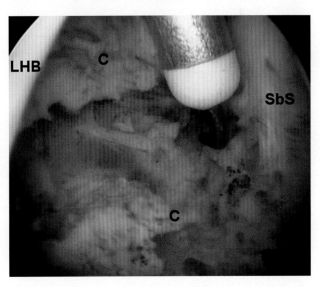

图 29.5　粘连性关节囊炎关节镜下观（右肩，侧卧位）。使用射频电刀松解前上关节囊（C）（SbS，肩胛下肌腱；LHB，肱二头肌长头）

术后护理

　　所有患者术后第一天就开始物理治疗。当区域麻醉还在生效但患者已清醒时，我们会在恢复室向患者演示他的肩关节能完全外展超过头顶，这会让患者认识到活动阻碍已经解除，消除对快速康复的恐惧。

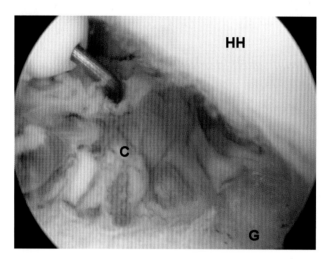

图 29.6　粘连性关节囊炎关节镜下观（右肩，侧卧位）。前关节囊（C）自肩胛盂缘 1 cm 处松解（HH，肱骨头；G，肩胛盂）

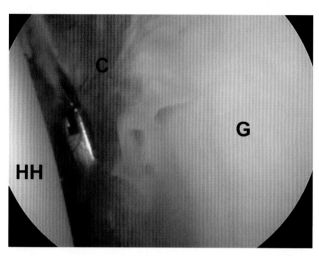

图 29.7　粘连性关节囊炎关节镜下观（右肩，沙滩椅位）。前下盂肱韧带和前下关节囊（C）使用篮钳进行松解（HH，肱骨头；G，肩胛盂）

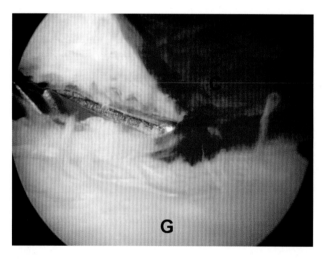

图 29.8　粘连性关节囊炎镜下观（右肩，侧卧位）在 6 点位使用半月板篮钳在肩胛盂边松解下关节

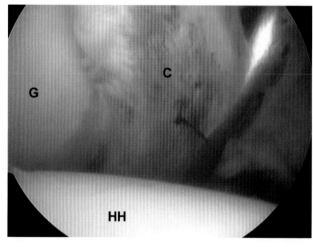

图 29.9　粘连性关节囊炎镜下观（左肩，沙滩椅位）。关节镜置于前间隙入路，篮钳放置在后方。后关节囊（C）的松解自上方开始（右肩在 11 点或 1 点位）逐渐向后下（右肩 7 点或左肩 5 点位）（HH，肱骨头；G，肩胛盂）

术后门诊治疗方案与描述过的 2 期治疗相仿，进度与上面描述的术前方案相似，并可根据术后疼痛缓解和肩袖恢复情况适当加快。

文献回顾

药物治疗

不同的非甾体类药物疗效比较已经发表，一些 1 级和 2 级随机研究报道使用萘普生或吲哚美辛（消炎痛）4 周能改善疼痛症状，但是两种治疗对活动度改善不明显[65, 66]。COX–Ⅱ抑制剂和其他口服非甾体类消炎药的疗效还没有被评估。

有两个一级研究比较了口服激素与安慰剂的效果[67, 68]。Blockey 等[67]进行了双盲随机对照研究，醋酸可的松悬浮剂以递减的方式服用 4 周，对照组给予安慰剂，观察到所有治疗组患者一周后症状明显改善。Buchbinder 等[68]比较了 3 周疗程口服泼尼松龙组和安慰剂组，治疗组显示出 3 周后疼痛改

善和功能好转。但在 6 到 12 周后检查时，两组没有明显区别，作者认为是激素作用消失后发生症状反弹效应。

Binder 等 [69] 在一项 2 级研究中比较了治疗组口服泼尼松龙组 6 周和非治疗组，所有患者每天进行 3 次钟摆运动锻炼，在 5 个月时，治疗组疼痛症状改善更快，但疗效没有维持到随访 8 个月时。

关节内激素注射

Rizk 等 [70] 比较了关节内注射甲泼尼龙加利多卡因和关节内单用利多卡因注射安慰剂，两组以相同方法进行肩峰下滑囊注射。盲法评价疼痛和活动度，发现两组活动度改善都不显著。关节内激素注射显示出症状快速改善，但疗效持续不超过 2~3 周。

Bulgen 等 [71] 在随机研究中比较了四种疗法：甲泼尼龙关节腔内注射，理疗师松动治疗，冰敷和本体感训练，以及无治疗。观察到 6 个月时，作者发现 4 组患者疼痛都有改善，激素注射在 4 周时活动度有更好的改善。在 6 个月时，各组疗效无明显区别。

Van der Windt 等 [72] 随机比较了 109 例患者，患者接受关节内注射 40 mg 曲安奈德或者每周理疗 2 次，观察 6 周。作者报道注射组患者有 77% 好转，理疗组则有 46% 好转。好转的定义是患者认为疼痛和活动度全部恢复或明显改善，这种区别在统计学上有显著差异并且直到 1 年最终评估时。

Ryans 等 [73] 在他们的 1 级研究中发现去炎松（氟羟氢化泼尼松）关节腔内注射组和对照组相比，去炎松关节腔内注射组改善更快，但仅保持 6 周。

Hazelman [74] 回顾了 130 个接受关节腔氢化可的松注射的粘连性关节囊炎患者，他发现疗效和症状持续时间有关，在早期即炎症期注射氢化可的松疗效好。

物理治疗

一项 Cochrane 数据回顾用物理治疗来缓解疼痛，结论是由于缺乏文献导致没有全面指导治疗的依据，且没有文献显示单独运用物理治疗对粘连性关节囊炎有效 [56]。

在一项 1 级研究中，Vermeulen 等 [61] 评估了康复强度，发现低强度康复和高强度康复区别不大。低强度定义为只在无痛范围内活动，高强度活动包含僵硬和有痛的范围。

在一项 4 级研究中，Griggs 等 [75] 前瞻性评估了 75 个处于 2 期的患者，给予 4 向拉伸发现 90% 得到了满意的结果，拉伸被限制在可忍受的范围。

肩胛上神经阻滞

Dahan 等 [76] 在一项双盲随机对照中，治疗组 17 例患者进行了 3 次布比卡因肩胛上神经阻滞，另外 17 例患者进行安慰剂注射，结果治疗组有 62% 的疼痛好转，对照组只有 13% 疼痛好转。但两组在肩关节功能上无区别。虽然疼痛大大缓解，不过这项研究的价值很有限，因为随访只进行了 1 个月。

Jones 和 Chattopadhyay [77] 在一项前瞻随机对照研究中，一组关节腔注射 20 mg 曲安奈德，另一组肩胛上神经阻滞（用 9.5 ml 0.5% 布比卡因加 20 mg 去炎松），在 3 个月随访时肩胛上神经阻滞组疼痛缓解和活动度改善更明显。肩胛上神经阻滞组疼痛缓解在注射后一周就很明显，睡眠障碍显示出很大改善，但是统计学上没有显著差异，原因是研究样本量比较小，每组只有 15 例患者。这项研究推荐使用肩胛上神经阻滞，但是具体的治疗机制还不清楚，肩胛上神经阻滞治疗粘连性肩关节囊炎的作用还需要大样本研究和更长期的随访。

注水扩张

Quraishi 等 [78] 进行了一项 2 级随机对照研究，对 36 例患者 38 个肩进行了注水扩张和麻醉下手法松解比较。所有的患者都是 2 期患者，麻醉下松解的患者关节腔内都注射了 30 mg 去炎松。尽管样本量比较小，作者发现统计学分析注水扩张组 Constant 评分比麻醉下松解组更高，VAS 疼痛评分也更好，这两种区别一直持续到 6 个月后得出结论。活动度改变在两组没有区别。虽然这项研究说明水扩张较好，但水扩张这项技术实施经验较少，需要更多的研究来证实它在治疗粘连性关节囊炎的最终作用。一项 Cochrane 数据回顾不能支持该技术疗效的结论，因为报告的研究较少，因为样本量少且对照干预方式也不同。

麻醉下手法松解

高级别的研究较少。Kivimaki 等 [80] 进行了一项 1 级研究，比较了麻醉下手法松解和家庭锻炼两种疗法。125 例患者被随机分组，一组是麻醉下松解加家庭锻炼，另一组只进行家庭锻炼，麻醉下松解加家庭锻炼组在 3 个月随访时肩关节前屈活动改善有优势，但是在 6 个月和 12 个月随访时这种优势没有保持。不过对于难治性的活动受限，麻醉下松解是一种可靠的治疗方法。

关节镜下松解

最早的关节镜下松解报道是 Conti 在 1979 年报道的[81]。

几个 4 级研究报道了关节镜治疗关节囊挛缩有效。Pollock 等[82] 报道关节镜下肩袖间隙清理结合麻醉下松解优良率达 83%。

Warner 等[83] 报道麻醉下手法松解失败后的患者行关节镜下前方松解后在各平面活动度明显改善。

Ogilvie–Harris 等[84] 进行了一项 3 级研究对比麻醉下手法松解和关节镜下关节囊松解，2 年的随访认为关节镜下松解比麻醉下手法松解疼痛缓解好 2 倍。

关节镜下手术包括松解盂肱上韧带和肩袖间隙，有一些作者还松解关节内部的肩胛下肌（IASS），没有发现松解该部位有明显的缺损和关节失稳，但是没有比较研究证实需要进行关节内肩胛下肌松解[85]。

关于关节镜下松解需要松解多少关节囊，一直存在争议，有些作者建议 360° 松解但是不进行关节内肩胛下肌松解。

Jerosch[86] 描述了前后下直到 5 点位置都使用电烧头进行松解，但关节囊的最下部用小角度半月板篮钳松解防止损伤腋神经。对 28 例患者进行了 360° 松解，全部患者都没有损伤到腋神经。

后方松解被认为是必要的，能显著增加内旋活动度[87]。Snow 等[88] 进行了一项 3 级研究比较了单纯进行前方松解和前、后方都松解，结论是过多的松解对活动度改善效果不大。还需要更多的研究去决定松解多少关节囊更合适。

开放手术

Ozaki 等[89] 进行了一项 4 级研究，17 例患者保守治疗失败后进行了开放肩袖间隙切除，其中 16 例患者 3 个月后疼痛完全缓解，活动度恢复到和健侧一样。

参·考·文·献

1. Duplay ES. De la periarthrite scapulo-humerale. Rev Frat Trav Med. 1896;53:226.

2. Putnam JJ. The treatment of a form of painful periarthritis of the shoulder. Boston Med Surg. 1882;107:536–9.

3. Codman EA. The shoulder. Boston: Thomas Todd; 1934. p. 216–24.

4. Neviaser JS. Adhesive capsulitis of the shoulder. J Bone Joint Surg. 1945;27A:211–22.

5. Zuckerman J, Cuomo F. Frozen shoulder. In: Hawkins R, editor. The shoulder: a balance of mobility and stability. Rosemont: AAOS; 1993:253–67.

6. Wolf JM, Green A. Influence of comorbidity on self-assessment instrument scores of patients with idiopathic adhesive capsulitis. J Bone Joint Surg. 2002;84A:1167–73.

7. Bridgman JF. Periarthritis of the shoulder and diabetes mellitus. Ann Rheum Dis. 1972;31:69–71.

8. Hand C, Clipsham K, Rees JL, Carr AJ. Long-term outcome of frozen shoulder. J Shoulder Elbow Surg. 2008;17:231–6.

9. Reeves B. The natural history of the frozen shoulder syndrome. Scand J Rheumatol. 1975;4:193–6.

10. Shaffer B, Tibone JE, Kerlan RK. Frozen shoulder. A long-term follow-up. J Bone Joint Surg. 1992;74A:738–46.

11. Helms G, Kuhn T, Moser L, Remmel E, Kreienberg R. Shoulderarm morbidity in patients with sentinel node biopsy and complete axillary dissection-data from a prospective randomised trial. Eur J Surg Oncol. 2009;35:696–701.

12. Patten C, Hillel AD. The 11th nerve syndrome. Accessory nerve palsy or adhesive capsulitis? Arch Otolaryngol Head Neck Surg. 1993;119:215–20.

13. Arkkila PE, Kantola IM, Viikari JS, Ronnemaa T. Shoulder capsulitis in type Ⅰ and Ⅱ diabetic patients: association with diabetic complications and related diseases. Ann Rheum Dis. 1996;55:907–14.

14. Thomas SJ, McDougall C, Brown ID, Jaberoo MC, Stearns A, Ashraf R, et al. Prevalence of symptoms and signs of shoulder problems in people with diabetes mellitus. J Shoulder Elbow Surg. 2007;16:748–51.

15. Yian EH, Contreras R, Sodl JF. Effects of glycemic control on prevalence of diabetic frozen shoulder. J Bone Joint Surg. 2012;94A:919–23.

16. Cakir M, Samanci N, Balci N, Balci MK. Musculoskeletal manifestations in patients with thyroid disease. Clin Endocrinol (Oxf). 2003;59:162–7.

17. Tuten HR, Young DC, Douoguih WA, Lenhardt KM, Wilkerson JP, Adelaar RS. Adhesive capsulitis of the shoulder in male cardiac surgery patients. Orthopedics. 2000;23:693–6.

18. Riley D, Lang AE, Blair RD, Birnbaum A, Reid B. Frozen shoulder and other shoulder disturbances in Parkinson's disease. J

Neurol Neurosurg Psychiatry. 1989;52:63–6.

19. Bruckner FE, Nye CJ. A prospective study of adhesive capsulitis of the shoulder ("frozen shoulder") in a high risk population. Q J Med. 1981;50:191–204.

20. Gheita TA, Ezzat Y, Sayed S, El-Mardenly G, Hammam W. Musculoskeletal manifestations in patients with malignant disease. Clin Rheumatol. 2010;29:181–8.

21. Hakim AJ, Cherkas LF, Spector TD, MacGregor AJ. Genetic associations between frozen shoulder and tennis elbow: a female twin study. Rheumatology (Oxford). 2003;42:739–42.

22. Bunker TD, Anthony PP. The pathology of frozen shoulder. A Dupuytren-like disease. J Bone Joint Surg. 1995;77B:677–83.

23. Smith SP, Devaraj VS, Bunker TD. The association between frozen shoulder and Dupuytren's disease. J Shoulder Elbow Surg. 2001;10:149–51.

24. Bodor M, Montalvo E. Vaccination-related shoulder dysfunction. Vaccine. 2007;25:585–7.

25. Freiss S, Lecocq J, Isner ME, Vautravers P. Frozen shoulder and fluoroquinones. Two case reports. Joint Bone Spine. 2000; 67:245–9.

26. De Ponti A, Vigano MG, Taverna E, Sansone V. Adhesive capsulitis of the shoulder in human immunodeficiency virus-positive patients during highly active antiretroviral therapy. J Shoulder Elbow Surg. 2006;15:188–90.

27. Hazleman BL. Frozen shoulder. Surgical disorders of the shoulder. New York: Churchill-Livingstone; 1991. p. 167–79.

28. Bunker TD, Reilly J, Baird KS, Hamblen DL. Expression of growth factors, cytokines and matrix metalloproteinases in frozen shoulder. J Bone Joint Surg. 2000;82B:768–73.

29. Kanbe K, Inoue K, Inoue Y, Chen Q. Inducement of mitogenactivated protein kinases in frozen shoulders. J Orthop Sci. 2009;14:56–61.

30. Rodeo SA, Hannafin JA, Tom J, Warren RF, Wickiewicz TL. Immunolocalization of cytokines and their receptors in adhesive capsulitis of the shoulder. J Orthop Res. 1997;15:427–36.

31. Ryu JD, Kirpalani PA, Kim JM, Nam KH, Han CW, Han SH. Expression of vascular endothelial growth factor and angiogenesis in the diabetic frozen shoulder. J Shoulder Elbow Surg. 2006;15:679–85.

32. Neer 2nd CS, Satterlee CC, Dalsey RM, Flatow EL. The anatomy and potential effects of contracture of the coracohumeral ligament. Clin Orthop Relat Res. 1992;280:182–5.

33. Kim KC, Rhee KJ, Shin HD. Adhesive capsulitis of the shoulder: dimensions of the rotator interval measured with magnetic resonance arthrography. J Shoulder Elbow Surg. 2009;18: 437–42.

34. Connell D, Padmanabhan R, Buchbinder R. Adhesive capsulitis: role of MR imaging in differential diagnosis. Eur Radiol. 2002;12:2100–6.

35. Wiley AM. Arthroscopic appearance of frozen shoulder. Arthroscopy. 1991;7:138–43.

36. Hannafin JA, DiCarlo ED, Wickiewicz TL, Warren EF. Adhesive capsulitis: capsular fibroplasia of the glenohumeral joint. J Shoulder Elbow Surg. 1994;3:S5.

37. Hutchinson JW, Tierney GM, Parsons SL, Davis TR. Dupuytren's disease and frozen shoulder induced by treatment with a matrix metalloproteinase inhibitor. J Bone Joint Surg. 1998;80B: 907–8.

38. Brownlee M, Cerami A, Vlassara H. Advanced glycosylation end products in tissue and the biochemical basis of diabetic complications. N Engl J Med. 1988;318:1315–21.

39. Brownlee M, Vlassara H, Cerami A. Nonenzymatic glycosylation and the pathogenesis of diabetic complications. Ann Intern Med. 1984;101:527–37.

40. Hannafin JA, Chiaia TA. Adhesive capsulitis. A treatment approach. Clin Orthop Relat Res. 2000;372:95–109.

41. Neviaser RJ, Neviaser TJ. The frozen shoulder. Diagnosis and management. Clin Orthop Relat Res. 1987;223:59–64.

42. Kelley MJ, McClure PW, Leggin BG. Frozen shoulder: evidence and a proposed model guiding rehabilitation. J Orthop Sports Phys Ther. 2009;39:135–48.

43. Carbone S, Gumina S, Vestri AR, Postacchini R. Coracoid pain test: a new clinical sign of shoulder adhesive capsulitis. Int Orthop. 2010;34:385–8.

44. Rundquist PJ, Anderson DD, Guanche CA, Ludewig PM. Shoulder kinematics in subjects with frozen shoulder. Arch Phys Med Rehabil. 2003;84:1473–9.

45. Cyriax J. Textbook of orthopaedic medicine: diagnosis of soft tissue lesions. 7th ed. Baltimore: Williams & Wilkins; 1978.

46. Kelley MJ, Shaffer MA, Kuhn JE, Michener LA, Seitz AL, Uhl TL, et al. Shoulder pain and mobility deficits: adhesive capsulitis. J Orthop Sports Phys Ther. 2013;43:A1–31.

47. Sheridan MA, Hannafin JA. Upper extremity: emphasis on frozen shoulder. Orthop Clin North Am. 2006;37:531–9.

48. Leggin B, Kelley MJ, Pontillo M. Impairments and function in patients with frozen shoulder compared to patients with rotator cuff tendonopathy. In: Second International Congress of Shoulder Therapists, Bahia, 2007.

49. Neviaser JS. Arthrography of the shoulder joint: study of the findings in adhesive capsulitis of the shoulder. J Bone Joint Surg. 1962;44A:1321–30.

50. Loyd JA, Loyd HM. Adhesive capsulitis of the shoulder: arthrographic diagnosis and treatment. South Med J. 1983;76:879–83.

51. Binder AI, Bulgen DY, Hazleman BL, Tudor J, Wraight P. Frozen shoulder: an arthrographic and radionuclear scan assessment. Ann Rheum Dis. 1984;43:365–9.

52. Lee JC, Sykes C, Saifuddin A, Connell D. Adhesive capsulitis: sonographic changes in the rotator cuff interval with arthroscopic correlation. Skeletal Radiol. 2005;34:522–7.

53. Lee JC, Guy S, Connell D, Saifuddin A, Lambert S. MRI of the rotator interval of the shoulder. Clin Radiol. 2007;62:416–23.

54. Sofka CM, Ciavarra GA, Hannafin JA, Cordasco FA, Potter HG. Magnetic resonance imaging of adhesive capsulitis: correlation with clinical staging. HSS J. 2008;4:164–9.

55. Neviaser AS, Hannafin JA. Adhesive capsulitis: a review of current treatment. Am J Sports Med. 2010;38:2346–56.

56. Green S, Buchbinder R, Hetrick S. Physiotherapy interventions for shoulder pain. Cochrane Database Syst Rev. 2003;2:CD004258.

57. Levine WN, Kashyap CP, Bak SF, Ahmad CS, Blaine TA, Bigliani LU. Nonoperative management of idiopathic adhesive capsulitis. J Shoulder Elbow Surg. 2007;16:569–73.

58. Dangoisse MJ, Wilson DJ, Glynn CJ. MRI and clinical study of an easy and safe technique of suprascapular nerve blockade. Acta

Anaesthesiol Belg. 1994;45:49–54.

59. Farrell CM, Sperling JW, Cofield RH. Manipulation for frozen shoulder: long-term results. J Shoulder Elbow Surg. 2005;14:480–4.

60. Marx RG, Malizia RW, Kenter K, Wickiewicz TL, Hannafin JA. Intra-articular corticosteroid injection for the treatment of idiopathic adhesive capsulitis of the shoulder. HSS J. 2007;3:202–7.

61. Vermeulen HM, Rozing PM, Obermann WR, le Cessie S, Vliet Vlieland TP. Comparison of high-grade and low-grade mobilization techniques in the management of adhesive capsulitis of the shoulder: randomized controlled trial. Phys Ther. 2006;86:355–68.

62. Light KE, Nuzik S, Personius W, Barstrom A. Low-load prolonged stretch vs. high-load brief stretch in treating knee contractures. Phys Ther. 1984;64:330–3.

63. Roubal PJ, Dobritt D, Placzek JD. Glenohumeral gliding manipulation following interscalene brachial plexus block in patients with adhesive capsulitis. J Orthop Sports Phys Ther. 1996;24:66–77.

64. Rundquist PJ, Ludewig PM. Patterns of motion loss in subjects with idiopathic loss of shoulder range of motion. Clin Biomech. 2004;19:810–8.

65. Downie WW, Bird HA, Wright V, Engler C. Naproxen and indomethacin in periarthritis of the shoulder. Rheumatol Rehabil. 1982; 21:51–3.

66. Duke O, Zecler E, Grahame R. Anti-inflammatory drugs in periarthritis of the shoulder: a double-blind, between-patient study of naproxen versus indomethacin. Rheumatol Rehabil. 1981;20:54–9.

67. Blockey NJ, Wright JK, Kellgren JH. Oral cortisone therapy in periarthritis of the shoulder: a controlled trial. Br Med J. 1954;1:1455–7.

68. Buchbinder R, Hoving JL, Green S, Hall S, Forbes A, Nash P. Short course prednisolone for adhesive capsulitis (frozen shoulder or stiff painful shoulder): a randomised, double blind, placebo controlled trial. Ann Rheum Dis. 2004;63:1460–9.

69. Binder A, Hazleman BL, Parr G, Roberts S. A controlled study of oral prednisolone in frozen shoulder. Br J Rheumatol. 1986;25:288–92.

70. Rizk TE, Pinals RS, Talaiver AS. Corticosteroid injections in adhesive capsulitis: investigation of their value and site. Arch Phys Med Rehabil. 1991;72:20–2.

71. Bulgen DY, Binder AI, Hazleman BL, Dutton J, Roberts S. Frozen shoulder: prospective clinical study with an evaluation of three treatment regimens. Ann Rheum Dis. 1984;43:353–60.

72. Van der Windt DA, Koes BW, Deville W, Boeke AJ, de Jong BA, Bouter LM. Effectiveness of corticosteroid injections versus physiotherapy for treatment of painful stiff shoulder in primary care: randomized trial. BMJ. 1998;317:1292–6.

73. Ryans I, Montgomery A, Galway R, Kernohan WG, McKane R. A randomized controlled trial of intra-articular triamcinolone and/

or physiotherapy in shoulder capsulitis. Rheumatology (Oxford). 2005;44:529–35.

74. Hazleman BL. The painful stiff shoulder. Rheumatol Phys Med. 1972;11:413–21.

75. Griggs SM, Ahn A, Green A. Idiopathic adhesive capsulitis: a prospective functional outcome study of nonoperative treatment. J Bone Joint Surg. 2000;82A:1398–407.

76. Dahan TH, Fortin L, Pelletier M, Petit M, Vadeboncoeur R, Suissa S. Double blind randomized clinical trial examining the efficacy of bupivacaine suprascapular nerve blocks in frozen shoulder. J Rheumatol. 2000;27:1464–9.

77. Jones DS, Chattopadhyay C. Suprascapular nerve block for the treatment of frozen shoulder in primary care: a randomized trial. Br J Gen Pract. 1999;49:39–41.

78. Quraishi NA, Johnston P, Bayer J, Crowe M, Chakrabarti AJ. Thawing the frozen shoulder: a randomised trial comparing manipulation under anaesthesia with hydrodilatation. J Bone Joint Surg. 2007;89B:1197–200.

79. Buchbinder R, Green S, Youd JM, Johnston RV, Cumpston M. Arthrographic distension for adhesive capsulitis (frozen shoulder). Cochrane Database Syst Rev. 2008;1:CD007005.

80. Kivimaki J, Pohjolainen T, Malmivaara A, Kannisto M, Guillaume J, Seitsalo S, et al. Manipulation under anesthesia with home exercises versus home exercises alone in the treatment of frozen shoulder: a randomized, controlled trial with 125 patients. J Shoulder Elbow Surg. 2007;16:722–6.

81. Conti V. Arthroscopy in rehabilitation. Orthop Clin North Am. 1979;10:709–11.

82. Pollock RG, Duralde XA, Flatow EL, Bigliani LU. The use of arthroscopy in the treatment of resistant frozen shoulder. Clin Orthop Relat Res. 1994;304:30–6.

83. Warner JJ, Allen AA, Marks PH, Wong P. Arthroscopic release of postoperative capsular contracture of the shoulder. J Bone Joint Surg. 1997;79A:1151–8.

84. Ogilvie-Harris DJ, Myerthall S. The diabetic frozen shoulder: arthroscopic release. Arthroscopy. 1997;13:1–8.

85. Nicholson GP. Arthroscopic capsular release for stiff shoulders: effect of etiology on outcomes. Arthroscopy. 2003;19:40–9.

86. Jerosch J. 360 degrees arthroscopic capsular release in patients with adhesive capsulitis of the glenohumeral joint: indication, surgical technique, results. Knee Surg Sports Traumatol Arthrosc. 2001;9:178–86.

87. Ovesen J, Nielsen S. Anterior and posterior shoulder instability: a cadaver study. Acta Orthop Scand. 1986;57:324–7.

88. Snow M, Boutros I, Funk L. Posterior arthroscopic capsular release in frozen shoulder. Arthroscopy. 2009;25:19–23.

89. Ozaki J, Nakagawa Y, Sakurai G, Tamai S. Recalcitrant chronic adhesive capsulitis of the shoulder: role of contracture of the coracohumeral ligament and rotator interval in pathogenesis and treatment. J Bone Joint Surg. 1989;71A:1511–5.

第 30 章

退变性肩锁关节疾病

Giovanni B. Vinanti, Daniele Scrimieri, and Andrea Grasso

董士奎　译

流行病学

普通人群中，肩锁关节（AC）骨性关节炎（OA）发病率很高[1, 2]，我们可以将其分为原发性和继发性两种。原发性肩锁关节炎与一些高危因素有关，如年龄，尽管普遍显示肩锁关节在 30 岁后即出现早期退变。因此，原发性肩锁关节骨关节炎可以在 40 多岁即出现，是早期衰退过程的一部分，并不一定出现疼痛[3-5]（图 30.1）。其他危险因素可能为繁重的体力劳动或激烈的体育活动。

继发性肩锁关节退变可继发于锁骨远端骨溶解、系统性疾病（如风湿性病变）、创伤、姿势改变或巨大肩袖损伤时肱骨头上移导致肩锁关节负荷过大。继发性肩锁关节骨性关节炎无年龄和性别流行病学特异性。

病理生理

原发性骨性关节炎

最常见的肩锁关节紊乱病变为退行性骨性关节炎。DePalma[6] 最先指出许多人随年龄增长会出现肩锁关节退变，他描述了随着年龄增长的一系列退变特征，这些退变起自 30~40 岁，并随时间推移呈指数增长[6]。

锁骨远端骨溶解

锁骨远端骨溶解的特征性病变为滑膜增生、锁骨远端关节面破坏、骨坏死、血管增生、纤维组织浸润以及骨髓内出现炎性细胞。关节盘通常保持完整、不累及肩峰侧关节面[7, 8]。

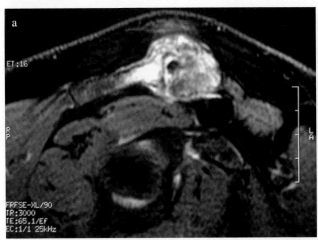
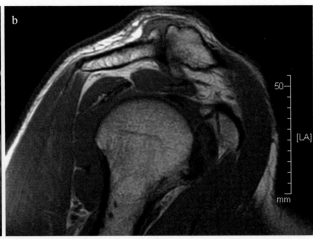

图 30.1　a. MRI 显示肩锁关节严重增生狭窄的骨性关节炎伴随骨松质水肿；b.MRI 显示严重肩锁关节增生性骨性关节炎伴随巨大锁骨骨赘，撞击冈上肌腱

关于骨溶解的发生机制有多种学说，如血管损害、微骨折和交感神经性营养不良[7, 9–12]。

文献报道锁骨远端骨溶解与外伤有关[7, 9, 13, 14]。甚至有研究还证实锁骨远端微损伤及重体力劳动造成的过度使用也与锁骨远端骨溶解有关[10, 15–18]。有报道称肩锁关节术后可发生骨溶解[19]。然而，有些病例无法明确病因[20]。

风湿性疾病

50% 的风湿性关节炎患者会有肩锁关节受累及[21]。还有报道称，痛风和假痛风也会累及肩锁关节[22–25]。

创伤后骨性关节炎

大约 40% 的肩关节外伤会累及到肩锁关节[26]。大部分情况下的损伤为微型骨挫伤和关节囊韧带的拉伤或扭伤。然而，高速和高能损伤会引起肩锁关节（AC）和喙锁韧带（CC）的严重损伤，甚至伤及斜方肌和三角肌附着部。

肩锁关节脱位占肩胛带脱位的 12%，占所有脱位的 8%[27]。大多数情况下是体育运动中的肩部直接创伤导致，如滑雪[28, 29]和橄榄球[30]。高能损伤（汽车或摩托车事故）也可损伤肩锁关节附近结构，造成肋骨、肩胛骨或锁骨骨折以及胸锁关节脱位[31]或臂丛神经损伤[32, 33]。

肩锁关节脱位最常见的损伤机制为肩峰上方受到直接应力，发生于上臂内收位跌倒或肩膀被物体撞击时。极少情况下，锁骨远端受来自上方的压迫外力，导致锁骨向下移位至喙突下方[34, 35]。

肩锁关节的间接损伤非常少见，上肢内收位跌倒时是一种情况，会上推肱骨头撞击肩峰下表面，引起肩锁关节不同类型的损伤[36]。

Rockwood 等[37]按照肩锁关节周围韧带及软组织的损伤程度和范围将肩锁关节脱位分为 6 型：Ⅰ型，肩锁关节韧带不全损伤，喙锁韧带完整；Ⅱ型，肩锁韧带完全断裂，喙锁韧带不全断裂；Ⅲ型，肩锁韧带和喙锁韧带均完全断裂；Ⅳ型，肩锁韧带和喙锁韧带完全断裂，锁骨远端向后移位，刺入斜方肌；Ⅴ型，锁骨向上移位，合并斜方肌和三角肌附着部撕裂；Ⅵ型，锁骨远端向下移位至喙突下方。

尽管Ⅰ型和Ⅱ型肩锁关节脱位时锁骨远端未发生完全脱位，并且最恰当的治疗是保守治疗[27, 38–44]，

但是即使一次损伤后即可能发生肩锁关节退变，或发生更罕见的锁骨远端骨溶解[40, 45, 46]。

肩胛骨位置改变

肩胛骨过伸时会引起肩锁关节机械性过度负荷，肩胛骨发生此类改变的患者表现为肩胛下角突出，也可在外展上肢时出现[47]。Kibler 对这种改变引起的疼痛综合征进行了详细描述（见第 19 章）。

双侧肩胛骨位置解剖异常可与胸段脊柱过度后凸或神经肌肉麻痹有关，后者病变可为双侧或单侧。

巨大难治性肩袖损伤

巨大慢性肩袖损伤引起肱骨头发生进行性头侧移位，对肩锁关节产生过度压力，从而引起渐进性退变。盂肱关节偏心改变通常与肩锁关节周围囊肿有关[48–54]。囊肿通常为上方关节囊沉降形成，这是肩锁关节囊最常受累及的区域，因为前方和后方的关节囊分别有三角肌和斜方肌止点加强[55]（图 30.2）。

其他病因

良、恶性肿瘤及滑膜增生性病变很少累及肩锁关节。

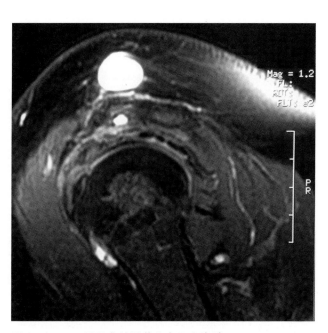

图 30.2　MRI 显示肩锁关节上方巨大囊肿

总体免疫力下降的患者发生肩锁关节感染的情况也不常见[56]。许多肩锁关节感染是由手术操作或关节紊乱后渗透引起。由血源性致病菌感染或直接来自邻近区域的感染组织也很少见。另外，也有结核、隐球菌和念珠菌引起感染的报道[57-62]。

病　史

肩锁关节紊乱最常见症状为疼痛。当让患者描述疼痛来源时，几乎所有患者都陈述为肩锁关节部位的疼痛[63]。此种疼痛可向颈部放射，有时向胸部放射。事实上，肩锁关节疼痛病变常需要与颈椎、耳鼻咽喉科或牙科相关病变引起的疼痛进行鉴别诊断。

体格检查

患者取坐位或站位，检查者需对其进行全面检查。首先检查肩胛骨的位置，因为肩胛骨慢性过伸会引起不可逆转的肩锁关节应力增加，从而引起肩锁关节早期退变现象。辨别骨性结构的轮廓并观察可能的不对称非常重要。

肩锁关节水平单侧突出提示之前受过伤，存在锁骨半脱位，急性炎症过程或关节旁的囊肿（图30.3）。

双侧肩关节的主动和被动活动都要检查。通常，肩锁关节退变性疾病不会使肩关节僵硬，不会出现严重疼痛性功能障碍。有时可因疼痛而部分受限的活动范围为前屈 – 内收 – 内旋（如清洗对侧肩膀或从对侧裤子口袋取钱包）。

上肢的感觉和肌力为必查项目，这些检查在与颈神经根病变相鉴别时尤其有用。

肩锁关节水平不对称的压痛提示症状来源，尤其当压痛与患者的主诉相似时。有肥胖或肌肉特别发达的患者，有时精确触诊肩锁关节很困难。此时，参考由锁骨、肩胛冈和颈部基底围成的三角很有用：此时肩锁关节就位于检查者手指放置的肩峰凸起的内侧，三角形的外侧顶点处。

有几种体检方法可以通过加剧肩锁关节退变部位的疼痛来检查病变，但是其中没有特异性针对该疾病的检查方法：

• 肩锁疼痛诱发试验：以手指按压肩锁关节部位，引起刺痛为阳性。

• 交臂试验：将患者手臂前屈 90°，检查者持患者手臂跨越躯干向对侧肩关节做内收动作，如果诱发疼痛，则为阳性[64]。

• O'Brien 试验：肩关节前屈 90° 并且向中线内收 10°，让患者在手臂内旋位抵抗下压力，然后在

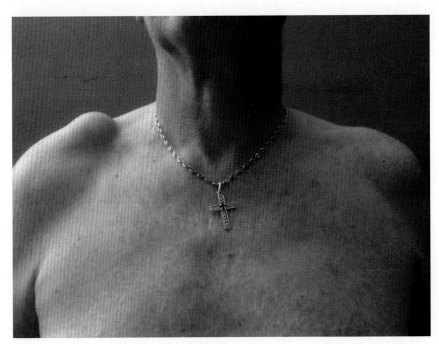

图 30.3　考虑肩部不对称为肩锁关节上方巨大囊肿的临床表现

外旋位继续上述检查。如果只在内旋位引起肩锁关节部位疼痛，为阳性 [65, 66]。

有时局部麻醉疼痛抑制试验非常有用，可以可重复的方式消除肩锁疼痛，有助于鉴别诊断 [67]。

影像学检查

标准的影像学检查有助于明确临床诊断。建议拍摄胸部前后位平片、球管向头侧倾斜 10° 的肩锁关节影像（Zanca 位）以及腋位片。

然而，笔者喜欢 MRI 检查，因为借此可以在不同方面对肩锁关节进行评估，可以发现锁骨远端骨髓水肿（此为手术禁忌），最后 MRI 检查可以对肩关节进行全面分析，确定有无合并病变，如肩袖撕裂。有时还需要结合 CT 检查或放射性骨扫描。

常规放射学检查

低电压前后位片

要告知放射科医生，我们需要的是肩锁关节影像，而不是肩关节影像，因为在肩关节摄片时曝光过度，肩锁关节部位太暗，容易漏诊创伤性或退行性病变。使用肩关节摄片 50% 的电压就可以清晰显示肩锁关节。

Zanca 位片

有时，在标准正位片中由于锁骨远端与肩胛冈影重叠，肩峰骨折或锁骨远端骨折、骨溶解或肩锁关节骨性关节炎不能清晰判断，为了获得清晰视角，Zanca [68] 建议将球管向头侧倾斜 10° 位投照。

腋位片

上肢外展 70°~90°，片盒置于肩关节上方，X 线球管自腋窝下方投照。该图像可以发现前后位片难以发现的关节内小骨折，防止误诊和误推测预后。另外，该角度还可以显示锁骨前后脱位以及锁骨远端骨折的移位程度。

Alexander 位

由 Alexander [69, 70] 提出，这是一个改良的肩胛骨标准侧位，有助于对肩锁关节损伤的评估。患者取站位或坐位，在拍摄肩胛骨位片的基础上让患者将患侧肩膀向前。如果肩锁韧带无损伤，那么锁骨和肩峰外侧部分就不会出现脱位或重叠。

CT 检查

有时，任何一种常规 X 线片均不能清晰显示锁骨远端或肩锁关节病变时，就需要行 CT 检查。

CT 检查的主要目的是获得锁骨远端及喙突的精确形态，以及彼此之间的解剖位置关系。CT 检查，尤其是通过三维图像（3D-CT）更有助于分析复杂损伤如骨折，以及肿瘤或感染。

骨扫描

当肩关节轻度疼痛不伴随其他帮助诊断的症状和体征时，骨扫描有助于在传统 X 线检查出现异常前发现早期的退行性关节炎、锁骨远端感染或创伤性骨溶解。在放射性同位素示踪剂摄取增加时呈阳性 [71]。Walton 等 [67] 发现在诊断肩锁关节异常方面骨扫描比 MRI 和常规放射检查都精确。

磁共振检查

MRI 能够对肩锁关节进行全面而精确的分析，能够发现轻微的退变性损伤。如前所述，肩锁关节退变在 30 岁或 40 岁后很常见，但通常无症状。因此，任何肩锁关节水平的影像学检查都要与临床症状直接联系 [72]。

与其他影像检查手段不同，MRI 能够发现锁骨远端以及很罕见的肩峰部位骨髓水肿，此时 T2 加权图像呈高信号 [73]（图 30.4）。此种信号改变很常见，但并非均具有临床相关性 [74, 75]。

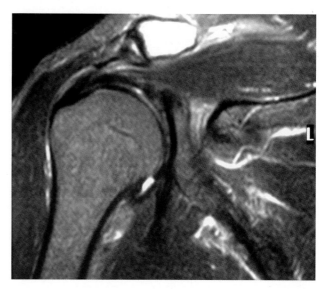

图 30.4　MRI 显示锁骨远端严重骨水肿，肩锁关节骨性关节炎

治疗：指征与禁忌证

保守治疗

在所有累及肩锁关节的病变，保守治疗均应作为一线治疗选择。这就需要通过获得的结果明确鉴别诊断，然后决定手术或保守，并避免不必要的手术治疗。

退变性肩锁关节病变的治疗目的为减轻疼痛并解决可能的病因。保守治疗首先要考虑的是休息以减轻关节负荷，非甾体类消炎药（NSAIDs）应用及康复。

病变确诊后，治疗必须针对病因，如对风湿性疾病进行药物治疗或纠正不良姿势。

保守治疗还包括局部注射皮质类固醇类药物，但作者不建议关节内注射，因为该操作创伤大，尤其是在骨性关节炎关节间隙很窄时。作者喜欢通过肩峰上和肩峰下两个途径浸润注射 40 mg 甲泼尼龙，这样可以使注射的药物靠近上方和下方关节囊。

手术治疗

对于退变性肩锁关节炎，选择适合手术的患者至关重要，主要在保守治疗无效并且手术医生确信患者症状为肩锁关节病变引起时使用。

手术的主要目标是通过切除关节内软组织以及锁骨远端进行关节切除，该方案阻止了肩峰与锁骨在任何应力下的进一步接触。

手术的另一个目的是要保持肩锁关节的稳定性，不要破坏肩锁韧带，因为术后疼痛多由肩锁关节不稳引起。最后，保留斜方肌和三角肌在锁骨部的附着非常重要，因为如果它们的附着部被破坏，将削弱肩带肌的力量。Cook 和 Tibone[76] 发现举重运动员行开放性锁骨远端切除术后，力量减少约 20%。

当锁骨远端松质骨骨髓水肿涉及锁骨外侧 1/3 的主要部分且该部位的疼痛也很剧烈时，作者倾向先给予理疗、氯膦酸和非甾体类消炎药治疗骨水肿后再择期手术。我们发现骨水肿会降低手术效果，术后还会长期疼痛。

切开手术

据 Mumford 和 Gurd[77, 78] 分别报道，锁骨远端切除似乎是治疗创伤后骨性关节炎的可靠手段。标准操作包括于肩锁关节上方做切口，切开三角肌和斜方肌筋膜，切除锁骨远端 2 cm。即使几项研究显示该技术均取得了满意疗效，切开手术有较高的并发症发生率。最常见的并发症为疼痛、切口瘢痕、残留肩锁关节不稳以及肌力减弱。

关节镜手术治疗

随着肩关节镜手术技术的发展，操作器已能够进入肩峰下间隙和肩锁关节。当今，开放手术行锁骨远端切除的指征完全适用于镜下手术，并且关节镜手术的术后并发症更少。

肩关节镜治疗：手术技术

肩锁关节入路可以是直接的，也可以是间接的，也就是通过肩峰下间隙。与直接入路相比，间接入路可同时检查盂肱关节及整个肩峰下间隙。另外，该入路不会削弱上关节囊韧带，也不需要额外器械。

入路

肩锁关节镜间接入路需要建立标准后侧入路为观察入路，还需要前方和外侧入路，此为操作入路。前方入路位于肩锁关节前缘，这样操作器械就易于沿关节轴操作。可通过腰穿针精确定位肩锁关节位置（图 30.5）。文献报道的上方通道不是必

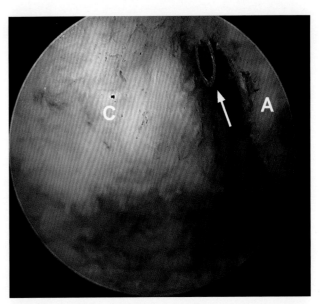

图 30.5　关节镜下从后侧通道观察肩锁关节（右肩）。标记出脊髓穿刺针（箭头），借此建立前方通道（C，锁骨；A，肩峰）

需的，作者也不建议采用，因为它会损伤上关节囊韧带。

操作步骤

第一步包括通过动力工具和 / 或射频准确地去除滑囊、瘢痕组织以及残留的关节软骨盘（图 30.6）。这一步可以借助后方入路观察，利用外侧入路去除关节外组织，通过前方入路去除关节内组织。

彻底清理后，肩峰及锁骨远端下表面清晰显露，第二步包括从外侧通道部分或最少地切除肩峰骨质，以更好地观察锁骨远端。

第三步为锁骨远端骨面的切除（图 30.7）。通过前方通道在锁骨远端的外下方做一个宽约 1 cm，深 4 mm 的标记线，该标记线代表了最终切除的部分。

关于锁骨切除的多少，文献报道的数据并不明确。一些学者切除超过 3 cm 骨质（包括部分肩峰骨质），也有人切除少于 1 cm。临床结果似乎更支持切除少于 10 mm，实验研究显示即使切除 5 mm，也不会出现在轴向压力作用下的关节面接触。

直接入路

直接入路由 Johnson 和 Flatow[79] 首次提出，在不干扰肩峰下间隙的情况下完成手术操作。该入路在技术上有相当难度，尤其是当肩锁关节间隙较窄时。该技术中，患者取沙滩椅位，取两个上方入路：

一个位于肩锁关节后方，另一个位于肩锁关节前方约 8 mm 处。

因为关节间隙狭窄，使用腰穿针确定关节方向至关重要，尤其是在操作之初。手术开始需要采用一个 2.7 mm 镜头和一个 2 mm 磨钻。当空间足够时可以改用常规器械完成手术。

术后护理

术后，手臂以颈腕吊带悬吊于外展 10° ~15° 旋转中立位，维持 3~4 周，白天做个人卫生时可以去除吊带。建议睡觉时于肩或臂下垫枕以更加舒适。尽早开始握拳活动以及在肩关节中立位时肘、腕关节的主动活动。每日冰敷 4~5 次，每次 15 分钟，有助于缓解疼痛并减轻肿胀。术后 1 周，患者开始行钟摆运动。第一阶段的康复目标为控制疼痛。

术后 10 天可以开始进行被动活动度锻炼及仰卧位短棒辅助下主动锻炼，后者的具体做法如下：仰卧位、前屈 90° 以内、外展 60° 以及在耐受下外旋。此阶段需要通过肩胛骨收缩训练恢复肩胛骨控制，强烈建议水疗。第二阶段的目标是在保持肩关节无痛的情况下达到前屈 90°、外展 60°。

术后 3 周或去除吊带后，肩关节应恢复全方位活动度。当此目标实现并且患者可以正确控制肩胛骨后，就要开始着重进行肩袖和三角肌的主动活动

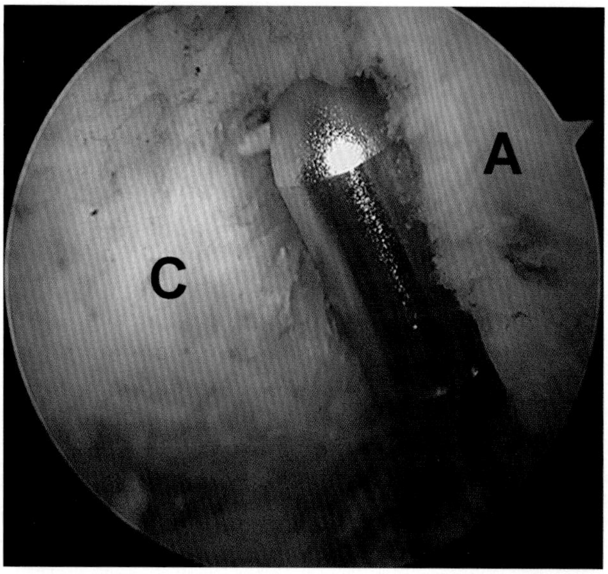

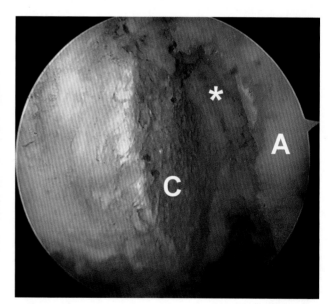

图 30.6　使用 5 mm 全半径刨刀切除关节内和关节周围的软组织（C，锁骨；A，肩峰）

图 30.7　从后侧通路最后观察。标记锁骨远端切除部分，上方关节囊完整（星号）（C，锁骨；A，肩峰）

锻炼了。在术后 4~8 周，肩关节主动活动范围争取在前屈 90°、外展 60° 的基础上达到 120° 或在 2 个月后更大。

在术后 1 个月，要恢复肩关节在 90° 活动平面以下的正常日常活动，在术后 2~3 个月，即可开始进行轻度的体育活动（跑步），从事接触性体育活动或重体力劳动的时间不能早于 6 个月。

实际上，关节镜治疗保留了肩锁关节上方的关节囊韧带，从而减少了损伤外部韧带的风险[90]。Flatow 等[79] 研究表明关节镜手术与开放手术相比，其术后的喙锁间距较短（喙锁稳定指数）。

最后，关于三角肌和斜方肌在锁骨上的附着点保留的问题，Cook 和 Tibone[76] 发现对健身者行开放式锁骨远端切除后，力量下降 20%。

文献回顾

多项研究表明，切开手术和关节镜下手术可取得优异的临床结果[80-86]。两种手术方式均可以保证切除足够的骨量。Gartsman 等[87] 报道在开放和关节镜下切除的骨量分别为 14.7 mm 和 14.8 mm。Fischer 等[88] 发现为了不破坏肩锁关节上方关节囊韧带而保留锁骨的上表面骨质的手术方式会导致初始时优异的手术效果不断恶化，在术后 8.5 个月时有高达 39% 的患者疼痛复发。扩大骨切除范围，当有手术指征时将肩峰前 – 下切除可以取得优异的手术疗效。Levine 等[89] 的研究表明关节镜下锁骨远端切除的同时行肩峰成形术，取得了 71% 优、16.5% 良和 12.5% 差的手术效果。

小　结

退行性肩锁关节病变是导致肩膀疼痛的最常见的原因之一。病因很多，全面的体格检查及详细的病史采集对于揭示可能的病因至关重要。通常根据临床表现足以得出诊断，但是该疾病经常与颈椎病变引起症状相混淆。影像学检查具有重大的诊断价值，其中 MRI 是最全面的检查手段。

早期应采用保守治疗，保守治疗无效时可采用手术治疗，尤其推荐关节镜治疗。关节镜手术取得了理想临床效果，它可以良好地保留上关节囊韧带、斜方肌和三角肌止点，并且还可以满足患者的美观要求。

参·考·文·献

1. Buttaci CJ, Stitik TP, Yonclas PP, Foye PM. Osteoarthritis of the acromioclavicular joint: a review of anatomy, biomechanics, diagnosis, and treatment. Am J Phys Med Rehabil. 2004;83:791–7.

2. Mehrberg RD, Lobel SM, Gibson WK. Disorders of the acromioclavicular joint. Phys Med Rehabil Clin N Am. 2004;15:537–55.

3. Sher JS, Iannotti JP, Williams GR, Herzog RJ, Kneeland JB, Lisser S, et al. The effect of shoulder magnetic resonance imaging on clinical decision making. J Shoulder Elbow Surg. 1998;7:205–9.

4. Needell SD, Zlatkin MB, Sher JS, Murphy BJ, Uribe JW. MR imaging of the rotator cuff: peritendinous and bone abnormalities in an asymptomatic population. AJR Am J Roentgenol. 1996;166:863–7.

5. Shubin Stein BE, Wiater JM, Pfaff HC, Bigliani LU, Levine WN. Detection of acromioclavicular joint pathology in asymptomatic shoulders with magnetic resonance imaging. J Shoulder Elbow Surg. 2001;10:204–8.

6. DePalma AF. Surgical anatomy of acromioclavicular and sternoclavicular joints. Surg Clin North Am. 1963;43:1541–50.

7. Murphy OB, Bellamy R, Wheeler W, Brower TD. Post-traumatic osteolysis of the distal clavicle. Clin Orthop Relat Res.

1975;109:108–14.

8. Griffiths CJ, Glucksman E. Post-traumatic osteolysis of the clavicle: a case report. Arch Emerg Med. 1986;3:129–32.

9. Madsen B. Osteolysis of the acromial end of the clavicle following trauma. Br J Radiol. 1963;36:822–8.

10. Cahill BR. Osteolysis of the distal part of the clavicle in male athletes. J Bone Joint Surg Am. 1982;64A:1053–8.

11. Brunet ME, Reynolds MC, Cook SD, Brown TW. Atraumatic osteolysis of the distal clavicle: histologic evidence of synovial pathogenesis: a case report. Orthopedics. 1986;9:557–9.

12. Quinn SF, Glass TA. Post-traumatic osteolysis of the clavicle. South Med J. 1983;76:307–8.

13. Jacobs P. Post-traumatic osteolysis of the outer end of the clavicle. J Bone Joint Surg Am. 1964;46B:705–7.

14. Glick JM, Milburn LJ, Haggerty JF, Nishimoto D. Dislocated acromioclavicular joint: follow-up study of 35 unreduced acromioclavicular dislocations. Am J Sports Med. 1977;5:264–70.

15. Scavenius M, Iversen BF. Nontraumatic clavicular osteolysis in weight lifters. Am J Sports Med. 1992;20:463–7.

16. Seymour EQ. Osteolysis of the clavicular tip associated with repeated minor trauma to the shoulder. Radiology. 1977;123:56.

17. Matthews LS, Simonson BG, Wolock BS. Osteolysis of the distal clavicle in a female body builder. A case report. Am J Sports Med. 1993;21:50–2.

18. Scavenius M, Iversen BF, Sturup J. Resection of the lateral end of the clavicle following osteolysis, with emphasis on non-traumatic osteolysis of the acromial end of the clavicle in athletes. Injury. 1987;18:261–3.

19. Dearden PMC, Ferran NA, Morris EW. Distal clavicle osteolysis following fixation with a synthetic ligament. Int J Shoulder Surg. 2011;5:101–4.

20. Hawkins BJ, Covey DC, Thiel BG. Distal clavicle osteolysis unrelated to trauma, overuse, or metabolic disease. Clin Orthop Relat Res. 2000;370:208–11.

21. Petersson CJ. The acromioclavicular joint in rheumatoid arthritis. Clin Orthop Relat Res. 1987;223:86–93.

22. Hakozaki M, Kikuchi S, Otani K, Tajino T, Konno S. Pseudogout of the acromioclavicular joint: report of two cases and review of the literature. Mod Rheumatol. 2011;21:440–3.

23. De Santis D, Palazzi C, D'Amico E, Di Mascio DE, Pace-Palitti V, Petricca A. Acromioclavicular cyst and "porcupine shoulder" in gout. Rheumatology. 2001;40:1320–1.

24. Huang GS, Bachmann D, Taylor JAM, Marcelis S, Haghighi P, Resnick D. Calcium pyrophosphate dihydrate crystal deposition disease and pseudogout of the acromioclavicular joint: radiographic and pathologic features. J Rheumatol. 1993;20:2077–82.

25. Miller-Blair D, White R, Greenspan A. Acute gout involving the acromioclavicular joint following treatment with gemfibrozil. J Rheumatol. 1992;19:166–8.

26. Rollo J, Raghunath J, Porter K. Injuries of the acromioclavicular joint and current treatment options. Trauma. 2005;7:217–23.

27. Riand N, Sadowski C, Hoffmeyer P. Acute acromioclavicular dislocations. Acta Orthop Belg. 1999;65:393–403.

28. Kocher MS, Feagin Jr JA. Shoulder injuries during alpine skiing. Am J Sports Med. 1996;24:665–9.

29. Weaver JK. Skiing-related injuries to the shoulder. Clin Orthop Relat Res. 1987;216:24–8.

30. Headey J, Brooks JH, Kemp SP. The epidemiology of shoulder injuries in english professional rugby union. Am J Sports Med. 2007;35:1537–43.

31. Wurtz LO, Lyons FA, Rockwood Jr CA. Fracture of the middle third of the clavicle and dislocation of the acromioclavicular joint. J Bone Joint Surg Am. 1992;74A:183–6.

32. Meislin RJ, Zuckerman JD, Nainzadeh N. Type III acromioclavicular joint separation associated with late brachial plexus neuropraxia. J Orthop Trauma. 1992;6:370–2.

33. Sturm JT, Perry Jr JF. Brachial plexus injuries from blunt trauma-a harbinger of vascular and thoracic injury. Ann Emerg Med. 1987;16:404–6.

34. McPhee IB. Inferior dislocation of the outer end of the clavicle. J Trauma. 1980;20:709–10.

35. Patterson WR. Inferior dislocation of the distal end of the clavicle. J Bone Joint Surg Am. 1967;49A:1184–6.

36. Liberson F. The role of the coracoclavicular ligaments in affections of the shoulder girdle. Am J Surg. 1939;44:145–57.

37. Rockwood CA, Williams GR, Youg DC. Disorders of the acromioclavicular joint. In: Rockwood CA, Masten 2nd FA, editors. The shoulder. Philadelphia: Saunders; 1998. p. 483–553.

38. Bannister GC, Wallace WA, Stableforth PG, Hutson MA. The management of acute acromioclavicular dislocation: a randomized prospective controlled trial. J Bone Joint Surg Am. 1989;71B:848–50.

39. Lemos MJ. The evaluation and treatment of the injured acromioclavicular joint in athletes. Am J Sports Med. 1998; 26:137–44.

40. Mouhsine E, Garofalo R, Crevoisier X, Farron A. Grade I and II acromioclavicular dislocations: results of conservative treatment. J Shoulder Elbow Surg. 2003;12:599–602.

41. Nuber GW, Bowen MK. Acromioclavicular joint injuries and distal clavicle fractures. J Am Acad Orthop Surg. 1997;5:11–8.

42. Phillips AM, Smart C, Groom AF. Acromioclavicular dislocation. Conservative or surgical therapy. Clin Orthop Relat Res. 1998;353:10–7.

43. Rawes ML, Dias JJ. Long-term results of conservative treatment for acromioclavicular dislocation. J Bone Joint Surg Am. 1996;78B:410–2.

44. Weinstein DM, McCann PD, McIlveen SJ, Flatow EL, Biglianu LU. Surgical treatment of complete acromioclavicular dislocations. Am J Sports Med. 1995;23:324–31.

45. Yu JS, Dardani M, Fischer RA. MR observations of post-traumatic osteolysis of the distal clavicle after traumatic separation of the acromioclavicular joint. J Comput Assist Tomogr. 2000;24:159–64.

46. Alldredge RH. Surgical treatment of acromioclavicular dislocation. Clin Orthop Relat Res. 1969;63:262–3.

47. Burkhart SS, Morgan CD, Kibler WB. The disabled throwing shoulder: spectrum of pathology Part III: the SICK scapula, scapular dyskinesis, the kinetic chain, and rehabilitation. Arthroscopy. 2003;19:641–61.

48. Montet X, Zamorani-Bianchi MP, Mehdizade A, Martinoli C, Bianchi S. Intramuscular ganglion arising from the acromioclavicular joint. Clin Imaging. 2004;28:109–12.

49. Guy DK, Wirth MA, Griffin JL, Rockwood CAJ. Reconstruction of chronic and complete dislocations of the acromioclavicular joint. Clin Orthop Relat Res. 1998;347:138–49.

50. Burns SJ, Zvirbulis RA. A ganglion arising over the acromioclavicular joint: a case report. Orthopedics. 1984;7:1002–4.

51. Craig EV. The acromioclavicular joint cyst: an unusual presentation of a rotator cuff tear. Clin Orthop Relat Res. 1986;202:189–92.

52. Mullett H, Benson R, Levy O. Arthroscopic treatment of a massive acromioclavicular joint cyst. Arthroscopy. 2007;23:446. e1–4.

53. Ozaki J, Tomita Y, Nakagawa Y, Kisanuki O, Tamai S. Synovial chondromatosis of the acromioclavicular joint. Arch Orthop Trauma Surg. 1993;112:152–4.

54. Postacchini F, Perugia D, Gumina S. Acromioclavicular joint cyst associated with rotator cuff tear. A report of three cases. Clin Orthop Relat Res. 1993;294:111–3.

55. Hiller AD, Miller JD, Zeller JL. Acromioclavicular joint cyst formation. Clin Anat. 2010;23:145–52.

56. Noh KC, Chung KJ, Yu HS, Koh SH, Yoo JH. Arthroscopic

treatment of septic arthritis of acromioclavicular joint. Clin Orthop Surg. 2010;2:186–90.

57. Bossert M, Prati C, Bertolini E, Toussirot E, Wendling D. Septic arthritis of the acromioclavicular joint. Joint Bone Spine. 2010;77:466–9.

58. Hammel JM, Kwon N. Septic arthritis of the acromioclavicular joint. J Emerg Med. 2005;29:425–7.

59. Laktasic-Zerjavic N, Babic-Naglic D, Curkovic B, Potocki K, Soldo-Juresa D. Septic acromioclavicular arthritis in a patient with diabetes mellitus. Coll Antropol. 2005;29:743–6.

60. Adams R, McDonald M. Cryptococcal arthritis of the acromioclavicular joint. N C Med J. 1984;45:23–4.

61. Richter R, Hahn H, Naaubling W, Kohler G. Shoulder girdle and shoulder joint tuberculosis. Z Rheumatol. 1985;44:87–92.

62. Lim KB, Kwak YG, Kim YS, Park KR. Shoulder joint infectious arthritis and acromioclavicular joint osteomyelitis due to Candida. Ann Rehabil Med. 2012;36:573–7.

63. Gerber C, Galantay RV, Hersche O. The pattern of pain produced by irritation of the acromioclavicular joint and the subacromial space. J Shoulder Elbow Surg. 1998;7:352–5.

64. McLaughlin HL. On the frozen shoulder. Bull Hosp Jt Dis Orthop Inst. 1951;12:383–93.

65. O'Brien SJ, Pagnani MJ, Fealy S, McGlynn SR, Wilson JB. The active compression test: a new and effective test for diagnosing labral tears and acromioclavicular joint abnormality. Am J Sports Med. 1998;26:610–3.

66. Moen MH, de Vos RJ, Ellenbecker TS, Weir A. Clinical tests in shoulder examination: how to perform them. Br J Sports Med. 2010;44:370–5.

67. Walton J, Mahajan S, Paxinos A, Marshall J, Bryant C, Shnier R, et al. Diagnostic values of tests for acromioclavicular joint pain. J Bone Joint Surg Am. 2004;86A:807–12.

68. Zanca P. Shoulder pain. Involvement of the acromioclavicular joint. (Analysis of 1,000 cases). Am J Roentgenol Radium Ther Nucl Med. 1971;112:493–506.

69. Alexander OM. Dislocation of the acromio-clavicular joint. Radiography. 1949;15:260–3.

70. Waldrop JI, Norwood LA, Alvarez RG. Lateral roentgenographic projections of the acromioclavicular joint. Am J Sports Med. 1981;9:337–41.

71. Stewart CA, Siegel ME, King D, Moser L. Radionuclide and radiographic demonstration of condensing osteitis of the clavicle. Clin Nucl Med. 1988;13:177–8.

72. Koh KH, Laddha MS, Lim TK, Lee JH, Yoo JC. A magnetic resonance imaging study of 100 cases of arthroscopic acromioplasty. Am J Sports Med. 2012;40:352–8.

73. Fiorella D, Helms CA, Speer KP. Increased T2 signal intensity in the distal clavicle: incidence and clinical implications. Skeletal Radiol. 2000;29:697–702.

74. Stein BE, Wiater JM, Pfaff HC, Bigliani LU, Levine WN. Detection of acromioclavicular joint pathology in asymptomatic shoulders with magnetic resonance imaging. J Shoulder Elbow Surg. 2001;10:204–8.

75. Jordan LK, Kenter K, Griffiths HL. Relationship between MRI and clinical findings in the acromioclavicular joint. Skeletal Radiol. 2002;31:516–21.

76. Cook FF, Tibone JE. The mumford procedure in athletes. Am J Sports Med. 1988;16:97–100.

77. Curd FB. The treatment of complete dislocation of the outer end of the clavicle: an hitherto undescribed operation. Ann Surg. 1941;113:1094–8.

78. Mumford EB. Acromioclavicular dislocation. A new operative treatment. J Bone Joint Surg Am. 1941;23A:799–802.

79. Flatow EL, Cordasco FA, Bigliani LU. Arthroscopic resection of the outer end of the clavicle from a superior approach: a critical, quantitative, radiographic assessment of bone removal. Arthroscopy. 1992;8:55–64.

80. Peterson CJ. Resection of the lateral end of the clavicle. Acta Orthop Scand. 1983;54:904–7.

81. Sage FP, Salvatore JE. Injuries of the acromioclavicular joint: a study of results in 96 patients. South Med J. 1963;56:486–95.

82. Eskola A, Santavirta S, Viljakka HT, Wirta J, Partio TE, Hoikka V. The results of operative resection of the lateral end of the clavicle. J Bone Joint Surg Am. 1996;4:584–7.

83. Bigliani LU, Nicholson GP, Flatow EL. Arthroscopic resection of the distal clavicle. Orthop Clin North Am. 1993;24:133–41.

84. Gartsman GM. Arthroscopic resection of the acromioclavicular joint. Am J Sports Med. 1993;21:71–7.

85. Tolin BS, Snyder SJ. Our technique for arthroscopic Mumford procedure. Orthop Clin North Am. 1993;24:143–51.

86. Flatow EL, Duralde XA, Nicholson GP, Pollock RG, Bigliani LU. Arthroscopic resection of the distal clavicle with a superior approach. J Shoulder Elbow Surg. 1995;4:41–50.

87. Gartsman GM, Combs AH, Davis PF, Tullos HS. Arthroscopic acromioclavicular joint resection. An anatomical study. Am J Sports Med. 1991;19:2–5.

88. Fischer BW, Gross RM, McCarthy JA, Arroyo JS. Incidence of acromioclavicular joint complications after arthroscopic subacromial decompression. Arthroscopy. 1999;3:241–8.

89. Levine WN, Barron OA, Yamaguchi K, Pollock RG, Flatow EL, Bigliani LU. Arthroscopic distal clavicle resection from a bursal approach. Arthroscopy. 1998;14:52–6.

90. Robertson WJ, Griffith MH, Carroll K, O'Donnell T, Gill TJ. Arthroscopic versus open distal clavicle excision: a comparative assessment at intermediate-term follow-up. Am J Sports Med. 2011;39:2415–20.

第 31 章

肩关节骨关节炎和滑膜炎

Donald W. Hohman, Thomas R. Duquin, and John W. Sperling

谢军　译

流行病学

预计到 2030 年，大约有 6 700 万 18 岁及以上的美国人会被医生诊断为骨关节炎 [1]。骨关节炎累及全身许多关节，肩关节炎尽管不如髋、膝关节部位的关节炎那么常见，但它同样对患者造成困扰。肩关节功能丧失和相应上肢运动受限，会导致患者情绪低落、焦虑、活动受限以及工作表现不佳 [2]。肩关节骨性关节炎根据其病因，可分为原发性和继发性，原发性或称特发性的肩关节炎无特定原因，而继发性则由特定原因和诱发因素导致，原因包括但不限于：肩关节创伤 [3]、脱位 [4] 或慢性肩袖损伤 [5]。流行病学资料表明，盂肱关节炎常发生于 60 岁以上患者，且女性发病率高于男性 [6]，年轻患者也偶尔发生，但由于他们大多对生活质量要求较高，因此这类患者治疗颇具挑战性。

类风湿性关节炎和其他炎性关节病治疗上的进展，使得许多这类疾病不再需要手术干预。改善病情的抗类风湿药物（DMARDs）的使用，大大减少了这类关节炎症性疾病需行关节置换的比例 [7]。然而，对于一些非手术治疗失败的患者使用关节镜行清创和滑膜切除，仍然是有效的治疗手段。

病理生理

在理想状态下，盂肱关节面光滑、匹配并且有关节液润滑。盂肱关节骨性关节炎常发生于多种病理状态下导致的关节面破裂 [3-5]，这些情况更常见于老年患者。肩关节的退变性疾病导致肩盂和肱骨头之间关节面特征性的磨损，肩盂关节软骨和软骨下骨磨损往往发生在后方，关节面前方的关节软骨经常保留完好，这样就出现了双凹形的关节盂，肱骨头关节软骨中央受侵蚀而呈光秃状，并被边缘保留的关节软骨和骨赘所包围。在炎症性的关节炎，关节软骨高度丢失，常常为对称性分布，表现为横穿肱骨头和关节盂的关节软骨缺失。

病　史

盂肱关节炎的特点是疼痛、无力活动受限、功能丧失。进展期的关节炎采用休息、抗炎药物或者锻炼等治疗往往无效。软骨缺损和骨赘形成同时存在会导致机械症状和撞击。患者常描述有"研磨感"和机械性阻断，限制盂肱关节的活动。彻底的病史采集，应该包括询问疾病的起始、特殊受伤机制。因突出的金属内植物会导致退变和机械症状，肩关节镜术后会出现软骨溶解，故了解患者之前的手术史也很重要。进一步问诊，应明确功能受限或障碍的范围，症状是一直进展还是处于静止状态。激素使用或骨折创伤史往往提示缺血性坏死诊断的可能 [8]。

潜伏的类风湿性或自身免疫性疾病的系统临床表现，可以通过直接的问诊来揭示。多关节的疼痛、肿胀、红斑，很可能是系统性疾病发生于年轻患者的初始症状表现，需进一步评估。任何近期的感染、退行性关节炎的病史、家族性的类风湿关节炎或自身免疫性关节炎病史均可为进一步评估提供信息。

临床检查

肩关节炎患者彻底的检查，应包括颈部和颈椎的检查以除外神经根型或脊髓型颈椎病累及肩关节的可能。受累的肩关节检查应从视诊评价肌肉的萎缩或畸形开始。单发性肩关节炎的患者，肩关节在视诊往往无异常。盂肱关节、大结节或肱二头肌腱的压痛常与关节肿胀同时存在。肩关节炎的最具特征性的检查结果是捻发感以及肩关节主动和被动活动时的活动受限。对于肩袖功能的彻底评估，撞击征和肱二头肌腱炎和肩锁关节疼痛等都很重要，肩关节炎的患者常常合并有其他的病因。彻底的肩关节评估也包括肩关节稳定性，尽管其在肩关节炎病例中并不常见。患肢神经、血管功能及其他有症状的关节应一并评估。

影像学

肩关节炎主要依据临床表现和影像学结果得出诊断，常规 X 线片是肩关节炎最常规的检查方法。在盂肱关节炎的早期，当临床症状不明显时，一些细微的影像学表现可提示该诊断。盂肱关节骨性关节炎可出现肱骨头下或关节盂的骨赘，关节间隙狭窄，软骨下囊性变。在炎症性的关节病，也可见骨量减少和关节周围的侵蚀[9-11]。

进行标准的肩关节片检查应包括：前后位（AP）、腋位和肩胛位。为更全面地显示肱骨头，应内旋或外旋上肢摄片。腋位或上下位片有助于显示肩盂和肱骨头的关系。为更全面地显示关节盂外形，可让患者转向患侧 40° 拍摄后斜位片或 Grashey 位片。

计算机断层扫描（CT）可显示关节破坏的程度，故在描述骨性关节炎时更有意义，CT 还有助于显示关节对线的异常、游离体或异物和骨赘。若有骨赘需要手术去除，CT 有助于描述其部位和范围，故是很有效的术前计划工具。

磁共振检查（MRI）有助于提供骨和软组织之间的对比，可明确早期的关节炎变化。不同的信号强度有助于区别骨、关节软骨、盂唇纤维软骨和滑膜。磁共振对于提供渗出、关节内软骨游离体以及骨关节炎性囊肿的信息也较敏感。MRI 对于评估肩袖、肱二头肌腱、盂唇病变也非常有帮助。

治疗：指征与禁忌证

肩关节炎的初始治疗——非手术治疗，包括抗炎药物、锻炼、物理治疗和药物注射。当患者年龄较大，保守治疗无效时，全肩关节置换（TSA）在患者主管评估方面常可提供较好的功能和较高的患者满意度[12, 13]。年轻患者行关节置换的早、中期疗效满意。但有报道显示年轻、活动量大的患者有 30% 会出现关节盂透亮影或松动，这引起了对这类患者肩关节置换长期疗效的质疑[13]。鉴于这方面的考虑以及年轻的软骨溶解患者肩关节置换疗效不佳[14]，其他保留关节的手术更受青睐。肩关节镜合并行其他手术如肱骨头成形、微骨折、肩盂表面置换、关节囊松解以及关节镜下腋神经松解术都用于治疗肩关节炎[9-11, 15, 16]。关节镜下滑膜切除，可成功治疗早期多关节（包括肩关节）的类风湿性关节炎[17]。

对于年轻、活动量大、应当推迟肩关节置换的肩关节炎患者，关节镜治疗是一种有效手段[18]。肩关节骨性关节炎常合并肩峰下滑囊炎、肩锁关节炎、盂唇撕裂、肱二头肌长头肌腱病[18]和粘连性关节囊炎[10]。针对这些合并症可在关节镜下做盂肱关节炎清理术，包括骨赘切除和关节囊松解术，其短期疗效满意[19]。发生严重关节炎的年轻患者，常有肩关节不稳和盂唇撕裂的手术史。在这些病例，突出的金属内植物和感染会导致关节退变的发生，这些并发症的处理对能否取得满意的结果意义重大。近年来，关节镜下关节盂生物性表面置换手术短期疗效满意[20, 21]。我们的经验是：小于 60 岁的疼痛的肩关节炎患者如不愿或不能接受关节置换术后受限的关节功能，则为关节镜手术的适应证。肩关节炎患者关节镜术禁忌证包括：退变进展，严重的关节盂骨磨损以及肱骨头后方半脱位。

使用关节镜清理的严重盂肱关节炎患者有 80% 将在术后 3 个月时出现疼痛缓解，并可持续 4 年以上[15]。较轻程度的骨性关节炎，关节镜处理结果更加满意[11]。对于肩关节镜治疗肩关节炎的总体疗效仍有待进一步的研究做出评估。

关节镜治疗：手术技术

近来围绕肩关节镜手术，涌现出许多新的设备和内植物，本章不做深入介绍。重要的工具有：30°关节镜、灌注泵系统以及标准关节镜器械包括：刨刀、打磨头，射频消融刀。关节镜鞘管和拉钩的使用也有助于手术成功。

患者体位和麻醉下的检查

合理的手术室布局和体位会简化关节镜手术，在手术室中，利用现有资源建立简单可重复的方法相当重要。运用具备关节镜手术经验的团队也会大大提高完成肩关节镜各项手术的能力。

手术前应首先常规行麻醉下的检查，术前疼痛和体检结果的相关性，应当与麻醉下的体检结果相对照，关节挛缩和不稳定的存在，可能会导致术者改变治疗方案。

沙滩椅体位和侧卧位都可用于关节镜下肩关

节炎的治疗，我们倾向于采用床头抬高 80°的沙滩椅体位。小心地将骨突部位用软垫保护，保持头颈中立位。一定要保证从后侧进入肩关节的通路不受影响并且整个肩胛骨都不与床的边缘接触。患肢应固定于铰链式的液压肢体固定系统（Spider Arm Holder，Tenet Medical Engineering，Calgary，Alberta，Canada）以利于显露，尤其是在缺少助手或助手经验不足的情况下。

关节镜诊断：理解和认识病理

将患肢置于 15°外展和 30°前屈位使用钝鞘管建立后侧观察入路（肩峰后外侧角的内下方 2 cm），与此同时，助手将患肢轻向外侧牵引，防止发生关节面损伤。置入 30°关节镜行镜下检查。在一些严重挛缩的关节炎的患者，进入盂肱关节将比较困难，这时可使用腰穿针定位关节，并注入生理盐水充盈关节囊，有助于置入关节镜鞘管。镜下仔细观察肱骨头和关节盂的关节软骨、盂唇、二头肌腱、下隐窝，以及肩胛下肌腱、冈上肌、冈下肌和小圆肌的关节面和止点（表 31.1、图 31.1）。

表 31.1　关节镜通道的放置部位

通道	窍门／技巧	部位
后侧入路	最佳显示盂肱关节的起始入路，可用于后侧关节囊和盂唇的清创	肩峰后外侧角的远端 1~3 cm，内侧 1~2 cm
前侧入路	用于盂肱关节关节软骨的清理，前方、上方和后方滑膜切除的工作通道。特别适用于观察后方盂唇和关节囊	位于肩锁关节和喙突外侧面的中点 在关节镜监视下将腰穿针穿入关节盂（内缘）、二头肌腱（上缘）和肩胛下肌（下缘）间的三角形区域
后下方入路（7 点入路）	可显示下方隐窝和腋囊，对肱骨头下方的骨赘显示最佳。也可用于清理、游离体取出和肱骨骨赘的切除	肩峰后外侧角的远端 5 cm 在关节镜监视下将腰穿针穿入位于关节囊内侧和中央区域的下方隐窝。为避免腋神经损伤，不可行锐性分离
前下方入路（5 点入路）	可显示下方隐窝和腋囊，用于清理、游离体取出、骨赘切除或牵开保护腋神经	喙突尖端的远外侧 1 cm 在关节镜监视下将腰穿针通过肩胛下肌腱的下方和外侧面穿入下方隐窝。避免损伤肩胛下肌下缘的腋神经
外侧入路	在肩峰下间隙置入器械行滑囊切除和肩峰成形术	肩峰外侧边缘远端 2~3 cm，与肩锁关节后缘在一条线上

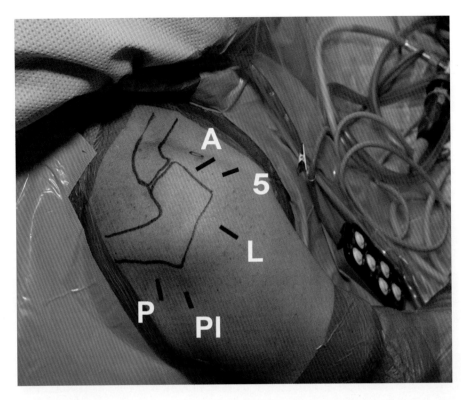

图 31.1　关节镜入路定位。P，后侧；PL，后外侧；L，外侧；5，5 点；A，前侧（见表 31.1 详细描述）

手术步骤

关节镜下诊断完成后，应将注意力转向具体的病变。多数情况下，退变性的盂唇撕裂、滑膜炎或软骨损伤以及骨赘都需要清理。最主要的操作入路是位于肩袖间隙的前侧入路，通过它可以到达关节的大部分区域。建立辅助操作入路比如 5 点入路和后外侧入路有助于到达关节的其他部位。这些入路在显露下方隐窝、去除游离体和肱骨头下方骨赘、下方关节囊松解和腋神经松解等操作中均很重要。70° 关节镜有助于显露平常难以暴露的部位，如盂肱韧带在前后关节囊的附着和下方隐窝（表 31.2）。

肩关节炎的病理状况有多种，包括游离体或异物、软骨损伤、滑膜炎、关节囊挛缩、关节盂退变性撕裂、肩袖或肱二头肌长头腱撕裂。很难确定究竟是什么原因导致患者的全部症状，所以术中要针对所有可能的病因做处理。肱骨头和关节盂的关节软骨状况应做评估并根据 Outerbridge 分期确定级别（表 31.3）。

通过前侧通道使用犬半径刨削刀清理，可处理大部分区域的关节盂和肱骨头的关节软骨以及盂唇退行性撕裂。炎症性的关节病中的炎性滑膜需彻底切除，小于 2 cm × 2 cm 的全层关节软骨缺损如果有周围完整的关节软骨支持则适合微骨折，使用微骨折锥刺穿软骨下骨板，使血和骨髓成分渗透至缺损区，这样做的目的是使缺损区出现纤维软骨覆盖（图 31.2）。游离体或异物应该取出。如存在突出的带线锚钉或其他内植物，尽量使用合适的器械取出内植物，如果没有合适的器械，则使用环锯挖出（图 31.3）。

表 31.2　治疗肩关节炎的关节镜下手术方案

异物 / 游离体取出
软骨成形术 / 关节软骨撕裂清理
退变性盂唇撕裂清理
滑膜切除
处理伴随软组织病变（肩袖 / 二头肌腱撕裂）
去除肱骨头和关节盂骨赘
对局灶性的全层关节软骨损伤行微骨折术或打磨成形
挛缩时行关节囊松解
肩峰下滑囊切除 +/– 肩峰成形术
有症状的肩锁关节炎行锁骨远端切除

表 31.3　Outerbridge 分期

分期	病理
I	关节软骨软化和肿胀
II	直径小于等于半英寸范围的碎裂
III	与 II 相似，但受累部位直径大于半英寸
IV	侵蚀累及软骨下骨

注：1 英寸 =2.54 cm

肩袖损伤根据其撕裂范围大小做清创或者修补。肱二头肌腱也常常是肩关节炎患者疼痛的诱因，可根据损伤的程度和术者的偏好行清创、肌腱切断或肌腱固定术。我们倾向于对年轻、活动大的患者或手工劳动者在关节镜下行肌腱固定术，使用肱二头肌腱固定螺钉将二头肌腱固定在结节间沟的近端。对于年老或非体力劳动的患者，简单的肌腱切断可有效缓解疼痛，也不影响肢体的力量和功能[23, 24]。

针对软骨和软组织病变做处理后，注意力应转移到引起撞击的骨赘，关节盂骨赘很常见，可使用全半径刨削刀或磨钻去除（图 31.4）。肩关节炎的显著特点，是肱骨头下方的骨赘，它会撞击关节盂边缘引起活动度受限，还可能压迫腋神经出现类似四边孔综合征的肩痛症状。去除这类骨赘是关节镜下处理肩关节炎的关键。使用 5 点或 7 点入路，可大大方便肱骨头下骨赘的显露和去除。首先使用 7 点入路置入磨钻，

从后方开始切除骨赘，并自 5 点入路置入拉钩，保护腋神经。避免穿透或松解下方关节囊也有助于保护腋神经。在下方隐窝部位，使用磨钻时不要打开吸引器，骨赘和正常肱骨之间有一层薄薄的纤维组织，可用于确定切除范围是否足够。向前方的切除范围越大越好。为完成前方骨赘切除，需要将关节镜转至 7 点入路，磨钻置于 5 点通道（图 31.5）。

如有必要，手术最后一步是松解挛缩的盂肱关节，多数病例存在内旋挛缩，对此可采用肩袖间隙松解。严重的病例前、后、下方关节囊都需松解，松解满意的标志是中立位或 90° 外展时患肢各方向如前屈、外展和内外旋均达最大活动范围。关节囊松解使用射频刀可轻松完成，但要提防射频刀导致关节内液体过热加重软骨损伤。另外松解下方关节囊时，也要小心避免射频刀损伤临近的腋神经。

盂肱关节操作结束后，关节镜移至肩峰下间隙，滑囊过度增生和炎症十分常见，应完整切除。应探查肩袖滑囊侧和肩峰前方，明确有无肩峰撞击，必要时行肩峰成形术。如患者的临床表现和影像学表现提示为肩锁关节炎，则行锁骨远端切除，我们的经验是盂肱关节炎患者很少出现症状明显的肩锁关节炎。

一旦肩关节镜和辅助的其他手术均已完成，止血后使用可吸收线皮内缝合关节镜入路，再使用粘皮贴和皮肤黏合剂（Ethicon, Inc., Cornelia, GA, USA）。

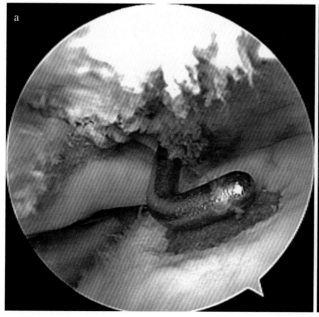
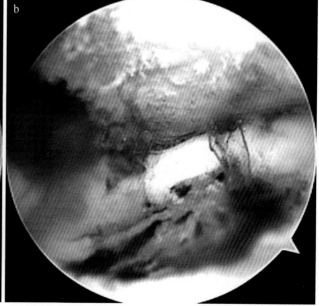

图 31.2　a. 关节镜下探钩探查全层关节软骨缺损可以行微骨折；b. 该软骨缺损使用微骨折，显示软骨下骨穿透后血液和骨髓流出

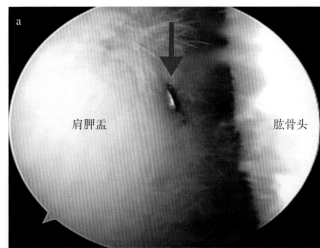

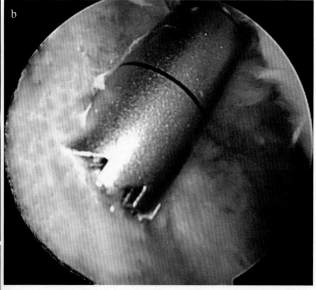

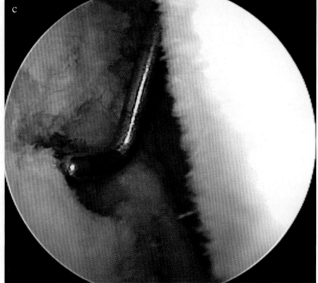

图 31.3　a. 突出的关节盂锚钉（箭头）；b. 图像显示关节盂锚钉取出的过程；c. 后侧入路关节镜下观察取出突出锚钉后

术后护理

患肢吊带悬吊固定，达到术后护理间的标准后即可回家。术后立即主动行轻柔的关节活动度锻炼，前几天就可进行物理治疗。

文献回顾

目前关于关节镜治疗肩关节炎的文献局限于 Ⅳ 级和 Ⅴ 级，既往结果显示 50% 到 80% 使用关节镜治疗肩关节炎患者近、中期结果满意，但没有长期随访结果报道。现有的文献因手术指征、术式、随访和结果量表差异很大，故无法直接比较（表31.4）。

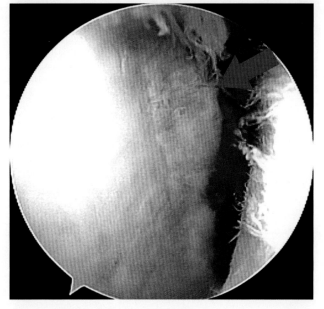

图 31.4　后侧入路经常可见关节盂骨赘，应当使用全半径的刨刀和磨钻去除

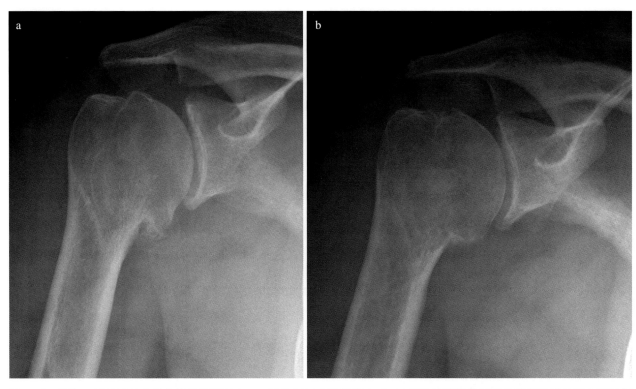

图 31.5 术前 X 线片显示肩关节炎的显著标志——肱骨头下方的骨赘（a）；这样的骨赘常常导致关节盂边缘的撞击而限制关节活动，如右侧术后片显示被关节镜下去除（b）

表 31.4 肩关节炎的关节镜治疗：研究总结

作者	时间	例数	随访（月）	手术技术	结果	证据等级
Millett 和 Gaskill[9]	2011	26	20	盂肱关节清理 关节囊松解 肱骨下方骨赘切除 腋神经减压	患者满意度"高" ASES 评分提高 无并发症报道	Ⅳ

Van Thiel 等[11]	2010	81	27	盂肱关节清理，同时行多项其他手术	疼痛：VAS 4.8 → 2.7
					ROM：屈曲 137° → 157°
					    外展 129° → 145°
					    外旋 48° → 63°
					ASES：51.8 → 72.7
					SST：6.1 → 9
						Ⅳ

Kerr 和 McCart[6]	2008	19	20	盂肱关节清理，19 例患者同时行其他手术	除 3 例患者外肩关节功能 > 60%， 3 例病情进展行肩关节置换 单极损害的结果优于双极 ASES-75.9	Ⅳ
Richards 和 Burkhart[19]	2007	8	13.7	盂肱关节清理 肩袖间隙、前关节囊、后关节囊和腋隐窝松解	ROM 提升： 前屈：21.4° 外旋：16.6° 内旋：31.1°	Ⅳ

Weinstein 等[10]	2000	25	34	盂肱关节清理
				滑膜部分切除
				肩峰下滑囊切除
					疼痛：
					  2 例完全缓解
					  18 例偶尔轻度疼痛
					  5 例中重度疼痛
					ROM：未指出改善
						Ⅳ

使用关节镜治疗肩关节炎的一个重要方面是针对病理治疗，Ellman 等和 Guyette 等报道了行盂肱关节清理和肩峰下减压的轻、中度关节炎患者短期随访结果满意，而较严重的盂肱关节炎患者疗效则不太满意。尚没有研究报道肱二头肌腱固定和锁骨远端切除术在治疗盂肱关节炎中的效果。

近来的报道提示，超过 80% 的接受盂肱关节清理和骨赘切除、关节囊松解的患者疗效满意。Millett 等将腋神经减压作为关节镜治疗关节炎的重要部分，他们认为腋区骨赘会压迫腋神经，有导致肩关节后方疼痛的可能，有似于四边孔综合征。他们报道的 27 例肩关节病例疗效满意、疼痛缓解、活动度增加，ASES 评分提高。在报道的时限内所有患者没有并发症发生，其中只有 1 例后来选择行全肩关节置换[9]。

最近，大家对于年轻的肩关节炎患者使用生物型表面涂层的兴趣渐浓。最近的报道显示关节镜下生物型关节盂表面涂层短期结果满意。De Beer 等在 2010 年分析了 32 例接受镜下清创并使用人脱细胞真皮支架行关节盂生物型表面涂层的患者，Constant and Murley 中位评分从术前 40 分提高至最后评估的 64.5 分，23 例（72%）成功，9 例（28%）失败，5 例转行人工关节置换，另有 5 例出现并发

症包括短暂的腋神经麻痹、对生物材料的异物反应、层间分离、轻度的慢性非特异性滑膜炎和创伤后挫伤[20]。Savoie 等回顾了猪黏膜下层异种移植生物型表面涂层的结果，年轻严重盂肱关节炎患者接受使用该生物补片的肩盂表面涂层，经过 3~6 年的随访，VAS、ASES、UCLA、Rowe、Constant-Murley 和 SF-12 等评分均有了显著的提高[21]。

总　结

肩关节炎的患者，将会导致患肢疼痛、功能受限而严重影响患者的生活质量。全肩关节置换对于年老和低需求的患者是一个很好的方案。然而对于年轻和活动量大的患者群，内植物失败并需行翻修手术的问题越来越受到人们的关注。关节镜技术因为其较低的并发症和对患者的正常解剖结构的保护，日渐受到青睐。文献中对于关节镜手术治疗肩关节炎的结果报道差异较大。通过积极的清创、骨赘切除和关节囊松解，有 80% 的患者短、中期内有希望得到满意的疗效。尽管如此，使用关节镜治疗肩关节炎的最佳手术技术和确切的适应证仍有待进一步的研究证实。

参·考·文·献

1. Hootman JM, Helmick CG. Projections of US prevalence of arthritis and associated activity limitations. Arthritis Rheum. 2006;54:226–9.

2. Memel DS, Kirwan JR, Sharp DJ, Hehir M. General practitioners miss disability and anxiety as well as depression in their patients with osteoarthritis. Br J Gen Pract. 2000;50:645–8.

3. Ruckstuhl H, de Bruin ED, Stussi E, Vanwanseele B. Post-traumatic glenohumeral cartilage lesions: a systematic review. BMC Musculoskelet Disord. 2008;9:107.

4. Kavaja L, Pajarinen J, Sinisaari I, Savolainen V, Björkenheim JM, Haapamäki V, et al. Arthrosis of glenohumeral joint after arthroscopic Bankart repair: a long-term follow-up of 13 years. J Shoulder Elbow Surg. 2012;21:350–5.

5. Green A. Chronic massive rotator cuff tears: evaluation and management. J Am Acad Orthop Surg. 2003;11:321–31.

6. Nakagawa Y, Hyakuna K, Otani S, Hashitani M, Nakamura T. Epidemiologic study of glenohumeral osteoarthritis with plain radiography. J Shoulder Elbow Surg. 1999;8:580–4.

7. Woodruff MW, Cohen AC, Bradley JB. Arthroplasty of the shoulder in rheumatoid arthritis with rotator cuff dysfunction. Int Orthop. 2003;27:7–10.

8. Vezeridis PS, Goel DP, Shah AA, Sung SY, Warner JJ. Postarthroscopic arthrofibrosis of the shoulder. Sports Med Arthrosc. 2010;18:198–206.

9. Millett PJ, Gaskill TR. Arthroscopic management of glenohumeral arthrosis: humeral osteoplasty, capsular release, and arthroscopic axillary nerve release as a joint-preserving approach. Arthroscopy. 2011;27:1296–303.

10. Weinstein DM, Bucchieri JS, Pollock RG, Flatow EL, Bigliani LU. Arthroscopic debridement of the shoulder for osteoarthritis. Arthroscopy. 2000;16:471–6.

11. Van Thiel GS, Sheehan S, Frank RM, Slabaugh M, Cole BJ, Nicholson GP, et al. Retrospective analysis of arthroscopic management of glenohumeral degenerative disease. Arthroscopy. 2010;26:1451–5.

12. Gruson KI, Pillai G, Vanadurongwan B, Parsons BO, Flatow EL. Early clinical results following staged bilateral primary total shoulder arthroplasty. J Shoulder Elbow Surg. 2010;19:137–42.

13. Bartelt R, Sperling JW, Schleck CD, Cofield RH. Shoulder arthroplasty in patients aged fifty-five years or younger with osteoarthritis. J Shoulder Elbow Surg. 2011;20:123–30.

14. Levy JC, Virani NA, Frankle MA, Cuff D, Pupello DR, Hamelin

JA. Young patients with shoulder chondrolysis following arthroscopic shoulder surgery treated with total shoulder arthroplasty. J Shoulder Elbow Surg. 2008;17:380–8.

15. Safran MR, Baillargeon D. The role of arthroscopy in the treatment of glenohumeral arthritis. Sports Med Arthrosc. 2004;12:139–45.

16. Kerr B, McCarty E. Outcome of arthroscopic débridement is worse for patients with glenohumeral arthritis of both sides of the joint. Clin Orthop Relat Res. 2008;466:634–8.

17. Chalmers P, Sherman SL, Raphael BS, Su EP. Rheumatoid synovectomy: does the surgical approach matter? Clin Orthop Relat Res. 2011;469:2062–71.

18. Liem D, Lengers N, Dedy N, Poetzl W, Steinbeck J, Marquardt B. Arthroscopic debridement of massive irreparable rotator cuff tears. Arthroscopy. 2008;24:743–8.

19. Richards DP, Burkhart SS. Arthroscopic debridement and capsular release for glenohumeral osteoarthritis. Arthroscopy. 2007;23:1019–22.

20. Beer J, Bhatia DN, van Rooyen KS, Du Toit DF. Arthroscopic debridement and biological resurfacing of the glenoid in glenohumeral arthritis. Knee Surg Sports Traumatol Arthrosc. 2010;18:1767–73.

21. Savoie FH, Brislin KJ, Argo D. Arthroscopic glenoid resurfacing as a surgical treatment for glenohumeral arthritis in the young patient: midterm results. Arthroscopy. 2009;25:864–71.

22. Outerbridge RE. The etiology of chondromalacia patellae. J Bone Joint Surg Br. 1961;43B:752–7.

23. Slenker NR, Lawson K, Ciccotti MG, Dodson CC, Cohen SB. Biceps tenotomy versus tenodesis: clinical outcomes. Arthroscopy. 2012;28:576–82.

24. Boileau P, Baqué F, Valerio L, Ahrens P, Chuinard C, Trojani C. Isolated arthroscopic biceps tenotomy or tenodesis improves symptoms in patients with massive irreparable rotator cuff tears. J Bone Joint Surg Br. 2007;89:747–57.

第4篇

肩关节镜复杂与翻修手术

Complex and Revision Procedures in Shoulder Arthroscopy

第 *32* 章

失败的肩关节不稳手术

Alessandro Castagna, Raffaele Garofalo, and Eugenio Cesari

桂鉴超　译

流行病学

盂肱关节不稳在普通人群中很常见，许多外科手术被用于治疗这类疾病，而根据病理以及患者的病理、年龄、性别以及运动水平，其手术指征有所不同 [1-5]。尽管肩关节不稳的病理机制和手术治疗技术的认识在不断提高，但是据相关报道，首次稳定手术（关节镜、开放或植骨阻挡术等）仍有 4%~30% 的失败风险 [1, 6-8]。然而，当既考虑肩关节不稳的复发（脱位或半脱位）又考虑术后肩关节疼痛或僵硬时，失败的比例会更高 [2]。

手术失败会导致病情加重、疼痛增加、活动水平下降、长期的工作和运动受限以及生活质量的普遍下降。因此，必须强调在肩关节不稳患者初次手术时进行适当评估的重要性，来减少此类严重并发症的发生风险。

在本章中，我们分析了导致肩关节不稳手术失败的相关因素。对于这些失败（复发性不稳、恐惧征、疼痛和肩关节僵硬）的分析，可以有助于更好地理解病理机制以及提升初次手术时的治疗策略。

病理生理

为了防止不稳手术的失败，我们必须了解是否在诊断、治疗指征或手术技术等方面有错误。事实上，并不是所有手术技术用在不同的患者身上都有相同的效果。

肩关节不稳手术的失败往往是对其病理机制的不理解。尤其是这些原因可能与未经处理的松弛、肩袖间隙的病变、未处理的骨缺损或其他生物因素有关。在对不稳手术失败患者的研究中，对肩关节不稳的病理生理学认知是极其重要的。

盂肱关节本身是一个较不稳定的关节，因为肱骨头较大而关节盂相对较浅窄。这种形态提供了一个功能上的优势——允许较大的活动度，但是也赋予其固有的不稳。该关节的稳定性依赖于一个复杂的稳定架构：一方面与静态因素有关，如骨性结构、关节囊韧带和盂唇复合体；另一方面与动态因素有关，如在活动中肩袖肌肉将肱骨头压向盂窝，在肩胸及肩肱运动时，肩胛骨稳定肌群牵拉肩胛骨使其相适应。因此，这些稳定机制中的任何一种破坏都可能会导致肩关节脱位和复发性不稳。此外，活动水平也与肩关节稳定性相关。

外伤性肩关节脱位时根据脱位的方向会导致盂唇复合体前方或后方的撕脱，可合并骨损伤。脱位也会导致关节囊韧带复合体的松弛或撕裂。在首次治疗计划中，骨损伤及其相关的肩袖撕裂是需要辨识的 2 个非常重要的因素，否则会导致治疗失败。根据我们对复发性肩关节脱位病例的观察，肩胛盂缺损可以来自于盂唇撕脱相关性骨折（根据骨折片的大小分为关节盂骨折或骨性 Bankart 损伤）或磨损。Itoi 等 [9] 在尸体研究中发现，关节盂缺损超过 21% 会大幅减少盂肱关节脱位所需的平移力。我们应该在术前使用 CT 扫描以确定关节盂的骨缺损量。一些学者认为关节镜也可以来评估关节盂骨缺损的情况。Burkhart 等 [10] 认为，下方肩盂裸点可以作为衡量关节盂骨丢失的参考点，因为其位于关节盂中切迹下方的下关节盂边缘形成的圆形的中心。他们认为，利用这种技术，前下关节盂的骨缺损可以用关节盂宽度的百分比表示，且当骨缺失超过 25% 时应考虑骨移植。然而，由于裸点位置常有变异，这个标准并不总是有效。

严重的肱骨头缺损也与肩关节不稳定复发或手术失败有关。肩关节前脱位时，肱骨头压缩性骨折涉及肱骨头后外侧，亦称为 Hill-Sachs 损伤。而肩关节后脱位时，压缩性骨折则涉及前内侧，被称为反 Hill-Sachs 损伤或 McLaughlin 损伤。过去，大于 20%~40% 的肱骨头表面缺损被定义为明显的骨缺损。最近许多实验证据表明，小到 12.5% 的肱骨头缺损也很显著，而 25% 肱骨头缺损的生物力学效应会影响关节的稳定性[11]。然而，最近 Sekiya 等[12] 报道，如果关节囊的功能恢复完好，孤立的 25% Hill-Sachs 损伤不会引起复发性不稳。这种差异可能与该学者没有考虑到肱骨缺损的位置有关。事实上，其他研究表明，骨缺损的位置在决定不稳修复术的失败中起关键作用。Burkhart 和 DeBeer[13] 第一次提出当肩关节外展外旋位时，平行于前关节盂缘长轴的 Hill-Sachs 损伤更易导致肩关节半脱位或脱位，他们定义这种缺损为"啮合性 Hill-Sachs 损伤"。另一方面，当肩关节外展外旋位时，非啮合性 Hill-Sachs 损伤与盂唇前缘斜交。Balg 和 Boileau 等[14] 认为，在臂外旋位若 X 线片上可观察到该缺损，这会是软组织修复术后失败的一个危险因素。最近，Yamamoto 等[15] 引入"关节盂轨迹"的概念，提示如果缺损向内延伸超过肩胛盂轨道内侧缘则 Hill-Sachs 损伤有啮合和脱位的风险。

尽管骨缺损在失败的稳定手术中是一个非常重要的因素，但是其他方面也应考虑在内。在关节囊的完整性对于肩关节稳定性的重要意义上有共识。Rowe[16] 和 Bigliani[17] 认为，肩关节脱位后关节囊常常过度牵张，术中必须做关节囊紧缩。Levine[18] 等提出，肩关节稳定手术失败的最常见原因与未矫正过大的前下关节囊及撕脱的盂唇复合体有关。全身的韧带松弛或较差的关节囊组织质量也能导致没有骨缺损情况下的手术失败。Fujii 等[19] 报道，在频发脱位的患者中，关节囊往往表现出组织学退行性改变且不适合修补。最后，在术前或术中应明确肩关节囊前侧或后侧的撕脱性损伤，如果进行不适当的处理，这些损伤可导致稳定手术失败。

病 史

确定任何肩关节不稳手术失败的一个有用的方法就是考虑一下术前、术中和术后可能的原因。

术前因素通常包括对病理及伴随损伤的错误诊断（例如，在肱骨和 / 或肩胛盂有明显骨缺损、肩袖间隙的松弛或缺损，或者神经及心理因素）。此外，患者的年龄和活动水平也应考虑在内。年轻患者过度的软组织松弛和高强度的体育活动可提示手术失败的风险增加。超过 45 岁的复发性肩关节不稳患者应怀疑合并肩袖撕裂。

术中因素包括手术失误，如关节囊韧带盂唇复合体的非解剖修补、稳定盂唇撕裂所用锚钉不足[1]、应当紧缩但却未处理的关节囊松弛以及未诊断出的关节囊前侧或后侧的撕脱[20]。

术后因素包括术后制动时间不足、患者不愿坚持康复计划以及恢复有风险活动的时机不正确。

肩关节不稳手术失败的患者通常会抱怨复发不稳、疼痛、不适和 / 或肩关节僵硬。所有这些孤立或合并的症状都可能会影响患者对手术的满意度，并影响他们恢复到以前的活动。

假如手术失败是由于肩关节不稳复发引起，那么我们应询问一些具体问题包括复发是否有外伤、是否在中等程度活动时有恐惧或不稳。由于未认识或低估关节囊松弛的程度以及盂肱骨缺损可导致许多非创伤性失败，所以询问临床病史时应注意与其他不稳手术的失败因素相鉴别。有相关病理损伤患者的非创伤脱位常发生于日常活动中，甚至偶尔在睡眠中发生脱位。此外，发生半脱位或脱位时外展外旋的角度要比患者通常报告的小。而且，反复发作的关节脱位或半脱位可能加重关节松弛或肩胛盂骨缺损。伴有大的盂肱关节骨缺损或肱骨关节囊撕脱的患者经常有创伤事件并需要急诊行盂肱关节复位[21]。

肩关节僵硬的可能原因也需要详细研究。了解患者术后康复时制动的时间和位置以及依从性是很重要的，并且要了解术前和术中的查体情况。有时复发性脱位患者术前活动度的减少不能简单地理解为与恐惧有关，而是因为患者为了避免再次脱位的发生而限制肩关节的使用，随着时间推移逐渐产生关节僵硬。肩关节僵硬也可伴随一种持久的不稳感，这是由于关节囊盂唇复合体的非解剖修补导致。

既往接受过 Latarjet 或 Bristow 手术的肩关节疼痛患者应进行仔细评估。事实上，疼痛也与残留不稳、螺钉或肌皮神经的牵拉有关。

临床检查

临床检查对于评估一个肩关节稳定手术失败的患者来说是必不可少的。肩关节的检查始于观察患侧肩关节活动度并与对侧对比。

过度的不对称被动活动度可以提示关节囊松弛。相反，这种被动活动度丢失的评估对确定哪一部分关节囊与某些僵直相关有帮助。

臂外旋大于 85°~90° 表明先天性前侧关节囊薄弱或前侧关节囊松弛，这可能是不稳手术失败的一个危险因素。评估盂肱关节松弛的方法应包括 sulcus 试验。该试验是用来评估肩袖间隙（由喙肱韧带和盂肱上韧带构成）的完整性。该检查在臂外展 0° 旋转中立位、外旋位分别向下牵拉，并测量肩峰和肱骨头之间的移动距离。若 Sulcus 征在外旋位消失，则说明肩袖间隙结构稳定。另一方面，臂体侧被动外旋活动度不对称性下降可能表明肩胛下肌、肩袖间隙和 / 或盂肱中韧带的过度限制，并预示着潜在技术问题：不稳的主要病理（盂肱下韧带）未被治疗。

下关节囊松弛可以用 Gagey 试验来确定，过度外展超过 105° 或不对称外展试验超过 20° 可提示由于盂肱下韧带拉长导致的下关节囊松弛[22]。外展外旋位（ABER）不对称活动度丧失可以说明盂肱下韧带的非解剖的过度限制。后关节囊紧张可限制横跨内收和内旋。

肩胛骨附着肌群的力学评估主要来自主动活动。异常的肩肱运动节律或翼状肩胛易于诱发继发性盂肱关节不稳，必须在任何翻修稳定手术前得以处理。

肩关节的稳定性也可以用激发试验来对不稳的程度和方向进行评估。在 45° 外展时恐惧实验阳性可提示严重骨缺损。

活动时疼痛或研磨感，无论是否伴有僵硬，均可提示有额外的病理因素，如软骨溶解和锚钉位置异常。在外展外旋位存在关节响声应怀疑存在啮合性 Hill-Sachs 损伤。

患肩的神经状态和肌力应该与对侧肩关节相对比，所有方向的肌力情况也应该被一一评估。一个或多个方位的不稳提醒医生存在伴随病理因素，如肩袖撕裂或肩胛上神经麻痹，合并肩袖损伤患者可

能有较高的治疗失败风险。肩胛下肌功能情况应特别注意，通过压腹试验和 lift-off 试验检查。既往接受过开放手术的患者可能存在肩胛下肌修复失败或功能障碍，并且已报道在 Bankart 损伤开放术后平均 4 年随访中占 23%[23]。最近，Scheibel 等[24] 报道，在切断肩胛下肌的开放 Bankart 修补后，70% 的患者会有肩胛下肌体积和直径减少以及临床功能障碍。

影像学

影像学在诊断失败的肩关节不稳手术非常有帮助。我们通常会从标准 X 线片开始，包括真前后（AP）位（Grashey 位）、内旋和外旋的前后位，肩胛骨侧位及腋位等。这些影像可以发现金属内植物（螺钉或带线锚钉）松动、移植骨不连（失败的 Latarjet 手术的喙突移植物）、软骨溶解或早期骨性关节炎。此外，我们可以观察到 Hill-Sachs 损伤的存在及位置。在外旋前后位可观察到的 Hill-Sachs 可能是肩关节镜稳定手术失败的原因[14]。磁共振（MR）是评估软组织，包括盂唇、盂肱韧带和肩袖的一种方式。MRI 斜矢状位扫描可用于评估与肩胛下肌损伤或功能不全相关的开放手术失败患者的肩胛下肌肌腹萎缩和脂肪浸润。

MR 关节造影（MRA）有助于确定是否有未处理的引起失败的盂肱关节病变，如上盂唇前向后（SLAP）损伤、肩袖撕裂、关节囊扩张部拉长、盂肱韧带肱骨侧撕脱（HAGL）及后或反向 HAGL（PHAGL 或 RHAGL）等[20]。计算机断层造影（CTA）可以提供相同的软组织信息，也可用来识别和量化关节盂和肱骨头骨缺损。三维（3D）CT 被认为是预测肩胛盂骨缺损最可靠的影像诊断方法。此外，它可以显示带线锚钉的数量和位置，以及任何内植物周围骨吸收的迹象[25]。

一旦临床和影像学检查完成，应相应制定翻修治疗方案。

决策流程

合适的决策必须考虑到所有相关的因素，包

括患者的病史、临床检查、影像和既往手术史。翻修手术的术前计划主要是基于以下几个方面：既往手术类型、是否存在骨缺损、关节囊盂唇组织的质量、合并损伤以及患者的活动水平。

一个理想的关节镜翻修手术的候选患者是有可修复 Bankart 损伤和质量良好的关节囊的创伤性单向不稳患者。关节镜翻修手术还适合于术前检查发现存在其他合并的、能很好镜下处理的可修复损伤（例如上盂唇撕裂、PHAGL 损伤、肩袖间隙功能不全或可修复的肩袖撕裂等）。不幸的是，其中一些损伤，如未处理的 PHAGL 损伤在术前不易识别。因此，我们建议关节镜翻修手术前排除手术禁忌的相关病理表现，如显著的骨缺损或我们怀疑关节囊组织质量较差。

当发现一个高危 Hill-Sachs 损伤无明显伴随症状的肩胛盂盂骨缺损时，应考虑行关节镜下 Bankart 修补联合后方 Remplissage 术。

关节镜手术也可以在 Latarjet 术后仍抱怨复发性不稳的患者中进行，但是术前检查需显示植骨已愈合、螺钉位置正确且无松动。

肩关节僵硬伴或不伴恐惧征或不稳定的患者往往需要针对性治疗，可在关节镜下很好地进行。

当术前评估显示显著的肩胛盂骨缺损，我们怀疑关节囊盂唇组织质量较差以及由于骨块不愈合或吸收而导致失败的 Latarjet 术式时，应行开放或关节镜下植骨阻挡术（Bristow-Latarjet 术，Heyden-Hebynette 术，J-plasty 术等）。

当既往开放性手术失败与肩胛下肌功能障碍或撕裂有关时，处理选择包括肩胛下肌修复（可能的话）、胸大肌转位或异体移植物重建。

癫痫、肩胛运动障碍、多向不稳定和自主不稳的患者不适于翻修手术。对于这些患者，在考虑手术治疗前应充分尝试非手术治疗方法。

临床病例

一位 21 岁男性，述右肩疼痛伴僵硬和功能障碍。16 岁时第一次创伤性前脱位并自行复位，之后有复发性前向不稳，能自行复位。

18 岁时接受了肩关节镜修补手术，置入 3 枚金属单线锚钉，术后恢复没有问题且恢复运动。术后

1 年，该患者因轻微外伤重新发生脱位，并再次自行复位。此后该患者多次复发前向脱位，均可自行复位。20 岁时该患者接受关节镜下 Bankart 损伤翻修术（置入 3 个可吸收单线锚钉）。1 年后患者主诉肩关节疼痛伴随功能障碍。

临床检查中患者有疼痛，活动度评估：前屈 160°、外展 160°、体侧外旋 15°，内旋 T12 水平，Sulcus 征阴性，未发现肩袖撕裂的迹象，上举和内旋时肩后侧疼痛。影像学未显示既往手术带线锚钉松动和骨溶解（图 32.1）。MRI 显示肩关节前侧无病理性发现（图 32.2）。由于肩关节僵硬，患者接受了 3 个月的康复锻炼。然而，患者没有因康复而得到改善，于是建议行关节镜手术治疗。

患者取侧卧位，右臂置于袖套内牵引，保持外展 70°、前屈 20°，并持续悬吊牵引（5 kg）。关节镜自标准后方入路进行探查，采取由内及外技术于肱二头肌长头腱前缘制作经典的前上入路，插入 5.5 mm 鞘管，通过切换两个入路进行肩关节镜检查。在肩关节前方，同术前怀疑的一样，术中发现肩袖间隙有伴随增厚的炎性组织的关节囊炎。通过前上入路，我们探查了肩关节后方，发现存在 PHAGL 损伤（图 32.3）。

关节镜下 PHAGL 损伤的征象为通过撕脱的关节囊可以直视后侧的肩袖肌肉纤维，这种撕裂从肱骨颈解离并回缩入后侧沟。一旦确诊，关节镜自后侧入路观察，射频装置置于前上侧入路，进行关节

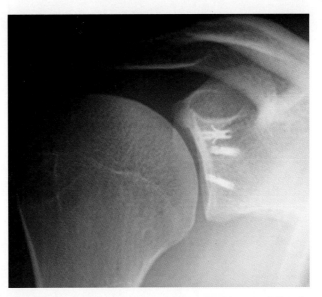

图 32.1 右肩前后位显示初次手术的金属锚钉，无移位，无骨溶解迹象

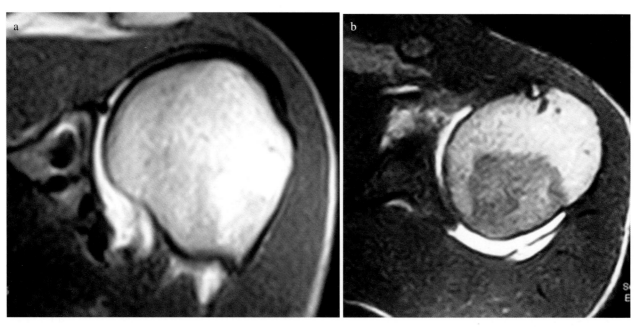

图 32.2　右肩 MR（a）斜矢状位扫描显示关节前部没有病理性发现；轴向扫描可观察到在关节后部的一个异常的关节囊（b）

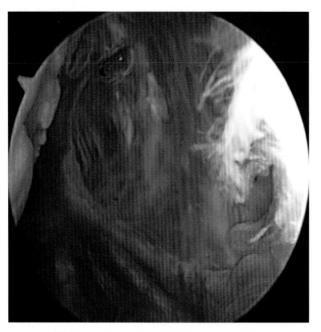

图 32.3　关节镜下前上入路可见右肩 PHAGL 损伤

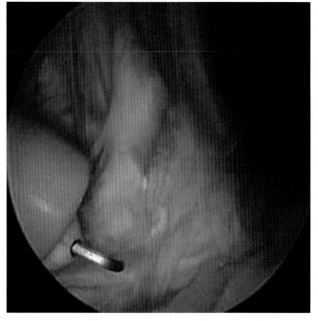

图 32.4　通过前上入路进射频装置进行肩关节镜下肩袖间隙松解

镜下广泛的肩袖间隙松解，尤其是喙肱韧带（图32.4）。然后准备修复 PHAGL 损伤。首先，我们利用由外向内技术在肩胛下肌腱纤维上缘、肩胛盂中部建立前侧入路，通过该入路插入 8.25 mm 鞘管用于缝线管理。此时将关节镜放置在前上入路，并在后侧入路插入 5.5 mm 鞘管。在前上入路关节镜观察下，刨刀自后侧鞘管插入进行软组织清理，把关

节囊和后下盂肱韧带在肱骨后侧的止点行软组织清理和轻微去皮质化。在肱骨颈后方行边 – 边缝合联合植入带线锚钉。使用可降解的单线带线锚钉，自后侧入路置于最下方，靠近肱骨头的关节囊撕裂处（图 32.5）。从下方而上使用新月形缝合钩和缝线梭装置（ConMed Linvatec，Largo，FL，USA）来修复撕裂的关节囊（也可根据外科医生的偏好和损伤程

度使用穿刺抓线器），在撕裂关节囊最近端组织上进行穿刺（图 32.6）。缝合梭穿过组织后连同锚钉上的一根线一起从前方入路拉出。然后将缝线端穿过缝合梭，再一起穿过缝合的组织，从后侧入路拉出。锚钉缝线的另一端从前侧中盂唇入路拉出，缝合针在距离上一针约 1 cm 的位置再次穿过撕裂的

关节囊，这样可以形成一个结实的软组织桥，即所谓的 Italian loop 技术。该缝合技术对于薄弱关节囊的保护很有用（图 32.7）（打结时，线结应为非滑结。但在单纯缝合的情况下，滑动锁定结也是可以的）。这是修补的第一步：将关节囊撕裂缘固定到肱骨上（图 32.8）。为了最后完成修补，使用 2 号不可吸收

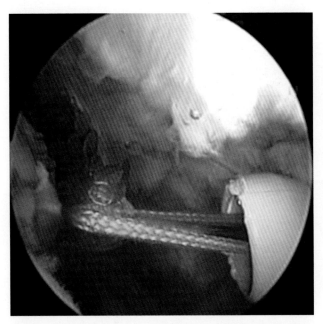

图 32.5 关节镜通过前上入路置入，一枚可吸收带线锚钉通过后入路插入，该锚钉带有一根 2 号高强度编制线

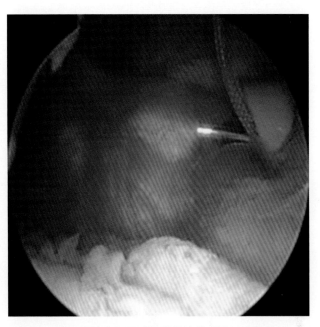

图 32.6 新月形缝合勾通过撕脱的关节囊最近端部分

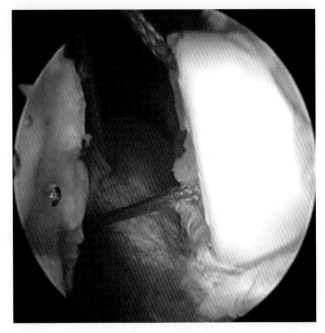

图 32.7 锚钉上的缝线穿过关节囊并准备缝合至肱骨颈

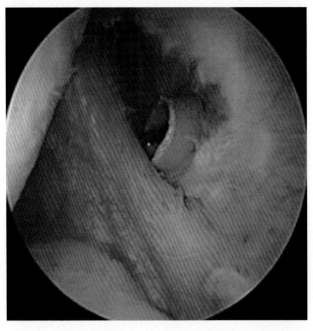

图 32.8 骨与关节囊修复后，观察到残留的水平撕裂通过边 - 边缝合术进行闭合

高强度编织线，边－边修补水平撕裂的关节囊。使用同样的器械（可穿梭过线的新月形缝合钩）完成边－边缝合并通过前入路管理缝线。

术后护理

患者术后上肢用支具（Ultrasling Ⅱ；Donjoy，DJO LLC，Vista，CA，USA）固定于外展25°、外旋30°位4周。为了避免伴随关节囊炎，术后要立即开始指导每日康复训练，包括钟摆运动、被动肩关节前屈、外展以及肩胛骨平面体侧外旋，主动肩胛骨稳定训练也立即开始。前6周内不允许内旋，主动肩关节锻炼从术后6周开始。8周时患者逐渐恢复全部的主被动活动范围。10周后使用Thera-Band®渐进锻炼程序（Hygenic Corp.，Akron，OH，USA）来加强肩胛稳定肌群和肩袖肌群。患者术后6个月即可进行所有的工作和运动。

文献综述

将疼痛、僵硬和复发不稳考虑在内，无论关节镜下还是开放、是否植骨，初次肩关节稳定手术失败的率报道为4%~30%[1, 6-8]。认识手术失败的原因，不仅可以提高手术效果，也能提高失败手术的翻修成功率。

不稳的复发是关节镜下肩关节稳定手术的主要并发症，开放和关节镜下稳定术的失败率报道分别为2%~8%和4%~13%[26]。修补后复发的危险因素应通过病史、临床检查、功能要求、既往手术技术以及影像学检查等方面来综合评估。肩关节不稳发病年龄早、男性、首次脱位和手术间隔时间长都可作为关节镜下Bankart修复术失败的预测因素[27]。与胶原纤维结构有关的软组织过度松弛、活动水平高以及术后管理依从性差等是这些人群高复发率的致病因素[28]。

Levine等[18]指出肩关节稳定手术失败最常见的原因是未能正确纠正伴随关节囊盂唇复合体撕脱的过度巨大的前下关节囊。Malicky等[29]发现在前下关节囊复合体的一个不可逆的拉长与频发性关节脱位或半脱位有关。此外，关节囊质量差可与频发

脱位、既往手术史或结缔组织疾病有关。一个失败的手术也可与对合并的上或后方关节囊损伤的认识和处理不足有关[20]。

Burkhart和De Beer[10]强调了在关节镜下手术中骨性缺损重建的重要性。根据他们的发现，在没有明显骨缺损的情况下，关节镜下Bankart修复术与开放手术相比效果和复发率相当。Tauber等[30]认为，大约50%的要求翻修手术的患者有从肩胛盂切迹垂直向下延伸到前下部的骨性Bankart缺损。相反，Boileau等[1]评估了关节镜下Bankart修复术后影响复发的因素，表明撕脱骨折并不是一个危险因素。

为了区分与骨侵蚀相关的关节盂前部缺损和关节盂撕脱骨折，评估关节盂骨缺损的类型很重要。有前关节盂侵蚀的患者常有前下关节囊盂唇复合体的退变。这种结构上的缺陷可导致复发性脱位或半脱位，使前部关节盂更薄弱。一些作者发现骨缺损小于关节盂宽度20%的病例，使用关节镜翻修可以有好的疗效，尤其是不从事接触运动的患者[31-33]。Mologne[34]等对骨缺损为关节盂宽度20%~30%的患者进行关节镜下Bankart修补术，并报道其失败率为14%。他们指出所有失败案例发生在没有发现骨块的骨侵蚀患者中。当在术中发现骨块并在修补时加以复位，骨块可以在接近解剖位置愈合，手术优良率可提高到92%~93%[35]。

关节镜下翻修术后的复发率报道为10%~27%，有作者报告有＞73%的优良率[36-38]。关节镜下手术的一些优点已明确，包括能够识别并解决各种软组织病变、大幅降低组织医源性损伤（尤其是肩胛下肌腱）、减少疼痛和外形美观[8, 36]。病例的选择和手术技术是优化肩不稳的关节镜翻修手术成功的关键。不仅要强调对关节囊盂唇病变的解剖修补，也要强调有足够的下和后下关节囊紧缩，来减少下关节囊的松弛[37]。

盂肱下韧带的充分张力恢复和在下半关节盂置入足够数量的锚钉是成功关节镜下修补术的另一个关键。Boileau等[1]指出初次手术时至少要置入4个锚钉（或缝线）才能保障关节稳定性，翻修时这数字可以达到7个。Bedi等[39]认为在关节镜下翻修手术中至少应使用3个双线锚钉，如果翻修重建术完成时发现肩袖间隙过宽，可进行肩袖间隙闭合。

当关节盂骨缺损大于原宽度 25%~30% 或存在咬合性 Hill-Sachs 损伤时，无论是开放或关节镜下翻修手术，都应该利用骨块延长肩胛盂弧度。对因极度挛缩关节囊引起不可修复的 HAGL 损伤的病例，这些手术技术也是一个选择。最流行且研究最多的技术是喙突转位术，无论是 Bristow 术或 Latarjet 术。Burkhart 等[40] 报道了他们对 102 例有大于下肩胛盂宽度 25% 的骨缺损（倒梨形）的肩关节不稳患者进行 Latarjet 重建术的结果，复发率 4.9%。他们的结论是对于明显骨缺损的患者，Latarjet 术可恢复超过 95% 患者的关节稳定和功能[40]。

作为翻修术的 Latarjet 术，据报道与初次手术的结果相当[41]。但是，Gerber[42] 等发现在 Latarjet 术后，如果复发时伴有慢性疼痛，疼痛会持续并可能会影响主观结果。作者认为必须在翻修前特意评估疼痛的存在和原因，而且需要告知患者术后疼痛可能不会改善[42]。

僵硬很少被报道为不稳手术失败的原因，尤其在关节镜下稳定术后。然而，复发性、创伤性肩关节前向不稳的患者在稳定手术后经常被动外旋受限[43]。僵硬和潜在的外旋受限可能是由于前关节囊过度收紧或用以关闭肩袖间隙的过度紧缩。肩胛下肌腱紧缩术后导致的僵硬，特别是外旋受限，主要发生在开放性不稳修补术后[30]。开放和关节镜下 Bankart 修补术都可并发术后僵硬，尽管比开放修补术有潜在优势，关节镜下稳定术后僵硬的发生率也有 2%~15%[44, 45]。术后僵硬发生时，通常与术后固定时间延长、关节囊过紧、关节囊盂唇非解剖修补有关。Castagna 等[46] 报道了一组在开放或关节镜下关节囊成形或紧缩治疗多向不稳定术（MDI）后发生僵硬和不适的患者。所有这些患者均进行了关节镜下翻修且所有病例都发现 RHAGL 损伤与僵硬有关[46]。

总　结

失败的肩关节稳定手术无论从诊断、手术还是患者的角度都是一种挑战。失败的原因包括患者的选择、手术指征、手术技术及患者术后康复的依从性。外科医生必须系统地研究患者，明确失败的原因。在无明显骨缺损且关节囊组织质量良好的复发性不稳患者中，关节镜手术是一种可行的选择。有肩关节僵硬和疼痛的患者，也可采取关节镜手术，在术中同时治疗关节囊炎和造成疼痛的损伤。关节镜下或开放植骨手术主要针对明显肩胛盂骨缺损、关节囊组织质量差或不可修补的前关节囊肱骨颈撕脱。

参·考·文·献

1. Boileau P, Villalba M, Héry JY, Balg F, Ahrens P, Neyton L. Risk factors for recurrence of shoulder instability after arthroscopic Bankart repair. J Bone Joint Surg. 2006;88A:1755–63.

2. Castagna A, Garofalo R, Melito G, Markopoulos N, De Giorgi S. The role of arthroscopy in the revision of failed Latarjet procedures. Chir Organi Mov. 2010;94:S47–55.

3. Franceschi F, Longo UG, Ruzzini L, Rizzello G, Maffulli N, Denaro V. Arthroscopic salvage of failed arthroscopic Bankart repair: a prospective study with a minimum follow-up of 4 years. Am J Sports Med. 2008;36:1330–6.

4. Hawkins RH, Hawkins RJ. Failed anterior reconstruction for the shoulder instability. J Bone Joint Surg. 1985;67B:709–14.

5. Molé D, Villanueva E, Caudane H, De Gasperi M. Results of more 10 years experience of open procedures. Rev Chir Orthop Reparatrice Appar Mot. 2000;86:111–4.

6. Tonino PM, Gerber C, Itoi E, Porcellini G, Sonnabend D, Walch G. Complex shoulder disorders: evaluation and treatment. J Am Acad Orthop Surg. 2009;17:125–36.

7. Barnes CJ, Getelman MH, Snyder SJ. Results of arthroscopic revision anterior shoulder reconstruction. Am J Sports Med. 2009;37:715–9.

8. Castagna A, Garofalo R, Melito G, Markopoulos N, De Giorgi S. The role of arthroscopy in the revision of failed Latarjet procedures. Musculoskelet Surg. 2010;94:S47–55.

9. Itoi E, Lee S, Berglund LJ, Berge LL, An K. The effect of a glenoid defect on anteroinferior stability of the shoulder after Bankart repair: a cadaveric study. J Bone Joint Surg. 2000;82A:35–46.

10. Burkhart SS, De Beer JF, Tehrany AM, Parten PM. Quantifying glenoid bone loss arthroscopically in shoulder instability. Arthroscopy. 2002;18:488–91.

11. Sekiya JK, Wickwire AC, Stehle JH, Debski RE. Hill-Sachs defects and repair using osteoarticular allograft transplantation: biomechanical analysis using a joint compression model. Am J Sports Med. 2009;37:2459–66.

12. Sekiya JK, Jolly J, Debski RE. The effect of a Hill-Sachs defect on glenohumeral translations, in situ capsular forces, and bony contact forces. Am J Sports Med. 2012;40:388–94.

13. Burkhart SS, De Beer JF. Traumatic glenohumeral bone defects and their relationship to failure of arthroscopic Bankart repairs:

significance of the inverted-pear glenoid and the humeral engaging Hill-Sachs lesion. Arthroscopy. 2000;16:677–94.

14. Balg F, Boileau P. The instability severity index score. A simple pre-operative score to select patients for arthroscopic or open shoulder stabilisation. J Bone Joint Surg. 2007;89B:1470–7.

15. Yamamoto N, Itoi E, Abe H, Minagawa H, Seki N, Shimada Y, et al. Contact between the glenoid and the humeral head in abduction, external rotation, horizontal extension: a new concept of glenoid track. J Shoulder Elbow Surg. 2007;16:649–56.

16. Rowe CR, Zarins B, Ciullo JV. Recurrent anterior dislocation of the shoulder after surgical repair. J Bone Joint Surg. 1984;66A:159–68.

17. Bigliani LU, Pollock RG, Soslowsky LJ, Flatow EL, Pawluk RJ, Mow VC. Tensile properties of the inferior glenohumeral ligament. J Orthop Res. 1992;10:187–97.

18. Levine WN, Arroyo JS, Pollock RG, Flatow EL, Bigliani LU. Open revision stabilization surgery for recurrent anterior glenohumeral instability. Am J Sports Med. 2000;28:156–60.

19. Fujii Y, Yoneda M, Wakitani S, Hayashida K. Histologic analysis of bony Bankart lesions in recurrent anterior instability of shoulder. J Shoulder Elbow Surg. 2006;15:218–23.

20. Castagna A, Snyder SJ, Conti M, Borroni M, Massazza G, Garofalo R. Posterior humeral avulsion of the glenohumeral ligament: a clinical review of 9 cases. Arthroscopy. 2007;23:809–15.

21. Bokor DJ, Conboy VB, Olson C. Anterior instability of the glenohumeral joint with humeral avulsion of the glenohumeral ligament. A review of 41 cases. J Bone Joint Surg. 1999;81B:93–6.

22. Gagey OJ, Gagey N. The hyperabduction test. J Bone Joint Surg. 2001;83B:69–74.

23. Sachs RA, Williams B, Stone ML, Paxton L, Kuney M. Open Bankart repair: correlation of results with postoperative subscapularis function. Am J Sports Med. 2005;33:1458–62.

24. Scheibel M, Nikulka C, Dick A, Schroeder RJ, Popp AG, Haas NP. Structural integrity and clinical function of the subscapularis musculotendinous unit after arthroscopic and open shoulder stabilization. Am J Sports Med. 2007;35:1153–61.

25. Bishop JY, Jones GL, Rerko MA, Donaldson C. 3D CT is the most reliable imaging modality when quantifying glenoid bone loss. Clin Orthop Relat Res. 2013;471:1251–6.

26. Gartsman GM, Roddey TS, Hammerman SM. Arthroscopic treatment of anterior-inferior glenohumeral instability: two to five-year follow-up. J Bone Joint Surg. 2000;82A:991–1003.

27. Porcellini G, Campi F, Pegreffi F, Castagna A, Paladini P. Predisposing factors for recurrent shoulder dislocations after arthroscopic treatment. J Bone Joint Surg. 2009;91A:2537–42.

28. Hovelius L, Augustini BG, Fredin H, Johansson O, Norlin R, Thorling J. Primary anterior dislocation of shoulder in the young patients, A ten-year prospective study. J Bone Joint Surg. 1996;78A:1677–84.

29. Malicky DM, Kuhn JE, Frisancho JC, Lindholm SR, Raz JA, Soslowsky LJ. Neer Award 2001: non recoverable strain fields of the anteroinferior glenohumeral capsule under subluxation. J Shoulder Elbow Surg. 2002;11:529–40.

30. Tauber M, Resch H, Forstner R, Raffl M, Schauer J. Reasons for failure after surgical repair of anterior instability. J Shoulder Elbow Surg. 2004;13:279–85.

31. Bartl C, Schumann K, Paul J, Vogt S, Imhoff AB. Arthroscopic capsulolabral revision repair for recurrent anterior shoulder instability. Am J Sports Med. 2011;39:511–8.

32. Provencher MT, Arciero RA, Burkhart SS, Levine WN, Ritting AW, Romeo AA. Key factors in primary and revision surgery for shoulder instability. Instr Course Lect. 2010;59:227–44.

33. Arce G, Arcuri F, Ferro D, Pereira E. Is selective arthroscopic revision beneficial for treating recurrent anterior shoulder instability? Clin Orthop Relat Res. 2012;479:965–71.

34. Mologne TS, Provencher MT, Menzel KA, Vachon TA, Dewing CB. Arthroscopic stabilization in patients with an inverted pear glenoid: results in patients with bone loss of the anterior glenoid. Am J Sports Med. 2007;35:1276–83.

35. Porcellini G, Campi F, Paladini P. Arthroscopic approach to acute bony Bankart lesion. Arthroscopy. 2002;18:764–9.

36. Boileau P, Richou J, Lisai A, Chuinard C, Bicknell RT. The role of arthroscopy in revision of failed open anterior stabilization of the shoulder. Arthroscopy. 2009;25:1075–84.

37. Creighton RA, Romeo AA, Brown Jr FM, Hayden JK, Verma NN. Revision arthroscopic shoulder instability repair. Arthroscopy. 2007;23:703–9.

38. Patel RV, Apostle K, Leith JM, Regan WD. Revision arthroscopic capsulolabral reconstruction for recurrent instability of the shoulder. J Bone Joint Surg. 2008;90B:1462–7.

39. Bedi A, Ryu RK. Revision arthroscopic Bankart repair. Sports Med Arthrosc. 2010;18:130–9.

40. Burkhart SS, De Beer JF, Barth JR, Cresswell T, Roberts C, Richards DP. Results of modified Latarjet reconstruction in patients with anteroinferior instability and significant bone loss. Arthroscopy. 2007;23:1033–41.

41. Hovelius L, Sandstrom B, Sundgren K, Saebo M. One hundred eighteen Bristow- Latarjet repairs for recurrent anterior dislocation of the shoulder prospectively followed for fifteen years: study I clinical results. J Shoulder Elbow Surg. 2004;13:509–16.

42. Schmid SL, Farshad M, Catanzaro S, Gerber C. The Latarjet procedure for the treatment of recurrence of anterior instability of the shoulder after operative repair. A retrospective case series of fortynine consecutive patients. J Bone Joint Surg. 2012;94A:e75.

43. Di Silvestro MD, Lo IK, Mohtadi N, Pletsch K, Boorman RS. Patients undergoing stabilization surgery for recurrent, traumatic anterior shoulder instability commonly have restricted passive external rotation. J Shoulder Elbow Surg. 2007;16:255–9.

44. Curtis A, Snyder S, Delpizzo W, Ferkel R, Karzel R. Complications of shoulder arthroscopy. Arthroscopy. 1992;8:395–401.

45. Muller D, Landsieldl F. Arthroscopy of the shoulder joint: a minimal invasive and harmless procedure? Arthroscopy. 2000;16:425–30.

46. Castagna A, Garofalo R, Conti M, Randelli M. Reverse HAGL: a possible complication of a tight anterior gleno-humeral stabilization. Chir Organi Mov. 2005;90:201–7.

第 33 章

HAGL 和反 HAGL 损伤

Frank Martetschläger, James B. Ames, and Peter J. Millett

桂鉴超　译

引　言

前下盂唇（Bankart 损伤）和后下盂唇（反向 Bankart 损伤）的撕裂是由于创伤性肩关节脱位或半脱位导致的常见肩部损伤。盂唇的损伤以及关节囊韧带止点张力的丧失，被认为会导致复发性不稳[1]。

近年来，由于关节镜和成像技术的进步，使并不常见的肱骨止点的关节囊韧带损伤越来越受到关注。在 1942 年，Nicola[2] 首先描述一种伴有盂肱下韧带（IGHL）的前部撕脱的急性肩关节脱位。1988年，Bach 等描述外侧关节囊在肱骨侧止点处撕脱是复发性肩关节脱位的原因。在 1995 年，由 Wolf 等[4] 提出的"盂肱韧带肱骨止点处撕脱损伤（HAGL）"这一术语，现在常用于该病变的描述。虽然，典型的前 HAGL 损伤比较多见，但后 HAGL 损伤确实会发生。这些被称为反 HAGL 损伤或 PHAGL 损伤，伴随盂肱下韧带后束从肱骨颈部撕脱。虽然少见，这些损伤可导致肩关节复发性不稳[5, 6]。

流行病学

HAGL 和 PHAGL 损伤通常发生于肩关节不稳定的患者，并且经常分别伴随有 Bankart 和反 Bankart 损伤[5, 7-9]。患者的既往史通常包含高能量的创伤[10, 11]。然而，过顶投掷运动员反复微创伤也是该病变的潜在致病因素[13, 14]。据报道，肩关节不稳的患者 HAGL 损伤的发生率接近 10%[4, 14]，在需要翻修手术中发生率升至 18%[14]。Bokor 等[14] 报道近 40% 的肩关节前向

不稳定的患者没有明显的 Bankart 损伤。因此，在复发性肩关节不稳定的患者中，若未发现 Bankart 损伤，应怀疑是否有 HAGL 损伤。

目前已有报道发现，在后向不稳患者中存在 PHAGL 损伤[5, 15, 16]。虽然至今没有文献证明，但是一般认为 PHAGL 损伤的发生率比 HAGL 少得多。

病理生理

肱骨稳定是通过关节周围的各种静态和动态结构的共同作用，最终有助于实现肱骨头与关节盂表面接触的最大化，并防止前后移位。静态结构包括盂唇、肌腱和关节囊韧带，而动态结构包括肌肉收缩、肩胸运动以及潜在的本体感觉[17]。

关节囊韧带复合体包括喙肱韧带（CHL）、盂肱上韧带（SGHL）、盂肱中韧带（MGHL）和盂肱下韧带（IGHL）复合体（图 33.1）。制约前后向活动的起主要静态稳定作用的是盂肱下韧带复合体，会根据臂的位置发生形态改变。这种弹性允许肱骨头在不同位置保持静态稳定，防止前向或后向移位[18, 19, 21]。

盂肱下韧带复合体由前束、后束和中间相连接的腋囊组成一个"吊床样"结构[18-20]。盂肱下韧带的肱骨止点呈"衣领样"，其止点靠近关节边缘，或呈 V 字形，尖端靠近肱骨软骨缘，底部向肱骨干骺端延伸[6, 18, 20-22]。就右肩而言，其前束起于 2 点到 4 点位置，后束起源于 7 点到 9 点位置，起点均为盂唇[22]。Ticker 等报道盂肱下韧带的肱骨端止点可远至小结节前方和大结节后方[23]。

创伤性肩关节前脱位或肱骨头半脱位可导致 IGHL 撕脱，撕脱点可能为肩胛盂前下（即 Bankart

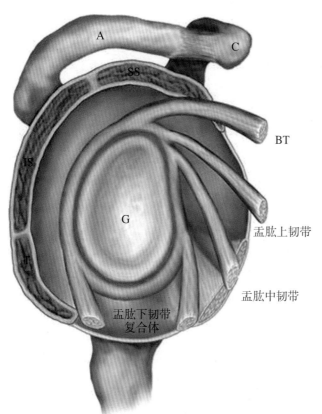

图 33.1　盂肱韧带解剖。IGHL 复合体的前束和后束以及中间的腋囊连续。A，肩峰；C，喙突；BT，肱二头肌腱；SS，冈上肌；IS，冈下肌；T，小圆肌；G，肩胛盂（经美国放射学会 Modarresi 等 [33] 允许复制）

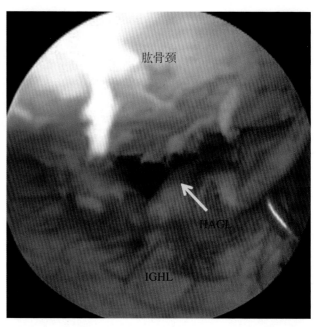

图 33.2　关节镜下显示 HAGL 损伤。注意撕脱的 IGHL 的出血和磨损

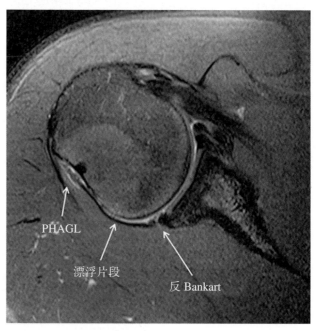

图 33.3　一位 19 岁橄榄球运动员，经过过度外展和过伸暴力导致漂浮后 IGHL 损伤（PIGHL），后侧 Bankart 损伤向上延伸形成轻度的 SLAP 损伤

损伤）或肱骨止点（HAGL 损伤）（图 33.2）。虽然两种损伤都是臂过度外展的结果，但是已经注意到 HAGL 损伤往往伴有外旋动作 [19]。单向后侧不稳定可能导致反向的损伤，如后 Bankart 损伤、PHAGL 损伤或者联合损伤（漂浮 PIGHL）（图 33.3~33.5）[5]。

2007 年 Bui-Mansfield 等 [6] 创建的西点分型系统用来描述前部和后部 IGHL 损伤，在这个分型中，根据不稳定的方向，将 6 种损伤分为两种大类（表 33.1）。

表 33.1　Bui-Mansfield 等的 HAGL 损伤的分型

前方	后方
盂肱韧带的前方肱骨侧撕脱（AHAGL）	盂肱韧带的反向肱骨侧撕脱（PHAGL）
盂肱韧带的前方肱骨侧骨性撕脱（ABHAGL）	盂肱韧带的反向肱骨侧骨性撕脱（PBHAGL）
漂浮 AHAGL	漂浮 PHAGL

病　史

详细的病史采集对 HAGL 的诊断至关重要。患者通常没有特异性的肩关节不适，可伴随有典型的前脱位或半脱位病史。受伤时上臂的具体位置非常重要，过度外展和外旋常导致 HAGL 损伤，单纯

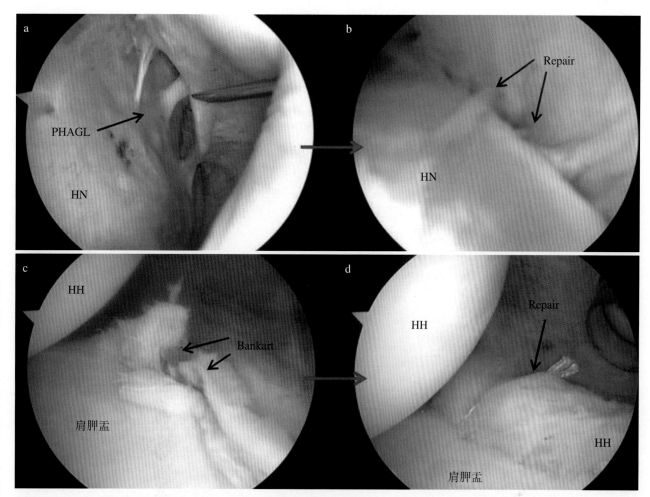

图 33.4　一个 19 岁橄榄球运动员的漂浮 PIGHL 损伤的镜下表现和修补，从肱骨颈（HN）撕脱的 IGHL 复合体（a）及修补后（b）；伴随的后 Bankart 损伤（c）在该患者也存在并被修补（d）。HH，肱骨头

图 33.5　Ames 和 Millett 描述的漂浮 PIGHL 亚型[5]。1 型代表一个 PHAGL 损伤伴随后 Bankart 损伤。2 型代表一个 PHAGL 伴随后骨性 Bankart 损伤。3 型代表一个骨性 PHAGL 伴随后 Bankart 损伤。4 型是一个骨性 PHAGL 和一个骨性 Bankart 损伤（经 JBJS[5] 允许复制）

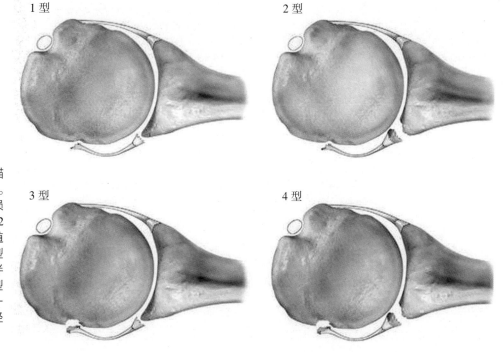

的 Bankart 损伤可能并不伴有外旋。此外，不稳定的方向和不稳定的复发病史是要评估的重要问题。既往 Bankart 修补术后复发不稳提示可能有 HAGL 损伤。此外，没有 Bankart 损伤的复发不稳应高度怀疑 IGHL 复合体在肱骨附着处损伤（HAGL 或 PHAGL）。

临床检查

即使没有特异性的临床体检，但是要在诊断 HAGL 和 PHAGL 之前排除其他肩关节病变。因此，应彻底检查被动和主动活动度以及前屈、外展、内收、外旋和内旋的力量。体检应先从无症状肩开始。评估肩胛下肌功能和力量特别重要，因为该肌腱撕裂往往和 HAGL 损伤相关。

因为 HAGL 和 PHAGL 损伤和肩部稳定性相关，所以下述的激发试验要双侧对比检查：载荷和移位试验，Jerk 试验，前、后恐惧试验，以及再复位试验。伴随多方向不稳的过度松弛也需要两侧评估，还要通过 Sulcus 征检查肩袖间隙。虽然这些测试都针对不稳，但目前尚没有一个是用于检测 HAGL 或 PHAGL 损伤的敏感或有特异性的指标。

影像学检查

近年来，用于 HAGL 和 PHAGL 损伤的影像诊断方法有很大进步，从而对 HAGL 和 PHAGL 的疾病认识和治疗有了更全面的了解。真前后位片应该在中立和内旋位拍摄，以发现大、小结节可能存在的骨折。肩胛骨侧位片用于评估盂肱关节的对位情况。腋位可用于观察肱骨头损伤（如 Hill-Sachs 损伤）以及相应的关节盂病变。在前后位影像中，软骨下硬化线的中断或肩胛盂解剖结构异常或者腋位的变化均可提示慢性不稳。Garth 位可能显示 HAGL 损伤中肱骨外科颈内侧面的"扇形"变[24]或者骨性 HAGL 损伤的肱骨解剖颈下方的撕脱骨块[22, 25]。

对疑似 HAGL 或者 PHAGL 的患者，应选择磁共振检查，但是关节内增强并不是必需。斜冠状位、斜矢状位的 T2 加权脂肪抑制图像最具有诊断价值，但轴位图像也有用（图 33.3）[22]。要注意腋囊内的关节液会在斜冠状或斜矢状位 MRI 造影上显示一个特殊的 U 形。由于关节液或增强液外漏导致该征象消失，则提示 IGHL 复合体损伤[22, 24]。在急性创伤后，关节内的积血提供了很好的对比，无需增强。慢性 HAGL 损伤较难发现，因为 IGHL 已与肱骨外科颈处形成瘢痕连接，不一定会在 MRI 上有明显变化或出现临床症状[17]。

治疗：指征与禁忌证

对于 IGHL 复合体的中断损伤，不涉及肱骨端撕脱时，一般建议保守治疗。但是要注意是否存在其他合并损伤[6]。加强肩袖及其周围肌群有助于防止不稳的复发。撕脱损伤最初主要通过非手术治疗，包括物理疗法和活动度训练。HAGL 损伤患者的不稳复发率尚未得知，但是初步证据显示，它可能是手术修补的指征。手术治疗 HAGL 损伤最常用于有回归工作和运动需求的高功能需求个体或复发不稳的患者。虽然目前临床数据主要是小样本病例报告，但是部分数据提示关节镜手术和开放手术的最终结果满意度相似[7, 12, 14, 26]，手术禁忌证与一般的开放或关节镜手术相似。

决策流程

如前所述，病史、体检以及合适的影像学检查可以用于正确的诊断。因为 HAGL 损伤后因导致的不稳复发率并不明确，所以 HAGL 损伤首先选择非手术治疗。对于非手术治疗失败，复发不稳、持续疼痛或肩关节功能障碍的患者应考虑手术治疗[17]。如果在关节镜下诊断发现伴随有 HAGL 损伤，应将 IGHL 复合体修补至肱骨止点以减小失败和复发不稳导致翻修手术的风险。

临床病例

一位 19 岁的大学橄榄球运动员，在橄榄球比赛时试图拦截对手而导致他的右肩创伤性半脱位，受伤前的瞬间他的肩关节极度外展和后伸。虽然他否认有全脱位，但是主诉中有描述半脱位并自行复位。该患者还说在之前的比赛中也曾感到肩部不适，但未就医。在比赛前患者完全无症状，也没有外伤史。

患者主诉有肩关节不稳感、力量减弱和隐痛。疼痛最严重时达到了 8 分（满分 10 分），一般在过顶活动时加剧，休息后可缓解。患者否认颈部疼痛、肘部疼痛、感觉异常或其他损伤。

初步检查发现肩关节后侧和肱骨外侧压痛，喙突、肩锁和胸锁关节无压痛。

主动和被动的活动度正常，神经血管检查也在正常范围内。肩袖的功能和力量正常，Neer 弱阳性，Hawkins 征和 O'Brien 试验阳性。恐惧征、复位试验以及 sulcus 试验（在中立和外旋位）均阴性。

患肢肩 X 线片显示没有骨性损伤，而 MRI 显示 IGHL 复合体后束在肱骨侧撕脱（PHAGL），伴有后侧盂唇损伤，损伤向上延伸至肱二头肌腱止点处。这种联合损伤导致漂浮的后 IGHL（图 33.3）。

经过对各种治疗方法的风险、利弊的讨论，考虑到从事的运动性质，患者决定接受 PHAGL 和后 Bankart 修补。

麻醉下检查发现 Ⅱ 度后移，Ⅰ 度前移和轻度的 sulcus 征（<1 cm），关节镜检查发现有轻度 SLAP 损伤和漂浮 PIGHL（后 Bankart 损伤伴随 PHAGL）。这些损伤均如下所述进行了修补（图 33.4）。

手术后，患肩外展位固定 4 周，并在此位置进行钟摆活动和被动活动度练习。术后 6 周开始主动和辅助活动，但是在术后 12 周内避免向后的应力。术后 16 周，患者开始恢复体育运动，并鼓励其开始力量训练，至今没有进一步的问题出现。

关节镜治疗：手术技术

虽然反 HAGL 损伤常需要附加后下入路用来缝合过线，但是这两种损伤的关节镜技术都是相似的，下面将逐步阐述 HAGL 修补技术，并介绍 PHAGL 损伤的修补。

患者体位

患者保持侧卧或沙滩椅位，侧卧位可更好观察下方关节囊，而沙滩椅位主要让手术医生感到舒适。因为没有数据显示 HAGL 或 PHAGL 修补术在两种不同体位之间的差别，所以，患者的体位最终由医生来确定。

患肢被放置在牵引装置或气动臂托内，前屈 20° 和外展 50°。这种体位可改善下关节囊的张力，使 IGHL 到肱骨颈的复位更加准确。

腋窝下、肩胛下角后下侧放置由二三个小毛巾组成的小垫子，可使镜下处理 IGHL 复合体更容易。

入路

尽管基于外科医生的经验可以选择 2 或 3 个入路技术，我们在此还是讨论 3 个入路技术。

Bhatia[27] 首创的腋囊入路位于肩峰角后外下缘以下 2~3 cm，标准后侧入路外侧 2 cm。做好标记后，做一切口，使得入路在轴位平面向内倾 30°，略低于矢状面。用 18 号腰穿针利用由外及内技术以防置入鞘管时腋神经和后关节囊损伤。

在肩关节中立位，同样利用由外及内技术，建立 5 点钟位置的前下入路。在肩胛下肌上缘以下 1 cm，于关节盂边缘 5 点钟位置做一切口[17]。

如 Davidson 和 Rivenburgh[28] 描述的，在 7 点钟方向建立后下入路。使用由外及内腰穿针定位技术，于标准后侧观察入路下方 2~3 cm 做切口，此入路用于操作时进行观察。

可以在肩袖间隙另建一个入路用于缝线管理，是否使用第 4 个入路可由外科医生自行选择。

诊断性关节镜检：了解与认识病变

在建立适当的入路后，我们必须探查整个肱骨头、肩胛盂和 IGHL 复合体以发现合并损伤。全面探查 IGHL 复合体肱骨颈上的附着点很关键，文献中描述了一些由于未完全探查 IGHL 复合体的附着点而导致的 HAGL 损伤漏诊的病例。如上所述，漏诊 HAGL 损伤会导致复发性不稳、二次手术及患者满意度下降。也可通过 HAGL 缺损处观察肩胛下肌纤维走行来避免损伤。

手术步骤（框 33.1）

保持肩关节中立位可以使得关节囊韧带结构足够松弛，以保证盂肱下韧带前束可以准确复位于肱骨颈前侧止点处。用关节镜打磨头打磨肱骨颈表面的韧带固定处，然后将带线锚钉置于该处。从 5 点钟入路的特制缝线管理鞘管牵出缝线，再从该入路使用特定的过线器穿过 IGHL。然后使用水平褥式缝合固定关节囊组织于肱骨外科颈上。打结后，关节镜监视下前后抽屉试验来证实关节囊张力和稳定性，这一步十分必要。

框 33.1　窍门与技巧

关节镜下 HAGL 修复即使对于经验丰富的关节镜医师也是一种挑战。以下技巧可以方便操作，避免严重并发症：

- 确保您熟悉本手术所需的器械和内植物。
- 使用腰穿针以确保正确的入路位置和适当的工作角度。
- 预留足够时间进行彻底的诊断性关节镜检，以防遗漏任何重要损伤。
- 避免关节囊复合体过紧，因为这可能会降低肩关节活动度。
- 如果使用沙滩椅体位，应在助手帮助下向前外侧牵拉肱骨以改善视野。

反 HAGL

本术式绝大多数部分与 HAGL 修补一致，只有少数不同。同样的，建立 5 点钟、7 点钟及腋入路。额外的后下入路建立对于后方损伤的过线是有必要的，也避免鞘管对后关节囊的损伤很重要。用关节镜磨头打磨肱骨颈后侧盂肱下韧带后束的附着点的位置。带线锚钉置于定位点，然后将缝线穿过后束进行水平褥式缝合，盂肱下韧带（IGHL）被复位至肱骨颈。避免后关节囊过紧十分重要，因为这会导致术后内旋受限以及患者满意度和功能下降。

术后护理

HAGL 和 PHAGL 的患者术后护理类似，患肢在含外展枕的肩关节支具中固定 6 周。术后 3 周开始物理治疗，逐步进行被动活动度练习。HAGL 损伤时要注意避免 IGHL 复合体前向的负荷，PHAGL 要避免后向负荷，以免破坏手术修补。6 周后开始

进行主动活动度练习，8 周可进行肩袖、三角肌、斜方肌和肱二头肌的力量训练。

文献综述

1942 年，Nicola[2] 首次介绍了肩关节前脱位伴有 IGHL 前束撕脱损伤。1995 年，Wolf[4] 等随后指出该损伤为 HAGL 损伤。他们描述了 2 例开放手术下通过三角肌胸大肌间沟，切断肩胛下肌腱修补 HAGL 损伤的病例和 4 例关节镜下修补病例。这 6 例患者在至少 36 个月的随访中，都取得良好临床疗效，可以做自由的肩关节活动并恢复了体育活动。

文献回顾指出，前 HAGL 损伤可以在开放或镜下手术治疗[3, 4, 14, 29–31]。肱骨颈的前下关节囊暴露十分有限，导致全关节镜下修补被认为极其困难，Arciero 和 Mazzocca[26] 提出了一种用于 HAGL 损伤修补的小切口技术。该技术切开肩胛下肌腱的下 1/3 然后将其翻起，即可暴露盂肱韧带肱骨撕脱部位。该技术的早期结果良好，已报道 8 例患者无复发性关节不稳或肩胛下肌力弱。全关节镜修补 HAGL 损伤的优势在于可直接探查损伤以及并发损伤，最小化软组织创伤，避免肩胛下肌撕裂以及术后疼痛轻[24]。

2007 年，Castagna 等[32] 报道了 9 例 PHAGL 损伤行关节镜下手术的患者，所有患者的术前诊断并不明确，显示这些损伤在临床诊断较为困难。所有患者平均随访 34 个月均无疼痛和明显症状，能够进行日常活动和恢复既往的体育运动和运动频次。最近，Ames 和 Millett[5] 描述了漂浮 PHAGL 损伤的病理解剖变异，通过一个新的、4 部分亚型的漂浮 PHAGL 损伤分型系统来描述伴随后方骨性 Bankart 损伤的 PHAGL 的镜下治疗（图 33.5）。

总　结

HAGL 损伤相对少见，大多数病理报告仅限于少数案例。然而，其发病率在不稳病例可接近 10%[4]，而且漏诊的 HAGL 损伤可导致复发性不稳和手术失败[7, 14]。因此，全面的病史采集、临床检查和适当的影像学检查对于做出正确诊断是必要

的。尽管 MRI 可诊断 HAGL 损伤，但有些病例的诊断是通过关节镜或开放手术直视下进行的 [32]。关节镜下治疗 HAGL 和 PHAGL 损伤已显示出良好的临床疗效 [4, 5, 31, 32]；但是，对于这些损伤的具体诊疗策略，文献中缺乏前瞻性比较。鉴于关节镜技术术后并发症较少，笔者建议在技术成熟时，可采用关节镜治疗该损伤。

参·考·文·献

1. Bankart AS. Recurrent or habitual dislocation of the shoulder-joint. Br Med J. 1923;3285:1132–3.

2. Nicola T. Anterior dislocation of the shoulder: the role of the articular capsule. J Bone Joint Surg. 1942;25A:614–6.

3. Bach BR, Warren RF, Fronek J. Disruption of the lateral capsule of the shoulder. A cause of recurrent dislocation. J Bone Joint Surg. 1988;70B:274–6.

4. Wolf EM, Cheng JC, Dickson K. Humeral avulsion of glenohumeral ligaments as a cause of anterior shoulder instability. Arthroscopy. 1995;11:600–7.

5. Ames JB, Millett PJ. Combined posterior osseous bankart lesion and posterior humeral avulsion of the glenohumeral ligaments: a case report and pathoanatomic subtyping of "floating" posterior inferior glenohumeral ligament lesions. J Bone Joint Surg. 2011;93A:e1181–4.

6. Bui-Mansfield LT, Banks KP, Taylor DC. Humeral avulsion of the glenohumeral ligaments: the HAGL lesion. Am J Sports Med. 2007;35:1960–6.

7. Field LD, Bokor DJ, Savoie 3rd FH. Humeral and glenoid detachment of the anterior inferior glenohumeral ligament: a cause of anterior shoulder instability. J Shoulder Elbow Surg. 1997;6:6–10.

8. Schippinger G, Vasiu PS, Fankhauser F, Clement HG. HAGL lesion occurring after successful arthroscopic Bankart repair. Arthroscopy. 2001;17:206–8.

9. Warner JJ, Beim GM. Combined Bankart and HAGL lesion associated with anterior shoulder instability. Arthroscopy. 1997;13:749–52.

10. Rowe CR, Zarins B, Ciullo JV. Recurrent anterior dislocation of the shoulder after surgical repair. Apparent causes of failure and treatment. J Bone Joint Surg. 1984;66A:159–68.

11. Coates MH, Breidahl W. Humeral avulsion of the anterior band of the inferior glenohumeral ligament with associated subscapularis bony avulsion in skeletally immature patients. Skeletal Radiol. 2001;30:661–6.

12. Gehrmann RM, DeLuca PF, Bartolozzi AR. Humeral avulsion of the glenohumeral ligament caused by microtrauma to the anterior capsule in an overhand throwing athlete: a case report. Am J Sports Med. 2003;31:617–9.

13. Taljanovic MS, Nisbet JK, Hunter TB, Cohen RP, Rogers LF. Humeral avulsion of the inferior glenohumeral ligament in college female volleyball players caused by repetitive microtrauma. Am J Sports Med. 2011;39:1067–76.

14. Bokor DJ, Conboy VB, Olson C. Anterior instability of the glenohumeral joint with humeral avulsion of the glenohumeral ligament. A review of 41 cases. J Bone Joint Surg. 1999; 81B:93–6.

15. Bokor DJ, Fritsch BA. Posterior shoulder instability secondary to reverse humeral avulsion of the glenohumeral ligament. J Shoulder Elbow Surg. 2010;19:853–8.

16. Hill JD, Lovejoy Jr JF, Kelly RA. Combined posterior Bankart lesion and posterior humeral avulsion of the glenohumeral ligaments associated with recurrent posterior shoulder instability. Arthroscopy. 2007;23:327e1–3.

17. George MS, Khazzam M, Kuhn JE. Humeral avulsion of glenohumeral ligaments. J Am Acad Orthop Surg. 2011;19: 127–33.

18. O'Brien SJ, Neves MC, Arnoczky SP, Rozbruck SR, Dicarlo EF, Warren RF, et al. The anatomy and histology of the inferior glenohumeral ligament complex of the shoulder. Am J Sports Med. 1990;18:449–56.

19. Turkel SJ, Panio MW, Marshall JL, Girgis FG. Stabilizing mechanisms preventing anterior dislocation of the glenohumeral joint. J Bone Joint Surg. 1981;63A:1208–17.

20. Burkart AC, Debski RE. Anatomy and function of the glenohumeral ligaments in anterior shoulder instability. Clin Orthop Relat Res. 2002;400:32–9.

21. Pouliart N, Gagey O. Reconciling arthroscopic and anatomic morphology of the humeral insertion of the inferior glenohumeral ligament. Arthroscopy. 2005;21:979–84.

22. Bui-Mansfield LT, Taylor DC, Uhorchak JM, Tenuta JJ. Humeral avulsions of the glenohumeral ligament: imaging features and a review of the literature. AJR Am J Roentgenol. 2002; 179:649–55.

23. Ticker JB, Bigliani LU, Soslowsky LJ, Pawluk RJ, Flatow EL, Mow VC. Inferior glenohumeral ligament: geometric and strainrate dependent properties. J Shoulder Elbow Surg. 1996; 5:269–79.

24. Parameswaran AD, Provencher MT, Bach Jr BR, Verma N, Romeo AA. Humeral avulsion of the glenohumeral ligament: injury pattern and arthroscopic repair techniques. Orthopedics. 2008; 31:773–9.

25. Oberlander MA, Morgan BE, Visotsky JL. The BHAGL lesion: a new variant of anterior shoulder instability. Arthroscopy. 1996; 12:627–33.

26. Arciero RA, Mazzocca AD. Mini-open repair technique of HAGL (humeral avulsion of the glenohumeral ligament) lesion. Arthroscopy. 2005;21:1152.

27. Bhatia DN, de Beer JF. The axillary pouch portal: a new posterior portal for visualization and instrumentation in the inferior glenohumeral recess. Arthroscopy. 2007;23:1241.e1–5.

28. Davidson PA, Rivenburgh DW. The 7-o'clock posteroinferior

portal for shoulder arthroscopy. Am J Sports Med. 2002;30: 693–6.

29. Richards DP, Burkhart SS. Arthroscopic humeral avulsion of the glenohumeral ligaments (HAGL) repair. Arthroscopy. 2004;20:134–41.

30. Spang JT, Karas SG. The HAGL lesion: an arthroscopic technique for repair of humeral avulsion of the glenohumeral ligaments. Arthroscopy. 2005;21:498–502.

31. Kon Y, Shiozaki H, Sugaya H. Arthroscopic repair of a humeral avulsion of the glenohumeral ligament lesion. Arthroscopy. 2005;21:632.

32. Castagna A, Snyder SJ, Conti M, Borroni M, Massazza G, Garofalo R. Posterior humeral avulsion of the glenohumeral ligament: a clinical review of 9 cases. Arthroscopy. 2007;23: 809–15.

33. Modarresi S, Motamedi D, Jude CM. Superior labral anteroposterior lesions of the shoulder: Part 1, anatomy and anatomic variants. AJR Am J Roentgenol. 2011;197:596–603.

第 34 章

骨性 Bankart 损伤的关节镜治疗

Hiroyuki Sugaya

陈东阳　译

流行病学

盂唇前缘的骨折通常多由极度的外旋暴力所致，伴随急性盂肱关节脱位或半脱位[1]，常导致盂肱关节永久性不稳[2]。根据三维 CT 成像研究，在慢性创伤性复发性前方不稳定的肩关节中，关节盂前方的骨性损伤的发生率高达 90%，其中半数肩关节可见到肩胛盂骨损伤[3]。此外，与不伴骨碎片的肩盂磨损相比，肩关节有骨块骨量丢失相对明显[3, 4]。

病理生理

骨性 Bankart 损伤的肩关节，骨块通常牢固地连接在盂唇上，因为绝大多数肩胛盂前缘的骨折属于撕脱性骨折[4-6]。目前广泛认为盂唇骨折的急性病例，如伴有大块骨块[7] 和／或骨块移位超过 10 mm[8]，并伴有不稳[2]，就需要立即行开放或关节镜下手术，利用螺钉[7] 或带线锚钉[6, 9, 10] 复位固定骨块。另一方面，对于复发性不稳的肩关节，外科医生需全面考虑盂肱韧带的病理变化，例如关节囊撕裂或关节囊本身被过度拉伸，以及骨量丢失的情况[1]。关节盂的骨量丢失在伴有中等或较大的游离骨块时更加明显[3, 4]，因此，许多医生倾向于忽略碎骨块并偏爱进行喙突转位，但这是一种有创的、不符合正常解剖结构的手术。相反，由于游离骨块即便在疾病的慢性期仍然保有活性[13]，这些肩关节很适合进行关节镜下的骨性 Bankart 修补和整个盂肱韧带的关节囊紧缩术[4, 5, 14, 15]。

病　史

通常复发性创伤性盂肱关节前向不稳定的诊断较为简单，可基于患者明确的脱位或半脱位病史以及阳性的恐惧试验得出。然而，当我们遇到相关运动员时，则需要特别注意，因为这些人可能并无明确的脱位或半脱位病史，而仅仅主诉在肩关节外展位极度外旋时的疼痛或者无力感[14, 15]。

体格检查

前方恐惧试验通常取仰卧位，分别测试将上肢置于体侧外展 30°、60°、90°、120° 和 150° 时最大被动外旋，以及最大屈曲[14, 15]。

后方恐惧试验是肩关节 90° 外展时，将上肢极度内旋，记录患者各姿势有无恐惧感。然而，最重要且最可靠的体格检查方法是患者在麻醉状态下，与对侧肩关节比较稳定性。

影像学检查

放射学影像有时对诊断 Hill-Sachs 损伤以及关节盂前缘损伤很有帮助，尤其是在患者初次就诊的时候。Bermageau 介绍了一种患者站立位时独特的检查前肩胛盂损伤的方法[16, 17]。然而，这种技术需要特殊的透视操控，以获得最佳诊断图像。因此，辐射暴露是个值得考虑的问题[8]。我们设计了改良 Bernageau 法，患者取卧位使腋区处于极度松弛状态[14, 15]。采用这种体位，可以更加容易获得能够诊断骨性病理的 X 线片，而无需使用透视[14, 15]。

　　MRI 仅能提供关于肩不稳的有限信息。然而，磁共振造影成像（MRA）对诊断软组织损伤非常有帮助，例如 Bankart 损伤、关节囊病变以及盂肱韧带肱骨止点的撕脱伤（HAGL 损伤）。虽然如此，软组织损伤的最终确诊仍需依赖关节镜诊断。

　　三维 CT 重建是精确评估关节盂形态最为重要的影像学诊断方法。在伴有骨性 Bankart 损伤的肩关节，术中确定骨块的形态并非易事，因为骨块大多被周围软组织所包裹。通过术前三维 CT，医生可以在术前获知有骨性 Bankart 损伤的肩关节的骨块大小和形态（图 34.1）[3, 4, 18]。

治疗：指征与禁忌证

　　手术适用于所有想恢复肩关节稳定性的骨性 Bankart 损伤患者。癫痫未控制和依从性差的患者不宜进行关节镜稳定手术。

临床病例

　　一名 24 岁男性滑雪板运动员，3 年前摔倒后右肩关节脱位，近 3 年又脱位 5 次。三维 CT 显示明

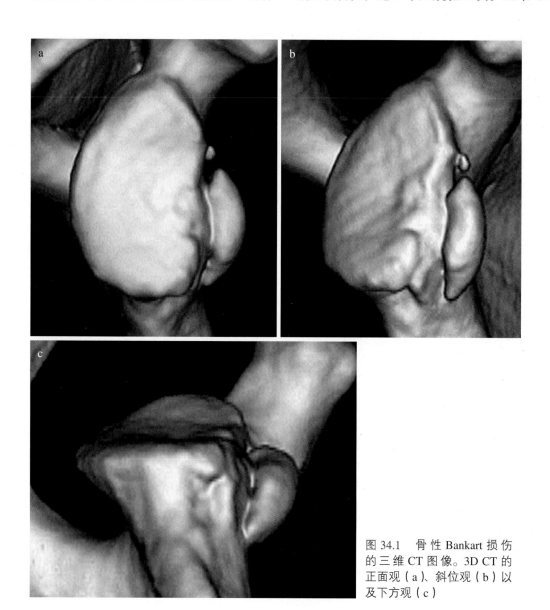

图 34.1　骨性 Bankart 损伤的三维 CT 图像。3D CT 的正面观（a）、斜位观（b）以及下方观（c）

显的骨性 Bankart 损伤，伴有中等大小的骨块（图34.2）。磁共振造影显示 Bankart 损伤以及冗余的下盂肱关节韧带，未见明显关节囊撕裂。患者随后接受关节镜下骨性 Bankart 损伤修复并恢复肩关节稳定，并在手术后 6 个月恢复滑雪板竞技运动。5 年后患者再次复诊时，右肩关节已无任何不适，也再未发生脱位，三维 CT 显示很好地骨愈合和肩胛盂重塑（图 34.3）。

关节镜治疗：手术技术

无论关节盂骨量丢失的严重程度，如果三维 CT 显示有骨块，则需要进行关节镜下骨性 Bankart 修补 [4, 5, 19]。伴有大块关节盂骨缺损的大多数患者骨块位于盂颈的前下方 [14, 15]，关节镜手术适用于多数肩胛盂骨缺损的情况。正常情况下，在骨性

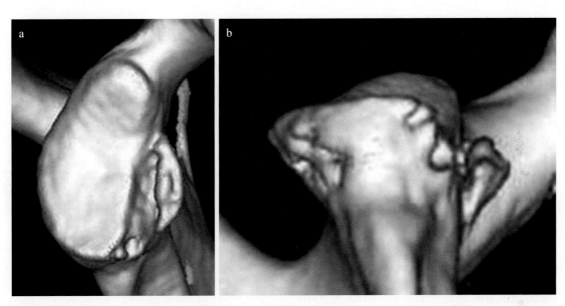

图 34.2　一位 24 岁男性滑雪板选手的骨性 Bankart 损伤 3D-CT 图像。a. 正面观；b. 下面观

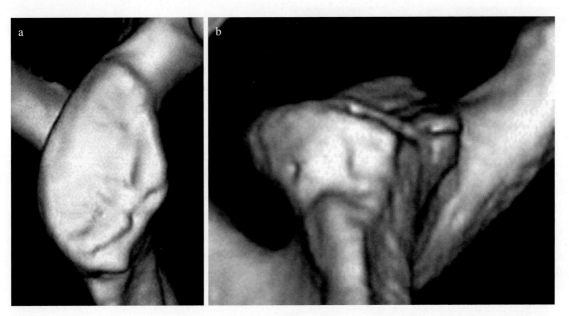

图 34.3　关节镜下骨性 Bankart 修补与 5 年后 3D-CT 图像。肩胛盂形态接近正常。a. 正面观；b. 下面观

Bankart 损伤的病例，骨块向内侧移位并且与关节盂颈部部分融合，同时骨块也与相邻的盂唇或软组织紧密相连（图 34.4）。因此，大多数骨性 Bankart 损伤的骨块，可以很容易用标准直或弯骨锉从盂颈分离下来。骨块和关节盂之间的界限一般都很清楚，如果不清楚，则需要仔细的触诊或者依靠术前的三维 CT 来区分[14, 15]。

患者体位

所有患者都在全麻下采取沙滩椅体位，关节松弛程度可通过术前体检双侧肩关节评估。

入路

可通过标准后入路置入 4 mm 关节镜进行诊断性的关节镜探查。然后可采用由外及内技术，从肩胛下肌腱上方、联合腱的外侧建立前方入路，以方便在没有插入管鞘的情况下置入器械[20]。此外，可在肩袖间隙的前上方采用由外及内技术建立前上方入路。这个入路可变为第二工作通道。在上方盂唇撕裂的情况下，在肩峰中点外缘通过冈下肌的肌 – 腱联合部，可建立肩峰外侧入路，以代替前上方入路。

诊断性关节镜探查首先通过标准后方入路进行。然后通过前方入路置入关节镜以评估关节囊完整性，并确诊骨性 Bankart 损伤。

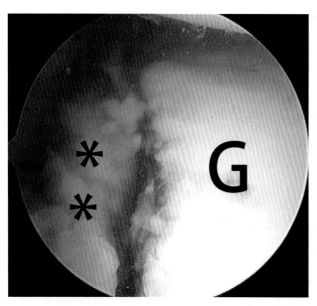

图 34.4　从前方入路置入关节镜看到的骨性 Bankart 损伤。星号标记部位是包埋在软组织里面的骨碎片。G，肩胛盂

手术步骤（框 34.1）

> **框 34.1　窍门与技巧**
>
> - 首先明确骨碎片与关节盂颈部之间的间隙。否则，将移动骨块沿着盂唇 - 关节囊复合体移动的过程中可能损坏骨块或原本完好的关节盂，因此，你需要注意：
>   - 在术前的三维 CT 上注意分辨骨块的大小、形状以及位置；
>   - 在置入骨锉之前，先用射频刀勾画出间隙的大致轮廓。
> - 小心使用穿透工具穿透骨块；否则，有可能穿透的位置不好，或者损坏穿透工具。请注意：
>   - 复位固定骨碎片的时候，通过前上入路置入骨抓钳，抓住盂唇和骨块的上半部分连接处。
>   - 将穿刺工具的尖端垂直骨块。
>   - 当用穿刺工具的尖端抓住骨块时，将骨块推向关节盂颈部，然后垂直于关节盂颈部旋转穿刺工具刺穿骨块。

移动盂唇——关节囊复合体

在通过前方入路进行诊断性探查后，关节镜将再次转移到后侧入路。然后，使用剥离器，直和弯骨锉、剪刀、刨削刀以及射频刀，从关节盂颈部分离骨块和盂唇 – 关节囊复合体，所有这些手术器具均通过前方鞘管置入，这一步是手术的关键步骤。首先，从前方入路将直骨锉置于骨块与关节盂颈部的间隙内。然后，通过轻轻敲击骨锉手柄扩大间隙（图 34.5a）。在将骨块从关节盂颈部分离以后，盂唇 – 关节囊复合体可被移动到最多 7 点半位置（右肩），直至复合体以及骨块完全游离，就像在移动一个没有骨块的 Bankart 损伤一样。一旦骨块和复合体移动完成后，接下来就要开始使用刨刀和磨削器从关节盂颈部移除瘢痕组织，暴露骨性表面（图 34.5b）。此外，可适当去除关节盂边缘的关节软骨以促进修复组织的愈合（图 34.5b）。正常情况下，从关节盂颈部分离骨块仅需使用剥离器和骨锉便可完成。如果骨块的分离比较困难或融合较牢固，可以从前方入路置入小号骨凿将骨块分离下来。

修补临近骨块的下方盂唇组织

以下的操作对获得骨块的满意复位以及提供

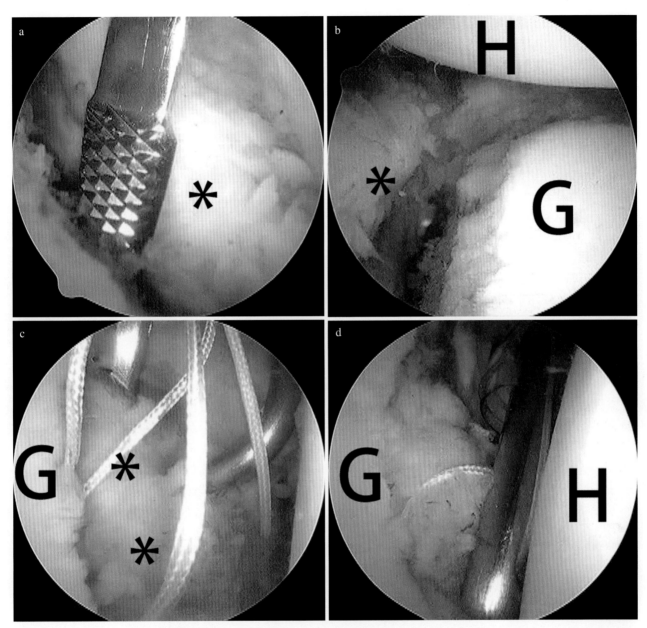

图 34.5　手术步骤。a. 使用骨锉把骨块和相邻的盂唇从关节盂颈部分离开来；b. 前方入路镜下所见，完全分离的复合体。关节盂表面下缘的软骨已被去除；c. 从前上方入路置入钳子，通过牵拉相邻的盂唇固定骨块。另一个从前方入路置入的骨穿透器正试图通过包绕的软组织穿透骨块；d. 缝线置入骨块后打结固定（上述图中的星号位置均表明骨块被包绕在软组织中。H，肱骨头；G，肩胛盂）

盂肱下韧带适当的张力非常重要。首先通过前方通道在电钻导向器的引导下，将第一个带 2 号高强度缝合线的锚钉置于关节盂表面 6 点的位置。由于前方通道没有鞘管，导向器的角度可以方便地调节以获得相对于关节盂最佳的角度。在置入第一个锚钉后，在盂唇 6 点半的位置使用小弧度 7 mm Caspari 穿刺器（Conmed Linvatec，Largo，FL，USA）或者缝合钩（Conmed Linvatec）植入

2-0 尼龙线环。然后在关节内进行牵引过线。第二个锚钉被放置在关节盂表面 4 点 40 分的位置，随后利用相同的技术在盂唇与骨块下缘的连接部置入缝线。在两个下方的锚钉都安置好以后，从前方鞘管利用自锁滑结打结。为使打结更加稳定牢固，应该从前上方入路置入抓钳，将骨块和复合体向上牵拉放置在关节盂表面的外侧，以减低缝线上的张力。

骨块与上方盂唇的修复

接下来就是缝合骨块本身。可以直接将缝线穿过骨块，也可以使用穿透工具，例如 Bone Stitcher™ (Smith & Nephew，Andover，MA，USA)，这是一种特殊设计的骨穿透器，具有坚硬锋利的头部和粗大的手柄（图 34.6）；也可以用 Suture Hook™ 或 Suture Leader™ (DePuy Mitek，Raynham，MA，USA) 以及 Bone Stitcher™ [5, 14, 15] 引导缝线环绕骨块。在术前通过三维 CT 评估骨碎片的形状和大小非常重要，因为这可以在术前决定到底穿透骨块还是将缝线包绕住骨块更加合适 [5, 14, 15]。这一步骤可以通过从前上方通道置入抓钳，抓持盂唇和骨块上方的连接部来辅助复位和固定骨碎片（图 34.5c）。虽然使用带线锚钉的数量取决于骨块的大小和形状，但通常情况下使用一或两个锚钉固定骨块 [5, 14, 15]，缝线穿过骨块后打结（图 34.5d）。最后一步是缝合盂唇和骨块上缘连接部以增加整个复合体的稳定性（图 34.7）。通常使用 4 个带单线的锚钉就可以重建整个盂唇 – 关节囊复合体（图 34.8）。

处理伴随病变

在伴有关节囊撕裂的肩关节，通常在修复骨性 Bankart 损伤之前，使用 2~3 针边 – 边缝合修补关节囊。另外，若伴有上方盂唇的撕裂，通常在骨性 Bankart 损伤修补之后，利用肩峰外侧入路而不是前上方入路，在关节镜下重建这部分组织。

加强修补

肩袖间隙闭合和 / 或 Hill-Sachs 损伤的 Remplissage 手术是在相对高危肩关节的一种加强，例如运动员、年轻且关节松弛的患者以及伴有较大 Hill-Sachs 损伤的患者。在这些患者，可采用使用 2 号高强度缝线在臂处于体侧极度外旋位将肩胛下肌腱上缘缝合至盂肱上韧带来闭合肩袖间隙 [14, 15, 22]。

术后康复

肩关节在手术后吊带固定 3 周（Ultra Sling II，Donjoy，Carlsbad，CA）。之后，可在无痛范围内进行肩关节前屈及外旋的主动及被动训练。6 周以后，患者开始针对肩袖和肩胛带的力量训练。3 个月后，可参加非接触性运动。完全参与投掷运动至少需要在术后 6 个月，根据患者的康复情况具体决定。在术后 3 个月内作用于重建部位的过度应力可能导致锚钉 / 缝合失败。需要告知患者在术后 3 个月内避免过度活动，以避免发生这样的情况。

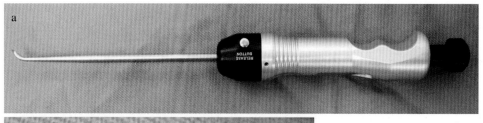

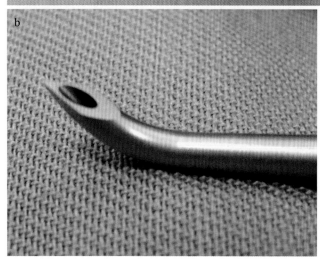

图 34.6　Bone Stitcher™（Smith & Nephew，Andover，MA）。a. 该器械有粗大的手柄和非常锋利的尖端；b. 尖端有孔

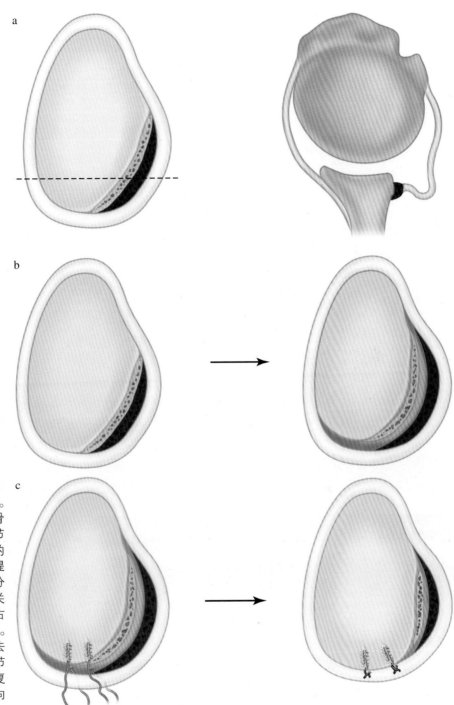

图 34.7　整个手术步骤的示意图。a. 骨性 Bankart 损伤的肩关节，骨块通常向内侧移位并部分与关节盂颈部粘连，骨块同样与相邻的盂唇或软组织紧密相连（虚线提示轴位面）；b. 在从关节盂颈部分离骨块和盂唇后，游离盂唇 – 关节囊复合体上移到 7 点半方位（右肩），直至复合体和骨块完全游离。此外，关节盂边缘的软骨已被去除；c. 两个带线锚钉被植入下关节盂表面，使得下方盂唇首先被复位。得益于此，骨块自动被带向上方，因此处理起来更加容易

总　结

　　在复发性盂肱关节前向不稳中，骨性 Bankart 损伤的发生率高达 50%，绝大多数关节盂有较大缺损的患者，在前下肩胛盂的颈部有一骨块。此外，由于骨性 Bankart 损伤是一种急性或慢性的关节盂边缘撕脱骨折，通常即使在慢性病例中，骨碎片与关节盂连接部也都是完整的。因此，虽然这个手术需要技巧，但是关节镜下骨性 Bankart 损伤修补，无论骨块和肩胛盂缺损的大小，将骨碎片重新接续到关节盂以及修补软组织是可行的。这项技术也可以避免针对大的关节盂骨缺损和大块骨块的患者进行骨移植。

d

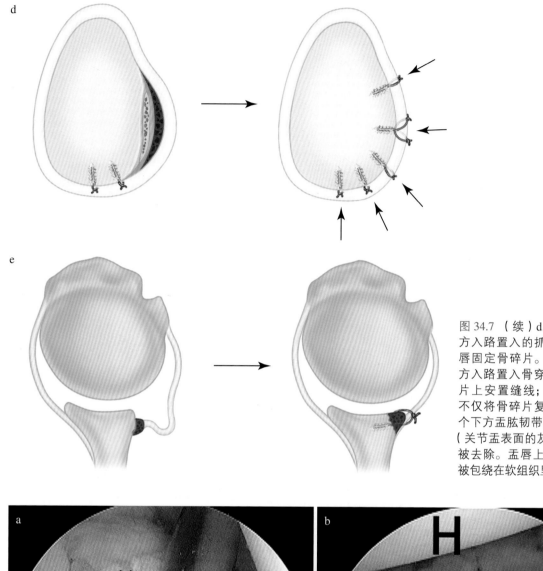

e

图 34.7 （续）d. 可以通过从前上方入路置入的抓钳牵拉相邻的盂唇固定骨碎片。然后，可通过前方入路置入骨穿刺器械并在骨碎片上安置缝线；e. 缝线打结以后不仅将骨碎片复位，而且也为整个下方盂肱韧带提供适当的张力。（关节盂表面的灰色区域提示软骨被去除。盂唇上的深色区域提示被包绕在软组织里的骨碎片）

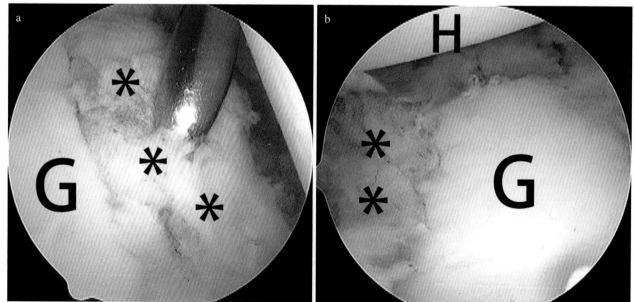

图 34.8　骨性 Bankart 损伤修补完成后的关节镜下表现，从后方入路观察（a）和前方入路观察（b）（星号提示包绕在轴位软组织内的骨块；H，肱骨头；G，肩胛盂）

参·考·文·献

1. Aston JW, Gregory CF. Dislocation of the shoulder with significant fracture of the glenoid. J Bone Joint Surg. 1973;55A: 1531–3.

2. Ideberg R. Fractures of the scapula involving the glenoid fossa. In: Bateman JE, Welsh RP, editors. Surgery of the shoulder. Toronto: BC Decker; 1984. p. 63–6.

3. Sugaya H, Moriishi J, Dohi M, Kon Y, Tsuchiya A. Glenoid rim morphology in recurrent anterior glenohumeral instability. J Bone Joint Surg. 2003;85A:878–84.

4. Sugaya H, Moriishi J, Kanisawa I, Tsuchiya A. Arthroscopic osseous Bankart repair for chronic recurrent traumatic anterior glenohumeral instability. J Bone Joint Surg. 2005;87A:1752–60.

5. Sugaya H, Moriishi J, Kanisawa I, Tsuchiya A. Arthroscopic osseous Bankart repair for chronic traumatic anterior glenohumeral instability. Surgical technique. J Bone Joint Surg. 2006;88A:159–69.

6. Sugaya H, Kon Y, Tsuchiya A. Arthroscopic repair of glenoid fractures using suture anchors: technical note with cases series. Arthroscopy. 2005;21:635.e1–e5.

7. Rockwood CA, Matsen FA. The scapula. In: Butters KP, editor. The shoulder. Philadelphia: WB Saunders; 1990. p. 345–53.

8. De Palma AF. Fractures and fracture-dislocations of the shoulder girdle. In: Jacob RP, Kristiansen T, Mayo K, editors. Surgery of the shoulder. 3rd ed. Philadelphia: JB Lippincott; 1983. p. 366–7.

9. Cameron SE. Arthroscopic reduction and internal fixation of an anterior glenoid fracture. Arthroscopy. 1998;14:743–6.

10. Porcellini G, Campi F, Paladini P. Arthroscopic approach to acute bony Bankart lesion. Arthroscopy. 2002;18:764–9.

11. Latarjet M. Techniques chirugicales dans le trairement de la luxation anteriointerne recidivative de l'epaule. Lyon Chir. 1965;61:313–8.

12. Lafosse L, Lejeune E, Bouchard A, Kakuda C, Gobezie R, Kochhar T. The arthroscopic Latarjet procedure for the treatment of anterior shoulder instability. Arthroscopy. 2007;23:1242.e1–e5.

13. Fujii Y, Yoneda M, Wakitani S, Hayashida K. Histologic analysis of bony Bankart lesions in recurrent anterior instability of the shoulder. J Shoulder Elbow Surg. 2006;15:218–23.

14. Sugaya H. Chapter 14. Instability with bone loss. In: Angelo RL, Esch J, Ryu RKN, editors. AANA advanced arthroscopy: the shoulder. Philadelphia: Elsevier; 2010. p. 136–46.

15. Sugaya H. Chapter 15. Arthroscopic treatment of glenoid bone loss–surgical technique. In: Provencher MT, Romeo AA, editors. Shoulder instability: a comprehensive approach. Philadelphia: Elsevier; 2011. p. 186–96.

16. Bernageau J. Imaging of the shoulder in orthopedic pathology. Rev Prat. 1990;40:983–92.

17. Edwards TB, Boulahia A, Walch G. Radiographic analysis of bone defects in chronic anterior shoulder instability. Arthroscopy. 2003;19:732–9.

18. Chuang TY, Adams CR, Burkhart SS. Use of preoperative threedimensional computed tomography to quantify glenoid bone loss in shoulder instability. Arthroscopy. 2008;24:376–82.

19. Mologne TS, Provencher MT, Menzel KA, Vachon TA, Dewing CB. Arthroscopic stabilization in patients with an inverted pear glenoid: results in patients with bone loss of the anterior glenoid. Am J Sports Med. 2007;35:1276–83.

20. Sugaya H, Kon Y, Tsuchiya A. Arthroscopic Bankart repair in the beach-chair position: a cannulaless method using intra-articular suture relay technique. Arthroscopy. 2004;20:116–20.

21. Boileau P, O'Shea K, Vargas P, Pinedo M, Old J, Zumstein M. Anatomical and functional results after arthroscopic Hill-Sachs remplissage. J Bone Joint Surg. 2012;94B:618–26.

22. Takahashi N, Sugaya H, Matsuki K, Tsuchiya A, Moriya H. Arthroscopic rotator interval closure for recurrent anterior-inferior glenohumeral instability. Kansetsukyo (Arthroscopy). 2005;30: 57–60.

第 35 章

Hill-Sachs 损伤的治疗

Michael J. O'Brien and Felix H. Savoie III

何耀华　译

引　言

Hill-Sachs 损伤是一种肱骨头后外侧的压缩骨折，通常与肩关节前向脱位或复发不稳相关。当发生肩关节脱位时，由肱骨头骨松质被压向坚硬的前肩胛盂边缘密质骨，造成肱骨头压缩性骨折。这种损伤可在肩关节内旋位 X 线片上显示，并于 1940 年最早由 Hill 和 Sachs 报道[1]。

巨大的骨缺损容易咬合，导致肩关节在低外展角不稳。如果在软组织盂唇修补时该损伤未被处理，会发生高失败率和复发不稳。

关节镜下处理该骨缺损的方案包括冈下肌肌腱及后关节囊填充，即 Remplissage 手术，还有同种异体肱骨头植骨。在手术重建肩关节稳定时，关节镜下 Remplissage 手术是一种安全有效的处理肱骨头骨缺损的技术。

流行病学

Hill-Sachs 损伤的实际发病率尚不确切。据文献报道，在首次肩关节脱位患者中发病率为 40%~90%[2-5]，在反复发作的肩关节脱位中，可达 100%[5]。

反 Hill-Sachs 损伤发生在肱骨头前上方，并与肩关节后脱位相关。此种疾病发病率难以量化，因为肩关节后脱位发病率较低。在肩关节后方不稳患者中，发病率可达 86%[4]。肩关节后脱位并不常见，反 Hill-Sachs 损伤更为罕见。

病理生理学

Hill-Sachs 损伤常由盂肱关节前向不稳定所致，多发生于肩关节外展外旋位。当肱骨头受外力向前移位时，肩关节囊、盂肱韧带和盂唇受到牵拉并可能撕裂。当肱骨头进一步向前移位，由于肱骨头与肩胛盂前缘发生撞击，在肱骨头后、外、上方产生压缩性骨折。在复发肩关节前向不稳定的患者中，维持盂肱关节的静态稳定结构（关节囊韧带复合结构和盂唇）不断减弱。因此，肱骨头骨松质在与肩胛盂前缘骨皮质的反复接触中持续受损。

在首次肩关节脱位患者中，压缩性骨折可能较小并且影像学检查会遗漏。随着脱位次数增多，压缩性骨折增大，在后续影像学检查更明显。越来越多的文献支持，复发肩关节不稳进一步造成肱骨头和肩胛盂双方的骨质丢失。任何一方的骨质缺损都可能造成低外展角时复发不稳或在日常活动中产生不稳定感。较小的外力即可发生肩关节脱位，比如夜间睡眠或者臂体侧内收时。大量的文献报道了前肩胛盂骨缺损和复发性不稳之间存在明显关系[6-9]。然而，很少有文章关注于肱骨侧骨缺损的治疗[10]。

Hill-Sachs 损伤通常分为咬合型和非咬合型。咬合型由 Palmer 和 Widen[11] 和 Burkhart 和 De Beer[6] 提出，是指在运动员功能位，即外展 90°、外旋 0°~135°，肱骨头骨缺损与肩胛盂咬合。在这种类型中，在肩关节外展外旋时，肱骨头骨缺损长轴与肩胛盂前缘平行和咬合。当肱骨头骨缺损长轴与关节盂前缘不平行，且功能位时二者不接触，这种损伤称之为非咬合型 Hill-Sachs 损伤[6]。

Hill-Sachs 损伤很少单独发生，他们通常合并前关节囊盂唇撕脱（Bankart 损伤）[3]。其他合并损伤包括 HAGL 损伤、中关节囊撕裂、前关节囊漂浮、前盂肱韧带病变以及肩胛盂骨缺损（比如骨性 Bankart 损伤）[12]。与复发性前向不稳伴随，肩胛盂前下方骨缺损若足够大，可呈现倒置梨形[6]。手术方案的制定需要仔细评估，因为肩关节骨缺损通常是一种双极现象，如果单纯修复软组织损伤，常导致手术失败。

病　史

Hill-Sachs 损伤患者均有肩不稳病史，无论是单次脱位或复发性不稳。详细的询问病史非常重要，比如第一次肩关节脱位的情形、受伤机制、肩关节体位（如外展外旋位）和是否自行复位或者麻醉下复位等。询问还应当包含脱位的次数以及脱位和复位的难易度。

肩关节脱位的容易度、脱位的次数以及肩关节体位均提供了肩关节稳定方面的信息。在日常活动中容易出现脱位或者上肢处于低外展角时发生脱位的患者，更可能在肱骨头和前肩胛盂同时产生骨缺损。肱骨头骨缺损或者啮合型 Hill-Sachs 损伤患者在肩关节活动中，当肱骨头脱离肩胛盂运动轨道时，会产生一种"卡住"感。患者可能描述当前倾活动时，"肩关节掉出去了"。当检查者遇到这些场景时，应怀疑患者骨缺损，在得到体格检查证实后，进一步进行肩关节影像学检查。

体格检查

体格检查应当从视诊开始。应当注意患者的整体和肩部姿势（肩关节以及上肢的摆放位置是否前伸或回缩）。肩关节前方的饱满可能提示肩关节前脱位，而上肢若处于固定的内旋位提示肩关节锁定性后脱位。肌肉萎缩需要注意，特别是三角肌和冈上肌窝，要评估多发韧带性松弛。肩关节需要全面触诊，并记录任何疼痛部位。肩锁关节处压痛可提示肩锁关节分离，喙突处压痛可提示胸小肌紧张和肩胛骨前伸。

肩关节主、被动活动范围均需要明确。在肩关节被动进行外展外旋活动时，要特别注意患者有无肩关节脱位恐惧征出现。进行恐惧征检查时，检查者将一只手置于被检查者肩部以稳定肩胛骨，另一只手抓握患者前臂。首先将患者上肢置于体侧呈内收位，然后外旋肩关节，并加大肩关节外展角度，肩关节不稳患者在此过程中将出现明显的恐惧感。若患者存在盂唇撕裂或者前向不稳，亦可触及捻发感。在低外展角度即出现的恐惧感和不稳定提示严重盂肱关节不稳，怀疑骨缺损。

肩袖肌力需要评估，特别是年龄超过 40 岁的患者。在这些患者群中，肩关节不稳可造成肩胛下肌腱撕裂或冈上肌、冈下肌腱撕脱。肱二头肌近端损伤也可发生，表现为肱二头肌腱激惹试验阳性。

激惹试验可重现患者的疼痛，并确诊不稳定。加载-移位试验可在患者仰卧位和坐立位进行。仰卧位时肩胛骨由检查床稳定，坐立位时，肩胛骨由检查者的手来稳定。在盂肱关节窝内移位肱骨头，如果发生捻发音或疼痛，则说明关节盂唇撕裂。Jerk 试验和后方加载-移位试验可评估肩关节后方稳定性。通过 Jobe 恐惧试验和再复位试验可进一步确诊肩关节不稳。

影像学

多种影像学检查可以用于诊断有骨缺损的肩关节不稳。首先需要一套肩关节 X 线片，包括盂肱关节前后位、肩胛骨 Y 位或出口位以及腋位片，X 线片异常增加了骨缺损的可疑性。肩胛盂前下方骨缺损在肩关节前后位片和腋位片上表现为肩胛盂前部失去正常轮廓。后外侧肱骨头骨缺损，表现为 Hill-Sachs 损伤，在上肢内旋时亦可在前后位片上显示。在评估骨缺损时，一些其他摄片方法在评估骨缺损方面特别有用。West Point 腋位在评估肩胛盂骨缺损很有用。Stryker 切迹像[13]特别适用于 Hill-Sachs 损伤评估，因为内旋肱骨头可以观察到后外侧骨缺损。

CT 检查是较好地评估骨缺损的影像学方法，尤其是三维重建 CT，可以在肱骨头和肩胛盂上有效的定位和评估骨缺损大小[14]。数字化处理去除肱骨头后可以准确评估肩胛盂骨缺损[15]。MRI 检查和 MRI 关节造影可疑提供关节囊 – 盂唇撕裂的信息。这些影像检查在术前计划时非常有帮助，因为可以确定是否必须对骨缺损进行植骨。肱骨头骨缺损不超过 30% 的 Hill–Sachs 损伤可通过关节镜下 Remplissage 术有效解决，骨缺损超过 30% 的患者需开放肱骨头同种异体骨植骨 [14, 16, 17]。

治疗：指征与禁忌证

手术治疗指征包括保守治疗失败后骨缺损引起疼痛和功能缺失的肩关节不稳患者。手术禁忌证包括感染活动期和患者自主习惯性脱位者。严重骨缺损是肩关节镜修补的相对禁忌证，因为可能需要开放手术植骨。

决策流程

肩关节不稳：

1. 没有骨缺损→关节镜下 Bankart 修补。

2. 骨缺损

（1）肩胛盂骨缺损 < 25%，Hill–Sachs < 30% →关节镜下 Bankart 修补 +Remplissage。

（2）肩胛盂骨缺损 < 25%，Hill–Sachs > 30% →软组织 Bankart 修补 + 开放 Hill–Sachs 植骨。

（3）肩胛盂骨缺损大于 25% ± Hill–Sachs > 30% → Latarjet 或开放植骨。

Remplissage 术适用于中到大的 Hill–Sachs 缺损（肩胛盂骨缺损小于 25%）的患者。更大的肩胛盂骨缺损需要进行开放手术植骨，例如 Laterjet 术。

临床病例 / 实例

我们现报道一例 18 岁右利手复发性右肩关节不稳定的高中生。患者首次肩关节脱位发生于一年前，由橄榄球运动中擒抱动作造成。首次创伤性脱位在急诊麻醉下进行了复位，并且进行了保守固定治疗。患者诉第二次脱位发生在橄榄球运动的第二个赛季，并在赛场上由橄榄球教练进行了复位。作为球队的首发后卫，他推迟了手术以便完成赛季比

赛，他完成了整个赛季。

在骨科门诊就诊时，他提到这个赛季大概又发生了大约 4 次肩关节脱位，并且脱位后自行进行了复位。每周他还有多次肩关节半脱位发生，即便是在睡眠中也可能发生。他会主动避免上肢外展外旋以减轻不稳感。他仅在脱位发生时感觉疼痛。

在体检中，他将肩膀回缩，无肌肉萎缩。右肩在被动活动时，外展位外旋超过 90° 时会产生恐惧征。在此体位下，当进行加载 – 移位试验时，当肱骨头跨过肩胛盂边缘时会产生捻发感。Jobe 恐惧试验和再复位试验阳性。在体格检查中未发现后方或下方不稳。

肩关节前后位 X 线片显示该患者肩胛盂前下方轮廓缺损，但无明显 Hill–Sachs 骨缺损。MRI（图 35.1）检查证实肩关节前下方关节囊韧带缺损伴随 Bankart 撕裂，关节盂唇向肩胛盂颈部内侧愈合。肩胛盂只有微小缺损（约 10%），然而有中等大小的 Hill–Sachs 损伤，约占肱骨头的 20%（图 35.2）。患者存在疼痛，复发性不稳，肩关节过顶活动受限，并且经过一段时间的保守治疗失败。由于以上原因，他的右侧肩部需要手术来恢复稳定性。考虑到肩胛盂骨缺损 10%，肱骨头缺损 20%，我们将进行关节镜下软组织 Bankart 盂唇修补 + 肱骨头 Remplissage 填充肱骨头骨缺损。

关节镜治疗：手术技巧

患者体位

手术体位可以选择沙滩椅位或者侧卧位。笔者手术习惯选择侧卧位，全身麻醉，患者放置于卧垫上，后倾 30°。

患者麻醉后在手术开始前进行体格检查是十分必要的，这可以使术者评估患者肩关节前方、后方和下方的稳定性，这对于确定不同上肢位置时不稳的方向和程度具有重要意义。在病理机制确定后，我们在切皮前即可制定手术方案。

手术需要常规应用上肢牵引装置，同时加上 10 磅负载（1 磅 =0.45 kg）。这可以将盂肱关节适当牵开以便于观察前室、后室以及肩袖。去除肩关节牵引后，我们可对肩关节进行全方位活动，以便确认

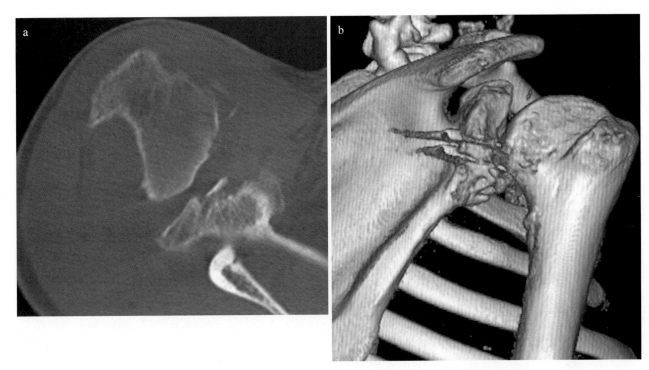

图 35.1　CT（a）和 3D CT（b）显示大的 Hill-Sachs 缺损。3D CT 对于确定骨缺损的位置和大小非常有帮助

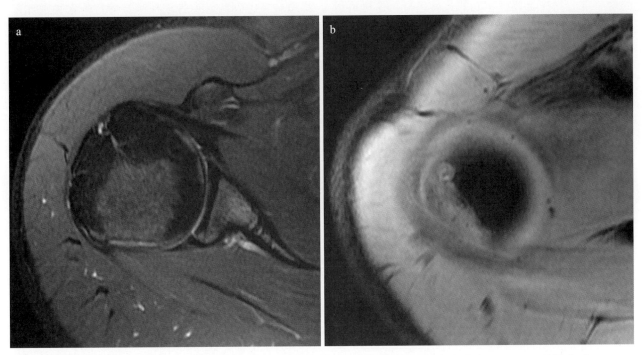

图 35.2　轴位 MRI 显示一位复发性不稳的足球运动员右侧肩关节，显示前关节囊损伤（a）和 Hill-Sachs 缺损（b）

Hill–Sachs 损伤是啮合型还是非啮合型。

入路

建立标准肩关节镜手术入路。标准的后方入路穿过冈下肌间隙，建立前上入路和前下入路以便于前盂唇修补。有时需要建立一个后外侧操作入路，以方便进行 Replissage 填充或肱骨头植骨。采用由外及内技术用腰椎穿刺针建立前方入路。前方入路内口应靠近盂肱关节，但皮肤切口应当尽可能地远离。这样可以创造更大的肩关节外的操作空间，同时避免手术器械碰撞。

从后方入路观察,首先在肩胛下肌上缘建立前下方入路,为进行盂唇修补的主要入路,然后插入鞘管,将肩胛下肌压下,这样可以暴露更多的下盂唇。通过以上操作,通常我们可以到达 5:30 位置的前下肩胛盂,并修补盂唇。

接着建立前上方入路,作为关节镜观察入路。此入路位于肱二头肌腱上方,这使得手术医生可以在肱二头肌腱两侧操作。在大多数情况下,关节镜可以放在前上入路,提供盂肱关节全方位观察,同时通过这个观察入路可以同时到达肩关节前、后室。鞘管放置于前下方入路和后方入路,以便于植入锚钉、过线和打结。

关节镜诊断:理解与认识病理

关节镜诊断是通过后方入路进行的,从此入路可以评估整个肩关节前方结构。与所有的骨科手术一样,建立标准的关节镜诊断流程十分重要。方案的这一部分每次都要以相同的方式进行,这样可以观察到所有重要解剖结构,并且不会漏诊病理。

对所有不稳的病例,都必须重视评估肱二头肌腱、肱二头肌腱止点和上盂唇。探查肱二头肌腱止点和上盂唇以评估是否有 SLAP 损伤。使用探钩在二头肌腱顶部将其拉入关节腔以便观察位于结节间沟中的肱二头肌腱上部以及肱二头肌腱是否存在半脱位现象。在检查肩胛下肌损伤时,如果怀疑存在部分撕裂可以使用 70° 镜。也可从后方入路观察冈上肌和冈下肌是否存在部分撕裂或全层撕裂。Hill-Sachs 损伤亦可直接观察,并且评估大小。

肩胛盂前盂唇需要被仔细检查,以确定是否存在 Bankart 损伤,术中可以用探钩评估盂唇稳定性,每一盂肱韧带(上、中和下)可以直接检查。关节囊需要全面检查,这样可以发现盂肱韧带在肱骨上的撕脱损伤(HAGL),并且进行处理。

评估 Hill-Sachs 缺损大小以确定是啮合型还是非啮合型损伤。在镜头置于后方入路时,去除肩关节牵引装置,将其摆放成外展外旋的运动位。如果存在较大的 Hill-Sachs 骨缺损,缺损部分将会与肩胛盂前缘啮合并且肱骨头会滑出肩胛盂轨道,向前方半脱位。这种动态检查可以确诊啮合型 Hill-Sachs 损伤,这种损伤必须在手术中进行治疗以获得成功结果。

继而将镜头放置于肩关节前上入路,这可以对盂肱关节进行 360° 观察。前方、后方和下方的盂唇均可观察,并且评估是否存在撕裂或不稳。从后方入路置入带有刻度的探钩跨越肩胛盂表面可测量肩胛盂骨缺损。分别测量并比较肩胛盂前缘和后缘到裸点的距离,这样我们即可确定肩胛盂骨缺损的大小。如果肩胛盂前方存在较大的骨缺损,术中可能需要进行肩胛盂植骨。

最后,我们可以从前上方入路再次观察 Hill-Sachs 骨缺损。术者可以根据自己的喜好从前上入路或者后方入路进行观察以评估和确定啮合型损伤的存在。

根据肩胛盂和肱骨头骨缺损的大小,评估 Hill-Sachs 损伤是否严重,以及是否与肩胛盂啮合并造成盂肱关节不稳是十分重要的。从历史上看,肱骨头关节面小于 20% 的 Hill-Sachs 损伤很少有临床意义,然而超过 40% 的损伤往往都十分严重并且引起复发性不稳[10, 16]。在进行 Bankart 修补术时,如果没有考虑到肱骨头骨缺损往往导致手术失败和复发性肩关节不稳。Burkhart 和 De Beer[6] 发现存在严重骨缺损时约有 67% 的盂唇软组织修补手术失败率。Boileau[7] 也发现单纯进行软组织盂唇修补而不对骨缺损进行处理,手术失败率较高。在完成数月的康复之后,修补术后复发性不稳将消失。

严重的 Hill-Sachs 损伤伴有双极骨缺损在较小肩关节外展角度即出现啮合并且导致在日常活动中盂肱关节不稳。因此,在手术时,检查肩关节功能活动度及动态评估盂肱稳定性是必要的。如果存在 Hill-Sachs 损伤,术者必须确定缺损是否有临床意义,以及是否与肩胛盂啮合。确诊后,可在镜下对损伤进行处理。

手术步骤(框 35.1)

关节镜 Bankart 修补与 Remplissage

(1)准备盂唇。当完成关节镜下诊断并确认所有病理后,即可开始修补。第一步是准备盂唇,将镜头放置于前上入路,从前下入路置入镜下剥离器,将破损的盂唇从肩胛颈内侧剥离,直至 6 点位。剥离盂唇直至看到肩胛下肌纤维,完成移动盂唇以为修补做好准备。然后使用刨削刀将盂唇和肩胛盂之间的纤维组织清理干净。使用刨削刀时注意将刀口背向盂唇侧,防止造成医源性损伤。最后使用刨削刀准备内侧肩胛盂颈部和前盂缘内侧进行新鲜化处理以便于盂唇愈合。

（2）首枚肩胛盂锚钉置入。在处理 Hill-Sachs 损伤前应置入第一枚肩胛盂锚钉，以方便到达肩胛盂下方间隙。如果先进行了 Hill-Sachs 损伤处理和 Remplissage 填充，将使盂肱关节空间减小，使得到达肩胛盂下方和置入锚钉具有挑战性。

在 5 点钟位置入第一枚双线锚钉（图 35.3），可以使用前下方鞘管下压肩胛下肌或者将锚钉导向器穿肩胛下肌腱直达 5 点钟位。经皮插入缝合钩将两根缝线都以垂直褥式缝合穿过，两根线分别在 6：30 和 5：30 位。这一步既可以将前下方盂唇重新固定于肩胛盂边缘，又完成了前上方关节囊紧缩。

（3）Hill-Sachs 骨缺损准备。镜头仍放置于前上方入路中，从后方入路置入刨削刀清理 Hill-Sachs 缺损基底，清除所有的纤维组织，直至缺损骨面渗血。

（4）进行镜下 Remplissage。将后方关节囊以及冈下肌腱填入 Hill-Sachs 缺损处。这可使啮合型 Hill-Sachs 损伤转换为非啮合型。在 Hill-Sachs 缺损处置入 1 或 2 枚双缝线肩袖锚钉，需要注意的是，造成 Hill-Sachs 缺损的是压缩性骨折，骨质较硬，必要时可先开孔防止锚钉断裂。锚钉可以直接通过后方入路鞘管置入或者经皮通过后外侧入路置入。

然后，可将后方入路鞘管略微拔出至肩峰下空

间，其尖端在后方关节囊和冈下肌腱外。使用经皮过线器将缝线拉出后关节囊和冈下肌腱。通常每个锚钉缝两针褥式缝合。先在肩峰下间隙将每根线盲打一个滑结（图 35.4），然后拉紧线结将后关节囊和冈下肌腱填入 Hill-Sachs 骨缺损，使啮合型 Hill-Sachs 损伤变为非啮合型。Remplissage 手术应当在 Bankart 修补完成前进行，因为若先进行 Bankart 修补，将紧缩盂肱关节，使肱骨头后移，给 Hill-Sachs 骨缺损的观察造成困难。

（5）完成 Bankart 修补。在 3 点钟位置入一枚双缝线锚钉，并于 4 点钟和 3 点钟位进行垂直褥式缝合。第三枚双线锚钉在 1 点钟位置入，并于 2 点钟和 1 点钟位垂直褥式缝合打结。这就完成了 Bankart 盂唇修补。

框 35.1　窍门与技巧

- 侧卧位有利于观察整个盂肱关节。从前上方入路中放置关节镜可以观察到肩关节前方和后方间室以及 Hill-Sachs 损伤，同时可以全方位检查肩关节，便于肩关节前后方的修复。因而通过这一有利入路可以较容易处理 Hill-Sachs 缺损。

- 在 Remplissage 填充之前置入首个肩胛盂锚钉以便修复盂唇，因为完成 Remplissage 填充后，肩关节操作空间变小同时肩胛盂前下方变得难以操作。同样的，如果在处理 Hill-Sachs 缺损之前进行盂唇修补会造成肱骨头后外侧观察困难。按手术流程操作可以在肩关节的两个部分提高术者手术效率，既处理所有病变，又及时完成修补工作。

- 如果将处理 Hill-Sachs 缺损作为手术第一步，则缝线不要打结。首先对缺损处进行清创，然后置入带线锚钉并穿线。修复前方盂唇后，顺 Remplissage 缝线插入后方鞘管。最后将 Remplissage 缝线打结完成修补。

- 利用后方鞘管穿线、打结有助于 Remplissage。将鞘管缓慢退出后方关节囊到达肩峰下空间。通过缝线打结将后关节囊和冈下肌腱牢固填入 Hill-Sachs 骨缺损中。这可以避免将镜头置于肩峰下进行穿线，既节约时间又避免损伤缝线。

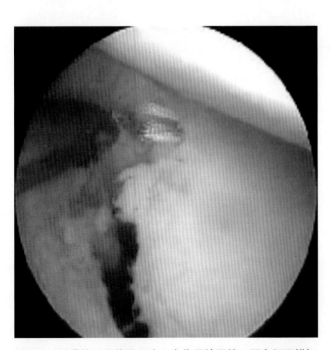

图 35.3　关节镜下图像显示在 5 点位置放置第一颗肩胛盂锚钉

Hill-Sachs 缺损开放植骨术

如果 Hill-Sachs 骨缺损超过肱骨头软骨表面 30%，则需要进行开放手术植骨[14, 17]。开放植骨手

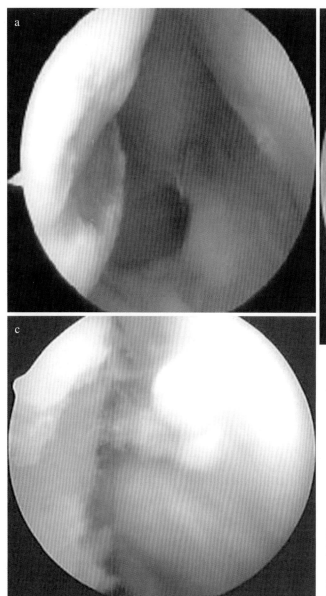

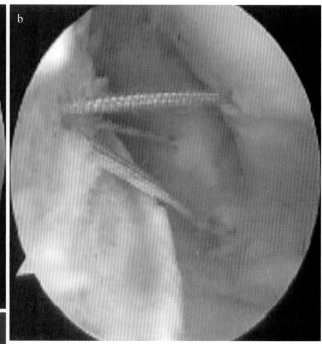

图 35.4　关节镜下图片显示 Remplissage。一旦观察到缺损 (a)，使用刨刀清理和在中心置入带线锚钉 (b)。鞘管退至肩峰下空间通过冈下肌和后关节囊褥式缝合 (c)。一旦缝线打结，冈下肌和后关节囊转移至 Hill-Sachs 缺损，完成 Remplissage

术可以选择沙滩椅位通过胸三角肌入路进行或者选择侧卧位通过劈开三角肌中、后部肌纤维进行。当选择前方胸三角肌入路时，需切断部分肩胛下肌腱以暴露盂肱关节。

（1）极度外旋上肢以暴露 Hill-Sachs 骨缺损部分。准备骨缺损部分时，使用一个小刮匙剥离骨床或使用小摆锯切出新鲜骨。使用标尺测量 Hill-Sachs 缺损的前后径和内外径。

（2）在背后台车上选取一个新鲜冷冻同种异体肱骨头，根据骨缺损的数据对供体肱骨头后外侧与 Hill-Sachs 骨缺损一致的位置进行标记，并使用摆锯来制造楔形异体骨块用来填入肱骨头骨缺损处。

（3）将骨移植物填充患者的肱骨头骨缺损。移植骨块需要合适的外形以匹配患者肱骨头。使用两枚无头空心加压螺钉固定移植骨块（图 35.5）。需要注意空心钉头部低于关节面 2 mm，以避免与肩胛盂接触。然后复位肩关节并进行全方位活动，以检查是否存在捻发感或关节内摩擦。最后修复肩胛下肌腱和闭合胸三角肌间隙。

在三角肌后侧劈开入路中，上肢要进行牵引。劈开三角肌后方和外侧间隙暴露冈下肌，切开冈下肌上、下束直接暴露肱骨头骨缺损。然后测量骨缺损大小，植入同种异体骨。修复冈下肌，最后进行镜下 Bankart 修补。

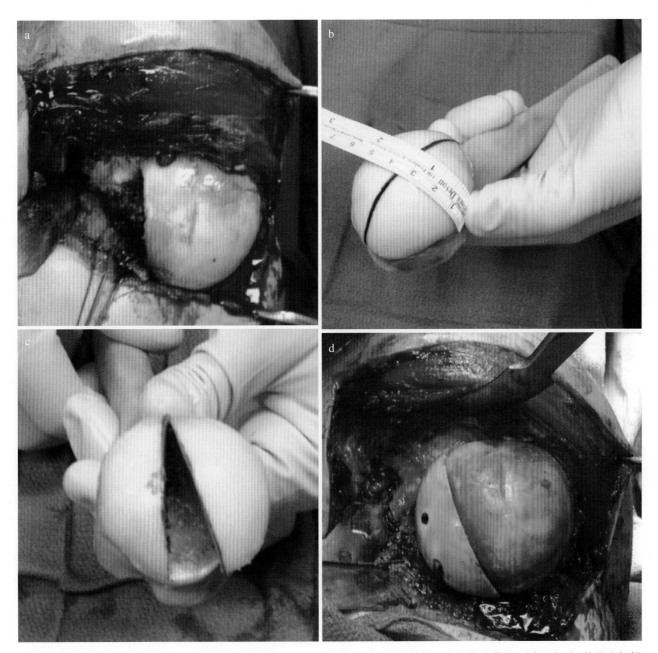

图 35.5　Hill-Sachs 开放骨移植。通过外旋臂显露 Hill-Sachs 缺损（a），测量缺损，在异体肱骨头上测量（b）；使用小摆锯切割肱骨头（c）；使用空心无头加压钉将楔形异体移植物固定于受区（d）

术后护理

术后外展位吊带悬吊固定 4 周。患者洗澡、穿衣和肘关节活动锻炼时可取下支具。鼓励患者进行姿态训练和肩胛收缩练习。4 周后去除悬吊支具并开始正规理疗，包括被动和辅助下主动活动度锻炼。12 周时，开始肩袖和肩胛周围力量锻炼。5 个月后允许回归运动。

文献综述

Remplissage 法语直译"填充"，是关节镜下利用局部关节囊 - 肌腱软组织填充 Hill-Sachs 缺损，是一种改良 Connolly 术式 [18]。Connolly 手术是通过开放手术利用冈下肌腱和部分大结节填充肱骨头缺损处。在 2008 年，Eugene Wolf [19] 介绍了一种镜下改进术式，他将后方关节囊和冈下肌腱固定于

Hill-Sachs 骨缺损表面。这种改进方法通过填充肱骨缺损处成功将咬合型、关节内缺损转变为关节外损伤，手术目的在于防止缺损与前肩胛盂咬合。

2009 年，Koo[20] 又进行了改进。他描述了 Double Pulley 缝线技术使用两颗锚钉将冈下肌腱塞入整个 Hill-Sachs 缺损处。这种改进给固定创造了更宽的足印区，同时在冈下肌上打结而不是穿冈下肌腱，使得更符合解剖结构，更有利于组织保护。

Remplissage 技术的优势在于全镜下完成 Hill-Sachs 骨缺损填充，可进行其他相关操作以及康复快。另外，Remplissage 术可避免开放手术植骨的风险和弊端。可能存在的缺点是术后关节活动度降低和一种非解剖修补的后遗症。

2008 年，Deutsch 和 Kroll[21] 报道了一例 Remplissage 术后肩关节外旋活动度严重丧失的患者。进行镜下冈下肌固定松解后，活动度有所改善。他们认为冈下肌腱和后关节囊组织对活动产生了机械阻挡，限制了外旋活动。

关节活动受限也被其他研究所证实，但其临床重要性尚不可知。Elkinson 等[22] 在尸体上研究了 Remplissage 后关节稳定性和活动度。Bankart 修补后进行额外的 Remplissage 术显著地减少了肩关节内收位的内外旋范围（约 15.1°），而在外展位内外旋只减少 7.7°。Remplissage 术对 15% Hill-Sachs 缺损的标本无太多益处，但对 30% 缺损的标本，可以有效避免咬合和复发不稳。

Giles 等[23] 在 30%~45% 肱骨头骨缺损的尸体中，将 Remplissage 与肱骨头同种异体骨植骨及部分表面置换相比较，发现 Remplissage 可有效避免了咬合，但是关节活动受限较明显。

Elkinson 等[24] 在尸体中比较了三种 Remplissage 技术对关节稳定的影响：锚钉置入 Hill-Sachs 缺损中心，锚钉置入肱骨头边缘，锚钉置入 Hill-Sachs 缺损中心缝线偏内放置。所有术式均增加了关节稳定性，但是限制了关节活动度及增加了关节僵硬。偏内缝线放置关节僵硬尤为明显。

关节僵硬在尸体模型中比临床病例中更为明显。Boileau 等[25] 比较了 47 例接受 Bankart 和 Remplissage 手术患者的术侧与对侧的关节活动度，发现术侧内收时外旋丧失 8°，在外展时丧失 9°。98% 患者获得了稳定的肩关节，90% 术后恢复运动，68% 恢复到以前运动水平包括过顶运动。Park 等[26] 发现在 20 例接受 Bankart 修补和 Remplissage 手术的患者中并未发现主观关节活动度的丧失。3 例（15%）出现了肩关节不稳但不需要进一步手术。Nourissat[27] 比较术后 2 年单独镜下 Bankart 修补和 Bankart 修补加 Remplissage 的随访结果，并未发现明显的关节活动度区别，体侧外旋相差 4°，外展外旋相差 3°。

总　结

针对有较大 Hill-Sachs 损伤的复发性肩关节脱位有多种治疗选择。关节镜下 Remplissage 是一种安全有效地处理肱骨头骨缺损的技术。术后患者可能出现外旋下降，但是并无显著临床意义。对于骨科医生来说，认识并对症处理咬合型 Hill-Sachs 损伤十分重要。在进行重建肩关节稳定手术时，未认识到骨缺损会造成软组织重建手术失败。

参·考·文·献

1. Hill HA, Sachs MD. The grooved defect of the humeral head: a frequently unrecognized complication of dislocations of the shoulder joint. Radiology. 1940;35:690-700.

2. Calandra JJ, Baker CL, Uribe J. The incidence of Hill-Sachs lesions in initial anterior shoulder dislocations. Arthroscopy. 1989; 5:254-7.

3. Rowe CR, Patel D, Southmayd WW. The Bankart procedure: a long-term end-result study. J Bone Joint Surg. 1978;60A:1-16.

4. Saupe N, White LM, Bleakney R, Schweitzer ME, Recht MP, Jost B, et al. Acute traumatic posterior shoulder dislocation: MR findings. Radiology. 2008;248:185-93.

5. Taylor DC, Arciero RA. Pathologic changes associated with

shoulder dislocations: arthroscopic and physical examination findings in first-time, traumatic anterior dislocations. Am J Sports Med. 1997;25:306-11.

6. Burkhart SS, De Beer JF. Traumatic glenohumeral bone defects and their relationship to failure of arthroscopic Bankart repairs: significance of the inverted-pear glenoid and the humeral engaging HillSachs lesion. Arthroscopy. 2000;16:677-94.

7. Balg F, Boileau P. The instability severity index score. A simple pre-operative score to select patients for arthroscopic or open shoulder stabilization. J Bone Joint Surg. 2007;89B:1470-7.

8. Provencher MT, Bhatia S, Ghodadra NS, Grumet RC, Bach Jr BR, Dewing CB, et al. Recurrent shoulder instability: current

concepts for evaluation and management of glenoid bone loss. J Bone Joint Surg. 2010;92A:133–51.

9. Piasecki DP, Verma NN, Romeo AA, Levine WN, Bach Jr BR, Provencher MT. Glenoid bone deficiency in recurrent anterior shoulder instability: diagnosis and management. J Am Acad Orthop Surg. 2009;17:482–93.

10. Armitage MS, Faber KJ, Drosdowech DS, Litchfield RB, Athwal GS. Humeral head bone defects: remplissage, allograft, and arthroplasty. Orthop Clin North Am. 2010;41:417–25.

11. Palmer I, Widen A. The bone block method for recurrent dislocation of the shoulder joint. J Bone Joint Surg. 1948;30B:53–8.

12. Kim DS, Yoon YS, Yi CH. Prevalence comparison of accompanying lesions between primary and recurrent anterior dislocation in the shoulder. Am J Sports Med. 2010;38:2071–6.

13. Hall RH, Isaac F, Booth CR. Dislocations of the shoulder with special reference to accompanying small fractures. J Bone Joint Surg. 1959;41A:489–94.

14. Miniaci A, Gish M. Management of anterior glenohumeral instability associated with large Hill-Sachs defects. Tech Shoulder Elbow Surg. 2004;5:170–5.

15. Griffith JF, Yung PS, Antonio GE, Tsang PH, Ahuja AT, Chan KM. CT compared with arthroscopy in quantifying glenoid bone loss. AJR Am J Roentgenol. 2007;189:1490–3.

16. Flatow EL, Warner JI. Instability of the shoulder: complex problems and failed repairs. Part I: relevant biomechanics, multidirectional instability, and severe glenoid loss. Instr Course Lect. 1998;47:97–112.

17. Chen AL, Hunt SA, Hawkins RJ, Zuckerman JD. Management of bone loss associated with recurrent anterior glenohumeral instability. Am J Sports Med. 2005;33:912–25.

18. Connolly JF. Humeral head defects associated with shoulder dislocation: their diagnostic and surgical significance. Instr Course Lect. 1972;21:42–54.

19. Purchase RJ, Wolf EM, Hobgood ER, Pollock ME, Smalley CC. Hill-Sachs "remplissage": an arthroscopic solution for the engaging Hill-Sachs lesion. Arthroscopy. 2008;24:723–6.

20. Koo SS, Burkhart SS, Ochoa E. Arthroscopic double-pulley remplissage technique for engaging Hill-Sachs lesions in anterior shoulder instability repairs. Arthroscopy. 2009;25:1343–8.

21. Deutsch AA, Kroll DG. Decreased range of motion following arthroscopic remplissage. Orthopedics. 2008;31:492.

22. Elkinson I, Giles JW, Faber KJ, Boons HW, Ferreira LM, Johnson JA, et al. The effect of the remplissage procedure on shoulder stability and range of motion: an in vitro biomechanical assessment. J Bone Joint Surg. 2012;94A:1003–12.

23. Giles JW, Elkinson I, Ferreira LM, Faber KJ, Boons H, Litchfield R, et al. Moderate to large engaging Hill-Sachs defects: an in vitro biomechanical comparison of the remplissage procedure, allograft humeral head reconstruction, and partial resurfacing arthroplasty. J Shoulder Elbow Surg. 2012;21:1145–51.

24. Elkinson I, Giles JW, Boons HW, Faber KJ, Ferreira LM, Johnson JA, et al. The shoulder remplissage procedure for Hill-Sachs defects: does technique matter? J Shoulder Elbow Surg. 2012;26:1–7.

25. Boileau P, O'Shea K, Vargas P, Pinedo M, Old J, Zumstein M. Anatomical and functional results after arthroscopic Hill-Sachs remplissage. J Bone Joint Surg. 2012;94A:618–26.

26. Park MJ, Tjoumakaris FP, Garcia G, Patel A, Kelly 4th JD. Arthroscopic remplissage with Bankart repair for the treatment of glenohumeral instability with Hill-Sachs defects. Arthroscopy. 2011;27:1187–94.

27. Nourissat G, Kilinc AS, Werther JR, Doursounian L. A prospective, comparative, radiological, and clinical study of the influence of the "remplissage" procedure on shoulder range of motion after stabilization by arthroscopic Bankart repair. Am J Sports Med. 2011;39:2147–52.

第 36 章

肩胛盂骨缺损：关节镜下植骨术

Ettore Taverna, Guido Garavaglia, and Henri Ufenast

周海斌　译

引　言

导致盂肱关节前下不稳的因素较多，稳定性的重建需要识别并修复所有可能导致肩关节不稳的明显损伤[1, 2]。

关节盂的磨损在慢性肩关节前向不稳中极为常见[3-6]（图 36.1），肩关节前脱位常合并关节盂的骨性缺损，同时伴有 Hill-Sachs 损伤（图 36.2）。

据报道，复发性肩关节前脱位关节盂前下方骨折或骨缺损发生率高达 90%[3, 4]，肩关节脱位时，肱骨头的后上方与关节盂的前下方撞击，从而导致关节盂前下方骨缺损的发生。

生物力学研究发现关节盂骨缺损的大小与肩关节稳定性呈负相关：缺损越大，稳定性越差。肩关节稳定性随着骨缺损的增大而逐渐降低[7-9]。此外，临床研究证实骨缺损程度与复发性肩关节前向不稳疗效之间存在一定关系。严重的骨缺损（如大的 Hill-Sachs 损伤，伴或不伴关节盂骨缺损）与肩关节不稳的关节镜下治疗失败尤为相关，并限制了关节镜技术的运用[7, 10]。

复发性肩关节前向不稳的治疗主要包括 2 类手术方式：软组织修复和骨移植。对于肱骨头或关节盂存在骨缺损的病例，可能需要进行骨移植手术[11-14]。

许多学者认为，如果关节盂边缘缺损达到关节盂前后径的 25%，推荐行喙突转位术。也有一些学者认为，对于骨缺损超过关节盂长度的 20% 的病例，重建关节盂形态对肩关节的活动度和稳定性均

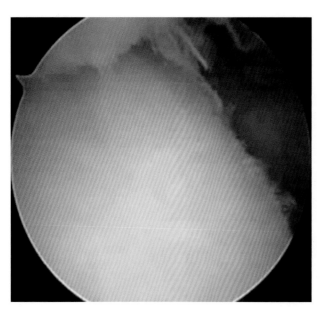

图 36.1　关节盂前方缺损的关节镜下表现

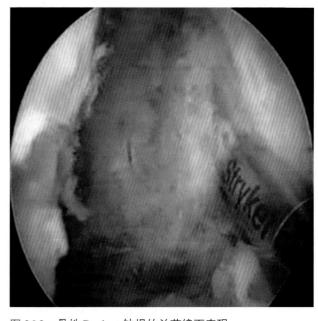

图 36.2　骨性 Bankart 缺损的关节镜下表现

有益[5, 7, 10]。关节盂骨缺损的大小与临床疗效之间的关系仍有待进一步研究。具体多大的骨缺损是关节镜下软组织修复的禁忌迄今尚不明确[8]。

关节镜外科医师最好能处理所有包括骨缺损在内的相关病损，通过组合使用不同的关节镜技术重建损伤结构的解剖结构与生物力学功能。若处理不当，关节囊的塑性变形与韧带的高度松弛则可能会成为关节镜手术失败的另一因素[8]。

近期，有些学者对关节盂前下方骨移植物的镜下定位技术做了详细描述[15-17]。

病　史

有盂肱关节前向不稳伴骨缺损的患者会有不同的损伤机制。这些损伤机制常是肩关节外展 90° 伴暴力外旋。摔倒时外展的上肢受到过度牵拉亦可导致此类损伤。关节囊与韧带所受的直接牵张力是损伤机制。

导致不稳的暴力大小很关键，非创伤性或小创伤通常导致半脱位。对于肩关节脱位的患者，损伤暴力过大导致关节囊与韧带撕裂且合并骨缺损。首次出现肩关节脱位并需医生手法复位的患者更易存在软组织损伤，但如果是复发性脱位，骨缺损则较常见[3, 5]。

临床检查

有症状的肩关节不稳患者一般可通过病史与查体得以诊断。

必须行各个方向的恐惧试验以证实临床诊断，根据不稳方向针对性进行手术。

各种不稳试验都已经有所描述，我们常做抽屉试验。检查者一手稳定关节囊，一手握住肱骨头，施加前后向力量，记录移位大小与疼痛程度。如果有明显的关节盂缺损，前向移位可导致肩关节前向脱位。关节盂缺损的患者恐惧试验和复位试验常为阳性。患者仰卧位，肩关节外展外旋，施加前向应力直至患者出现脱位的恐惧感。然后通过向后按压肱骨头，使前向半脱位复位，患者的恐惧感立刻得以缓解。

影像学

肩关节不稳标准的 X 线片包括 3 个不同旋转角度（内旋位、中立位和外旋位）的前后位片，每个角度均可明确是否存在 Hill-Sachs 损伤。外旋位 X 线片显示的 Hill-Sachs 损伤位于肱骨头更上方的位置。前后位 X 线片可鉴别关节盂前下方撕脱骨折和缺损导致的骨性轮廓缺失（图 36.3），使用关节盂侧位片（Bernageau 所描述）行双侧对比也可有相同效果[3, 18]。与对侧肩关节相比，前方骨性三角的破坏可以分为三种类型：

- 骨折，关节盂前缘见骨折块则可确认为骨折。
- 悬崖征（Cliff 征），是关节盂前方正常三角形的缺损但不伴有骨折块。
- 钝角征（blunted angle 征），正常锐利的前方三角变圆钝[3, 18]。如果 X 线片上显示出关节盂的骨缺损，缺损的位置与大小的确定很重要。以往，下关节盂被描述为圆形，利用 3D CT、螺旋 CT 和 MRI 检查这个圆，可以测量关节盂骨缺损的大小[4, 5, 18-22]。

治疗：指征与禁忌证

复发的不稳代表肩关节前方稳定结构出了问题。目前，大部分医生采用关节镜下带线锚钉技术

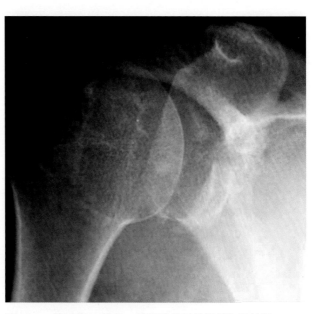

图 36.3　前后位 X 线片：前下关节盂的骨折与骨缺损

来修复软组织稳定结构，因为这一操作的结果具有可重复性[1]。然而，尽管技术不断进步，目前仍持续有 5%~20% 的复发率[8, 10]。最好的方法是术前确认何种危险因素妨碍关节镜下稳定性的重建。文献中报道了多种影响预后的因素。年轻人具有高风险，但具体的年龄界限并未说明。从事对抗性或接触性运动的运动员在标准的关节镜手术后复发率高。

考虑到关节镜下软组织修补后可出现较高复发率，存在明显关节盂骨缺损的患者是关节镜下治疗的最佳人群[5, 8, 10, 15]。

决策流程

治疗方法的选择取决于多种因素，但缺损大小与类型（骨碎块或慢性磨损）最为重要。如果同时存在有盂唇损伤与移动的骨块，不管骨块的大小，都可能将骨块复位固定（图 36.4）。而对于慢性骨磨损，并无精确的指导性意见。大多数学者认为，如果骨缺损范围超过健侧关节盂的 20%，则需镜下或开放填充缺损区，重建关节盂[5, 7, 8, 10–12, 15–17]。如果缺损区小于 10%，且没有足够的软组织，关节镜下软组织重建是一种恢复关节稳定性的确切选择。如果骨缺损介于 10%~20%，需要考虑其他因素。诚然，Hill-Sachs 损伤的存在是骨性手术的指征。表 36.1 列出了基于以上因素的治疗选择。

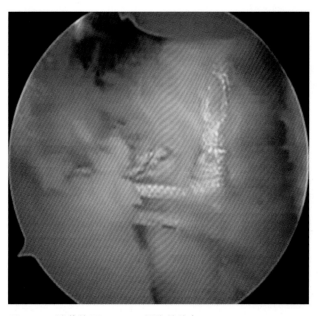

图 36.4　关节镜下 Bankart 损伤的修复

表 36.1　盂肱关节前方不稳的治疗选择

盂骨缺损	肩不稳决策法则	
>20%	骨移植手术	
<10%	软组织手术	
>10% 并且 <20%	存在 Hill-Sachs 损伤	骨移植手术
	ISIS 评分 >6	骨移植手术
	无 Hill-Sachs 损伤 ISIS 评分 <6	软组织手术

术前要对可能存在的骨缺损进行精确评估，此外，也需要对其他可能影响软组织稳定手术的因素加以明确[23]。如果不稳严重性指数评分[24]高于 6 分，单纯的软组织重建手术不足以稳定肩关节（表 36.2）。

总而言之，术前对骨缺损、ISIS 评分、体格检查和病史的仔细评估有助于医生判断哪些患者能从关节镜下软组织修复手术获益，而哪些患者不能。

表 36.2　ISIS 评分

方法		预后因素	分数
问卷	手术时年龄	≤ 20 岁	2
		> 20 岁	0
	术前运动的剧烈程度	竞技性	2
		娱乐性或无运动	0
	术前运动类型	接触性或暴力性肩关节外展外旋	1
		其他	0
体格检查	肩关节松弛程度	严重松弛	1
		正常松弛	0
正位 X 线片	存在 Hill-Sachs 损伤	外旋位	2
		外旋位上不可见	0
	正位 X 线片关节盂形态缺损	形态缺损	2
		无缺损	0
合计			10

手术技术：关节镜下骨阻挡术

Taverna[17] 所描述的关节镜下关节盂前方骨阻挡手术是联合关节镜下骨移植术和镜下 Bankart 损伤修补术的手术方式，术中将髂骨块经肩袖间隙的鞘管置入并将骨块固定于赤道下方的肩胛盂缘（图

36.5）。手术效果取决于三皮质骨移植物对关节盂面积的增加，盂唇修补所提供的关节凹陷度，关节囊和韧带的移位与修复。该手术的目的是重建有骨缺损的不稳肩关节的正常解剖。

骨移植物的获取

患者仰卧位，我们从患者髂嵴上取一个 1 cm × 2 cm 三皮质骨块，用 1 mm 克氏针距骨块边缘 0.5 cm 处钻两孔。

患者体位

沙滩椅位和侧卧位均可，牵引有助于暴露肩关节的前后间隙。

入路

首先是从高位后外侧入路初步探查盂肱关节，以使后方导向器和双筒套管经后侧置入，使用 6 mm 和 8 mm 透明套管建立标准的前上与前下入路。

手术步骤

肩关节探查后，利用剥离器、刨刀和射频器械将前侧盂唇与关节囊从肩胛盂的前方分离。将盂唇关节囊复合体分离至可观察到肩胛下肌纤维，分离成功后，缝线牵引盂唇关节囊复合体。磨钻磨平关节盂前方骨缺损区，腰穿针经后侧进入，自后方紧贴肩胛盂表面，在赤道线下方插入。建立第二个后侧入路，钻头引导器经后方置入，钻头引导器的臂与关节盂面平齐，末端的钩子越过关节盂的边缘（图 36.6）。插入并逐渐调整引导器钻套直至其与后侧肩胛颈平齐，钻进 2 枚空心导针，直至 2 枚导针从关节盂前方骨皮质缘下 4 mm 平行穿出（图 36.7）。

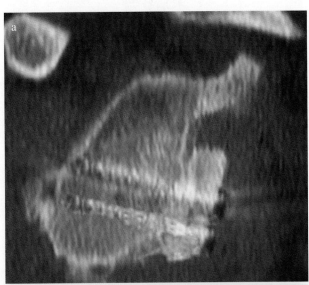
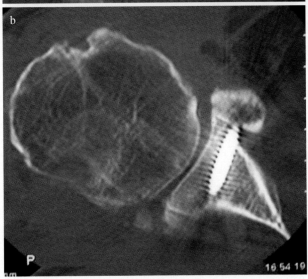

图 36.5　a. CT 图像显示骨挡技术，移植骨位于关节盂的前下缘；b. 骨移植术后 1 年 CT 扫描

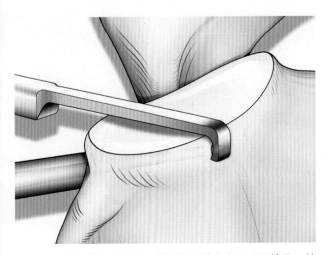

图 36.6　导钻经后方插入，定位弓臂贴合肩胛盂面放置，其钩部位于肩胛盂前缘赤道下

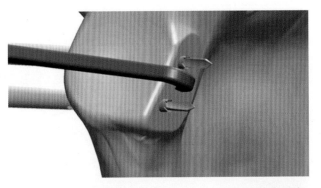

图 36.7　每个导向钻套相互平行钻入，自肩胛盂前皮质缘以下 4 mm 钻出

要注意区分骨皮质与关节软骨以确定空心导针的置入深度，2 根特别设计的硬的但可弯曲的导丝经空心导针进入，并从前下入路套管拉出（图 36.8）。注意避免导丝在抽取时及骨块的运送中在套管内扭曲。将先前切取的三皮质髂骨块修成 20 mm（长）× 8 mm × 8 mm 的骨块，并在距离里两端 5 mm 处钻直径 2.3 mm 的骨道。将导丝穿过骨块，用两个导丝阻止器确保导丝在位（图 36.9），导丝从骨块的骨松质面穿入，单皮质面穿出。然后骨块经前下方鞘管置入，后方导丝通过空心导针肩胛盂前面到位（图 36.10）。将空心鞘管经肩胛下肌入路置入，然后取出导线，暴露出坚硬的导针。随后 3.5 mm 空心金属螺钉经导丝和鞘管置入，拧紧直至骨块固定（图 36.11）。用探针检查骨块的稳定性。

在关节盂的 3、4、5 点钟位置置入 3 枚锚钉，行前下方关节囊韧带移位以及前方盂唇修补。通过这种方式，骨移植物成了关节外的平台（图 36.12），该方法的优点是盂唇的修复和关节囊、韧带的移位紧缩同期进行。相比 Bristow-Latarjet 手术，骨块置于关节外位置，不仅避免关节液与骨块接触，而且亦避免肱骨头与骨块及螺钉的撞击，而撞击可导致疼痛与盂肱关节炎。该解剖方案通过增加盂肱关节的骨面、重建盂唇、韧带和关节囊的正常止点来重建盂肱关节的正常解剖。与 Bristow-Latarjet 手术相比，该手术对肩胛下肌损伤小，不足之处在于无法处理关节盂骨缺损合并盂唇–关节囊–韧带复合体紊乱所致的关节不稳定。这种情况下，必须进行 Bristow-Latarjet 手术，自肩胛下肌下部穿过的联合腱可以发挥动态悬吊效应。

术后护理

我们建议术后吊带悬吊 3 周，制动结束后，开

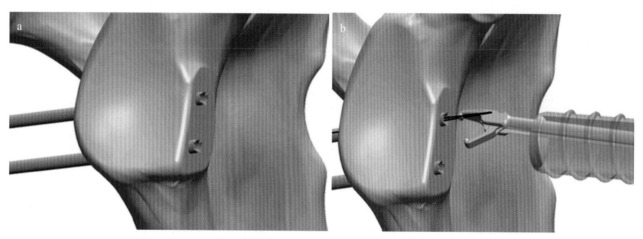

图 36.8 a. 钻套位置；b. 可折叠导丝通过空心钻套插入并从前下方鞘管中拉出

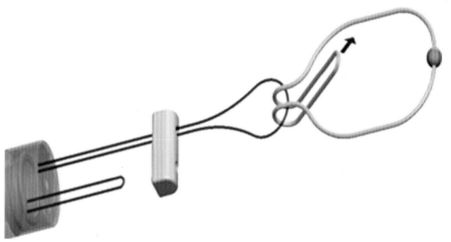

图 36.9 导丝穿过骨块，用两个导丝终止器固定

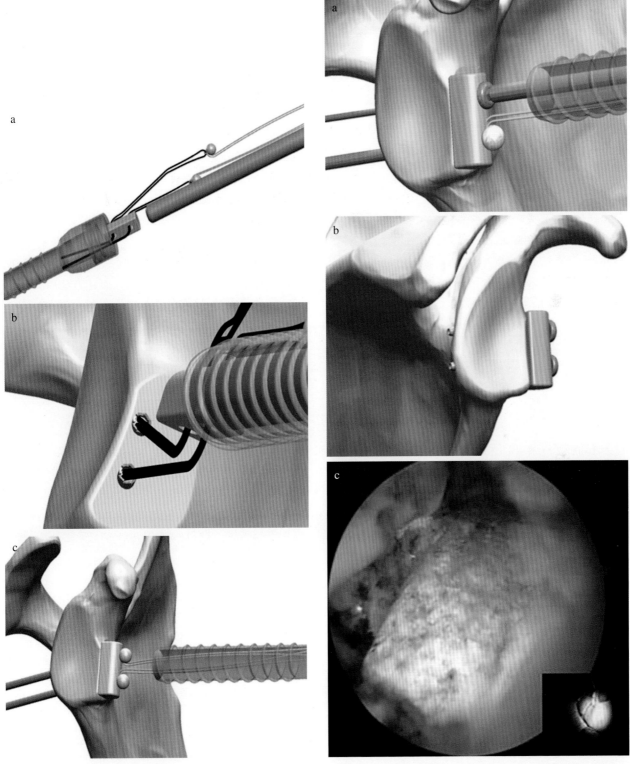

图 36.10　a. 骨块从前下入路鞘管置入；b. 骨块经过鞘管；c. 骨块沿肩胛盂前表面放置

图 36.11　a. 通过导丝和鞘管放置 2 枚 3.5 mm 空心金属螺钉；b. 螺钉拧入至固定骨块完成；c. 骨块移植位置的关节镜下观

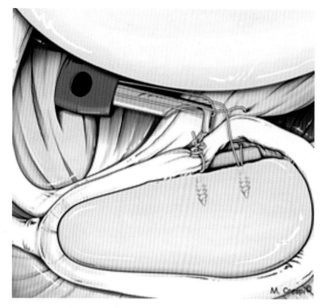

图 36.12　在关节盂前缘置入锚钉修复软组织

始无限制被动活动，完全恢复上举和外旋。切口愈合后，推荐进行泳池内主动锻炼，也可开始工作。6~8 周后渐进性力量训练，4~6 个月后可进行过顶运动与接触性体育运动。

总　结

关节盂缺损对肩关节稳定性的影响仍需进一步研究。生物力学研究发现肩胛盂缺损的大小与肩关节稳定性呈负相关。然而，何时以何种方式需要骨性方案重建肩关节的稳定性尚无定论，仍需进行进一步研究以明确在肩不稳单纯软组织修补后，骨缺损到底多大才会显著影响不稳的复发率。总而言之，肩胛盂下方的缺损导致盂的下半部分宽度小于上半部分时（倒梨形），是关节镜下单纯软组织修补的禁忌。因此，这些缺损需要进行关节盂前下方的骨移植。

关节镜下重建盂肱关节稳定性的目的应包括重建关节盂的弧度，如果可能，应该同期修复盂唇，紧缩关节囊和韧带。然而，关节镜下肩胛盂骨缺损的处理仍然是一个复杂的手术。上述方法解决了许多既往手术方法面临的挑战。

传统的 Bankart 修复术后，将骨块置于关节盂前方，可确保关节外骨块对肩胛盂前部的支撑且有利于关节囊盂唇复合体的保留。

参·考·文·献

1. Gartsman GM, Roddey TS, Hammerman SM. Arthroscopic treatment of anterior-inferior glenohumeral instability. J Bone Joint Surg. 2000;7A:991–1003.
2. Taverna E, Sansone V, Battistella F. Arthroscopic rotator interval repair: the three-step all-inside technique. Arthroscopy. 2004;20: 105–9.
3. Edwards TB, Boulahia A, Walch G. Radiographic analysis of bone defects in chronic anterior shoulder instability. Arthroscopy. 2003;19:732–9.
4. Sugaya H, Morbshi S, Dodi M, Kon Y, Tsuchiya A. Glenoid rim morphology in recurrent anterior glenohumeral instability. J Bone Joint Surg. 2003;85A:878–84.
5. Piasecki DP, Verma NN, Romeo AA, Levine WN, Bach Jr BR, Provencher MT. Glenoid bone deficiency in recurrent anterior shoulder instability: diagnosis and management. J Am Acad Orthop Surg. 2009;17:482–93.
6. Ji JH, Kwak DS, Yang PS, Kwon MJ, Han SH, Jeong JJ. Comparisons of glenoid bony defects between normal cadaveric specimens and patients with recurrent shoulder dislocation: an anatomic study. J Shoulder Elbow Surg. 2012;21:822–7.
7. Itoi E, Lee SS, Berglund LJ, Berge LL, An KN. The effect of a glenoid defect on anteroinferior stability of the shoulder after Bankart repair: a cadaveric study. J Bone Joint Surg. 2000;82A:35–46.
8. Beran MC, Donaldson CT, Bishop JY. Treatment of chronic glenoid defects in the setting of recurrent anterior shoulder instability: a systematic review. J Shoulder Elbow Surg. 2010;19:769–80.
9. Ghodadra N, Gupta A, Romeo AA, Bach Jr BR, Verma N, Shewman E, et al. Normalization of glenohumeral articular contact pressures after Latarjet or iliac crest bone-grafting. J Bone Joint Surg. 2010;92A:1478–89.
10. Milano G, Grasso A, Russo A, Magarelli N, Santagada DA, Deriu L, et al. Analysis of risk factors for glenoid bone defect in anterior shoulder instability. Am J Sports Med. 2011;39:1870–6.
11. Moroder P, Hirzinger C, Lederer S, Matis N, Hitzl W, Tauber M, et al. Restoration of anterior glenoid bone defects in post-traumatic recurrent anterior shoulder instability using the J-bone graft shows anatomic graft remodeling. Am J Sports Med. 2012;40: 1544–50.
12. Yamamoto N, Muraki T, Sperling JW, Steinmann SP, Cofield RH, Itoi E, et al. Stabilizing mechanism in bone-grafting of a large glenoid defect. J Bone Joint Surg. 2010;92A:2059–66.
13. Hybinette S. De la transposition d'un fragment osseux pour remedier aux luxations recidivantes de l'epaule constatations et resultats opératoires. Acta Chir Seand. 1932;71:411–45.
14. Latarjet M. A propos do traitement des luxations récidivantes de l'Ipaule. Lyon Chir. 1954;49:994–1003.
15. Boileau P, Bicknell RT, El Fegoun AB, Chuinard C. Arthroscopic Bristow procedure for anterior instability in shoulders with a

stretched or deficient capsule: the "belt-and-suspenders" operative technique and preliminary results. Arthroscopy. 2007;23:593–601.

16. Lafosse L, Lejeune E, Bouchard A, Kakuda C, Gobezie R. The arthroscopic Latarjet procedure for the treatment of anterior shoulder instability. Arthroscopy. 2007;11:1242–5.

17. Taverna E, Golano P, Pascale V, Battistella F. An arthroscopic bone graft procedure for treating anterior-inferior glenohumeral instability. Knee Surg Sports Traumatol Arthrosc. 2008;16: 872–5.

18. Charousset C, Beauthier V, Bellaïche L, Guillin R, Brassart N, Thomazeau H, et al. Can we improve radiological analysis of osseous lesions in chronic anterior shoulder instability? Orthop Traumatol Surg Res. 2010;96:S88–93.

19. Magarelli N, Milano G, Sergio P, Santagada DA, Fabbriciani C, Bonomo L. Intra-observer and interobserver reliability of the 'Pico' computed tomography method for quantification of glenoid bone defect in anterior shoulder instability. Skeletal Radiol. 2009;38:1071–5.

20. Huijsmans PE, de Witte PB, de Villiers RV, Wolterbeek DW, Warmerdam P, Kruger NR, et al. Recurrent anterior shoulder instability: accuracy of estimations of glenoid bone loss with computed tomography is insufficient for therapeutic decision-making. Skeletal Radiol. 2011;40:1329–34.

21. Magarelli N, Milano G, Baudi P, Santagada DA, Righi P, Spina V, et al. Comparison between 2D and 3D computed tomography evaluation of glenoid bone defect in unilateral anterior glenohumeral instability. Radiol Med. 2012;117:102–11.

22. Bois AJ, Fening SD, Polster J, Jones MH, Miniaci A. Quantifying glenoid bone loss in anterior shoulder instability: reliability and accuracy of 2-dimensional and 3-dimensional computed tomography measurement techniques. Am J Sports Med. 2012;40:2569–77.

23. Boileau P, Villalba M, Héry J, Balg F, Ahrens P, Neyton L. Risk factors for recurrence of shoulder instability after arthroscopic Bankart repair. J Bone Joint Surg. 2006;88A:1755–63.

24. Balg F, Boileau P. The instability severity index score. A simple pre-operative score to select patients for arthroscopic or open shoulder stabilisation. J Bone Joint Surg. 2007;89B:1470–7.

第 *37* 章

关节镜下 Latarjet 手术

Laurent Lafosse, Vito Bongiorno, and Daniel Grant Schwartz

周海斌　译

关节镜下 Latarjet 手术（ALP）由长期以来的切开手术发展而成，它结合了微创技术的优点并能处理其他并发病变。过去 10 年中，ALP 得以发展并逐渐改良。

肩关节前向不稳

"肩关节前向不稳"这一术语通常用于描述与盂肱关节的病理性前下方移位相关的症状。然而，肩关节前方不稳的原因包括多种可能的软组织损伤，从简单的 Bankart 损伤到更为复杂的关节囊盂唇损伤，比如前盂唇 – 韧带骨膜袖撕脱（ALPSA）、盂唇的复杂损伤（Detrisac Ⅱ型和Ⅳ型）、盂肱韧带肱骨附着处撕脱（HAGL）[1–3]。因此，有必要对肩关节前方不稳进行精确分型以选择最佳修补方法。

根据 Walch 等[4]所述，我们将患者分为三大类。

• Ⅰ型：脱位（至少出现一次完全脱位，并需他人进行复位）。

• Ⅱ型：半脱位（肩关节从未完全脱位过，但患者有肩关节半脱位的感觉，体格检查确认）。

• Ⅲ型：肩关节不稳定且疼痛（患者主诉肩关节疼痛，医生检查确认疼痛源于肩关节不稳，比如盂唇撕裂）。

大多数脱位所致的肩关节不稳（Ⅰ型）病例常累及盂肱下韧带，伴软组织严重损伤（韧带或盂唇损伤，或盂肱韧带肱骨附着处撕脱）。Ⅰ型在单纯软组织修补术后失败率很高。这个高失败率是可以预见的，因为经典的关节镜下 Bankart 手术仅仅包括单纯的盂唇和盂肱下韧带附着点的修复。这种治疗并未完全解决关节囊 – 盂唇 – 韧带复合体的损伤。

此外，脱位时可发生肱骨头和关节盂的骨缺损，比如肱骨侧的 Hill–Sachs 损伤和 / 或肩胛盂缘的骨折，这些可导致永久的骨量丢失，进而损害了关节固有的稳定性。

不同的治疗选择：为什么做喙突转位术？

如果存在一定程度的软组织和（或）骨损伤，单独进行软组织手术显然不足以解决问题。解决骨缺损最成功的植骨手术是切开喙突转位术（Latarjet 手术或改良的 Bristow 手术）[5, 6]。

Bristow 手术最初的描述就是通过锯下喙突远部骨片将联合腱转到肩胛下肌内。改良的 Bristow 手术使用了更大的喙突尖骨块，大骨块用一枚螺钉固定到前肩胛盂颈部[7]。在 Latarjet 手术中，利用关节盂前方的弧度与喙突下表面的弧度一致的优势将半块喙突固定在关节盂上。较大的骨块允许 2 枚螺钉固定，因此提供更好的旋转稳定性和加压作用，并能修复较大的骨缺损。将联合腱从肩胛下肌下部跨过，从而达到韧带成形术的作用，往更下和更后的方向轻度收紧。Patte[8, 9]曾描述过，特别在外旋时，下方关节囊和肩胛下肌产生的动态张力可加强前方的稳定性。

对肩胛盂骨形态的重建或加强可以预防啮合型 Hill–Sachs 损伤（需要除外镜下 Remplissage 的巨大、内侧和很深的 Hill–Sachs 损伤）。如最初所述，实际上，肩胛下肌是简单地水平劈裂，而不是 L 形切断。

既往报道单纯进行联合腱经肩胛下肌腱上方转位至关节盂颈以替代撕裂的盂肱韧带的悬吊作用，而近期有些报道关注关节镜下进行联合腱移位术。

然而，这些手术不能解决下方韧带薄弱和（或）关节盂骨缺损[10]。

Latarjet（或改良的 Bristow 手术）术式是最成功的手术方法，它把骨缺损修复与联合腱经肩胛下肌转位的韧带成形术同期进行。此外，喙突的牢固固定允许早期康复锻炼，大部分患者术后无需制动。采用双螺钉固定的 Latarjet 手术能够比单螺钉固定的改良 Bristow 手术更好地达到这一目的。

为何在关节镜下进行骨块移植？

在关节镜下进行植骨术原因如下：
- 在关节镜下手术，骨块位置的控制更加精确。
- 切开手术无法处理合并的其他关节内损伤，如 SLAP 损伤、后侧盂唇撕裂或后侧骨缺损，而这些均可通过全关节镜下软组织重建或双侧（前后）骨移植术得到全面修补。无法通过单一切开手术入路处理双向不稳。
- 后向不稳进行切开手术无论对于软组织修复还是骨移植术均较为困难且损伤大。而在关节镜下进行髂骨块的固定更为容易、精确。
- 如果在关节镜下进行 Bankart 手术时发现软组织难以修复（如 HAGL 损伤和韧带撕裂），可以转行镜下 Latarjet 手术，而不需切开。
- 喙突移位术失败后行镜下髂骨骨块移植术，翻修创伤更小，可行广泛切除、精确松解，从而获得良好疗效。
- 与其他关节的手术相似，关节镜手术软组织创伤小，愈合及康复简单快捷，可以早期恢复体育运动，术后疼痛轻，更加美观。

Latarjet 手术和改良的 Bristow 手术的手术指征

肩胛盂骨缺损

许多学者报道软组织修复手术失败源于肩胛盂骨缺损[11]。肩胛盂前下方骨磨损的机械性后果已由生物力学研究验证且被不同的放射学、CT 以及关节镜（倒梨形）评估[12]。某些病例的骨块可在关镜下复位并用锚钉固定[13]。然而，对于慢性损伤的患者，骨块比肩胛盂的骨缺损要小，而且可能无法获得骨性愈合。因此，急性损伤患者需要进行骨块的重新复位固定[14]。

肱骨骨缺损

Hill-Sachs 损伤的位置与深度在不同病例中并不相同（小而浅至深而内）并成为持续不稳的病因，即使有些患者并无肩胛盂骨缺损。Hill-Sachs 损伤的大小与位置的评估比较困难，可以通过内旋位 X 片和 2D 及 3D CT 扫描进行评估。

据报道，Remplissage 技术将冈下肌腱填充固定于肱骨骨缺损位置的疗效满意，但外旋受限，也缺少长期随访报道[15]。

关节盂与肱骨均有骨缺损

关节盂与肱骨均有骨缺损并不少见，可导致严重不稳，可通过特殊的 X 线片和 CT 进行评估，但要在关节镜下动态观察确认。

无法修复的软组织损伤

HAGL（盂肱韧带肱骨撕脱）损伤可以通过 MRI 或 CT 造影诊断，但在大部分情况下是在关节镜下发现的。根据损伤的类型，可以用带线锚钉采用不同技术对肱骨侧关节囊进行修补，但由于修补后僵硬，疗效并不满意[3, 16]。

对于长期复发不稳的患者，单纯的盂唇–关节囊–韧带复合体的撕脱并不常见，简单的盂唇修补可提供充分的修复。然而，如果未能重建软组织的质量和强度，稳定性无法恢复。

Bankart 修补术失败的翻修

切开或关节镜下 Bankart 修补术后，如果出现再次脱位则提示手术失败。如果手术获得的稳定性足以应付静态生活方式，患者虽不能重返所有运动，但无持续性不稳的主诉。这解释了 Bankart 修补术后短期随访疗效满意[12, 17]。然而，在大多数时候，由于持续存在的轻度不稳，患者活动受限、疼痛，并逐渐发展为症状性不稳，甚至或许在一定时间（术后 5~7 年）后出现骨关节炎。在这些病例，损伤并未得到完全修复：关节盂常常被慢性磨损，盂唇–关节囊–韧带复合体损坏，需要进行骨缺损修复和韧带成形术。

高脱位风险的患者

对 Latarjet 手术和软组织修补手术进行比较研究，发现前者获得的稳定性更佳[17]。

对于由于工作或运动，如投掷或接触性和碰撞性体育运动（如柔道和足球）而具有高危复发因素的一些患者，稳定性是肩不稳修补最重要的结果，并代表了一个重要的安全问题。Latarjet 手术提供了超越生理强度的稳定性，能妥善解决这些情况。此外，由于 Latarjet 手术后恢复期短，早期即可获得肩关节稳定性和关节功能，对操作工人和高水平运动员非常有帮助。最后，对于要求在术后早期恢复外旋功能的患者，Latarjet 手术是首选。

1 枚还是 2 枚螺钉？ Bristow 手术还是 Latarjet 手术

有些医生认为改良的 Bristow 手术只需 1 枚螺钉，比需要 2 枚螺钉的 Latarjet 手术容易、快速。然而，不容置疑的是，改良的 Bristow 手术中植骨块的接触面积明显偏小，这可导致以下问题：

- 对大的骨缺损不合适
- 初始固定强度小
- 骨不连的风险高

诚然，两种手术均报道术后结果满意且无充足的证据证明 Latarjet 手术比 Bristow 手术效果更好。相应地，Bristow 手术和 Latarjet 手术均可适用于特定的病例，并使其获益。只有通过长期随访的前瞻随机研究才可确认两种手术方式的合适指征。

为何使用专用工具和专用移植物

基于与开放 Latarjet 手术同样的原则，我们发明了关节镜下 Latarjet 手术。我们在 2003 年首次进行 Latarjet 手术，此后我们致力于研究适用于开放和关节镜下 Latarjet 手术和改良 Bristow 手术的专用工具。这些工具使得手术标准化，效果更可靠。我们描述切开及关节镜下手术的不同步骤。两种术式的主要差别和优点已经阐述[18]。

手术技术

切开手术的手术技术

目前尚无切开手术的专用工具。切取并准备喙突，将喙突经肩胛下肌裂口固定于肩胛盂前缘非常困难，因为没有简单方法可以将螺钉通过预先钻好的孔并将喙突固定于肩胛盂上。切口很深，暴露困难，一旦肩胛盂钻孔后由于出血增加而使手术视野更不清晰，通过穿过喙突的螺钉找到肩胛盂上的预钻孔也很困难。我们设计的工具提供以下方便：

- 2 个孔的间距固定且可靠。
- 使用空心鞘管，易于掌控和放置喙突骨块。
- 用克氏针将喙突骨块临时固定于肩胛盂颈部，便于改进位置，使得骨块的固定更加精确，具有可重复性。
- 在放置第一枚螺钉时，第二枚克氏针有助于控制喙突骨块的旋转。
- 最后可通过尾帽垫圈加强固定，这与空心螺钉匹配。

关节镜下手术技术：改良的 Bristow 手术

Bristow 将喙突骨块站立位用单枚螺钉固定，这是最简单的方法。

肩胛下肌劈开后，一根长的空心螺钉经下方入路通过一个鞘管置入，固定喙突骨块。先切取喙突，将喙突移至关节盂位置，空心螺钉经长克氏针拧入，最终固定骨块。

关节镜下 Latarjet 手术（框 37.1）

Latarjet 是将喙突骨块卧位通过双鞘管置入 2 枚螺钉固定，分为 2 步：通过上方入路对喙突骨块钻孔和切取；通过内侧入路置入套管进行固定。

大部分做 Latarjet 手术的医生首先在关节镜下准备喙突骨块，然后转为切开，固定骨块。渐渐地，他们更多步骤在关节镜下做，切开更少。水肿是这个手术最大的麻烦，但如果有了足够经验后就不是什么大问题了。对于刚开始做这个手术的医生，分步进行是非常实用的策略。

框 37.1　窍门与技巧

- 移植物的位置正确很关键。因此，在检查完关节后，我们在关节盂放置骨移植物的位置用电凝做个标记（也可用磨钻）。这个必须在 A 入路（标准后侧入路）进行关节镜下操作，以便对前盂唇观察更充分。如果术者想通过上方或外侧入路做这个标记，将不可能正确判断移植物的位置，因为视野有个锐角（因为镜子有个 30°倾角）。标记必须清晰可见，因为手术中可能会被水冲洗掉，到放置骨块的时候难以辨认。

- 如果 M 入路不正确，将导致肩胛下肌劈裂和骨块的放置非常困难，通常 M 通道定位会偏外。我们用一个转换棒通过 A 入路，并使之与关节盂面平行，从肩关节上方观察，转换棒指出了 M 入路的准确位置。注意不要把转换棒放到肩胛下肌的前方，以免损伤臂丛神经。

- 在喙突周围建好"环"之前，应将沿下方和内侧面将喙突周围软组织完全松解下来，以免在放置骨块时出现软组织撞击。通过 D 入路置入转换棒可以抬起三角肌，能产生更大的空间。术者需小心地将联合腱从前侧和外侧附着的软组织上分离，形成一个游离的移植物以方便操作。注意在游离联合腱时要避免损伤肌皮神经。

- 切取移植物后，我们用磨钻去除所有的骨刺，调整其下表面的曲率半径，以便与关节盂的颈部匹配。利用空心鞘管和磨钻（无负吸）放置骨块，以降低损伤周围血管神经的风险。

- 喙突骨块必须与关节盂边缘完全贴合。此外，螺钉不能影响到肱骨头。因此，我们在骨块内侧 1/3 钻入克氏针，这样螺钉位于盂肱关节面的内侧，离肱骨头距离最大。肩胛下肌的劈裂口应该在肌肉的下 1/3，不影响外旋。我们发现劈裂口偏高会影响外旋。

- 肩胛骨后伸有助于放置骨块并使螺钉平行于关节盂，从而避免位置不佳。我们用 Healix 锚钉引导器，并通过 J 入路将其钻入喙突的底部。可以使用操纵杆之类设备，以便后推肩胛骨，方便将螺钉放在正确的位置。在做关节镜下 Latarjet 手术时需避免牵引，因为这将前拉肩胛骨，并不可避免地增加关节盂面与螺钉的角度。

- 在轴位（内外侧方向）评估移植物的位置非常困难。为达到这一目的，我们通过 A 入路经关节盂表面放置一转换棒，指向移植物。这有助于准确评估移植物的位置，如果移植物太偏外，会与转换棒的末端冲突。可以使用转换棒向内推挤移植物来调整移植物的位置。如果移植物已经用针固定住，将偏外侧的针去除，围绕正确的针进行旋转，这样可以调节内外的位置，但不会影响移植物的正确高度。为确保移植物不会放置太低（远端），首先钻下面的螺钉孔来感觉钻头是否在关节盂的骨质里。

患者准备和关节评估

超声引导下进行斜角肌间沟神经阻滞，然后全麻。多普勒超声监测脑氧含量，以便维持较低的动脉血压。

患者取沙滩椅位，在皮肤上做好标记，包括一条显示关节方向的线。经软点建立标准后侧入路（A），进行关节内检查。关节检查内容包括肩关节不稳的动态检测、肩胛盂骨缺损、肱骨头骨缺损（Hill–Sachs 损伤），以及 HAGL 损伤（图 37.1）。

关节与喙突的准备

经肩袖间隙建立前侧入路（E 入路）。经前侧入路置入电凝与刨刀以备处理前下肩胛盂：去除 2~5 点的右肩盂唇，切除前侧关节囊直至显露肩胛下肌的纤维，肩胛盂软骨前缘做标记用于最终放置骨块。随后打开肩袖间隙，暴露喙突和联合腱，松解喙肩韧带时需注意避免损伤联合腱（图 37.2）。

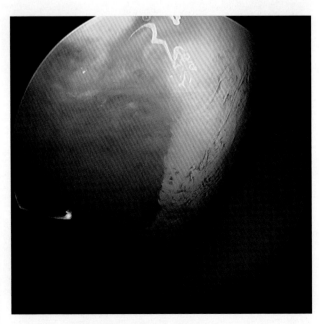

图 37.1　左肩啮合性 Hill-Sachs 损伤

利用腰穿针建立前外侧入路（D），该入路用于在喙突周围做以下处理：完全打开肩袖间隙，将喙肩韧带从外侧分离，清理上表面，去除下表面的滑囊以便暴露肩胛下肌的前后面。联合腱（喙肱肌）外侧的筋膜向下切开直至胸大肌。经该入路用4 mm的磨钻处理肩胛盂的颈部来创建一个平坦表面以促进骨愈合（图37.3）。

喙突的切取

将关节镜经前外侧入路置入（D入路），我们建立腋下入路（I）暴露喙突，下外侧入路（J）位于D、I和M入路之间（图37.4），内侧入路用转换棒定位，转换棒从背侧（A）确定方向，在胸壁确定高度。转换棒勿从肩胛下肌抽出以保护腋神经，入路建成后移除。

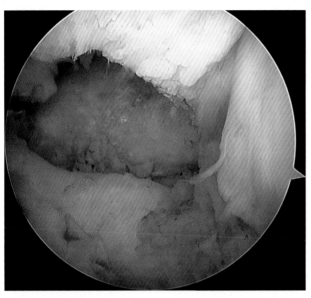

图37.2　打开肩袖间隙（RI），暴露喙突外侧

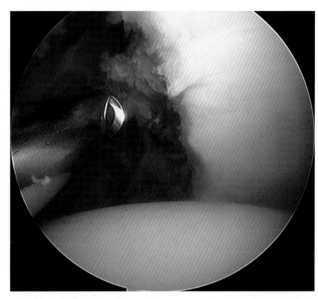

图37.3　准备前下肩胛盂颈并移除骨块。关节镜经D入路进入肩袖间隙

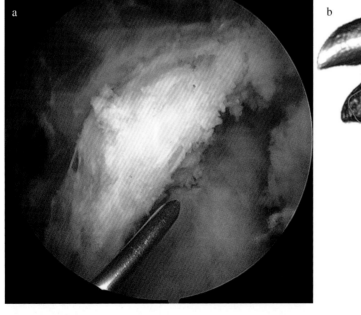

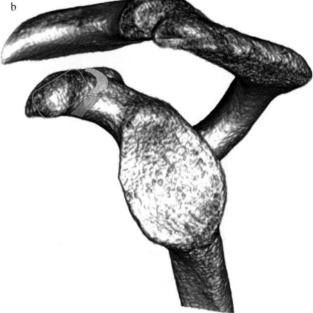

图37.4　a. D入路观察：使用腰穿针定位I入路，与喙突轴一致。胸小肌腱仍连续；b. 肩关节外侧观（D入路）：注意喙突方向和应力诱导标记

经 M 入路切除胸小肌肌腱，经 I 入路置入关节镜，完全暴露喙突。分离喙突内侧面的肌腱非常重要，以便保护臂丛与肌皮神经（图 37.5）。经 D 入路置入转换棒，抬起三角肌以扩大空间。

利用长的克氏针来确定喙突尖，用腰椎穿刺针来评估正确的位置，建立喙突上方入路（H），该入路用于喙突钻孔和切取喙突。注意锁骨、头静脉和

患者的头部可能会阻碍这一步的操作（图 37.6）。利用喙突导钻将 2 枚克氏针钻入喙突，位置在喙突尖近端 5 mm，喙突中内 1/3 处，一旦克氏针插入，退出导钻，不同视野观察喙突确认克氏针位置（经 I 和 J 入路置入关节镜），对 2 个洞钻孔攻丝，利用克氏针置入垫圈。磨钻在喙突周围建立"应力诱导环"来确保截骨不会影响到喙突的近端孔（图 37.7），一

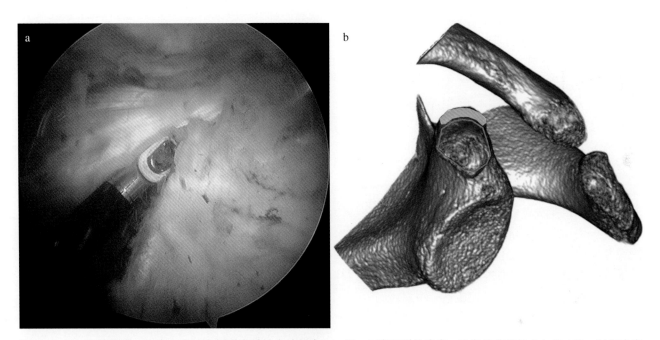

图 37.5　a. I 入路所见：将胸小肌从内侧联合腱结合处解离；b. 经 I 入路见到的喙突：注意关节镜的方向是 45°，以与喙突和联合腱的纤维方向一致。这可降低错误地将克氏针在内外侧平面放置的风险，因为喙突是圆的

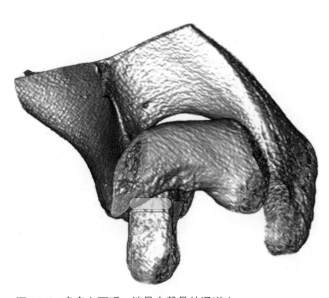

图 37.6　喙突上面观：锁骨在截骨的通道上

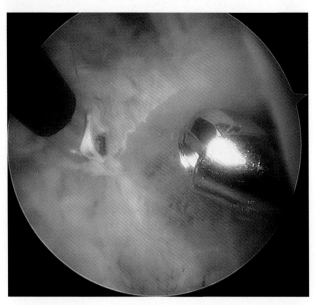

图 37.7　喙突下的应力诱导环，以避免截骨时和肩胛盂颈抵触形成截骨面的尖刺（镜下 I 入路）

旦环完成，从 H 入路使用弧形骨刀截骨。使喙突游离于肩关节的前方间隙，对肩胛下肌的劈裂给予充分显露。

劈开肩胛下肌

转换棒经 A 入路插入，用于确定肩胛下肌裂口位于肌腱中下 1/3 处（确认手术开始时准备的标记）。由于关节囊已经被切除，转换棒可被轻柔地插入肩胛下肌纤维，从肌肉前面观察以避免臂丛神经损伤（腋神经就在肩胛下肌的前方），经 I 和 J 入路观察肩胛下肌（前面观），确保劈裂口在正确位置。劈裂口是经 M 入路用电凝建立的，从转换棒的末端沿肩胛下肌纤维的前侧，向外至其在肱骨小结节的止点，钝性完成肩胛下肌劈开（图 37.8）（内、外旋上臂，可以清楚观察到肌肉与肌腱）。

喙突转位

经 M 入路置入空心鞘管，经鞘管拧入 2 枚长空心螺钉穿过喙突骨块。沿喙突内侧清除所有残留软组织。通过磨钻轻轻磨平喙突下面，清除切取时喙突基底残留的骨尖，使之与肩胛盂颈部匹配。上臂内旋前屈以减少联合腱的张力，打开肩胛下肌裂口，以便将移植物置入合适位置。

空心鞘管用于操作和通过肩胛下肌劈裂口放置移植物至肩胛盂颈部。来自后方的转换棒用于打开裂口以允许移植物通过。移植物的位置经 A 入路用转换棒确认，确保移植物位置不突出（图 37.9）。

喙突的固定

在喙突固定前，必须将肩胛骨后伸。这可经 J 入路在喙突截骨部位置入 5.5 mm 自攻 Healix 螺钉（DePuy Mitek；Raynham，MA），并将其用作操纵杆控制肩胛骨而轻松实现肩胛骨后伸。

移植物放在合适位置后（检查手术开始时准备的标记），2 枚长克氏针插入空心螺钉，通过移植物与肩胛盂，然后经肩后方穿出。用血管钳在后方牢牢固定克氏针，确保在移植物钻孔和移植物固定过程中不会移位。后方的克氏针稍微偏离转换棒，但 2 根克氏针要确保平行（如不平行，需要取出重新放置，以避免螺钉位置偏离）。

经前方 I 入路和后方 A 入路检查移植物的位置，理想的位置是位于 3~5 点（右肩）。首先钻下方的骨道以保证螺钉位置正确。取出空心螺钉，用专用空心钻钻孔。钻头缓慢前进，感觉到关节盂后方皮质时钻头停止前进，测量深度，然后拧入下方的螺钉，重复上述操作，置入上方的螺钉。

交替拧紧 2 枚螺钉，确保将移植物固定于肩胛

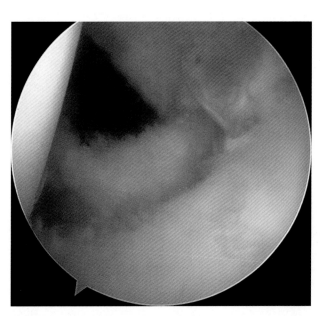

图 37.8 肩胛下肌钝性劈开，显露肩胛盂

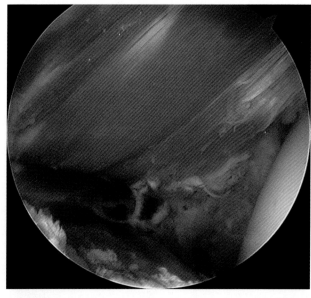

图 37.9 从后方进入转换棒从内外侧确认移植物的位置以避免移植物凸出放置

盂颈上，应避免固定过紧，否则可能会导致移植物碎裂或内移。先从后方取出克氏针，再从前方取出空心鞘管，这可确保取出克氏针时不损伤神经。最后，再次确认移植物，如有任何骨性突起，用磨钻处理（图 37.10）。在手术最后可通过 I 入路或 J 入路观察"悬吊效应"。

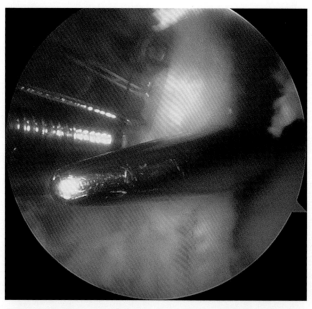

图 37.10 使用从后方进入的交换棒进行移植物位置以及内 - 外检查，以避免移植物凸起

总 结

关节镜下 Latarjet 手术在经验丰富、操作熟练的关节镜医生手中安全、可靠、重复性强。虽然如此，应持续改进手术技术，提高术中安全性，防止错误。我们建议注意上述提议和手术技巧，以便在合理的手术时间内取得良好疗效。

参·考·文·献

1. Simonet WT, Melton 3rd LJ, Cofield RH, Ilstrup DM. Incidence of anterior shoulder dislocation in olmsted county, minnesota. Clin Orthop Relat Res. 1984;186:186–91.

2. Browe DP, Rainis CA, McMahon PJ, Debski RE. Injury to the anteroinferior glenohumeral capsule during anterior dislocation. Clin Biomech. 2013;28:140–5.

3. Richards DP, Burkhart SS. Arthroscopic humeral avulsion of the glenohumeral ligaments (HAGL) repair. Arthroscopy. 2004;20:S134–41.

4. Sirveaux F, Molé D, Walch G. Instabilités et luxations glénohumérales. In: Encycl Méd Chir, Appareil locomoteur. Paris: Editions Scientifiques et Médicales Elsevier SAS; 2002. p. 20.

5. Latarjet M. Treatment of recurrent dislocation of the shoulder. Lyon Chir. 1954;49:994–7.

6. Helfet AJ. Coracoid transplantation for recurring dislocation of the shoulder. J Bone Joint Surg. 1958;40B:198–202.

7. May Jr VR. A modified Bristow operation for anterior recurrent dislocation of the shoulder. J Bone Joint Surg. 1970;52A:1010–6.

8. Walch G, Mole D. Instabilités et luxations de l'épaule (articulation gléno-humérale). In: Editions techniques-Encycl Med Chir, Appareil locomoteur. Paris: Edition scientifiques et medicales Elsevier SAS; 1991. p. 14.

9. Walch G, Boileau P, Levigne C, Mandrino A, Neyret P, Donell S. Arthroscopic stabilization for recurrent anterior shoulder dislocation: results of 59 cases. Arthroscopy. 1995;11:173–9.

10. Gerber C, Terrier F, Ganz R. The Trillat procedure for recurrent anterior instability of the shoulder. J Bone Joint Surg. 1988;70B:130–4.

11. Boileau P, Villalba M, Hery JY, Balg F, Ahrens P, Neyton L. Risk factors for recurrence of shoulder instability after arthroscopic Bankart repair. J Bone Joint Surg. 2006;88A:1755–63.

12. Burkhart SS, De Beer JF. Traumatic glenohumeral bone defects and their relationship to failure of arthroscopic Bankart repairs: signifi-cance of the inverted-pear glenoid and the humeral engaging Hill-Sachs lesion. Arthroscopy. 2000;16:677–94.

13. Sugaya H, Moriishi J, Kanisawa I, Tsuchiya A. Arthroscopic osseous Bankart repair for chronic recurrent traumatic anterior glenohumeral instability. J Bone Joint Surg. 2005;87A:1752–60.

14. Nakagawa S, Mizuno N, Hiramatsu K, Tachibana Y, Mae T. Absorption of the bone fragment in shoulders with Bony Bankart lesions caused by recurrent anterior dislocations or subluxations: when does it occur? Am J Sports Med. 2013;41:1380–6.

15. Purchase RJ, Wolf EM, Hobgood ER, Pollock ME, Smalley CC. Hill-sachs "remplissage": an arthroscopic solution for the engaging hill-sachs lesion. Arthroscopy. 2008;24:723–6.

16. Provencher MT, Ghodadra N, Romeo AA. Arthroscopic management of anterior instability: pearls, pitfalls, and lessons learned. Orthop Clin North Am. 2010;41:325–37.

17. Bessiere C, Trojani C, Pélégri C, Carles M, Boileau P. Coracoid bone block versus arthroscopic Bankart repair: a comparative paired study with 5-year follow-up. Orthop Traumatol Surg Res. 2013;99:123–30.

18. Lafosse L, Lejeune E, Bouchard A, Kakuda C, Gobezie R, Kochhar T. The arthroscopic Latarjet procedure for the treatment of anterior shoulder instability. Arthroscopy. 2007;23:1242.e1–5.

第 *38* 章

失败的肩袖手术

Patrick J. Denard and Stephen S. Burkhart

陈晨　译

流行病学

近年来，肩袖修补手术数量逐年增加[1]。幸运的是，多数病例修补术效果满意[2]。然而，有些患者在肩袖修补术后存在持续疼痛或功能障碍。结构性修复失败仍然常见，尤其是使用单排技术修复巨大肩袖撕裂的再撕裂率高达约69%[3]。功能预后与术后肩袖的完整性密切相关[2, 4, 5]，值得一提的是，尽管结构性修复失败，许多患者却表现良好[6, 7]。对于一部分存在持续性症状和 / 或结构性修复失败的患者，需行细致的评估来判断：①是否需要进一步治疗；②什么是对患者有益的治疗。

失败原因

肩袖修补失败往往由多因素导致。临床失败的原因包括误诊或漏诊、过度的术后康复、术后僵硬和结构性修复失败。

肩袖撕裂初诊时的误诊会导致不必要的治疗，切记约 50% 的人在 60 岁时会出现肩袖撕裂[8, 9]。因此，外科医生需要仔细判断患者是否确实存在肩袖撕裂症状。最常见的误诊原因是 C6 颈神经根病导致的肩痛，应该通过皮肤表面疼痛、麻木、无力、颈部疼痛以及异常神经反射来鉴别。

在我们看来，最常见的漏诊是在手术时没有发现肩胛下肌腱撕裂。关节镜检查提供了肩胛下肌腱的关节内视野，从而提高了肩胛下肌肌腱撕裂的诊断。一些报道表明在所有肩关节镜手术中，发现肩胛下肌撕裂的概率约为 30%，在肩袖修复术中发现

撕裂的概率约为 50%[10-13]。不幸的是，术前磁共振诊断肩胛下肌腱撕裂的灵敏度较低。例如在一项报道中，只有 31% 的肩胛下肌腱撕裂在术前被放射医师诊断[14]。因此关键在于通过调整上肢和使用 70° 镜头提高关节镜下的诊断，相关内容将在随后讨论。

即使手术已充分修复肩袖，过度的术后康复可能会导致肩袖再撕裂。从肩袖被修复固定在骨上起，机体的愈合和固定结构强度开始竞争。灵长类动物肩袖愈合模型的组织学评估表明，肩袖修补术后的肌腱成熟需要 12~15 周[15]。此外，最近的临床研究表明，绝大多数结构性修复失败发生在术后前 12 周[5, 16]。以往为防止僵硬建议患者在肩袖修补术后早期行被动活动。然而，关节镜修补术后关节僵硬发生率只有 3%[17]。考虑到这些因素，对关节镜下肩袖修补术（ARCR）后早期积极的关节活动锻炼的利弊权衡及风险评估就显得尤为重要。Lee 等最近报道了一组 64 例关节镜下肩袖修补术后行积极活动或限制活动的随机研究[18]。令人意外的是，积极康复组的肩袖再撕裂率为 23%，而限制活动组再撕裂率仅为 8%。Cuff 和 Pupello 也报道术后早期行被动活动比延迟 6 周活动的再撕裂风险更高[19]。

肩袖修补术后会发生僵硬，特别是在开放修补术后。Namdari 和 Green 报道了 345 例肩袖修补，其中大部分行开放或小切口手术，13.6% 的患者术后 1 年左右出现"临床僵硬"[20]。幸运的是，大多数术后僵硬患者的肩袖已愈合[21, 22]。因此这些患者往往只需要做关节囊松解术，而且这类患者术后的最终功能结果与那些无需做关节囊松解术的患者相似[21]。

内在与外在因素可导致结构性修复失败，内在因素包括年龄[2, 4, 23]，撕裂大小[23, 24] 以及坚强固

定后的生物学失效 [23, 25]。Boileau 等报道关节镜下肩袖修补术后，< 55 岁的患者愈合率达到 95%，55~64 岁的患者为 75%，而 > 65 岁的患者愈合率只有 43% [4]。Harryman 等在一系列开放修补术后报道了相似结果 [2]。

撕裂越大，发生再撕裂的风险越高。Nho 等报道肩袖撕裂尺寸每增加 1 cm，术后发生肌腱缺损的概率增加超过 2 倍 [23]。他们还报道多发肌腱撕裂发生再撕裂的概率比单发肌腱撕裂患者高接近 9 倍。Harryman 等报道单发肌腱全层撕裂的愈合率为 80%，双肌腱撕裂愈合率为 57%，而三肌腱撕裂的愈合率则降至 32% [2]。

坚强固定后的生物失效比撕裂尺寸和年龄更难以量化，但却影响肩袖愈合率。Goutallier 等报道肩袖撕裂开放修补术后的冈下肌 2 级脂肪变性（肌含量高于脂肪含量）与再撕裂率升高有关 [26]。其中，2 级脂肪变性再撕裂率约为 50%，而 1 级或 0 级的脂肪变性（一些或不含脂肪束）的再撕裂率仅为 10%。从另一方面来说，Burkhart 等报道 86% 的术前 3 级（肌含量等于脂肪含量）或更严重的脂肪变性的巨大肩袖撕裂，关节镜下行带线锚钉固定仍能获得功能改善 [27]。富血小板血浆、肩袖补片以及其他生物强化的临床前研究有助于提高肩袖的生物愈合。然而在写本文时，这些强化方式的影响尚未证实。此外，多变量分析表明，对于肩袖愈合来说，年龄和撕裂尺寸可能比生物学因素更重要 [23]。

外在因素由外科医生控制，包括了医生的手术量，修补的强度不足导致生物力学失效或对某一特定类型撕裂的不恰当修补（例如把 U 形或 L 形撕裂当作新月形撕裂修补），以及过度的术后康复所致的修补失败（前文已讨论）。

高手术量与一些手术方案包括肩袖修补和肩关节置换术的低并发症发生率相关。一个最新研究表明每月做不超过 3 例肩袖修补术的医生所做的初次肩袖修补在术后 1 年内需返修的概率更高 [1]。

带线锚钉缝合的引入使得肩袖修补的薄弱点从骨转移到了肌腱上 [28, 29]。最简单的加强固定肌腱方法之一是增加其接触面积（例如足印修复）。双排（DR）肩袖修补已被证明比单排（SR）肩袖修补更可靠 [30]。大多早期非缝线桥双排修复技术临床研究并未发现患者有更好的功能预后 [31, 32]。尽管人们担心双排缝合的过紧牵拉会导致内侧修复失效 [33]，

但是双排修复明显比单排修复的结构性失效发生率低。在一个 1 252 例肩袖修复的系统性回顾报道中，小于 3 cm 的撕裂行单排修复的再撕裂率为 19%，而行双排修复则只有 7% [3]。对于大于 3 cm 的撕裂，单排修复再撕裂率为 45%，双排则只有 26%。此外，早期临床研究中，有一类传统的或三角形双排修复术由双排独立固定组成。如今的双排修复中，内外排缝线是相连的。这类缝线桥结构与传统的双排修补相比，表现出更好的失效载荷 [34] 以及更好的足印修复 [35]，早期临床结果令人鼓舞 [36]。单排修复也能像双排修复一样被改进。固定点的数量可以通过三线锚钉增加，并且缝合形态可转变为限制切割（例如基于锚钉的防撕裂）[37-39]。

评　估

当发生结构性失效时，外科医生必须决定是否需要进行下一步手术。结构性失效不一定会导致临床失效。许多肩袖部分愈合或存在肩袖残余缺损的患者术后都恢复得很好，这类患者并没有手术指征。总的来说，那些术后 9~12 月时仍存在致残性疼痛和无力的患者应评估为有翻修指征。对于这类患者，一份详细的病史、体格检查以及影像学评估是必不可少的。此外，对于疑似感染或神经损伤的患者，需要考虑给予进一步的诊断测试。

病史

与初次肩袖修补术后的评估相似，病史对于判断疼痛原因以及排除非肩源性病变（如颈神经根病）十分重要。对于疑似神经损伤（如腋神经麻痹）或颈神经根病的患者需考虑行肌电图测试。与活动相关的间歇性疼痛提示症状与肩袖有关，而持续性疼痛和（或）存在全身症状则高度怀疑术后感染。血沉（ESR）和 C 反应蛋白常被用于评估术后感染。不幸的是，这两类检测对于肩袖术后感染的敏感性只有 60% 和 50% [40]。若高度怀疑术后感染，需考虑行关节穿刺抽液细胞计数，革兰染色与细菌培养。由于大部分此类感染是由痤疮丙酸杆菌引起的，至少需要培养 7 天 [40]。

患者之前的术后康复计划也需要进行回顾，用来判断是否早期过度的活动或力量训练导致了结构

性失效。

临床检验

应检查既往手术切口是否有怀疑感染的炎性征象。确认三角肌止点完整性十分重要，尤其对于既往开放手术的患者。Djurasovic 及其同事报道三角肌完整的患者有 78% 对开放翻修手术疗效满意，而三角肌完整性受损的患者只有 57% 对结果满意[41]。

主动和被动活动度被用来评价术后僵硬。未发生再撕裂的僵硬患者能从单纯关节囊松解和肩峰下粘连松解术中获益[21]。假性麻痹的定义是被动活动正常而主动抬肩活动度小于 90°（由不稳定的盂肱支点引起而非疼痛）。虽然初次关节镜修复术后的假性麻痹康复率约为 75%~90%[42,43]，但根据我们的经验，肩袖修补翻修术后的假性麻痹康复率不超过 50%[43]。

除了标准力量测试外，一些体检可用来确认撕裂类型以及预后情况。手臂外展 20° 时无法维持外旋以及不能做极度外旋均被认为是外旋迟滞征阳性，这对检测冈下肌肌腱损伤的敏感度达 65%[44]。Walch 等报道患者肩关节无力在体侧维持外旋位（落臂征）以及无法在屈肘 90° 和外展 90° 位外旋（吹号手征）对判断冈下肌及小圆肌 3 级或 4 级脂肪变性敏感度达 100%[45]。一项研究称，熊抱试验对检测肩胛下肌撕裂敏感性最高[13]。考虑到磁共振对诊断肩胛下肌腱撕裂的不准确性[14,46]，熊抱试验、压腹试验或 lift-off 试验阳性可提示外科医师之前漏诊的肩胛下肌撕裂。

影像学

X 线片被用于评估盂肱关节间隙和是否存在肱骨近侧移位、肱骨近端适应性改变（股骨化）以及肩峰下适应性改变（髋臼化）。单纯的近侧移位不是修复的禁忌证，并且可以行肩袖修补术予以纠正[47]。另一方面，高度的肩袖适应性病变是修复的禁忌证。影像学检查也可用于评估其他导致疼痛原因（例如软骨炎、锚钉松动、肩峰骨折）。

高级成像技术用来评估撕裂类型以及肩袖肌肉质量。超声与磁共振相比更经济、伪影更少。然而，超声检测依赖操作者，大多数骨科医生不熟悉，并且不能提供完整的盂肱关节评估。术后磁共振的精确度较术前略差。一项研究表明，磁共振诊断复发的肩袖撕裂敏感性达 91%，但特异性只有 25%[48]。换句话说，磁共振对于复发的肩袖撕裂有过度诊断的倾向。这个研究还表明磁共振对于评估肩袖撕裂大小的作用较差。相较评价撕裂的存在和大小，磁共振能够更精确地评估肩袖肌肉质量。矢状位 T1 加权像被用于检测肌肉的脂肪样变，一定程度上这与疾病的预后相关。Goutallier 等起初将脂肪样变分为 5 级：0 级，无脂肪沉积；1 级，少量脂肪纹；2 级，肌肉比脂肪多；3 级，肌肉与脂肪一样多；4 级，肌肉比脂肪少[26]。

另一方面，为了判断能否放置额外带线锚钉，术前影像学研究还要评估大结节的骨量。如果已显示有大量锚钉或在锚钉周围有囊性空腔产生，那手术医师可能不得不取出部分或所有的锚钉并且填充骨缺损。

治疗：指征、禁忌证与决策流程

一些研究显示大部分个体尽管在肩袖修复术后再次撕裂，仍能获得功能改善[2,6,7]。这些再撕裂中大部分比原有撕裂小，提示部分愈合能改善功能。Jost 等长期随访 20 例行开放修补术的再撕裂患者[6]，平均随访年限 7.6 年，与 3.2 年的 Constant 评分相比未见明显退步，而且 95% 的患者对其治疗结果仍然满意。然而，不良预后因素包括肩肱间隙的变窄、盂肱关节骨关节炎进展以及脂肪样变性。值得一提的是，有 6 例患者发生再撕裂并延伸至冈下肌肌腱，其年龄标准化 Constant 评分为 75%，而 94% 的患者冈下肌肌腱完整。

如果保守治疗无效且已排除感染或非肩源性疾病，影像学检查未显示严重适应性改变，患者若存在持续症状（9~12 个月），这就要考虑行翻修修补术。此外，如果术后肩关节功能障碍是单纯由术后僵硬导致的，可我们仅仅行关节镜下关节囊松解术。尽管 Goutallier 等认为 2 级脂肪化是评估康复预后的一个转折点[26]，有文献指出 3 级甚至 4 级脂肪变性的患者依然能从使用缝线锚钉固定的肩袖修补术中获益。Burkhart 等报道 3 级脂肪化患者 100% 能从肩袖修补术中获得功能改善[27]。然而对于 4 级脂肪变性患者，只有 40% 个体表现出明显的功能改善。因此，对于 4 级脂肪变性患者是否行肩袖翻修术需要审慎。对于一个肱骨近端未发生适应性改变的年轻个体，可在充分的预后咨询之后行翻修修补术。肩袖修补翻修术的并发症风险较低，许多患者即便存在 3 级或更高级别的脂肪变性，他们仍旧希冀在知情讨论后尝试这类手术。另一方面，对于 70 岁以上，存在 4 级脂肪化以及严重功能障碍的患者，反肩置换术能提供可预见的功能改善[49]。背阔肌转位术被认为是对于患有"不可修复"的后上肩袖撕裂的年轻患者一种治疗选择。然而，以我们的经验来看，这种情况非常罕见，因为大部分年轻患者的撕裂都是可修复的，甚至部分修复的术后功能非常好。所以我们在至少尝试过一次翻修修补术之前是不会考虑这种非解剖重建手术。

关节镜治疗：手术技术

开放以及关节镜下行肩袖翻修修补技术均有所报道。此外，小切口修复术也可以作为一种选择，但缺少此类肩袖翻修修补术技术的报道。我们倾向于使用关节镜技术。与开放式或小切口技术相比，关节镜对三角肌起点的创伤最小，并能对盂肱关节内常见的并发病变（例如二头肌病变或关节囊增厚）进行完整的评估以及治疗，并且对撕裂的类型以及移动度进行更好的评估。关节镜最主要的限制在于对手术操作有很高的技术要求。对于任何手术技术而言，肩袖修补翻修术比初次修补更困难、更耗时。肩袖常常回缩并黏附在肩胛盂、喙突和肩峰下表面。之前提到的对于巨大肩袖撕裂修复的重点在于恢复其平衡力偶，这意味着修复肩胛下肌和冈下肌肌腱至关重要。

患者体位

患者全麻后摆侧卧位。使用护垫固定躯干；在前方确保护垫边缘与术野隔开，尤其对于修复肩胛下肌手术。将腋卷垫于非手术侧的腋下能保护臂丛神经。将患者双腿屈曲并在下方垫枕头。患者的胸部和腿部在手术台上用胶带额外予以保护固定。利用加温毯帮助患者保持核心体温，尤其用于那些时间长且复杂的手术。麻醉后，术区采用标准步骤消毒、铺单。术者必须保证完全暴露整个肩部，特别是前后侧。用星袖牵引系统（Arthrex Inc., Naples,

FL）悬吊手臂，将手臂用 5~10 磅重悬吊固定于外展 30°，前屈 20°。助手在术者对面通过改变外展和旋转角度最大程度暴露术野。

入路

入路定位对于入镜角度至关重要，因此，除了最初的后侧入路外，我们用 18 号的腰穿针由外而内精确建立所有入路。3 个标准的肩袖修补术入路是：后侧，前侧以及肩峰外侧入路。肩胛下肌肌腱修补术还需要一个前外上入路。若关节镜手术最常用的入路不能提供合适的角度，术者应毫不犹豫地开通辅助入路用于植入锚钉和缝线穿梭（结合手臂的操作）。我们一般通过小的经皮切口放置锚钉以达到"锚定桩"角度[50]。

许多外科医生会在肩峰后外侧角下 1~2 cm、内侧 1~2 cm 做一个后侧入路。我们认为这个定位过于偏外上。手术时间长的病例，例如巨大肩袖撕裂修补术，皮下肿胀将导致皮肤切口移至上外侧。我们通过触诊盂肱关节的软点来建立后侧入路，在肱骨头赤道下方进入关节。确切的位置因人而异，但大致位于肩峰后外侧角下 4 cm、内 4 cm 处。这个入路被用于初次盂肱关节镜手术，同样可用于肩峰下间隙的探查和操作。

为行盂肱关节镜探查，采用外 - 内技术在肩胛下肌腱外侧半上方制作前方入路。同样的穿刺部位能用做前侧操作入路以及肩峰下入路，还能用于切除锁骨远端。

肩峰外侧入路位于肩峰外侧约 4 cm 处，与锁骨后缘呈一直线。必须保证入路与肩峰下缘平行。这一入路用于肩峰下间隙的探查和操作。

前外上入路于冈上肌肌腱前方的二头肌长头腱正上方进入肩袖间隙，用于修补肩胛下肌撕裂或有必要行二头肌腱固定时。入路点位于肩峰前外侧角的外侧约 1~2 cm 处。定位应该与小结节呈 5°~10° 角度，与肩胛下肌肌腱平行。这一角度也是理想的关节镜下喙突成形术入路角度。

关节镜诊断：理解与认识病理改变

诊断性关节镜探查在关节镜压力泵维持于 60 mmHg 时经后方观察入路进行。对肩胛下肌肌腱撕裂仔细评估并且在撕裂时进行修补是十分重要的。探查肩胛下肌足印区需要一个 70° 关节镜，可通过助手后撬或使肱骨内旋可使视野得到改善。在撕裂回缩的情况下，肩胛下肌上缘能通过"逗点征"定位，这部分由盂肱上韧带以及喙肱韧带内侧头组成[51]。这一组织不仅能有助于判断肩胛下肌肌腱而且连接了肩胛下肌腱上外侧与冈上肌肌腱前外侧（图 38.1）。因此，修复肩胛下肌可促进冈上肌的愈合，事实上这很重要，因为若肩胛下肌修复失败那么冈上肌前侧肌腱将会处于较大的张力状态，可能导致其修复失败（图 38.2）[52]。如果肩胛下肌肌腱不能在关节前方直接看到，那就很有可能向内回缩至肩胛盂水平。在极少情况下，肩胛下肌由于巨大的瘢痕组织而不能被立即识别出来。这种情况下，在肩胛盂前方、盂中切迹上方开窗，向内切至喙突基底部，在这里能明确辨别出肩胛下肌（图 38.3）。

辨别后上部肩袖撕裂边缘需要充分了解骨性标志和肩袖解剖结构。辨识肩胛冈有助于术者区分冈上肌和冈下肌。从外侧入路观察可以明确肩袖。对于粘附在肩峰下表面的撕裂肩袖，一种寻找技术是从后入路将 4.5 mm 刨刀水平置于肩峰下，对准肩胛冈外侧刨削。当肩胛冈触到刨刀头时，向外侧扫动刀头，保持其刀头水平面正好在肩峰下方，直到刨刀头穿透纤维组织，这时意味着外侧已被削薄。这一操作可保留被瘢痕组织包裹并黏附于肩峰上的撕裂肩袖（图 38.4）。然后用刨刀头将这层软组织外缘包膜从肩峰上解离下来。在明确骨性标记后，剩余的滑囊部分（假肩袖）必须从肌腱上予以清除（图 38.5）。

步骤

许多肩袖翻修修补术中，我们会做关节镜下肱二头肌肌腱固定术或切断术。这么做有两个理由：第一，肱二头肌腱已被证实是原发性肩袖撕裂患者的一个重要的疼痛来源[53]，所以我们在翻修术中将二头肌置于一个较低的位置。第二，许多翻修修补术涉及肩胛下肌肌腱，试图保留二头肌腱的手术预后往往更差[54]。对于肌腱切断术和肌腱固定术的选择是基于患者的功能要求和外观考虑而定，但我们在大多病例中更倾向肌腱固定术。将 2 根 2 号 FiberWire 缝线（Arthrex Inc.，Naples，FL）放置在二头肌腱上作为牵引线，然后切断肌腱。抽出二头肌，进行编织，测量大小用于后续肌腱固定术。这种二头肌腱准备顺序使得二头肌能回缩从而给之后的肩胛下肌修补术入路腾出更多空间。

评估喙突下间隙是肩胛下肌修复术的关键步骤。从后入路观察、前上外侧入路进器械可以定位喙突尖。在喙突尖部平面，用刨刀在肩胛下肌腱正上方的肩袖间隙开窗，外侧的肱二头肌内侧滑车和盂肱上韧带予以保护。一旦确认喙突尖，用 70° 关节镜观察喙突的后外侧。用宽 5 mm 的刨刀来估算喙肱间隙宽度。若间隙小于 6 mm 则考虑狭窄，具

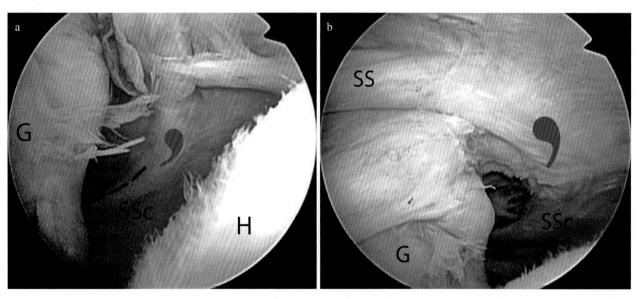

图 38.1 a. 右肩后入路观，显示巨大回缩肩袖的逗号征，逗号征指示肩胛下肌腱外上缘（黑色虚线标记）；b. 同一肩关节显示逗号征如何连接肩胛下肌腱和冈上肌腱。肩胛下肌腱修补会有助于冈上肌腱修补。G，肩胛盂；H，肱骨；SS，冈上肌腱；SSc，肩胛下肌腱；蓝色逗号标记的是逗号征（引用征得 Burkhart 等同意[67]）

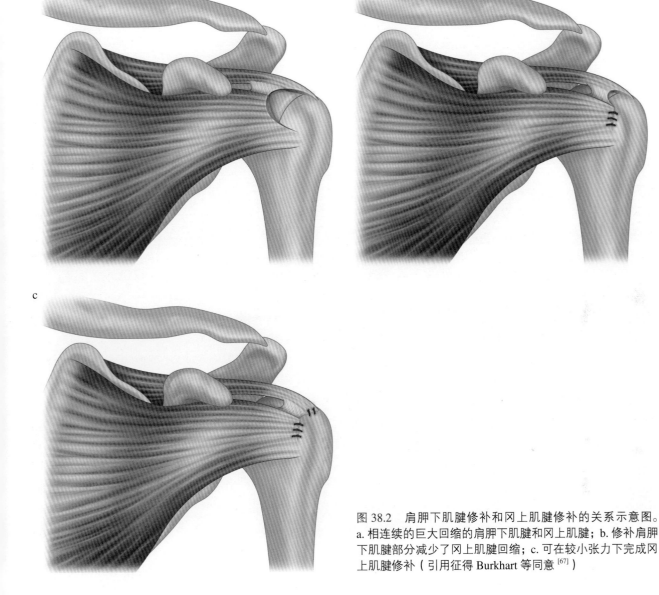

图 38.2　肩胛下肌腱修补和冈上肌腱修补的关系示意图。a. 相连续的巨大回缩的肩胛下肌腱和冈上肌腱；b. 修补肩胛下肌腱部分减少了冈上肌腱回缩；c. 可在较小张力下完成冈上肌腱修补（引用征得 Burkhart 等同意 [67]）

备采用高速骨钻行喙突成形术的指征 [55, 56]。

　　接着，联合用电凝、环形刮匙、刨刀、打磨头制备小结节骨床至渗血。肩胛下肌上部撕裂仅需轻微松解以及一颗带线锚钉固定。这类病例我们偏好使用的技术是从前上外入路置入 FiberTape 缝线（Arthrex Inc.，Naples，FL）以及从前侧入路置入一生物复合 SwiveLock C 锚钉（Arthrex Inc.，Naples，FL）的无结重建 [57]。对于回缩的肩胛下肌腱撕裂，需行肩胛下肌肌腱三边松解：前侧松解需对喙突后外侧面行成形术；直接用 30° 关节镜下剥离器将肩胛下肌腱上缘从喙突基底松解下来；后侧需在前肩胛盂颈和肩胛下肌腱后表面之间进行粘连松解。松

解之后将肩胛下肌修复固定于骨面上。对于修复完全撕裂（例如全层 100% 肩胛下肌腱撕裂），至少需要 2 枚螺钉（生物复合 Corkscrew FT；Arthrex Inc.，Naples，FL），并且不推荐用无结技术。首先放置下方的锚钉，将缝线通过逆行或顺行工具褥式过线，之后放置上方锚钉和过线。缝线按由下而上顺序用"外科医生第六指推结器"（Arthrex Inc.，Naples，FL）打结。如果有需要则行肱二头肌肌腱固定术。将肩胛下肌足印区内移至 5~7 mm 扩大腱骨接触面积，以减少静息肌张力 [58]。至此，我们将注意力转至后上肩袖。

　　找到肩袖后上部边缘后，准备骨床用于修补。

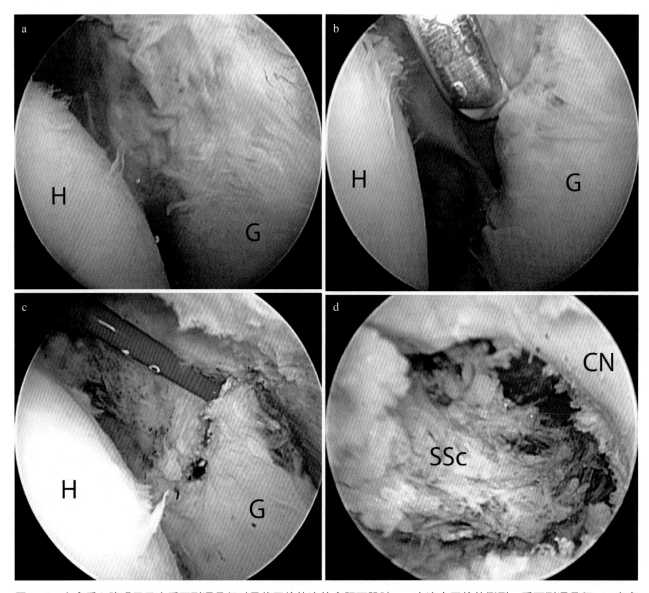

图 38.3 左肩后入路观显示在看不到逗号征时寻找回缩粘连的肩胛下肌腱。a. 在这个回缩的撕裂，看不到逗号征；b. 在肩胛盂前方盂中切迹上方开窗；c. 用电烧头向内切开；d. 使用 70° 关节镜显示明确喙突颈下方的肩胛下肌腱。CN，喙突颈；G，肩胛盂；H，肱骨；SSc，肩胛下肌腱（引用征得 Burkhart 等同意 [67]）

在这个阶段，需要将之前手术遗留缝线和锚钉按照需要取出。之前的锚钉常被保留，新锚钉可在其邻近部位植入。但有时锚钉取出术对于那些突出骨面的锚钉或为腱骨愈合提供充足生物接触面而言都是有必要的。如果锚钉内可视或型号已知，可以用匹配的锚钉把持器取出锚钉。否则，可以用比锚钉直径大一点的 OATS 环钻（Arthrex Inc., Naples, FL）来取。环钻包绕锚钉并逆时针旋转将其取出。这个技术会额外去除一些锚钉周围的骨质，可以将这些骨保留并回植到缺损中。此外，任何骨缺损都可以用 OATS 环钻行同种异体骨移植技术来填充。

下一步，评估撕裂类型和移动度。如果肌腱不能够移到骨床处，可以在冈上肌和冈下肌肌腱下方行关节囊松解术，从而获得少量的活动度。如果关节囊松解术不能提供足够的移动距离，需行肩袖间隙滑移术以获得腱骨修补 [41, 59-61]。大多数病例在肩袖间隙滑移术后足以行单排带线锚钉修补术，而某些病例额外的肌腱移行甚至足以行双排修补术。然而，如果只能行部分修补，就要尽可能多地将肌腱修补至骨面上，尤其是冈下肌腱。此外，将冈上肌和冈下肌侧边边缝合有助于重建其新月形吊索结构，从而可以将部分修补的分散应力传递至前方和后方锚定点。

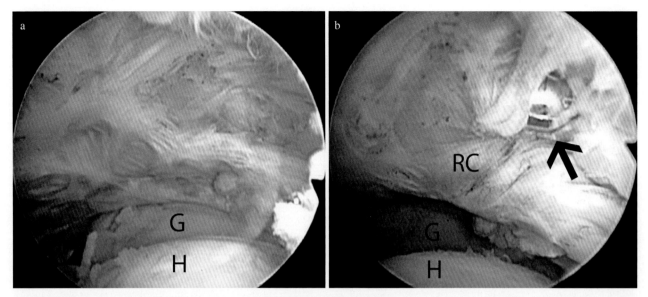

图 38.4　a. 右肩的外侧入路肩峰下观显示巨大回缩肩袖粘连在肩峰下表面；b. 一个刨削刀（黑色箭头）经后方入路插入并用于触碰肩胛冈并在骨质外侧，然后向外清扫刺穿外侧的纤维组织，以此明确肩袖平面。G，肩胛盂；H，肱骨；RC，肩袖（引用征得 Burkhart 等同意 [67]）

术后护理

在关节镜下肩袖翻修修补术后，肩关节吊带制动 6 周。允许肘关节无阻力主动屈伸，但禁止肩部活动。在第 6 周，患者去除吊带并开始被动过顶和外旋动作。被动内旋需延迟至术后 4 个月，因为内旋会对修复后的冈上肌肌腱前半部产生非常高的张力。在术后第 4 个月，允许肌力锻炼以及被动内旋。在可忍受范围内渐进力量训练，术后 1 年允许完全活动。

文献回顾

肩袖修补手术失败行开放性手术治疗被混杂在一些文献中报道。1984 年，DeOrio 和 Cofield 报道了 27 例翻修修补术的结果，其中 8 例是巨大肩袖撕裂 [62]。总的来说，只有 17% 的患者预后良好。而在巨大肩袖撕裂中，只有 12.5% 的患者预后良好。这个结果导致作者推荐如果复发性撕裂是巨大的，那就选择"立刻行盂肱关节融合术"。近来，Djurasovic 等报道了更多令人振奋的结果，在 80 例肩袖修补翻修病例中，51 例是大或巨大撕裂 [41]。

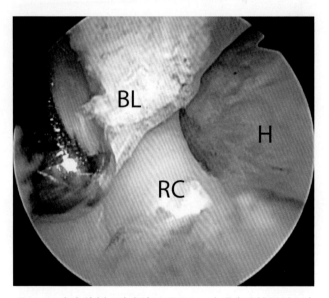

图 38.5　右肩外侧入路肩峰下观显示一个滑囊头被刨削刀清理显露出真正肩袖的边缘。BL，滑囊头；H，肱骨；RC，肩袖（引用征得 Burkhart 等同意 [67]）

总的来说，患者主动上举从术前 105° 改善至术后 130°，69% 患者获得满意疗效。对于大型或巨大撕裂病例，有 67% 获得了满意（极好，好或一般）的功能结果。满意的疗效与完整的三角肌止点、优质的肩袖组织（主观判断）、术前主动上举手臂超过 90° 这些因素密切相关。

关节镜下肩袖翻修术的疗效令人鼓舞。Lo 和 Burkhart 报道了 14 例病例，其中 11 例为巨大撕裂，平均随访约 2 年[63]。术后 UCLA 评分平均为 29 分，好或极好的结果达到 64%，93% 的患者对疗效满意。

Keener 等报道了 12 例关节镜下肩袖翻修术，平均随访 33 个月[64]。21 例患者中有 9 例是单根肌腱撕裂，11 例是 2 根肌腱撕裂，1 例是 3 根肌腱撕裂。可惜的是，没有记录撕裂的程度，导致难以区分普通撕裂与巨大撕裂。在翻修术后，ASES 评分从 40 分改良到 73 分，前屈上举角度从 130° 改善至 147°。术后所有的患者超声显示 48% 的肩部得到完整修复。70% 的单根肌腱修补完整，相对而言 2 根肌腱撕裂的修补完整率为 27%（$P=0.05$）。10 例获得完整修补的患者平均年龄 52 岁，11 例再撕裂患者的平均年龄为 59 岁。术后愈合与按照年龄调整 Constant 评分的功能改善（愈合 84 分 vs 复发撕裂 69 分）密切相关。

Piasecki 等报道了 54 例关节镜下肩袖翻修结果[65]，只有 4 例患者是巨大肩袖撕裂。在术后平均 31 个月，ASES 评分从 44 分改善至 68 分，前屈上举角度从 121° 改良至 136°。注意到女性患者或翻修术前主动前屈上举小于 120° 的患者往往与不良预后相关。

尽管撕裂大小与初次术后再次撕裂风险相关，撕裂大小并不是翻修术的禁忌证。最近 Ladermann 等报道了 21 例非巨大肩袖撕裂和 53 例巨大肩袖撕裂修补术后平均 63 个月的随访结果[66]。总的来说，平均 ASES 评分从 47 分提高到 75 分，平均 UCLA 评分从 17 分提高到 26 分，78% 的患者对手术满意。巨大和非巨大肩袖撕裂修复术后的功能疗效无统计学差别。只有 6 位患者（8%）在随访 5 年内需要额外行手术治疗。有趣的是，最终随访时的 ASES 评分与术后 1 年时的随访相比有所改善。这个发现的重要性有几点：首先，从恢复的角度看，翻修术比大部分初次修复需要一段更长的时间来达到完全的功能改善。这一信息对于术者用于监控术后进展以及患者康复时间节点咨询有所帮助。更重要的是，这一持续的改善提示对于再撕裂，关节镜下翻修手术效果经得起时间考验。与 Piasecki 等的发现一致的是，女性和术前前举小于 135° 的患者预后较差。

总　结

肩袖修补术后的结构性失效并不少见，内因和外因均会导致修补失败。由于许多患者尽管术后再撕裂，功能仍然持续改善，所以需要仔细评估哪些患者可从翻修术中获益。翻修术技术上虽然具有挑战性，但最近采用关节镜技术行翻修术的报道结果十分令人鼓舞。

框 38.1　窍门与技巧

在进行翻修时，会发现有肌腱或骨或两者的缺损。我们发现的一种尤其有用的重建是负荷分散防切割修补，这在肌腱长度或活动度不足以行缝线桥修补时很有用。1 根或 2 根缝线带（FiberTape；Arthrex Inc.，Naples，FL）首先倒褥式缝合至肩袖，位于腱腹交界部外侧 3 mm。然后像单排修补一样在软骨缘外侧 3~5 mm 置入 2 颗锚钉。内侧锚钉的线用简单缝合方式过线，在缝线带的内侧。然后，缝线带的臂使用 2 颗免打结锚钉（BioComposite SwiveLock C；Arthrex Inc.，Naples，FL）固定。重要的是，在固定缝线带臂时使其绕内侧锚钉的缝线自由支。最后，内侧锚钉的缝线打结。我们有使用这种修补重建很困难案例的早期临床成功结果。值得注意的是，主要的失败来自带线锚钉，潜在地重新转移肩袖修补内的脆弱连接至骨固定。

参·考·文·献

1. Sherman SL, Lyman S, Koulouvaris P, Willis A, Marx RG. Risk factors for readmission and revision surgery following rotator cuff repair. Clin Orthop Relat Res. 2008;466:608–13.
2. Harryman 2nd DT, Mack LA, Wang KY, Jackins SE, Richardson ML, Matsen 3rd FA. Repairs of the rotator cuff. Correlation of functional results with integrity of the cuff. J Bone Joint Surg Am. 1991;73:982–9.
3. Duquin TR, Buyea C, Bisson LJ. Which method of rotator cuff repair leads to the highest rate of structural healing? A systematic review. Am J Sports Med. 2010;38:835–41.
4. Boileau P, Brassart N, Watkinson DJ, Carles M, Hatzidakis AM, Krishnan SG. Arthroscopic repair of full-thickness tears of the supraspinatus: does the tendon really heal? J Bone Joint Surg Am. 2005;87:1229–40.
5. Kluger R, Bock P, Mittlbock M, Krampla W, Engel A. Long-term survivorship of rotator cuff repairs using ultrasound and magnetic resonance imaging analysis. Am J Sports Med. 2011;39:2071–81.
6. Jost B, Zumstein M, Pfirrmann CW, Gerber C. Long-term

outcome after structural failure of rotator cuff repairs. J Bone Joint Surg Am. 2006;88:472–9.

7. Galatz LM, Ball CM, Teefey SA, Middleton WD, Yamaguchi K. The outcome and repair integrity of completely arthroscopically repaired large and massive rotator cuff tears. J Bone Joint Surg Am. 2004;86:219–24.

8. Sher JS, Uribe JW, Posada A, Murphy BJ, Zlatkin MB. Abnormal findings on magnetic resonance images of asymptomatic shoulders. J Bone Joint Surg Am. 1995;77:10–5.

9. Yamaguchi K, Ditsios K, Middleton WD, Hildebolt CF, Galatz LM, Teefey SA. The demographic and morphological features of rotator cuff disease. A comparison of asymptomatic and symptomatic shoulders. J Bone Joint Surg Am. 2006;88:1699–704.

10. Arai R, Sugaya H, Mochizuki T, Nimura A, Moriishi J, Akita K. Subscapularis tendon tear: an anatomic and clinical investigation. Arthroscopy. 2008;24:997–1004.

11. Bennett WF. Subscapularis, medial, and lateral head coracohumeral ligament insertion anatomy. Arthroscopic appearance and incidence of "hidden" rotator interval lesions. Arthroscopy. 2001;17:173–80.

12. Lafosse L, Jost B, Reiland Y, Audebert S, Toussaint B, Gobezie R. Structural integrity and clinical outcomes after arthroscopic repair of isolated subscapularis tears. J Bone Joint Surg Am. 2007;89:1184–93.

13. Barth JR, Burkhart SS, De Beer JF. The bear-hug test: a new and sensitive test for diagnosing a subscapularis tear. Arthroscopy. 2006;22:1076–84.

14. Tung GA, Yoo DC, Levine SM, Brody JM, Green A. Subscapularis tendon tear: primary and associated signs on MRI. J Comput Assist Tomogr. 2001;25:417–24.

15. Sonnabend DH, Howlett CR, Young AA. Histological evaluation of repair of the rotator cuff in a primate model. J Bone Joint Surg Br. 2010;92:586–94.

16. Miller BS, Downie BK, Kohen RB, Kijek T, Lesniak B, Jacobson JA, et al. When do rotator cuff repairs fail? Serial ultrasound examination after arthroscopic repair of large and massive rotator cuff tears. Am J Sports Med. 2011;39:2064–70.

17. Denard PJ, Ladermann A, Burkhart SS. Prevention and management of stiffness following arthroscopic rotator cuff repair: systematic review and implications for rotator cuff healing. Arthroscopy. 2011;27:842–8.

18. Lee BG, Cho NS, Rhee YG. Effect of two rehabilitation protocols on range of motion and healing rates after arthroscopic rotator cuff repair: aggressive versus limited early passive exercises. Arthroscopy. 2012;28:34–42.

19. Cuff DJ, Pupello DR. Prospective randomized study of arthroscopic rotator cuff repair using an early versus delayed postoperative physical therapy protocol. J Shoulder Elbow Surg. 2012;21:1450–5.

20. Namdari S, Green A. Range of motion limitation after rotator cuff repair. J Shoulder Elbow Surg. 2010;19:290–6.

21. Huberty DP, Schoolfield JD, Brady PC, Vadala AP, Arrigoni P, Burkhart SS. Incidence and treatment of postoperative stiffness following arthroscopic rotator cuff repair. Arthroscopy. 2009;25:880–90.

22. Parsons BO, Gruson KI, Chen DD, Harrison AK, Gladstone J,

Flatow EL. Does slower rehabilitation after arthroscopic rotator cuff repair lead to long-term stiffness? J Shoulder Elbow Surg. 2010;19:1034–9.

23. Nho SJ, Brown BS, Lyman S, Adler RS, Altchek DW, MacGillivray JD. Prospective analysis of arthroscopic rotator cuff repair: prognostic factors affecting clinical and ultrasound outcome. J Shoulder Elbow Surg. 2009;18:13–20.

24. Bishop J, Klepps S, Lo IK, Bird J, Gladstone JN, Flatow EL. Cuff integrity after arthroscopic versus open rotator cuff repair: a prospective study. J Shoulder Elbow Surg. 2006;15:290–9.

25. Mallon WJ, Misamore G, Snead DS, Denton P. The impact of preoperative smoking habits on the results of rotator cuff repair. J Shoulder Elbow Surg. 2004;13:129–32.

26. Goutallier D, Postel JM, Bernageau J, Lavau L, Voisin MC. Fatty muscle degeneration in cuff ruptures. Pre- and postoperative evaluation by CT scan. Clin Orthop Relat Res. 1994;304:78–83.

27. Burkhart SS, Barth JR, Richards DP, Zlatkin MB, Larsen M. Arthroscopic repair of massive rotator cuff tears with stage 3 and 4 fatty degeneration. Arthroscopy. 2007;23:347–54.

28. Burkhart SS, Diaz Pagan JL, Wirth MA, Athanasiou KA. Cyclic loading of anchor-based rotator cuff repairs: confirmation of the tension overload phenomenon and comparison of suture anchor fixation with transosseous fixation. Arthroscopy. 1997;13:720–4.

29. Cummins CA, Murrell GA. Mode of failure for rotator cuff repair with suture anchors identified at revision surgery. J Shoulder Elbow Surg. 2003;12:128–33.

30. Ma CB, Comerford L, Wilson J, Puttlitz CM. Biomechanical evaluation of arthroscopic rotator cuff repairs: double-row compared with single-row fixation. J Bone Joint Surg Am. 2006;88:403–10.

31. Burks RT, Crim J, Brown N, Fink B, Greis PE. A prospective randomized clinical trial comparing arthroscopic single- and doublerow rotator cuff repair: magnetic resonance imaging and early clinical evaluation. Am J Sports Med. 2009;37:674–82.

32. Franceschi F, Ruzzini L, Longo UG, Martina FM, Zobel BB, Maffulli N, et al. Equivalent clinical results of arthroscopic singlerow and double-row suture anchor repair for rotator cuff tears: a randomized controlled trial. Am J Sports Med. 2007;35:1254–60.

33. Trantalis JN, Boorman RS, Pletsch K, Lo IK. Medial rotator cuff failure after arthroscopic double-row rotator cuff repair. Arthroscopy. 2008;24:727–31.

34. Park MC, Tibone JE, ElAttrache NS, Ahmad CS, Jun BJ, Lee TQ. Part II: biomechanical assessment for a footprint-restoring transosseous- equivalent rotator cuff repair technique compared with a double-row repair technique. J Shoulder Elbow Surg. 2007;16:469–76.

35. Park MC, ElAttrache NS, Tibone JE, Ahmad CS, Jun BJ, Lee TQ. Part I: footprint contact characteristics for a transosseous-equivalent rotator cuff repair technique compared with a double-row repair technique. J Shoulder Elbow Surg. 2007;16:461–8.

36. Toussaint B, Schnaser E, Bosley J, Lefebvre Y, Gobezie R. Early structural and functional outcomes for arthroscopic double-row transosseous-equivalent rotator cuff repair. Am J Sports Med. 2011;39:1217–25.

37. Castagna A, Garofalo R, Conti M, Borroni M, Snyder SJ.

Arthroscopic rotator cuff repair using a triple-loaded suture anchor and a modified Mason-Allen technique (Alex stitch). Arthroscopy. 2007;23:440.e1–4.

38. Denard PJ, Burkhart SS. Techniques for managing poor quality tissue and bone during arthroscopic rotator cuff repair. Arthroscopy. 2011;27:1409–21.

39. Denard PJ, Burkhart SS. A load-sharing rip-stop fixation construct for arthroscopic rotator cuff repair. Arthroscopy Tech. 2012;1:e37–42.

40. Athwal GS, Sperling JW, Rispoli DM, Cofield RH. Deep infection after rotator cuff repair. J Shoulder Elbow Surg. 2007;16:306–11.

41. Djurasovic M, Marra G, Arroyo JS, Pollock RG, Flatow EL, Bigliani LU. Revision rotator cuff repair: factors influencing results. J Bone Joint Surg Am. 2001;83:1849–55.

42. Oh JH, Kim SH, Shin SH, Chung SW, Kim JY, Kim SJ. Outcome of rotator cuff repair in large-to-massive tear with pseudoparalysis: a comparative study with propensity score matching. Am J Sports Med. 2011;39:1413–20.

43. Denard PJ, Ladermann A, Jiwani AZ, Burkhart SS. Functional outcome after arthroscopic repair of massive rotator cuff tears in individuals with pseudoparalysis. Arthroscopy. 2012;28:1214–9.

44. Castoldi F, Blonna D, Hertel R. External rotation lag sign revisited: accuracy for diagnosis of full thickness supraspinatus tear. J Shoulder Elbow Surg. 2009;18:529–34.

45. Walch G, Boulahia A, Calderone S, Robinson AH. The 'dropping' and 'hornblower's signs in evaluation of rotator-cuff tears. J Bone Joint Surg Br. 1998;80:624–8.

46. Adams CR, Schoolfield JD, Burkhart SS. Accuracy of preoperative magnetic resonance imaging in predicting a subscapularis tendon tear based on arthroscopy. Arthroscopy. 2010;26:1427–33.

47. Burkhart SS, Tehrany AM. Arthroscopic subscapularis tendon repair: technique and preliminary results. Arthroscopy. 2002;18:454–63.

48. Motamedi AR, Urrea LH, Hancock RE, Hawkins RJ, Ho C. Accuracy of magnetic resonance imaging in determining the presence and size of recurrent rotator cuff tears. J Shoulder Elbow Surg. 2002;11:6–10.

49. Werner CM, Steinmann PA, Gilbart M, Gerber C. Treatment of painful pseudoparesis due to irreparable rotator cuff dysfunction with the Delta III reverse-ball-and-socket total shoulder prosthesis. J Bone Joint Surg Am. 2005;87:1476–86.

50. Burkhart SS. The deadman theory of suture anchors: observations along a south Texas fence line. Arthroscopy. 1995;11:119–23.

51. Lo IK, Burkhart SS. The comma sign: an arthroscopic guide to the torn subscapularis tendon. Arthroscopy. 2003;19:334–7.

52. Ticker JB, Burkhart SS. Why repair the subscapularis? A logical rationale. Arthroscopy. 2011;27:1123–8.

53. Walch G, Edwards TB, Boulahia A, Nove-Josserand L, Neyton L, Szabo I. Arthroscopic tenotomy of the long head of the biceps in the treatment of rotator cuff tears: clinical and radiographic results of 307 cases. J Shoulder Elbow Surg. 2005;14:238–46.

54. Edwards TB, Walch G, Sirveaux F, Molé D, Nové-Josserand L, Boulahia A, et al. Repair of tears of the subscapularis. J Bone Joint Surg Am. 2005;87:725–30.

55. Lo IK, Burkhart SS. The etiology and assessment of subscapularis tendon tears: a case for subcoracoid impingement, the rollerwringer effect, and TUFF lesions of the subscapularis. Arthroscopy. 2003;19:1142–50.

56. Richards DP, Burkhart SS, Campbell SE. Relation between narrowed coracohumeral distance and subscapularis tears. Arthroscopy. 2005;21:1223–8.

57. Denard PJ, Burkhart SS. A new method for knotless fixation of an upper subscapularis tear. Arthroscopy. 2011;27:861–6.

58. Denard PJ, Burkhart SS. Medialization of the subscapularis footprint does not affect functional outcome of arthroscopic repair. Arthroscopy. 2012;28:1608–14.

59. Lo IK, Burkhart SS. Arthroscopic repair of massive, contracted, immobile rotator cuff tears using single and double interval slides: technique and preliminary results. Arthroscopy. 2004;20:22–33.

60. Lo IK, Burkhart SS. The interval slide in continuity: a method of mobilizing the anterosuperior rotator cuff without disrupting the tear margins. Arthroscopy. 2004;20:435–41.

61. Tauro JC. Arthroscopic repair of large rotator cuff tears using the interval slide technique. Arthroscopy. 2004;20:13–21.

62. DeOrio JK, Cofield RH. Results of a second attempt at surgical repair of a failed initial rotator-cuff repair. J Bone Joint Surg Am. 1984;66:563–7.

63. Lo IK, Burkhart SS. Arthroscopic revision of failed rotator cuff repairs: technique and results. Arthroscopy. 2004;20:250–67.

64. Keener JD, Wei AS, Kim HM, Paxton ES, Teefey SA, Galatz LM, et al. Revision arthroscopic rotator cuff repair: repair integrity and clinical outcome. J Bone Joint Surg Am. 2010;92:590–8.

65. Piasecki DP, Verma NN, Nho SJ, Bhatia S, Boniquit N, Cole BJ, et al. Outcomes after arthroscopic revision rotator cuff repair. Am J Sports Med. 2010;38:40–6.

66. Ladermann A, Denard PJ, Burkhart SS. Midterm outcome of arthroscopic revision repair of massive and nonmassive rotator cuff tears. Arthroscopy. 2011;27:1620–7.

67. Burkhart SS, Lo IK, Brady PC, Denard PJ. The Cowboy's companion: a trail guide for the arthroscopic shoulder surgeon. Philadelphia: Lippincott, Williams, & Wilkins; 2012.

第 *39* 章

关节镜下肩胛上神经松解

Timothy A. Hartshorn, Josef K. Eichinger, Lewis L. Shi, and Jon J. P. Warner

陶坤　译

流行病学

肩胛上神经病是一种以肩关节疼痛和 / 或肩袖冈上肌、冈下肌无力为特征的紊乱。肩胛上神经病可表现为多种临床症状，包括疼痛以及肩关节前屈、外展和外旋无力、肌肉萎缩以及肩关节上方和后方感觉异常等。当患者出现肩关节上方、后方或后外侧面疼痛，以及单纯的冈上肌和 / 或冈下肌萎缩和 / 或无力时，需考虑是否存在肩胛上神经损伤。在某些情况下也可能出现以上体征，但患者没有任何临床症状。比如排球运动员可能因为肩胛上神经牵拉而产生明显的冈下肌萎缩及外旋无力，而在比赛时却没有任何疼痛、肩关节功能丢失或效率降低[1]。此外，肩关节常常同时存在的其他并发损伤也让肩胛上神经损伤的诊断变得较为困难。

早在 1936 年就有法语文献描述过肩胛上神经损伤[2]。1952 年，Schilf 报道了第一例有确切证据的肩胛上神经卡压病例[3]，随后 Clein 在 1975 年报道了肩胛上切迹开放减压松解手术[4]。早期只有少量涉及该疾病的文献发表。最大规模的病例报道包括 53 例患者[5]。2002 年发表了一篇涵盖 1959—2001 年共 88 例关于该病的荟萃分析[6]。肩胛上神经损伤确切的发病率目前尚不清楚，但是随着对该病症理解的不断加深以及体格检查和影像学检查的改进，对于该疾病的认识和诊断能力不断提高。

以前经常被作为一种鉴别诊断，确切的肩胛上神经损伤的发病率目前仍然未知。尽管未被证实，所有肩痛患者中，肩胛上神经损伤的发生率约为 1%~2%[7]。一篇关于肩关节转诊患者的研究报道电生理确诊为肩胛上神经损伤的患者比例高达 4.3%（92/937）[8]。

在过去的十年中，大量研究揭示了许多可能引起肩胛上神经损伤的潜在原因。在高危人群包括从事过顶运动的运动员中，据报道，职业排球运动员的发生率高达 34%，但很多过顶运动员并没有临床症状[1]。队列研究发现，肩胛上神经损伤合并巨大肩袖撕裂在这些人群中的发生率为 8%~27%。占位型病变如腱鞘囊肿或者肿瘤[13-15]、颈部或肩胛骨创伤[16-19]，或者肩袖撕裂导致的神经牵拉以及频繁的过顶运动[1, 9, 20-22] 等可引起肩胛上或冈盂切迹处的神经卡压。上盂唇撕裂与盂旁囊肿引起肩胛上神经损伤之间的联系已被影像学及临床研究所证实[23-27]。

此外，一些不常见的原因也可引起该疾病，包括病毒性神经炎（Parsonage–Turner 综合征）[28]、肩胛上动脉内膜损伤导致血管内的微小栓塞[22]、盂肱关节脱位[17-19]、肩胛带骨折[16, 29, 30]、肩关节贯穿伤，以及通过后侧入路暴露肩胛骨的手术操作[31]。

病理生理学

肩胛上神经发自于臂丛神经上干 C5、C6，偶尔可来源于 C4 神经根，支配冈上肌及冈下肌的运动（图 39.1）。神经斜行穿过锁骨后方，通过肩胛骨上缘进入肩胛上切迹，由前向后走行。通常神经走行在肩胛上切迹的肩胛横韧带下方，其伴行动脉走行于韧带上方。肩胛上切迹的正常形态及变异，包括切迹的缺如等均已有完整描述[32]。肩胛上韧带构成肩胛上切迹的顶部，其有可能发生骨化[33]（图 39.2）。

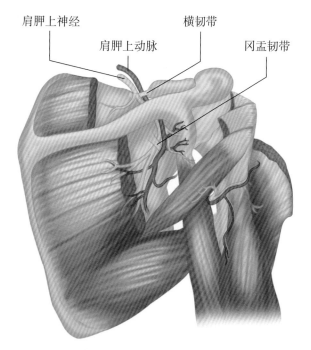

肩胛上神经　　　横韧带
肩胛上动脉　　冈盂韧带

图 39.1　肩胛上神经起自臂丛上干（根据 Boykin 等改良 [68]）

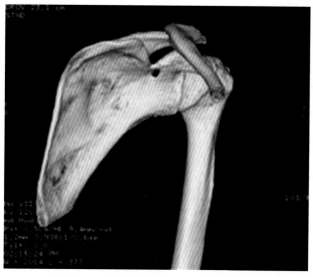

图 39.2　肩胛上切迹完全骨化

肩胛上神经个别束分支于冈上肌，其余继续在冈盂切迹冈上肌肌腹下表面走行。离开冈上肌后，神经从冈盂韧带（肩胛下横韧带）下方穿过，反方向转向肩胛冈基底部进入冈下窝处，发出数分支支配冈下肌。3%～100%的尸体中可发现冈盂韧带 [34-37]。

虽然肩胛上神经曾经被认为是纯粹的运动神经，但是尸体研究表明有感觉支进入盂肱关节、肩锁关节、喙肩韧带及皮肤 [38, 39]。解剖研究证实，31 具尸体中，87%存在盂肱感觉神经束，74%存在肩峰感觉神经束。肩胛上神经感觉支的存在解释了神经卡压、损伤或结构牵拉所致的肩部疼痛。还有研究称，肩胛上神经提供了肩关节 70%的感觉作用 [41]。临床研究发现肩关节手术患者肩胛上神经阻滞后疼痛改善 [42, 43]，这进一步证实了肩胛上神经的感觉支配作用。

一些损伤机制被认为是导致肩胛上神经损伤的潜在原因。损伤的类型可简单分为 3 类：离断、牵拉或压迫。离断性损伤通常是由穿刺伤或医源性手术损伤导致。牵拉伤通常由拉伸损伤引起。牵拉伤的病因包括过顶运动员反复做的肩关节外展外旋动作以及肩袖撕裂回缩等。从事重复过顶运动的运动员如职业排球运动员通常是这种损伤的高危人群 [9, 20, 34]。对该损伤机制的解释是当肩关节做过顶运动时，冈盂韧带紧绷导致神经卡压 [35]。

冈上肌、冈下肌撕裂后的回缩也与牵拉型神经损伤密切相关。这已经被 Mallon 和 Costouros 等进行的临床研究所证实，研究发现肩袖损伤修补后神经症状能够减轻 [10, 12]（图 39.3）。Albritton 以及最近 Massimini 等进行的解剖学研究均证实撕裂的冈上肌腱回缩将导致肩胛上神经向内移位 [44, 45]。Massimini 等通过动态荧光检查也证实撕裂肩袖的修补能够恢复神经的位置，另外肩胛横韧带的松解允许肩胛上神经向内上方移位约 2.5 mm [45]。

相反，肩袖修补时过度向外移位也会导致神经牵拉现象。尸体研究显示撕裂肩袖的最大外移距离介于 1~3 cm，过度外移将导致血管神经蒂张力增大 [39, 46]。然而肩袖外移是否会导致肩胛上神经病仍有争议，Hoellrich 等对 9 例巨大肩袖撕裂患者进行修补，平均外移距离为 2.5 cm（范围为 2.0~3.5 cm），然而并未找到任何神经损伤的电生理诊断依据，他们认为肌腱外移在 3.5 cm 以下不会增加神经损伤的风险。

最后，肿瘤、骨折、突起的内植物及盂唇囊肿都可能导致神经卡压。盂旁囊肿是导致冈盂切迹处压迫的最常见原因，通常通过修复合并的盂唇损伤同时对囊肿减压或不处理囊肿来解决。尽管一般建议对囊肿行减压处理，有学者认为单纯行盂唇修复也能解决囊肿及神经症状 [48]。取出 Latarjet 术中置入的螺钉已被证实能够成功解决因螺钉突起导致的肩胛上神经卡压 [49]。

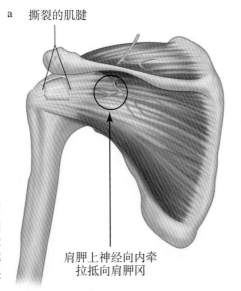
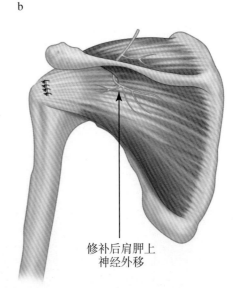

a 撕裂的肌腱

b

肩胛上神经向内牵拉抵向肩胛冈

修补后肩胛上神经外移

图 39.3 a. 巨大的冈上和冈下肌腱撕裂回缩向内下方牵拉肩胛上神经至肩胛冈基底部示意图；b. 通过冈下肌腱修补缓解围绕肩胛冈基底的牵拉，解决肩胛上神经病的假设示意图

既往史

完整的病史包括年龄、优势手、职业和既往外伤史、是否从事重复的过顶运动或高强度的过顶训练。由于很多该类患者仅表现为模糊或轻度的症状，应对其保持高度警惕。典型的主诉为隐匿出现的肩关节上、后方或后外侧隐痛或酸痛。常见主诉也包括过顶活动时肩关节疲劳和无力感，夜间疼痛的症状则因人而异。既往详细的治疗过程和疗效也必须了解。例如，患者肩袖损伤修补术后持续疼痛和外旋无力多月时就应当怀疑是否伴有肩胛上神经损伤。仅通过既往史对肩胛上神经损伤做出诊断比较困难，因为常合并其他肩关节病理改变[50]。

临床检查

患者检查时需脱去衣物以保证肩关节和背部完全暴露。肩部的视诊可以发现冈上肌和 / 或冈下肌萎缩导致的陷窝（图 39.4）。

单独出现冈下肌萎缩提示病变在冈盂切迹处，而冈上肌、冈下肌同时萎缩提示压迫靠近或处于肩胛上切迹处。由于周围肌肉群有稳定性代偿作用，冈上 / 冈下肌萎缩的严重程度有时并不与症状相符。例如，在病程较长的病例中，小圆肌可能会代偿缺失的冈下肌的功能，获得接近于正常的外旋力量[20]。

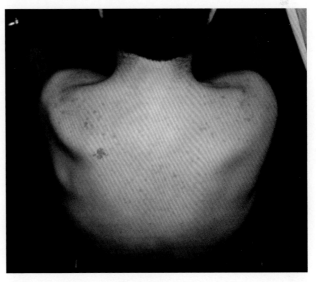

图 39.4 左侧冈上肌冈下肌萎缩

需要对肩关节的所有区域进行压痛触诊评估。肩胛上切迹水平的神经损伤可在锁骨后方、锁骨和肩胛冈之间的区域引出压痛。而冈盂切迹水平的神经损伤可以在肩锁关节深处及后方引出压痛，在肩关节跨越躯体内收时，由于肩胛下横韧带紧张度增加使得疼痛加剧[35]。一份完整的评估应该包括肩关节主动及被动运动范围和肩袖每块肌肉力量的测量。主观的肩袖肌无力分级比较困难，利用手持数码测量设备评估肌肉力量可以提高准确性。肩胛上神经损伤也可以表现为肩关节抗阻外展和外旋时无力，通过与健侧肢体的力量对比可以提高该检查的敏感度。

有必要对颈椎做细致全面的检查。区分埃尔布点近端和远端损伤比较困难，但却是必须的。由于肩胛上神经由多束神经纤维组成，C5，C6及偶尔C4神经根的损伤可以表现为肩胛上神经损伤的症状。但是，如果损伤位于这些神经根部，将会同时导致三角肌、二头肌力量的减弱以及臂外侧、前臂或拇指感觉的变化。除冈上肌和/或冈下肌外，其他肌肉无力、臂或者前臂感觉异常或神经根症状常提示神经根损伤，能够帮助我们辨别神经卡压的位置。

影像学／实验室检查

有外伤史伴新近出现神经症状的患者建议行前后位和腋位片检查。借此可以评估肩胛上切迹内及周围是否有骨折、大量骨痂形成、骨肿瘤、骨发育不良以及肩胛上切迹轴位的骨性变化。除常规拍摄标准肩关节 X 线片外，可以考虑增加两个体位的摄片检查；Stryker 切迹位（球管与头侧形成 15°~30°夹角）可以更好地评估骨性切迹处的变异。CT 扫描能够很好地辨认骨折、骨性解剖和肩袖肌肉脂肪浸润程度。磁共振除能很好提供肩袖组织的信息外，在出现肩胛上神经病变时，对肩关节是否存在上盂唇病变、囊肿性结构及其他软组织损伤，磁共振有重要的诊断价值。磁共振在临床出现肩袖完全脂肪浸润却无撕裂的情况下尤其有用（图 39.5）。

诊断和确认肩胛上神经病最常用的是电生理技术，包括肌电图（EMG）和神经传导速度测量（NCV）。这些检查目前被认为是诊断肩胛上神经损伤的金标准。进行 EMG 和 NCV 检查的指征包括肩关节肌肉萎缩、无力，但无证据显示其存在肩袖撕裂或病理性压迫如盂旁囊肿等。其他指征包括 MRI 显示肩袖肌肉组织脂肪浸润和炎性肿胀。当冈上肌和冈下肌失去神经支配时，其电生理肌电图检查表现为颤动和尖波形成。神经传导速度检查可能提示肩胛上神经传导速度延迟。感觉延迟测试不能作为一个可靠的检测方法。尽管电生理检查已经有了规范的标准，依然有变化，这导致不同中心和医师们的见解不一致[51-54]。电生理检查的敏感性和特异性存在变异，会导致假阳性和假阴性结果，进而影响检查结果的准确性[22, 25]。检测者操作的错误及其可靠性一直是难以解决的问题，其常常导致检查结果难以解释。

对于诊断结果为阴性或模棱两可的且持续有症状的患者可行透视引导下肩胛上神经局部阻滞，若疼痛缓解，则提示有肩胛上神经损伤。在一份目前尚未发表的研究中，研究者发现 46 例怀疑肩胛上神经损伤患者中的 26 例 EMG 检查结果阴性，行局部注射后疼痛明显缓解。这些患者中，20 例患者进行了关节镜下肩胛横韧带松解的肩胛上神经减压术，19 例获得了良好的临床结果。在该组病例中，作者发现透视引导下肩胛上切迹注射比肌电图更为

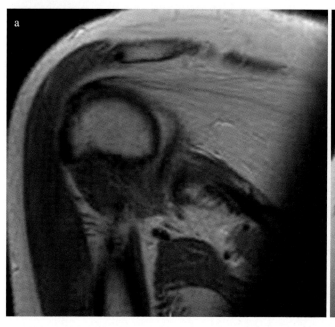
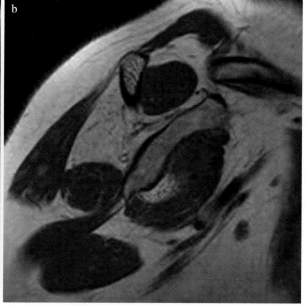

图 39.5 a. 斜冠状位 MRI T1 提示冈上肌脂肪浸润但肩袖完整；b. 同一患者的斜矢状位

敏感，同时对肩胛上神经减压的手术效果更具预见性（图 39.6）。

治疗：指征与禁忌证

非手术治疗

以往，绝大多数单发肩胛上神经损伤患者的首选治疗方式一般为改变活动方式、非甾体类消炎药以及理疗[55, 56]。理疗等治疗注重肩关节活动度、肩关节的力量及肩胛骨稳定性训练。期间应避免过多的过顶训练和活动。随着对肩胛上神经病变机制理解的加深及影像学上诊断囊肿形成或其他压迫型损伤可靠程度的提升，越来越提倡早期行手术治疗。

保守治疗的结果受限于较少的研究数量。Black 和 Lombardo 报道了 4 例神经病变仅影响冈下肌的病例，所有患者在 6 个月至 1 年的保守治疗后症状改善[57]。在另一项涉及 5 例患者的研究中，3 例患者经治疗有改善，1 例患者保守治疗失败需要手术干预，另外 1 例患者失随访[58]。Drez 等报道了 4 例单纯肩胛上神经病变的患者经过保守治疗获得改善，并建议保守治疗的时间应为 6~8 个月[59]。Martin 等报道 15 例单纯肩胛上神经病变患者，平均接近 4 年的保守治疗后，5 例患者疗效为优，7 例患者为良，3 例患者需要外科干预。

为了防止进一步发生的肌肉萎缩和退化，一些学者建议一旦肩胛上神经病变诊断明确，应该第一时间采用手术干预[60, 61]。然而，大多数学者认为除了确诊占位性病变和顽固性疼痛外，保守治疗是合理的[55]。Piatt 等报道 19 例盂继发于旁囊肿患者保守治疗后，只有 53% 疼痛缓解，而 27 例患者手术治疗后，96% 对疗效满意[62]。

手术治疗

手术治疗的决策需个体化，手术要基于患者的个体情况、诊断结果、损伤的解剖位置及损伤的原因。目前尚缺乏关于保守治疗和手术治疗疗效对比的前瞻性研究。肩胛上神经损伤手术时机的决策也在不断变化。单纯的肩胛上神经病变而没有明显的解剖学原因（肩袖撕裂、盂旁囊肿）的患者较少见[5, 8, 63]。如果确诊为单独的肩胛上神经病

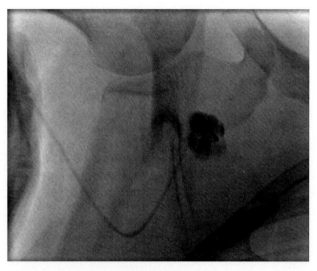

图 39.6 透视引导下局部麻醉注射

变而保守治疗失败，建议行肩胛上神经松解术。

肩袖修补及盂唇修复、囊肿减压手术时行肩胛上神经松解的作用仍存在争议。目前尚缺乏评估肩袖修复术中行肩胛上神经松解术结果的前瞻性研究。最近 Lafosse 等提出了关于肩胛上神经松解的适应证，包括伴或不伴冈下肌无力，伴或不伴冈上肌萎缩、疼痛或肌电图检查阳性的患者。他们同时建议，若在镜下肩袖修补术中发现韧带增厚或骨化，则行松解术。

决策流程

见图 39.7。

临床病例

现病史：45 岁，男，水管工人，右肩持续性疼痛。患者曾因滑雪伤致冈上肌腱全层撕裂行肩关节镜下修补。术后除了持续的轻微疼痛外，活动度和力量恢复良好。术后出现持续性肩关节深部后 / 上方疼痛。尽管期间一直理疗，术后 6 个月肩关节再次出现无力、活动度下降。临床检查见肌肉萎缩、活动度受限、显著无力。复查 MRI 见肩袖愈合，无其他明显异常，肌电图检查正常。但是，考虑到患者单纯外旋外展无力、主观疼痛位于肩关节后上方，高度怀疑肩胛上神经损伤。立刻在透视引导下于肩胛上切迹注射 40 mg 泼尼松和 5 ml 1% 布比卡

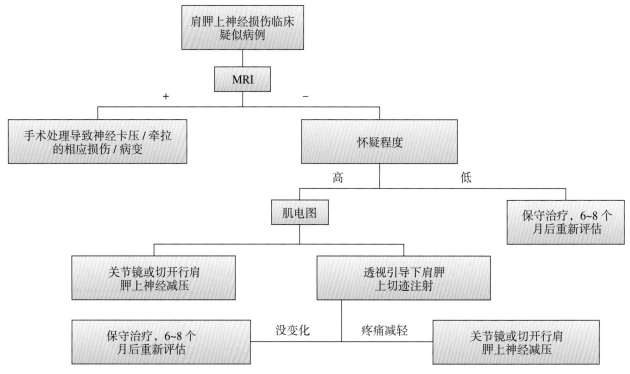

图 39.7 决策流程

因，疼痛明显缓解。鉴于注射后疼痛缓解，予以关节镜下肩胛上神经松解。术中见肩袖愈合良好。术后 2 个月随访时，患者疼痛完全消失、活动度恢复正常，力量明显改善。虽然仍存在肌肉萎缩，但患者已回归工作岗位。

关节镜下治疗：手术技术（视频 39.1）（框 39.1）

> **框 39.1 窍门与技巧**
>
> - 进行诊断性关节镜检查时，前方入路建于稍高的位置，便于同时行盂肱关节内操作及肩胛上神经松解。
> - 如果入口过低，术中很难将电烧头放置到喙突根部上方及冈上窝。
> - 最好在行盂肱关节内操作前，先行神经的探查和松解，因为软组织的肿胀将增加肩胛上神经松解操作的难度[64]。
> - 当术中对解剖位置不确定时，将镜头退回到外侧熟悉的解剖结构，如喙肩韧带、前外侧肩峰，然后再继续向内侧进入。

患者体位 / 入路

患者通常采用沙滩椅位，铺单时一定要预留足够的肩部上方空间，以便于入路定位。手臂可以用机械臂托固定。根据临床情况，建立用于诊断和治疗肩关节相关病变操作的标准入路。

诊断性关节镜：理解并认识病变

手术前应决定好是否行神经松解。任何的病理改变例如肩胛横韧带骨化等，应在术前予以评估确认。在手术过程中，可能会发现肩胛上神经外观正常或存在明显压迫。如果有临床指征，术中不管外观如何均应行神经减压。

手术步骤：肩胛上切迹减压

- 创建标准的前、后方入路，进行诊断性关节镜检查，根据需要修复关节内已知损伤。
- 建立外侧入路，清除滑膜并根据需要予以肩峰成形。
- 在肩峰下间隙，建立辅助的前外侧入路。由外侧入路置入镜头，前外侧入路置入刨削器 / 射频刀头（图 39.8）。
- 完成肩峰下滑囊清理和内侧粘连软组织松解。
- 沿喙肩韧带向内下侧至其在喙突的附着点。

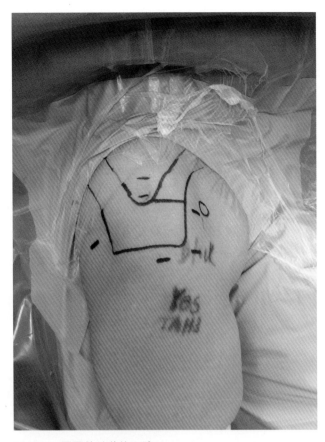

图 39.8　需要的关节镜入路

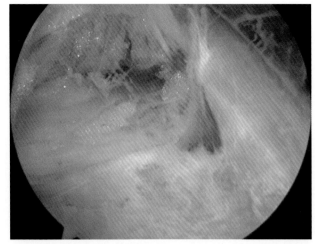

图 39.9　肩胛横韧带（右肩）

- 辨别喙突尖，沿喙突向内侧，保持冈上肌肌腹可视和毗邻。

- 明确喙肩韧带后，停止肩峰下清理。肩胛上神经被肩胛横韧带保护，但伴行的动脉位于韧带上方，缺少保护（图 39.9）。

- 在肩胛冈和锁骨汇合处形成的三角区内侧约 2.5 cm 处建立新的入路。采用定位针定位，切记勿损伤肩胛上动脉导致出血。

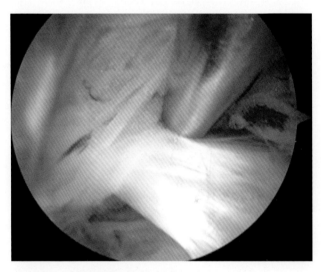

图 39.10　向内侧拨开肩胛上神经和动脉

- 使用钝的关节镜套芯向内剥离并辨认肩胛上切迹的结构。视野中第一个能辨认的结构通常是肩胛横韧带的外侧，其为锥状韧带向内侧的延续。在该处不一定能够看到神经和动脉

- 动脉不一定能直接看到，但镜下能看见其搏动。将动脉向内侧分拨开后，完整的肩胛横韧带可完全暴露出来。神经位于韧带的下方，使用钝的关节镜套芯将其和动脉一起向内侧拨开（图 39.10）。

- 在前述入路的外侧 1 cm 处建立第二个入路，使用钝性套芯保护好神经和动脉，使用关节镜剪刀在韧带的外侧附着处进行切断（图 39.11）。

- 也可以使用专用的肩胛横韧带切断工具，经

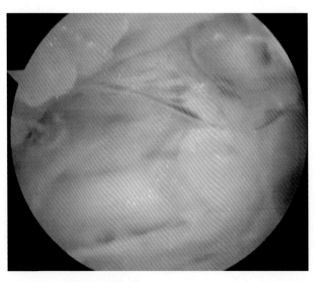

图 39.11　松解肩胛横韧带

单一的入路行肩胛横韧带松解，无需放置钝性套芯进行血管神经的牵拉保护。

- 万一存在韧带骨化，减压时可能需要使用咬骨钳甚至小的磨钻。

- 最后检查神经并确认整个韧带已完全松解。

手术步骤：冈盂切迹减压

- 建立标准的前、后侧入路，经冈上肌肌腹建立一个穿肩袖入路。

- 关节镜由外侧的穿肩袖入路进入。

- 经后侧入路行关节囊切开，松解盂唇周围后上方的关节囊直到可以清楚地看到冈上肌肌纤维为止。

- 由前侧入路置入一牵开器，将冈上肌完全向上方抬起。

- 肩胛上神经位于肩胛盂上方内侧 2.5~3 cm、冈上窝基底部[39]。

- 沿着神经向远侧分离，神经行走于冈上肌深部进入冈盂切迹。

- 辨识冈盂韧带并使用关节镜剪刀松解。

- 使用手持篮钳和关节镜探针行神经松解。

术后护理

若患者只行神经减压术，术后予以吊带舒适悬吊。2~3 天后，鼓励患者去除吊带并开始早期的主动活动。若无不适，患者可尽快行没有限制的理疗。

文献回顾

有文献报道了 10 例因肩胛上窝处卡压致肩胛上神经病变行关节镜下治疗患者的早期疗效，术后平均 6 个月时，90% 患者疗效为优，疼痛完全缓解，7 例患者肌电图完全正常，2 例患者肌电图部分恢复[63]。该作者最近报道 27 例肩胛上切迹和 / 或冈盂切迹处行关节镜下肩胛上神经减压手术患者的疗效。术前 89% 的患者肌电图阳性或者神经传导 EMG/NCV 阳性，诊断为肩胛上神经病变。借助于 CT 或 MRI 排除了肩袖损伤或其他伴随病损。术后平均随访 22.5 个月（3~44 个月）。

患者手术前后视觉模拟评分、肩关节主观评分和美国肩肘外科学会自我评估评分等项目上存在明显统计学差异[65]。

将肩胛上神经病变归咎于巨大回缩型肩袖撕裂的观点仍然充满争议。Mallon 等报道了 4 例巨大回缩肩袖撕裂伴肩胛上神经损伤的患者，予以关节镜下部分肩袖修补术，其中 2 例神经电位恢复[12]。有学者又报道了 6 例经电生理检查明确存在肩胛上神经病变的肩袖撕裂患者，行肩袖部分或完全修复后，肌电图和神经传导速度均显示部分或完全恢复[10]。这两个报道均提示肩袖撕裂牵拉可导致继发的肩胛上神经病变，单纯行部分或全层肩袖修复手术，神经功能能够部分或完全恢复。

冈盂切迹处囊肿可予以减压，也可行盂唇修补，或两者同时进行。开放行囊肿减压时需要使用后方入路，如果还需要处理关节内病损，该入路对于盂唇难以进行充分暴露[5]。采用关节镜手术既可以行囊肿减压，同时能为明确盂唇损伤及盂唇修复提供更好的视野。一些学者报道采用关节镜治疗复发率更低[62]。Fehrman 等对 6 例冈盂切迹囊肿患者采用切开和关节镜联合的手术方式，5 例获得了完全的疼痛缓解[24]。Chen 报道了 3 例关节镜下减压和 SLAP 损伤镜下修复的疗效。术后 MRI 证实囊肿均已完全切除，肌电图证实肩胛上神经完全恢复[66]。Westerheide 等报道了 14 例患者仅予关节镜下囊肿减压术，所有患者均获得功能恢复、疼痛缓解，无患者术后复发[27]。Antoniou 等检查了 53 例肩胛上神经病变患者，发现手术干预的疗效比保守治疗更好，但是，他们报道的患者采用了切开和关节镜联合的手术方式[5]。Lichtenberg 等报道了 8 例肩胛上神经病变患者予以行关节镜下囊肿减压、盂唇修补，所有患者均获得疼痛缓解和力量改善[67]。

总　结

尽管肩胛上神经病变曾经主要被作为一种鉴别诊断，随着对该疾病认识的加深以及诊断技术的提高，其发病率毋庸置疑地增加。最近越来越多的文献认为，无论患者是否并发其他肩关节损伤，肩胛上神经病变是大量患者肩关节疼痛和无力的原因之一，因而其发病率比以往更高[68]。导致肩胛上神经损伤的原因有：反复的过顶运动、占位性病变、横韧带卡压，或是被最近多项研究所证实的巨大肩袖撕裂回缩导致的牵拉性损伤。体检时可发现冈上肌和冈下肌萎缩及继发的肩关节前屈和/或外旋无力。疼痛局限于肩关节的上方或后外侧。推荐的检查为 MRI 检查，借助其能够评估肩袖肌肉的萎缩程度及导致肩胛上神经压迫的其他潜在原因。肌电图（EMG）和神经传导速

度测量（NCV）可以确诊肩胛上神经病变。未来，透视引导下肩胛上切迹注射将会成为有效的诊断手段之一。初始的治疗通常是保守治疗，包括永久改变运动方式、理疗、非甾体消炎药。当患者伴有明确的压迫性病变及保守治疗无效时可以考虑手术干预。可采用开放或关节镜的方式行肩胛上神经减压。尽管关节镜下肩胛上神经松解要求更高的手术技巧和详尽的解剖知识，但是它在治疗肩胛上神经病变方面创伤更小且效果更好。

参·考·文·献

1. Witvrouw E, Cools A, Lysens R, Cambier D, Vanderstraeten G, Victor J, et al. Suprascapular neuropathy in volleyball players. Br J Sports Med. 2000;34:174–80.

2. Thomas A. La paralysie du muscle sous-pineux. Presse Med. 1936;64:1283–4.

3. Schilf E. Unilateral paralysis of the suprascapular nerve. Nervenarzt. 1952;23:306–7.

4. Clein LJ. Suprascapular entrapment neuropathy. J Neurosurg. 1975;43:337–42.

5. Antoniou J, Tae SK, Williams GR, Bird S, Ramsey ML, Iannotti JP. Suprascapular neuropathy. Variability in the diagnosis, treatment, and outcome. Clin Orthop Relat Res. 2001;386:131–8.

6. Zehetgruber H, Noske H, Lang T, Wurnig C. Suprascapular nerve entrapment. A meta-analysis. Int Orthop. 2002;26:339–43.

7. Gosk J, Rutowski R, Wiacek R, Reichert P. Experience with surgery for entrapment syndrome of the suprascapular nerve. Ortop Traumatol Rehabil. 2007;9:128–33.

8. Boykin RE, Friedman DJ, Zimmer ZR, Oaklander AL, Higgins LD, Warner JJ. Suprascapular neuropathy in a shoulder referral practice. J Shoulder Elbow Surg. 2011;20:983–8.

9. Lajtai G, Pfirrmann CW, Aitzetmuller G, Pirkl C, Gerber C, Jost B. The shoulders of professional beach volleyball players: high prevalence of infraspinatus muscle atrophy. Am J Sports Med. 2009;37:1375–83.

10. Costouros JG, Porramatikul M, Lie DT, Warner JJP. Reversal of suprascapular neuropathy following arthroscopic repair of massive supraspinatus and infraspinatus rotator cuff tears. Arthroscopy. 2007;23:1152–61.

11. Vad VB, Southern D, Warren RF, Altchek DW, Dines D. Prevalence of peripheral neurologic injuries in rotator cuff tears with atrophy. J Shoulder Elbow Surg. 2003;12:333–6.

12. Mallon WJ, Wilson RJ, Basamania CJ. The association of suprascapular neuropathy with massive rotator cuff tears: a preliminary report. J Shoulder Elbow Surg. 2006;15:395–8.

13. Lee BC, Yegappan M, Thiagarajan P. Suprascapular nerve neuropathy secondary to spinoglenoid notch ganglion cyst: case reports and review of literature. Ann Acad Med Singapore. 2007;36:1032–5.

14. Semmler A, von Falkenhausen M, Schroder R. Suprascapular

nerve entrapment by a spinoglenoid cyst. Neurology. 2008; 70:890.

15. Yi JW, Cho NS, Rhee YG. Intraosseous ganglion of the glenoid causing suprascapular nerve entrapment syndrome: a case report. J Shoulder Elbow Surg. 2009;13:e25–7.

16. Solheim LF, Roaas A. Compression of the suprascapular nerve after fracture of the scapular notch. Acta Orthop Scand. 1978;49:338–40.

17. Travlos J, Goldberg I, Boome RS. Brachial plexus lesions associated with dislocated shoulders. J Bone Joint Surg Br. 1990;72:68–71.

18. Visser CP, Coene LN, Brand R, Tavy DL. The incidence of nerve injury in anterior dislocation of the shoulder and its influence on functional recovery. J Bone Joint Surg. 1999;81B:679–85.

19. Yoon TN, Grabois M, Guillen M. Suprascapular nerve injury following trauma to the shoulder. J Trauma. 1981;21:652–5.

20. Ferretti A, Cerullo G, Russo G. Suprascapular neuropathy in volleyball players. J Bone Joint Surg. 1987;69A:260–3.

21. Holzgraefe M, Kukowski B, Eggert S. Prevalence of latent and manifest suprascapular neuropathy in high-performance volleyball players. Br J Sports Med. 1994;28:177–9.

22. Ringel SP, Treihaft M, Carry M, Fisher R, Jacobs P. Suprascapular neuropathy in pitchers. Am J Sports Med. 1990;18:80–6.

23. Abboud JA, Silverberg D, Glaser DL, Ramsey ML, Williams GR. Arthroscopy effectively treats ganglion cysts of the shoulder. Clin Orthop Relat Res. 2006;444:129–33.

24. Fehrman DA, Orwin JF, Jennings RM. Suprascapular nerve entrapment by ganglion cysts: a report of six cases with arthroscopic findings and review of the literature. Arthroscopy. 1995;11:727–34.

25. Moore TP, Fritts HM, Quick DC, Buss DD. Suprascapular nerve entrapment caused by supraglenoid cyst compression. J Shoulder Elbow Surg. 1997;6:455–62.

26. Tirman PF, Feller JF, Janzen DL, Peterfy CG, Bergman AG. Association of glenoid labral cysts with labral tears and glenohumeral instability: radiologic findings and clinical significance. Radiology. 1994;190:653–8.

27. Westerheide KJ, Dopirak RM, Karzel RP, Snyder SJ.

Suprascapular nerve palsy secondary to spinoglenoid cysts: results of arthroscopic treatment. Arthroscopy. 2006;22:721–7.

28. Gaskin CM, Helms CA. Parsonage-Turner syndrome: MR imaging findings and clinical information of 27 patients. Radiology. 2006;240:501–7.

29. Huang KC, Tu YK, Huang TJ, Hsu RW. Suprascapular neuropathy complicating a Neer type I distal clavicular fracture: a case report. J Orthop Trauma. 2005;19:343–5.

30. Visser CP, Coene LN, Brand R, Tavy DL. Nerve lesions in proximal humeral fractures. J Shoulder Elbow Surg. 2001;10:421–7.

31. Wijdicks CA, Armitage BM, Anavian J, Schroder LK, Cole PA. Vulnerable neurovasculature with a posterior approach to the scapula. Clin Orthop Relat Res. 2009;467:2011–7.

32. Rengachary SS, Burr D, Lucas S, Hassanein KM, Mohn MP, Matzke H. Suprascapular entrapment neuropathy: a clinical, anatomical, and comparative study. Part 2: anatomical study. Neurosurgery. 1979;5:447–51.

33. Bayramoğlu A, Demiryürek D, Tüccar E, Erbil M, Aldur MM, Tetik O, et al. Variations in anatomy at the suprascapular notch possibly causing suprascapular nerve entrapment: an anatomical study. Knee Surg Sports Traumatol Arthrosc. 2003;11:393–8.

34. Cummins CA, Anderson K, Bowen M, Nuber G, Roth SI. Anatomy and histological characteristics of the spinoglenoid ligament. J Bone Joint Surg. 1998;80A:1622–5.

35. Plancher KD, Luke TA, Peterson RK, Yacoubian SV. Posterior shoulder pain: a dynamic study of the spinoglenoid ligament and treatment with arthroscopic release of the scapular tunnel. Arthroscopy. 2007;23:991–8.

36. Demaio M, Drez Jr D, Mullins RC. The inferior transverse scapular ligament as a possible cause of entrapment neuropathy of the nerve to the infraspinatus. A brief note. J Bone Joint Surg. 1991;73A: 1061–3.

37. Demirhan M, Imhoff AB, Debski RE, Patel PR, Fu FH, Woo SL. Suprascapular nerve entrapment under the spinoglenoid ligament: an anatomic and morphologic study. Orthop Trans. 1996;20:40.

38. Bigliani LU, Dalsey RM, McCann PD, April EW. An anatomical study of the suprascapular nerve. Arthroscopy. 1990;6:301–5.

39. Warner JP, Krushell RJ, Masquelet A, Gerber C. Anatomy and relationships of the suprascapular nerve: anatomical constraints to mobilization of the supraspinatus and infraspinatus muscles in the management of massive rotator-cuff tears. J Bone Joint Surg. 1992;74A:36–45.

40. Vorster W, Lange CP, Briet RJ, Labuschagne BC, du Toit DF, Muller CJ. The sensory branch distribution of the suprascapular nerve: an anatomic study. J Shoulder Elbow Surg. 2008;17: 500–2.

41. Brown DE, James DC, Roy S. Pain relief by suprascapular nerve block in glenohumeral arthritis. Scand J Rheumatol. 1988;17: 411–5.

42. Ritchie ED, Tong D, Chung F, Norris AM, Miniaci A, Vairavanathan SD. Suprascapular nerve block for postoperative pain relief in arthroscopic shoulder surgery: a new modality? Anesth Analg. 1997;84:1306–12.

43. Matsumoto D, Suenaga N, Oizumi N, Hisada Y, Minami A. A new nerve block procedure for the suprascapular nerve based on a cadaveric study. J Shoulder Elbow Surg. 2009;18:607–11.

44. Albritton MJ, Graham RD, Richards 2nd RS, Basamania CJ. An anatomic study of the effects on the suprascapular nerve due to retraction of the supraspinatus muscle after a rotator cuff tear. J Shoulder Elbow Surg. 2003;12:497–500.

45. Massimini DF, Singh A, Wells JH, Warner JJ. Suprascapular nerve anatomy during shoulder motion: a cadaveric proof of concept study with implications for neurogenic shoulder pain. J Shoulder Elbow Surg. 2013;22:463–70.

46. Greiner A, Golser K, Wambacher M, Kralinger F, Sperner G. The course of the suprascapular nerve in the supraspinatus fossa and its vulnerability in muscle advancement. J Shoulder Elbow Surg. 2003;12:256–9.

47. Hoellrich RG, Gasser SI, Morrison DS, Kurzweil PR. Electromyographic evaluation after primary repair of massive rotator cuff tears. J Shoulder Elbow Surg. 2005;14:269–72.

48. Youm T, Matthews PV, El Attrache NS. Treatment of patients with spinoglenoid cysts associated with superior labral tears without cyst aspiration, debridement, or excision. Arthroscopy. 2006;22:548–52.

49. Maquieira GJ, Gerber C, Schneeberger AG. Suprascapular nerve palsy after the Latarjet procedure. J Shoulder Elbow Surg. 2007;16:e13–5.

50. Vachon T, Rosenthal M, Dewing CB, Solomon DJ, Shin AY, Provencher MT. Acute painless shoulder weakness during highintensity athletic training. Am J Sports Med. 2009;37:175–80.

51. Buschbacher RM, Weir SK, Bentley JG, Cottrell E. Normal motor nerve conduction studies using surface electrode recording from the supraspinatus, infraspinatus, deltoid, and biceps. PM R. 2009;1:101–6.

52. Casazza BA, Young JL, Press JP, Heinemann AW. Suprascapular nerve conduction: a comparative analysis in normal subjects. Electromyogr Clin Neurophysiol. 1998;38:153.

53. Gassel MM. A test of nerve conduction to muscles of the shoulder girdle as an aid in the diagnosis of proximal neurogenic and muscular disease. J Neurol Neurosurg Psychiatry. 1964;27:200–5.

54. Kraft GH. Axillary, musculocutaneous and suprascapular nerve latency studies. Arch Phys Med Rehabil. 1972;53:383–7.

55. Martin SD, Warren RF, Martin TL, Kennedy K, O'Brien SJ, Wickiewicz TL. Suprascapular neuropathy. Results of nonoperative treatment. J Bone Joint Surg. 1997;79A:1159–65.

56. Romeo AA, Rotenberg DD, Bach Jr BR. Suprascapular neuropathy. J Am Acad Orthop Surg. 1999;7:358–67.

57. Black KP, Lombardo JA. Suprascapular nerve injuries with isolated paralysis of the infraspinatus. Am J Sports Med. 1990;18:225–8.

58. Walsworth MK, Mills 3rd JT, Michener LA. Diagnosing suprascapular neuropathy in patients with shoulder dysfunction: a report of 5 cases. Phys Ther. 2004;84:359–72.

59. Drez Jr D. Suprascapular neuropathy in the differential diagnosis of rotator cuff injuries. Am J Sports Med. 1976;4:43–5.

60. Post M. Diagnosis and treatment of suprascapular nerve entrapment. Clin Orthop Relat Res. 1999;368:92–100.

61. Lafosse L, Piper K, Lanz U. Arthroscopic suprascapular nerve release: indications and technique. J Shoulder Elbow Surg. 2011;20:S9–13.

62. Piatt BE, Hawkins RJ, Fritz RC, Ho CP, Wolf E, Schickendantz M. Clinical evaluation and treatment of spinoglenoid notch ganglion

cysts. J Shoulder Elbow Surg. 2002;11:600–4.

63. Lafosse L, Tomasi A, Corbett S, Baier G, Willems K, Gobezie R. Arthroscopic release of suprascapular nerve entrapment at the suprascapular notch: technique and preliminary results. Arthroscopy. 2007;23:34–42.

64. Gartsman G. Shoulder arthroscopy. Philadelphia: Saunders/Elsevier; 2009.

65. Shah AA, Butler RB, Sung SY, Wells JH, Higgins LD, Warner JJ. Clinical outcomes of suprascapular nerve decompression. J Shoulder Elbow Surg. 2011;20:975–82.

66. Chen AL, Ong BC, Rose DJ. Arthroscopic management of spinoglenoid cysts associated with SLAP lesions and suprascapular neuropathy. Arthroscopy. 2003;19:e15–21.

67. Lichtenberg S, Magosch P, Habermeyer P. Compression of the suprascapular nerve by a ganglion cyst of the spinoglenoid notch: the arthroscopic solution. Knee Surg Sports Traumatol Arthrosc. 2004;12:72–9.

68. Boykin RE, et al. Current concepts review. Suprascapular neuropathy. J Bone Joint Surg Am. 2010;92:2348–64.

第40章

生物补片在肩袖修补中的应用

Brian D. Dierckman, Randy R. Clark, Joseph P. Burns, and Stephen J. Snyder

汪滋民　译

引　言

全层肩袖撕裂在老龄化人群中很常见，约28%~40%的患者年龄大于60岁[1, 2]。虽然有一些肩袖撕裂是无症状的，但大多数会导致疼痛和功能障碍[3]。手术通常适用于引起残障症状、经保守治疗无效的肩袖撕裂患者。除却手术技术因素，肩袖撕裂有相当比例会不愈合[3-13]。导致肩袖修补失败的因素包括患者的年龄、撕裂陈旧、撕裂的大小、脂肪浸润以及肌肉萎缩等[14-26]。

高失败率主要发生在大到巨大的肩袖撕裂的修补[14-22, 27, 28]，而大到巨大肩袖撕裂的翻修手术往往效果不佳，替代手术方案包括肌腱转位和反肩关节置换术，这些方案最适合于功能需求较低的患者和／或巨大肩袖撕裂同时合并骨性关节炎的老年患者，而对于年轻、活跃、功能需求高的患者，这些方案将受到限制，因为它们会影响高活动度的工作和许多娱乐活动。此外，植入材料的磨损特性决定了它的使用寿命不能满足年轻患者的需求，因此要尽可能选择恢复关节的正常生物力学的修补方式。

在一些患者中出现的肩袖修补高失败率，促使外科医生致力于开发一种重建技术，通过生物支架以提升修复结构。这些生物移植的目的是提供一个即时修复支架，在增加初始强度的同时通过细胞募集和黏附，促进细胞和组织再生[29, 30]。

另一个重要的考虑因素是，在进行肩袖翻修时，这些患者通常存在伴随组织丢失和肌肉萎缩的复杂撕裂，翻修这些具有挑战性的撕裂往往会失败，在这种临床状况时，生物组织移植物对于重建是一种有效的选择，因为它可以提供一个用于桥接和修复组织缺损的支架。

Neviaser在1978年首先报道了使用冷冻的异体肩袖肌腱，作为肩袖修补的重建移植物[31]。此后，各种材料相继被开发和测试，包括人工移植物、异种移植物、同种异体移植物。选择肩袖补片的因素包括来源、加工过程、物理性质、动物试验结果和临床结果[32]。许多作者已经研究和描述了目前的商用移植物的生物力学、生物化学和细胞特性（表40.1）。

肩袖移植物非常适合>3 cm的2个或3个肌腱撕裂患者。慢性、回缩型肩袖损伤比急性损伤更需要补片的加强和重建，因为它们往往难以在最小张力下修补到肩袖的足印区。如果对残余缺损>1 cm者进行部分修补，我们建议行肩袖重建（镶嵌）。对于能完全修补和<1 cm的残余缺损，补片加强是一种选择。

一些作者报道了他们的早期经验，采用诸如富血小板血浆和造血干细胞等生物因子与肩袖移植物相结合的方式，以最大限度地使组织再生[33]。该课题尚需进一步研究，但它的确是一种吸引人的选择，因为这些胶原基支架可以作为众多的生物因子的载体，尤其在慢性、血供不良的肩袖撕裂内环境已被破坏时。

表 40.1　几种不同的商用肩袖加强补片总结

产品名称	ECM 型号	ECM 来源	销售公司
ArthroFlex	真皮	人	Arthrex
BioBlanket	真皮	牛	Kensey Nash

（续表）

产品名称	ECM 型号	ECM 来源	销售公司
Conexa	真皮	猪	Tornier
GraftJacket	真皮	人	Wright Medical
TissueMend	真皮	牛	Stryker Orthopaedics
Zimmer Collagen Repair	真皮	猪	Zimmer
CuffPatch	小肠黏膜下层	猪	Biomet
Restore	小肠黏膜下层	猪	DePuy Orthopaedics
OrthoADAPT	马心包	马	Synovis Surgical Innovations
SportMesh Soft Tissue Reinforcement	聚合物（聚氨酯脲）	合成	Biomet Sports Medicine
X-Repair	聚左旋乳酸	合成	Synthasome
Biomerix RCT Patch	聚碳酸酯聚合物（聚氨酯脲）	合成	Biomerix

人工补片

人工补片是由非生物材料如聚氨酯脲和聚乳酸构成[34, 35]（表 40.1），这些材料是由生物惰性材料制成的，被加工成肩袖补片。尽管几个系列报道的数据显示其有前景，但目前仍缺乏人工补片应用的临床数据和结果[34, 35]。最近，Encalada-Diaz 和同事报道了他们 10 例人工补片的经验，其中 9 例患者得到完整的修补，1 例患者在 1 年后的 MRI 提示再次撕裂。患者的 UCLA，ASES 和 SST 评分都有显著全面提高，没有任何不良事件[36]。

在作者看来，使用人工补片有着很好的前景。然而，每种材料都有它的特性，必须独立研究。对于目前所有合成材料的担忧，主要包括可能有限的生物生长、潜在的急慢性炎症反应和异物排斥或产品的封存[37, 38]。应该进行深入研究以更好地确定人工补片的作用和临床应用，但我们认为，这对于未来发展是一个很有吸引力的机会，尤其是如果它们能够结合生物活性材料。

异种补片

众多异种材料包括猪和牛的皮、猪小肠黏膜下层（SIS）和马心包等，成为目前常见的商用软组织补片。一篇文献回顾了异种补片的混杂研究结果，其中有些早期成功案例[39]，而其他研究表示的

担忧则使其无法被临床广泛接受[40, 41]。

Iannotti 等发表了一项随机对照试验，比较了涉及 2 根肌腱的肩袖撕裂行开放修复时是否使用猪小肠黏膜补片的结果[42]，对照组 15 例中有 9 例愈合，而试验组 15 例只有 4 例愈合，且功能评分对照组显著占优，因而该作者反对在这种情况下使用猪小肠黏膜补片。

Walton 等在他们的 10 例患者中有 4 例失败后，也反对使用猪小肠黏膜补片[43]。他们在其中一例接受进一步手术的病例发现了大量胶原碎片，由于没有其他移植物残留迹象，所以推测可能是液化的胶原移植物。组织学检查发现混杂了纤维材料的坏死炎症渗出物和慢性滑膜炎。近期另一个类似的报道在肩袖修复中使用猪小肠黏膜移植物发生非特异性炎症反应，引起修补后早期失败[44]。猪源的传统异种补片已被发现含有半乳糖，与非人类补片排异反应相关[45]。

基于现有的证据，我们不建议肩袖修补中使用异种补片。

冻干同种异体肩袖肌腱

在使用同种异体移植材料行肩袖重建来评估冻干肩袖肌腱的首次报道中，Neviaser 报道使用同种异体肩袖移植物早期成功，但未报道长期随访结果[31]，其他作者则反对这种方法[46]。我们对这种移植材料没有经验，因为关于冻干同种异体肩袖肌腱的真实数据很少，所以我们目前不推荐使用。

去细胞异体真皮补片（AHDAs）

目前对去细胞异体真皮补片存在浓厚兴趣，许多研究证明相比合成和异种材料，它具备很好的生物相容性和刺激组织再生的能力[37, 38, 40, 41]。特有的移植处理去除了细胞遗传物质，使去细胞异体真皮补片组织呈现免疫抑制。胶原纤维、微血管和蛋白多糖细胞外基质在加工过程中不受损坏，从而提供了一个强有力的、致密的非反应性支架，使新的宿主组织能够再生。

一些研究已经评估了去细胞异体真皮补片的生物力学特性。Barber 等估算了几种商用肩袖补片制品的失效载荷和失效模式。作者发现，相比其他猪/牛的皮肤和猪小肠黏膜等产品，去细胞异体真皮补片材料具有优异的失效载荷和缝线拔出强度[47]。Barber 等还评估了软组织补片的生物力学特性，他们认为去细胞异体真皮补片比人工和马心包补片更结实和坚硬，同时去细胞异体真皮补片也表现出卓越的缝线把持力[48]。

Barber 等在尸体肩袖修补上使用去细胞异体真皮补片与传统的直接修补进行对比，他们发现去细胞异体真皮补片显著增加尸体生物力学模型的修补结构强度[49]。其他的生物力学研究也支持补片加强提高了修补结构的强度[50, 51]。

在动物模型中进行的补片增强的研究结果发现前景很好。Ide 等研究表明，在大鼠模型中使用去细胞真皮基质移植物修补一个巨大肩袖撕裂，比对照样本具有更高的肌腱成熟度和更大的失效力，12周后，移植物已完全长入并表现出类似于对照标本的组织学性质[52]。Adams 等报道了他们在犬模型的去细胞异体真皮补片经验[53]，6 周内出现局部细胞浸润和肌腱生长的迹象，而到 12 周时，移植物的修补强度相当于自体修复（对照）。其他几种动物模型的实验结果也支持在肩袖修补时使用补片增强[54-57]。

尽管文献报道支持在动物模型中使用支架，但一些作者仍然持怀疑态度。Derwin 等在犬模型中进行肩袖肌腱修补补片比较，去细胞异体真皮补片相比其他的补片表现出优越的体外生物力学性能，但他们还是觉得不如犬冈下肌腱。他们的最终建议有限地使用这些补片行肌腱修补增强[58]。Chaudhury 等发现与人肩袖肌腱相比，补片的关键机械特性有

显著的变异性和劣势[59]。

手术技术

肩袖加强和重建的开放和关节镜技术都已被报道，由于可视化水平的进步及其带来的微创技术潜在的患者相关优势，我们更愿意使用有似于 Leuzinger 等[60]、Seldes 和 Abramchayev[61] 所描述的关节镜技术进行肩袖加强或重建，而不是 Labbe[62] 和由资深作者（SJS 和 JPB）所改良的。需要注意的是，没有任何数据报道显示开放和关节镜手术之间的结果存在明显的差异。

免责声明：去细胞异体真皮补片是 FDA 批准的用于残留缺损 < 1 cm 的肩袖修补的加强技术，而目前 FDA 尚未批准去细胞异体真皮补片用作重建移植物。

手术技术：加强

下面的技术总结了我们使用补片加强技术进行大到巨大的肩袖撕裂加强的经验，必要的基本设备列在表 40.2 中。

表 40.2　用于肩袖修补同种异体补片 AHDA 增强或重建的基本设备清单

材料及准备
去细胞异体真皮移植物（> 1.8 mm 厚）
3 个套管：后、前、前外侧（直径 8.5 mm），外加一个后外侧观察入路
打结测量线：每 1 cm 一个结
6~7 根 2 号缝线
2~3 个敲入式缝合锚钉（外排固定）
穿梭缝线钩系统

体位和准备

我们采用侧卧位进行关节镜下肩袖手术。使用平衡悬架，在盂肱关节操作时将肩关节外展 70° 位 10 磅（1 磅 =0.45 kg）牵引，15° 外展位 15 磅牵引用于标准的滑囊操作，而约 45° 外展位 10 磅牵引作为 "中立位" 以显露滑囊间隙到大结节外侧区域。

分别从后方及前方入路行彻底的盂肱关节检查，肩袖的松解首先是从盂肱关节内进行。

在肩峰下滑囊间隙，臂内收以进行解剖的全面

评估，在标准前方及后方入路建立后，建立前外侧工作鞘管和后外侧观察入路，清除滑囊组织以获得最大视野，必要时行肩峰下减压，这时进一步行滑囊侧肩袖肌腱松解。

肩袖修补

关节镜下肩袖修补是使用常规关节镜技术进行的，必要时包括组织松解和边缘聚合缝合。大多数的撕裂可以完全修补到骨床上，增强技术可用于肩袖修复术后的小残余间隙（< 1 cm）以及既往失败的修补或肩袖肌腱质量差和磨损时。我们喜欢用"SCOI Row"技术：在内移基础上三线锚钉单排缝合，联合结节外侧骨髓打孔以利于骨髓内促进愈合物质流出。我们喜欢这种技术的增殖力、强度[63]、高愈合率、最小的组织张力和手术时间或成本。

移植物测量和制备

在修补之前，行肌腱清创，测量撕裂的前后径和内外径大小，我们使用打结缝线作为测量器，在1号线上每1 cm打一个结（图 40.1）。

在后方的器械台上，保湿的同种异体补片切成相应尺寸，移植物每个边缘故意多留 3 mm，以放置短尾干预结（STIK）。一个 STIK 缝线由一个末端打好柔型结的 2 号线构成，随后穿过移植物。STIK 允许移植物操控并避免缝线拉出。根据补片的尺寸大小，作者推荐将 3~5 个 STIK 线放置在移植物的前、内、后周边距离边缘 3 mm。在移植物外侧边做中线标记，用 2 根 2 号线等距穿越中线两侧。根据我们的经验，移植物内外宽度通常是3~3.5 cm，能提供充足的结节及肌腱覆盖。

过线

我们建议在前外侧入路采用 8.5 mm 工作套管作为移植物通道，关节镜在全过程始终保持在后外侧观察入路。

首先，缝合钩通过后方套管，穿透最后方、外侧肩袖组织。使用抓钳从前外侧套管抓出穿梭线，相应的 STIK 缝线的尾端穿梭通过肩袖肌腱后穿出后方套管（图 40.2）。

重复穿梭技术，从移植物 / 肩袖组织的后外侧缘到内缘再到前方，穿梭所有 STIK 缝线。关键是在这些步骤中，缝线不能缠绕，这需要过线时将每一根缝线在前一根的前方。操作过程中每下一次的缝合钩、过线、抓线、STIK 缝线都要保持在前一次过线的前方。通过细心而有组织的方式，我们可以放置很多缝线而不缠绕。前方的 STIK 缝线需要通过前方套管内的缝合钩穿过。

移植物植入

STIK 缝线穿过组织后，移植物准备通过前外侧套管植入（图 40.3）。拉出所有的缝线，在前外侧套管对接移植物。移植物卷成卷以便通过套管，然后，使用"推－拉"技术，用抓钳将移植物推入工作套管，STIK 缝线从相应的后方和前方套管拉出（图40.4 和图 40.5）。一旦移植物进入肩峰下间隙，每个缝线尾端依次拉出，展开移植物覆盖修复部位。每个 STIK 相继拉出并打结，固定移植物的前、内、后方。作者喜欢先将最前方的线打结，然后依次向后。

外侧固定

使用两枚敲入式缝合锚钉，将移植物的外侧缘

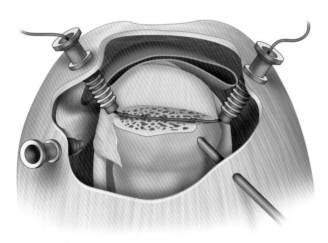

图 40.1　本图描绘正确的入路位置以及以内移为基础联合外侧结节骨髓打孔的三线锚钉肩袖修补

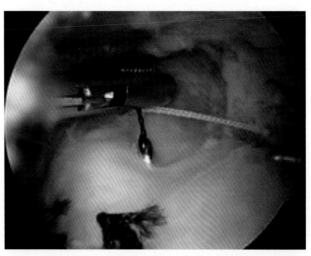

图 40.2　缝合钩和关节镜抓钳用于将 STIK 缝线穿过要修复的肩袖肌腱，在腱骨界面内侧，关节镜从后外侧入路观察

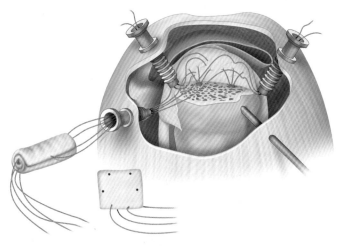

图 40.3　本图演示所有 STIK 缝线完全通过肩袖，移植物已经卷起，在前外侧套管外准备进入关节内。注意穿过移植物后，外侧缝线仍然在前外侧套管外，以为后续的敲入式锚钉固定所用

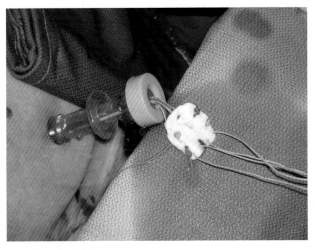

图 40.4　当缝线穿出前外侧套管准备将移植物送入鞘管和关节内之前移植物的外形

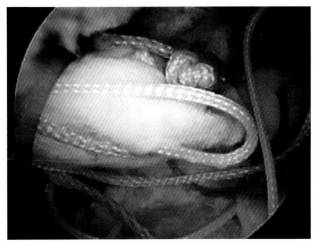

图 40.5　从后外侧入路观察移植物离开鞘管进入关节后的外形

固定在肱骨大结节外侧，保持上臂外展以到达大结节外侧。移植物的中线标记在放置锚钉时对于维持定位有参考作用。创建一个导向孔，在前外侧套管外，将前外侧缝合线尾装入敲入式锚钉。置入穿好缝线的敲入式锚钉将前外侧移植物拉紧并固定于大结节。使用相同的技术，将臂内旋，置入后外侧锚钉，从而固定移植物的外侧边（图 40.6）。

康复

我们发现，患者对应用类似巨大肩袖修补术后的康复方案反应良好。我们的经验认为，这种康复方法对于接受去细胞异体真皮补片加强和重建的患者来说没有区别。6 周内佩戴有外展枕的吊带，早期康复包括柔和的钟摆运动，以及肘、腕、手的活动度训练，每日进行 3 次。术后 6 周进行二次术后评价后开始进行正规的物理治疗，正规的物理治疗侧重于被动活动过渡到耐受范围内的主动活动。一旦患者获得无痛主动上举后就允许力量训练，这通常在术后 3~4 个月时。

手术技术：重建

对于肩袖加强术和重建术来说，体位、术前准备以及设备是相同的。

清理和早期修复

对于多数大到巨大肩袖撕裂，我们首先要进行彻底的上关节囊和肩袖松解以及滑囊切除，我们也试图尽可能多地修补原有后方肩袖和肩胛下肌腱，以为之后补片的植入提供附着点。我们喜欢使用足够大的补片填充缺损，反对张力过大的部分修补。清理肩袖足迹的软组织，在大结节锚钉植入点外侧行骨髓打孔。

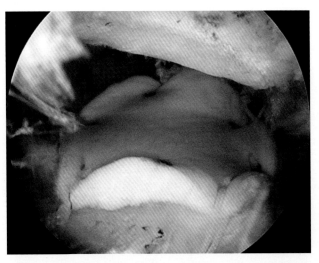

图 40.6　从前外侧入路观察 STIK 线拉出打结后补片的最终形态

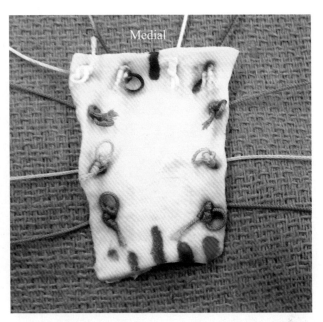

图 40.7　图中缝线已穿过补片，并打好 STIK 结。注意白色缝线已通过补片内侧

在足印区后方区域植入一枚带三线的锚钉，紧贴关节软骨缘外侧，肩袖肌腱残端后缘的前方。运用缝线穿梭技术，将锚钉上最后内侧的缝线在锚钉水平穿过后方的肩袖，使用滑动锁定结打结。这相当于部分修补，并建立了供补片附着的框架的后缘。

将第二个三线锚钉置入足印区前方，紧贴关节软骨外缘、肱二头肌腱后缘（如肱二头肌腱缺如，可将锚钉置于结节间沟处）。大多数的慢性巨大肩袖撕裂，前方肩袖或肩袖间隙组织质量较差，我们更倾向于实施肱二头肌腱固定术，这样肱二头肌腱能增强肩关节前方组织的强度，为补片提供附着和支持。运用缝线穿梭技术，将最前内侧的锚钉缝线多次穿过肩袖间隙组织和肱二头肌腱并以非滑结固定，以此建立补片附着的前侧框架。

补片的测量和制备

应用之前所述的打结缝线技术（图 40.1），测量肩袖断端所有四边的前 – 后和内 – 外的长度。

在后方操作台上仔细制备生物补片，剪成相应尺寸。补片各边多留出 3 mm 以为 STIK 线以及补片与残端重叠部分提供空间。在补片内侧及外侧缘的中点做垂线，在过 STIK 线的位置标记小点（图 40.7）。标记点距补片边缘 3 mm，间隔 5~7 mm，分别位于补片前、内、后缘。通常我们在补片前、后缘交替使用深绿和浅绿色的 STIK 线，内缘交替使用白色和紫色 STIK 线，这种色彩变化的缝线便于打结时寻找正确的线端。

过线

我们主张在外侧入路使用直径 8.5 mm 的鞘管，

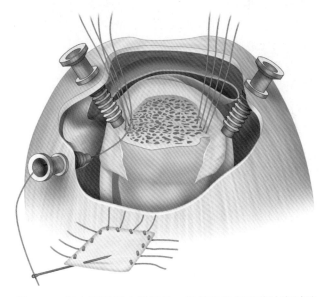

图 40.8　图中所示后方锚钉的一根缝线在肩关节外穿过移植物

前、后入路使用 7 mm 的鞘管。操作的第一部分是将关节镜置于前方的鞘管中，打好 STIK 结的补片放置于湿润的毛巾上，固定在上臂旁外侧鞘管的外侧。补片按照外侧缘远离外侧鞘管的方向走行，这样即代表了它拉入肩关节后的最终位置。

我们用勾线器将后方锚钉最后内侧的缝线拉出前外侧鞘管。将缝线在移植物的后外侧角处穿过移植物下表面（真皮或毛糙侧）到达上表面（光滑侧）（图 40.8），打 STIK 结，这样最终会将补片的后外侧角固定到锚钉上。

接下来，一个新月形的过线器通过后侧鞘管穿过距锚钉 5 mm 的肩袖后侧残端边缘，将穿梭线穿入过线器后从外侧鞘管拉出，特别要注意将每根缝线保持在前一根穿梭过的缝线的前方。如果这一步不够仔细，缝线会交叉，将导致补片拉入关节时发生扭转。相应的 STIK 线穿过局部肩袖组织后拉出后方通道，将这些 STIK 缝线留在后侧鞘管中。

重复运用穿梭技术，从后侧缘、内侧缘，最后在前缘沿肩袖间隙和肱二头肌腱进行操作（图40.9）。通过前侧鞘管进行前侧缝合时需要将关节镜转到后侧通道。根据组织缝合的位置和使用通道的不同，联合使用直的或弯的缝合钩。重要的是在这一步时缝线不要缠绕，这需要在过线时将其排列在前一根线的前方，穿梭线始终从两颗锚钉之间拉出（不能在锚钉前方或后方）。重要的是抓钳每次通过外侧鞘管进入关节都必须要看得见，以此确保它经所有的其他缝线的前方进入外侧鞘管（图40.10）。在这种有条不紊的情况下，我们可以放置任意数量的缝线而不会缠绕。

建立肩胛上切迹通道，将所有白色 STIK 缝线穿过肩袖残端内侧部分，经此通道拉出，这样有助于进行下一步的补片通过。

最后，前方锚钉上的最前内侧的缝线通过缝线钩经前外侧鞘管引出，使用带孔的直针将这些缝线从下而上的通过补片的前外侧角。打一个 STIK 结，

这最终将帮助固定补片的前外侧角。

补片植入

将 STIK 缝线穿过组织后，就做好了将补片通过外侧鞘管植入的准备（图40.11）。拉出所有缝线，将补片放在外侧套管口外，然后把补片卷起以方便补片通过套管。接下来，运用"推－拉"技术，用抓钳将移植物推到鞘管内。将通过肩胛上切迹通道穿出的 STIK 缝线首先拉紧，然后拉紧后侧及前侧鞘管穿出的缝线。一旦移植物进入肩峰下间隙，每个缝线依次拉紧，使补片展开并覆盖修补区域。维持缝线绷紧状态，可有效地避免形成线环，卡住 STIK 线引起补片扭转。

打结

打结时关节镜始终在外侧入路观察，所有缝线均过后侧鞘管打结。所有通过后侧入路的 STIK 缝线均从前侧鞘管拉出。然后有序地将每根缝线打结，从后外侧开始，每个 STIK 缝线用滑动锁结打结。STIK 线的自由支先通过后侧鞘管拉出，然后将其放入推结器，再将 STIK 线的打结支拉出打结。

外侧固定

一旦所有的 STIK 缝线都打好结，补片的外侧需要固定到大结节上。使用弧形缝合钩和过线技术将后方锚钉的最后一根缝线通过移植物外缘的后部。前侧锚钉的剩余缝线，使用相同的方法穿过补片外侧缘的前部，这些缝线可以被放置在缝线存储管内或即刻打结。

接下来，将一个或者两个双线锚钉置于补片的

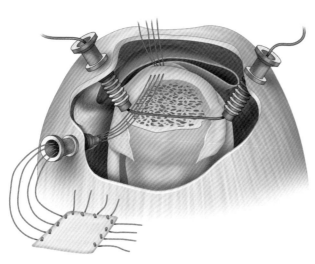

图 40.9　本图描述肩袖后缘穿过 4 根 STIK 缝线

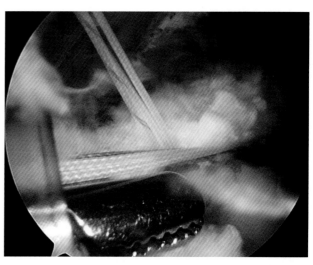

图 40.10　外侧鞘管进抓钳抓出穿梭线，关节镜在前方鞘管内，注意抓钳经过外侧鞘管内已穿过的缝线前方

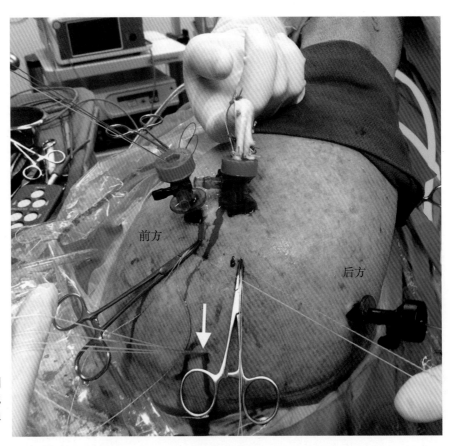

图 40.11　显示右肩移植物到达外侧鞘管边，准备植入关节内。注意此时缝线从后侧鞘管、肩胛上切迹通道、前侧鞘管穿出

外侧。我们建议每厘米使用一个双线锚钉固定剩余的补片。使用穿梭技术将缝线从后向前穿过补片的外缘。外侧的缝线自前向后地拉出外侧鞘管，使用滑动锁结打结（图 40.12）。

康复

我们对肩袖加强和重建采用相同的康复计划。详情请参考前面的章节。

文献综述

几位作者已经报道了关于去细胞真皮基质补片用于肩袖重建或加强方面的临床经验[64-68]。这些研究显示了良好的结果，且没有关于移植物的明显不良反应。尽管研究数量有限，但早期临床结果表现

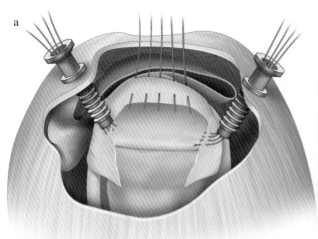

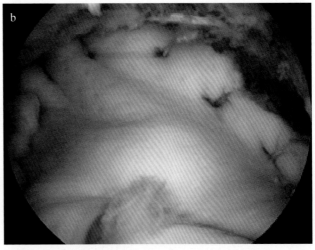

图 40.12　a. 显示移植物在位，所有的 STIK 缝线通过局部肩袖组织；b. 最后经关节镜观察到重建补片缝合在位

不俗。值得一提的是，Snyder 等报道了肩袖重建术后 3 个月，活检显示完整的移植物内包含有宿主血管及其他细胞浸润生长，有早期的组织再生迹象且没有炎症反应表现[29]。

加强

Barber 等最近发表了唯一的关于肩袖加强的前瞻性随机研究，对同时有两个肌腱撕裂且大于 3 cm 的患者进行了一项多中心的研究，22 例行单排肩袖修补结合去细胞真皮基质补片生物加强技术（组一），20 例患者不结合加强技术（组二）。通过 24 个月的随访发现，得益于加强技术，两组的 Constant 评分和 ASES 评分有显著性差异。通过平均 14.5 个月的增强 MRI 随访发现，组一肩袖修复的完整率达 85%，组二为 40%，无不良反应的报告[67]。

Rotini 等报道了 5 例去细胞真皮基质补片加强技术的初步经验，其中 3 例完全修补，1 例部分撕裂，1 例术后 1 年完全再撕裂，无不良事件报道[69]。

最近，Agrawal 报道了他的 14 例去细胞真皮基质补片加强技术经验[70]，通过平均 16.8 个月的随访，磁共振显示 14 例患者中有 12 例肩袖得到了完整修补（85.7%），力量、疼痛、功能评分显著提高。

重建

Bond 等在 2008 年报道了他们应用去细胞真皮基质补片作为一种重建补片的初步经验[65]，16 例经过去细胞真皮基质补片技术进行肩袖重建的患者经过平均 26.8 个月的 MRI 及临床随访，平均 UCLA 评分由 18.4 分提高到 30.4 分，Constant 评分由 53.8 分提高到 84 分，疼痛和力量评分改善明显，16 例患者中 15 例对疗效满意，MRI 评估中 13 例患者得到了完全的移植物愈合，所有患者全部无并发症。

2010 年，Wong 等随访了他们使用去细胞真皮基质补片重建技术应用于大序列巨大不可修复肩袖撕裂患者的初步经验[66]，45 例患者经过最少 2 年（24~68 个月）的随访，这一大宗病例研究得到了相似的评分结果，但是 MRI 评价没有被报道。

最近，Gupta 等前瞻性地报告了他们关于运用去细胞真皮基质补片重建技术治疗 24 例不可修复巨大肩袖撕裂的经验[71]，利用公开技术，作者报告了通过超声检测 76% 的患者得到完全愈合，其余患者部分愈合，ASES 评分从 66.6 分提高到 88.7 分，疼痛、肌力、功能评分得到明显改善。

总 结

手术处理大到巨大肩袖撕裂仍然是一个具有挑战性的问题。去细胞真皮基质补片成了一种潜在有优势的生物力学增强或重建方面的选择。相比其他异种补片和人工支架，生物力学研究更加支持使用去细胞真皮基质补片作为增强材料修复肩袖撕裂。早期临床研究表明，采用移植物加强或重建方式治疗严重的大到巨大肩袖撕裂，能改善疗效和提高愈合率。虽然这些支架可以提供一个独特的三维结构并作为载体再生肩袖组织，但腱骨界面独特的生物性需要被再生，这仍然是一个正在进行的研究[72, 73]。在此之前，移植物的增强或重建技术使得肩袖修补效果的提高更上一层楼，但即使是相当有经验的外科医师，慢性大到巨大肩袖撕裂也是具有挑战性的。

参·考·文·献

1. Turkelson CM, Zhao G. Musculoskeletal conditions and disorders: occurrence and healthcare use in the United States. Rosemont: Department of Research and Scientific Affairs, American Academy of Orthopaedic Surgeons. Available at http://www.aaos.org. Accessed 11 Jun 2008. Based on data from the National Electronic Injury Surveillance System (NEISS, 1998–2007; Consumer Product Safety Commission.

2. Sher JS, Uribe JW, Posada A, Murphy BJ, Zlatkin MB. Abnormal findings on magnetic resonance images of asymptomatic shoulders. J Bone Joint Surg. 1995;77A:10–5.

3. Yamaguchi K, Ditsios K, Middleton WD, Hildebolt CF, Galatz LM, Teefey SA. The demographic and morphological features of rotator cuff disease. A comparison of asymptomatic and symptomatic shoulders. J Bone Joint Surg. 2006;88A:1699–704.

4. Gulotta LV, Nho SJ, Dodson CC, Adler RS, Altchek DW, MacGillivray JD. Prospective evaluation of arthroscopic rotator cuff repairs at 5 years: part II–prognostic factors for clinical and radiographic outcomes. J Shoulder Elbow Surg. 2011;20:941–6.

5. Cho NS, Rhee YG. The factors affecting the clinical outcome and integrity of arthroscopically repaired rotator cuff tears of the shoulder. Clin Orthop Surg. 2009;1:96–104.

6. Galatz LM, Silva MJ, Rothermich SY, Zaegel MA, Havlioglu N, Thomopoulos S. Nicotine delays tendon-to-bone healing in a rat shoulder model. J Bone Joint Surg. 2006;88A:2027–34.

7. Gladstone JN, Bishop JY, Lo IK, Flatow EL. Fatty infiltration and atrophy of the rotator cuff do not improve after rotator cuff repair and correlate with poor functional outcome. Am J Sports Med. 2007;35:719–28.

8. Chung SW, Oh JH, Gong HS, Kim JY, Kim SH. Factors affecting rotator cuff healing after arthroscopic repair: osteoporosis as one of the independent risk factors. Am J Sports Med. 2011;10:2099–107.

9. Oh JH, Kim SH, Ji HM, Jo KH, Bin SW, Gong HS. Prognostic factors affecting anatomic outcome of rotator cuff repair and correlation with functional outcome. Arthroscopy. 2009;39:30–9.

10. Tashjian RZ, Hollins AM, Kim HM, et al. Factors affecting healing rates after arthroscopic double-row rotator cuff repair. Am J Sports Med. 2010;38:2435–42.

11. Burkhart SS, Lo IK. Arthroscopic rotator cuff repair. J Am Acad Orthop Surg. 2006;14:333–46.

12. Davidson PA, Rivenburgh DW. Rotator cuff repair tension as a determinant of functional outcome. J Shoulder Elbow Surg. 2000;9:502–6.

13. Goutallier D, Postel JM, Van Driessche S, Godefroy D, Radier C. Tension-free cuff repairs with excision of macroscopic tendon lesions and muscular advancement: results in a prospective series with limited fatty muscular degeneration. J Shoulder Elbow Surg. 2006;15:164–72.

14. Boileau P, Brassart N, Watkinson DJ, Carles M, Hatzidakis AM, Krishnan SG. Arthroscopic repair of full-thickness tears of the supraspinatus: does the tendon really heal? J Bone Joint Surg. 2005;87A:1229–40.

15. Galatz LM, Ball CM, Teefey SA, Middleton WD, Yamaguchi K. The outcome and repair integrity of completely arthroscopically repaired large and massive rotator cuff tears. J Bone Joint Surg. 2004;86A:219–24.

16. Bishop J, Klepps S, Lo IK, Bird J, Gladstone JN, Flatow EL. Cuff integrity after arthroscopic versus open rotator cuff repair: a prospective study. J Shoulder Elbow Surg. 2006;15:290–9.

17. Cole BJ, McCarty III LP, Kang RW, Alford W, Lewis PB, Hayden JK. Arthroscopic rotator cuff repair: prospective functional outcome and repair integrity at minimum 2-year follow-up. J Shoulder Elbow Surg. 2007;16:579–85.

18. Verma NN, Dunn W, Adler RS, Cordasco FA, Allen A, MacGillivray J, et al. All-arthroscopic versus mini-open rotator cuff repair: a retrospective review with minimum 2-year follow-up. Arthroscopy. 2006;22:587–94.

19. Nho SJ, Brown BS, Lyman S, Adler RS, Altchek DW, MacGillivray JD. Prospective analysis of arthroscopic rotator cuff repair: prognostic factors affecting clinical and ultrasound outcome. J Shoulder Elbow Surg. 2009;18:13–20.

20. Harryman II DT, Mack LA, Wang KY, Jackins SE, Richardson ML, Matsen III FA. Repairs of the rotator cuff. Correlation of functional results with integrity of the cuff. J Bone Joint Surg. 1991;73A:982–9.

21. Anderson K, Boothby M, Aschenbrener D, van Holsbeeck M. Outcome and structural integrity after arthroscopic rotator cuff repair using 2 rows of fixation: minimum 2-year follow-up. Am J Sports Med. 2006;34:1899–905.

22. Huijsmans PE, Pritchard MP, Berghs BM, van Rooyen KS, Wallace AL, de Beer JF. Arthroscopic rotator cuff repair with double-row fixation. J Bone Joint Surg. 2007;89A:1248–57.

23. Lafosse L, Brozska R, Toussaint B, Gobezie R. The outcome and structural integrity of arthroscopic rotator cuff repair with use of the double-row suture anchor technique. J Bone Joint Surg. 2007;89A:1533–41.

24. Sugaya H, Maeda K, Matsuki K, Moriishi J. Repair integrity and functional outcome after arthroscopic double-row rotator cuff repair. A prospective outcome study. J Bone Joint Surg. 2007;89A:953–60.

25. Snyder SJ. Why I prefer the "SCOI" single Row technique for All full thickness rotator cuff repairs. Inside AANA Newsl. 2012;28:6–9.

26. Fuchs B, Weishaupt D, Zanetti M, Hodler J, Gerber C. Fatty degeneration of the muscles of the rotator cuff: assessment by computed tomography versus magnetic resonance imaging. J Shoulder Elbow Surg. 1999;8:599–605.

27. Keener JD, Wei AS, Kim HM, Paxton ES, Teefey SA, Galatz LM, Yamaguchi K. Revision arthroscopic rotator cuff repair: repair integrity and clinical outcome. J Bone Joint Surg. 2010;92A:590–8.

28. Oh JH, Kim SH, Shin SH, Chung SW, Kim JY, Kim SH, et al. Outcome of rotator cuff repair in large-to-massive tear with pseudoparalysis: a comparative study with propensity score matching. Am J Sports Med. 2011;39:1413–20.

29. Snyder SJ, Arnoczky SP, Bond JL, Dopirak R. Histologic evaluation of a biopsy specimen obtained 3 months after rotator cuff augmentation with GraftJacket Matrix. Arthroscopy. 2009;25:329–33.

30. Montgomery SR, Petrigliano FA, Gamradt SC. Biologic augmentation of rotator cuff repair. Curr Rev Musculoskelet Med. 2011;4:221–30.

31. Neviaser JS, Neviaser RJ, Neviaser TJ. The repair of chronic massive ruptures of the rotator cuff of the shoulder by use of a freezedried rotator cuff. J Bone Joint Surg. 1978;60A:681–4.

32. Coons DA, Barber AF. Tendon graft substitutes-rotator cuff patches. Sports Med Arthrosc. 2006;14:185–90.

33. Gordon NM, Maxson S, Hoffman JK. Biologically enhanced healing of the rotator cuff. Orthopedics. 2012;35:498–504.

34. Hirooka A, Yoneda M, Wakaitani S, Isaka Y, Hayashida K, Fukushima S, et al. Augmentation with a Gore-Tex patch for repair of large rotator cuff tears that cannot be sutured. J Orthop Sci. 2002;7:451–6.

35. Audenaert E, Van Nuffel J, Schepens A, Verhelst M, Verdonk R. Reconstruction of massive rotator cuff lesions with a synthetic interposition graft: a prospective study of 41 patients. Knee Surg Sports Traumatol Arthrosc. 2006;14:360–4.

36. Encalada-Diaz I, Cole BJ, Macgillivray JD, Ruiz-Suarez M, Kercher JS, Friel NA, et al. Rotator cuff repair augmentation using a novel polycarbonate polyurethane patch: preliminary results at 12 months' follow-up. J Shoulder Elbow Surg. 2011;20:788–94.

37. Anderson JM, Rodriguez A, Chang DT. Foreign body reaction to biomaterials. Semin Immunol. 2008;20:86–100.

38. Babensee JE, McIntire LV, Anderson JM, Mikos AG. Host response to tissue engineered devices. Adv Drug Deliv Rev. 1998;33:111–39.

39. Badhe SP, Lawrence TM, Smith FD, Lunn PG. An assessment of porcine dermal xenograft as an augmentation graft in the treatment of

extensive rotator cuff tears. J Shoulder Elbow Surg. 2008;17:S35–9.

40. Nicholson GP, Breur GJ, Van Sickle D, Yao JQ, Kim J, Blanchard CR. Evaluation of a cross-linked acellular porcine dermal patch for rotator cuff repair augmentation in an ovine model. J Shoulder Elbow Surg. 2007;16:S184–90.

41. Soler JA, Gidwani S, Curtis MJ. Early complications from the use of porcine dermal collagen implants (Permacol) as bridging constructs in the repair of massive rotator cuff tears. A report of 4 cases. Acta Orthop Belg. 2007;73:432–6.

42. Iannotti JP, Codsi MJ, Kwon YW, Derwin K, Ciccone J, Brems JJ. Porcine small intestine submucosa augmentation of surgical repair of chronic two-tendon rotator cuff tears. A randomized, controlled trial. J Bone Joint Surg. 2006;88A:1238–44.

43. Walton JR, Bowman NK, Khatib Y, Linklater J, Murrell GA. Restore orthobiologic implant: not recommended for augmentation of rotator cuff repairs. J Bone Joint Surg. 2007;89A:786–91.

44. Malcarney HL, Bonar F, Murrell GA. Early inflammatory reaction after rotator cuff repair with a porcine small intestine submucosal implant: a report of 4 cases. Am J Sports Med. 2005;33:907–11.

45. Badylak SF, Gilbert TW. Immune response to biologic scaffold materials. Semin Immunol. 2008;20:109–16.

46. Nasca RJ. The use of freeze-dried allografts in the management of global rotator cuff tears. Clin Orthop Relat Res. 1988;228:218–26.

47. Barber FA, Herbert MA, Coons DA. Tendon augmentation grafts: biomechanical failure loads and failure patterns. Arthroscopy. 2006;22:534–8.

48. Barber FA, Aziz-Jacobo J. Biomechanical testing of commercially available soft-tissue augmentation materials. Arthroscopy. 2009;25:1233–9.

49. Barber FA, Herbert MA, Boothby MH. Ultimate tensile failure loads of a human dermal allograft rotator cuff augmentation. Arthroscopy. 2008;24:20–4.

50. McCarron JA, Milks RA, Mesiha M, Aurora A, Walker E, Iannotti JP, et al. Reinforced fascia patch limits cyclic gapping of rotator cuff repairs in a human cadaveric model. J Shoulder Elbow Surg. 2012;21:1680–6.

51. Aurora A, McCarron JA, van den Bogert AJ, Gatica JE, Iannotti JP, Derwin KA. The biomechanical role of scaffolds in augmented rotator cuff tendon repairs. J Shoulder Elbow Surg. 2011;21:1064–71.

52. Ide J, Kikukawa K, Hirose J, Iyama K, Sakamoto H, Mizuta H. Reconstruction of large rotator-cuff tears with acellular dermal matrix grafts in rats. J Shoulder Elbow Surg. 2009;18:288–95.

53. Adams JE, Zobitz ME, Reach Jr JS, An KN, Steinmann SP. Rotator cuff repair using an acellular dermal matrix graft: an in vivo study in a canine model. Arthroscopy. 2006;22:700–9.

54. Xu H, Sandor M, Qi S, Lombardi J, Connor J, McQuillan DJ, Iannotti JP. Implantation of a porcine acellular dermal graft in a primate model of rotator cuff repair. J Shoulder Elbow Surg. 2012;21:580–8.

55. Hee CK, Dines JS, Dines DM, Roden CM, Wisner-Lynch LA, Turner AS, et al. Augmentation of a rotator cuff suture repair using rhPDGF-BB and a type I bovine collagen matrix in an ovine model. Am J Sports Med. 2011;39:1630–9.

56. Santoni BG, McGilvray KC, Lyons AS, Bansal M, Turner AS, Macgillivray JD, et al. Biomechanical analysis of an ovine rotator cuff repair via porous patch augmentation in a chronic rupture model. Am J Sports Med. 2010;38:679–86.

57. Derwin KA, Codsi MJ, Milks RA, Baker AR, McCarron JA, Iannotti JP. Rotator cuff repair augmentation in a canine model with use of a woven poly-L-lactide device. J Bone Joint Surg. 2009;91A:1159–71.

58. Derwin KA, Baker AR, Spragg RK, Leigh DR, Iannotti JP. Commercial extracellular matrix scaffolds for rotator cuff tendon repair. Biomechanical, biochemical, and cellular properties. J Bone Joint Surg. 2006;88A:2665–72.

59. Chaudhury S, Holland C, Thompson MS, Vollrath F, Carr AJ. Tensile and shear mechanical properties of rotator cuff repair patches. J Shoulder Elbow Surg. 2012;21:1168–76.

60. Leuzinger J, Haag M, Lafosse L. Arthroscopic repair of large cuff tears using patching and augmentation of remaining defects with restore: presentation and description of a new arthroscopical method. Rev Chir Orthop Reparatrice Appar Mot. 2005;91:69.

61. Seldes RM, Abramchayev I. Arthroscopic insertion of a biologic rotator cuff tissue augmentation after rotator cuff repair. Arthroscopy. 2006;22:113–6.

62. Labbé MR. Arthroscopic technique for patch augmentation of rotator cuff repairs. Arthroscopy. 2006;22:1136.

63. Barber FA, Herbert MA, Schroeder FA, Aziz-Jacobo J, Mays MM, Rapley JA. Biomechanical advantages of triple-loaded suture anchors compared with double-Row rotator cuff repairs. Arthroscopy. 2010;26:316–23.

64. Burkhead WZ, Schiffern SC, Krishnan SG. Use of GraftJacket as an augmentation for massive rotator cuff tears. Semin Arthroplasty. 2007;18:11–8.

65. Bond JL, Dopirak RM, Higgins J, Burns J, Snyder SJ. Arthroscopic replacement of massive, irreparable rotator cuff tears using a GraftJacket allograft: technique and preliminary results. Arthroscopy. 2008;24:403–9.

66. Wong I, Burns J, Snyder S. Arthroscopic GraftJacket repair of rotator cuff tears. J Shoulder Elbow Surg. 2010;19:104–9.

67. Barber FA, Burns JP, Deutsch A, Labbe MR, Litchfield RB. A prospective, randomized evaluation of acellular human dermal matrix augmentation for arthroscopic rotator cuff repair. Arthroscopy. 2012;28:8–15.

68. Snyder SJ, Clark RR. Graft jacket allograft rotator cuff reconstruction: functional scores and MRI outcomes at greater than two years. Submitted to 2013 ASES Closed Meeting, Las Vegas.

69. Rotini R, Marinelli A, Guerra E, Bettelli G, Castagna A, Fini M, et al. Human dermal matrix scaffold augmentation for large and massive rotator cuff repairs: preliminary clinical and MRI results at 1-year follow-up. Musculoskelet Surg. 2011;95:S13–23.

70. Agrawal V. Healing rates for challenging rotator cuff tears utilizing an acellular human dermal reinforcement graft. Int J Shoulder Surg. 2012;6:36–44.

71. Gupta AK, Hug K, Berkoff DJ, Boggess BR, Gavigan M, Malley PC, et al. Dermal tissue allograft for the repair of massive irreparable rotator cuff tears. Am J Sports Med. 2012;40:141–7.

72. Rodeo SA. Biologic augmentation of rotator cuff tendon repair. J Shoulder Elbow Surg. 2007;16:S191–7.

73. Kovacevic D, Rodeo SA. Biological augmentation of rotator cuff tendon repair. Clin Orthop Relat Res. 2008;466:622–33.

第41章

富血小板血浆在肩袖修补中的作用

Pietro Randelli, Vincenza Ragone, and Paolo Cabitza

陈世益　译

引　言

肩袖撕裂是肩痛的一个常见病因，常伴有创伤及退变因素，其发病率随年龄递增[1]。肩袖撕裂的治疗较为复杂并且与许多因素有关。肩袖部分撕裂可以经保守治疗、消除致病因素而愈合。手术治疗则可通过开放或关节镜的方法进行一期修补肩袖撕裂。虽然一期肩袖修补的结果令人满意，肌腱缺损及再撕裂依然有一定的发生率[2-5]。

一些研究显示仅通过腱－骨手术修补无法形成自然的腱－骨愈合[6]。修补后腱－骨结合处是通过纤维瘢痕组织形成愈合，而不是通过组织学上正常结构的再生而愈合的。因此愈合处机械强度较低，容易发生再撕裂[7-9]。由于肩袖修补手术的失败率较高，达到11%~94%[5, 10-12]，因此有必要研发相关生物增强技术以减少术后复发率，并提高肩袖修补术后长期的肩关节功能。

运用富血小板血浆（platelet-rich plasma，PRP）这样的生物手段以促进肩袖肌腱愈合在近几年受到越来越多人的青睐。多种PRP配方及技术已被用于促进肩袖修复。本章将讨论总结现有的证据，以阐释PRP在肩关节镜下肩袖修补中的效用。文章将重点对这一生物手段在肩袖肌腱愈合方面的作用进行数据综述。

富血小板血浆

富血小板血浆（PRP）是富含血小板的一种成分血，活化后可以释放多种生长因子（growth factors，GFs）参与组织修复进程。PRP包含多种在正常腱－骨愈合中必要的生长因子，如转化生长因子－β（TGF-β）、成纤维生长因子（FGF）、血小板衍生生长因子（PDGF）、血管内皮生长因子（VEGF）、结缔组织生长因子，以及表皮生长因子（EGF）[13, 14]。

血小板也含有致密颗粒，贮藏多种生物活性分子，如血清素、钙离子和腺苷[15]。运用蛋白组学方法，在血小板释放物中已经发现超过300种蛋白。这些蛋白以自分泌或旁分泌方式调控细胞的信号通路以及趋化运动，从而促进肌腱愈合。

不同PRP配方中生长因子浓度以及代谢酶类含量有明显的差异[16]。对于PRP中是否存在白细胞以及PRP是否活化，现已制定一套PRP分类系统。血小板可以在体外由凝血酶和／或钙离子活化。这一处理可以使得生长因子即刻释放。不使用凝血酶或钙离子，亦即未活化形式的PRP，则依赖于内源性胶原蛋白对其的体内活化作用。PRP可以通过离心技术形成血小板血浆悬液或血小板白细胞混合液。这些悬液分别被叫作乏白细胞PRP和富白细胞PRP[17]。

文献综述

依据肩袖文献，PRP可以直接注射或局部植入PRP基质支架以修补组织。本文中涉及临床研究的特点总结于表41.1。

Randelli等[18]发表了首篇将PRP用于肩袖修补的文章。14例患者在手术最后接受了活化PRP注射。PRP由患者术前抽取的54 ml全血离心得到。PRP 与浓缩血浆混合并且由自体凝血酶组分活化（图 41.1）。术中运用单排缝线锚钉技术修补肩袖撕裂。在干燥的肩峰下间隙，PRP 被注射在骨和修补的肩袖间（图 41.2 和图 41.3）。患者在术后 10 日起开始接受被动辅助训练，并前瞻性随访了 24 个月。与术前数值相比，在观察期内视觉模拟评分（VAS）、UCLA 评分以及 Constant 评分均有显著提升。作者们认为他们将 PRP 用于关节镜下肩关节手术的技术安全有效，无并发症。然而，这一研究并没有设置对照组，并且在最后随访时没有评价其修补处的强度。

表 41.1　针对肩关节镜肩袖修补中 PRP 运用的临床研究

作者	证据等级	PRP 配方	患者数量	手术技术
Randelli et al. [18]	4 级 前瞻性系列病历	可注射 PRP（GPS system Biomet Biologics）	14	单排固定
Castricini et al. [19]	1 级 随机对照研究	可缝合 PRP（CASCADE system）	88	双排固定
Randelli et al. [20]	1 级 随机对照研究	可注射 PRP（GPS system Biomet Biologics）	53	单排固定
Jo et al. [21]	2 级 前瞻性队列研究	可缝合 PRP（Cell– separator system, COBE Spectra LRS Turbo）	42	类似穿骨道固定
Barber et al. [22]	3 级 病例对照研究	可缝合 PRP（CASCADE system）	40	单排固定
Gumina et al. [23]	1 级 随机对照研究	可缝合 PRP（RegenKit; Regen Lab）	76	单排技术
Rodeo et al. [24]	2 级 随机对照研究	可缝合 PRP（CASCADE system）	67	单排或双排 / 类似穿骨道固定
Bergeson et al. [25]	3 级 队列研究	可缝合 PRP（CASCADE system）	37	单排或双排固定

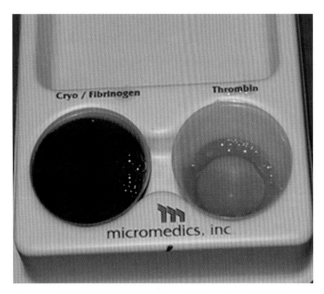

图 41.1　手术修补后置于无菌盘中的 PRP 和自体凝血酶

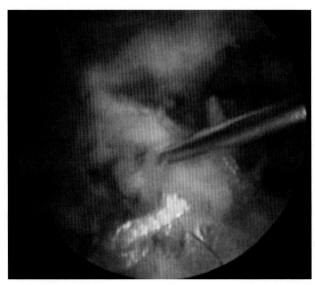

图 41.2　关节镜下肩袖修补

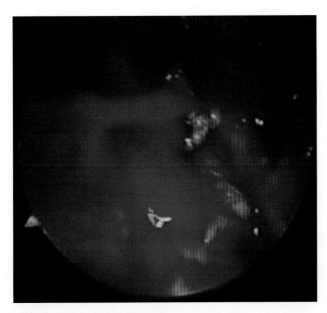

图 41.3　PRP 注射后的肩袖修补

运用类似的 PRP 制备方法，Randelli 等[20] 最近发表了一篇关节镜下肩袖修补术中 PRP 作用的随机对照研究。研究对象随机分为两组，治疗组在手术最后接受局部 PRP 注射，对照组除正常关节镜修补外不接受任何附加治疗措施。所有的患者均接受相同的术后加速康复方案。治疗组在术后 3 天、7 天、14 天和 30 天的疼痛评分更低（*P* < 0.05），术后 3 个月治疗组的临床结果显著好于对照组（*P* < 0.05），两组在 6 个月、12 个月及 24 个月时无显著差异。术后至少 1 年的磁共振（MRI）随访显示肩袖的愈合率无明显差异（PRP 组 40%，对照组 52%；*P* > 0.05）。在撕裂较小的患者亚组内，PRP 组在术后 3 个月、6 个月、12 个月及 24 个月时外旋肌力明显更高（*P* < 0.05）。明确再撕裂的发生分别是 PRP 亚组 2 例（14%），对照组 6 例（37%）（*P* > 0.05）。

Jo 等[21] 对 19 例肩袖全层撕裂加强手术患者使用了经 10% 葡萄糖酸钙活化的 PRP，他们将这些患者作为治疗组与 23 例接受标准手术修补的对照组患者进行比较。PRP 在术前 1 天通过血小板提取法制备。在 PRP 凝胶中仅含有微量白细胞。制备过程中采取一定手段以标化 PRP，使其浓度达到高于基线水平 3.5 倍的靶浓度。术中 PRP 以凝胶形式编入缝线中，并被放置于腱和骨的交界处。所有病例中的肩袖修补均由关节镜下类似穿骨道技术（transosseous-equivalent technique）完成。术后 4~6

周依据撕裂的大小开展被动关节活动以及主动辅助训练。对照组在术后 3 个月内功能评分更高，然而这一数据中存在偏倚，PRP 组中有更多的巨大撕裂患者，并且其康复训练术后 6 周才开始，而对照组中撕裂为小到大型，并且康复在术后 4 周开始。在随访 6~12 个月时未见组间明显差异。尽管 PRP 组大到巨大撕裂患者占比较高，但在术后 9 个月以上的 MRI 随访中发现 PRP 组再撕裂率为 26.7%，而对照组中再撕裂率为 41.2%（*P* > 0.05）。在撕裂小于 3 cm 的患者中 PRP 组再撕裂率为 12.5%（8 例中的 1 例），对照组再撕裂率为 35.7%（14 例中的 5 例）（*P* > 0.05）。

Gumina 等[23] 最近研究了肩袖后上方巨大撕裂患者关节镜下肩袖修补术中是否使用血小板 - 白细胞膜对其术后临床及磁共振（MRI）结果的影响。连续的 80 例患者被随机分入治疗组和对照组。治疗组在肩袖肌腱和足印区之间植入血小板 - 白细胞膜。富血小板血浆（PRP）是从术前抽取的患者 10 ml 外周血中提取的（RegenKit；Regen Lab, Le Mont-sur-Lausanne, Switzerland）。将 PRP 与葡萄糖酸钙以及巴曲酶混合后二次离心 20~30 分钟，可以得到直径 13 mm、厚度 3~4 mm 的膜，再将其整合进缝线中用在 PRP 患者组中（40 例患者）。所有撕裂均以关节镜下单排技术缝合。在 PRP 组中，每一颗锚钉使用一层膜。术后 1 周开始监护下被动关节活动。在平均长度为 13 个月的随访中，仅在对照组中观察到肩袖再撕裂。血小板 - 白细胞膜的使用与肩袖愈合明显相关（*P* =0.04）。

一些作者使用 CASCADE 自体血小板系统（Cascade Medical Enterprises, Wayne, NJ）以从自体血中制备富血小板血浆。

Castricini 等[19] 开展了一项针对 88 例关节镜下肩袖修补患者的前瞻性随机对照双盲研究，43 例患者接受自体富血小板纤维蛋白基质（PRFM），另 45 例作为对照不接受 PRFM。术前抽取患者 9 ml 静脉血可以经处理后获得自体可缝合纤维蛋白膜。PRP 中混入氯化钙后进行二次离心 25 分钟。得到的纤维蛋白膜整合进缝线结构，并在持续生理盐水灌注下被置于腱和大结节交界处。所有病例均用双排带线锚钉技术固定。术后制动 3 周，随后开始被动以及辅助主动运动。在 16 个月的随访评估中，Constant 评分以及磁共振表现均未提示统计学显著差异。然而，对照组的再撕裂率为 10.5%，而治疗组再撕裂率为 2.5%，差异接近统计学显著水平（$P=0.07$）。Arnoczky 运用卡方检验的方法对这篇文章的磁共振数据进行了重新分析，其结论是 PRP 增强肩袖修补可以显著地恢复正常的足印（$P=0.02$）以及信号强度（$P<0.001$）[26]。

运用同样的 PRP 制备技术，Rodeo 等[24] 最近发表了一篇有关 PRFM（CASCADE Autologous Platelet System）在关节镜下肩袖修补术中效用的前瞻性随机双盲试验研究。随机选出 40 例的试验治疗组和 39 例的对照组。PRP 组在肌腱和大结节间置入自体可缝合纤维蛋白膜。其中 26 例患者采取单排修补，其余采用双排修补。在术后 6 周和 12 周超声评估肌腱愈合情况，两组间未见肌腱愈合差异。在 12 周时对照组中 80.6% 的肩袖肌腱完整，而 PRP 组中这一比例为 66.7%（$P=0.2$）。对滑囊周围、肌腱周围以及腱腹交界区的血管化也进行了对照（$P>0.05$）。

Barber 等[22] 针对关节镜下肩袖修补是否同时使用 PRP 开展了一项前瞻性的研究，纳入了 40 例患者。PRP 的处理方法是术前抽取患者 18 ml 全血，形成两张自体可缝合纤维蛋白膜，随后在术中置入肌腱和骨之间。所有病例均在关节镜下进行单排肩袖修补，术后 6 周开始被动康复。术后 4 个月复查 MRI 示对照组中 60% 肌腱存在持续全层缺损，PRP 组比例为 30%（$P=0.03$）。在小于 3 cm 的撕裂病例中，PRP 组有 86% 的愈合率，对照组愈合率为 50%（$P<0.05$）。在随访期终点，两组间的临床结局未见明显差别（随访期平均 31 个月）。

与之相似，Bergeson 等[25] 将 PRFM 栓（CASCADE Autologous Platelet System）用于加强 16 例有肩袖再撕裂风险患者的关节镜下肩袖修补术，并与 21 位具有相同撕裂风险并接受标准修补、不使用 PRP 的患者相对比。在 PRP 以及对照组中均依据手术医生的判断采用单排固定或双排固定，术后 4~6 周开始被动关节活动。术后 1 年以上的磁共振显示对照组的再撕裂率明显更低（PRP 组 56%，对照组 38%；$P=0.024$）。在结果中去除双排修补的病例后其差异一样显著（PRP 组 62%，对照组 40%；$P=0.022$）。

数据分析

目前已经发表的临床研究有不同的试验设计，其证据等级在 1 级到 4 级不等。此外，这些研究中运用了 4 种不同的 PRP 制备系统（表 41.1）。在这些系统中，自体血的采血量、离心率和时间、给药方式、活化剂、白细胞浓度、最终 PRP 体积以及最终血小板和生长因子的浓度有所不同。

不同试验研究间手术技术（类似穿骨道法，单排或双排技术）以及康复方法（标准或加速）也不相同。4 个研究中使用了关节镜下单排技术，2 个研究中使用了双排技术，在其余的两个研究中则是依据手术医生的判断选择使用了单排或双排技术。另外在肩袖撕裂大小以及受累的腱方面，不同研究间也存在差异。

尽管在手术技术、PRP 制备方法以及撕裂大小等方面存在差异，通过集中现有试验数据重新计算再撕裂率，以确定 PRP 在肩袖愈合方面的潜力。PRP 治疗组和对照组之间的再撕裂率差异用卡方检验以及 Fisher 精确检验来进行分析。

对所有的 7 项研究进行分析显示，PRP 组和对照组间的再撕裂率无明显差异。两个组的再撕裂率分别是 22%（41/188）和 28%（52/187）（$P>0.05$）。Randelli 等[18] 开展的初步研究数据没获得，因此未纳入这一分析中。

有趣的是，在单独分析 1 级研究时，趋势显示 PRP 组有较低的再撕裂率（PRP 组和对照组分别是 9.9% 和 19.4%；$P=0.05$，卡方检验）（表 41.2）[19, 20, 23]。

3 项研究将测量为 3 cm 以下的撕裂定义为中小型肩袖撕裂[19, 21, 22]。Randelli 等[20] 依据肩袖回缩程度对肩袖撕裂进行分级。若撕裂暴露了肱骨头，但并未完全退缩至关节盂表面，则被定义为中小型撕裂。对结果进行分层分析可以发现，中小型肩袖撕裂组间存在显著差异。PRP 组患者再撕裂率为 7.9%，对照组再撕裂率为 26.8%（$P=0.002$，卡方检验）（表 41.2）。另外 3 项研究中，小到中等肩袖撕裂的再撕裂数据未获得，因此未纳入这项分析[23-25]。

表 41.2　已有的试验研究中再撕裂率的汇总数据

1 级研究分析			小到中等撕裂分析		
作者	PRP	对照组	作者	PRP	对照组
Castricini et al. [19]	2.5 % (1/40)	10.5 % (4/38)	Castricini et al. [19]	2.5 % (1/40)	10.5 % (4/38)
Randelli et al. [20]	40.9 % (9/22)	52 % (12/23)	Randelli et al. [20]	14.2 % (2/14)	37.5 % (6/16)
Gumina et al. [23]	0 % (0/39)	8.2 % (3/37)	Jo et al. [21]	12.5 % (1/8)	35.7 % (5/14)
			Barber et al. [22]	14.2 % (2/14)	50 % (7/14)
总计 *	9.9 % (10/101)	19.4 % (19/98)	总计 **	7.9 % (6/76)	26.8 % (22/82)

注：*P=0.05；**P=0.002

在对双排固定以及类似穿骨道固定修补技术的研究中，亚组分析未发现明显差异 [PRP 组 19.3% (16/83)，对照组 20.8% (16/77)；$P>0.05$][19, 21, 24, 25]。类似地对单排修补的患者进行亚组分析，也未观察到 PRP 组和对照组间的明显差异 [分别是 23.8% (25/105) 和 32.7% (36/110)；$P>0.05$][20, 22-25]。

我们对运用相同 PRP 制备系统 (CASCADE Autologous Platelet System) 的研究进行分析也未发现明显差异 [19, 22, 24, 25]。在 PRP 组和对照组中再撕裂率分别是 25% (28/112) 和 27% (30/110) ($P>0.05$)。值得注意的是，除了 2 例感染，其使用中未见其他并发症。Bergeson 等 [25] 报告 PRFM 治疗组中感染率为 12%，对照组中感染率为 0。然而这一差别并未达到统计学显著意义，而且其他 7 项研究中并未发现感染和并发症发生率的差异。

讨 论

虽然临床研究的结论之间互相矛盾，文献数据提示 PRP 用于肩袖修补对愈合过程有益。特别的是，当仅分析证据等级较高（1 级）的研究时，两组之间存在临界的显著差异 ($P=0.05$)。对中小肩袖撕裂的分层分析显示，PRP 组有显著更低的再撕裂率。因此，PRP 可改善小到中等肩袖撕裂的愈合，这可能要归因于生长因子的生物增强作用。

Namazi 最近强调了富血小板血浆减少肩袖再撕裂率的主要机制。白细胞介素 –1β (IL–1β) 水平与肩袖肌腱的退变相关 [27]。相反，TGF–β 可增强肩袖腱修补的强度。最近的研究显示，PRP 不仅可抑制 IL–1β 引起的炎症反应，也可以增强 TGF–β 的合成 [28, 29]。

此外，最近有体外研究评估了 PRP 对来自退变性撕裂肩袖来源的人类腱细胞的效用，显示血小板释放的生长因子可以增强腱细胞的增殖，促进肌腱细胞外基质的合成 [30, 31]。

总 结

临床研究产生了互相矛盾的结果，很难得出结论说肩袖修补术中的 PRP 使用有多大效用。要确定 PRP 相对标准的治疗措施在促进愈合方面的作用仍然需要更多的前瞻性随机对照研究（1 级），尤其是针对小到中型的撕裂。

参·考·文·献

1. Sher JS, Uribe JW, Posada A, Murphy BJ, Zlatkin MB. Abnormal findings on magnetic resonance images of asymptomatic shoulders. J Bone Joint Surg. 1995;77A:10–5.

2. Lafosse L, Jost B, Reiland Y, Audebert S, Toussaint B, Gobezie R. Structural integrity and clinical outcomes after arthroscopic repair of isolated subscapularis tears. J Bone Joint Surg.

2007;89A:1184–93.

3. Lichtenberg S, Liem D, Magosch P, Habermeyer P. Influence of tendon healing after arthroscopic rotator cuff repair on clinical outcome using single-row Mason-Allen suture technique: a prospective, MRI controlled study. Knee Surg Sports Traumatol Arthrosc. 2006;14:1200–6.

4. Cole BJ, McCarty 3rd LP, Kang RW, Alford W, Lewis PB, Hayden JK. Arthroscopic rotator cuff repair: prospective functional outcome and repair integrity at minimum 2-year follow-up. J Shoulder Elbow Surg. 2007;16:579–85.

5. Boileau P, Brassart N, Watkinson DJ, Carles M, Hatzidakis AM, Krishnan SG. Arthroscopic repair of full-thickness tears of the supraspinatus: does the tendon really heal? J Bone Joint Surg. 2005;87A:1229–40.

6. Burkhart SS, Danaceau SM, Pearce Jr CE. Arthroscopic rotator cuff repair: analysis of results by tear size and by repair techniquemargin convergence versus direct tendon-to-bone repair. Arthroscopy. 2001;17:905–12.

7. Cheung EV, Silverio L, Sperling JW. Strategies in biologic augmentation of rotator cuff repair: a review. Clin Orthop Relat Res. 2010;468:1476–84.

8. Galatz LM, Sandell LJ, Rothermich SY, Das R, Mastny A, Havlioglu N, et al. Characteristics of the rat supraspinatus tendon during tendon-to-bone healing after acute injury. J Orthop Res. 2006;24:541–50.

9. Rodeo SA, Arnoczky SP, Torzilli PA, Hidaka C, Warren RF. Tendon-healing in a bone tunnel: a biomechanical and histological study in the dog. J Bone Joint Surg. 1993;75A:1795–803.

10. Galatz LM, Ball CM, Teefey SA, Middleton WD, Yamaguchi K. The outcome and repair integrity of completely arthroscopically repaired large and massive rotator cuff tears. J Bone Joint Surg. 2004;86A:219–24.

11. Lafosse L, Brzoska R, Toussaint B, Gobezie R. The outcome and structural integrity of arthroscopic rotator cuff repair with use of the double-row suture anchor technique. J Bone Joint Surg. 2008;90A:275–86.

12. Levy O, Venkateswaran B, Even T, Ravenscroft M, Copeland S. Mid-term clinical and sonographic outcome of arthroscopic repair of the rotator cuff. J Bone Joint Surg. 2008;90B:1341–7.

13. Eppley BL, Woodell JE, Higgins J. Platelet quantification and growth factor analysis from platelet-rich plasma: implications for wound healing. Plast Reconstr Surg. 2004;114:1502–8.

14. Everts PA, Knape JT, Weibrich G, Schonberger JP, Hoffmann J, Overdevest EP, et al. Platelet-rich plasma and platelet gel: a review. J Extra Corp Technol. 2006;38:174–87.

15. Mishra A, Harmon K, Woodall J, Vieira A. Sports medicine applications of platelet rich plasma. Curr Pharm Biotechnol. 2012;13:1185–95.

16. Sundman EA, Cole BJ, Fortier LA. Growth factor and catabolic cytokine concentrations are influenced by the cellular composition of platelet-rich plasma. Am J Sports Med. 2011;39:2135–40.

17. Dohan Ehrenfest DM, Bielecki T, Mishra A, Borzini P, Inchingolo F, Sammartino G, et al. In search of a consensus terminology in the field of platelet concentrates for surgical use: platelet-rich plasma (PRP), platelet-rich fibrin (PRF), fibrin gel polymerization

and leukocytes. Curr Pharm Biotechnol. 2012;13:1131–7.

18. Randelli PS, Arrigoni P, Cabitza P, Volpi P, Maffulli N. Autologous platelet rich plasma for arthroscopic rotator cuff repair. A pilot study. Disabil Rehabil. 2008;30:1584–9.

19. Castricini R, Longo UG, De Benedetto M, Panfoli N, Pirani P, Zini R, et al. Platelet-rich plasma augmentation for arthroscopic rotator cuff repair: a randomized controlled trial. Am J Sports Med. 2011;39:258–65.

20. Randelli P, Arrigoni P, Ragone V, Aliprandi A. Platelet rich plasma in arthroscopic rotator cuff repair: a prospective RCT study, 2-year follow-up. J Shoulder Elbow Surg. 2011;20:518–28.

21. Jo CH, Kim JE, Yoon KS, Lee JH, Kang SB, Lee JH, et al. Does Platelet-Rich Plasma accelerate recovery after rotator cuff repair? A prospective cohort study. Am J Sports Med. 2011;39: 2082–90.

22. Barber FA, Hrnack SA, Snyder SJ, Hapa O. Rotator cuff repair healing influenced by platelet rich plasma construct augmentation. Arthroscopy. 2011;27:1029–35.

23. Gumina S, Campagna V, Ferrazza G, Giannicola G, Fratalocchi F, Milani A, et al. Use of platelet-leukocyte membrane in arthroscopic repair of large rotator cuff tears: a prospective randomized study. J Bone Joint Surg. 2012;94A:1345–52.

24. Rodeo SA, Delos D, Williams RJ, Adler RS, Pearle A, Warren RF. The effect of platelet-rich fibrin matrix on rotator cuff tendon healing: a prospective, randomized clinical study. Am J Sports Med. 2012;40:1234–41.

25. Bergeson AG, Tashjian RZ, Greis PE, Crim J, Stoddard GJ, Burks RT. Effects of platelet-rich fibrin matrix on repair integrity of at-risk rotator cuff tears. Am J Sports Med. 2012;40:286–93.

26. Arnoczky SP. Platelet-rich plasma augmentation of rotator cuff repair: letter. Am J Sports Med. 2011;39:np8–9.

27. Namazi H. Letter to the editor. Curr Med Res Opin. 2012;28:1755.

28. Kakudo N, Minakata T, Mitsui T, Kushida S, Notodihardjo FZ, Kusumoto K. Proliferation-promoting effect of platelet-rich plasma on human adipose-derived stem cells and human dermal fibroblasts. Plast Reconstr Surg. 2008;122:1352–60.

29. Savitskaya YA, Izaguirre A, Sierra L, Perez F, Cruz F, Villalobos E, et al. Effect of angiogenesis-related cytokines on rotator cuff disease: the search for sensitive biomarkers of early tendon degeneration. Clin Med Insights Arthritis Musculoskelet Disord. 2011;4:43–53.

30. Hoppe S, Alini M, Benneker LM, Milz S, Boileau P, Zumstein MA. Tenocytes of chronic rotator cuff tendon tears can be stimulated by platelet-released growth factors. J Shoulder Elbow Surg. 2013;22:340–9.

31. Jo CH, Kim JE, Yoon KS, Shin S. Platelet-rich plasma stimulates cell proliferation and enhances matrix gene expression and synthesis in tenocytes from human rotator cuff tendons with degenerative tears. Am J Sports Med. 2012;40:1035–45.

第 *42* 章

关节镜辅助下背阔肌转位术

Enrico Gervasi and Alessandro Spicuzza

陈世益 译

引 言

肩袖撕裂手术最初的关注点在于肌腱撕裂的解剖修复，但是影像学研究发现即使已经完整牢固地修复，巨大肩袖撕裂缝合后的腱骨愈合仍存在很高的失败率或撕裂复发率[1, 2]。因此，对于巨大不可修复的肩袖缺损的手术修复，需要寻求对腱骨部位缝合的有效替代方法，目前主要有以下几种：清理[3]、部分肩袖修补[4]、肩胛下肌腱转位[5]、肩胛下肌联合小圆肌转位[6]、肱三头肌长头腱转位[7]、大圆肌转位[8, 9]、自体肱二头肌腱移植物重建[10]、冻干异体肩袖移植物[11]和人工移植物等[12]。

肌肉转位技术过去常用于治疗神经损伤，例如产瘫。这些患者由于颈神经根（通常是第五颈神经根）损伤导致外旋功能受损，内旋肌肉逐渐占据优势，最终导致不能将手举至嘴部或颈部。

在此情况下，L'Episcopo 技术[13] 可用于纠正外旋功能的缺失，当前用于治疗不可修复的后上部肩袖撕裂的肌肉转位技术也是由此技术发展而来。它包括将背阔肌（LD）肌腱和大圆肌（TM）肌腱从肱二头肌间沟内缘剥离，然后向反方向旋转（从内后侧转至前外侧）后重新插入肱骨干。Geber 等[14] 首先对此切开技术进行改良并用来治疗不可修复的肩袖撕裂。近来，关节镜辅助下背阔肌转位技术（LDT）逐渐发展，用以治疗巨大不可修复的后上部肩袖撕裂[15]。

为何选择关节镜下治疗？因为关节镜能够彻底地进行关节内和关节外的手术步骤操作，与开放式手术相比微创并且降低并发症少。此外，万一手术失败，肩袖撕裂进展为肩袖撕裂性关节病，需要进行反式全肩关节置换术（RSA）时，避开三角肌的入路方式也可留条退路。

病理生理学

巨大不可修复的肩袖撕裂

不同的分型方法对巨大肩袖撕裂的定义基于受损肌腱的数量、损伤后肌腱回缩情况、撕裂宽度、肩峰肱骨头间距。事实上每种分型都有局限性，还没有巨大撕裂的分型方法聚焦于肌腱转位的指征。

在巨大肩袖撕裂中，一些是可以被"光荣"修复的；但另一些撕裂情况，即使修复从技术上是可行的，但肌腱病变（肌腱退化和组织活性差）和 / 或肌肉病变（萎缩和脂肪浸润）也会使得修复注定失败。

横纹肌根据功能不同存在一些特征差异，如长度、横截面积、力矢量相关的肌纤维排列方向（羽状角）、肌腹的数量、收缩的类型、复位速度、运动控制（是否有自调整能力）。肌肉整体张力取决于活性部位的数量，即主动（收缩）与被动力的总和。萎缩的肌肉除了不产生主动收缩之外，同时还缺乏黏弹性。因此，它伸展很快，但不会像弹簧一样有被动回缩的效果。我们用"修复概率"的概念来代替可修复的概念。

骨结构

巨大肩袖撕裂的影像学检查可以表现为以下不同类型：

（1）肱骨头向头侧移位伴有轻微骨性改变征象；

（2）肱骨头和肩峰下表面及肩峰前方骨赘接触，限制了肱骨向上移位。

在后一种情况下，由于完整的喙肩弓会对抗肱骨头向头侧移位，肱骨头旋转中心和关节盂中心之间的关系得以维持。因此，在三角肌收缩在其矢量力线上产生肱骨头旋转时避免了三角肌纤维过度缩短。肩盂肱骨头的吻合程度越接近球窝关节模式，上述产生的作用就越大。残余的肩袖肌腱得益于此，因为它们无需将肱骨头中心化而且仍可单纯发挥旋转作用。这就可以解释，为什么肩峰成形术有时会导致在功能上灾难性的后果：一个抬举无力发展为术后假瘫。

肩胛盂"髋臼式"的外观取决于活动时的摩擦所产生的骨面磨损。因此，具有有效运动的巨大肩袖撕裂患者会带来具有向心性而非离心性代偿——肩胛盂磨损。相反地，一些急性发作的严重肩袖损伤的患者往往是已存在损伤的创伤性延伸，由于它的发生缺少逐渐适应的过程，骨表面通常是规整的。

一部分学者认为肱骨头向头侧移位和肩峰肱骨间距离的缩短是肌腱转位手术的禁忌证，因为此种情况下，肌腱移位术无法使肱骨头重新中心化。我们的经验是，常规术后影像学检查可帮助我们判断转位的肌腱是否起到被动的约束作用。因此，我们认为术后肩峰肱骨间隙的增宽是一个有利的预后因素（图 42.1）。

动力平衡

明确骨组成的作用后，我们还必须关注肩胛骨——肱骨头之间的动力平衡。相反方向上的肌力平衡经过三角肌作用下对肱骨头旋转中心的稳定性起到了支撑作用。前后方向（前方：肩胛下肌；后方：冈下肌和小圆肌）的肌肉协同收缩引起肩胛骨平面上抬。矢状面上前后力量失去平衡首先导致旋转，然后引起肱骨头平移出它的中心位置。这与自发性肩关节不稳类似：抑制协同肌的同时，突然收缩拮抗肌。在失代偿的巨大肩袖撕裂病例中，由于应力失衡引起肱骨（头）不稳导致肌力下降直至外展不能。因此，在合适的情况下进行肌腱转位可用于修复肩袖撕裂，尤其是肩胛下肌上部。此方法通过平衡力偶以及使肱骨头回到中心位置而促进手术效果。

与腱转位相关的巨大肩袖撕裂分型

让我们来考虑矢状面上全层回缩肩袖撕裂，无论是腱撕裂抑或是肌腹萎缩，假设两者功能上无差别[16]，不需进一步区分两种病情。由于冈上肌撕裂总是会存在，并且它不会影响我们的治疗决策，所以在下述的分类标准中并未考虑冈上肌。根据撕裂的位置，我们将撕裂分为后方（P）和前方（A）。字母"t"代表"完全"，若撕裂在后方涉及小圆肌可缩写为"Pt"，若撕裂在前方涉及肩胛下

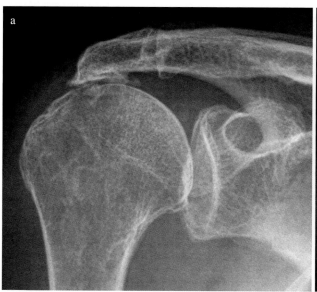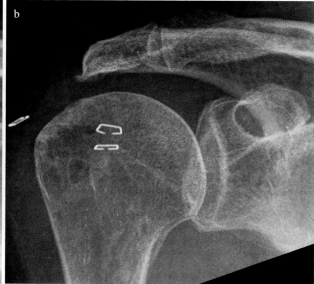

图 42.1　肱骨头重回中心位置。a. 术前 X 线片；b. 术后 X 线片（© Enrico Gervasi MD，经同意后引用）

肌下部可缩写为"At"。这种拓展因为改变了预后，故有临床意义。因此，可将撕裂模式分类如下（图42.2）：

(1) P：冈下肌。

(2) Pt：冈下肌 + 小圆肌。

(3) PtA：冈下肌 + 小圆肌 + 肩胛下肌上部。

(4) A：肩胛下肌上部。

(5) At：肩胛下肌（几乎全层）。

(6) PA：冈下肌 + 肩胛下肌上部。

(7) PtAt：整个肩袖（没有肌腱是完整的）。

肌腱转位的原理

根据上述针对肌腱转位的具体分型方法，带有"P"的肩袖撕裂类型适合进行肌腱转位。当"P"字母为开头字母时，意味着主要的缺损在后方肩袖。当"P"伴随着"A"时，撕裂延伸到了肩胛下肌，在 LDT 前必须先修复肩胛下肌腱。

肌腱转位术可能存在的优点与下列各项相关：

(1) 大脑控制活动任务而不是控制单块的肌肉活动。

(2) 与在肩峰下间隙活动的肩袖肌腱（情况）相反，转位后肌腱不会受退化现象（退变）的影响。

(3) 肌腱转位手术的成功受撕裂肌腱特有的"生物惰性"影响很小。

移植物选择

影响移植物适应性的因素很多，例如：肌肉力量（肌肉大小和力矢量方向）、能移动的距离、协同效果（若移植物本身就是需要恢复功能的主动肌）。移植物是否容易获取也是影响选择的一个因素，因为必须确保移植物获取和转位的操作对周围软组织和神经血管结构损伤风险最低。

Herzberg 等[17] 报道了可以作为肌腱转位移植物的肩胛带肌的一些解剖特点。这些肌肉分为三类：胸廓–肩胛、胸廓–肱骨、肩胛–肱骨。对肌肉的以下特性进行分析：休息位的长度、伸长的最大范围和相对基础张力（每块肌肉的横截面积与活动肩关节的整个肌群横截面积的比率）。将移植物的相对基础张力和最大伸长率，与将要被代替的肌肉–肌腱单位的相对基础张力和最大伸长率比较，以评估它是否合适。这项研究的结果表明与最大伸长率相比，不同移植物在张力强度上的差异更大。但是研究也存在局限，横截面的测量仅仅在矢状

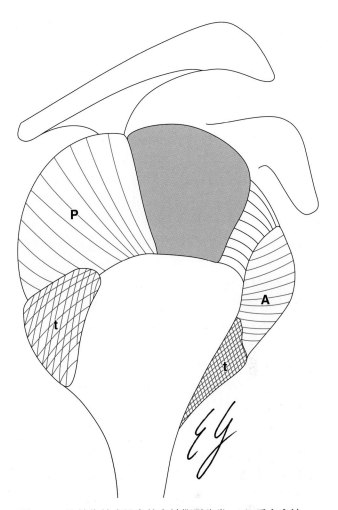

图42.2 为转位技术设定的肩袖撕裂分类。P，后方肩袖；t，完全（撕裂涉及小圆肌）。A，前方肩袖；t，代表完全（撕裂涉及肩胛下肌下部）（© Enrico Gervasi MD，经同意后使用）

面上进行，休息位的长度和最大伸长率仅仅在冠状面上进行，因此没有根据实际力矢量方向研究肌肉特点。

背阔肌转位作为治疗后方肩袖损伤的方法可以单独使用，也可以与大圆肌转位联合使用。事实上，背阔肌的相对基础张力较小，联合大圆肌转位可以增加其相对基础张力[17]。但背阔肌腱比大圆肌腱长太多，单独进行背阔肌转位的话对背阔肌的张力要求较小[18]。此外大圆肌的伸展能力非常有限，由于大圆肌过短和体积过大，一些患者并不适合进行背阔肌和大圆肌联合转位[19]。因此，如果大圆肌—背阔肌肌腱复合物作为一个共同体进行转位，大圆肌完全覆盖并限制背阔肌，这阻止了背阔肌到达大结节的最前部分。最终，两块肌腹体积过大可能会导致腋神经的压迫损伤。因此，单独的背阔肌

转位应该是治疗巨大的不可修复的后上肩袖撕裂的首选方法。

移植物固定

Ling 等[20]通过一个三维的上肢计算机模型进行了生物力学研究，结果表明移植物固定在冈下肌腱的止点处优于固定在冈上肌腱和肩胛下肌肌腱的止点处，小圆肌腱的止点并未介绍。

相反地，我们将肌腱固定到大结节的最前部，与肩胛下肌的足印区相连续。根据我们的假设，转位后的背阔肌作为一个主动外旋肌，同时也对肱骨头起到被动固定的作用。这与反肩关节置换术的约束作用类似，有利于三角肌的活动。此外，我们放弃了其他学者提议的将转位肌腱的一部分固定在撕裂的肩袖内侧以"覆盖住漏洞"的做法。

决策流程

当直接肩袖与骨修复难以确保功能恢复时就应该考虑肌腱转位，这取决于肩袖损伤的形态。

临床检查

体格检查是评估三角肌完整性和关节僵硬的重要方法，关节僵硬在创伤或既往手术失败后进行肌腱转位手术的患者中常会发生。事实上，翻修手术的预期结果的确不理想，即使是不明显的僵硬也会降低肱骨头重回中心位置的可能性，从而影响转位术对于功能修复的有效性。

一些有功能代偿的大到巨大肩袖撕裂患者，他们的主要问题在于疼痛。若肩峰下注射局麻剂缓解疼痛，功能得到部分恢复，那么由于缺少不可少的功能缺失这一先决条件，就没有肌腱转位的指征。对于这些患者，可考虑保守治疗和一些创伤较小的治疗如肱二头肌腱切断术和大结节成形术。实际上这些患者的肩关节有一个较稳定的肱骨头，肱骨和肩峰间的接触可作为三角肌抬起手臂的力学支点。

影像学检查

术前的影像学检查包括一系列的 X 线片（前后位、出口位和腋位片）。影像学检查可显示一些关节病的特征（盂肱关节间隙减小）、肩峰的臼化伴随着上关节盂轮廓变化，这些特征是手术禁忌证。

斜冠状位和轴位的磁共振成像（MRI）是评估肌腱缺损的常规检查；在矢状位上可将肌肉萎缩和脂肪浸润量化。MRI 对于术前计划的制定十分重要，尤其是对肩胛下肌腱进行评估。肌腱转位前，需要先处理伴随的肩胛下肌撕裂，那么手术中患者应该置于改良沙滩椅体位而不是侧卧位。

指征与禁忌证

肌腱转位手术最适用于上肢功能丧失影响到日常生活活动的巨大不可修复肩袖撕裂患者。

手术的目的、局限性和可能的并发症都应该在术前与患者进行讨论。肌腱转位不能帮助回复到重复手工劳动，因为部分修复力是会耗竭的，不能耐受疲劳性和循环载荷。上肢本身的重量过重也会对预后不利。因此，必须跟患者明确指出即使康复很好，也不能完全恢复，要永远避免患肩过多受力。

患者对长期持续的术后康复的目标和局限的理解对于手术的成功十分重要。术后早期转位肌腱的固定作用会产生一定的力学改进，但仍需要长期的康复计划对转位的肌肉进行选择性的刺激以改变运动任务。因此，要对老年患者进行如此复杂的治疗必需审慎，因为反肩关节置换也是一个可行的手术方法，并且只需要简单短期的术后康复。

虽然很少会对 70 岁以下的患者进行肩关节置换，但在选择治疗方法时除了年龄外还应考虑整体健康状况（生物学年龄）、患者活动情况（参与娱乐运动的程度）以及期望值、软骨完整性、肩胛下肌的完整性和可修复性。

当伴随的肩胛下肌腱撕裂难以被修复时，背阔肌转位技术是无效的。也有例外的时候，它在生物力学上的正解（为什么有时转位的肌腱依然是有效的）还未明确。文献中前方和后方联合进行转位的报道很少，而且已有报道结果也不令人满意，可能是由于其无法改编外旋和内旋运动任务。

肩峰肱骨接触导致肱骨头、关节盂（杯状外观）或肩峰形态上的变化是手术禁忌，大结节变圆并不是一个禁忌证。

严重的肩袖撕裂性关节病、既往手术引起的陈旧性不可修复的三角肌撕裂、腋神经麻痹是肌腱转位的绝对禁忌证。

背阔肌转位：手术技术

患者体位

通过负压体位垫使患者保持侧卧位，不采用经典的背侧 30° 倾斜姿势，这样避免后方三角肌过于靠近肱骨和残余肩袖，从而减少腋神经分离的区域，又可以提供移植物通过隧道的空间。同时使用一个长的真空垫使患者的头颈牢固固定。用凝胶垫置于骨突下方以避免皮肤溃疡和神经麻痹。对上肢和肩胛部位铺单以划分出延伸至侧方胸壁和后方胸壁的手术区域。将肢体固定器（Spider，Smith & Nephew，Andover，MA，USA）固定在手术台的对侧，并以无菌单包裹。若没有特制的肢体固定器，可以长臂大腿固定器代替，此固定器与标准的纵向牵引装置一起使用，在关节镜手术取肌腱时固定前臂维持臂外展、肘关节屈曲 90°。当需要进行肩胛下肌修补或手术医师不熟悉侧卧位时，也可以使用改良沙滩椅体位。骨盆和躯干向健侧旋转 30°。用凝胶垫置于臀区防止坐骨神经压迫。

操作步骤

第一步：关节镜诊断和肩峰下间隙准备

肩峰下间隙准备是手术的第一步。接下来获取肌腱移植物并避免灌流液体经手术切口流失而引起涡流、影响镜下视野。由于肩袖有巨大的撕裂，关节镜可通过后外侧入路直接进入肩峰下间隙，不需要标准的后方入口。

关节镜诊断首先是评估后上部肩袖撕裂的程度以及肩胛下肌腱的情况；若肩胛下肌腱存在一个大撕裂，应首先进行修补。残余的后方肩袖也可以通过部分修补重新拉紧。用刨削器将大结节表面清除干净，避免损伤到皮质骨，促进转位肌腱的骨愈合。因为喙肩弓是限制肱骨头向头侧移位的重要结构，损害后可能使肩关节功能更加恶化，所以我们不进行肩峰成形术。

如果肱二头肌长头（LHB）仍完整但不稳定或部分撕裂，就应进行肌腱切断术或肌腱固定术（较少用），因为此肌腱可能会是术后疼痛的原因。肱二头肌腱沟的骨皮质比大结节部位的骨皮质更密实，可作为移植物锚钉固定的最佳位置。所以，肱

二头肌长头切断或是固定，应该在肱二头肌腱沟的远端部位进行，将近端部位留给锚钉固定。

第二步：关节囊松解

关节囊松解是肱骨头重回中心部位的必要步骤（图 42.3）。关节囊松解的目的是重新制造出哥特式尖拱（肩胛颈下方轮廓与肱骨颈的下方轮廓在前后位 X 线片上表现出的连续性）。关节囊松解的第一步包括喙肱韧带（CHL）的分离，从前方入口以射频设备将该韧带在喙突上的止点部位切断。下一步是将中下的盂肱韧带从关节盂边缘松解下来，暴露出肩胛下肌的肌纤维。腋神经只在关节囊最远端、肩胛下肌以下部位有损伤风险。在此部位操作必须尤其小心射频设备。将吸引设备与射频设备连接，间歇性地进行组织切除以避免水温过高损伤神经。此外，设备尖端必须朝向关节盂以避免会直接接触到神经。由于后方关节囊紧张，前入路由前向腋囊的松解过程会受到肱骨头外凸轮廓以及后向滑动的阻碍。

因此，将关节镜转向前方入路，从后外侧入路将后方关节囊从关节盂边缘分离下来，最终完成关节囊松解。后方关节盂内侧 1 cm 处有肩胛上神经经过，在进行这部位操作时有被损伤的风险。将前方和后方的松解汇合起来完成此步骤。

第三步：三角肌筋膜松解

此时，三角肌和肱骨头间必须有合适的空隙让移植物通过。三角肌通过深筋膜固定在肱骨上。将连续的三角肌深筋膜部分松解开，既要从近端的肩峰处切开，也要从远端反折部位的水平切开，使得肌腹可以如降落伞一般离开肱骨。腋神经刚好从三角肌筋膜的反折部位下方经过。它从肩关节前方向

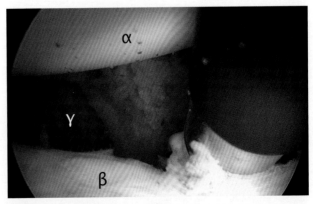

图 42.3　关节囊松解（α，肱骨头；β，关节盂唇；γ，腋囊）（© Enrico Gervasi MD，经作者同意后使用）

后穿四边孔，发出一个分支到小圆肌，再向外侧发出分支到达三角肌。筋膜反折部位松解后可直接观察到腋神经及其分支，也形成了供移植物通过的一个宽隧道，由此避免了像微管综合征中发生的那样背阔肌肌腹影响腋神经的情况（图 42.4）。这是最后一个关节镜操作的准备步骤，液体充盈不再受到筋膜和关节囊限制，很快浸润腋窝内软组织。

第四步：暴露背阔肌

背阔肌的获取可以用作者首选的"全镜下"或者小切口的方法来进行。手术台以 Trendelenburg 位放置以利于显露术野和照明。沿 Langer 线进行腋窝的切口以避免皮肤瘢痕挛缩。切口经过腋窝的后襞和后方三角肌下缘在皮肤的投射点沿着背阔肌的轮廓划向远端。此切口可暴露出胸背神经和它前方根部、背阔肌肌腱和它在肱骨前上方的止点、背阔肌下部肌腹、后上方三角肌的后下缘，由此建立了移植物向肩峰下间隙的通路（图 42.5）。此通路一开始是为"全镜下"技术而设置，不同于过去其他学者提出的延伸切口[6, 21, 22]。

"全镜下"技术需要一个 6 cm 长的切口，足以让关节镜专用的设备通过：一个与照明牵开器配套的大口径内镜、长剪、专用分离器。这些设备通常用在整形外科重建手术中，例如乳房再造。这些操作中通过持有内镜和撑开器的设备牵开。有时会需要制造一些小切口来提起相应区域周围组织。

我们开创并于 2003 年开始应用的"全镜下"获取背阔肌技术的特点在于此操作无需使用液体或气体进行扩张，只需要依靠力学的牵拉。由于镜下组织分离的困难与术后美观相比有点得不偿失，我们转为一种保护组织的开放手术。此外，通过此手术方法产生的瘢痕是位于较隐蔽的位置，并且进行此手术的患者通常不太关注美观度。

做好切口后，使用牵开器或牵引线将皮肤和皮下层从肌肉筋膜上提起。背阔肌是腋窝后襞的最前方的肌肉肌腱结构，不会将其与其他肌肉混淆。切口刚好到背阔肌腱远端，肌腱外观呈带状，宽 2~5 cm，长 3~7 cm。一旦暴露出肌腱就可以用纱布将它从周围脂肪组织中分离出来。避免为了使背阔肌和大圆肌容易分离而损坏肌筋膜。可以从两个部分来识别这两个肌肉肌腱组织：肌腱部分和肌肉部分。腋神经位于大圆肌腱上方，臂丛神经在背阔肌的前方深部，桡神经在背阔肌腱远侧。背阔肌腱的近端边缘的纤维束致密，属于臂伸肌筋膜并且走向垂直于肌腱，必须以锐器分离下来[23]。肌腱远端边缘没有肌纤维，越过背阔肌腱远部的肌纤维属于大圆肌（图 42.6）。大圆肌可通过一个短肌腱（≤ 2 cm）到达肱骨，单独或是有不同数量的纤维与背阔肌腱融合。在后种情况下更难进行背阔肌腱的分离。可用一个剥离器将大圆肌的肌纤维从背阔肌腱中分离出来。

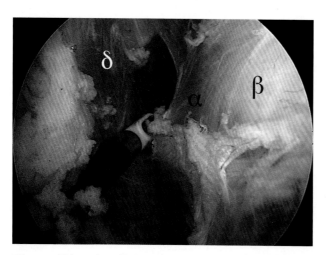

图 42.4 松解三角肌筋膜反折（α，筋膜；β，小圆肌；δ，三角肌）（© Enrico Gervasi MD，经作者同意后使用）

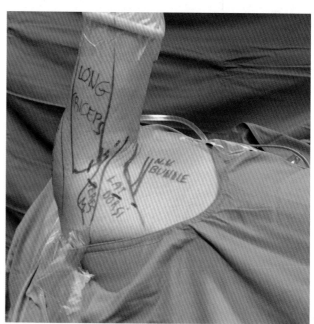

图 42.5 腋窝部位的皮肤切口。红线表示皮肤切口走向，靠近解剖结构中轴。背阔肌肱骨止点、神经血管蒂、三头肌长头、腋窝四边孔的标记（© Enrico Gervasi MD，经作者同意后使用）

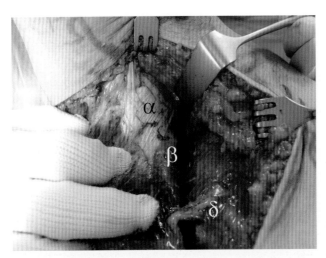

图 42.6　背阔肌腱和大圆肌腱的解剖关系（α，背阔肌肌腱；β，大圆肌肌纤维；δ，胸背神经血管蒂）（© Enrico Gervasi MD，经作者同意后使用）

在距背阔肌腱远端约几厘米处将背阔肌腹和大圆肌肌腹分离。在此水平有一个脂肪缝隙，移除这些组织后可以清楚识别两肌肉间的分界。

我们建议在识别完肌腱和肌肉后再将背阔肌腱分离下来，以便在肌腱识别和松解时保持合适的张力。

第五步：胸背神经血管蒂的识别

将手术台调至与地面平行。在手术区域的前方部位寻找胸背神经血管蒂。它起自前方，在距肱骨止点大约 10 cm（8.5~14 cm）处到达肌腹，全程走行在脂肪组织中（图 42.7）。蒂部通常由两束组成，有时也会单束，很少会出现三束。分离胸背血管神经利于增加移植物的活动度。进行这步操作时注意不要损伤下肩胛下神经分布在大圆肌的分支。

第六步：背阔肌远端松解

将手术台调为反 Trendelenburg 位以便于显露术野和照明，使用长直角拉钩。背阔肌紧靠肩胛下角，常通过致密纤维结缔组织与前锯肌相连。这些肌肉像一个划桨使肩胛骨紧贴胸部。背阔肌后部越靠近肩胛下角，筋膜就越厚，必须剪开才能获得移植物的延展性。前方分离时要小心浅层的皮下脂肪组织层、深层的前锯肌和胸壁。为避免术后血肿，应将一些走行在背阔肌和皮下组织间的血管电凝。在深层靠近胸壁和前锯肌的部位可见一静脉丛。当手术医师的手可以在背阔肌深部和胸背蒂的远端从后方通到前方时，松解就完成了（图 42.8）。

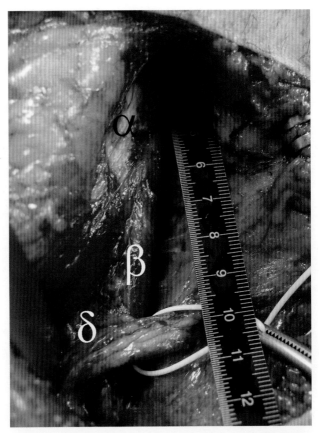

图 42.7　胸背血管神经蒂（α，背阔肌肌腱；β，大圆肌；δ，胸背神经血管蒂）（© Enrico Gervasi MD，经作者同意后使用）

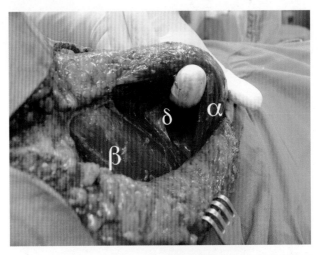

图 42.8　胸背神经血管蒂远侧的背阔肌松解（后视图）（α，背阔肌；β，大圆肌；δ，胸背神经血管蒂）（© Enrico Gervasi MD，经作者同意后使用）

第七步：近端肌腱分离

肱骨置于外展、完全内旋位以暴露出背阔肌腱的止点，外展不超过 90°，否则肱骨头向远侧滑动压迫该肌腱，限制手术操作。

使用钝的弧形 Hohmann 拉钩，放置在肱骨干前方胸大肌和背阔肌腱之间。将直角拉钩置于外侧，以保护在背阔肌腱下缘远侧 2 cm 走行且不可见的桡神经。以 Hohmann 拉钩牵开保护臂丛神经。从止点处自远侧向近端锐性分离肌腱（图 42.9），需注意相邻的腋神经和旋肱后血管。

第八步：准备肌腱

由于肌腱纤维是纵向排列的，牵引线必须以相同方向放置，以避免肌腱撕裂。取 2 根不同颜色的 2 号高强度编织线，每根缝线以 Krakow 缝合法沿肌腱任意一侧缝合（图 42.10）。2 缝线的游离端位于肌腱的游离缘。另取 2 根缝线缝合在离肌腱游离缘 3 cm 处，能用于增强腱的固定或将其后部送过大结节。移植物通过时需注意肌腱两侧的缝线要同时拉。在我们最初的经验中，我们常常在肌腱顶端进行一个横向的缝合，以防止肌腱纵向撕裂。保持肌腱湿润可减少肌腱脱水导致的强度下降风险。

第九步：准备移植物通道

手术台再次调至 Trendelenburg 位，臂外展不超过 90° 以防止肱骨头拉伸后续要辨别的组织结构。这步操作的关键结构是肱三头肌长头（LHT）肌肉和肌腱。肱三头肌长头肌腱止于盂下粗隆，当肘关节屈曲拉伸肱三头肌时容易识别出来。肱三头肌长头的肌肉纤维在肌腱两侧都可见。臂外展时后方三角肌下缘上升，超出了手术视野范围。这步操作时，从前向后走行、在三头肌长头止点下的腋神经有被损伤的风险（图 42.11）。将移植物通向肩峰下间隙的通道正好在神经外侧、三角肌和小圆肌之间。肌腱移植物在腋神经后束和臂上外侧皮神经的深面通过[24]。

第十步：通过移植物

通过移植物是在关节镜辅助下进行的。这步操作的目的在于将移植物通向肩峰下间隙并固定在肱

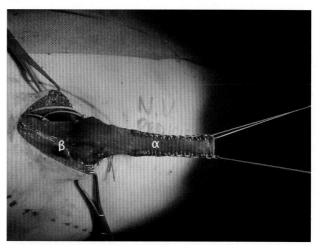

图 42.10　获取背阔肌（α，带前方缝线的背阔肌肌腱；β，胸背蒂进入背阔肌肌腹）（© Enrico Gervasi MD，经作者同意后使用）

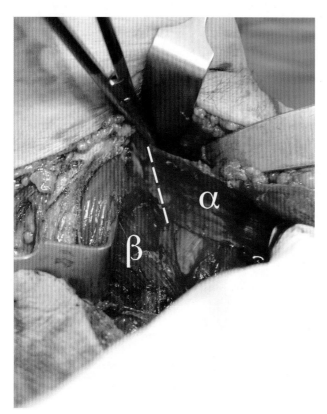

图 42.9　背阔肌腱分离（α，向前方牵开的背阔肌肌腱；虚线显示肌腱肱骨止点，是分离肌腱的位置；β，向后方牵引的大圆肌）（© Enrico Gervasi MD，经作者同意后使用）

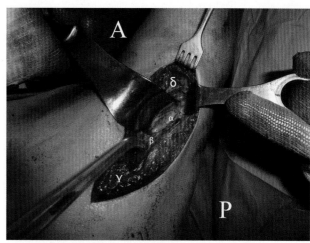

图 42.11　通向肩峰下间隙的通道（α，三角肌筋膜的反折；β，旋肱血管束；γ，大圆肌；δ，三角肌；A，前方；P，后方）（© Enrico Gervasi MD，经作者同意后使用）

二头肌腱沟上（图 42.12）。通过前方入路使用一个穿梭设备可帮助本步骤顺利进行。前方入路应该尽量高，靠近肩峰前缘。这样可使穿梭设备不会被肱骨头凸起影响，移植物通过一个直线滑动，减少通过的阻力。关节镜通过后外侧的入路进入。

出于简化手术步骤的需求，穿梭设备应具备以下特征：

（1）它的尖端是平滑的，以避免对腋神经造成损伤和戳到三角肌肌腹。

（2）可以将移植物准确带到手术医师操作的指定位置。

（3）它是中空的，移植物上的缝线可以穿梭。

（4）它具备一个将缝线锁住的装置。

（5）它有两个并行的通道，以避免移植物在拖动过程中不小心旋转。

将背阔肌肌肉牵引至三角肌和小圆肌构成的通道中后关闭灌流液。这样可避免液体通过切口流出，引起涡流，影响镜下视野。

第十一步：固定移植物

移植物在肩峰下间隙直到肱二头肌腱沟，术者来选择缝合固定的顺序。我们通常先固定外侧的缝线，因为固定内侧会使肌腱外侧缘蜷曲，增加固定的难度（图 42.13）。

当移植物滑动到大结节内侧或外侧时，后方的缝线可辅助移植物到达正确的位置。这时从靠近肩峰外侧缘的外侧入路进入带线锚钉，将臂内、外旋，确定移植物牢固固定在大结节上。

第十二步：关闭切口

在手术区域的低位放置两根引流管。关闭切口后，用软垫和弹力带加压包扎胸部。

术后护理

术后的护理依照巨大肩袖撕裂修补术后护理的一般原则进行。由于术后疼痛以及这种手术方案中使用解剖结构的恐惧感，使得术后训练比较困难，患者术前就应接受肩胛带肌分解训练的教育。

术后第一阶段，在严格监督下允许主动活动。以 15° 外旋位或外展枕持续悬吊 6 周。此期患者可进行少量钟摆训练，以防止小圆肌和三角肌间瘢痕粘连。鼓励屈肘和手部训练，以及一些针对肩胸关节、躯干和下肢的康复训练。不涉及肩胛带的核心训练有助于早期功能恢复。在这一阶段和功能康复阶段进行水疗（热水池）是十分有益的。

可逐步进行主动肩关节活动，肩部训练通过镜像效果双上肢同时进行，有助于肌肉营养和恢复运动记忆。患者健侧向下侧卧位、背部向后倾斜 30° 进行训练，以使关节盂与地面平行从而减少肱骨头的剪切力。肘关节最开始保持屈曲以减小杠杆臂。逐渐将躯干直立，最终以直立位进行训练，从日常生活所需的动作开始进行康复锻炼以调动患者的积极性。

功能恢复需要等到术后几个月到一年，转位的背阔肌提供了主动活动的能力，正如产瘫时进行的

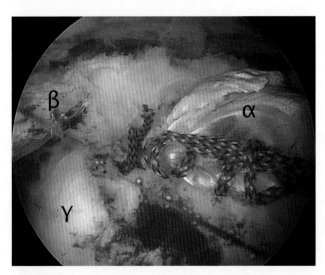

图 42.12　背阔肌与肩胛下肌的关系（α，背阔肌腱；β，肩胛下肌肌腱；γ，肱骨头）（© Enrico Gervasi MD，经作者同意后使用）

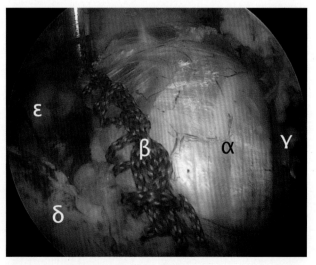

图 42.13　背阔肌的固定：内侧锚钉（第二个）（α，背阔肌肌腱；β，内排的缝线；γ，外排的缝线；δ，小圆肌肌腱；ε，肱骨头）（© Enrico Gervasi MD，经作者同意后使用）

转位手术一样，背阔肌绕圆柱形的骨干进行转位。

文献回顾

Namdari 等[25] 在一个系统回顾中分析了 10 个背阔肌转位治疗不可修复的肩袖撕裂的研究结果。6 个研究中平均校正的 Constant 评分从术前 45.9 分提高到术后 73.2 分，分量表平均疼痛评分从术前 4.8 分改善到术后 12.1 分。在所有 10 个研究报道的功能评估中，主动前屈从术前 101.9° 提高到术后 137.4°，主动外旋的角度加权平均数从 16.8° 到 26.7°。5 个研究中报道主动外展从术前 91.4° 改善到术后 130.7°。

Irlenbusch 等[26] 在一项肌电研究中发现手术一侧的背阔肌的活动模式（以健侧为参考标准）与 Constant 评分有关。由此说明，功能改进不止依靠肌腱的插入和固定效果，也依靠主动的肌肉活动。转位的背阔肌的活动使肱骨头降低，从而促使肱骨头回到关节盂窝的中心位置，也为外在肌创造了更好的先决条件。

Miniaci 等[22] 证实了背阔肌转位在肩袖翻修中有显著的临床改善。Warner 和 Parsons[27] 发现背阔肌转位在肩袖撕裂翻修中的效果比在初次肩袖撕裂修补中要差。与之相反，Costouros 等[28] 报道了背阔肌转位在初次手术和翻修手术中有差不多的疼痛缓解和功能改善效果。

术前肩关节功能较差、肌无力的女性患者以及臂较重的肥胖患者的术后临床效果较差[29]。

小圆肌的完整性对于背阔肌转位的临床效果的影响目前还不明确[17]。小圆肌撕裂确实会导致外旋力量的减弱，但是小圆肌肌腹的脂肪浸润比起撕裂似乎更影响背阔肌转位的临床效果。

肩胛下肌肌肉-肌腱单位的完整性作为背阔肌转位术的必备条件目前还存有争议。Codsi 等[30] 建议若肩胛下肌存在难以修复的撕裂，背阔肌转位术应联合胸肌转位。虽然推荐尽可能进行肩胛下肌修复，但我们也见过伴随有较大肩胛下肌撕裂的患者出现意想不到的疗效。

术后长期的影像学对比研究发现背阔肌转位后肩峰肱骨距离会逐渐减小，以及有关节炎改变的表现[21, 31-33]。Aoki 等[21] 在他们的患者中观察到 41% 的患者发生盂肱关节骨关节炎，Gerber 等也在 30% 的病例中观察到类似情况。Moursy 等[33] 也确认有这种的发现，除却使用的手术技术，有 29% 的骨关节炎发生率。Gerhardt 等发现尽管最初肩峰肱骨的距离会有增加，术后 5 年随访会观察到伴随肩袖性关节病的肱骨头上移。

三角肌分离是背阔肌转位的最常见的并发症[34]。Aoki 等[21] 发现在翻修手术中移植物断裂（44% 的病例）比在初次手术中（17% 的病例）更常见。文献中报道的其他并发症包括尺神经、臂丛神经、腋神经的感觉受损，术后 6 个月内会自然恢复[32]，其余还有感染和反射性交感神经营养不良[35]。

作者的经验

我们评估了我们最早进行的关节镜辅助下背阔肌转位、术后随访至少 3 年的 20 个病例（未发表）。上举的力量恢复强于外旋。术后影像学定量的肱骨头重新回到关节盂中心有助于功能恢复，虽然可能只是部分功能。我们认为广泛的关节囊-韧带松解术十分有助于肱骨头重新回到中心位置。影像学还发现在部分患者的结节上有一个浅凹陷，可能是由于转位肌腱的压迫效果造成的。

根据肩袖修补翻修术的文献报道[22, 27]，背阔肌转位术在肩袖修补失败的翻修手术中的效果不尽如人意，尤其是在较大范围的肩峰成形术后。

尽管该方案对于不可修复肩胛下肌腱撕裂的部分患者效果不错，但肩胛下肌的完整性还是十分重要的，臂的重量是一个不利的预后影响因素。

我们没有观察到严重的并发症。最近我们出现了 2 例涉及腋神经的神经损伤并发症：一个是初次手术损伤；另一个是由于皮肤痤疮引起感染和清创所致的神经损伤。很少有患者会在切取移植物的位置出现出血和严重渗出，在那些表层组织没有紧贴下层的肌肉组织，会导致"第三空间"的形成。治疗包括在渗出的最远端经皮引流。但是仔细将从肌肉向远侧走行至皮下的血管电凝可以基本避免此并发症的发生。

总 结

总之，我们认为关节镜辅助下背阔肌转位是治

疗肩关节功能丧失以及不可修复的后上肩袖撕裂的选择方案。但背阔肌的基础张力不足以恢复整个后

上肩袖的力量，将移植物固定在大结节的最前部对上举功能的帮助大于对外旋的帮助。

参·考·文·献

1. Burkhart SS, Barth JR, Richards DP, Zlatkin MB, Larsen M. Arthroscopic repair of massive rotator cuff tears with stage 3 and 4 fatty degeneration. Arthroscopy. 2007;23:347–54.

2. Galatz LM, Ball CM, Teefey SA, Middleton WD, Yamaguchi K. The outcome and repair integrity of completely arthroscopically repaired large and massive rotator cuff tears. J Bone Joint Surg. 2004;86A:219–24.

3. Rockwood Jr CA, Williams Jr GR, Burkhead Jr WZ. Debridement of degenerative, irreparable lesions of the rotator cuff. J Bone Joint Surg. 1995;77A:857–66.

4. Duralde XA, Bair B. Massive rotator cuff tears: the result of partial rotator cuff repair. J Shoulder Elbow Surg. 2005;14:121–7.

5. Cofield RH. Subscapular muscle transposition for repair of chronic rotator cuff tears. Surg Gynecol Obstet. 1982;154:667–72.

6. Neviaser JS. Ruptures of the rotator cuff of the shoulder. New concepts in the diagnosis and operative treatment of chronic ruptures. Arch Surg. 1971;102:483–5.

7. Malkani AL, Sundine MJ, Tillett ED, Baker DL, Rogers RA, Morton TA. Transfer of the long head of the triceps tendon for irreparable rotator cuff tears. Clin Orthop Relat Res. 2004;428:228–36.

8. Wang AA, Strauch RJ, Flatow EL, Bigliani LU, Rosenwasser MP. The teres major muscle: an anatomic study of its use as a tendon transfer. J Shoulder Elbow Surg. 1999;8:334–8.

9. Celli L, Rovesta C, Marongiu M, Manzieri S. Transplantation of teres major muscle for infraspinatus muscle in irreparable rotator cuff tears. J Shoulder Elbow Surg. 1998;7:485–90.

10. Rhee YG, Cho NS, Lim CT, Yi JW, Vishvanathan T. Bridging the gap in immobile massive rotator cuff tears: augmentation using the tenotomized biceps. Am J Sports Med. 2008;36:1511–8.

11. Neviaser JS, Neviaser RJ, Neviaser TJ. The repair of chronic massive ruptures of the rotator cuff of the shoulder by use of a freezedried rotator cuff. J Bone Joint Surg. 1978;60A:681–4.

12. Ozaki J, Fujimoto S, Masuhara K, Tamai S, Yoshimoto S. Reconstruction of chronic massive rotator cuff tears with synthetic materials. Clin Orthop Relat Res. 1986;202:173–83.

13. L'Episcopo JB. Tendon transplantation in obstetrical paralysis. Am J Surg. 1934;25:122–5.

14. Gerber C, Vinh TS, Hertel R, Hess CW. Latissimus dorsi transfer for the treatment of massive tears of the rotator cuff. A preliminary report. Clin Orthop Relat Res. 1988;232:51–61.

15. Gervasi E, Causero A, Parodi PC, Raimondo D, Tancredi G. Arthroscopic latissimus dorsi transfer. Arthroscopy. 2007;23:1243. e1–4.

16. Goutallier D, Postel JM, Bernageau J, Lavau L, Voisin MC. Fatty muscle degeneration in cuff ruptures. Pre- and post-operative evaluation by CT scan. Clin Orthop Relat Res. 1994;304:78–83.

17. Herzberg G, Urien JP, Dimnet J. Potential excursion and relative tension of muscles in the shoulder girdle: relevance to tendon transfers. J Shoulder Elbow Surg. 1999;8:430–7.

18. Buijze GA, Keereweer S, Jennings G, Vorster W, Debeer J. Musculotendinous transfer as a treatment option for irreparable posterosuperior rotator cuff tears: teres major or latissimus dorsi? Clin Anat. 2007;20:919–23.

19. Gerhardt C, Lehmann L, Lichtenberg S, Magosch P, Habermeyer P. Modified L'Episcopo tendon transfers for irreparable rotator cuff tears: 5-year follow-up. Clin Orthop Relat Res. 2010;468:1572–7.

20. Ling HY, Angeles JG, Horodyski MB. Biomechanics of latissimus dorsi transfer for irreparable posterosuperior rotator cuff tears. Clin Biomech. 2009;24:261–6.

21. Aoki M, Okamura K, Fukushima S, Takahashi T, Ogino T. Transfer of latissimus dorsi for irreparable rotator-cuff tears. J Bone Joint Surg. 1996;78B:761–6.

22. Miniaci A, MacLeod M. Transfer of the latissimus dorsi muscle after failed repair of a massive tear of the rotator cuff. A two- to five-year review. J Bone Joint Surg. 1999;81A:1120–7.

23. Morelli M, Nagamori J, Gilbart M, Miniaci A. Latissimus dorsi tendon transfer for massive irreparable cuff tears: an anatomic study. J Shoulder Elbow Surg. 2008;17:139–43.

24. Pearle AD, Kelly BT, Voos JE, Chehab EL, Warren RF. Surgical technique and anatomic study of latissimus dorsi and teres major transfers. J Bone Joint Surg. 2006;88A:1524–31.

25. Namdari S, Voleti P, Baldwin K, Glaser D, Huffman GR. Latissimus dorsi tendon transfer for irreparable rotator cuff tears: a systematic review. J Bone Joint Surg. 2012;94A:891–8.

26. Irlenbusch U, Bernsdorf M, Born S, Gansen HK, Lorenz U. Electromyographic analysis of muscle function after latissimus dorsi tendon transfer. J Shoulder Elbow Surg. 2008;17:492–9.

27. Warner JJ, Parsons IM. Latissimus dorsi tendon transfer: a comparative analysis of primary and salvage reconstruction of massive, irreparable rotator cuff tears. J Shoulder Elbow Surg. 2001;10:514–21.

28. Costouros JC, Espinosa N, Schmid MR, Gerber C. Teres minor integrity predicts outcome of latissimus dorsi tendon transfer for irreparable rotator cuff tears. J Shoulder Elbow Surg. 2007;16:727–34.

29. Iannotti JP, Hennigan S, Herzog R, Kella S, Kelley M, Leggin B, et al. Latissimus dorsi tendon transfer for irreparable posterosuperior rotator cuff tears. Factors affecting outcome. J Bone Joint Surg. 2006;88A:342–8.

30. Codsi MJ, Hennigan S, Herzog R, Kella S, Kelley M, Leggin B, et al. Latissimus dorsi tendon transfer for irreparable posterosuperior rotator cuff tears. Surgical technique. J Bone Joint Surg. 2007;89A:1–9.

31. Oh JH, Tilan J, Chen YJ, Chung KC, McGarry MH, Lee TQ. Biomechanical effect of latissimus dorsi tendon transfer for irreparable massive cuff tear. J Shoulder Elbow Surg.

2012;22:150–7.

32. Gerber C, Maquieira G, Espinosa N. Latissimus dorsi transfer for the treatment of irreparable rotator cuff tears. J Bone Joint Surg. 2006;88A:113–20.

33. Moursy M, Forstner R, Koller H, Resch H, Tauber M. Latissimus dorsi tendon transfer for irreparable rotator cuff tears: a modified technique to improve tendon transfer integrity. J Bone Joint Surg.

2009;91A:1924–31.

34. Gumina S, Di Giorgio G, Perugia D, Postacchini F. Deltoid detachment consequent to open surgical repair of massive rotator cuff tears. Int Orthop. 2008;32:81–4.

35. Nové-Josserand L, Costa P, Liotard JP, Safar JF, Walch G, Zilber S. Results of latissimus dorsi tendon transfer for irreparable cuff tears. Orthop Traumatol Surg Res. 2009;95:108–13.

第43章

盂肱关节炎的关节镜治疗选择

Werner Anderl, Brenda Laky, and Philipp R. Heuberer

蒋佳 译

引 言

肩关节炎是一种以退行性病变和炎症过程影响盂肱关节为特征的慢性、进展性、多因素疾病。据报道大约有 5% 的原发性骨关节炎患者有肩关节不适[1]。尽管肩关节炎较膝关节炎或者髋关节炎更为少见，但其能够引起肩部剧烈疼痛和功能障碍。肩关节炎的病理改变包括盂肱关节内关节软骨以关节间隙狭窄和关节面纤维化起始的进行性破坏，以及软骨损伤、骨赘形成、盂唇退变、关节囊挛缩和炎症。由于骨关节炎可能同时影响肌肉、肌腱和韧带等支持结构，故肩关节退行性病变也能作为某些疾病的次要病因，如肩袖肌腱撕裂[2, 3]、年轻人肩关节不稳定[4, 5]和创伤[6]。

肩关节镜适应证

临床上，肩关节炎的诊断是根据患者的病史、体格检查和 X 线片显示盂肱关节间隙狭窄和骨赘形成（图 43.1）。也有文献报道根据术前 X 线片或磁共振影像没有显示软骨损伤的证据，而通过关节镜能够观察到小的软骨损伤[1]。在关节镜治疗肩袖肌腱撕裂、撞击和盂肱不稳的同时意外发现软骨损伤是非常普遍的[1]。关节镜不仅可用来评估盂肱关节的疾病阶段，还可用于治疗盂肱关节炎。

由于骨关节炎无法直接治愈，治疗主要针对疼痛缓解和维持关节活动性。一般来说在非手术治疗无效后，全肩关节置换术成为首选治疗。但是关节镜手术对年轻且活力要求高、对关节置换的长期风险有特殊顾虑的患者，以及不适合开放手术的老年患者，尤其对于所有想避免大手术的患者来说可能是一种有益的治疗选择。因为关节镜手术的主要优势是低并发症率，能保持肩胛下肌腱完整，也因此能够在术后即进行主动全范围活动。随着新技术、新器械和新内植物的发展，肩关节镜手术的适应证也在扩大。

缓解症状的关节镜治疗选择

关节囊松解清理术和骨赘切除术

关节镜肩关节清理术通常用刨削刀从关节面去除松散或损伤的软骨组织，此治疗通常与镜下灌注冲洗炎症介质相结合。该技术可短期缓解疼痛或恢复肩关节功能，不过在阻止长期关节退行性改变进展中疗效并不显著。

诊断性关节镜检查作为我们临床标准步骤的第一步，通常是在患者侧卧位，加倍伸展，斜角肌麻醉下进行，用常规后入路进入盂肱关节。首先，用诊断性关节镜检查评价软骨情况，探查和测量缺损，检查肩袖肌腱以及查看有无骨赘、关节囊挛缩和盂肱中韧带增厚等情况。

在我们医院，根据患者的病变情况，使用关节镜治疗包括如下步骤：

- 步骤一：在有肌腱病的情况下对肱二头肌腱行腱固定或腱切断。
- 步骤二：关节囊松解，从肩袖间隙开始对肩胛下肌腱行关节内、外松解；然后将关节前囊松解至 6 点钟位置。在变换关节镜至前入路后，松解后

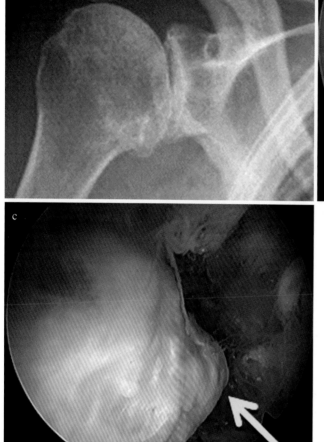

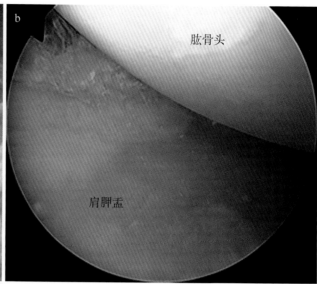

肱骨头

肩胛盂

图 43.1　一例 72 岁女性右侧肱骨头和肩胛盂骨关节炎 X 线片（a）和关节镜下表现（b、c）镜下观察骨赘（c 图箭头所指）

方的关节囊。

• 步骤三：如果关节囊下部广泛与骨赘粘连，那就需要用等离子刀仔细将其从关节盂剥离。在部分分离关节囊下部和暴露腋神经时，Wissinger 棒通过后下通道引入来保护腋神经及伴行血管。

• 步骤四：关节囊松解后，在 Wissinger 棒保护腋神经及伴行血管的情况下，使用打磨头和 / 或弧形骨凿切除骨赘（视频 43.1）。

• 步骤五：清理关节软骨缺损并摘除游离体。

最后，术中拍摄 X 线片确认切除了适量的骨赘。

针对 2/3 轻度关节炎患者和 1/3 中、重度关节炎患者的首篇关节镜清理术术后 3 年疗效的报道由 Ogilvie–Harris 和 Wiley 完成，得到了令人满意的结果[7]。Weinstein 等[8] 做的一个相似研究中显示在关节镜清理术治疗轻度骨关节炎患者 2 年以上（平均为 34 个月）80% 的患者疗效优良。Kerr 等[9] 的回顾性研究显示，相较于单极盂肱关节软骨病变患者，肱骨头和关节盂同时患关节炎的患者关节镜清理术的预后较差。Cameron 等[10] 调查了盂肱关节关节面Ⅳ度骨软骨病变患者术后 2 年的预后情况，发现仅缺损 > 2 cm^2 的患者会有疼痛及手术失效，而与位置无关（关节盂、肱骨头）。他们建议对于关节活动度减少超过 15° 的患者加行镜下关节囊松解术。Weinstein 等[8] 的研究也显示在骨关节炎中通常能够发现软组织存在病理改变。Richards 和 Burkhart 进一步阐述了清理和关节囊松解的联合技术[11]。他们的初步数据显示该技术良好的功能预后及术后达 9 个月的无症状间隔。通常关节镜清理术疗效要优于开放手术，但是，对于有较大骨赘的患者，关节镜清理术疗效可能不像 Van Thiel 等的回顾性研究结论那样好[12]。伴发 4 度双极关节病和关节间隙 < 2 mm 伴有大骨赘被认为是关节镜清理术和附加手术（如关节囊松解术、二头肌腱腱固定或腱切断、微骨折、游离体摘除、骨赘切除术和肩峰下减压术）失败的重要危险因素[12]。我们的保关节技术也曾被 Millett 和 Gaskill 报道过，联合盂肱关节广泛清理术、关节囊松解及肱骨骨赘切除术和关节镜下经关节囊腋神经减压术。据我们未公布数据的临床经验显示，该技术较单纯清理术对于缓解疼痛和恢复肩关节功能疗效更佳。总之，关节镜清理术，无论有无行附加手术如关节囊松解术、骨赘切除术，可能是延缓早期疾病进展的有效临时性治疗手段。不过，该技术并不推荐用于长期治疗严重骨关节炎的患者。

关节软骨缺损的关节镜治疗选择

在过去，关节镜治疗限于短期缓解症状的操作如灌洗、清理和软骨缺损成形，而最近以来已经发展了如再生、修复或重建软骨损伤等时效更长的新方法。

微骨折

微骨折是在软骨下骨上钻几个小孔刺激骨髓生成纤维软骨，常应用在膝关节手术中[14]。Siebold 等首先报道了肩关节微骨折技术[15]。不过，他们介绍了一种结合了微骨折和骨膜瓣的开放技术。几年后，Millett 和同事们[16] 发表了 30 例关节镜微骨折治疗患者的 2 年疗效的文章。他们报道了 19% 的微骨折手术失败率以及相较于双极病变患者，较小的肱骨侧损伤微骨折术的临床效果更好。另一项研究调查显示微骨折对减轻疼痛和恢复肩关节功能有提升[17]。不过，两项研究都表示需要进一步深入研究，尤其是长期观察。我们对于年轻患者微骨折治疗（图 43.2a）的经验与 Millett 等的结果类似。不过对于年龄超过 40 岁的患者（图 43.2b），研究结果不如目前的文献（未公开发表）。

生物表面重建

生物学方法是恢复盂肱关节软骨缺损的其他新的治疗选择，不过肱骨头的损伤治疗需要区别于关节盂的损伤治疗。软骨损伤的生物学治疗，如同在膝关节，包括自体骨软骨移植（OATS）、自体软骨细胞移植（ACI）或基质诱导的自体软骨细胞移植（MACI）。在肩关节开放手术中，ACI 仅报道了 1 例病例[18]，而我们关于 MACI 的临床经验（图 43.3）也仅有 3 例（未公开发表）。Scheibel 等[19] 报道了一个小系列患者中应用 OATS 的疗效，并在 Constant 评分显著提升，但是不能延缓骨关节炎的进展。尽管广泛研究了 ACI 和 MACI 在膝关节治疗中的功效，并且随着新一代支架和基质的发展，

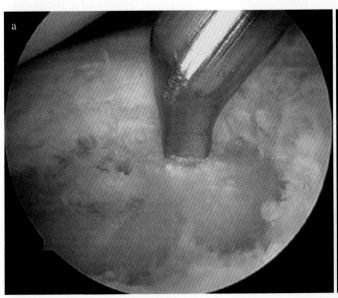
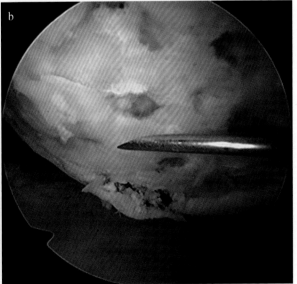

图 43.2　a. 关节镜下微骨折技术治疗一例 18 岁女性运动员的关节盂单极局灶性软骨缺损；b. 镜下观察一例 55 岁男性患者肱骨头由于无纤维软骨生成而失败的微骨折手术

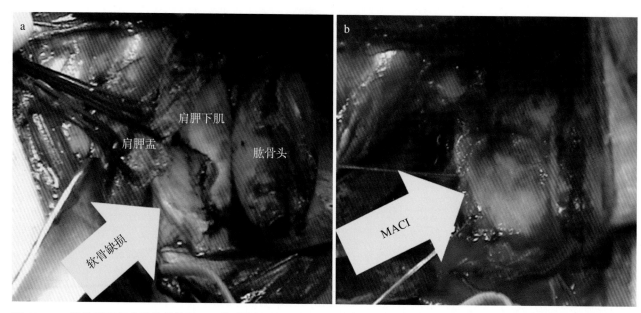

图 43.3　a. 关节盂下部大块软骨缺损；b. 基质诱导的自体软骨细胞移植（Hyalograft C，Fidia Advanced Biomaterials，Italy）

全镜下软骨细胞移植也在技术上可行[20, 21]，但是盂肱关节的全镜下手术还未报道过。

虽然关节镜下肱骨头软骨生物修复的研究可能还需要很长一段时间，但是全镜下关节盂重建技术已经被报道。Savoie 等[22] 报道了一种针对严重盂肱关节炎的年轻患者应用生物补片（Restore；DePuy Orthopaedics，Warsaw，IN，USA）的镜下关节盂重建技术，3~6 年的总体成功率为 75%。他们的研究结果与 DeBeer 等[23] 所报道的关节镜清理术联合人去细胞真皮基质支架（GraftJacket；Wright Medical Technology，Inc.Arlington，TN，USA）中期结果类似。术后 2~4 年 32 例患者中 9 例失败（占28%），包括对治疗不满意或者发生如一过性腋神经麻痹、生物补片材料排异反应、补片分解、轻度慢性非特异性滑膜炎和创伤后挫伤等并发症的患者。我们使用异种移植物（猪脱细胞真皮胶原补片或 "Zimmer 补片"，前者又称为 "Permacol"；Tissue Science Laboratories plc，Aldershot，Hampshire，UK）（图 43.4）治疗严重盂肱关节炎年轻患者的经验显示其超过 80% 的手术失败率（未公开发表）。然而，如此高的手术失败率可能是由于我们使用了异种移植物。因此在推荐进行此种手术之前，我们需要更进一步的前瞻性研究，尤其是更长的随访时间。

生物学的全肩关节表面重建

Gobezie 等[24] 报道了一篇有大块局灶性缺损和

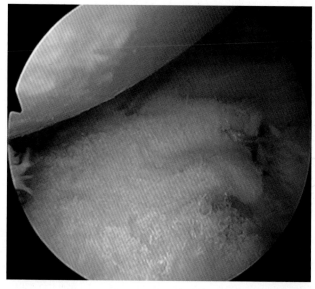

图 43.4　一例 38 岁女性严重肩关节骨关节炎患者的异种补片（猪去细胞真皮胶原补片）

关节炎的患者行全关节镜下生物学全肩关节重建的文献。他们的设想是用取自捐献尸体的健康肱骨头和胫骨内侧髁的移植物来取代患者损伤的肱骨头和关节盂的软骨。进行移植术采用的是由 Arthrex 公司（Naples，FL，USA）提供的器械和技术。全关节镜下生物学全肩关节表面重建听上去非常有潜力，不过因为一些已知的潜在风险和各个国家的法规条例，对于异体移植物来说可能有不少限制。此外，由于所得数据仅对 10 例患者进行了 1 个月的随访，因此，此项技术还不足以推荐。

肱骨头部分表面置换

我们医院开展的另一种全关节镜下技术是通过表面重建肱骨头来治疗局灶性软骨缺损或者大块骨软骨缺损。Partial Eclipse ™假体（Arthrex Inc., Naples，FL，USA）由部分肱骨头和螺纹柄两个组件组成（图 43.5），用来维持关节的生物力学和保护完整的软骨和肩胛下肌腱，以便能够早期进行术后活动。

Partial Eclipse 假体的植入通过全关节镜下经肩袖间隙简易植入技术进行（图 43.6）。除常规肩关节镜下肱二头肌长头腱腱固定或腱切断、关节囊松解和骨赘切除之外，如果必要还可以探查软骨缺损。所有肩袖间隙的软组织都可用刨削器切除以便腾出足够空间操控器械和假体。在前方皮肤切口延长到 2.5 cm 后，用示指扩大切口。接着，插入一个长方形导钻，也可以用来测量缺损大小。导钻的中心点代表假体的中心。导钻的另一端置于上臂外侧预先准备的 2 cm 长的皮肤切口处，钝性分离软组织直到骨质。为了保护腋神经，所有随后的器械均需通过组织保护器操作。为了逆行锉磨而通过导钻从外侧打一个穿过肱骨头的经肱骨隧道，然后将锉经肩袖间隙置入，并与在经肱骨隧道内的螺纹针连接。准备好软骨下骨床后，合适大小的假体经穿梭系统置入。通过经肱骨隧道逆向把假体拧在肱骨头上，最理想的假体植入位置是略低于未损伤的软骨面。

我们第一组关于关节镜治疗局灶性软骨缺损的疗效（未公开发表）显示了和开放手术行部分肱骨头表面置换类似的结果 [25]（图 43.7）。

此外，我们的首次发现指导了更大尺寸的假体研发，来治疗有更大的软骨缺损和盂肱关节炎的患者，有了这样至少能够覆盖肱骨头 2/3 部分的大尺寸内植物（图 43.8），一项对 35 mm Partial Eclipse 假体的评估试验已经开始进行。初步结果令人满意，而且显示出比肱骨头置换更好的关节生物力学结果。不过，全镜下部分肱骨头表面置换的主要益处还是能够即刻和全范围活动。图 43.9 展示了我们当前治疗盂肱关节软骨缺损的法则。

尽管早期研究显示了令人鼓舞的结果，但不断的评估和进一步的假体研发也是必要的。未来为磨锉开发的经肱骨锉 [26] 以及采用一种镶嵌技术恢复肩胛盂骨关节炎改变的关节镜下部分关节盂表面置换术正在研发。

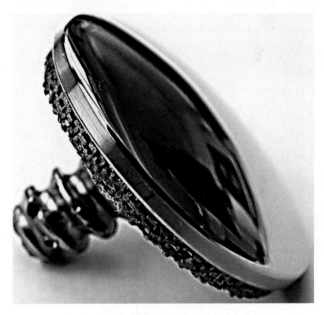

图 43.5　Partial Eclipse 假体

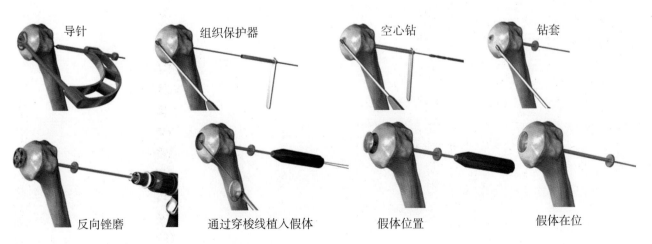

导针　　　　组织保护器　　　　空心钻　　　　钻套

反向锉磨　　通过穿梭线植入假体　　假体位置　　假体在位

图 43.6　Partial Eclipse 假体的关节镜下植入技术

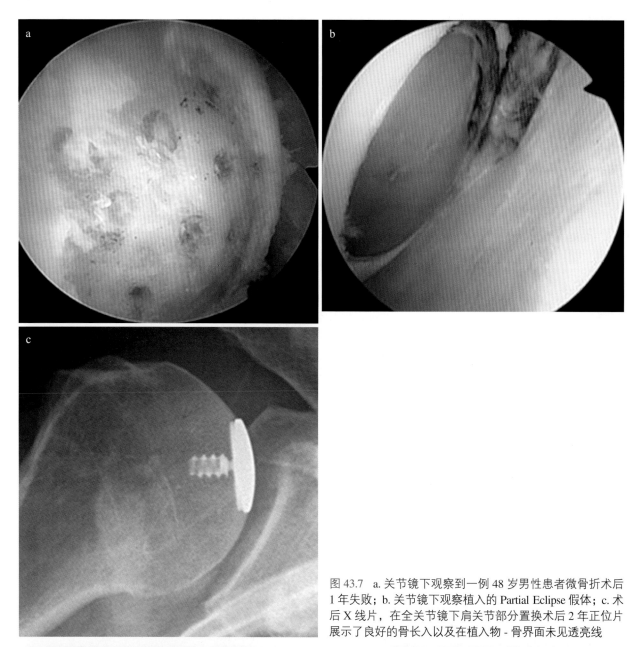

图 43.7　a. 关节镜下观察到一例 48 岁男性患者微骨折术后 1 年失败；b. 关节镜下观察植入的 Partial Eclipse 假体；c. 术后 X 线片，在全关节镜下肩关节部分置换术后 2 年正位片展示了良好的骨长入以及在植入物 - 骨界面未见透亮线

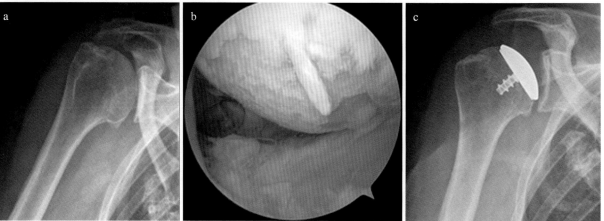

图 43.8　一例 71 岁女性患者肱骨头 X 线片（a）和术中探查到严重骨关节炎改变（b）。在位的新型 35 mm Partial Eclipse 假体（c）覆盖 2/3 肱骨头

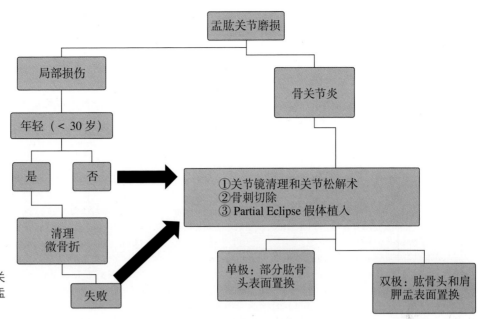

图 43.9　我们当前治疗盂肱关节软骨缺损的法则。GH，盂肱关节；OA，骨关节炎

表 43.1　关节镜下盂肱关节表面重建术后的临床结果

文献	病例数	年龄[b]	指征	手术方法	随访时间	临床结果[b]
Weinstain	25 例	46 (27~72) 岁	早期盂肱关节炎	清理术	1~5 年	疼痛缓解：20 例 结果不满意：5 例
Cameron	61 例	50 (21~73) 岁	肱骨头和 / 或关节盂软骨损伤（IV级）	清理松解术	1~7 年	复发疼痛：35% 的病例 手术翻修：6 例
Kerr 和 McCarty	19 例 20 肩	38 (20~54) 岁	关节软骨缺损（II ~ IV 级）	清理术	1~3 年	术后 ASES=75 单 / 双极损伤 ASES=93/66 手术翻修：3 例
Van Thiel	71 例	47 (18~77) 岁	盂肱关节退行性病变	清理术	1~8 年	手术前 / 后 ASES=52/73 手术翻修：16 例
Savoie III	20 例	32 (15~58) 岁	骨关节炎（IV级）	生物补片关节盂重建	3~6 年	手术前 / 后 CS=26/79 分 手术翻修：5 例
De Beer	32 例	中位数 57.5 (36~69) 岁	骨关节炎	清理术和关节盂生物重建	2~4 年	手术前 / 后 CS 中位数 =40/64.5 分 手术翻修：5 例 结果不满意（失败）：4 例
Millett	30 例 31 肩	46 (19~59) 岁	肱骨头和 / 或关节盂全层软骨损伤	微骨折	2~11 年	手术前 / 后 ASES=60/80 手术翻修：6 例
Frank	14 例 15 肩	37 (18~55) 岁	肱骨头和 / 或关节盂缺损（疼痛、损伤、缺血性坏死）	微骨折	1~7 年	手术前 / 后 VAS=5.6/1.9 分 手术前 / 后 ASES=44/86 手术翻修：3 例
Gobezie	NA[a]	NA[a]	肱骨头大块局灶性缺损	同种异体软骨移植重建	NA[a]	NA[a]
Anderl（未公布数据，2013）	11 例 11 例移植	60 (47~72) 岁	肱骨头局灶性软骨缺损（IV级）骨关节炎（I 和 II 级）	Partial Eclipse 假体移植	1~2 年	手术前 / 后 CS=53/80 分 手术翻修：3 例

注：a. 有技术说明；b. 所有值均为平均值，除非特殊注明。ASES，美国肩肘协会评分系统；CS，Constant 评分；FU，随访；NA，不可用；VAS，视觉模拟评分

总 结

关节镜治疗骨关节炎时需要基于疾病和不同患者的情况。表 43.1 总结了盂肱关节骨关节炎各种关节镜治疗方法的临床结果。全关节镜下手术治疗骨关节炎的主要优势在于：①附加病症如不稳、肩袖撕裂、肱二头肌疾病的出色诊断评估；②保持肩胛下肌腱的完好；③为以防后期的翻修手术保存骨量，提供了好的开端；④由于在大多数手术技术中其创伤小，可以作为门诊手术实施；⑤使用 Partial Eclipse 假体行部分肱骨头表面置换促进了术后即刻全面康复。

参·考·文·献

1. Gartsman GM, Taverna E. The incidence of glenohumeral joint abnormalities associated with full-thickness, reparable rotator cuff tears. Arthroscopy. 1997;13:450–5.

2. Laudicina L, D'Ambrosia R. Management of irreparable rotator cuff tears and glenohumeral arthritis. Orthopedics. 2005;28:382–8.

3. McCarty DJ, Halverson PB, Carrera GF, Brewer BJ, Kozin F. "Milwaukee shoulder"-association of microspheroids containing hydroxyapatite crystals, active collagenase, and neutral protease with rotator cuff defects. I. Clinical aspects. Arthritis Rheum. 1981;24:464–73.

4. Brophy RH, Marx RG. Osteoarthritis following shoulder instability. Clin Sports Med. 2005;24:47–56.

5. Hovelius L, Augustini BG, Fredin H, Johansson O, Norlin R, Thorling J. Primary anterior dislocation of the shoulder in young patients. A ten-year prospective study. J Bone Joint Surg Am. 1996;78A:1677–84.

6. Taylor DC, Arciero RA. Pathologic changes associated with shoulder dislocations. Arthroscopic and physical examination findings in first-time, traumatic anterior dislocations. Am J Sports Med. 1997;25:306–11.

7. Ogilvie-Harris DJ, Wiley AM. Arthroscopic surgery of the shoulder. A general appraisal. J Bone Joint Surg Br. 1986;68B:201–7.

8. Weinstein DM, Bucchieri JS, Pollock RG, Flatow EL, Bigliani LU. Arthroscopic debridement of the shoulder for osteoarthritis. Arthroscopy. 2000;16:471–6.

9. Kerr BJ, McCarty EC. Outcome of arthroscopic debridement is worse for patients with glenohumeral arthritis of both sides of the joint. Clin Orthop Relat Res. 2008;466:634–8.

10. Cameron BD, Galatz LM, Ramsey ML, Williams GR, Iannotti JP. Non-prosthetic management of grade IV osteochondral lesions of the glenohumeral joint. J Shoulder Elbow Surg. 2002;11: 25–32.

11. Richards DP, Burkhart SS. Arthroscopic debridement and capsular release for glenohumeral osteoarthritis. Arthroscopy. 2007;23:1019–22.

12. Van Thiel GS, Sheehan S, Frank RM, Slabaugh M, Cole BJ, Nicholson GP, et al. Retrospective analysis of arthroscopic management of glenohumeral degenerative disease. Arthroscopy. 2010;26:1451–5.

13. Millett PJ, Gaskill TR. Arthroscopic management of glenohumeral arthrosis: humeral osteoplasty, capsular release, and arthroscopic axillary nerve release as a joint-preserving approach. Arthroscopy. 2011;27:1296–303.

14. Steadman JR, Rodkey WG, Rodrigo JJ. Microfracture: surgical technique and rehabilitation to treat chondral defects. Clin Orthop Relat Res. 2001;391:S362–9.

15. Siebold R, Lichtenberg S, Habermeyer P. Combination of microfracture and periostal-flap for the treatment of focal full thickness articular cartilage lesions of the shoulder: a prospective study. Knee Surg Sports Traumatol Arthrosc. 2003;11:183–9.

16. Millett PJ, Huffard BH, Horan MP, Hawkins RJ, Steadman JR. Outcomes of full-thickness articular cartilage injuries of the shoulder treated with microfracture. Arthroscopy. 2009;25:856–63.

17. Frank RM, Van Thiel GS, Slabaugh MA, Romeo AA, Cole BJ, Verma NN. Clinical outcomes after microfracture of the glenohumeral joint. Am J Sports Med. 2010;38:772–81.

18. Romeo AA, Cole BJ, Mazzocca AD, Fox JA, Freeman KB, Joy E. Autologous chondrocyte repair of an articular defect in the humeral head. Arthroscopy. 2002;18:925–9.

19. Scheibel M, Bartl C, Magosch P, Lichtenberg S, Habermeyer P. Osteochondral autologous transplantation for the treatment of fullthickness articular cartilage defects of the shoulder. J Bone Joint Surg Br. 2004;86B:991–7.

20. Siebold R, Sartory N, Yang Y, Feil S, Paessler HH. Prone position for minimal invasive or all-arthroscopic autologous chondrocyte implantation at the patella. Knee Surg Sports Traumatol Arthrosc. 2011;19:2036–9.

21. Ebert JR, Fallon M, Ackland TR, Wood DJ, Janes GC. Arthroscopic matrix-induced autologous chondrocyte implantation: 2-year outcomes. Arthroscopy. 2012;28:952-64e1-2.

22. Savoie 3rd FH, Brislin KJ, Argo D. Arthroscopic glenoid resurfacing as a surgical treatment for glenohumeral arthritis in the young patient: midterm results. Arthroscopy. 2009;25:864–71.

23. Beer JF, Bhatia DN, van Rooyen KS, Du Toit DF. Arthroscopic debridement and biological resurfacing of the glenoid in glenohumeral arthritis. Knee Surg Sports Traumatol Arthrosc. 2010;18:1767–73.

24. Gobezie R, Lenarz CJ, Wanner JP, Streit JJ. All-arthroscopic biologic total shoulder resurfacing. Arthroscopy. 2011;27:1588–93.

25. Uribe JW, Botto-van BA. Partial humeral head resurfacing for osteonecrosis. J Shoulder Elbow Surg. 2009;18:711–6.

26. Matsen 3rd FA, Clinton J, Lynch J, Bertelsen A, Richardson ML. Glenoid component failure in total shoulder arthroplasty. J Bone Joint Surg Am. 2008;90A:885–96.

第 44 章

大、小结节骨折的关节镜治疗

Stefan Greiner and Markus Scheibel

蒋佳 译

流行病学

肱骨近端骨折虽然较为常见,占所有骨折的5%,但是就肩袖的骨性撕脱损伤而言,单纯的大、小结节骨折却极为罕见[1]。17%~21% 的肱骨近端骨折为单纯大结节骨折。此外,这种损伤多和盂肱关节脱位相伴随,15%~30% 的肩关节脱位伴有大结节骨折[2, 3]。

单纯的小结节骨折或肩胛下肌骨性撕脱是极为罕见的损伤。当前文献中仅有不到 150 例的报道,因此,我们设想此种损伤仅占所有肱骨近端骨折的2%[4]。单纯的小结节骨折主要见于 20~50 岁的年轻男性,以及肱骨近端骺板尚未闭合的青少年[5-11]。

病理生理

大结节的错位常导致功能受限,因此错位可容忍的限度较小[12]。根据 140 例尸体标本的解剖学研究可以发现,肱骨头最高点位于大结节最高点上方平均 3.2~8 mm 处[13]。由于大结节严格来讲不可能位于肱骨最高点上方,显然,即使头侧很小的脱位也可改变肩关节的临床功能。尤其大结节作为后上肩袖附着区的功能以及有限的肩峰下间隙,在骨折块头侧移位时会造成肩关节屈曲和外展能力减弱。此外,即使是大结节很轻微的移位都有可能导致肩袖生物力学的变化,从而造成相关肌肉的退变[14-16]。

有别于肱骨近端骨折的 Neer 分型[17],其未将两部分以内骨折区分为单纯的大结节或小结节骨折和头下型骨折。根据 Neer 关于两部分骨折包括结节骨折的建议,仅移位 >1 cm 或成角 > 45°时需手术治疗。

但是,McLaughlin[18] 报道移位 >0.5 cm 的大结节骨折畸形愈合后可致功能受限。Park 等[19] 建议3 mm 的骨折块移位应行切开复位和固定手术,特别是对于过顶工人和运动员来说。本文也强调移位方向的重要性。尤其是头侧畸形愈合相对于后侧或尾侧来说可导致更严重的功能受限。基于这一观察结果,对于活动较多的患者,移位 >3 mm 的大结节骨折目前治疗推荐骨折块解剖或轻度向下外侧固定。

由于小结节骨折非常少见,常在创伤后较长时间因慢性的肩关节疼痛而诊断出来[10]。文献中关于此种损伤的描述主要为病例报道以及病例研究,目前仍缺乏标准的治疗方案,对于没有移位或者轻微移位的骨折,首选保守治疗。小结节骨折移位通常会造成肩胛下肌功能不全,需要手术治疗。手术方式包括切开复位内固定和关节镜辅助下经皮手术或者全关节镜下手术[4, 10, 20, 21]。

病 史

不同的损伤机制均可导致大结节骨折,一项103 例大结节骨折患者的回顾性研究显示,直接创伤机制占 47.6%,间接创伤机制占 32%[22]。此外,25% 的患者可观察到大结节向下移位,这种机制是为防止肩关节脱位而产生的大结节与肩峰撞击,而不是肩袖牵拉方向的真正骨性撕脱。作者得出结论,由肩关节脱位引起的大结节骨折可以被看作是Hill-Sachs 骨缺损的最大的变异[22]。相反,外展、外旋创伤被看作是小结节损伤的原因，特别是肩胛下肌腱较为强健的年轻人和骺板未闭合的人群均可导致小结节撕脱[23]。之前所描述的创伤机制可能也是导致罕见的大、小结节同时骨折的原因[22, 24]。

分　型

　　大、小结节作为后上和前方肩袖附着点，其骨折的临床意义未被当前可用的分型系统充分考虑。一项 610 例患者的回顾性研究显示单纯大结节骨折的患者与所有患者相比较，在性别、平均年龄以及与肩关节脱位和伴随疾病的关联度上显著不同[3]。大结节骨折的患者相较于肱骨近端骨折的患者来说，大部分为男性，平均年龄小 11 岁，肩关节脱位发生率更高，伴随疾病显著减少。作者得出结论，由于人口学显著不同，大结节骨折需要建立自身的分型系统。

　　小结节骨折也并未在现有的分型系统中很好地体现出来，与大结节骨折一样，轻微的脱位对于功能影响十分巨大[25]。大、小结节均出现骨折但肱骨颈完整是一种最为罕见的损伤，此种损伤也并未纳入现有的分型系统[24, 26, 27]。

影像学

　　影像学诊断最主要的目的是评价骨折块脱位的程度，这对治疗选择来说极为重要。

X 线

　　基本上，真前后位和腋位是必需的（图 44.1 和图 44.2）。内旋和外旋位的真前后位片对于更准确地评价结节骨折块移位程度，以及最终排除延伸至肱骨外科颈的骨折也很有用。另外，X 线也可诊断并发的病变如脱位或半脱位，以及盂缘骨折。

　　一项近期研究显示外旋前后位片或者向头侧倾斜 15° 的前后位片是评估大结节后上脱位的最佳方法[28]。

CT

　　若 X 线片未能对相关的骨折移位与手术适应证的相关性做出充分评估，建议使用 CT 扫描。在轴位层面可以准确发现大结节后脱位或者小结节内侧脱位。冠状位和三维重建对头尾平面的移位是必需且有益的（图 44.3 和图 44.4）。

MRI

　　MRI 对于诊断此类损伤也十分重要，一项近期

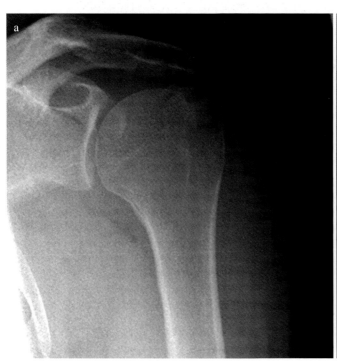
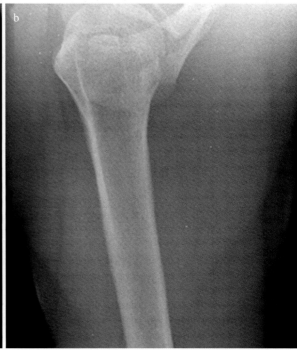

图 44.1　大结节粉碎骨折病例的真前后位（a）和腋位片（b）

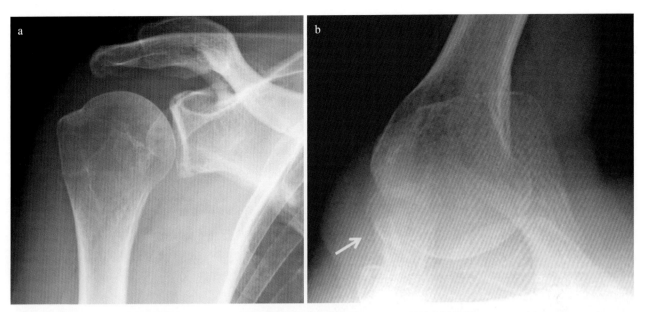

图 44.2　单纯小结节陈旧骨折的真前后位（a）和腋位片（b）箭头所指为小结节移位的骨块

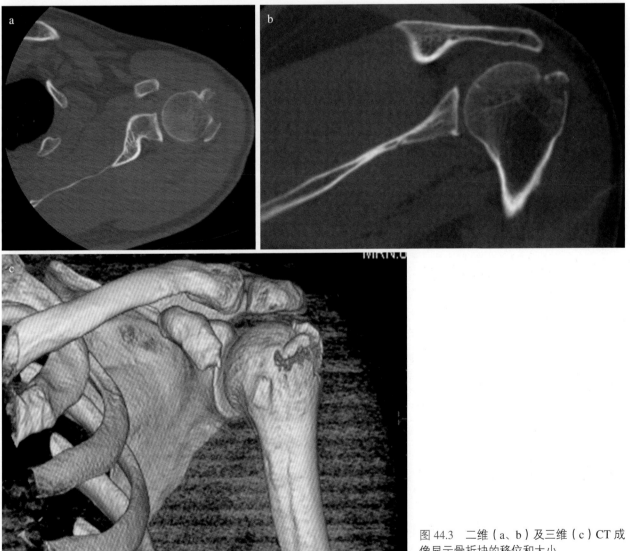

图 44.3　二维（a、b）及三维（c）CT 成像显示骨折块的移位和大小

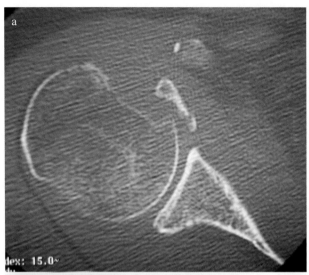

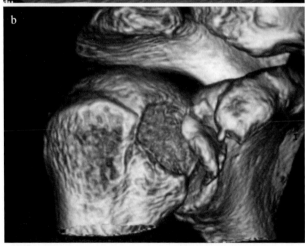

图 44.4　二维（a）及三维（b）CT 成像显示陈旧移位和部分吸收的小结节骨块

研究显示所有轻度移位的大结节骨折经保守治疗效果不佳的患者均有肩袖部分损伤[29]。

基本上，当诊断存有疑点时，患侧肩关节应行 CT 或 MRI 扫描，特别是在临床征象符合但 X 线片无法准确诊断时[30]。

超声检查对诊断隐蔽的大结节骨折有用，但对于评价移位的程度而言其有赖于检查者[31]。

文献综述

关于肩袖骨性撕脱的手术治疗，文献中仍未形成共识，多种经皮及切开固定的方法被描述[32]。

由于关节镜手术技术的高速发展，这门技术变得越来越重要，尤其是其可以改善视野和骨块的移动。此外，通过关节镜手术，关节内并发的病变可同时得以充分诊断和治疗。

大结节骨折

最初关于关节镜手术技术的病例报道和描述主要为关节镜下活动和复位骨折，随后用克氏针暂时固定，继而在关节镜监控下经皮螺钉固定[33-37]。这些报道中的共识是关节镜改进了骨折块的视野和移动，因此具备精准重建肩袖止点的能力。但是骨折粉碎、骨质差、严重的脱位以及骨折块固定后回缩是此方法的局限性所在。

第一篇关于开放手术带线锚钉固定的文献显示了良好的长期随访结果。Bhatie 等[38]针对 21 例平均年龄 51 岁的大结节粉碎骨折患者，利用双排锚钉技术重建肩袖 – 大结节复合体。术后平均 3.5 年（1~5 年）随访显示，20 例患者骨折愈合，未出现二次移位。其中 18 例效果非常好或较好，2 例效果满意，1 例效果不满意。2 例患者出现术后肱二头肌病变，1 例患者因内植物的免疫反应行二次手术。

Ji 等[39]介绍了一种与关节镜下双排肩袖修补术类似的关节镜技术。在用刨刀清理骨折区域后，在关节内直视下通过完整的肩袖置入内排锚钉。此外，在肩峰下监视置入另外的两枚锚钉：一枚位于骨折下缘的前方，另一枚位于后方。锚钉通常从腱骨交界面的肌腱处通过。在 X 线下利用钝头鞘芯维持复位的骨折，首先将内排打结恢复足印区，随后外排打结以固定骨折块。

无结锚钉的引入促使了双排桥式缝合重建技术的发展。Kim 等[40]和 Song 等[41]报道了类似术式，即前两个带缝线的锚钉通过腱骨交界处穿肌腱置入肱骨头，内排缝线打结，内排锚钉的每根线再引入一个无结锚钉。骨折复位，缝线从大结节表面拉过，利用无结锚钉在远端锁定骨折块[40, 41]。Ji 等[42]利用此方法做了前瞻性的病例研究，作者报道了 16 例大结节骨折临床和影像结果，术后平均 14 个月随访移位至少 5 mm，术后结果显示平均 ASES 评分为 88.1 分，UCLA 评分为 31 分。有趣的是，结果显示更好的评分结果和骨块解剖愈合有显著的关联。作者也报道了此种方法的缺陷：关节镜下固定不适合于冈下肌和小圆肌撕脱引起的后下方的移位，这些病例需转为切开手术[42]。

小结节骨折

由于此类损伤的罕见性，现有关于治疗小结节骨折的文献主要包括病例报道、手术方法描述，以及小样本的病例研究。文献中报道的病例大部分经保守治疗或切开空心钉固定[5, 8, 20, 43, 44]。一项 10 例小结节骨折患者的序列研究显示，手术后的临床效果要好于保守治疗。在这一报道中 3 例经保守治疗，3 例经手术固定，另外 4 例陈旧骨折患者经保守治疗。由于手术治疗的优越性，作者建议新鲜的小结节骨折应行手术治疗[10]。在一项关于连续的 6 例小结节骨折患者的序列研究中，移位骨折的手术治疗也显示了满意的疗效[45]。

另一项 16 例患者的病例研究也显示出手术治疗的优越性，11 例经手术治疗。5 例患者小结节予以固定。剩下的 6 例患者骨折块予以摘除并重建肩胛下肌。4 例患者肱二头肌长头腱移位，行肌腱固定术治疗[46]。

Robinson 等[25] 报道了目前最大的 22 例小结节骨折患者的连续序列研究。其中 17 例行手术治疗，11 例患者经三角肌 – 胸肌入路利用至少两枚螺钉固定骨折块，2 例患者骨折块小于 2 cm，利用经骨缝线固定。术后 1 年，Constant 评分为 95 分，DASH 评分为 12 分。此外，所有患者经两年随访抬离试验均呈阴性。作者总结在移位的小结节骨折中，不管骨折块移位的程度是多少，由于延迟重建无法预计的结果以及因肩胛下肌牵拉骨块进一步移位的可能性，重建手术应作为首选[25, 44, 45]。

关于小结节骨折关节镜手术治疗的报道极少。Scheibel 等[21] 报道了 1 例 35 岁的患者，有肩胛下肌骨性撕脱损伤，骨块移位 5 mm 但二头肌沟未累及。手术治疗方式为全关节镜下将两枚带线锚钉置于骨折区域，缝线穿过肩胛下肌腱骨交界处，经褥式缝合并打结。这样可以实现解剖重建。术后 6 月，患者主被动活动度均自如，肩胛下肌的体征为阴性。

Kowalsky 等[47] 报道了 1 例小结节骨折畸形愈合造成喙突下撞击的患者，行关节镜下喙突成形后功能良好。但是，术后 3 月此患者仍存在内旋功能受损[47]。

并发症

保守治疗后疗效较差常与关节囊挛缩有关。但是，有症状的患者也常常存在肩袖的损伤。此外，即使有限的头侧移位畸形愈合也会导致肩峰下撞击，且肩峰下间隙的瘢痕形成也会导致撞击症状。大结节后向畸形愈合会限制外旋功能。

小结节内向畸形愈合可能会导致喙突下撞击。畸形愈合或者不愈合可能也会削弱相关的肩袖的作用，造成从属肌肉相继的衰退。手术的并发症包括感染，二次移位，神经损伤以及术后僵硬。切开手术时三角肌劈开入路的额外病损也是一个需要关注的问题。大结节畸形愈合和不愈合的治疗仍充满挑战，文献反复指出手术治疗这一病损的难度和有限的成功率[18, 48]。

治疗：指征 / 禁忌证和决策流程

指征基于真前后位和腋位 X 线片，若对于移位程度的精确评估难以实现，病损的程度难以评估，或者肱骨解剖颈或外科颈是否受累未能明确，可采用 CT 扫描和三维重建，特别是对于肩关节脱位后大结节骨折的情况，建议采用 MRI 检查来评估盂唇、关节囊和韧带。脱位后除大结节骨折外，肩胛下肌腱可能也会撕裂，也应该引起重视。

根据现有的文献，手术的指征包括大结节移位 5 mm，并结合患者的相关因素如伴发的疾病，年龄和活动水平考虑。对过顶运动员或工人，移位 3~5 mm 就需要行手术复位内固定，特别是粉碎骨折和肩袖撕脱损伤的患者，关节镜手术更佳。相反地，自大结节上缘向尾侧延伸达 3 cm 以上的骨折块可使全关节镜下治疗变得较为困难。

关节镜治疗：手术技术

患者体位和入路

患者沙滩椅位，患侧肢体置于气动的手臂固定器上。首先从标准的后侧入路进镜进行诊断，特别是检查肩袖的足印区和肱二头肌滑车系统的长头腱的完整性。

利用前下入路检查肩胛下肌、冈上肌和冈下肌止点。用探钩检查肱二头肌长头腱的完整性以及稳定性，随后从后侧入路评估肩峰下间隙。通过前外侧入路切除肩峰下滑囊，显露骨折边缘，清理骨折区域。

手术步骤

大结节骨折

在关节镜监视下关节内将骨折块复位，然后将两枚带线锚钉穿肌腱通过腱骨交界部直接置入骨折的软骨缘，利用过线器将缝线通过肩袖从内外侧穿过。在肩峰下间隙监视下，将缝线打结，骨折复位。随后，缝线经过结节表面通过一个或者两个无结锚钉固定骨折区的尾侧。若骨折延伸至远端，推荐通过直接关节镜观察和增强影像控制远端锚钉的定位。最近这一方法通过带有 Fiber Tapes 的带线锚钉（Arthrex，Naples/FL）得以优化。带有 Fiber Tapes 带线锚钉穿肌腱置入或者直接置入骨折区，Fiber Tapes 不需打结穿过结节，骨折的尾侧交叉固定（Speed–Bridge 技术）。这种手术方法可以在骨折端充分加压，简化了解剖重建（图 44.5）。

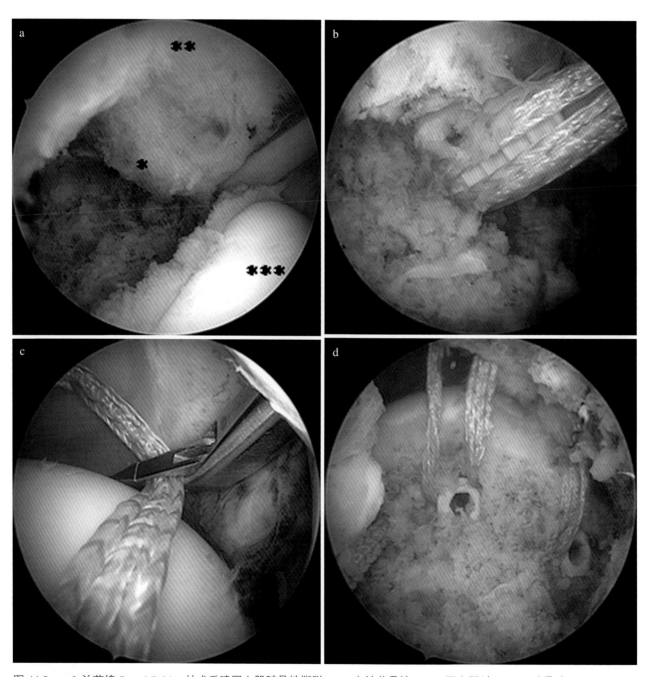

图 44.5　a~f. 关节镜 Speed-Bridge 技术重建冈上肌腱骨性撕脱。*，大结节骨块；**，冈上肌腱；***，肱骨头

在 2008 年 7 月至 2010 年 5 月，我们的患者中有 6 例（男性 3 例，女性 3 例）经上述的方法治疗，平均年龄 49 岁（26~66 岁）。其中 4 例患肢为优势侧。

6 月随访影像学检查显示，所有患者骨折固定牢靠（图 44.6）。在真前后位上，4 例患者骨折块显示在解剖复位，2 例患者骨折块尾侧移位 <5 mm。所有患者均无疼痛感，平均 16 个月随访结果显示，其 Constant 评分达 84.5 分[49]。

小结节骨折

基本上，所有移位的小结节骨折且无手术禁忌的患者，为了治疗主要的病理变化和发现可能并发的病理变化如肱二头肌长头腱损伤，可行关节镜治疗。

带线锚钉固定最受推崇，根据骨折块的形态和移位，可使用双排重建技术。内排带线锚钉置于内侧骨折区域，这与冈上肌撕脱骨折类似；然后将缝线穿过腱骨交接部的肩胛下肌腱处，打结后交叉向外经骨块表面与无结锚钉固定（图 44.7 和图 44.8）。

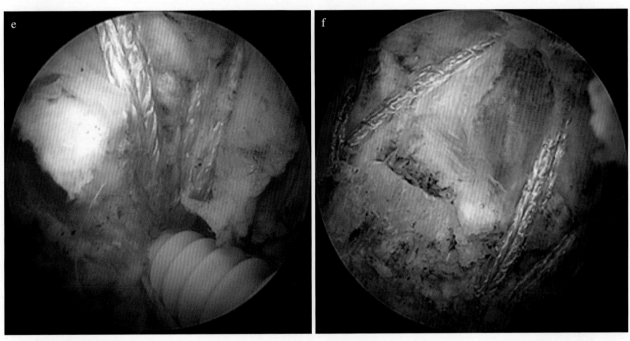

图 44.5 （续）

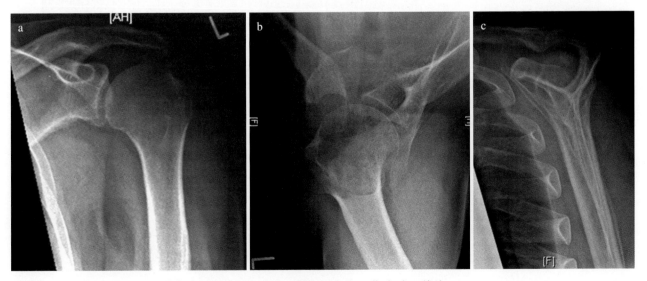

图 44.6　关节镜 Speed-Bridge 修复术后真前后位（a）、腋位（b）和 Y 位（c）X 线片

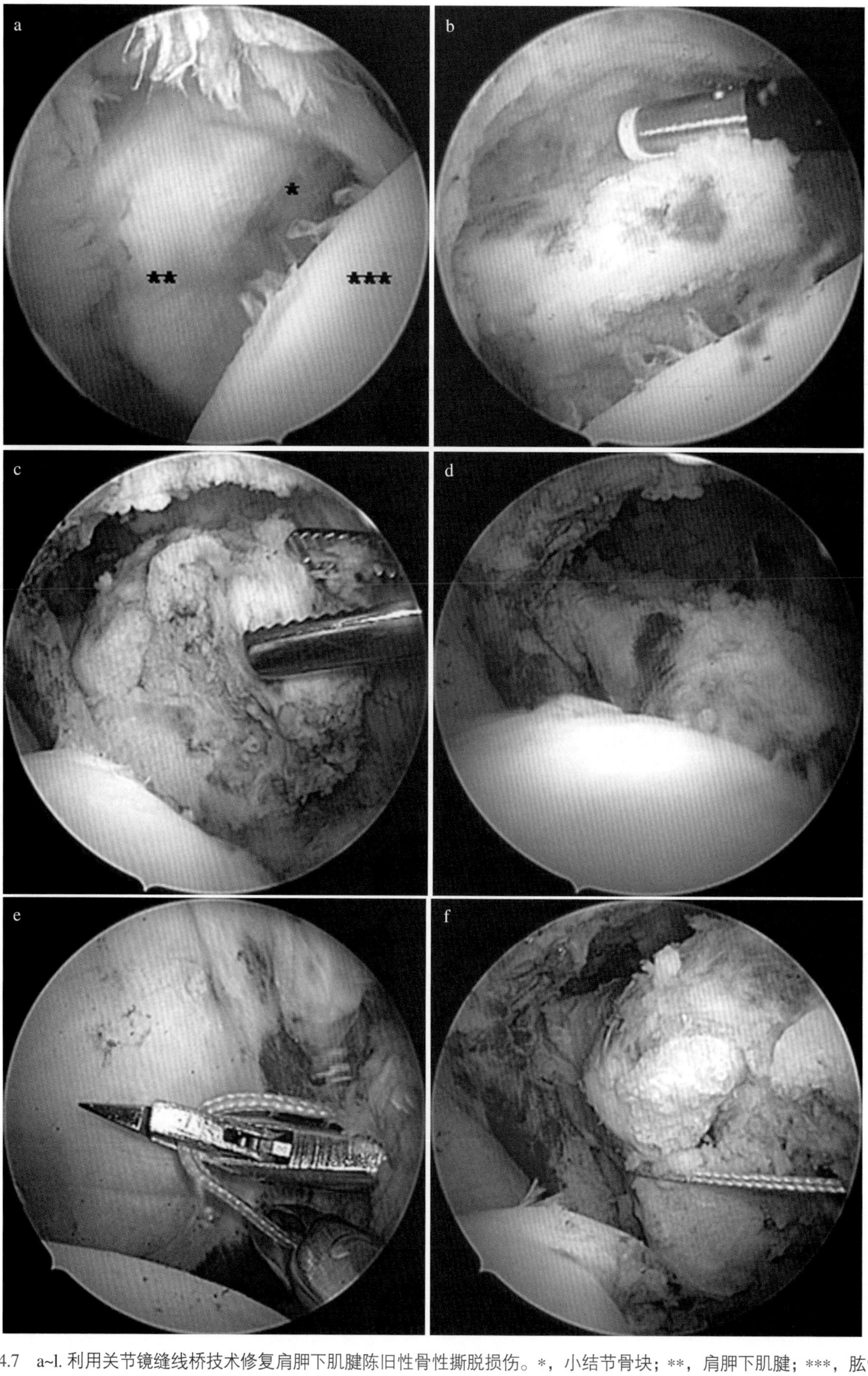

图 44.7　a~l. 利用关节镜缝线桥技术修复肩胛下肌腱陈旧性骨性撕脱损伤。*，小结节骨块；**，肩胛下肌腱；***，肱骨头

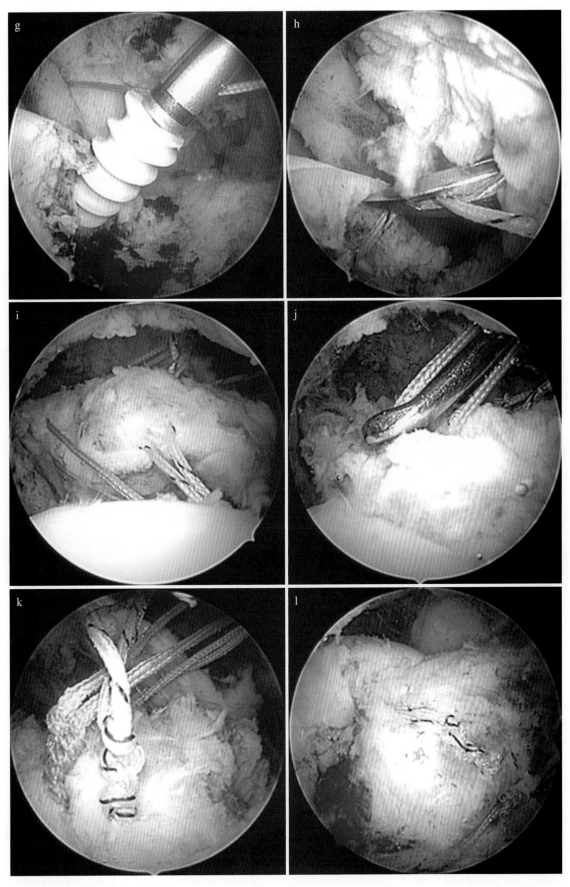

图 44.7 （续）

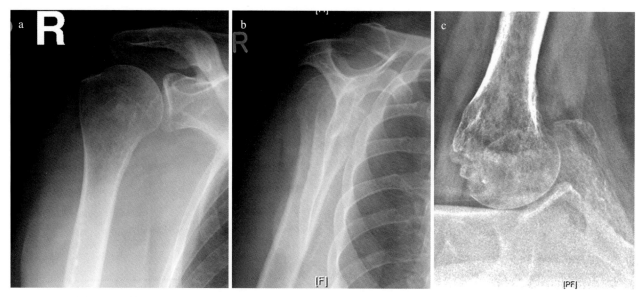

图 44.8　关节镜下缝线桥修复术后真前后位（a）、腋位（b）和 Y 位（c）

由于骨折处骨质量较低，有时会出现一些问题。对于这些病例来说，将锚钉置于较远的骨质内更有益。结实的骨折块可以在关节镜下复位，并用两枚空心螺钉固定。由于病例数较少，此类损伤较罕见，对于手术治疗尚无标准的建议[49]。

大、小结节复合骨折

现有文献中仅有少许关于大、小结节复合骨折的报道[24, 26, 27]。我们最近报道了一例 28 岁的男性患者，因车祸造成右肩瞬间的外旋和外展暴力。三维 CT 扫描评估显示，小结节头内侧移位，粉碎的大结节骨折主要的骨折块向尾后侧移位约 5 mm。利用上述的方法用两枚带线锚钉将小结节固定。用两枚带有 Fiber Tapes 的锚钉（Arthrex，Naples/FL）对大结节也做相应的处理。由于大结节骨折块大范围的远端偏移，另外用空心螺钉固定，纤维条带拉过结节固定在螺钉上。术后 6 月的临床和影像学随访显示，患者主动活动恢复，骨折块固定于解剖位置[50]。

总　结

肩袖的骨性撕脱损伤十分罕见。但是，这类损伤与可能的临床功能损害极为相关。当前的分型系统未能充分地将这些损伤纳入其中。考虑到可能发生功能缺损，因此只能接受较小程度的骨折块移位。关节镜技术可获得更好的视野，治疗并发的损伤以及可靠的固定。但是，在目前的文献中尚缺乏大样本的研究。

参·考·文·献

1. Kristiansen B, Barfod G, Bredesen J, Erin-Madsen J, Grum B, Horsnaes MW, et al. Epidemiology of proximal humeral fractures. Acta Orthop Scand. 1987;58:75–7.

2. Green A, Izzi Jr J. Isolated fractures of the greater tuberosity of the proximal humerus. J Shoulder Elbow Surg. 2003;12:641–9.

3. Kim E, Shin HK, Kim CH. Characteristics of an isolated greater tuberosity fracture of the humerus. J Orthop Sci. 2005;10:441–4.

4. Gruson KI, Ruchelsman DE, Tejwani NC. Isolated tuberosity fractures of the proximal humeral: current concepts. Injury. 2008;39: 284–98.

5. Shibuya S, Ogawa K. Isolated avulsion fracture of the lesser tuberosity of the humerus. A case report. Clin Orthop Relat Res. 1986;211:215–8.

6. Ross GJ, Love MB. Isolated avulsion fracture of the lesser tuberosity of the humerus: report of two cases. Radiology. 1989;172: 833–4.

7. Le Huec JC, Schaeverbeke T, Moinard M, Kind M, Chauveaux D, Le Rebeller A. Isolated avulsion fracture of the lesser tubercle of the humerus in children. Acta Orthop Belg. 1994;60:427–9.

8. Paschal SO, Hutton KS, Weatherall PT. Isolated avulsion fracture of the lesser tuberosity of the humerus in adolescents. A report of two cases. J Bone Joint Surg Am. 1995;77A:1427–30.

9. Caniggia M, Maniscalco P, Picinotti A. Isolated avulsion fracture of the lesser tuberosity of the humerus. Report of two cases.

Panminerva Med. 1996;38:56–60.

10. Ogawa K, Takahashi M. Long-term outcome of isolated lesser tuberosity fractures of the humerus. J Trauma. 1997;42:955–9.

11. Levine B, Pereira D, Rosen J. Avulsion fractures of the lesser tuberosity of the humerus in adolescents: review of the literature and case report. J Orthop Trauma. 2005;19:349–52.

12. Flatow EL, Cuomo F, Maday MG, Miller SR, McIlveen SJ, Bigliani LU. Open reduction and internal fixation of two-part displaced fractures of the greater tuberosity of the proximal part of the humerus. J Bone Joint Surg Am. 1991;73A:1213–8.

13. Iannotti JP, Gabriel JP, Schneck SL, Evans BG, Misra S. The normal glenohumeral relationships. An anatomical study of one hundred and forty shoulders. J Bone Joint Surg Am. 1992;74A:491–500.

14. Bono CM, Renard R, Levine RG, Levy AS. Effect of displacement of fractures of the greater tuberosity on the mechanics of the shoulder. J Bone Joint Surg Br. 2001;83B:1056–62.

15. Demirhan M, Kilicoglu O, Altinel L, Eralp L, Akalin Y. Prognostic factors in prosthetic replacement for acute proximal humerus fractures. J Orthop Trauma. 2003;17:181–8.

16. Greiner SH, Diederichs G, Kroning I, Scheibel M, Perka C. Tuberosity position correlates with fatty infiltration of the rotator cuff after hemiarthroplasty for proximal humeral fractures. J Shoulder Elbow Surg. 2009;18:431–6.

17. Neer 2nd CS. Displaced proximal humeral fractures. I. Classification and evaluation. J Bone Joint Surg Am. 1970;52A:1077–89.

18. McLaughlin HL. Dislocation of the shoulder with tuberosity fracture. Surg Clin North Am. 1963;43:1615–20.

19. Park TS, Choi IY, Kim YH, Park MR, Shon JH, Kim SI. A new suggestion for the treatment of minimally displaced fractures of the greater tuberosity of the proximal humerus. Bull Hosp Jt Dis. 1997;56:171–6.

20. Berbig R, Keller H, Metzger U. Isolated fracture of the lesser tuberosity of the humerus: case reports and review of the literature. Z Unfallchir Versicherungsmed. 1994;87:159–68.

21. Scheibel M, Martinek V, Imhoff AB. Arthroscopic reconstruction of an isolated avulsion fracture of the lesser tuberosity. Arthroscopy. 2005;21:487–94.

22. Bahrs C, Lingenfelter E, Fischer F, Walters EM, Schnabel M. Mechanism of injury and morphology of the greater tuberosity fracture. J Shoulder Elbow Surg. 2006;15:140–7.

23. White GM, Riley Jr LH. Isolated avulsion of the subscapularis insertion in a child. A case report. J Bone Joint Surg Am. 1985;67A:635–6.

24. Hepp P, Theopold J, Engel T, Marquass B, Dusing T, Josten C. Lesser tuberosity avulsion in combination with multifragment fracture of the greater tuberosity. A rare entity at the proximal humerus. Unfallchirurg. 2008;111:628–31.

25. Robinson CM, Teoh KH, Baker A, Bell L. Fractures of the lesser tuberosity of the humerus. J Bone Joint Surg Am. 2009;91A:512–20.

26. Meyer DC, Espinosa N, Hertel R. Combined fracture of the greater and lesser tuberosities with intact connection of the humeral head to the shaft. J Trauma. 2006;61:206–8.

27. Takase K, Shinmura K, Yamamoto K. A combined fracture of the greater and lesser tuberosity with head shaft continuity in the proximal humerus. Arch Orthop Trauma Surg. 2007;127:895–8.

28. Parsons BO, Klepps SJ, Miller S, Bird J, Gladstone J, Flatow E. Reliability and reproducibility of radiographs of greater tuberosity displacement. A cadaveric study. J Bone Joint Surg Am. 2005;87A:58–65.

29. Kim SH, Ha KI. Arthroscopic treatment of symptomatic shoulders with minimally displaced greater tuberosity fracture. Arthroscopy. 2000;16:695–700.

30. Reinus WR, Hatem SF. Fractures of the greater tuberosity presenting as rotator cuff abnormality: magnetic resonance demonstration. J Trauma. 1998;44:670–5.

31. Patten RM, Mack LA, Wang KY, Lingel J. Nondisplaced fractures of the greater tuberosity of the humerus: sonographic detection. Radiology. 1992;182:201–4.

32. Williams Jr GR, Wong KL. Two-part and three-part fractures: open reduction and internal fixation versus closed reduction and percutaneous pinning. Orthop Clin North Am. 2000;31:1–21.

33. Gartsman GM, Taverna E. Arthroscopic treatment of rotator cuff tear and greater tuberosity fracture nonunion. Arthroscopy. 1996;12:242–4.

34. Gartsman GM, Taverna E, Hammerman SM. Arthroscopic treatment of acute traumatic anterior glenohumeral dislocation and greater tuberosity fracture. Arthroscopy. 1999;15:648–50.

35. Bonsell S, Buford Jr DA. Arthroscopic reduction and internal fixation of a greater tuberosity fracture of the shoulder: a case report. J Shoulder Elbow Surg. 2003;12:397–400.

36. Carrera EF, Matsumoto MH, Netto NA, Faloppa F. Fixation of greater tuberosity fractures. Arthroscopy. 2004;20:e109–11.

37. Taverna E, Sansone V, Battistella F. Arthroscopic treatment for greater tuberosity fractures: rationale and surgical technique. Arthroscopy. 2004;20:e53–7.

38. Bhatia DN, van Rooyen KS, du Toit DF, de Beer JF. Surgical treatment of comminuted, displaced fractures of the greater tuberosity of the proximal humerus: a new technique of double-row sutureanchor fixation and long-term results. Injury. 2006;37:946–52.

39. Ji JH, Kim WY, Ra KH. Arthroscopic double-row suture anchor fixation of minimally displaced greater tuberosity fractures. Arthroscopy. 2007;23:1133.e1131-4.

40. Kim KC, Rhee KJ, Shin HD, Kim YM. Arthroscopic fixation for displaced greater tuberosity fracture using the suture-bridge technique. Arthroscopy. 2008;24:120.e121-3.

41. Song HS, Williams Jr GR. Arthroscopic reduction and fixation with suture-bridge technique for displaced or comminuted greater tuberosity fractures. Arthroscopy. 2008;24:956–60.

42. Ji JH, Shafi M, Song IS, Kim YY, McFarland EG, Moon CY. Arthroscopic fixation technique for comminuted, displaced greater tuberosity fracture. Arthroscopy. 2010;26:600–9.

43. LaBriola JH, Mohaghegh HA. Isolated avulsion fracture of the lesser tuberosity of the humerus. A case report and review of the literature. J Bone Joint Surg Am. 1975;57A:1011.

44. Earwaker J. Isolated avulsion fracture of the lesser tuberosity of the humerus. Skeletal Radiol. 1990;19:121–5.

45. van Laarhoven HA, te Slaa RL, van Laarhoven EW. Isolated avulsion fracture of the lesser tuberosity of the humerus. J Trauma. 1995;39:997–9.

46. Nove-Josserand L, Walch G, Levine C, Noel E. Isolated avulsion

fracture of the lesser tuberosity of the humerus. J Shoulder Elbow Surg. 1995;4:30.

47. Kowalsky MS, Bell JE, Ahmad CS. Arthroscopic treatment of subcoracoid impingement caused by lesser tuberosity malunion: a case report and review of the literature. J Shoulder Elbow Surg. 2007;16:e10–4.

48. Norris TR, Turner JA, Bovill DF. Nonunion of the upper humerus: an analysis of the etiology and treatment in 28 cases. In: Post M, Hawkins RJ, Morrey BF, editors. Surgery of the shoulder. St.Louis: CV Mosby; 1990. p. 63–7.

49. Greiner S, Scheibel M. Bony avulsions of the rotator cuff: arthroscopic concepts. Orthopade. 2011;40:21–30.

50. Pauly S, Herrmann S, Perka C, Greiner S. Arthroscopic refixation of a combined fracture of the greater and lesser tuberosity of the proximal humerus. Knee Surg Sports Traumatol Arthrosc. 2012;21(5):1171–5.

第45章

肩锁关节不稳

Frank Martetschläger, Sepp Braun, and Andreas B. Imhoff

董士奎　译

流行病学

肩锁关节（AC）损伤常见，约占临床工作中所有肩关节损伤的 12%[1]。在从事对抗运动的运动员中，其比例高达 50%。真正的发病率可能被低估，因为那些低等级损伤（Ⅰ度或Ⅱ度）患者可能未引起医疗重视[2]。近期的一项纵向队列研究指出年轻运动员的发病率为 9.2/1 000，并且男性患者发病率显著高于女性患者[3]。这很可能因为冒险行为和接触性运动，而与性别间的解剖差异关系不大。AC关节损伤最高发的年龄段是在 30 多岁，最常见引起肩锁脱位的运动项目为美式足球、英式足球、曲棍球、橄榄球、自行车和滑雪[2, 4-6]。常见的损伤机制为臂在内收位肩部直接受到冲击。由于胸锁关节关节能够承受的应力较大，肩锁关节和锁骨就成为损伤的薄弱点[4, 7]。

病理解剖学

肩锁关节的稳定性由关节囊以及上、下、前、后肩锁韧带和喙锁（CC）韧带来维持。肩锁自身结构可以在一个 70 N 的载荷内承受向前、后或上 4~6 mm 的位移[8]。当肩胛胸壁活动时可发生 5°~8° 的旋转，而肩关节外展上举时发生 40°~45° 旋转[9, 10]。

4 条肩锁关节韧带均呈水平方向走行，主要提供水平方向稳定，而上方和背侧韧带主要提供前后方向的稳定性[8]，其中上方肩锁韧带是肩锁关节复合体中最大、最强壮的韧带[11]。

喙锁韧带，包括锥状韧带（前内侧）和斜方韧带（后外侧），从锁骨扁平的远端下表面发出，止于喙突基底部，它主要提供垂直方向的稳定性。Rios 等[11]研究得出了喙锁韧带锁骨止点占整个锁骨长度的比例（斜方韧带 17%，锥状韧带 31%），对于肩锁韧带重建来说，这比实际距离测量更精确，且不受性别影响。斜方韧带呈四边形，锥状韧带呈圆锥形且底面朝上[7]。肩锁关节囊韧带复合体在上方作用力下的最终失效载荷为 (590 ± 95) N[12]，而另一项研究得出的喙锁韧带的分离负荷为 (500 ± 134) N[13]。按照韧带剖面研究，我们得知肩锁关节囊韧带前向移位的主要限制结构，而斜方韧带主要阻止后向移位[14]。然而，其他研究指出后方和上方肩锁韧带主要负责后向的稳定[15, 16]。限制肩锁关节向上移位和旋转移位的主要结构为锥状韧带[8, 15]。

Ⅱ型肩锁关节脱位时，肩锁韧带在喙锁韧带之前受损，据此可以得出结论：肩锁韧带限制肩锁关节位移的幅度较喙锁韧带要小。因此，肩锁韧带完全断裂后，使得喙锁韧带变成肩锁关节的主要稳定结构[8, 15]。

掌握这些肩锁关节机械稳定结构的解剖学/病理解剖学知识，才能对损伤进行正确的分型和手术治疗，尤其在应用现代解剖重建技术时。

病　史

AC关节脱位患者的典型主诉为无显著特征的肩关节痛。因此，详尽的病史询问对于正确诊断和治疗至关重要。一份完整的病史应该包括详细的外伤机制、创伤既往史和始发症状。通常伴随外伤史出现急性疼痛，典型病史包括肩关节外侧部分的直接暴力 [4, 7]。在大多数很久之前有外伤史的慢性损伤病例，完整的既往史比较困难，但是由于症状可能不典型，要想正确诊断，既往史就更加重要。慢性损伤患者典型主诉为肩关节上方疼痛，在臂跨越身体或举重活动如推胸锻炼时可被激发。

体 检

肩带视诊要注意肩关节皮肤有无磨损、锁骨远端有无因肩胛骨下移而出现的明显突起。触诊肩锁关节在急性期可出现压痛，并可以察觉不稳的方向。检查肩关节活动范围，典型表现为伤侧肩关节功能因疼痛受限 [17-20]。

肩锁关节病变的临床激发试验（O'Brien、Paxinos 和 scarf 试验）有助于定位前方或上方的肩关节疼痛。对于不存在触诊畸形的低等级损伤（Ⅰ度和Ⅱ度）患者来说，这些体检方法尤其有用 [2, 4]。

因为已经证实伴随的肩关节内损伤通常发生在较高等级的肩锁关节脱位（Ⅲ ~ Ⅵ型），因此排除这些合并伤非常重要。Tischer 等 [19] 的一项研究表明，77 例Ⅲ ~ Ⅵ型 AC 损伤的患者中有 14 例合并关节内病损，并且 77 例中的 11 例合并上盂唇前后方向的撕裂（SLAP 损伤）。对于仔细选择的病例，肩锁关节利多卡因注射可将肩锁关节痛和其他病变引起的肩关节前或上方疼痛相鉴别。

影像学检查

肩锁关节损伤后标准的 X 线检查包括前后位（AP）、Y 位和 Alexander 或 Zanca 位影像。前后位影像可以明确锁骨远端的垂直移位，而 Alexander 位用来明确前后方向的移位。Zanca 位在前后的基础上球管向头端倾斜 10° ~15°，该角度有助于获得肩锁关节清晰影像，不会发生结构重叠 [21]。Bearden 等 [22] 发现喙锁间距增加 25%~50%，预示喙锁韧带断裂。因此，当损伤程度难以确定时，可以测量喙锁间距并与健侧对比。负重位摄片用于区分Ⅱ型损伤和隐匿的Ⅲ型损伤 [23, 24]；然而，已经证实该影像并不能提高诊断的精确度，反而会增加患

者不必要的痛苦 [25, 26]。

治疗：指征与禁忌证

当今，Ⅰ型和Ⅱ型损伤通常建议非手术治疗，多项研究表明疗效满意 [27-31]。典型的治疗措施包括肩关节短暂制动（1~3 周），然后早期进行活动度练习。

然而，与上述观点不同的是，有多项研究指出这些低等级损伤经保守治疗后普遍存在持续症状 [27, 28, 32, 33]。尤其是 Song 等 [34] 的试验数据表明，早期行锁骨远端切除也许对一些Ⅱ型损伤的患者有益。然而，至今尚没有确凿证据支持对Ⅰ型和Ⅱ型损伤采取手术治疗。

对于Ⅲ型肩锁关节损伤的治疗仍存在争议，因为众多临床研究均不能表明何种治疗方法更有优势，通常建议采取保守治疗 [35-38]。然而，一些研究指出对于Ⅲ型损伤早期进行手术治疗的临床结果优于在超过 3 个月的保守治疗失败后再行手术治疗 [39, 40]。因此，对于体力劳动者或过顶运动员，Ⅲ型肩锁关节脱位应该早期进行手术修复 [35, 36, 40]。为避免报道的长期后遗症，Ⅳ型至Ⅵ型肩锁关节脱位通常手术治疗 [6, 28, 35, 36, 40]。

可能存在的禁忌证或限制因素包括伴随的急性喙突骨折或锁骨远端骨折，以及手术治疗的常规禁忌证。

决策流程

基于回顾现有文献资料，表 45.1 显示了肩锁关节脱位诊疗决策制订公式。首先进行正确的诊断并根据 Rockwood 分型进行损伤分级 [41]。根据该分类方法，肩锁关节损伤分为轻度（Ⅰ型和Ⅱ型）、Ⅲ型和重度（Ⅳ型至Ⅵ型）损伤。对于低度肩锁关节损伤的患者采用保守治疗，包括短期制动（1~3周），然后早期进行被动和主动运动康复，必要时使用非甾体类消炎药（NSAIDs）。大部分Ⅲ级损伤的治疗方案是相同的，不过，颈腕吊带悬吊制动时间可以根据需要延长。如之前讨论，对于从事重体力劳动和高水平运动员可以考虑手术治疗。另外，

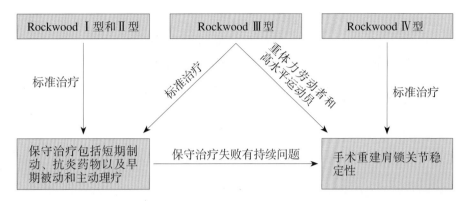

| Rockwood Ⅰ型和Ⅱ型 | Rockwood Ⅲ型 | Rockwood Ⅳ型 |

表 45.1　肩锁关节不稳治疗决策制定流程

持续疼痛、不适、肩关节功能受损是手术指征，出现这些情况时要与患者沟通。重度肩锁关节脱位是进行手术稳定的典型指征。

临床案例举例

一位 22 岁男性在手球比赛时发生创伤性肩锁关节脱位，受伤机制为臂内收位肩部外侧着地遭受直接暴力，跌倒后患者当即主诉肩关节不适、活动因疼痛受限。因此，他来我们科求治。赛前患者完全无症状、无外伤史。

肩带体检发现与健侧对比，伤侧锁骨外侧端明显突起（图 45.1）。

初次肩部体检时，肩锁关节上方触诊有压痛，锁骨外侧端垂直方向明显不稳。活动范围检查发现肩关节主动功能因疼痛受限。对肩袖功能和肌力进行全面体检未见异常，神经血管检查正常。

伤侧肩关节 X 线检查未见骨性结构受损，锁骨外侧端明显移位，符合 Rockwood Ⅴ型损伤（图 45.2）。

与患者讨论每一种治疗方案的相关风险、益处和备选方案，考虑存在高度不稳，患者决定接受肩锁关节重建术。关节镜检查未见合并损伤，肩锁关节修复手术操作描述如下。

关节镜治疗：手术技术

近十年来，随着器械和技术的进步，骨科医生已经能够在关节镜下完成大部分肩锁关节重建术。如今，喙锁韧带的关节镜下解剖重建技术已趋于较

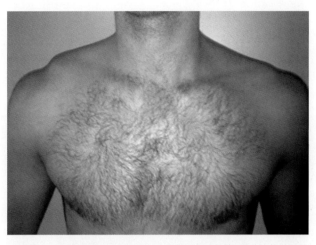

图 45.1　术前肩带照片显示右锁骨外侧端与健侧对比明显突起

好水平，通常用肌腱移植物 [42-44] 和 / 或缝线钢板装置 [43-47] 来复位稳定肩锁关节。近来的生物力学研究显示，两种重建方式均具备优秀的机械稳定性 [42, 47]。下面介绍本文作者采用的关节镜下肩锁解剖重建技术。

患者体位

为行关节镜手术，患者采用沙滩椅位，应用机械臂托（Trimano，Arthrex Inc.，Naples，FL，USA）来简化管理。全麻后，全面检查双侧肩关节。手术侧肩关节常规准备和铺巾。调节机械臂把持器复位肩锁关节后于体表标记重要解剖标志（图 45.3）。

手术入路

通过标准背侧观察入路进行诊断性关节镜检查。在关节镜下使用腰穿刺针平行于肩胛下肌腱穿过肩袖间隙后建立改良前外侧入路作为工作通道。将镜头转换至外侧穿冈上肌位于肱二头肌长头腱背侧的观察入路。可能需要建立额外的入路处理伴随

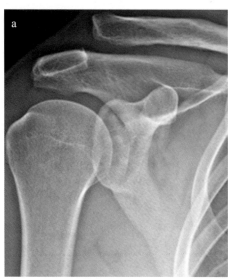
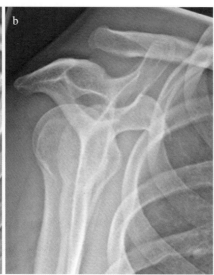
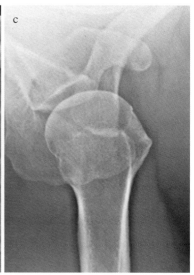

图 45.2　前后位（a）、Y 位（b）和轴位（c）显示锁骨外侧端严重移位，符合 Rockwood V 型损伤

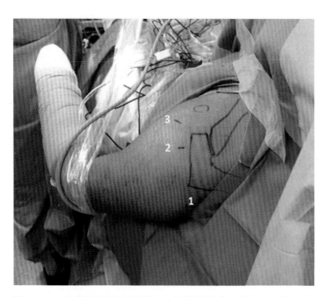

图 45.3　术前图片显示标记在皮肤的标准入路：1，后方入路；2，外侧观察入路；3，前外侧工作入路

的关节内损伤，比如 SLAP 损伤。在前外侧深通道可以借助弹性套管（PassPort Cannula 8 mm × 4 cm，Arthrex）确保操作安全，也借此暴露喙突基底部（图 45.3）。

诊断性关节镜检查：理解并熟知病理

　　肩锁关节脱位患者的主要病变位于关节外。不过，肩锁关节脱位伴随的大量关节内损伤被描述[19]，因此对盂肱关节进行全面的关节镜诊断检查必不可少，特别是对于高度损伤，SLAP 损伤高达 20%。此外，肩袖损伤也被发现。

操作步骤（框 45.1）

　　经诊断性关节镜检查，确定存在合并伤后，将重点转移至肩锁关节重建。

> **框 45.1　要诀和技巧**
>
> 　　即使对经验丰富的关节镜外科医生来说，关节镜下肩锁关节稳定术也是有挑战性的。下面列出的一些建议有助于完成手术操作并避免并发症：
> - 术前要确认熟悉器械和移植物。
> - 为获得理想的视野可增加一个额外的入路。
> - 为了避免损伤臂丛，不要剥离喙突内侧结构。
> - 用充足的时间进行彻底的喙突下清理和显露喙突，这样会方便后面的手术操作。
> - 避免喙突内相邻骨隧道定位过于靠近和过于靠近喙突皮质，以减少喙突骨折及隧道破裂的风险。
> - 在扩骨隧道前借助 X 线透视调整导钻方向。
> - 在 X 线透视下手动控制肩锁关节的复位和位置。

显露喙突

　　经肩袖间隙建立一个穿关节入路来显露喙突，在肩胛下肌腱的前方找到喙突，为了更好地观察，可将关节镜转换至上文描述的穿肩胛下肌观察入路。通过前外侧深入路，利用射频装置打开前关节囊，并通过仔细清理软组织显露喙突尖至喙突基底。保留胸小肌和联合腱附着部，避免喙突内侧的切除以防损伤血管神经结构，注意保护。此步骤需要操作到位，因为良好的喙突下间隙的显露和视野对于随后的钻孔以及放置内植物或移植物非常关键。

锁骨远端上方通道

为了显露锁骨远端，需要在距肩锁关节内侧约 40 mm 处沿 Langer 线垂直锁骨做一长约 3~4 cm 的皮肤切口，显露斜方肌 – 三角肌筋膜，顺斜方肌纤维走行切开显露锁骨。至此，显露了锁骨前侧及后侧的骨皮质缘。在骨膜下小心地剥离肩锁关节囊的前瓣和后瓣，分离时将其作为一层，这样做有利于在重建肩锁关节后修补关节囊。此时，肩锁关节已处于直视状态。

隧道布局

关节镜下解剖重建肩锁关节，要用两套缝线钢板装置（TightRope，Arthrex）来按照之前的描述分别重建锥状韧带和斜方韧带[45, 48]。按照 Rios 等[11] 和 Salzmann[48] 等的描述，根据喙锁韧带在锁骨和喙突上的解剖止点钻取 2 个 4 mm 隧道，该操作是

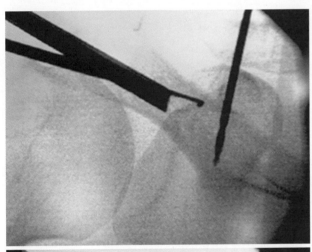

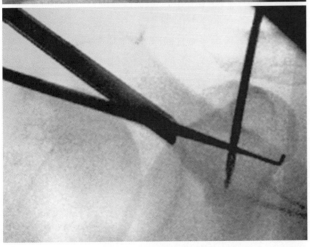

图 45.4　使用术中透视证实两枚导针的正确位置，钩状探针验证喙突外侧缘（左侧）和内侧缘（右侧）

在直视下使用一个特殊的导钻自前外侧入路插入进行。使用 2.4 mm 导针于肩锁关节内侧约 4.5 cm 处横穿锁骨至喙突基底，然后以同样的方式在锁骨上向外 2 cm 将第二根 2.4 mm 导针钻入至喙突中外侧。经 C 臂机透视确认这两枚导针的位置正确（图 45.4）。然后，由内侧开始，用 4 mm 空心钻沿 2.4 mm 导针扩孔，远端以钻头阻挡器或刮匙保护 2.4 mm 导针尖。将一枚 SutureLasso 线环（Arthrex）经空心钻头置入，然后移除空心钻头。然后将第二个外侧 2.4 mm 导针扩孔，并留置空心钻头。

置入悬吊钢板

在上方通道借助线环拉入 2 枚缝线钢板装置，先置入内侧，再拉入外侧。将 SutureLasso 置入留置的 4 mm 空心钻然后拉入第二个缝线钢板，直视下在喙突下部正确安放悬吊钢板（图 45.5）。然后通过上提手臂抵住肩胛骨来手法复位肩锁关节，解剖复位后，安放锁骨侧悬吊钢板。使用滑车系统依次固定内侧和外侧的悬吊钢板，并打结固定（图 45.6）。

肌腱移植物加强重建

翻修或慢性肩锁关节脱位手术时采用自体肌腱移植物加强重建，可以增加稳定性和增加生物学愈合。为此，我们喜欢采用股薄肌腱作为移植物，通常以标准方式取同侧膝关节，将肌腱两端缝线编织。

技术改良后，我们使用带有大号钢板的 FiberTape（Arthrex）穿内侧隧道来加强移植物。这时，移植物和 FiberTape 的一端一起被拉入内侧骨隧道，然后从前外侧工作通道拉出，于关节外将 FiberTape 反

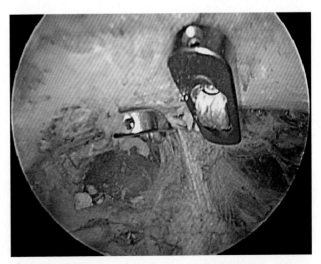

图 45.5　右肩外侧入路术中影像显示喙突底面骨质，两枚悬吊钢板位置正确

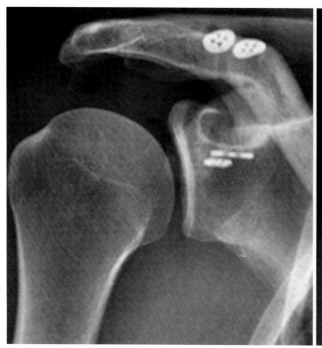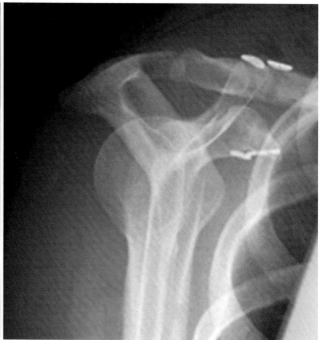

图 45.6　术后 X 线片显示肩锁关节解剖重建，TightRope 装置位置正确

折穿过大号悬吊钢板（Dog Bone，Arthrex），再将 FiberTape 的游离端经关节上方拉回，自喙突及锁骨隧道穿回，在锁骨上方放置第二枚悬吊钢板。使用抓钳自锁骨前方将移植物拉出，在喙突外侧找到移植物缝线，通过这么做，移植物形似 "8" 字形，一端在骨隧道内，另一端环绕喙突。然后将移植物绕锁骨拉紧打结，保持张力下再用额外的缝线缝合加强，切除多余的肌腱末端。最后，仔细修复斜方肌 - 三角肌筋膜和关节囊，常规缝合皮肤。

术后护理

术后以颈腕吊带悬吊肩关节 6 周，以减少重建的喙锁韧带所受张力。允许患者肘、腕和手的主动训练。术后前 2 周，被动活动练习限制在前屈 30°、外展和内旋均为 80°、外旋 0°。术后 3~4 周，活动度练习增加到 45° 前屈并开始辅助下主动外展。术后 5~6 周，活动度训练提高到前屈及外展均可达 60°，旋转活动不限。直立姿势下主动活动以患者能够耐受为限，达到无痛全范围主动活动后，开始进行力量训练，主要集中练习肩胛稳定肌群，可于术后 12 周左右开始。术后第 12~16 周通常可

以不受限地重返工作。术后 5~6 个月，假定活动度和力量恢复到对侧 90%，患者通常可重返全接触运动[4]。

文献回顾

自从 Weaver 和 Dunn[49] 于 1972 年发表了这项广为流行的技术以来，大量不同的开放和关节镜下肩锁关节重建的术式涌现。为了改进手术技巧，降低以往报道的高失效率（文献报道失效率高达 30%[40, 49]），不断有新技术问世。此外，多项生物力学研究展示了当今多种肩锁关节修复技术的优点和劣势[12, 47, 50–56]。2008 年，Walz 等[47] 报道了解剖缝线钢板修补的力学强度与自体韧带相当。其他类型的移植物重建技术也具有优异的力学特性[42, 52, 54, 55, 57, 58]。

解剖重建技术表现出优良的临床效果，不过文献报道其并发症率也较高[44, 45, 59, 60]。因为这些技术通常需要喙突和 / 或锁骨远端成为缝线钢板或移植物固定使用骨隧道，如喙突骨折或锁骨骨折之类的并发症已被报道[44, 45, 61]。Coale 等[62] 近来一项基于 CT 技术研究移植物解剖重建时，制备 6 mm 穿锁骨 - 喙突隧道时，显著增加了喙突出现豁口或骨折

的风险，有些病例甚至不可行。近来的临床研究也证实了这些发现，当喙突较小并被 6 mm 骨隧道削弱时，并发症及失效率很高[44, 60]。Scheibel 等[46] 对 37 个病例使用解剖双 TightRope 缝线钢板技术，取得了优到良的早期临床结果（平均随访 26.5 个月），无喙突骨折及复位丢失（6 周内）。使用相似技术，Salzmann 等[45] 治疗 23 例急性肩锁关节脱位，至少随访 24 个月，显示临床结果满意。不过，在他们首批报道的双 TightRope 技术中，翻修率为 11.5%（3/26）。导致翻修手术的原因包括 1 例喙突骨折，1 例头侧钢板松脱移位，1 例切口感染。尾侧钢板移位（4 例）和锁骨钢板断裂（1 例）占 22%，未显示对临床结果造成不良影响。

小 结

肩锁关节脱位是肩带部位常见的损伤，文献报道了多种治疗选择。低度损伤（Ⅰ型和Ⅱ型）应该先采取保守治疗。手术治疗通常适用于高度损伤（Ⅳ~Ⅵ型），对于从事重体力劳动或高水平运动员的Ⅲ型损伤手术治疗会有益。根据近来报道的生物力学数据，喙锁韧带解剖重建已成当前趋势，同时并发症发生率也相当高。此外，解剖重建技术带来了一些新的并发症，包括缝线钢板移位、喙突或锁骨骨折。因此，肩锁关节重建的理想化技术还需要被确立。

参·考·文·献

1. Emery R. Acromioclavicular and sternoclavicular joints. In: Copeland S, editor. Shoulder surgery. London: WB Saunders; 1997.
2. Fraser-Moodie JA, Shortt NL, Robinson CM. Injuries to the acromioclavicular joint. J Bone Joint Surg Br. 2008;90B:697–707.
3. Pallis M, Cameron KL, Svoboda SJ, Owens BD. Epidemiology of acromioclavicular joint injury in young athletes. Am J Sports Med. 2012;40:2072–7.
4. Mazzocca AD, Arciero RA, Bicos J. Evaluation and treatment of acromioclavicular joint injuries. Am J Sports Med. 2007;35:316–29.
5. Willimon SC, Gaskill TR, Millett PJ. Acromioclavicular joint injuries: anatomy, diagnosis, and treatment. Phys Sportsmed. 2011;39:116–22.
6. Millett PJ, Braun S, Gobezie R, Pacheco IH. Acromioclavicular joint reconstruction with coracoacromial ligament transfer using the docking technique. BMC Musculoskelet Disord. 2009;10:6.
7. Iannotti JP, Williams GR. Disorders of the shoulder: diagnosis and management. Philadelphia: Lippincott Williams & Wilkins; 1999.
8. Debski RE, Parsons 3rd IM, Fenwick J, Vangura A. Ligament mechanics during three degree-of-freedom motion at the acromioclavicular joint. Ann Biomed Eng. 2000;28:612–8.
9. Flatow EL. The biomechanics of the acromioclavicular, sternoclavicular, and scapulothoracic joints. Instr Course Lect. 1993;42:237–45.
10. Kennedy JC. Complete dislocation of the acromioclavicular joint: 14 years later. J Trauma. 1968;8:311–8.
11. Rios CG, Arciero RA, Mazzocca AD. Anatomy of the clavicle and coracoid process for reconstruction of the coracoclavicular ligaments. Am J Sports Med. 2007;35:811–7.
12. Martetschläger F, Buchholz A, Sandmann G, Siebenlist S, Dobele S, Hapfelmeier A, et al. Acromioclavicular and coracoclavicular PDS augmentation for complete AC joint dislocation showed insufficient properties in a cadaver model. Knee Surg Sports Traumatol Arthrosc. 2013;21:438–44.
13. Harris RI, Vu DH, Sonnabend DH, Goldberg JA, Walsh WR. Anatomic variance of the coracoclavicular ligaments. J Shoulder Elbow Surg. 2001;10:585–8.
14. Lee KW, Debski RE, Chen CH, Woo SL, Fu FH. Functional evaluation of the ligaments at the acromioclavicular joint during anteroposterior and superoinferior translation. Am J Sports Med. 1997;25:858–62.
15. Fukuda K, Craig EV, An KN, Cofield RH, Chao EY. Biomechanical study of the ligamentous system of the acromioclavicular joint. J Bone Joint Surg Am. 1986;68A:434–40.
16. Klimkiewicz JJ, Williams GR, Sher JS, Karduna A, Des Jardins J, Iannotti JP. The acromioclavicular capsule as a restraint to posterior translation of the clavicle: a biomechanical analysis. J Shoulder Elbow Surg. 1999;8:119–24.
17. Ebraheim NA, An HS, Jackson WT, Pearlstein SR, Burgess A, Tscherne H, et al. Scapulothoracic dissociation. J Bone Joint Surg Am. 1988;70A:428–32.
18. Egol KA, Connor PM, Karunakar MA, Sims SH, Bosse MJ, Kellam JF. The floating shoulder: clinical and functional results. J Bone Joint Surg Am. 2001;83A:1188–94.
19. Tischer T, Salzmann GM, El-Azab H, Vogt S, Imhoff AB. Incidence of associated injuries with acute acromioclavicular joint dislocations types III through V. Am J Sports Med. 2009;37:136–9.
20. Wilson KM, Colwill JC. Combined acromioclavicular dislocation with coracoclavicular ligament disruption and coracoid process fracture. Am J Sports Med. 1989;17:697–8.
21. Zanca P. Shoulder pain: involvement of the acromioclavicular joint (analysis of 1,000 cases). Am J Roentgenol Radium Ther Nucl Med. 1971;112:493–506.
22. Bearden JM, Hughston JC, Whatley GS. Acromioclavicular dislocation: method of treatment. J Sports Med. 1973;1:5–17.
23. Gstettner C, Tauber M, Hitzl W, Resch H. Rockwood type III acromioclavicular dislocation: surgical versus conservative

treatment. J Shoulder Elbow Surg. 2008;17:220–5.

24. Imatani RJ, Hanlon JJ, Cady GW. Acute, complete acromioclavicular separation. J Bone Joint Surg Am. 1975; 57A:328–32.

25. Yoo JC, Ahn JH, Yoon JR, Yang JH. Clinical results of singletunnel coracoclavicular ligament reconstruction using autogenous semitendinosus tendon. Am J Sports Med. 2010;38:950–7.

26. Bossart PJ, Joyce SM, Manaster BJ, Packer SM. Lack of efficacy of 'weighted' radiographs in diagnosing acute acromioclavicular separation. Ann Emerg Med. 1988;17:20–4.

27. Bergfeld JA, Andrish JT, Clancy WG. Evaluation of the acromioclavicular joint following first- and second-degree sprains. Am J Sports Med. 1978;6:153–9.

28. Cox JS. The fate of the acromioclavicular joint in athletic injuries. Am J Sports Med. 1981;9:50–3.

29. Dias JJ, Steingold RF, Richardson RA, Tesfayohannes B, Gregg PJ. The conservative treatment of acromioclavicular dislocation. Review after five years. J Bone Joint Surg Br. 1987;69B:719–22.

30. Glick JM, Milburn LJ, Haggerty JF, Nishimoto D. Dislocated acromioclavicular joint: follow-up study of 35 unreduced acromioclavicular dislocations. Am J Sports Med. 1977;5:264–70.

31. Lemos MJ. The evaluation and treatment of the injured acromioclavicular joint in athletes. Am J Sports Med. 1998; 26:137–44.

32. Mikek M. Long-term shoulder function after type I and II acromioclavicular joint disruption. Am J Sports Med. 2008;36:2147–50.

33. Mouhsine E, Garofalo R, Crevoisier X, Farron A. Grade I and II acromioclavicular dislocations: results of conservative treatment. J Shoulder Elbow Surg. 2003;12:599–602.

34. Song HS, Song SY, Yoo YS, Lee YB, Seo YJ. Symptomatic residual instability with grade II acromioclavicular injury. J Orthop Sci. 2012;17:437–42.

35. Bannister GC, Wallace WA, Stableforth PG, Hutson MA. The management of acute acromioclavicular dislocation. A randomised prospective controlled trial. J Bone Joint Surg Br. 1989;71B:848–50.

36. Larsen E, Bjerg-Nielsen A, Christensen P. Conservative or surgical treatment of acromioclavicular dislocation. A prospective, controlled, randomized study. J Bone Joint Surg Am. 1986;68A:552–5. F. Martetschläger et al.

37. Spencer Jr EE. Treatment of grade III acromioclavicular joint injuries: a systematic review. Clin Orthop Relat Res. 2007;455: 38–44.

38. Tibone J, Sellers R, Tonino P. Strength testing after third-degree acromioclavicular dislocations. Am J Sports Med. 1992;20:328–31.

39. Rolf O, Hann von Weyhern A, Ewers A, Boehm TD, Gohlke F. Acromioclavicular dislocation Rockwood III-V: results of early versus delayed surgical treatment. Arch Orthop Trauma Surg. 2008;128:1153–7.

40. Weinstein DM, McCann PD, McIlveen SJ, Flatow EL, Bigliani LU. Surgical treatment of complete acromioclavicular dislocations. Am J Sports Med. 1995;23:324–31.

41. Williams GR, Nguyen VD, Rockwood Jr CA. Classification and radiographic analysis of acromioclavicular dislocations. Appl Radiol. 1989;18:29–34.

42. Mazzocca AD, Santangelo SA, Johnson ST, Rios CG, Dumonski ML, Arciero RA. A biomechanical evaluation of an anatomical coracoclavicular ligament reconstruction. Am J Sports Med. 2006;34:236–46.

43. DeBerardino TM, Pensak MJ, Ferreira J, Mazzocca AD. Arthroscopic stabilization of acromioclavicular joint dislocation using the AC graftrope system. J Shoulder Elbow Surg. 2010; 19:47–52.

44. Milewski MD, Tompkins M, Giugale JM, Carson EW, Miller MD, Diduch DR. Complications related to anatomic reconstruction of the coracoclavicular ligaments. Am J Sports Med. 2012;40:1628–34.

45. Salzmann GM, Walz L, Buchmann S, Glabgly P, Venjakob A, Imhoff AB. Arthroscopically assisted 2-bundle anatomical reduction of acute acromioclavicular joint separations. Am J Sports Med. 2010;38:1179–87.

46. Scheibel M, Droschel S, Gerhardt C, Kraus N. Arthroscopically assisted stabilization of acute high-grade acromioclavicular joint separations. Am J Sports Med. 2011;39:1507–16.

47. Walz L, Salzmann GM, Fabbro T, Eichhorn S, Imhoff AB. The anatomic reconstruction of acromioclavicular joint dislocations using 2 TightRope devices: a biomechanical study. Am J Sports Med. 2008;36:2398–406.

48. Salzmann GM, Walz L, Schoettle PB, Imhoff AB. Arthroscopic anatomical reconstruction of the acromioclavicular joint. Acta Orthop Belg. 2008;74:397–400.

49. Weaver JK, Dunn HK. Treatment of acromioclavicular injuries, especially complete acromioclavicular separation. J Bone Joint Surg Am. 1972;54A:1187–94.

50. Beitzel K, Obopilwe E, Chowaniec DM, Niver GE, Nowak MD, Hanypsiak BT, et al. Biomechanical comparison of arthroscopic repairs for acromioclavicular joint instability: suture button systems without biological augmentation. Am J Sports Med. 2011;39:2218–25.

51. Chernchujit B, Tischer T, Imhoff AB. Arthroscopic reconstruction of the acromioclavicular joint disruption: surgical technique and preliminary results. Arch Orthop Trauma Surg. 2006;126:575–81.

52. Clevenger T, Vance RE, Bachus KN, Burks RT, Tashjian RZ. Biomechanical comparison of acromioclavicular joint reconstructions using coracoclavicular tendon grafts with and without coracoacromial ligament transfer. Arthroscopy. 2011;27:24–30.

53. Ferreira JV, Chowaniec D, Obopilwe E, Nowak MD, Arciero RA, Mazzocca AD. Biomechanical evaluation of effect of coracoid tunnel placement on load to failure of fixation during repair of acromioclavicular joint dislocations. Arthroscopy. 2012;28:1230–6.

54. Michlitsch MG, Adamson GJ, Pink M, Estess A, Shankwiler JA, Lee TQ. Biomechanical comparison of a modified Weaver-Dunn and a free-tissue graft reconstruction of the acromioclavicular joint complex. Am J Sports Med. 2010;38:1196–203.

55. Thomas K, Litsky A, Jones G, Bishop JY. Biomechanical comparison of coracoclavicular reconstructive techniques. Am J Sports Med. 2011;39:804–10.

56. Wellmann M, Zantop T, Weimann A, Raschke MJ, Petersen W. Biomechanical evaluation of minimally invasive repairs for

complete acromioclavicular joint dislocation. Am J Sports Med. 2007;35:955–61.

57. Tashjian RZ, Southam JD, Clevenger T, Bachus KN. Biomechanical evaluation of graft fixation techniques for acromioclavicular joint reconstructions using coracoclavicular tendon grafts. J Shoulder Elbow Surg. 2012;21:1573–9.

58. Wellmann M, Kempka JP, Schanz S, Zantop T, Waizy H, Raschke MJ, et al. Coracoclavicular ligament reconstruction: biomechanical comparison of tendon graft repairs to a synthetic double bundle augmentation. Knee Surg Sports Traumatol Arthrosc. 2009;17: 521–8.

59. Carofino BC, Mazzocca AD. The anatomic coracoclavicular ligament reconstruction: surgical technique and indications. J

Shoulder Elbow Surg. 2010;19:37–46.

60. Cook JB, Shaha JS, Rowles DJ, Bottoni CR, Shaha SH, Tokish JM. Early failures with single clavicular transosseous coracoclavicular ligament reconstruction. J Shoulder Elbow Surg. 2012;21:1746–52.

61. Gerhardt DC, VanDerWerf JD, Rylander LS, McCarty EC. Postoperative coracoid fracture after transcoracoid acromioclavicular joint reconstruction. J Shoulder Elbow Surg. 2011;20:e6–10.

62. Coale RM, Hollister SJ, Dines JS, Allen AA, Bedi A. Anatomic considerations of transclavicular-transcoracoid drilling for coracoclavicular ligament reconstruction. J Shoulder Elbow Surg. 2013;22:137–44.

第46章

肩胛胸壁关节紊乱

John B. Hubbard and Gary G. Poehling

孙鲁宁　译

流行病学

肩胛下滑囊炎或"肩胛弹响征"是一种会引起疼痛和弹响的肩胛下滑囊的炎性状态。该疾病最初由 Boinet[1] 和 Milch[2] 描述，他们注意到肩胛骨内上缘异常的前屈可能是病因。Morse[3] 后来描述了肩胛下激惹的两种因素：软组织和骨骼。其中软组织因素主要是滑囊炎或肌肉的激惹，而骨骼因素则更多是肩胛胸壁关节面的不吻合。骨刺、异常的肩胛形态或占位损伤都会导致肩胛胸壁关节面的损害。

如今，肩胛下滑囊炎被视为一种少见的情况，而肩关节撞击、关节炎、肩袖撕裂、盂唇病变则更加常见。通常肩胛下滑囊炎会在伴发的疾病中被发现，例如：盂肱关节和肩峰下间隙病变如肩袖损伤会引起肩胛下滑囊炎的症状。此外，肩部疼痛或无力会导致肩胛骨运动障碍，从而引起肩胛下滑囊炎，而肩关节囊和周围结构过紧或挛缩也会引起肩胛下滑囊炎。最终，肩部解剖区域以外的其他问题如颈椎病或胸壁疾病也会导致肩胛下的症状。

病理解剖

正常解剖

肩胛胸壁关节由肩胛骨前方的凹陷与胸壁形成的关节面构成，它承担了全部肩关节活动的 1/3，而盂肱关节承担了剩余的 2/3。肩胛胸壁关节帮助安放和稳定盂肱关节。

肩胛胸壁关节周围和内部的结构富含神经和血管（图 46.1），肩胛上动脉和神经向外穿越肩胛上切迹，颈横动脉和肩胛背动脉沿着肩胛骨内缘走行。

前锯肌和肩胛下肌位于肩胛骨和胸壁之间，肩胛下间隙和前锯肌间隙这两个间隙位于肩胛骨和胸壁之间。

2 个主要（肩胛胸壁和肩胛下）和 4 个次要的滑囊已被描述（图 46.2），在解剖研究中，这两个主要滑囊在其各自的位置被重复发现，它们是最常会产生炎症反应的滑囊[4]。肩胛胸壁或锯肌下滑囊沿着肩胛骨上角位于前锯肌和胸壁之间，该滑囊最常会产生症状。肩胛下或前锯肌上滑囊位于肩胛下肌和前锯肌之间[5]，该滑囊位置更加偏外且较少产生症状。而次要滑囊具有外膜，在尸体标本中并不持续出现，它们主要在异常或病理状况时出现。在这些滑囊中，如果存在肩胛胸壁下滑囊，会成为患者肩胛下疼痛的原因，位于肩胛冈基底内侧的肩胛斜方滑囊也被认为会产生疼痛[6]。

肩胛胸壁活动时出现疼痛和弹响的原因众多，同时包括软组织和骨的异常。如前所述，在不同解剖位置产生的滑囊炎会导致疼痛和弹响，肩胛骨骨软骨瘤、Luschka 结节、肋骨或肩胛骨骨折、驼背畸形引起的姿势不协调或胸椎对线改变以及肩胛运动障碍都会引起继发的肩胛下滑囊炎。

通常我们难以明确肩胛周围疼痛的确切机械或病理解剖原因，对于这样的案例，肩胛弹响征的诊断主要依靠患者的病史和临床症状。

软组织异常

滑囊炎可因肌肉失衡和软组织对线不良导致，肩关节僵直会导致肩胛运动障碍，这会引起滑囊炎

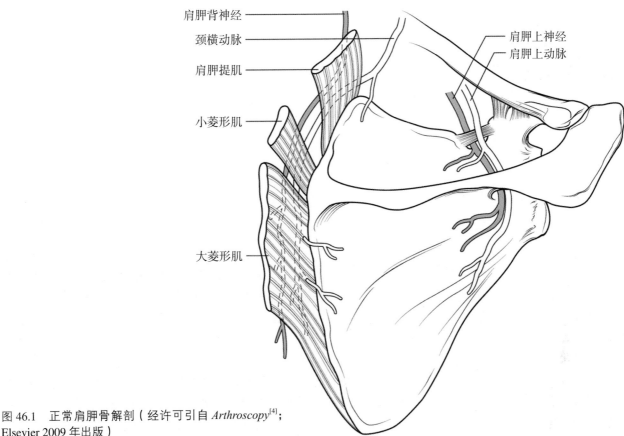

肩胛背神经
颈横动脉
肩胛提肌
小菱形肌
大菱形肌
肩胛上神经
肩胛上动脉

图 46.1　正常肩胛骨解剖（经许可引自 *Arthroscopy*[4]；Elsevier 2009 年出版）

和肩胛骨内缘、肩胛胸壁关节部位的疼痛。此外，软组织肿瘤会导致滑囊炎。举例而言，背部弹力纤维瘤是一种多见于老年女性的缓慢生长的肿瘤，它出现在肩胛骨前方和下方区域[8]。对于可疑的软组织肿块，高级的影像检查如 MRI 会非常有帮助。

骨骼异常

骨软骨瘤是最常见的肩胛骨良性肿瘤[9]，肩胛骨下表面损伤会引起肩胛胸壁关节结合处的疼痛和弹响。肩胛骨内上方凸起（Luschka 结节）或过度钩形的表面、肩胛骨或肋骨骨折畸形愈合、胸椎姿势性改变如驼背也会导致弹响和继发的滑囊炎。

患者会只有弹响而没有疼痛，在这种情况时，不必认为症状是病理性的，最好采取保守治疗。

从事重复运动尤其是过顶运动的运动员是高危人群，其中棒球、游泳、体操和举重等运动尤其容易受累[11]。

许多患者存在慢性疼痛，不少患者在接受骨科检查前看过很多医生，长期使用镇痛药物者很普遍。

除了肩胛下综合征，询问患者颈椎和盂肱关节的症状也非常重要。任何麻木、无力、撞击或者肱二头肌病变都应该被排查。新出现的肩关节僵直（粘连性肩关节囊炎）或根性症状（颈椎病）会引起继发性滑囊炎。

病　史

肩胛下滑囊炎患者经常主诉肩胛骨上和 / 或下角以及肩胛骨内侧和深部疼痛，疼痛通常与运动相关并伴随弹响，在过顶活动或运动时更常发生，患者通常主诉疼痛在夜间加重。起病往往是隐匿性的，也可能在运动变化时出现或伴随创伤[10]。有意思的是，有些

临床检查

临床检查从视诊开始，重要的是要检查患者的双侧肢体，最好是脱去衣物。观察肌肉形态，注意任何的不对称。存在饱满或肿胀提示检查者该区域存在炎症、肌肉痉挛或机械性阻碍如骨软骨瘤。任何触诊的压痛都要被记录，尤其要注意肩胛骨上、

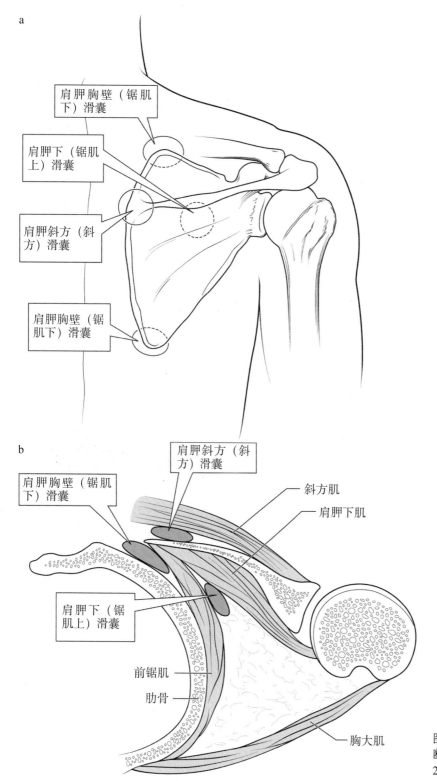

a

肩胛胸壁（锯肌下）滑囊

肩胛下（锯肌上）滑囊

肩胛斜方（斜方）滑囊

肩胛胸壁（锯肌下）滑囊

b

肩胛斜方（斜方）滑囊

肩胛胸壁（锯肌下）滑囊

斜方肌

肩胛下肌

肩胛下（锯肌上）滑囊

前锯肌

肋骨

胸大肌

图 46.2　肩胛下滑囊。a. 后冠状位；b. 横断位（经许可引自 *Arthroscopy*[4]；Elsevier 2009 年出版）

下角。通过肩关节后伸和内旋可使肩胛骨分离，这使肩胛骨内缘更加凸起。弹响是一种常见表现，尽管这时患者并没有主诉疼痛。无痛的弹响在缺乏其他症状时并不是肩胛下滑囊炎的可靠征象。应该仔细检查脊柱有没有胸椎后凸畸形和姿势不良。

肩关节力量和活动度检测需要和对侧比较，要仔细观察运动异常。要注意肩胛骨空间位置以及在肩关节主要活动时的反应，仔细观察是否存在翼状肩胛，检测患者是内侧翼状（前锯肌薄弱）或者是外侧翼状（斜方肌薄弱）。让患者双侧肩关节前屈

90° 双手前推墙壁，有些患者出现一定程度的肩胛骨运动异常，这些需要被记录，任何肩胛骨力学的侧侧比较异常都要被明确。针对性的理疗和保守治疗对有些病例有效。

特殊肌群应该被单独测试，通过抗阻耸肩测试斜方肌，通过让患者把手放在髋部然后主动将肘关节后向抗阻来测试菱形肌和肩胛提肌。如前所述，通过推墙时的翼状肩胛来检测前锯肌（图 46.3）。最后，背阔肌的力弱可以在肩部向下和向后活动时触摸肩胛下角来评估 [12]。

然后对关注区域进行触诊，特别要关注所有的饱满或肿胀部分。记录触诊的疼痛部位（肌肉、筋膜、骨骼）。内收、内旋肩关节能够全面检查肩胛骨的内上和内下角以及内侧缘。

注射是一种有效的方式，激素注射联合局部麻醉能够提供诊断和治疗价值。肩胛下靶向激素注射后疼痛即刻缓解能够帮助明确诊断。此外，通过使用激素，患者的疼痛可以得到长期缓解。激素注射联合针对性物理治疗能够显著缓解症状。

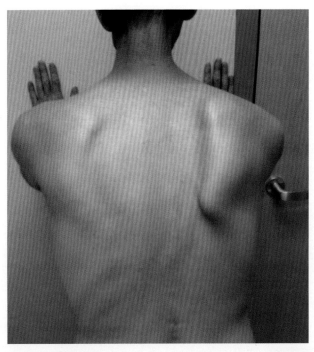

图 46.3　翼状肩胛

影像学

不同的影像检查方法有助于肩胛下滑囊炎患者的治疗，这些检查包括 X 线、CT、MRI 和超声。

对于有肩胛下滑囊炎症状的患者，影像学检查始于标准的肩关节放射检查。肩关节 X 线序列包括前后位、标准前后位、肩胛骨 Y 位以及腋位，可以发现如肩胛下骨软骨瘤或 Luschka 结节的骨性异常。此外，引起肩关节疼痛的其他原因如肩峰形态学异常、肩锁关节炎和盂肱关节炎也可以显现出来。颈椎 X 线序列对于有颈部疼痛或不适的患者有帮助。

CT 对于怀疑骨性因素引起的肩后方疼痛有帮助，CT 能够清楚地确定如肩胛下骨软骨瘤之类的病损并有助于制定术前计划。如果不怀疑骨性病变，则不需要常规行 CT 检查。

MRI 对于肩胛下滑囊炎的诊断作用是有争议的，肩胛骨内上或内下信号增强会出现在矢状位 T2 加权像，肩胛下滑囊液体的增加也会存在。最终，MRI 会显示肩胛下滑囊炎的少见病因如弹性纤维瘤或骨软骨瘤。肩关节或颈椎 MRI 会有助于评估邻近的病变，如果临床症状非常典型且没有盂肱关节或颈椎的症状，则不需要常规行 MRI 检查。

超声检查是肩关节病变的一种有效影像检查方法，由于可以在静态或动态状况下进行，超声比其他影像检查方法具有突出的优势。外科医师可以亲自对特殊肌群进行区分和检查并得到即时信息。该检查方法通常能在临床诊室进行而不需要去院外的影像中心，因此更具有便利性。对于超声检查而言，肩胛下滑囊炎依然是一个很新应用，目前其效能尚未被完全阐释。

治疗：指征与禁忌证

肩胛下滑囊炎的初始治疗是非手术治疗，多种治疗方法同时进行，通常需要 4~6 个月的治疗周期，多数患者经过保守治疗症情好转。

物理治疗是肩胛下滑囊炎非手术治疗的重要组成部分，肩胛骨运动障碍在肩胛下滑囊炎时非常普遍，治疗聚焦于重建正常的肩胛运动。特殊肌群如前锯肌或斜方肌可以被单独激发，肩胛周围肌群强化训练聚焦于增强肩胛下肌和前锯肌将肩胛骨贴附在胸壁上的能力 [5]。强化前锯肌还可以帮助克服肩胛骨前倾并重建正常的肩胛运动。

治疗也聚焦于强化核心肌群并改善姿势，停止不良活动也非常重要。像过顶上举和在特殊姿势久坐之类的活动会加重病情，治疗和强化活动可以聚焦于改善这些不良习惯。

在非手术治疗期也可以使用不同的药物，短期使用非甾类消炎药物（NSAIDs）能够有助于抑制滑囊炎的炎性物质，选择性5-羟色胺再摄取抑制剂（SSRIs）和三环类抗抑郁药（TCAs）也较常用。需要注意的是，慢性疼痛综合征在这类患者群中很常见，之前已经使用过包括麻醉药在内的慢性疼痛药物的患者并不少见。

在非手术治疗中，肩胛下激素注射是一种有用的手段，重要的是必须明确疼痛的来源。典型的来源是肩胛上、下角，在疼痛定位后，患者俯卧位，肩关节内旋摆放于"鸡翅"位，这也是关节镜手术的体位，这样可以使肩胛骨内缘翘起，然后直接向有症状的滑囊进行注射，通常是上、下锯肌下滑囊（图46.4）。注意不要直刺太深以至于造成胸膜损伤、

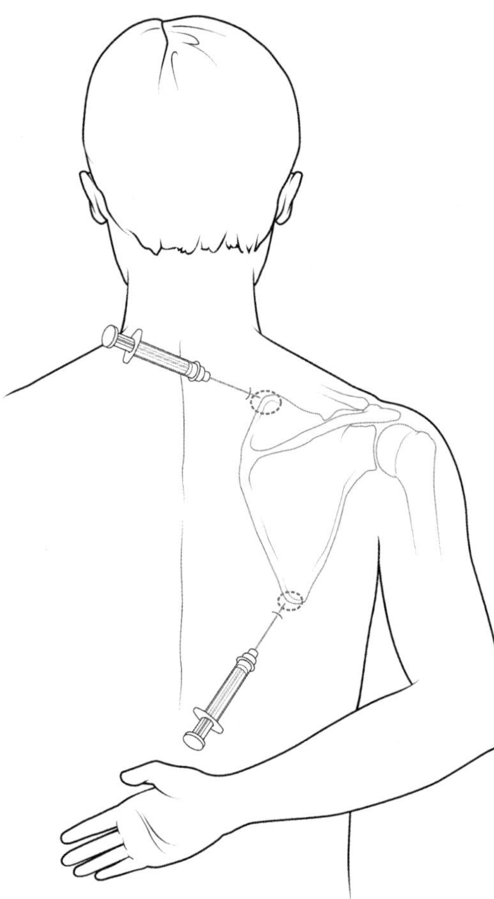

图46.4 激素注射定位于锯肌下滑囊（经许可引自 *Arthroscopy*[4]；Elsevier 2009 年出版）

出血甚至气胸。

当联合运用非甾类消炎药、激素注射、物理治疗和活动限制，我们能够取得显著疗效。我们不会在肩胛下滑囊炎非手术治疗时常规使用麻醉药品。

肩胛下滑囊炎在非手术治疗4~6个月无效时可以考虑手术治疗，这些患者会持续抱怨与肩胛下滑囊相关的疼痛，这时如果进行注射治疗能够提供暂时的缓解也是令人欣慰的。

排除其他引起类似肩胛下病变的疼痛或者导致该区域疼痛的其他原因非常重要，检查者应该观察颈椎病，尤其是 C7 神经根病变会导致肩胛内侧疼痛而类似于肩胛下滑囊炎的症状。盂肱关节病变也会直接和间接引起肩后部疼痛。要彻底检查该区域，必要时结合放射学检查。

其他手术禁忌证包括长期肩关节运动异常、不配合治疗以及继发获益。就像肩关节自主脱位一样，当患者感到不安时会自主使得肩胛弹响。

决策流程

一旦患者完成所有治疗且无效时，建议行肩胛下滑囊镜检。对于该疾病，尽管我们倾向于内镜手术且很大程度上已放弃了开放手术，但不论切开手术还是滑囊镜检手术都是有效的。手术包括彻底的滑囊镜检，然后对相关结构进行滑囊切除和骨切除。所有骨性凸起如骨软骨瘤都可被去除。

如果患者有伴随盂肱关节或肩峰下病变，可以同时进行标准的肩关节镜手术。一般先进行标准的肩关节镜手术，侧卧位或沙滩椅位均可，然后重新铺单转为肩胛下体位。

临床病例

一例 20 岁女性，主诉有引起活动受限的左侧肩胛内上疼痛伴随弹响，对她造成持续影响，在进行过顶活动时和夜间疼痛加重，她其他方面健康。

进行检查时，发现患者肩关节全范围活动时伴有肩胛内上疼痛并闻及弹响，没有翼状肩胛或肩胛运动失常，远侧血管神经完整。

镜下肩胛下间隙检查发现一个骨赘引起肩胛内

上角撞击，用刨刀和打磨头进行减压。

术后患者佩戴简易吊带在耐受范围内渐进活动，4 周内限制对抗性运动。

关节镜治疗：手术技术

患者体位

患者俯卧位，术侧上肢在铺单后套上袖套，后伸并内旋（鸡翅位）以凸显骨性标志，包括肩胛内缘和上、下角，触摸肩峰并标记骨性标志。将手臂放置在鸡翅位，通常使用一把钝头的钳子将袖套夹在铺单上临时维持臂的位置，术者和助手站在对侧手术台边（右肩的话站在左侧）（图

46.5），显示器和关节镜吊塔放置于同侧手术台边（图 46.6）。

入路

肩胛下关节镜手术入路的制作具有挑战性，由于临近血管神经结构以及胸壁，操作需要额外小心。首先，同时制作两个内侧入路，观察入路在肩胛骨内缘内侧三指宽肩胛冈下缘水平；工作入路在观察入路下方，肩胛冈和肩胛下角的中点处，同样肩胛骨内缘内侧三指宽（图 46.7）。通过将入路保持在肩胛骨内缘内侧和肩胛冈下方，肩胛背侧的神经血管结构受到保护（图 46.8a）。交换棒或钝头有助于建立操作间隙以及三角操作。使用 4 mm 直径的 30º 关节镜并保持 60 mm 汞柱灌注压，尽管我们不主张长时间增加灌注泵的压力，但遇到出血增加

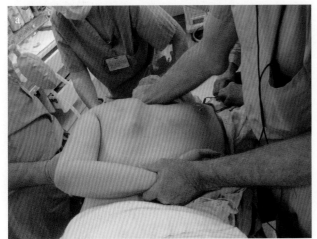

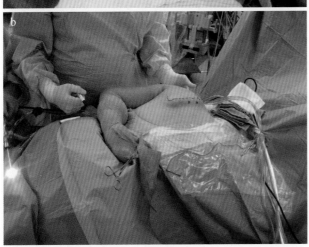

图 46.5 a. 患者俯卧位，手臂放置于鸡翅位以凸显骨性标志，包括肩胛骨内缘和上、下角；b. 术野大范围铺单以获得完全操作。使用一个钝头钳将袖套夹在铺单上，以临时固定臂并使手术肢体暴露于铺单外，标记骨性标志

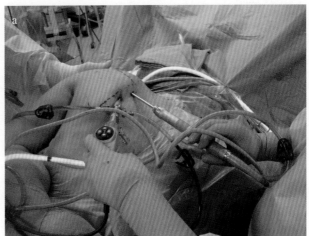

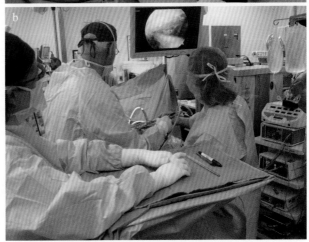

图 46.6 关节镜手术室设置。a. 术者和助手站在对侧；b. 显示屏和关节镜吊塔在手术侧的手术台头侧

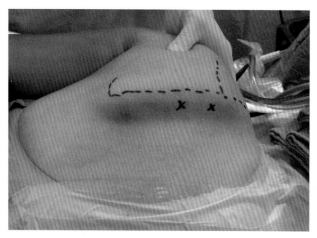

图 46.7 标准关节镜入路皮肤标记在肩胛骨内侧 3 cm、肩胛冈下方以进入上肩胛下间隙

时可以在手术过程中周期性地提高灌注压。

可以通过由内及外技术制作第三个入路以对手术间隙的视野和三角操作提供帮助。这个入路位于肩胛骨上缘，肩胛骨内上角到肩峰 1/3 距离处（图46.8）[12]。

操作步骤（框 46.1）

一旦关节镜操作开始后，边界结构为下方的肋骨和肋间肌，外侧的肩胛下肌，以及内侧的菱形肌和肩胛提肌，实际操作时空间非常小，任何过大的关节镜或器械动作都会影响视线。术者需要缓慢谨慎操作以确定间隙并明确标记和病变。

出血会使视野模糊，就像传统的盂肱关节和肩峰下关节镜手术一样。为了防止出血，术者应尽量少切除肌肉并始终直视器械，偶尔升高灌注泵压力（达到 80 mmHg 甚至 100 mmHg）会有帮助，但仅允许在短时间内这么做。重要的是要始终和麻醉医师保持良好的沟通以安全地保持低血压，最后，有些学者建议使用带肾上腺素的灌注液，但我们没有这方面经验。

手术开始时，最好的标记是滑囊组织骨化形成的肩胛骨内缘，少切除肌肉，注意不要剥离菱形肌和肩胛提肌的止点，一旦明确在肩胛下间隙，不要向肩胛骨内侧或间隙深部操作。这时，如前所述可以使用腰穿针由外及内或由内及外制作第三个上方入路。由于第三个入路与观察入路之间大于 90º，因此通过这个入路进行三角形操作较前两个入路简便。

到了手术操作的这一步，所有病灶如骨软骨瘤都可被发现并切除，对病变滑囊要进行彻底地滑囊切除。重要的是不要向外进行器械操作以免损伤肩胛上神经和血管。如果方向不清，术者应该重新回到肩胛骨内缘以确定方向。

滑囊切除后建议行肩胛成形术，包括切除肩胛骨内上角，尽管传统上将其描述为开放手术，其实镜下切除术没有什么明显难度。如动力打磨头或镜下锉刀等器械有助于切除并磨平剩余骨面，通常切除 20 mm × 20 mm 骨面（图 46.9）[6]。术者应该知道肩胛骨非常薄，应该小心避免侵及或损害深部结构。

一旦肩胛胸壁关节充分减压，在关节镜直视下将肩关节一定范围活动，术者可以将肩关节和肩胛骨放在最容易产生症状的位置以检查是否还有撞击，如果还有撞击，重复前面的清理步骤。

该操作并发症可能非常严重，损伤胸壁或胸膜组织会导致严重出血并可能形成气胸或血胸。始终要小心避免过深操作，在手术区域还有很多神经可能被伤及。在制作内侧切口时应该在肩胛骨缘内侧 3 横指（3 cm），以免损伤肩胛背神经。在肩胛下间隙保持切除操作不要过度向外，以免损伤肩胛上神经。

框 46.1 窍门与技巧

- 使用钝头钳将袖套固定于铺单将臂保持在鸡翅位。
- 在制作入路时，可以使用钝头或交换棒制作肩胛下间隙和三角操作。
- 当对有症状的滑囊进行注射或制作关节镜入路时，确保角度不要太陡，方向应该向外而不要向深部，以免损伤下方的胸膜。
- 在骨膜下切除肩胛骨内缘，以明确关节镜的位置并帮助制作间隙。
- 避免过度切除肌纤维和深筋膜或剥离肩胛提肌和菱形肌止点。
- 避免损伤肩胛背神经／动脉，在肩胛骨内缘内侧三横指（或 3 cm）、肩胛冈下缘水平制作关节镜入路。
- 避免损伤肩胛上神经／动脉，不要过度向外操作，也不要靠近喙突操作。
- 需要避免的危险：
  - 肩胛背神经。
  - 副神经。
  - 肩胛上神经和动脉。
  - 胸壁、胸膜组织。
  - 腋窝。

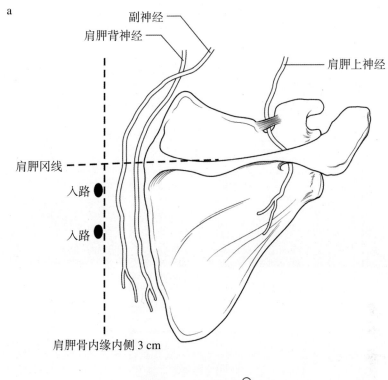

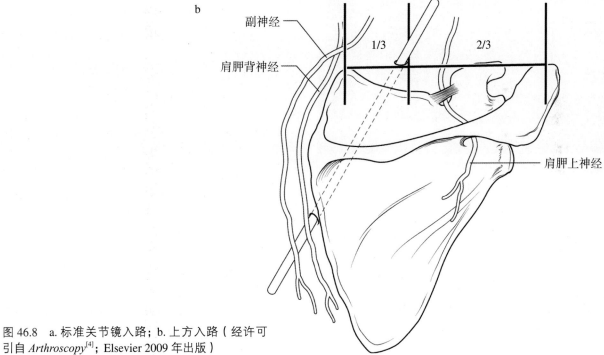

图 46.8　a. 标准关节镜入路；b. 上方入路（经许可引自 *Arthroscopy*[4]；Elsevier 2009 年出版）

术后护理

关节镜手术可以早期恢复功能且术后疼痛较轻，患者康复更快，通常可以术后即刻活动。为了舒适可以佩戴吊带，在耐受范围开始即刻活动，第 4 周开始力量训练，2~3 个月恢复运动。必要时物理治疗，先开始被动活动，然后是主动活动和力量训练。

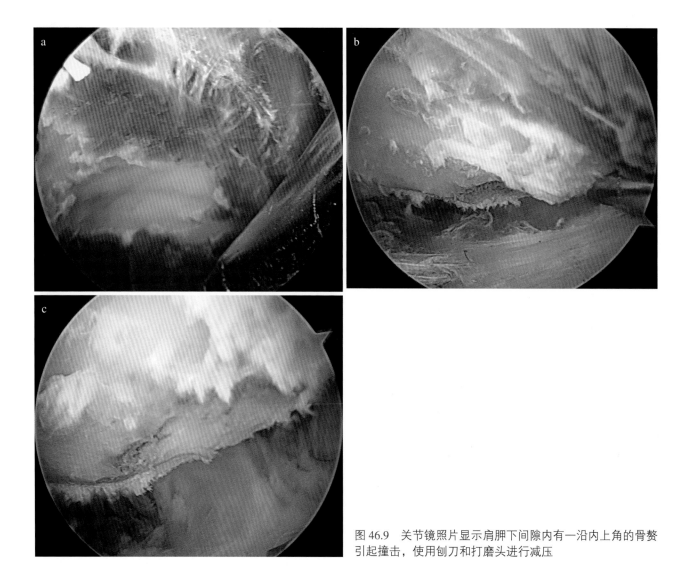

图 46.9　关节镜照片显示肩胛下间隙内有一沿内上角的骨赘引起撞击，使用刨刀和打磨头进行减压

参·考·文·献

1. Boinet W. Fait clinique. Bull Mem Sec Chir Paris. 1867;8:458. 2. Milch H. Partial scapulectomy for snapping of the scapula. J Bone Joint Surg Am. 1950;32A:561–6.

2. Milch H. Partial scapulectomy for snapping of the scapula. J Bone Joint Surg Am. 1950;32A:561–6.

3. Morse BJ, Ebraheim NA, Jackson WT. Partial scapulectomy for snapping scapula syndrome. Orthop Rev. 1993;22:1141–4.

4. Kuhne M, Boiniquit N, Ghodadra N, Romeo AA, Provencher MT. The snapping scapula: diagnosis and treatment. Arthroscopy. 2009; 11:1298–311.

5. Kuhn JE, Plancher KD, Hawkins RJ. Symptomatic scapulothoracic crepitus and bursitis. J Am Acad Orthop Surg. 1998;6:267–73.

6. Millet PJ, Pacheco IH, Gobezie R, Warner JJP. Management of recalcitrant scapulothoracic bursitis: endoscopic scapulothoracic bursectomy and scapuloplasty. Tech Shoulder Elbow Surg. 2006;7:200–5.

7. Von Schroder HP, Kuiper SD, Botte MJ. Osseous anatomy of the scapula. Clin Orthop Relat Res. 2001;383:131–9.

8. Majo J, Gracia I, Doncel A, Valera M, Nunez A, Guix M. Elastofibroma dorsi as a cause of shoulder pain or snapping scapula. Clin Orthop Relat Res. 2001;388:200–4.

9. Van Riet RP, Van Glabbeek F. Arthroscopic resection of a symptomatic snapping subscapular osteochondroma. Acta Orthop Belg. 2007;73:252–4.

10. Carlson HL, Haig AJ, Stewart DC. Snapping scapula syndrome: three case reports and an analysis of the literature. Arch Phys Med Rehabil. 1997;78:506–11.

11. Burkhart SS, Morgan CD, Kibler WB. The disabled throwing shoulder: spectrum of pathology part III: the SICK scapula, scapular dyskinesis, the kinetic chain, and rehabilitation. Arthroscopy. 2003;19:641–61.

12. Lazar MA, Kwon YW, Rokito AS. Snapping scapula syndrome. J Bone Joint Surg Am. 2009;91A:2251–62.

第47章

肩关节镜手术并发症

Gregor Szöllösy and Bruno Toussaint

刘巍 译

引 言

肩关节镜技术进步迅速，适应证越来越广泛，这也导致了手术并发症发生率的增长与变化。

随着手术技术的革新，肩关节镜早期所提及的一些并发症已不复存在，北美关节镜协会（AANA）会员的首次大型调研显示[2]，发生率最高的并发症与关节囊骑缝钉缝合相关（5.3%）——而据我们所知，这种手术现在几乎不再做了[3]。

总的来说，肩关节镜手术的并发症较少，尽管由于其固有的原因给不出确切数字，但低于5%应是较为合适的。由于并发症没有一个明确和广为接受的定义，其数字仅仅是一种估计。比如，关节不稳术后外旋丧失20°是一个手术并发症还是做了关节囊缝合的自然病程？这是一个"继发病"——因为减少了关节活动度，还是医生"期望的状态"——因为这阻止了肩关节到达脱位风险的姿势？此外，我们必须认识到骨科学和其他科学相比有显著的发表偏倚[4]，这些偏倚往往难以评估其范围[5]，而它们显然会低估并发症的性质和数量。

在这一章中，我们将重点关注目前肩关节镜手术可能会发生的并发症，以及具体步骤相关的并发症，并将与手术步骤一起讨论。

一般并发症

感染

尽管是一种会造成灾难性后果的恐怖并发症，但感染是一种罕见的并发症。D'Angelo 和 Ogilvie–Harris[6] 报道感染率为0.23%，并推荐常规使用抗生素预防，Bibliani 等[7] 报道感染率为0.04%~3.4%，多年来感染率一直都维持在很低水平并被其他作者证实。Murray 等[8] 建议使用2%葡萄糖酸氯己定消毒，这可以减少1/3的皮肤菌落。Randelli 等[9] 等证实了术前预防性使用抗生素是有益的。在一个非配对的9 385例的手术调查中，不预防性使用抗生素的感染发生率高出6倍。Athwal 等[10] 发现痤疮丙酸杆菌是最常见的独立致病菌，39例感染患者中占了20例（51%）。Schneeberger 等[11] 展示了术后持续疼痛和痤疮丙酸杆菌所致亚临床感染之间的联系。他们还指出此种细菌的培养时间较长（平均8天，最长17天），且抗生素治疗不满意。

静脉血栓和肺栓塞

深静脉血栓（DVT）和肺栓塞（PE）由于其潜在的致死性而令人担忧，尤其是在老年患者中，因此必须引起足够重视。但是，该风险很低，而且住院期

注：本章中的并发症是指在原发病或状况进程中继发的疾病或状况，可以是原发病或状况的结果或单独发生[1]。

间抗凝治疗对 DVT 和 PE 均有预防作用。在英国，肩关节镜手术的患者 DVT 和 PE 的发生率低于 0.01%，与非手术人群相近[12]。在肩部骨折和全肩置换的患者中其发生率为 0.2%~0.4%，药物预防并不降低其发生率。Ojike 等[13] 回顾了 8 篇文献，40 000 例肩部手术中有 16 000 例肩关节置换，发现 DVT 的发生率为 0.24%，PE 为 0.11%。Kuremsky 等[14] 报道 1 900 例肩关节镜的患者在超过 4 年的随访中有 6 例发生了 DVT，发生率为 0.31%，所有出现该并发症的患者均需要住院治疗。Randelli 等[9] 报道了 0.6/1 000 的发生率并且不受药物预防影响，但他们意识到医生报道的研究可能存在偏倚。

疼痛和慢性区域疼痛综合征（CRPS）

疼痛不仅是肩关节手术前的主要症状之一，也是其术后导致的主要症状之一，并且成为患者评价外科医生和他的工作质量的"工具"。虽然疼痛有个体化差异而且有时难以评价[15, 16]，但必须清楚哪个方案会带来何种程度的疼痛。Stiglitz 等[17] 发现术后 1~2 天达到疼痛的顶峰并通常在术后 30 天内逐渐缓解。他们发现肩袖修补是疼痛最剧烈的手术，而不稳手术则是疼痛最轻的。Buess 等[18] 发现镜下手术的疼痛比开放术式轻，开放手术后平均 VAS 评分为 8.0 分，而镜下术后平均 VAS 评分为 1.6 分。Kasten 等[19] 发现与小切口肩袖修补相比，镜下修复肩袖的患者在术后早期止痛药使用量较少，但在术后 4~8 周疼痛评分（VAS）较高。这个结果可能因为两组间不同的修补方法而产生偏倚，镜下是用缝线锚钉而小切口是经骨隧道缝合。在一篇综述中，Lindley 等[20] 对这些结果提出疑义，认为镜下修复仅减轻短期内的疼痛。Sultan 等[21] 报道了日间关节镜手术的患者中有 18% 的患者因为切口问题和疼痛而非计划性再次入院。

慢性区域疼痛综合征（CRPS）的特征是弥散性疼痛、水肿、活动度减少、受累肢体的皮温和颜色改变。这些征象在肢体远端最易发生[22]，这必须和僵直或冻结肩的炎症过程相鉴别。肩关节镜术后 CRPS 的发生率尚不清楚，并且难以诊断[24]。有人建议测量肩关节表面的温度，但是和闪烁扫描术不同，这并未被证明是有效的诊断工具[25]，因为皮温随着活动、昼夜交替以及潜在的病理改变而变化[26]。我们对其病理和病因知之甚少，所以治疗的选择也少。一些作者[27-29] 报道 CRPS 是臂丛神经阻滞的指征，然而，

最近的综述并不支持这种治疗方法[22, 30, 31]。Savas 等报道仅仅 10% 的 CRPS 患者能完全恢复，大部分患者症状持续存在，主要是疼痛[32]。

麻醉并发症

最近几十年来，全麻和手术一样已经安全得多，很少发生严重的并发症。但是，仍然有和手术以及预期结果相关的灾难性并发症，这些并发症应该在围手术期决策制定过程被关注。此处不一一列举所有可能和麻醉相关的并发症，我们有特定的章节来处理这些问题（见第 9 章）。但在这里我们希望讨论由于臂丛麻醉而产生的一些并发症。

Weber 和 Jain 报道大约 18% 的患者阻滞失败[33]，Brull 报道成功率超过 90%[29]，Bloc 等采用锁骨下技术获得了相同的结果[34]。只有当单根神经被阻滞时，神经刺激仪才会有阳性反应，它并没有减少并发症的总量[35]。事实上运用超声定位更有效。

由于膈神经毗邻臂丛，100% 的臂丛阻滞的患者会出现膈神经阻滞。大多数患者能够耐受膈神经阻滞引起的轻度膈肌瘫痪，只有 2%~6% 的患者抱怨有呼吸窘迫。然而，关于呼吸窘迫的戏剧性个案报道[36-39] 让我们意识到这种并发症。0.4%~4% 的患者有一过性的轴索神经阻滞，症状变化可从意识丧失到呼吸心跳骤停。无意麻醉错肢体也有报道[29, 40-42]。如果注射前已经吸入，应该避免血管内注射。局麻药作用于中枢神经系统（CNS）的作用是众所周知的，包括抽搐、癫痫甚至是发作后的偏瘫[43]。必须强调的是，局部应用局麻药可以导致剂量和时间依赖的系统性分布。以 0.25 mg/（kg·h）的速度持续肌间沟注入布比卡因 48 小时被认为是安全剂量[44]。坐位的患者中有 5%~20% 的患者对麻醉有不同程度的血管迷走神经反应。触发因素是坐位时的静脉池、儿茶酚胺、疼痛和恐惧，触发因素可以累积。治疗措施为恢复充足的静脉回流、足够的循环血容量和早期应用麻黄碱[45]。

和肩关节镜相关的并发症

患者体位：沙滩椅 vs 侧卧位

最好的患者体位是一个持续且没有结局的争

论，因为每个医生都有他的喜好和习惯，这会影响针对两种体位之一的任何争议的权重。正如 Rains 等 [46] 所说，我们希望强调如果外科医生和麻醉师足够警惕和小心，几乎所有和体位相关的并发症都可以避免。

和患者体位有关的并发症有神经牵拉损伤、低血压－心动过缓发作致脑灌注不足损伤、手术入路处的神经损伤、灌注相关并发症，以及术中技术问题例如定位、转为开放手术和入路定位。另外，Peruto 等 [47] 发现沙滩椅位比侧卧位更昂贵，当然这和不同手术室的设置有关。

总体来说，在侧卧位肩关节镜手术患者中有 10% 发生一过性神经损伤，在沙滩椅位中发生率要低得多 [46]，这和前臂的位置和使用牵引有关。Klein[48] 等测量发现在前屈 45°、外展 0° 或 90° 时臂丛神经受牵拉最小。Pitmal 等 [49] 发现侧卧位的患者中会规律地出现肌皮神经的不正常的诱发电位，但只有 10% 有感觉异常，并且 48 小时恢复正常。持续的感觉异常罕见并且仅限于侧卧位的患者。Rodeo 等发现在沙滩椅位的患者中未出现持续的感觉异常 [50]。

低血压－心动过缓发作并不少见，据报道发生率为 30%[51, 52]。通常这些发作很短暂并且没有临床表现，然而却可能对所有神经血管造成灾难性后果甚至永久性的损害。Pohl 和 Cullen[53] 报道了 1 例死亡病例和 3 例永久性脑损伤。Lee 等 [54] 发现在沙滩椅位患者麻醉中平均动脉压（MAP）和脑供氧均下降。Papadonikolakis 等表明通过测量血压来判断脑的灌注和氧和程度并不可靠。Dippman 等 [56] 建议在沙滩椅位中避免使用控制性降压，并支持在麻醉中监测局部脑氧饱和度。然而，Gillespie 等 [57] 在一项前瞻性研究中发现大脑对低血压的耐受大于我们的预期。

入路位置

神经损伤可因术中的牵引发生，但也可由手术入路直接损伤。Segmuller 等 [58] 描述了 304 例肩关节镜患者中有 7% 的患者有该并发症，外侧入路易造成腋神经皮支损伤。后侧入路也要小心定位，过高容易损伤肩胛上神经，过低容易损伤腋神经 [59]。Lo 等 [60] 认为除了头静脉，其他重要的神经血管均应距离入路 20 mm 以上。

骨和软骨的损伤常常由于不恰当的入路引起 [61]，即使使用钝芯的鞘管也不能避免，另外也有因鞘管定位引起肌腱损伤的报道 [62, 63]。

骨折

过度的肩峰切除会导致肩峰骨折，因而应该被避免 [64, 65]，也有因为弄错解剖标志而造成锁骨骨折的报道 [66]，当肩关节僵直手法松解甚至可造成肱骨干骨折 [23]，也可发生大结节撕脱。

僵直

术后肩关节僵硬是一种常见不愉快的并发症，尽管大多数患者不需要二次手术干预。总的发生率不是太确切，大约为 4%~15%[67]，在普通人群中发生率为 2%[68]。在镜下肩袖修补的患者中 10% 发生短暂的关节僵直，尽管其中仅 3% 需要关节囊松解。流行病学调查显示僵直和肩袖撕裂的大小成负相关 [68]。Gleyze 等 [69] 前瞻性地分析非手术、手术以及联合治疗（包括在痛阈上下的自我康复训练）。他们发现指导下的自我康复训练效果远远好于传统的辅助康复。关节囊扩张改善了短期效果，但是长期效果欠佳 [70, 71]。Gleyze 等 [72] 有趣地发现了解病情积极的患者会超越痛阈来自我康复，反而比遵守痛阈的患者承受的痛苦小，这与法国关节镜协会的结论一致。肩关节术后僵直的保守治疗失败率（14%~17%）远高于关节囊松解（0%），尽管两者最终的功能改善和结果相似。因此，建议将指导下自我康复作为第一步治疗，如果经过 6 个月的保守治疗无效，就做关节囊扩张（选择性的）或关节囊松解。

软骨溶解

关节镜术后软骨溶解是罕见的但却是灾难性的并发症，因为它通常发生于年轻患者 [73, 74]。由于主要是一些回顾性研究涉及该主题，其发病率并不清楚 [75, 76]。患者因素应是导致关节镜术后软骨溶解的主要原因 [75]，运动员更容易发生创伤后软骨损伤 [77]。然而，主要的行为学因素是医源性的，最常提到的原因是关节内注射局麻药。尤其是布比卡因、利多卡因和罗哌卡因被证明有软骨毒性，并在体内和体外实验中被证实可导致动物和人的软骨细胞溶解 [76, 78-85]。它们的副作用与浓度和使用时间相关[86]，而且由于远期效果不佳，所以不建议使用[87, 88]。使用射频装置产生的热损伤是导致软骨坏死的另一个原因[75, 76, 89]。关节内温度超过45℃被证实对软骨细胞有损伤[90, 91]，因此厂家开始生产有内置温度计和报警器的装置。治疗肩关节不稳的关节囊热挛缩技术，由于其对软骨的灾难性损伤也不鼓励使用[92]。肩关节内游离体，如内植物、缝线、碎骨片可以对软骨造成机械性损伤并导致软骨溶解[75, 76]。生物可吸收锚钉在部分吸收而没有骨长入时，会变得松动。有报道称龙胆紫也有软骨毒性[76]。虽然有一些选择来治疗肩关节手术时软骨损伤，包括微骨折、骨软骨移植（OATS）、局部填充术和小结节转移[77]，但由于布比卡因导致的软骨溶解的病例，全肩关节置换通常仍然是唯一的选择[93]。

内植物

内植物导致的并发症见于各种使用内植物的手术，可以大致分为内植物失效和生物相容问题。在肩关节镜手术中，使用生物可吸收内植物越来越受到欢迎，因为这不会干扰到任何后期的手术（如全肩关节置换）[94]。然而，这些内植物有其特有的并发症，金属内植物会断裂和／或在体内移位（图47.1）[95]，生物可吸收内植物处在保持强度（过快降解）和根本不被吸收之间[96]。另外，可吸收内植物并不会被骨替代（图47.2），内植物降解后，在内植物区可出现脂肪组织，而内植物周围还可出现无菌性骨溶解（图47.3）。这些结果皆会导致内植物松动

和移位（图47.4），并且最终导致软骨的机械性损伤和滑膜炎[97-101]。生物可吸收内植物一种罕见的并发症是过敏反应[94]。尽管如此，Milano 等证据等级 I 级的前瞻性研究指出，在肩袖和不稳修补中，金属和生物可吸收材料短期随访没有差异[102, 103]。

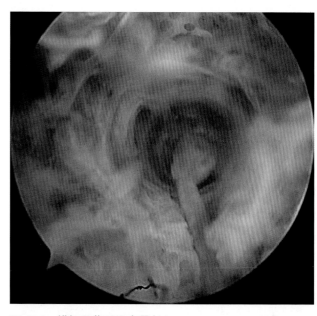

图 47.2　锚钉吸收后没有骨长入

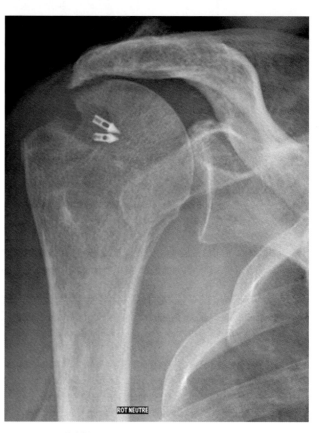

图 47.3　两枚锚钉周围的骨溶解，骨吸收清晰可见

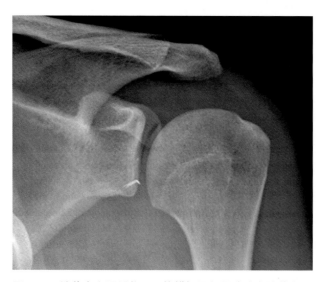

图 47.1　关节内金属异物：一枚锚钉导向器碎片在关节内

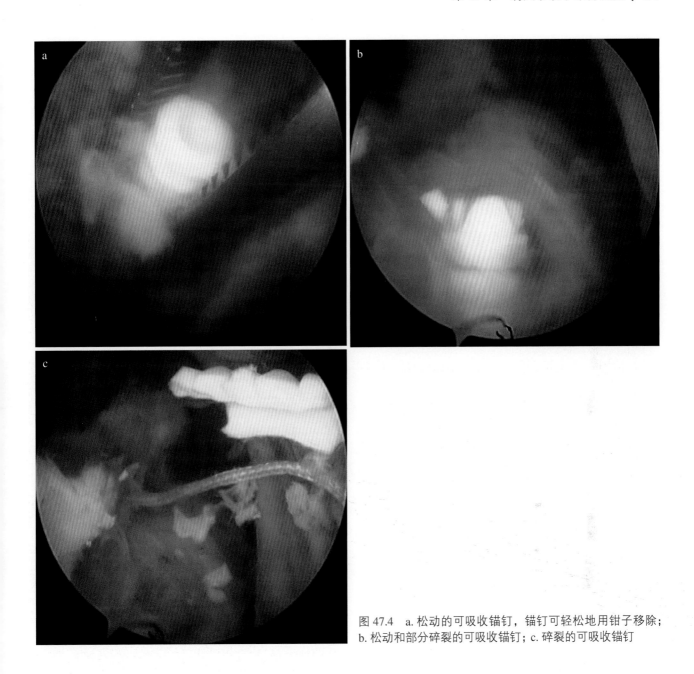

图 47.4　a. 松动的可吸收锚钉，锚钉可轻松地用钳子移除；b. 松动和部分碎裂的可吸收锚钉；c. 碎裂的可吸收锚钉

射频治疗

射频引起的并发症并不多见，如过热的液体流出导致皮肤烫伤 [104, 105]。当然，射频操作的主要风险是盂肱关节腔过热，当温度超过 45℃ 时便会危及软骨细胞，并可导致热源性软骨溶解 [90, 91]。虽然 McKeon 等 [106] 在尸体操作中发现在关节内使用射频时，温度不会超过 43℃，但是有理由相信在盂肱关节内过多使用射频是危险的 [75, 76, 107]。事实上，只要灌注量充足，温度会很快降低 [90, 108]。

液体扩散

在肩关节镜手术中的净体重增加与时间有关，并且与灌注液的用量相关 [109]。Lo 和 Burkhart [110] 在术中使用灌注液多达 100 L，尽管他们发现术后体重增加多达 8.5 kg（平均 4 kg），但没有灌注相关的并发症被报道。

在肩关节镜手术中，三角肌的压力可以升高到 100 mmHg，有横纹肌溶解继发肾功能衰竭的个案报道 [111]。

关节外液体增加主要考虑的风险是呼吸窘迫，已有个案报道[112-115]，并且多见于侧卧位[46]。在我们的病例中，有 1 例采用沙滩椅位的患者因为液体外渗导致呼吸窘迫（未发表）。

流并获得他们的知情同意时，我们必须考虑到可能的并发症。了解并发症的发生率很重要，但仅了解发生率是不够的，我们需要了解并且向患者解释什么程度的并发症会影响到手术结果和医患双方的满意度。并发症的发生率和严重度都与完美的手术结果相关联。

肩关节镜手术的并发症罕见并且通常影响较小，此外，只要所有相关人员小心谨慎，其中大部分并发症可以避免或大大减少。

总　结

当我们决定做手术时，在选择患者或和患者交

参·考·文·献

1. Merriam-Webster Medical Dictionary. (2012). http://www.merriam-webster.com .

2. Small NC. Complications in arthroscopic surgery performed by experienced arthroscopists. Arthroscopy. 1988;4:215–21.

3. Shaffer BS, Tibone JE. Arthroscopic shoulder instability surgery. Complications. Clin Sports Med. 1999;18:737–67.

4. Okike K, Kocher MS, Mehlman CT, Heckman JD, Bhandari M. Publication bias in orthopaedic research: an analysis of scientific factors associated with publication in the Journal of Bone and Joint Surgery (American Volume). J Bone Joint Surg Am. 2008;90A:595–601.

5. Mahid SS, Qadan M, Hornung CA, Galandiuk S. Assessment of publication bias for the surgeon scientist. Br J Surg. 2008;95:943–9.

6. D'Angelo GL, Ogilvie-Harris DJ. Septic arthritis following arthroscopy, with cost/benefit analysis of antibiotic prophylaxis. Arthroscopy. 1988;4:10–4.

7. Bigliani LU, Flatow EL, Deliz ED. Complications of shoulder arthroscopy. Orthop Rev. 1991;20:743–51.

8. Murray MR, Saltzman MD, Gryzlo SM, Terry MA, Woodward CC, Nuber GW. Efficacy of preoperative home use of 2% chlorhexidine gluconate cloth before shoulder surgery. J Shoulder Elbow Surg. 2011;20:928–33.

9. Randelli P, Castagna A, Cabitza F, Cabitza P, Arrigoni P, Denti M. Infectious and thromboembolic complications of arthroscopic shoulder surgery. J Shoulder Elbow Surg. 2010;19:97–101.

10. Athwal GS, Sperling JW, Rispoli DM, Cofield RH. Deep infection after rotator cuff repair. J Shoulder Elbow Surg. 2007;16: 306–11.

11. Schneeberger AG, Gilbart MK, Sheikh R, Gerber C, Ruef C. Nonpurulent low-grade infection as cause of pain following shoulder surgery: preliminary results. Chir Organi Mov. 2009;93:S71–7.

12. Jameson SS, James P, Howcroft DW, Serrano-Pedraza I, Rangan A, Reed MR, et al. Venous thromboembolic events are rare after shoulder surgery: analysis of a national database. J Shoulder Elbow Surg. 2011;20:764–70.

13. Ojike NI, Bhadra AK, Giannoudis PV, Roberts CS. Venous thromboembolism in shoulder surgery: a systematic review. Acta Orthop Belg. 2011;77:281–9.

14. Kuremsky MA, Cain Jr EL, Fleischli JE. Thromboembolic phenomena after arthroscopic shoulder surgery. Arthroscopy. 2011;27:1614–9.

15. Salaffi F, Ciapetti A, Carotti M. Pain assessment strategies in patients with musculoskeletal conditions. Reumatismo. 2012;64:216–29.

16. van Wijk AJ, Lobbezoo F, Hoogstraten J. Reliability and validity of a continuous pain registration procedure. Eur J Pain. 2013;17:394–401.

17. Stiglitz Y, Gosselin O, Sedaghatian J, Sirveaux F, Molé D. Pain after shoulder arthroscopy: a prospective study on 231 cases. Orthop Traumatol Surg Res. 2011;97:260–6.

18. Buess E, Steuber KU, Waibl B. Open versus arthroscopic rotator cuff repair: a comparative view of 96 cases. Arthroscopy. 2005;21:597–604.

19. Kasten P, Keil C, Grieser T, Raiss P, Streich N, Loew M. Prospective randomised comparison of arthroscopic versus miniopen rotator cuff repair of the supraspinatus tendon. Int Orthop. 2011;35:1663–70.

20. Lindley K, Jones GL. Outcomes of arthroscopic versus open rotator cuff repair: a systematic review of the literature. Am J Orthop (Belle Mead NJ). 2010;39:592–600.

21. Sultan J, Marflow KZ, Roy B. Unplanned overnight admissions in day-case arthroscopic shoulder surgery. Surgeon. 2012;10: 16–9.

22. Perez RS, Kwakkel G, Zuurmond WW, de Lange JJ. Treatment of reflex sympathetic dystrophy (CRPS type 1): a research synthesis of 21 randomized clinical trials. J Pain Symptom Manage. 2001;21:511–26.

23. Harrast MA, Rao AG. The stiff shoulder. Phys Med Rehabil Clin N Am. 2004;15:557–73.

24. McBride A. Complex regional pain syndrome. Curr Orthop. 2005;19:155–65.

25. Koike Y, Sano H, Kinjyo T, Imamura I, Masahiro O, Goto M. Shoulder surface temperature and bone scintigraphy findings in patients with rotator cuff tears. Ups J Med Sci. 2011;116: 142–7.

26. Krauchi K, Wirz-Justice A. Circadian rhythm of heat production, heart rate, and skin and core temperature under unmasking conditions in men. Am J Physiol. 1994;267:R819–29.

27. Detaille V, Busnel F, Ravary H, Jacquot A, Katz D, Allano

G. Use of continuous interscalene brachial plexus block and rehabilitation to treat complex regional pain syndrome of the shoulder. Ann Phys Rehabil Med. 2010;53:406–16.

28. Gibbons JJ, Wilson PR, Lamer TJ, Elliott BA. Interscalene blocks for chronic upper extremity pain. Clin J Pain. 1992;8:264–9.

29. Brull R. The indications and applications of interscalene brachial plexus block for surgery about the shoulder. Acute Pain. 2004;9:57–77.

30. Hord ED, Oaklander AL. Complex regional pain syndrome: a review of evidence-supported treatment options. Curr Pain Headache Rep. 2003;7:188–96.

31. de Tran QH, Duong S, Bertini P, Finlayson RJ. Treatment of complex regional pain syndrome: a review of the evidence. Can J Anaesth. 2010;57:149–66.

32. Savas S, Baloğlu HH, Ay G, Cerçi SS. The effect of sequel symptoms and signs of Complex Regional Pain Syndrome type 1 on upper extremity disability and quality of life. Rheumatol Int. 2009;29:545–50.

33. Weber SC, Jain R. Scalene regional anesthesia for shoulder surgery in a community setting: an assessment of risk. J Bone Joint Surg Am. 2002;84A:775–9.

34. Bloc S, Garnier T, Komly B, Leclerc P, Mercadal L, Morel B. Efficiency of secondary posterior trunk single stimulation, low volume infraclavicular plexus block for upper limb surgery. Ann Fr Anesth Reanim. 2005;24:1329–33.

35. Guay J. The neurostimulator for brachial plexus blockade by the axillary approach: a metaanalysis on its efficacy to increase the success rate. Ann Fr Anesth Reanim. 2005;24:239–43.

36. Cangiani LH, Rezende LA, Giancoli Neto A. Phrenic nerve block after interscalene brachial plexus block. Case report. Rev Bras Anestesiol. 2008;58:152–9.

37. Erickson JM, Louis DS, Naughton NN. Symptomatic phrenic nerve palsy after supraclavicular block in an obese man. Orthopedics. 2009;32:368.

38. Guirguis M, Karroum R, Abd-Elsayed AA, Mounir-Soliman L. Acute respiratory distress following ultrasound-guided supraclavicular block. Ochsner J. 2012;12:159–62.

39. Souron V, Reiland Y, Delaunay L. Pleural effusion and chest pain after continuous interscalene brachial plexus block. Reg Anesth Pain Med. 2003;28:535–8.

40. Cobcroft MD. Letter: bilateral spread of analgesia with interscalene brachial plexus block. Anaesth Intensive Care. 1976;4:73.

41. Gologorsky E, Leanza RF. Contralateral anesthesia following interscalene block. Anesth Analg. 1992;75:311–2.

42. Lombard TP, Couper JL. Bilateral spread of analgesia following interscalene brachial plexus block. Anesthesiology. 1983;58:472–3.

43. Collier HW, Engelking K. Todd's paralysis following an interscalene block. Anesthesiology. 1984;61:342–3.

44. Pere P, Tuominen M, Rosenberg PH. Cumulation of bupivacaine, desbutylbupivacaine and 4-hydroxybupivacaine during and after continuous interscalene brachial plexus block. Acta Anaesthesiol Scand. 1991;35:647–50.

45. Kinsella SM, Tuckey JP. Perioperative bradycardia and asystole: relationship to vasovagal syncope and the Bezold-Jarisch reflex.

Br J Anaesth. 2001;86:859–68.

46. Rains DD, Rooke GA, Wahl CJ. Pathomechanisms and complications related to patient positioning and anesthesia during shoulder arthroscopy. Arthroscopy. 2011;27:532–41.

47. Peruto CM, Ciccotti MG, Cohen SB. Shoulder arthroscopy positioning: lateral decubitus versus beach chair. Arthroscopy. 2009;25:891–6.

48. Klein AH, France JC, Mutschler TA, Fu FH. Measurement of brachial plexus strain in arthroscopy of the shoulder. Arthroscopy. 1987;3:45–52.

49. Pitman MI, Nainzadeh N, Ergas E, Springer S. The use of somatosensory evoked potentials for detection of neuropraxia during shoulder arthroscopy. Arthroscopy. 1988;4:250–5.

50. Rodeo SA, Forster RA, Weiland AJ. Neurological complications due to arthroscopy. J Bone Joint Surg Am. 1993;75A:917–26.

51. D'Alessio JG, Weller RS, Rosenblum M. Activation of the Bezold-Jarisch reflex in the sitting position for shoulder arthroscopy using interscalene block. Anesth Analg. 1995;80:1158–62.

52. Kahn RL, Hargett MJ. Beta-adrenergic blockers and vasovagal episodes during shoulder surgery in the sitting position under interscalene block. Anesth Analg. 1999;88:378–81.

53. Pohl A, Cullen DJ. Cerebral ischemia during shoulder surgery in the upright position: a case series. J Clin Anesth. 2005;17:463–9.

54. Lee JH, Min KT, Chun YM, Kim EJ, Choi SH. Effects of beachchair position and induced hypotension on cerebral oxygen saturation in patients undergoing arthroscopic shoulder surgery. Arthroscopy. 2011;27:889–94.

55. Papadonikolakis A, Wiesler ER, Olympio MA, Poehling GG. Avoiding catastrophic complications of stroke and death related to shoulder surgery in the sitting position. Arthroscopy. 2008;24:481–2.

56. Dippmann C, Winge S, Nielsen HB. Severe cerebral desaturation during shoulder arthroscopy in the beach-chair position. Arthroscopy. 2010;26:S148–50.

57. Gillespie R, Shishani Y, Streit J, Wanner JP, McCrum C, Syed T, et al. The safety of controlled hypotension for shoulder arthroscopy in the beach-chair position. J Bone Joint Surg Am. 2012;94A:1284–90.

58. Segmüller HE, Alfred SP, Zilio G, Saies AD, Hayes MG. Cutaneous nerve lesions of the shoulder and arm after arthroscopic shoulder surgery. J Shoulder Elbow Surg. 1995;4:254–8.

59. Kuremsky MA, Connor PM, D'Alessandro DF. Complications of arthroscopic shoulder surgery. In: Shoulder arthroscopy, chapter 7. Blaine TAth ed. Rosemont: AAOS; 2006. p. 93–105.

60. Lo IK, Lind CC, Burkhart SS. Glenohumeral arthroscopy portals established using an outside-in technique: neurovascular anatomy at risk. Arthroscopy. 2004;20:596–602.

61. McFarland EG, O'Neill OR, Hsu CY. Complications of shoulder arthroscopy. J South Orthop Assoc. 1997;6:190–6.

62. Norwood LA, Fowler HL. Rotator cuff tears. A shoulder arthroscopy complication. Am J Sports Med. 1989;17:837–41.

63. Weber SC, Abrams JS, Nottage WM. Complications associated with arthroscopic shoulder surgery. Arthroscopy. 2002;18:88–95.

64. Matthews LS, Burkhead WZ, Gordon S, Racanelli J, Ruland L. Acromial fracture: a complication of arthroscopic subacromial

decompression. J Shoulder Elbow Surg. 1994;3:256–61.

65. Douoguih WA, Shaffer BS. Avoiding complications in arthroscopic subacromial space and instability surgery. Oper Tech Sports Med. 2004;12:91–8.

66. Ghodadra N, Lee GH, Kung P, Busfield BT, Kharazzi FD. Distal clavicle fracture as a complication of arthroscopic distal clavicle resection. Arthroscopy. 2009;25:929–33.

67. Franceschi F, Papalia R, Palumbo A, Vasta S, Maffulli N, Denaro V. Management of postoperative shoulder stiffness. Sports Med Arthrosc. 2011;19:420–7.

68. Denard PJ, Ladermann A, Burkhart SS. Prevention and management of stiffness after arthroscopic rotator cuff repair: systematic review and implications for rotator cuff healing. Arthroscopy: 2011;27:842–8.

69. Gleyze P, Clavert P, Flurin PH, Laprelle E, Katz D, Touissant B, et al. Management of the stiff shoulder. A prospective multicenter comparative study of the six main techniques in use: 235 cases. Orthop Traumatol Surg Res. 2011;97:S167–81.

70. Buchbinder R, Green S, Forbes A, Hall S, Lawler G. Arthrographic joint distension with saline and steroid improves function and reduces pain in patients with painful stiff shoulder: results of a randomised, double blind, placebo controlled trial. Ann Rheum Dis. 2004;63:302–9.

71. Buchbinder R, Hoving JL, Green S, Hall S, Forbes A, Nash P. Short course prednisolone for adhesive capsulitis (frozen shoulder or stiff painful shoulder): a randomised, double blind, placebo controlled trial. Ann Rheum Dis. 2004;63:1460–9.

72. Gleyze P, Flurin PH, Laprelle E, Katz D, Touissant B, Benkalfate T, et al. Pain management in the rehabilitation of stiff shoulder: prospective multicenter comparative study of 193 cases. Orthop Traumatol Surg Res. 2011;97:S195–203.

73. Anderson SL, Buchko JZ, Taillon MR, Ernst MA. Chondrolysis of the glenohumeral joint after infusion of bupivacaine through an intra-articular pain pump catheter: a report of 18 cases. Arthroscopy. 2010;26:451–61.

74. Anakwenze OA, Hosalkar H, Huffman GR. Case reports: two cases of glenohumeral chondrolysis after intraarticular pain pumps. Clin Orthop Relat Res. 2010;468:2545–9.

75. Solomon DJ, Navaie M, Stedje-Larsen ET, Smith JC, Provencher MT. Glenohumeral chondrolysis after arthroscopy: a systematic review of potential contributors and causal pathways. Arthroscopy. 2009;25:1329–42.

76. Scheffel PT, Clinton J, Lynch JR, Warme WJ, Bertelsen AL, Matsen 3rd FA. Glenohumeral chondrolysis: a systematic review of 100 cases from the English language literature. J Shoulder Elbow Surg. 2010;19:944–9.

77. Elser F, Dewing CB, Millett PJ. Chondral and osteochondral lesions of the humerus: diagnosis and management. Oper Tech Sports Med. 2008;16:178–86.

78. Gomoll AH, Kang RW, Williams JM, Bach BR, Cole BJ. Chondrolysis after continuous intra-articular bupivacaine infusion: an experimental model investigating chondrotoxicity in the rabbit shoulder. Arthroscopy. 2006;22:813–9.

79. Rapley JH, Beavis RC, Barber FA. Glenohumeral chondrolysis after shoulder arthroscopy associated with continuous bupivacaine infusion. Arthroscopy. 2009;25:1367–73.

80. Busfield BT, Romero DM. Pain pump use after shoulder arthroscopy as a cause of glenohumeral chondrolysis. Arthroscopy. 2009;25: 647–52.

81. Wiater BP, Neradilek MB, Polissar NL, Matsen 3rd FA. Risk factors for chondrolysis of the glenohumeral joint: a study of three hundred and seventy-five shoulder arthroscopic procedures in the practice of an individual community surgeon. J Bone Joint Surg Am. 2011;93A:615–25.

82. Baker JF, Walsh PM, Byrne DP, Mulhall KJ. In vitro assessment of human chondrocyte viability after treatment with local anaesthetic, magnesium sulphate or normal saline. Knee Surg Sports Traumatol Arthrosc. 2011;19:1043–6.

83. Dragoo JL, Braun HJ, Kim HJ, Phan HD, Golish SR. The in vitro chondrotoxicity of single-dose local anesthetics. Am J Sports Med. 2012;40:794–9.

84. Grishko V, Xu M, Wilson G, Pearsall 4th AW. Apoptosis and mitochondrial dysfunction in human chondrocytes following exposure to lidocaine, bupivacaine, and ropivacaine. J Bone Joint Surg Am. 2010;92A:609–18.

85. Piper SL, Kramer JD, Kim HT, Feeley BT. Effects of local anesthetics on articular cartilage. Am J Sports Med. 2011;39:2245–53.

86. Lo IK, Sciore P, Chung M, Liang S, Boorman RB, Thornton GM, et al. Local anesthetics induce chondrocyte death in bovine articular cartilage disks in a dose- and duration-dependent manner. Arthroscopy. 2009;25:707–15.

87. Bailie DS, Ellenbecker TS. Severe chondrolysis after shoulder arthroscopy: a case series. J Shoulder Elbow Surg. 2009;18: 742–7.

88. Jarvela T, Jarvela S. Long-term effect of the use of a pain pump after arthroscopic subacromial decompression. Arthroscopy. 2008;24:1402–6.

89. Good CR, Shindle MK, Kelly BT, Wanich T, Warren RF. Glenohumeral chondrolysis after shoulder arthroscopy with thermal capsulorrhaphy. Arthroscopy. 2007;23:797 e1-5.

90. Good CR, Shindle MK, Griffith MH, Wanich T, Warren RF. Effect of radiofrequency energy on glenohumeral fluid temperature during shoulder arthroscopy. J Bone Joint Surg Am. 2009;91A:429–34.

91. Horstman CL, McLaughlin RM. The use of radiofrequency energy during arthroscopic surgery and its effects on intraarticular tissues. Vet Comp Orthop Traumatol. 2006;19:65–71.

92. Lubowitz JH, Poehling GG. Glenohumeral thermal capsulorrhaphy is not recommended–shoulder chondrolysis requires additional research. Arthroscopy. 2007;23:687.

93. Levy JC, Virani NA, Frankle MA, Cuff D, Pupello DR, Hamelin JA. Young patients with shoulder chondrolysis following arthroscopic shoulder surgery treated with total shoulder arthroplasty. J Shoulder Elbow Surg. 2008;17:380–8.

94. Lorbach O, Wilmes P, Brogard P, Seil R. Complications related to implants in arthroscopic shoulder surgery. Orthopade. 2008;37: 1073–9.

95. Kaar TK, Schenck Jr RC, Wirth MA, Rockwood Jr CA. Complications of metallic suture anchors in shoulder surgery: a report of 8 cases. Arthroscopy. 2001;17:31–7.

96. Nho SJ, Provencher MT, Seroyer ST, Romeo AA. Bioabsorbable anchors in glenohumeral shoulder surgery. Arthroscopy. 2009;25: 788–93.

97. Athwal GS, Shridharani SM, O'Driscoll SW. Osteolysis and arthropathy of the shoulder after use of bioabsorbable knotless suture anchors. A report of four cases. J Bone Joint Surg Am. 2006;88A:1840–5.

98. Freehill MQ, Harms DJ, Huber SM, Atlihan D, Buss DD. Poly-L-lactic acid tack synovitis after arthroscopic stabilization of the shoulder. Am J Sports Med. 2003;31:643–7.

99. Muller M, Kääb MJ, Viliger C, Holzach P. Osteolysis after open shoulder stabilization using a new bio-resorbable bone anchor: a prospective, non-randomized clinical trial. Injury. 2002;33:B30–6.

100. Kelly 2nd JD. Disintegration of an absorbable rotator cuff anchor six weeks after implantation. Arthroscopy. 2005;21:495–7.

101. Barber FA, Herbert MA, Beavis RC, Barrera OF. Suture anchor materials, eyelets, and designs: update 2008. Arthroscopy. 2008;24:859–67.

102. Milano G, Grasso A, Salvatore M, Saccomanno MF, Deriu L, Fabbriciani C. Arthroscopic rotator cuff repair with metal and biodegradable suture anchors: a prospective randomized study. Arthroscopy. 2010;26:S112–9.

103. Milano G, Grasso A, Santagada DA, Saccomanno MF, Deriu L, Fabbriciani C. Comparison between metal and biodegradable suture anchors in the arthroscopic treatment of traumatic anterior shoulder instability: a prospective randomized study. Knee Surg Sports Traumatol Arthrosc. 2010;18:1785–91.

104. Kouk SN, Zoric B, Stetson WB. Complication of the use of a radiofrequency device in arthroscopic shoulder surgery: second-degree burn of the shoulder girdle. Arthroscopy. 2011;27:136–41.

105. Troxell CR, Morgan CD, Rajan S, Leitman EH, Bartolozzi AR. Dermal burns associated with bipolar radiofrequency ablation in the subacromial space. Arthroscopy. 2011;27:142–4.

106. McKeon B, Baltz MS, Curtis A, Scheller A. Fluid temperatures during radiofrequency use in shoulder arthroscopy: a cadaveric study. J Shoulder Elbow Surg. 2007;16:107–11.

107. Saltzman M, Mercer D, Bertelsen A, Warme W, Matsen F. Postsurgical chondrolysis of the shoulder. Orthopedics. 2009;32:215.

108. Zoric BB, Horn N, Braun S, Millett PJ. Factors influencing intraarticular fluid temperature profiles with radiofrequency ablation. J Bone Joint Surg Am. 2009;91A:2448–54.

109. Smith CD, Shah MM. Fluid gain during routine shoulder arthroscopy. J Shoulder Elbow Surg. 2008;17:415–7.

110. Lo IK, Burkhart SS. Immediate postoperative fluid retention and weight gain after shoulder arthroscopy. Arthroscopy. 2005;21:605–10.

111. Lim JK, Ang KC, Wang SC, Kumar VP. Rhabdomyolysis following shoulder arthroscopy. Arthroscopy. 2006;22:1366 e1-5.

112. Antonucci S, Orlandi P, Mattei PA, Amato F. Airway obstruction during arthroscopic shoulder surgery: anesthesia for the patient or for the surgeon? Minerva Anestesiol. 2006;72:995–1000.

113. Blumenthal S, Nadig M, Gerber C, Borgeat A. Severe airway obstruction during arthroscopic shoulder surgery. Anesthesiology. 2003;99:1455–6.

114. Hynson JM, Tung A, Guevara JE, Katz JA, Glick JM, Shapiro WA. Complete airway obstruction during arthroscopic shoulder surgery. Anesth Analg. 1993;76:875–8.

115. Yoshimura E, Yano T, Ichinose K, Ushijima K. Airway obstruction involving a laryngeal mask airway during arthroscopic shoulder surgery. J Anesth. 2005;19:325–7.

第5篇

肩关节镜手术结果研究

Outcome Research in Shoulder Arthroscopy

第 *48* 章

综述：肩关节镜的疗效研究

Roberto Padua and Enrico Ceccarelli

陈晨　译

疗效研究并非新生事物，在 20 世纪末，这种研究方法就已被医生熟知，这一系列的研究方法学被认为是在临床研究的基础上革新和延伸[1-3]。

疗效研究包括了一系列不同的组成部分，例如大样本数据库的分析、组织化或结构化文献回顾、荟萃分析、医疗利用率的小区域分析、以患者为中心的前瞻性护理疗效研究、决策制定分析模型、成本效益研究以及实践指南[1-3]。如今，所有这些问题都已达成共识，并且大部分文章都遵从疗效研究概念。然而，疗效研究的目的尚未达到，尤其是患者视角的数据。

在过去的 20 年中，以患者为中心的研究方法促生了临床疗效评估的另一维度。这些评估注重功能状态和症状，与患者关系更加密切[1-3]。

自填问卷调查已经显示是有效和可靠的方法，应该被用于明确疾病的疗效以及患者的生活质量。然而，用于科学文献的问卷调查需要体现以下特点：信度、敏感性或反应性以及效度[4]。

信度是测量一致性或可靠程度的指标，它可以被分为两个主要级别：内部连贯性，用来衡量等效性，是能够衡量一个单独连贯概念的标准；可重复性，或称测试 – 重测信度，用来衡量稳定性，是指分开场合执行得到相同结果的标尺能力[5]。

反应性或敏感性是检测临床变化的能力，而有效性是评价一项测试的衡量效果的一个标志[6, 7]。

为了获得有意义的数据，问卷必须被广泛接受且可用于文献，这样精确数据可被认作"标准"，且文章数据可用于再次发表。如今，在肩关节评估方面，已发表的大于 20 种不同调查问卷，没有一种是被广泛接受的标准，这种现象对于患者视角的数据传播无益[8-12]。

某些量表的实验和统计确认使得患者的观点被严格地获取，这是进行任何精确临床试验的基本要素[12-14]。医疗和手术治疗的主观评价问卷调查的发展取决于经济的发展和评估以形成规范的科学需求。

我们可以依靠普通问卷、疾病特定问卷和部位特定问卷作为寻找患者视角的工具。

普通问卷例如 SF-36，属于分析生活质量的问卷。另外，疾病特定问卷分析症状以及在某一特定病理状态下的功能，而部位特定问卷是基于某一单一功能单位的概念，例如上肢[4]。

普通问卷用于评估一般健康状态，并不足以对症状和单一关节的功能提供精确、综合的描述[2, 3, 10]。

作为结果评价，针对每种不同的疾病拟出了许多特定的问卷[15-18]。这些问卷分析了疾病的一些特征，而其他问卷则与健康状况及患者对于治疗的满意度联系更加紧密。另一方面，这类问卷由于其非常关注特定疾病，所以具有局限性，于是就能被用来分析那些更常观察的疾病以及那些更有科学兴趣的疾病。

为了折中精准和可行，美国骨科医师协会（AAOS）成立了一个特别委员会着力于发展 4 大基本问卷用以分析不同的关注领域（上肢、下肢、脊柱、小儿骨科）而不是仅为某一单一疾病[19, 20]。

在第 63 届 AAOS 年会（Atlanta，1996）上，对于 39 000 例患者前 3 个月的试验结果制定出了这些被报道的表格，现在其中一些已成为相关行业领域的标准[19, 20]。该试验将收集到的数据存入一个特定的计算机软件中，从而使得数据易于被统计学分析和阐述，这样就能与其他中心的数据进行对比。

使用普通或特殊自填问卷可将不同调查的结果进行比较，从而引出骨科领域的荟萃分析。需要注意的是，这种对单一研究报道结果的统计学分析采用相同的评估检测方法以及严格的纳入标准，从而能将信息汇总，并且极大地增强了结论的统计学价值[13,14]。

将系统应用于疾病状况评估，基于患者的视角，将有助于将荟萃分析发展一种工具，从而为骨科医师提供遵循某种特定疗法而非其他疗法的有效动机，通过统计大量数字来证明其合理性，而不受个别作者的观点影响。

我们用哪种问卷调查来评估肩关节？

首先，理想的问卷调查由我们目的倾向所决定。如果我们想研究所有的肩部患者，我们必须用与健康评价相伴随的特定部位问卷（结果评价）。如果我们要研究某一特定和有限人群（例如在一个随机对照研究或序列研究中），我们需要用一种疾病特定调查问卷（例如 WOSI 或 Rowe 不稳问卷）。

"理想"的问卷调查应经得起大多数国家的不同文化的检验，并且被广泛应用于文献中[21]。为了将问卷用于不同语言群和不同文化环境中，在基于原始问卷版本的基础上，该问卷不仅要被翻译为新的语言，而且要被改编得符合当地的文化。Guillemin 描述的跨文化改编指南被广泛接受并且用于翻译和改编问卷[21-23]。

跨文化改编存在于问卷的翻译或回译中，必须通过一个专家委员会审议并且在最终版本前进行测试，使其能与原版尽可能一致。此外，问卷的验证必须在监督下进行，必须通过横断面研究对其信度和效度进行评估[21-23]。

最近的一篇文献研究指出，使用最典型的可用的数据库（美国医学数据库，CINAHL 以及荷兰医学文献数据库），通过美国国家医学图书馆主题数据库（MeSH）用关键词搜索可以显示许多肩关节的调查问卷。在上百篇关于肩关节疾病并以患者视角的文章中，收集并确定最好的问卷。这些文章着重于常见疾病的保守与手术治疗，文章中采用的问卷和相关患者数据见表 48.1。

ASES 主观问卷表是一种特定部位问卷调查，其中含有 11 项评分项目。这些项目被分为两部分：疼痛（1 项）和功能（10 项）。对这一项单纯疼痛问题的回答被标记在一个 10 cm 长的直观量表

中（VAS），被均分为 1 cm 增量并在 0 和 10 cm 处对应一种口头描述。ASES 中功能方面的 10 项评分包括日常生活能力，例如如厕和穿衣。还有许多费力的活动，如举起 10 磅的重物过肩以及过肩投球。最终，可归位 2 大类：正常工作以及正常运动。有 4 个选项分别从 0（不能做）到 3（不困难）。最终得分通过将疼痛得分（满分 10 分）乘以 5（满分为 50）加上累积活动得分（满分 30）乘以 5/3（满分 50），得到总得分（满分为 100）。某些已经验证的问卷版本已用不同语言发表[24]。

UCLA 肩关节评分最初被描述成一种评估肩关节置换预后的方法。然而，UCLA 评分已被用于评价许多肩关节疾病的治疗结果，包括肩袖撕裂。修改后的 UCLA 评分包括一个额外的 5 分的患者满意度，参数包括疼痛（10 分），活动（10 分），功能（10 分）以及患者满意度（5 分）。35 分中主观标准达到了 15 分，体检结果涵盖了剩余 20 分。为了与其他肩关节评分系统比较，UCLA 评分被转化为一个满分 100 分的量表。

Rowe 评分最初于 1978 年被描述为一种评价 Bankart 修复术后肩关节前方稳定性的方法，所以是一种疾病特定问卷。100 分满分中，50 分与稳定性有关，20 分与活动度有关，30 分与功能有关。一些经验证的问卷版本已被翻译成不同语言发表[26]。

DASH 问卷是一种部位特定问卷，其中包含了 30 个受骨科或神经疾病影响的上肢症状和功能的问题。这些问题导出了一个主要得分——DASH 功能/症状（DASH-FS）评分，这基本上是将反应累积在一个 1~5 的量表，在转化后得到一个 0 分（正常）至 100 分（严重残障）的量表。在 30 项问题以外，有两个可选择的 4 选项问题：DASH 运动/音乐（DASH-SM）和 DASH 工作（DASH-W），这两个问题的评分方法相似。这些问题考量的是由臂、肩和手部问题（21 项）导致的在一系列身体活动时的困难程度。另外，还对疼痛严重程度、活动相关疼痛、麻木感、虚弱和僵硬（5 项），以及上肢问题对社交活动、工作、睡眠以及自我印象的影响（4 项）进行评估。这两个可选项目包含了涉及运动和/或演奏乐器以及工作能力的特定活动项目。所有项目有 5 个选项从"无困难或无症状"（1 分）到"不能活动或许多症状"（5 分）。该问卷是被翻译成不同语言版中最为广泛的一个[23,27-29]。

简易肩关节检测（SST）是一系列 12 道"是"与"否"的问题。患者回答关于肩部功能的问题。这些问题的回答提供了记录肩部治疗前后功能的标准记录方法。同样在这个例子中，问卷被翻译成不同语言版本 [30]。

需要花些笔墨来说说 Constant–Murley 肩关节评分系统，这是国际上应用最普遍的肩关节评分表。这一问卷的吸引人之处在于它曾被广泛用做心理测试，不过由于它不涉及患者的视角，本章节不作赘述。

总 结

作者认为，基于特定问卷的特点和其传播情况，"理想的"调查问卷还不存在。就文献中的数据而言，通过折中传播和认可，DASH 和 ASES 是评估肩关节预后最好的问卷 [30, 31]（表 48.1）。为了使所有文献数据形式一致，科学界需要更努力地筛选一个独特的调查问卷作为评估肩关节的标准。对于特定人群的预后研究，选择取决于研究的侧重点。

表 48.1 文献中用于评估结果的问卷及其相关患者数

	ASES	UCLA	ROWE	DASH	SST
文献数	27	21	19	13	13
患者数	1 115	913	852	439	531

参·考·文·献

1. Gartland JJ. Orthopaedic clinical research. J Bone Joint Surg Am. 1988;70A:1357–71.

2. Amadio PC. Outcomes measurements. J Bone Joint Surg Am. 1993;75A:1583–4.

3. Dawson J, Carr A. Outcomes evaluation in orthopedics. J Bone Joint Surg Br. 2001;83B:313–5.

4. Ware JE, The SC. The MOS 36-items short-form survey (SF-36): I. Conceptual framework and items selection. Med Care. 1992;30:473–83.

5. Cronbach LJ. Coefficient alpha and the internal structure of tests. Psychometrika. 1951;16:297–334.

6. L'Insalata JC, Warren RF, Cohen SB, Altchek DW, Peterson MG. A self-administered questionnaire for assessment of symptoms and function of the shoulder. J Bone Joint Surg Am. 1997;79A:738–48.

7. Freedman KB, Back S, Bernstein J. Sample size and statistical power of randomised, controlled trials in orthopedics. J Bone Joint Surg Br. 2001;83B:397–402.

8. Beaton DE, Richards RR. Measuring function of the shoulder. A cross-sectional comparison of five questionnaires. J Bone Joint Surg Am. 1996;78A:882–90.

9. Davis AM, Beaton DE, Hudak G, Katz JN, Makela M, Marx RG, et al. Measuring disability of the upper extremity: a rationale supporting the use of a regional outcome measure. J Hand Ther. 1999;12:269–74.

10. Pynsent PB. Choosing an outcome measure. J Bone Joint Surg Br. 2001;83B:792–4.

11. Kirkley A, Griffin S, Dainty K. Scoring systems for the functional assessment of the shoulder. Arthroscopy. 2003;19:1109–20.

12. Plancher KD, Lipnick SL. Analysis of evidence-based medicine for shoulder instability. Arthroscopy. 2009;25:897–908.

13. Glass GV. Primary, secondary, and meta-analysis research. Educ Res. 1976;5:3–8.

14. L'Abbé KA, Detsky AS, O'Rourke K. Meta-analysis in clinical research. Ann Intern Med. 1987;107:224–33.

15. Levine DW, Simmons BP, Koris MJ, Daltroy LH, Hohl GG, Fossel AH, et al. A self-administrated questionnaire for the assessment of severity of symptoms and functional status in carpal tunnel syndrome. J Bone Joint Surg Am. 1993;75A:1585–92.

16. Katz JN, Phillips CB, Poss R, Harrast JJ, Fossel AH, Liang MH, et al. The validity and reliability of a total hip arthroplasty outcome evaluation questionnaire. J Bone Joint Surg Am. 1995;77A: 1528–34.

17. Roland M, Morris R. A study of the natural history of back pain. Part I: development of a reliable and sensitive measure of disability in low-back pain. Spine. 1983;8:141–4.

18. Stucki G, Daltroy L, Liang MH, Lipson SJ, Fossel AH, Katz JN. Measurement properties of a self-administered outcome measure in lumbar spinal stenosis. Spine. 1996;21:796–803.

19. AAOS Committee on Outcomes Studies. Instrument development: overview and general health measures. In outcomes and effectiveness in musculoskeletal research and practice. San Diego: AAOS; 1995.

20. AAOS Outcome instruments and information. www.aaos.org/research/outcomes/outcomes.asp.

21. Guillemin F, Bombardier C, Beaton D. Cross-cultural adaptation of health-related quality of life measures: literature review and proposed guidelines. J Clin Epidemiol. 1993;46:1417–32.

22. Padua R, Padua L, Ceccarelli E, Romanini E, Bondí R, Zanoli G, et al. Cross-cultural adaptation of lumbar North American Spine Society questionnaire for Italian-speaking patients with lumbar spinal disease. Spine. 2001;26:E344–7.

23. Padua R, Padua L, Ceccarelli E, Romanini E, Zanoli G, Amadio PC, et al. Italian version of the disability of the arm, shoulder and hand (DASH) questionnaire. Cross-cultural adaptation and validation. J Hand Surg Br. 2003;28B:179–86.

24. Padua R, Padua L, Ceccarelli E, Bondi R, Alviti F, Castagna A. Italian version of ASES questionnaire for shoulder assessment: cross-cultural adaptation and validation. Musculoskelet Surg. 2010;94:S85–90.

25. Wright RW, Baumgarten KM. Shoulder outcomes measures. J Am Acad Orthop Surg. 2010;18:436–44.

26. Skare Ø, Schrøder CP, Mowinckel P, Reikerås O, Brox JI. Reliability, agreement and validity of the 1988 version of the Rowe Score. J Shoulder Elbow Surg. 2011;20:1041–9.

27. Hudak PL, Amadio PC, Bombardier C. Development of an upper extremity outcome measure: the DASH. Am J Ind Med. 1996;29:602–8.

28. Atroshi I, Gummersson C, Andersson B, Dahlgren E, Johansson A. The disabilities of arm, shoulder, and hand outcome questionnaire. Reliability and validity of the Swedish version evaluated in 176 patients. Acta Orthop Scand. 2000;71:613–8.

29. Germann G, Wind G, Harth A. The DASH (disability of arm–shoulder–hand) questionnaire-a new instrument for evaluating upper extremity treatment outcome. Handchir Mikrochir Plast Chir. 1999;31:149–52.

30. Angst F, Schwyzer HK, Aeschlimann A, Simmen BR, Goldhahn J. Measures of adult shoulder function: disability of the Arm, Shoulder and Hand questionnaire (DASH) and its short version (QuickDASH), Shoulder Pain and Disability Index (SPADI), American Shoulder and Elbow Surgeons (ASES) Society standardized shoulder assessment form, Constant (Murley) Score (CS), Simple Shoulder Test (SST), Oxford Shoulder Score (OSS), Shoulder Disability Questionnaire (SDQ), and Western Ontario Shoulder Instability Index (WOSI). Arthritis Care Res. 2011;63:S174–88.

31. Roy JS, MacDermid JC, Woodhouse LJ. Measuring shoulder function: a systematic review of four questionnaires. Arthritis Rheum. 2009;61:623–32.

第 *49* 章

肩关节研究的实验模型

Leonardo M. Cavinatto and Leesa M. Galatz

赵金忠　译

引　言

在骨科研究的发展中，动物模型是个非常重要的工具。这些模型增加了我们对疾病自然进程的了解，促进了新的临床治疗和手术技术的研发，也在体外研究和人类临床研究之间架起了桥梁。使用动物模型使我们能够在一种连续的、可控的环境下，在特定的时间点通过一致的方法检验新兴的理论和概念。

在骨科研究中，有许多已经建立的动物模型来准确再现人类环境。这些包括应力骨折、软骨退变、膝关节不稳、脊髓损伤和关节炎。许多肩关节的病理状态缺乏经过验证的动物模型，然而有些肩部病损已经是利用动物模型研究的对象，包括肩关节挛缩[1]、肩关节置换[2, 3]、肩关节不稳和新生儿臂丛神经损伤[4]。近年来，大多数使用动物模型的肩关节实验都针对肩袖疾病这一最常发的肩部骨科疾病（表 49.1）。

表 49.1　已报道的肩关节研究模型的对比分析

动物模型	骨性解剖	生物试剂	肩袖修补	成本	处置便利性	关节成形
小鼠	+++	+++	无	$	++++	无
大鼠	+++	+++	困难	$	++++	无
兔子	++	+	有	$$	+++	无
狗	+	−	有	$$$	++	有
绵羊	+	−	有	$$$	++	有
灵长类	+++		有	$$$$	非常有挑战性	可能

尸体研究为探讨肩关节基本概念，比如解剖和生物力学提供了合适的工具。针对肩袖疾病，尸体研究能够准确检测肌肉功能、肩关节生物力学以及不同修补技术的强度，但是不适合分析肩袖修补后的愈合过程。要研究基因表达、细胞外基质的产生和组织的黏弹性属性，需要一个生物学环境。为了确定研究肩袖疾患的最佳动物模型，Soslowsky等[5]采用34种不同的标准比较了33种动物。结果他们建议用大鼠作为最佳的动物模型来研究肩袖疾病。本章将回顾用来研究肩关节疾病的不同模型，并从临床相关性方面探讨其优缺点。

大鼠模型

大鼠是研究肩袖疾病最常用的动物模型。如Soslowsky等[5]所示，大鼠的骨和软组织在解剖方面与人类有很多相似之处（图49.1）。事实上，大鼠是少见的几种动物之一，这些动物有发育良好的朝向前侧的肩峰，与锁骨形成关节，在冈上肌和冈下肌上方形成一个封闭的拱形骨结构。当大鼠行走、挖洞或者过顶伸出肢体时，这些肌腱在喙肩弓下有移动。这一特别的解剖结构类似人类，使其成

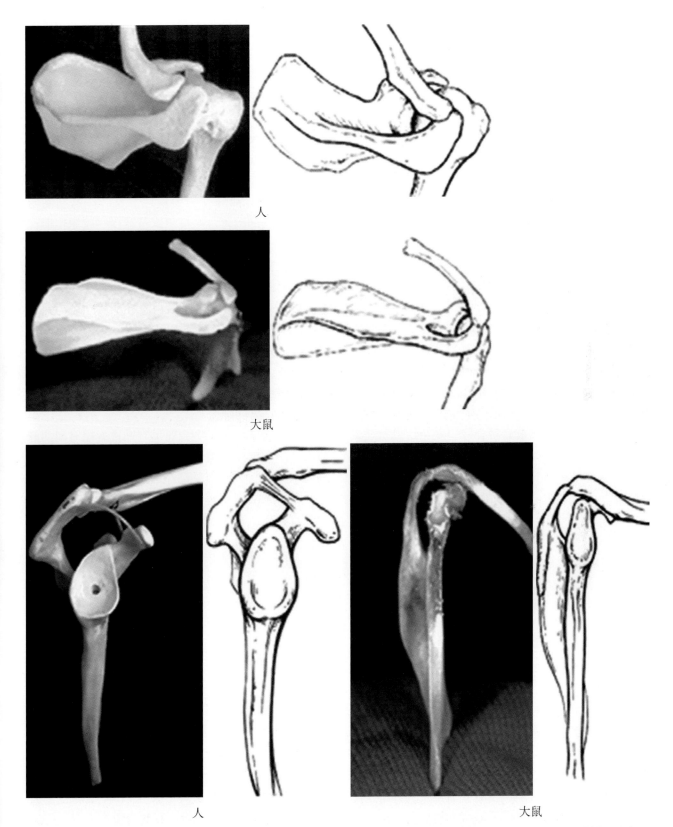

图 49.1　人类和大鼠肩关节的骨性解剖极其相似。发育完好的肩峰和喙肩韧带在肩袖上方形成一个刚性拱顶（来源 Soslowsky et al [5]. 版权：Journal of Shoulder and Elbow Surgery；Elsevier 1996 出版，经同意转载）

为研究肩袖疾病所涉及的外源性机制，比如肩峰撞击和过度使用相关的模型[6,7]。

对于大鼠，有着大量不同的生物学试剂，可进行全面的生物学分析[8]。因为市面上有大量的引物和抗体可获得，容易进行基因表达、蛋白定量和免疫组化分析。大鼠是与人类基因相似度程度最大动物之一。一项比较基因组学的研究显示大鼠和人类的基因相似度达到 80%~90%[9]。该相似性使得大鼠能够提供有用的转化数据。

大鼠也是少见的能够承受双侧手术的动物之一。该特性使得配对分析成为可能，增加了研究的统计功效。另外，大鼠生殖期短，生产量大，生长快，寿命短[8]。与其他用来做肩关节研究的动物不同，大鼠极少感染或者生病，能良好地耐受麻醉，比较便宜，非常温顺。

但是，大鼠的肩袖和人的有着明显的不同。大鼠的肌腱不是交互融合在一起的，并且只是在非常接近骨性止点的部位才与底面的关节囊融合在一起。在人的肩关节，肩袖肌腱是交互融合在一起的，并且在全层与关节囊融合[10]。另外，啮齿类动物在肱骨近端有一个生长板，到其成熟期仍然保持未闭。该构造的临床意义还不知晓，但是这提示其相对于人类在某些再塑形和再生过程方面有着较高的能力。

用大鼠模型进行肩关节研究的另一个明显缺点就是肩袖肌腱小，几乎不可能进行标准的肩袖修补手术。如同其他用于肩关节研究的动物模型一样，大鼠的肌腱残端与其原来附着的骨之间会产生大量的瘢痕反应。因此，即便未做修补，大鼠也会产生瘢痕组织[11]。但是，与大型动物模型不同，在大鼠肌腱修补以后很少失效，从而可能研究修补以后的腱骨止点[12,13]。

以下内容将简述啮齿类动物模型在肩关节病变及其发展方面的重要贡献。

生物力学

大鼠模型为研究肌腱发育和肩袖疾病开辟了新的渠道，为临床应用提供了提示。

在新生鼠的肌腱发育阶段，通过肉毒杆菌毒素注射或者臂丛上干切断造成的肌肉麻痹可导致肌腱形成延迟，纤维软骨成熟延迟，以及肌腱止点钙化障碍[4,14]。在生命的前 2 周，肌肉麻痹的效应轻微，但是该效应逐步增强并超过该时间点。这一发现提示早期的发育是受基因控制，而随后的发育更大程度上受力学环境的影响。这些实验导致一个有用的动物模型的建立，以便未来的研究；该模型用以检测新生儿神经损伤，包括出生时臂丛神经麻痹（NBPP）造成的后续的肌肉骨骼变化。

大鼠模型在研究肩袖的腱骨愈合方面是有帮助的。这些模型用来建立和改进那些修复和康复策略。在急性肩袖修补的大鼠，手术肢体的制动导致力学特点的改善、瘢痕组织量减少、胶原构造优化，相比于那些允许笼内正常活动或者在跑步机上锻炼的大鼠具有优势[15,16]。这些资料显示过度的运动和应力有潜在的副作用。

同样，另外一项研究表明，在肌腱愈合时，经肩袖修补处的高负荷和过度运动导致力学特点和愈合变差的结果。腱骨修补以后被动活动和锻炼导致修复部位力学、结构及组合特性的明显下降。相比于制动或常规笼内活动的大鼠，锻炼和被动活动同样导致活动度的降低[15,17,18]。

尽管在某些情况下，通过制动或者短时间的麻痹来免除一定应力可能有利于恢复并增强肌腱止点的力学特性[19,20]，但是已经证明完全失负荷对腱骨愈合是有害的。在两个试验中，在实验组大鼠冈上肌腱修补后，在冈上肌内注射肉毒素。相比于对照组，生物力学检查显示结构特点明显转差，特别是失效强度和刚度[12,21]。因此，同其他肌肉骨骼组织一样，一些受控的应力对愈合有益，完全失去应力和过度负载一样是有害的[22]。该研究对临床实践中的康复进程有指导意义。

生物学研究

在啮齿类动物模型中，我们得以研究肩袖修补后的各种生物促进措施，从而来改善愈合。生长因子[23]、干细胞[24,25]、生物工程支架[26,27]都被用来改善腱骨环境，从而改善肩袖至骨的愈合。尽管添加某些特殊生长因子后能发现一些愈合改善，生物学过程复杂，涉及一系列生长因子和转化因子。还需要探讨添加的时机和最大有效剂量[22]。

目前已经发现，细胞和转基因的方法在肩袖修补中有促进作用。尽管在修补部位添加间充质干细胞（MSCs）并无改善作用[28]，用 scleraxis，一种转录因子转染的 MSCs 却能够改进新修复部位的结

构性特点 [29]。另一项类似研究用 1 型基质金属蛋白酶（MMP-1）转染 MSCs，与对照组相比，同样引起肩袖愈合的明显改善 [25]。

支架

大鼠为生物工程支架的检测提供了活体模型。新的支架再现了正开始在大鼠肩部检测的柔软的肌腱和坚硬的骨质之间原有的组织矿化的分度 [22]。这些支架可以单独植入，也可以与 MSCs 或者骨形态形成蛋白 -1（BMP-1）转染的 MSCs 一同植入。

陈旧性模型

最近，大鼠被证实可以做巨大的陈旧性肩袖撕裂模型 [30]。已经发现，单单从大结节上同时解离冈上肌和冈下肌，或者联合肩胛上神经的切断，能导致肌肉的脂肪性退变、萎缩和僵硬。所有这些变化都是陈旧退变性肩袖的临床特点。一项未发表的前期研究利用这一新的陈旧性肩袖损伤模型，来比较急性修补和延期修补，通过分析组织学和力学特性，发现在两组中没有差异，较高的失效率与撕裂的大小和间隙形成有关。

小鼠模型

最近研制出了肩袖撕裂的小鼠模型 [31]。在小型啮齿动物模型的种种益处之外，小鼠模型还具有大量转基因品系的优势（图 49.2）。但是，大多情况

下修补肩袖的手术非常困难，用其作为愈合模型受到限制。

大型动物模型

大型动物肩关节和肩袖肌腱的大小与人类相当（图 49.3）。这允许我们进行更加精确和可重复的技术研究，将肩袖肌腱修复到肱骨近端止点足印区。动物越小，愈合过程越快。因此，跨越一定时间进程的修复强度和机械特性的研究可能提供更实用的转化数据。

新的肩关节假体设计和技术曾在大型动物模型上得到测试 [2, 33]。应用大型动物模型进行假体设计和磨损特性的研究很可能有用，但是至今该应用还未得到证实和最大化。

用大型动物来研究肩关节病损固然有一些缺点。所有用做肩关节研究的大型非灵长类动物，包括绵羊、山羊、狗、兔子和小牛的骨和软组织的解剖相比人类肩关节有很大不同 [10, 34]。这些四足动物的肩峰、锁骨和喙突通常不存在且并不覆盖肩袖。尤其在兔子中，肩峰向下，且部分覆盖冈下肌和小圆肌肌腱。兔子的肩胛下肌肌腱经过肩关节前侧的一个骨道。肩关节的软组织也与人类明显不同，因为动物的肩袖肌腱纤维排列很好，类似人类的跟腱纤维。肌腱没有不同方向交叉的纤维，也不与下方

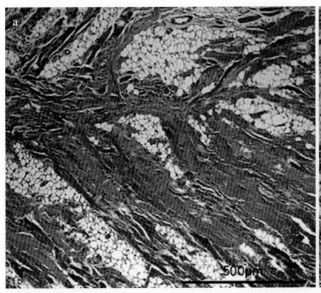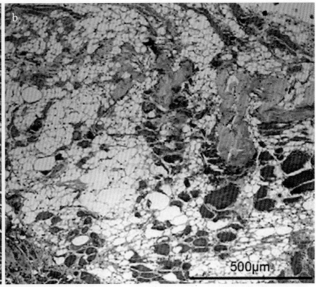

图 49.2　在小鼠两个肌腱（冈上肌和冈下肌）及肩胛上神经被切断后 8 周，冈上肌（a）和冈下肌（b）表现出明显的以脂肪变和肌肉萎缩为特征的肌肉退变（来源 Kim et al[30]. Journal of Shoulder and Elbow Surgery；Elsevier 2012 出版，经同意转载）

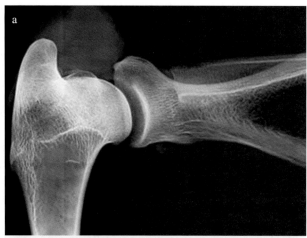

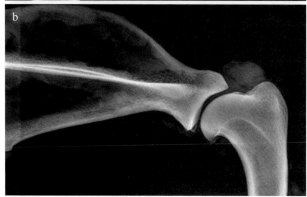

图 49.3 羊（a）和狗（b）的肩关节 X 线片。显示在两个肩关节肱骨头加长、肩胛盂加深、肱骨大结节凸起（来源 Turner[32]. Journal of Shoulder and Elbow Surgery；Elsevier 2007 出版，经同意转载）

的关节囊融合。大型动物的肩袖肌腱基本上是在关节囊外的，与滑液并无接触。

在大型动物模型的肩袖肌腱里，使用最多的是冈下肌。其冈下肌肌腱的大小与人类冈上肌类似，经肩关节入路很容易显露，另外受伤以后步态会受到明显影响。

采用大型动物研究肩袖疾病最大的缺点是普遍存在的肩袖修补早期失效率，且经常发生在前几天。因为再撕裂经常发生，我们真正研究的是肌腱残端和大结节之间形成的瘢痕组织，而不是新形成的肌腱止点本身[35-38]。也许有人辩解这是肩袖肌腱愈合的特征性表现，但是普遍存在的肩袖回缩显示了其局限性。这一现象甚至会在术后通过制动或者患侧爪下绑垒球来保护的肢体上出现。

犬类模型

犬的肩关节曾在大范围的实验中被用作模型来研究肩袖的损伤和修复，以及其他肩关节病变。一项研究用钽珠作为标记物，在成年杂种犬冈上肌腱全层撕裂和修补后放置在损伤的肌腱上。通过分析钽珠移位，结果发现了 100% 的修补失效率（图 49.4）。这些失效发生在术后的早期，不管缝线的类型、缝合的类型以及术后康复计划如何[38]。为了降低犬类模型中再撕裂的发生率，同一小组进行了另外一项研究，尝试了肩袖的部分损伤及修补，只是将冈下肌肌腱的上 2/3 解离[39]。尽管相对于全层撕裂肩袖回缩的距离有所减小，仍然观察到 100% 的修补失效率。作者的结论是，犬类模型可以作为严格的测试来检测新的缝线或者肩袖修补技术，但是不适合来研究新形成的肌腱止点。

犬的肩关节与人的肩关节相比有些特别不同之处。犬有较扁的肱骨头，较凸起的大结节和较深的肩胛盂[40]。犬肩关节的生物力学与人类相比也明显不同，因为狗用前肢负重，过顶活动有限[8, 10, 34]。

另一方面，犬类模型能够准确再现人陈旧性肩袖撕裂后的退行变化。事实上，犬类模型能够模仿人在临床环境下发现的陈旧性巨大肩袖损伤时的肌肉僵硬、萎缩和脂肪变性[38, 41]。另外，犬也被用来检测加强腱骨修补的支架[39]。

狗的肩关节也被用做模型检测其他相关临床实验，比如肩关节重建和置换。Wirth 等用犬检测了一个新的肩胛盂假体[33]；Matsen 等用犬试验了一种新的肩关节置换技术，在该技术中肱骨假体与无假体但经过锉磨的肩胛盂对合成关节[2]。根据这一实验，作者随后将该技术进行了临床应用[42]。

绵羊模型

绵羊模型是一个研究骨科疾病，包括肩关节病变的实用的大型动物模型。绵羊的冈下肌腱发育完好、易于显露，大小与人类冈上肌肌腱相当（图 49.5）。这些特点使绵羊的冈下肌肌腱成为研究肩袖修补的合理选择。绵羊易于处置，作为研究动物被社会的接受度要好[32]。

绵羊被用来检测在肩袖修补情况下不同的缝合技术和形状[37]、新的带线锚钉[43]、生物工程支架和增进腱骨愈合的生物促进技术[44]。绵羊也被用来研究肌腱失载荷后的退变现象，以及肌腱重新载荷后的结果[45]。

绵羊模型有两个主要缺点。与其他大型动物

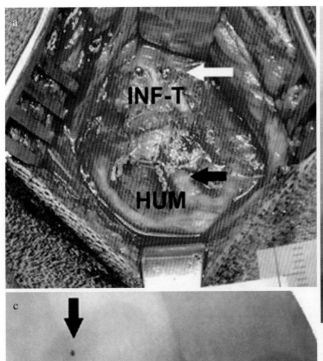

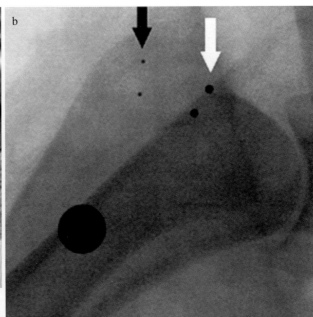

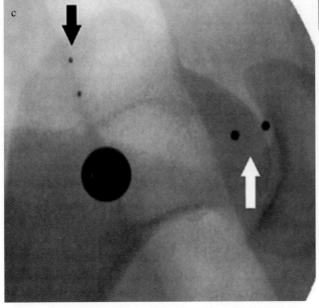

图 49.4　a. 在成年杂种犬的冈下肌被全层切断和修补后，将钽珠标记物分别置于损伤的冈下肌腱（INF-T，白色箭头）和肱骨大结节（HUM，黑色箭头）。术中（b）和修补后 5 天（c）进行透视（来源：Derwin et al[38]. Journal of Shoulder and Elbow Surgery；Elsevier 2007 出版，经同意转载）

模型一样，肌腱解离之后在残端和骨之间有大量瘢痕形成。这与临床环境下被证明的缺乏愈合的现象直接相反，特别是在陈旧性、退变性和巨大撕裂情况下。另外在这个模型中，不管术后采用什么类型的制动措施，实际上不可能将修补的肌腱附着在骨上。肌肉活动和负重产生的高负荷导致在肌腱远端和肱骨近端之间形成间隙。

该模型另外一个明显的缺陷，尤其是与小鼠动物模型相比，是缺乏羊用的探针和试剂，限制了生物分析方法的种类，比如多聚酶链式反应、免疫组化和原位杂交[32]。尽管有局限，仍有一些研究采用绵羊模型研究盂肱关节不稳。因为巨大的解剖差异，这些研究的临床可用性有限[46]。

兔模型

兔是另外一种常用来做肩关节研究的动物，因为肌腱的尺寸相比鼠类要大，对于手术技术和生物力学检测来说修补更容易控制。兔模型主要用来研究肩袖疾病。

兔模型被广泛用来研究肩袖损伤和失负荷后的肌肉反应。在冈上肌被解离后，发现肌肉脂肪化和萎缩，该变化在失负荷的前 3 个月内出现[47, 48]。Uhthoff 等在一项逆转失载后肌肉病理改变的尝试中，在解离冈上肌肌腱后 6 周和 12 周进行修补[49]。研究者发现早期修补确实能阻止肌肉脂肪的增加。有趣的是，通过修补使肩袖再加载并没有使肌肉退

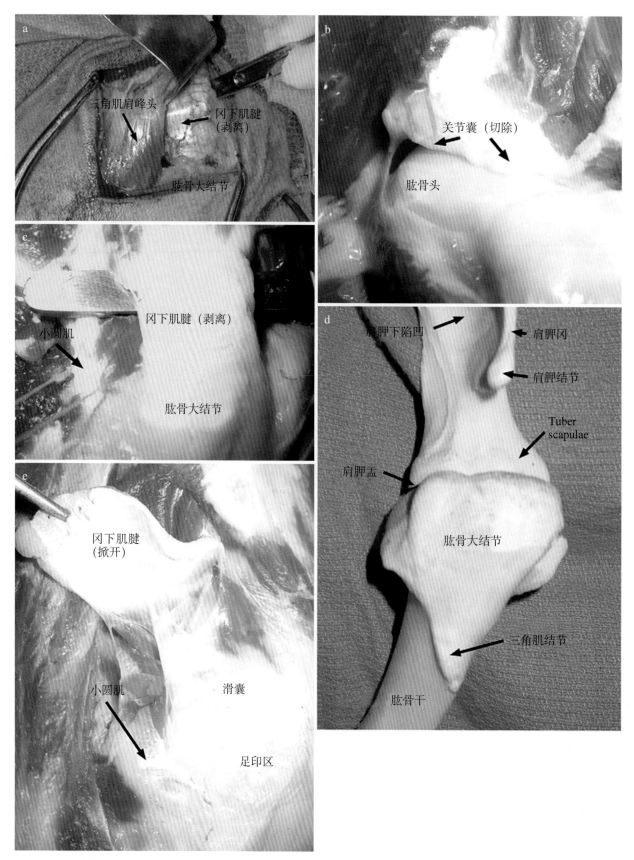

图 49.5　a. 绵羊肩关节手术入路的术中照，显示冈下肌在右肩肱骨大结节的附着处；b~d. 解剖分析显示小圆肌、冈下肌肌腱及其足印区止点、肱骨头和关节囊；e. 骨性解剖标志（来源：Longo et al[8]. Sports Med Arthrosc；Lippincott Williams & Wilkins 2011 出版，经同意转载）

变逆转，即便在解离后 6 周就进行修补。

兔模型也为肩袖修补后腱骨结构的再形成提供了信息。在修复后的 2~24 周，得以纵向分析愈合中的腱骨止点的软骨细胞、非软骨细胞、细胞外基质和胶原排列 [50]。尽管在 24 周两种细胞线得以恢复，细胞外基质的形成和胶原构造并未达到正常水平。该结果提示在 24 周，新形成的肌腱止点在力学上仍然比原来的与年龄相关的肌腱止点要弱。

有研究采用兔模型进行纵向调查，来分析金属蛋白酶及其组织抑制，以及生长因子和促炎标记物的一过性表达。这些实验被用来确定腱骨愈合所涉及的生物因子的一过性表达，为以后的采用生物佐剂来促进愈合的实验方法提供了原始资料 [36, 51]。

用兔模型也进行了免疫组化检查来比较急性和延迟性冈上肌肌腱修补 [52]。有趣的是，作者并没有发现在肌腱解离后立刻修补和 6 周、12 周修补之间的差异。腱骨止点的组织学特点与从修复到最后处死的时间跨度或者随访时间有关，而与解离和修补之间的时间段无关。

兔的冈上肌肌腱也用在其他一些肩袖的病变研究中，包括施加生长因子以及用支架加强后的腱骨愈合中 [53]。最近，兔子的肩胛下肌肌腱因为有穿越肩关节前侧骨隧道的特殊解剖，被用来做肩袖实验 [54]，用来复制喙肩弓潜在的影响。

灵长类模型

迄今只有一项研究采用灵长类模型探讨肩袖愈合 [55]。作者通过组织学分析发现新的肩袖止点在修复后 15 周并未完全成熟，这也是分析的最长时间点。这些结果支持肩袖愈合过程是一种修复过程而非再生过程的概念。尽管从人类适用性的方面讲，灵长类模型非常理想，但是成本和动物的处置方面的挑战是其主要缺点。采用灵长类动物也涉及实验动物保护和使用的伦理问题。

结　论

没有一个动物模型能完美再现肩关节疾病的临床环境，在回答一些特定的科学问题时确定其实用性是否恰当时要考虑到每个模型都有其缺点和优点。小型动物的优点是成本低、解剖类似、有相应生物试剂。这些模型比较适合用以分析基因表达和蛋白合成。大型动物模型适用于可重复性手术的研究，但是回缩率太高，更适合用以探讨手术技术。两类模型均可用来分析生物加强措施的效用。像往常一样，应当考虑伦理和实验动物的恰当使用。

参·考·文·献

1. Kanno A, Sano H, Itoi E. Development of a shoulder contracture model in rats. J Shoulder Elbow Surg. 2010;19:700–8.

2. Matsen 3rd FA, Clark JM, Titelman RM, Gibbs KM, Boorman RS, Deffenbaugh D, et al. Healing of reamed glenoid bone articulating with a metal humeral hemiarthroplasty: a canine model. J Orthop Res. 2005;23:18–26.

3. Wirth MA, Tapscott RS, Southworth C, Rockwood CA. Treatment of glenohumeral arthritis with a hemiarthroplasty. Surgical technique. J Bone Joint Surg. 2007;89A:S10–25.

4. Kim HM, Galatz LM, Das R, Patel N, Thomopoulos S. Musculoskeletal deformities secondary to neurotomy of the superior trunk of the brachial plexus in neonatal mice. J Orthop Res. 2010;28:1391–8.

5. Soslowsky L, Carpenter J, DeBano C, Banerji I, Moalli MR. Development and use of an animal model for investigations on rotator cuff disease. J Shoulder Elbow Surg. 1996;5:383–92.

6. Carpenter JE, Thomopoulos S, Flanagan CL, DeBano CM, Soslowsky LJ. Rotator cuff defect healing: a biomechanical and histologic analysis in an animal model. J Shoulder Elbow Surg. 1998;7:599–605.

7. Soslowsky LJ, Thomopoulos S, Tun S, Flanagan CL, Keefer CC, Mastaw J, et al. Neer Award overuse activity injures the supraspinatus tendon in an animal model: a histologic and biomechanical study. J Shoulder Elbow Surg. 1999;2000(9):79–84.

8. Longo UG, Forriol F, Campi S, Maffulli N, Denaro V. Animal models for translational research on shoulder pathologies: from bench to bedside. Sports Med Arthrosc. 2011;19:184–93.

9. Warden SJ. Animal models for the study of tendinopathy. Br J Sports Med. 2007;41:232–40.

10. Edelstein L, Thomas SJ, Soslowsky LJ. Rotator cuff tears: what have we learned from animal models? J Musculoskelet Neuronal Interact. 2011;11:150–62.

11. Galatz LM, Sandell LJ, Rothermich SY, Das R, Mastny A, Havlioglu N, et al. Characteristics of the rat supraspinatus tendon during tendon-to-bone healing after acute injury. J Orthop Res. 2006;24:541–50.

12. Galatz LM, Charlton N, Das R, Kim HM, Havlioglu N, Thomopoulos S. Complete removal of load is detrimental to rotator cuff healing. J Shoulder Elbow Surg. 2009;18:669–75.

13. Galatz LM, Rothermich SY, Zaegel M, Silva MJ, Havlioglu N,

Thomopoulos S. Delayed repair of tendon to bone injuries leads to decreased biomechanical properties and bone loss. J Orthop Res. 2005;23:1441–7.

14. Thomopoulos S, Kim H-M, Rothermich SY, Biederstadt C, Das R, Galatz LM. Decreased muscle loading delays maturation of the tendon enthesis during postnatal development. J Orthop Res. 2007;25:1154–63.

15. Thomopoulos S, Williams GR, Soslowsky LJ. Tendon to bone healing: differences in biomechanical, structural, and compositional properties due to a range of activity levels. J Biomech Eng. 2003;125:106–13.

16. Gimbel JA, Van Kleunen JP, Williams GR, Thomopoulos S, Soslowsky LJ. Long durations of immobilization in the rat result in enhanced mechanical properties of the healing supraspinatus tendon insertion site. J Biomech Eng. 2007;129:400–4.

17. Peltz CD, Sarver JJ, Dourte LM, Würgler-Hauri CC, Williams GR, Soslowsky LJ. Exercise following a short immobilization period is detrimental to tendon properties and joint mechanics in a rat rotator cuff injury model. J Orthop Res. 2010;28:841–5.

18. Peltz CD, Dourte LM, Kuntz AF, Sarver JJ, Kim S-Y, Williams GR, et al. The effect of postoperative passive motion on rotator cuff healing in a rat model. J Bone Joint Surg. 2009;91A:2421–9.

19. De Aguiar G, Chait LA, Schultz D, Bleloch S, Theron A, Snijman CN, et al. Chemoprotection of flexor tendon repairs using botulinum toxin. Plast Reconstr Surg. 2009;124:201–9.

20. Ma J, Shen J, Smith BP, Ritting A, Smith TL, Koman LA. Bioprotection of tendon repair: adjunctive use of botulinum toxin A in Achilles tendon repair in the rat. J Bone Joint Surg. 2007;89A:2241–9.

21. Hettrich CM, Rodeo SA, Hannafin JA, Ehteshami J, Shubin Stein BE. The effect of muscle paralysis using Botox on the healing of tendon to bone in a rat model. J Shoulder Elbow Surg. 2011; 20:688–97.

22. Killian ML, Cavinatto L, Galatz LM, Thomopoulos S. The role of mechanobiology in tendon healing. J Shoulder Elbow Surg. 2012;21:228–37.

23. Manning CN, Kim HM, Sakiyama-Elbert S, Galatz LM, Havlioglu N, Thomopoulos S. Sustained delivery of transforming growth factor beta three enhances tendon-to-bone healing in a rat model. J Orthop Res. 2011;29:1099–105.

24. Gulotta LV, Kovacevic D, Montgomery S, Ehteshami JR, Packer JD, Rodeo SA. Stem cells genetically modified with the developmental gene MT1-MMP improve regeneration of the supraspinatus tendon-to-bone insertion site. Am J Sports Med. 2010;38: 1429–37.

25. Gulotta LV, Kovacevic D, Packer JD, Ehteshami JR, Rodeo SA. Adenoviral-mediated gene transfer of human bone morphogenetic protein-13 does not improve rotator cuff healing in a rat model. Am J Sports Med. 2011;39:180–7.

26. Beason DP, Connizzo BK, Dourte LM, Mauck RL, Soslowsky LJ, Steinberg DR, et al. Fiber-aligned polymer scaffolds for rotator cuff repair in a rat model. J Shoulder Elbow Surg. 2012;21:245–50.

27. Leigh DR, Mesiha M, Baker AR, Walker E, Derwin KA. Host response to xenograft ECM implantation is not different between the shoulder and body wall sites in the rat model. J Orthop Res.

2012;30:1725–31.

28. Gulotta LV, Kovacevic D, Ehteshami JR, Dagher E, Packer JD, Rodeo SA. Application of bone marrow-derived mesenchymal stem cells in a rotator cuff repair model. Am J Sports Med. 2009;37:2126–33.

29. Gulotta LV, Kovacevic D, Packer JD, Deng XH, Rodeo SA. Bone marrow-derived mesenchymal stem cells transduced with scleraxis improve rotator cuff healing in a rat model. Am J Sports Med. 2011;39:1282–9.

30. Kim HM, Galatz LM, Lim C, Havlioglu N, Thomopoulos S. The effect of tear size and nerve injury on rotator cuff muscle fatty degeneration in a rodent animal model. J Shoulder Elbow Surg. 2012;21:847–58.

31. Liu X, Laron D, Natsuhara K, Manzano G, Kim HT, Feeley BT. A mouse model of massive rotator cuff tears. J Bone Joint Surg. 2012;94A:e41.

32. Turner AS. Experiences with sheep as an animal model for shoulder surgery: strengths and shortcomings. J Shoulder Elbow Surg. 2007;16(5 Suppl):S158–63.

33. Wirth MA, Korvick DL, Basamania CJ, Toro F, Aufdemorte TB, Rockwood CA. Radiologic, mechanical, and histologic evaluation of 2 glenoid prosthesis designs in a canine model. J Shoulder Elbow Surg. 2001;10:140–8.

34. Derwin KA, Baker AR, Iannotti JP, McCarron JA. Preclinical models for translating regenerative medicine therapies for rotator cuff repair. Tissue Eng Part B Rev. 2010;16:21–30.

35. Rodeo SA, Potter HG, Kawamura S, Turner AS, Kim HJ, Atkinson BL. Biologic augmentation of rotator cuff tendon-healing with use of a mixture of osteoinductive growth factors. J Bone Joint Surg. 2007;89:2485–97.

36. Rodeo SA. Biologic augmentation of rotator cuff tendon repair. J Shoulder Elbow Surg. 2007;16:S191–7.

37. Gerber C, Schneeberger AG, Perren SM, Nyffeler RW. Experimental rotator cuff repair. A preliminary study. J Bone Joint Surg. 1999; 81A:1281–90.

38. Derwin KA, Baker AR, Codsi MJ, Iannotti JP. Assessment of the canine model of rotator cuff injury and repair. J Shoulder Elbow Surg. 2007;16:S140–8.

39. Derwin KA, Codsi MJ, Milks RA, Baker AR, McCarron JA, Iannotti JP. Rotator cuff repair augmentation in a canine model with use of a woven poly-L-lactide device. J Bone Joint Surg. 2009; 91A:1159–71.

40. Sager M, Herten M, Ruchay S, Assheuer J, Kramer M, Jäger M. The anatomy of the glenoid labrum: a comparison between human and dog. Comp Med. 2009;59:465–75.

41. Safran O, Derwin KA, Powell K, Iannotti JP. Changes in rotator cuff muscle volume, fat content, and passive mechanics after chronic detachment in a canine model. J Bone Joint Surg. 2005; 87A:2662–70.

42. Clinton J, Franta AK, Lenters TR, Mounce D, Matsen FA. Nonprosthetic glenoid arthroplasty with humeral hemiarthroplasty and total shoulder arthroplasty yield similar self-assessed outcomes in the management of comparable patients with glenohumeral arthritis. J Shoulder Elbow Surg. 2007;16:534–8.

43. Harrison JA, Wallace D, Van Sickle D, Martin T, Sonnabend DH, Walsh WR. A novel suture anchor of high-density collagen

compared with a metallic anchor. Results of a 12-week study in sheep. Am J Sports Med. 2000;28:883–7.

44. MacGillivray JD, Fealy S, Terry MA, Koh JL, Nixon AJ, Warren RF. Biomechanical evaluation of a rotator cuff defect model augmented with a bioresorbable scaffold in goats. J Shoulder Elbow Surg. 2006;15:639–44.

45. Gerber C, Meyer DC, Frey E, von Rechenberg B, Hoppeler H, Frigg R, et al. Neer Award 2007: reversion of structural muscle changes caused by chronic rotator cuff tears using continuous musculotendinous traction. An experimental study in sheep. J Shoulder Elbow Surg. 2009;18:163–71.

46. Obrzut SL, Hecht P, Hayashi K, Fanton GS, Thabit G, Markel MD. The effect of radiofrequency energy on the length and temperature properties of the glenohumeral joint capsule. Arthroscopy. 1998; 14:395–400.

47. Björkenheim JM, Paavolainen P, Ahovuo J, Slätis P. Resistance of a defect of the supraspinatus tendon to intraarticular hydrodynamic pressure: an experimental study on rabbits. J Orthop Res. 1990;8: 175–9.

48. Fabiś J, Kordek P, Bogucki A, Mazanowska-Gajdowicz J. Function of the rabbit supraspinatus muscle after large detachment of its tendon: 6-week, 3-month, and 6-month observation. J Shoulder Elbow Surg. 2000;9:211–6.

49. Uhthoff HK, Matsumoto F, Trudel G, Himori K. Early reattachment does not reverse atrophy and fat accumulation of the supraspinatus–an experimental study in rabbits. J Orthop Res. 2003;21:386–92.

50. Koike Y, Trudel G, Uhthoff HK. Formation of a new enthesis after attachment of the supraspinatus tendon: a quantitative histologic study in rabbits. J Orthop Res. 2005;23:1433–40.

51. Gulotta LV, Rodeo SA. Growth factors for rotator cuff repair. Clin Sports Med. 2009;28:13–23.

52. Koike Y, Trudel G, Curran D, Uhthoff HK. Delay of supraspinatus repair by up to 12 weeks does not impair enthesis formation: a quantitative histologic study in rabbits. J Orthop Res. 2006;24:202–10.

53. Yokoya S, Mochizuki Y, Nagata Y, Deie M, Ochi M. Tendon-bone insertion repair and regeneration using polyglycolic acid sheet in the rabbit rotator cuff injury model. Am J Sports Med. 2008;36:1298–309.

54. Grumet RC, Hadley S, Diltz MV, Lee TQ, Gupta R. Development of a new model for rotator cuff pathology: the rabbit subscapularis muscle. Acta Orthop. 2009;80:97–103.

55. Sonnabend DH, Howlett CR, Young AA. Histological evaluation of repair of the rotator cuff in a primate model. J Bone Joint Surg. 2010;92B:586–94.

第 *50* 章

肩关节功能评估量表

Warren R. Dunn and James P. Leonard

胡海 译

引 言

肩关节损伤和治疗对患者的影响主要靠临床评估。首先，进行一些简单的问诊，如疼痛、其他症状、对功能的影响以及治疗满意度等。然后，在为鉴别不同病理状态所做的不同激发试验之前进行体格检查，评估肩关节活动度、肌力和关节稳定性。最后，获得的诊断性影像数据先用于评估受伤和畸形，后用于评估愈合征象、假体对线和稳定性。医生通过综合这些临床资料，判断肩部病理状态是如何影响患者的，并决定治疗方案，然后评价对患者治疗的有效性。

这种基于医生个人的结果量表形式显示出了一些不一致的结果。一篇关于骨科创伤人群中残障自我评价和观察者评价的比较研究发现，残障水平评分差别很大，观察者的残障水平评分总是比患者的低[1]。另外，2 项关于前交叉韧带重建术后 1 年评估的研究发现，患者自评问卷中的患者满意度、活动水平和功能评分明显低于患者面诊后外科医生的评分[2, 3]。事实上，任何时候只要由观察者询问一位患者相关功能并记录答案，观察者偏倚就可能产生[4]。另外，多个研究显示一些客观的检查如关节活动度[5-8]、肩袖功能测试[9]以及肩关节不稳测试[10]的结果也不可靠。当通过结果量表比较患者主观症状和功能时，这些客观

指标和患者满意度相关性极差[11]。总之，基于医生的结果量表存在固有的偏倚和不一致性，这可能会对结果产生负面影响，忽视或排斥了患者的视角。

基于患者的结果量表大部分集中在直接影响患者健康和生活质量的领域。这些领域包括疼痛、主诉、运动和娱乐功能、职业功能、心理健康、社会因素、情感因素和对总体健康的影响。随着 21 世纪卫生保健体系的持续演变，这些结果量表的使用变得越来越重要了。越来越多的焦点集中在卫生保健的干预上，具体在它们的有效性、对患者总体健康的影响以及它们的成本效益等。因此在骨科文献中，可以评估这些标准的基于患者的结果量表使用越来越广泛[12]，甚至一些杂志将它纳入必备要求[13]。此外，骨科学界不仅把这些结果量表运用于临床实践中，同时也运用于研究领域[14]。

肩关节结果量表分类

目前有多个不同的肩关节结果量表用于患者的评估，各有其特定的优缺点。这些肩关节量表可分为两大部分：总体健康结果量表和肩关节特定结果量表。随着这些量表的运用和发展，量表的数量和质量也不断提高。因此，评估肩关节的结果量表可进一步细分为肢体特定量表、关节特定量表和疾病特定量表（表 50.1）。

表 50.1　评估肩关节的结果量表分类

分类	定义	优点	缺点	举例
整体健康	评估各种医疗状况对身体、心理和情感方面等总体健康的影响	确定对生活质量的影响	结果评分受下肢功能的影响比上肢功能大	医疗结果研究 36 项简表（SF–36）
		允许在一定医学范围内比较不同疾病	肩关节功能变化反应灵敏性有限	医疗结果研究 12 项简表（SF–12）

（续表）

分类	定义	优点	缺点	举例
肢体特定	评估上肢单个或多个疾患的生理功能、症状和精神社会因素	比整体健康量表有更多针对上肢的特定问卷 对单个或多个疾病的评价 上肢疾病诊断不明的情况下有用 允许不同上肢疾病的比较	比肩关节特定或疾病特定量表反应灵敏性差	臂、肩和手残障评分（DASH） 快速 DASH
关节特定	针对肩关节症状、功能和对不同活动影响的特定问卷	比整体健康和肢体特定结果量表更加敏感	对整体健康状况作用的评估能力较差 不能比较不同疾病、人群或干预手段的结果	美国肩肘医师（ASES） Constant-Murley 简易肩关节测试
疾病特定	评估肩关节特定疾病	对待所评估的疾病的细小变化最敏感	比较不同疾病、解剖部位和人群的作用有限 需要多个结果量表来评估对肩关节产生影响的所有疾病	西安大略肩袖指数（WORC） 西安大略肩不稳指数（WOSI） 肩骨性关节炎指数（WOOS） 肩袖生活质量（RCQOL）

整体健康结果量表评估了任何疾病对整体健康的影响，包括生理、精神和情感参数。其应用横跨多个医学学科，有利于肩关节病理状况与其他主要疾病进行比较，比如高血压、充血性心力衰竭、急性心肌梗死、糖尿病和抑郁症[15]。但是，这种广泛多学科的应用缺乏针对肩关节和上肢的特定内容，因此肩关节功能变化可能检测不出来。另外，整体健康结果评分受下肢功能的影响多于上肢功能[13]。

由于上肢是作为动力链的一部分进行活动的，其功能判定要通过肩、肘、腕和手的协作。因此，任何影响这些关节之一的疾病都将影响上肢的功能。肢体特定结果量表用于评估单个或多个疾病对上肢生理功能、症状和心理社会因素方面的影响。与整体健康结果量表相比，这些类型的问卷是专门设计来更好地观测上肢功能变化的。另外，其优势还在于，当上肢不只一处受累或诊断不是太明确时，可以应用这种量表。对肢体特定量表的评估发现其与整体健康量表、关节特定量表和疾病特定结果量表有密切的相关性。但是，其对于肩关节功能变化的敏感性方面不及关节特定和疾病特定量表[4, 12, 16]。

关节特定和疾病特定结果量表集中在与肩关节直接相关的因素或肩关节某种特定疾病上。这些特定问卷能够最好地测量出肩关节功能的细小变化，尤其是疾病特定结果量表对于所设定的疾病中的细小变化最为敏感。然而，由于这些问卷变得更加特定针对某一特定关节和疾病，其在评估全身健康和功能方面的价值下降，尤其是在涉及精神和感情方面。此外，对一个狭窄患者群的评估阻碍了对不同疾病、解剖部位和干预措施的比较。

因其能够评估一个肩关节疾病或治疗对一个患者整体健康的影响，一个整体健康结果量表总应该被纳入为患者评估的一部分。此外，该量表在比较一种肩关节疾病和其他系统性疾病方面的能力是一个优势。然而由于其上肢的内容有限，我们还需同时使用肢体特定量表或关节特定量表进行临床评估。额外的疾病特定结果量表往往只在评估一组非常特定的患者群的研究目的时使用。

结果量表的测量属性

一旦合适的肩关节结果量表清单确定下来，下一步就是决定选择哪些特定结果量表。在40多种不同的肩关节功能评估量表中，在使用哪个结果量表的决策制定时有几个因素是需要考虑的。根据被评估的人群和使用量表的原因，每一个特定量表有其各自特定的长处。一个结果量表必须是环境特定的，选择应该基于该量表在一个研究或评估的被测人群具有必不可少的评估特性。一个结果量表的质量可被客观评估，考虑到已出现的大量的结果量表，建议使用具有评估特定数据的一种结果量表。一个结果量表的测量性能对于临床医师的重要性在于信度、效度、敏感性和评估水平（表50.2）。

表50.2　结果量表的测量性能

属性	定义	举例
信度	一个结果量表对一个病情稳定患者的评分相近	测试–重测信度
效度	一个量表关于患者的疾病损伤情况的精确性	表面效度 内容效度 准则关联效度 结构效度
敏感性	一个量表测量一个患者疾病变化的能力	最小临床重要差别 天花板效应 地板效应
测量水平	用于问卷答案的量表	是/否 Likert量表 视觉模拟评分

信度描述的是对于病情稳定的一群患者，在不同状况下其结果评分的可重复性。肩关节结果量表应该有足够的信度，这样的话即使量表是在不同场合完成的，只要患者临床问题保持不变，其评分也保持不变。量化这种测量特性可以通过测试–重测分析完成，即个体在不止一个场合下完成同一种问卷，然后统计分析其评分的差别[17]。测试–重测信度主要问题发生在条目语言方面，因此一个国家开发的量表应用于另一个国家时会出现一些困难[18]。此外，有些特定疾病的患者并不能与问卷保持一致[19]。因此，该评估量表仅能在特定的疾病评估时被认为有信度。

效度是结果量表精确反映或评估所测疾病的程度[17, 20]。效度具有不同的层面，因此不能用一种单一的统计学方法去评价，相反，它需要一个整体的证据来显示患者的真实功能状态和量表所获评分的相互关系。表面效度是某个测试表现出的去测试应测内容的程度。量表覆盖的所有被测疾病的重要领域的程度称为内容效度。如果一个评估肩关节不稳的结果量表缺乏关于恐惧和过顶活动的问题，那它将是缺乏内容效度的。不管表面效度还是内容效度

都被认为是低水平的效度，因为它们不能被实验性的检查而只能被主观评估。更高水平的效度形式是指标准和结构，它们能够通过不同统计测量方法客观检查。校标关联效度将量表的精确性与金标准或既往被证实对特定疾病有效度的其他结果量表进行比较。结构效度评估量表测量兴趣点的基本概念的能力[17, 20]。具有结构效度的肩关节结果量表显示的评分比较了肩关节病损的严重性、疼痛水平、从事正常活动和日常生活能力的患者源和医生源的评估，以及其他同期患者完成的问卷量表的反应[4]。综合来说，证据显示针对特定肩关节疾病某种结果量表具有效度提示结果评分能够就其对患者症状和功能的影响产生一个精确的报告。

一个结果量表监测一个患者病情真实变化的能力定义为敏感性[21]。一个结果量表首要的作用之一是评估患者接受不同治疗形式的病情变化。因此，有些学者相信敏感性是一个结果量表最重要的特性。反应度是通过定义一群在不同测试时其健康状况已经变化的患者来计算的。

一个结果量表的最小临床重要差（MCID）是指提示残障变化的一个评分的最小变化。理解MCID对于正确评估骨科文献和选择合适工具用于研究是非常重要的。在某一特定治疗后量表评分具有统计学意义的显著性提高如果没有超过MCID的话，将没有临床意义。因此，在选择结果量表时，MCID越小，量表捕获患者结果细小变化的敏感性越高。此外，量表还有天花板效应和地板效应，它们会负面影响量表的敏感性。

天花板效应发生在当患者量表评分过高，病损的改善无法监测到时。而地板效应发生在患者量表评分过低，残障的加重无法监测到时。在评估量表检测一个患者病情变化时，潜在的天花板或地板效应以及MCID均是其重要的特性。

结果量表在问卷中使用不同的测量水平或测量表。肩关节结果量表对于问题的回答可以是"是/否"的回答、Likert量表或视觉模拟量表。回答问题的方法学越复杂，患者完成问卷以及医师进行分析就越困难。但是，这些更复杂的形式有利于量表敏感性的提高[4]。"是/否"的回答限制了患者回答的多样性，使问卷完成和分析相对容易，但也限制的量表工具的敏感性（图50.1a）。Likert量表是将对一个问题的回答或陈述按等级序列排列的序数量

表（图 50.1b）。回答的数目可以从 2~7 个不等，但一般有 4~5 个回答。量表的复杂度增加到了其敏感性中，但也使患者完成和医师分析更加困难。最后，视觉模拟评分不同于 Likert 量表，它用一条直线表示，不会有离散的选择（图 50.1c）。患者通过在这条直线两个端点之间做一标记来表示对问题的回答。证据显示视觉模拟评分相对离散的量表具有更好的度量特性，因此更广泛的统计学方法能够被应用于此 [22]。

如量表水平示意图所示，问卷的复杂性增加可以增加数据的水平和信息的获取量，但是它也增加了医师和患者方面的难度。结果量表的评估过程需要同时基于结果量表的测量特性和问卷的适用性。考虑到患者和医师面前的文字工作量增加，这些问卷的实行需要让双方都觉得可行。在患者的视角，问卷需要容易理解、便于回答、耗时不多。而医师要面临的问题是问卷执行和评分所需时间、潜在的培训时间或需要管理量表的人员和标准化数据的可实施性。这些因素决定了一个结果量表是否与临床实践无缝连接，还是带来工作负担的增加和文字工作的急剧增加。

整体健康结果量表

医疗结果研究 36 项简表（SF-36）

医疗结果研究 36 项简表（SF-36）是最流行的整体健康结果量表 [23]。它是源于一项超过 22 000 个患者的医疗结果研究中的部分含 149 项有效健康相关问题的缩减版 [24]。该问卷包括 8 个健康领域的 35 个条目以及一条整体健康状况的问题，用于评估患者对自身健康变化的认识（表 50.3）。SF-36 被设计成患者自主填写的纸质或电脑版问卷，平均花 5~10 分钟就能完成。每个健康领域评分从 0 分（最差健康状况，严重残疾）到 100 分（最佳健康状况，无残疾），包括标准化的人群数据用于比较 [25]。还有个变通的评分系统将这 8 个健康领域压缩成两部分：生理要素总结（PCS）评分和心理要素总结（MCS）评分。SF-36 没有单项评分，只是总体评分。

SF-36 配有一本评分手册，提供测量特性的信息和对于 8 个健康领域和 2 个要素总结分量表的标准化数据 [25]。多数研究表明，在病情相近的患者中具有高水平的信度 [26, 27]，而跨多个医疗学科具

a 您对您的肩关节手术满意吗？
　□ 是　　　　　□ 否
b 请选择您对您肩关节手术的满意程度。
　□ 优　　　□ 良　　　□ 中　　　□ 差
c 请标注您对您肩关节的满意程度，0 表示完全不满意，100 表示完全满意。

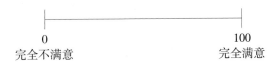

　0　　　　　　　　　　　　　　　100
完全不满意　　　　　　　　　　完全满意

图 50.1　肩关节结果量表。(a) 是 / 否表；(b) Likert 量表；(c) 视觉模拟表。有着不同回答的相同问题增加了条目的敏感性，但也增加了患者答题和医师量化答案的难度

有高水平的效度 [13]。效度研究发现 SF-36 不仅能够区分精神性疾病和生理性疾病，而且能将几种重要疾病与普通疾病或健康个体进行区分 [25, 28]。但是，SF-36 在敏感性上有所限制，缺乏足够的数据来描述量表观测问卷上 8 个健康分区的临床状态变化 [29]。

SF-36 已经在不同方面用于肩关节功能评估，它的一个主要优点就是能够判断某一疾病对患者健康质量的影响。Gartsman 等 [15] 对 544 例有 5 种常见肩关节疾病的患者在健康方面和 5 种主要的医学疾病：高血压、充血性心力衰竭、急性心肌梗死、糖尿病和抑郁症进行了紧密比较。SF-36 还能用于评价不同治疗方法的结果。McKee 等 [30] 展示了 71 例患者在行开放肩关节成形和肩峰下滑囊切除术后，其疼痛、生理功能和活力的 SF-36 评分增加。一项评估慢性肩袖撕裂行肩袖修补手术的前瞻性研究发现，具有工伤保险补偿的患者和不具有工伤保险补偿的患者之间的 SF-36 评分有显著性差异 [31]。总之，尽管敏感性和信度稍逊，SF-36 评分和肩关节特定评分密切相关 [32-34]。由于缺乏肩关节功能的内容，多数作者同意将 SF-36 量表和其他肩关节特定问卷联合使用，以对肩关节患者进行更彻底的评估。

肢体特定结果量表

臂、肩和手残障程度（DASH）评分

臂、肩和手残障程度（DASH）评分是为评价整个上肢的单个或多个疾病发展而来。DASH 在自我完成的 30 项问卷中评估上肢的生理功能（21 项）、症状（6 项）和社会或角色功能（3 项）。两个备选部分也包括在内，用于评估工作活动（4 项）

表 50.3 肩关节功能结果量表

量表	目录	目标人群	条目/登记时间	健康领域	测量标尺	评分（由差到好，单位：分）	有效参数	MCID
SF-36	整体健康	所有医学学科	31	生理功能 整体健康 情绪健康 情绪状况 活力 生理职能 情感状况 疼痛 社会功能	早期 Likert 量表，即是/否评分	0 到 100	是	未定义
DASH	肢体特定	上肢疾病	30（+8 备选）	生理功能 症状 社会功能 工作活动（备选） 运动/音乐活动（备选）	Likert 量表	100 到 0	18~65 岁 盂肱关节骨性关节炎 肩袖肌腱炎 全肩置换术 肩袖修补 银屑病性关节炎	10.2
UCLA	关节特定	肩关节疾病	5 个条目（3 条基于患者，2 条基于医师）	疼痛 功能 前屈运动 前屈肌力量 患者满意度	Likert 量表	0 到 35	无	未定义
Constant	关节特定	肩关节疾病	8 个条目（6 条基于医师，2 条基于患者）	疼痛 日常活动 活动度 力量	Likert 量表	0 到 100	14~85 岁 一般肩关节疾病患者 肩袖修补，粘连性关节囊炎，肱骨近端骨折	未确定
ASES	关节特定	肩关节疾病	10	疼痛 不稳 日常活动	Likert 量表	0 到 100	20~81 岁 一般肩关节患者 盂肱关节骨性关节炎 肩关节不稳定 肩关节置换	6.4

（续表）

量表	目录	目标人群	条目/登记时间	健康领域	测量标尺	评分（由差到好；单位：分）	有效参数	MCID
SPADI	关节特定	肩关节疾病	13	疼痛 日常生活	视觉模拟尺	100 到 0	一般肩关节疾病患者 肩袖疾病 盂肱关节骨性关节炎 盂肱关节类风湿性关节炎 粘连性肩关节囊炎 全肩置换术	8-13
SST	关节特定	肩关节疾病	12	疼痛 功能 活动范围	是 / 否量表	0 到 100	一般肩关节疾病患者 盂肱关节骨关节炎 肩袖疾病	17.1~25.0
SANE	关节特定	肩关节疾病	1	肩关节正常百分比	视觉模拟尺	0 到 100	所有肩关节诊断	不明确
肩关节活动水平	关节特定	肩关节疾患	7	5 项不同的功能运动	Likert 量表	0 到 20	肩袖修补、骨关节炎、不稳	不明确
WOOS	疾病特定	肩性关节炎	19	疼痛和症状 运动、娱乐和工作 生活功能 情感功能	视觉模拟尺	1 900 到 0	骨关节炎、全肩置换术	不明确
WOSI	疾病特定	肩关节不稳	21	症状 运动、娱乐和工作 日常生活 情感功能	视觉模拟尺	2 100 到 0	肩关节不稳	220
WORC	疾病特定	肩袖撕裂	21	疼痛和症状 运动和娱乐 工作能力 社会功能 情感功能	视觉模拟尺	2 100 到 0	肩袖疾病	245.26
RCQOL	疾病特定	肩袖撕裂	34	症状和主诉 运动和娱乐 工作 生活方式 社会问题 情感问题	视觉模拟尺	0 到 100	25~83 岁 肩袖疾病	不明确

以及运动和/或艺术活动（4项）。有趣的是，该问卷不能区分需要用受伤还是未受伤的手臂进行活动。此外，该问卷产生的患者功能评分涵盖双侧上肢。因此，该特性既是该量表的优点也是它的缺点。DASH评分从0~100分，高评分折射高残障[35]，并提供标准化数据用于对照[36]。

DASH问卷被计划用于所有的上肢评分，包括所有肩关节疾病。但是它只在盂肱关节炎、肩袖肌腱炎、全肩置换、肩袖修补和银屑病性关节炎中明确有效[37-41]。虽然该量表没有特别设置年龄限制，但是推荐患者年龄介于18~65岁。肩关节的最小临床重要差异计算为10，而上肢更远端的关节则为17[42]。

作为肢体特定结果量表，DASH问卷相比SF-36，敏感性增加，天花板效应或地板效应减少[16]。考虑到该量表把重点放在上肢功能上而不是整体健康上，这些结果不足为奇。然而，DASH广泛涵盖整个上肢功能的特点成为其在肩关节特定疾病的应用限制。事实上，Dowrick等证实DASH评分不专用于评估上肢残障，它在有下肢残障的患者中会受影响[43]。此外，问卷中很多条目与有肩关节症状的患者无关，这就限制了其在肩关节特定患者中的可用性。由于大学运动员的高整体功能，DASH评分在这一人群的效度会受到天花板效应的限制[35]。Beaton等也认为在比较肩关节疾病特定量表时，DASH评分缺乏一定的效度和敏感性。总体来说，DASH问卷对于表现为有上肢症状而无特定诊断的患者是一个有用的结果量表。而对于特定肩关节症状的患者，肩关节特定或疾病特定量表则显示出更好的测量特性。

关节特定结果量表

UCLA 肩关节评分

最早主要针对肩关节开发的一个结果量表是UCLA肩关节评分[44]。该结果量表用于评估肩关节疼痛、功能、前屈活动、前屈肌力和整体肩关节满意度。自从1981年问世以来，几乎运用于每个肩关节疾病[45-49]，并因它的历史地位而继续流行。然而，由于在该量表开发的时候没有比较性的测试，因此从未正式生效。同时，自主完成量表结合有"客观"体格检查的主观评价导致了不精确性和偏倚的增加，这些对评分结果产生了负面影响。而最

近的比较研究证实该评分的信度、效度和敏感性均较低[50, 51]。

Constant 评分

Constant评分源自一个发表的硕士论文，是欧洲用得最广泛的肩关节评估量表，并已由欧洲肩肘外科协会（SECEC）和 *Journal of Shoulder and Elbow Surgery* 推荐作为所有肩关节发表刊物和会议发言必须具备的评估量表。Constant评分包括患者自评部分（疼痛和日常生活活动）以及体格检查内容（评估肩关节主动活动范围和肌力）[53]。该量表有100分的范围，100分为最佳评分，其中35分来自患者自评，65分来自体格检查。与UCLA评分类似，结合了基于医生的和体格检查的部分，增加了偏倚和测量误差的风险，使量表变得不够严密和精确。

早期一项针对25例具有不同肩关节疾病包括关节炎、不稳和撞击的患者进行了效度研究[54]。研究表明该量表很容易使用，但信度不是很高，在肩关节不稳的患者中出现天花板效应。随后一些评价Constant评分的研究引起了一些关注，包括信度、与其他肩关节评分的相关性、引起偏倚风险增加的评分方法和客观检测的变异度等内容[52, 54-57]。此外，年龄相关的评分和力量下降在男女均发生[57-59]。除了这些局限性，Constant评分在其他方面还是有效度的，包括全肩置换术[37]、肩袖修补、粘连性关节囊炎[60]和肱骨近端骨折[61]。为了弥补客观测试伴随的固有缺陷，Constant评分已经在尝试更好地定义方法学和肌力与活动度的测量，以产生更加一致的结果[52]。

美国肩肘外科医师（ASES）结果评分

美国肩肘外科医师（ASES）协会在1994年开发了自己的问卷，目的是创造一个评分系统，让医师之间能够一致地进行交流，刺激开展多中心研究和鼓励肩关节结果量表的效度验证，同时创造一个可以应用于所有肩关节疾病患者的评分系统[51, 62]。ASES结果评分包括疼痛、不稳和日常生活活动在内的10条患者自评项目，也包括一个并不常用的医生主导的领域。该问卷需耗时3~5分钟完成，大约需要2分钟进行评分[63, 64]。原始评分被换算成100分制量表，100分表示最佳评分，并有标准化数据用于对照[65]。

ASES结果评分显示相当的信度、敏感性和20~81岁各种手术与非手术治疗的不同肩关节疾病

患者的效度[64]。更重要的是，ASES 在肩袖疾病、盂肱关节骨性关节炎、肩关节不稳和肩关节置换术的评估效度已得到验证[37, 66]。它针对一般肩关节疾病的 MCID 被量化为 6.4[64]，而针对肩袖疾病的 MCID 量化值大约为 12[67]。ASES 和其他肩关节特定结果量表有很好的相关性，但是很多时候并不与 SF-36 相关[68-70]。

肩关节疼痛和残障指数（SPADI）

肩关节疼痛和残障指数（SPADI）是由一群风湿病专家设计的，用于测量肌肉骨骼源性、神经源性或不明原因的"具有临床症状的疼痛肩"的疼痛和残障情况[71]。该问卷包括与疼痛症状相关的 5 个条目和与生理功能和残障相关的 8 个条目，耗时 2~5 分钟完成。该评分被换算成 100 分制量表，0 分表示最佳，100 分表示最差。

SPADI、DASH 和 ASES 是基于其测量特性研究最多的 3 个肩关节结果量表[72]。研究发现在各种患者群体和病情正在改善或恶化的患者中，测量信度和敏感性都是可接受的[69, 72, 73]。早期的效度研究聚焦于初级保健机构中不同肩关节疾病的人群[69, 71]。最近，针对肩袖疾病[74]、骨关节炎、类风湿性关节炎[75]、粘连性关节囊炎[76, 77]和关节置换术[78]的 SPADI 量表被进行了效度验证。MCID 量化值被报道在 8~13[64, 79]。总的来说，SPADI 量表相对于整体健康量表而言，其敏感性和信度更佳，同时与其他肩关节特定结果量表具有很好的相关性[72, 80]。

简易肩关节测试（SST）

简易肩关节测试（SST）是为了描述一个疾病的严重程度和术后可见的功能改善程度而设计的一个简单有效的量表。该问卷聚焦于关于疼痛、功能 / 肌力、活动度的 12 种不同功能活动[81]，相应的条目按"是 / 否"方式问答，使得问卷能在 3 分钟以内得以完成。这种二元回答选项可获得良好的信度[82, 83]，但是该量表的简易性影响了它的效度和灵敏度。由于无金标准进行比较，而大多其他肩关节结果量表使用不同的测量标尺作为它们的回答，该量表缺乏标准相关的效度。一些 SST 的研究已发现该问卷对于多种不同非手术和手术治疗的肩关节疾病有较高的信度，以及较高的可接受度和结构效度[72, 83, 84]。一般来说，SST 的

敏感性因其二元回答选择而较其他肩关节结果量表弱。一些作者认为 SST 不能用于区分患有不同程度的同一疾病患者[50, 85]。Godfrey 等[83]发现 SST 评测表对于年轻患者和不稳患者的敏感性下降。针对不同疾病的 MCID 数据有限，但最近的一些研究已计算出针对肩袖疾病的 MCID 为 17.1[67]，针对肩关节置换术的 MCID 为 25.0[86]，这比其他肩关节结果量表要高很多。因此，除了对大多非手术和手术治疗的肩关节疾病的高信度和效度，多数学者因其降低的敏感性而对 SST 的临床应用保持谨慎态度。

简明评估数字量表（SANE）

作为最简单的结果量表，简明评估数字量表（SANE）试图将肩关节功能定量到一个问题上："你如何用一个正常的百分比（0~100%，100% 为正常）来评价今天你的肩关节？"[87]该结果量表已经在多数临床诊所内部使用，用以评估患者病情进展。一些研究报道它可用于不同的肩关节疾病[87-90]，但是其效度仍需要验证，而且其他测量属性未知。

肩关节活动水平

多数肩关节结果量表在问卷中评估疼痛和功能的某些方面。患者可以人为地通过降低他们的活动水平来提高他们的评分，这减少了他们的疼痛并仍允许他们完成主要日常活动。这在易受天花板效应影响的结果量表中尤其明显，其中高水平的运动员即使在运动和活动中有明显的障碍，仍然能够在问卷表中拿到高分。因此，设计出肩关节活动水平作为其他结果量表的补充工具来评估他们当下运动水平[91]。该测试评估五种不同的活动：手持 ≥ 8 磅（1 磅 =0.45 kg）重物；过顶触摸物体；臂举重或重量训练；进行挥臂动作（如高尔夫、棒球）；举重物 ≥ 25 磅。每一项动作根据每月执行的频率按 0~4 级评分：每月未执行或只做 1 次为 0 分，每月 1 次为 1 分，每周 1 次为 2 分，每周多于 1 次为 3 分，每天都执行为 4 分。针对肩袖疾病、盂肱关节骨性关节炎和盂肱关节不稳的效度研究已经得以验证，但 MCID 尚未知。

疾病特定结果量表

西安大略肩关节结果量表

从 1998 年到 2003 年，西安大略大学设计了肩

关节疾病特定结果量表。他们通过回顾文献和已有评分系统，与骨科医生和康复理疗师交流，以及和特定肩关节疾病患者交流，确立了三种量表：肩关节不稳结果量表（西安大略肩不稳指数，WOSI），盂肱关节骨性关节炎（西安大略肩关节骨性关节炎指数，WOOS）和肩袖病理（西安大略肩袖指数，WORC）[51]。这些疾病特定工具的目的是在临床试验中作为主要结果量表评价治疗。

WOSI 和 WORC 都是 21 个条目的问卷，而 WOOS 是 19 个条目的问卷。所有的结果量表被细分为考虑症状的健康领域、运动 / 娱乐 / 工作、生活方式以及情感。回答项目采用 100 mm 视觉模拟标尺，WOSI 和 WORC 总分从 0~2 100 分；WOOS 从 0~1 900 分，原始分数越高表示功能越差。每项测试只需要 10 分钟完成。

这些量表的开发者评估了 WOSI、WOOS 和 WORC 的测量性质。作为疾病特定结果量表的特色，与其他结果量表相比，这三个量表在各自的疾病中均显示出对微小变化的极高敏感性[50]。WOSI 的 MCID 估计值为 220，而 WORC 为 245[26, 50]，WOOS 暂无 MCID。开发者们还认为这些量表针对它们的特定疾病也有较高的信度和效度[93-95]。总之，研究人群的一致性和视觉模拟评分的应用，使这些量表在所有结果量表中测量特性最强。但是，除了设计者本身的数据外，尚无其他证据来评估其信度、效度和敏感性。正因为验证数据缺乏，在测量个体患者水平时必须谨慎使用。

肩袖生活质量（RCQOL）

肩袖生活质量（RCQOL）评分是为评估大到巨大肩袖撕裂而设计[96]，由 34 项问卷组成，包括健康领域评估症状和主诉、运动和娱乐活动、工作能力、生活方式、社会因素和情感因素。通过视觉模拟评分记录反应度，从最差结果的 0 分到最好结果的 100 分。在 25~83 岁具有不同形式肩袖病变的患者中，其效度已被证实[97]，MCID 尚未得出。

总　结

由于患者评估的模式选择，基于患者的结果量表已经变得越来越普遍了。使用这些工具可以无偏倚和精确地测量一种疾病对患者健康的影响，包括疼痛和症状、运动和娱乐功能、职业功能、心理健康、社会因素、情感因素和对整体健康的影响。典型的肩关节功能评估包括整体健康结果量表加上肩关节特定或疾病特定结果量表。一个量表测量特性的科学证据包括目标疾病的信度、效度和敏感性，在当决定选用哪一特定量表时需要进行评价。目标是选择一种能够精确地评估疾病的状态并且能够发现该状态的任何变化的结果量表。总之，这些量化的数值可用作治疗医师的重要反馈，为患者的不同治疗选项进行交底，同时具有为付款的第三方提供手术方案的价值。

参·考·文·献

1. Dowrick AS, Gabbe BJ, Williamson OD, Wolfe R, Cameron PA. A comparison of self-reported and independently observed disability in an orthopedic trauma population. J Trauma. 2006;61:1447–52.

2. Roos EM. Outcome after anterior cruciate ligament reconstruction – a comparison of patients' and surgeons' assessments. Scand J Med Sci Sports. 2001;11:287–91.

3. Hoher J, Bach T, Munster A, Bouillon B, Tiling T. Does the mode of data collection change results in a subjective knee score? Selfadministration versus interview. Am J Sports Med. 1997;25:642–7.

4. Richards RR. Chapter 7. Effectiveness evaluation of the shoulder. In: Rockwood Jr C, Matsen III F, Wirth M, editors. The shoulder. 4th ed. Philadelphia: Saunders/Elsevier; 2009. p. 267–78.

5. Hayes K, Walton JR, Szomor ZR, Murrel GA. Reliability of five methods for assessing shoulder range of motion. Aust J

Physiother. 2001;47:289–94.

6. Terwee CB, de Winter AF, Scholten RJ, Jans MP, Devillè W, van Schaardenburg D, et al. Interobserver reproducibility of the visual estimate of range of motion of the shoulder. Arch Phys Med Rehabil. 2005;86:1356–61.

7. Rudiger HA, Fuchs B, von Campe A, Gerber C. Measurements of shoulder mobility by patient and surgeon correlate poorly: a prospective study. J Shoulder Elbow Surg. 2008;17:255–60.

8. Hickey BW, Milosavljevic S, Bell ML, Milburn PD. Accuracy and reliability of observational motion analysis in identifying shoulder symptoms. Man Ther. 2007;12:263–70.

9. Ostor AJ, Richards CA, Prevost AT, Hazleman BL, Speed CA. Interrater reproducibility of clinical tests for rotator cuff lesions. Ann Rheum Dis. 2004;63:1288–92.

10. Tzannes A, Paxinos A, Callanan M, Murrell GA. An assessment of the interexaminer reliability of tests for shoulder instability. J

Shoulder Elbow Surg. 2004;13:18–23.

11. Kocher MS, Steadman JR, Briggs KK, Sterett WI, Hawkins RJ. Relationships between objective assessment of ligament stability and subjective assessment of symptoms and function after anterior cruciate ligament reconstruction. Am J Sports Med. 2004;32: 629–34.

12. Beaton DE, Schemitsch E. Measures of health-related quality of life and physical function. Clin Orthop Relat Res. 2003;413: 90–105.

13. Patel AA, Donegan D, Albert T. The 36-item short form. J Am Acad Orthop Surg. 2007;15:126–34.

14. Swiontkowski MF, Buckwalter JA, Keller RB, Haralson R. The outcomes movement in orthopaedic surgery: where we are and where we should go. J Bone Joint Surg. 1999;81A:732–40.

15. Gartsman GM, Brinker MR, Khan M, Karahan M. Self-assessment of general health status in patients with five common shoulder conditions. J Shoulder Elbow Surg. 1998;7:228–37.

16. SooHoo NF, McDonald AP, Seiler 3rd JG, McGillivary GR. Evaluation of the construct validity of the DASH questionnaire by correlation to the SF-36. J Hand Surg Am. 2002;27:537–41.

17. Portney L, Watkins M, editors. Foundations of clinical research: application to practice. 2nd ed. Upper Saddle River: Prentice Hall Inc; 2000.

18. Beaton DE, Bombardier C, Guillemin F, Ferraz MB. Guidelines for the process of cross-cultural adaptation of self-report measures. Spine. 2000;25:3186–91.

19. Roach K. Measurement of health outcomes: reliability, validity and responsiveness. J Prosthet Orthot. 2006;18:8–12.

20. Finch E, Brooks D, Stratford P, Mayo N, editors. Physical rehabilitation outcome measures: a guide to enhanced clinical decision making. 2nd ed. Hamilton: Canadian Physiotherapy Association; 2002.

21. Beaton DE, Bombardier C, Katz JN, Wright JG. A taxonomy for responsiveness. J Clin Epidemiol. 2001;54:1204–17.

22. Reips UD, Funke F. Interval-level measurement with visual analogue scales in Internet-based research: VAS generator. Behav Res Methods. 2008;40:699–704.

23. Wright RW. Knee injury outcomes measures. J Am Acad Orthop Surg. 2009;17:31–9.

24. Tarlov AR, Ware Jr JE, Greenfield S, Nelson EC, Perrin E, Zubkoff M. The Medical Outcomes Study. An application of methods for monitoring the results of medical care. JAMA. 1989;262:925–30.

25. Naughton MJ, Anderson RT. Outcomes research in orthopaedics: health-related quality of life and the SF-36. Arthroscopy. 1998;14:127–9.

26. Stewart AL, Hays RD, Ware Jr JE. The MOS short-form general health survey. Reliability and validity in a patient population. Med Care. 1988;26:724–35.

27. Brazier JE, Harper R, Jones NM, O'Cathain A, Thomas KJ, Usherwood T, et al. Validating the SF-36 health survey questionnaire: new outcome measure for primary care. BMJ. 1992;305: 160–4.

28. Garratt AM, Ruta DA, Abdalla MI, Buckingham JK, Russell IT. The SF36 health survey questionnaire: an outcome measure suitable for routine use within the NHS? BMJ. 1993;306:1440–4.

29. Anderson RT, Aaronson NK, Wilkin D. Critical review of the international assessments of health-related quality of life. Qual Life Res. 1993;2:369–95.

30. McKee MD, Yoo DJ. The effect of surgery for rotator cuff disease on general health status. Results of a prospective trial. J Bone Joint Surg. 2000;82A:970–9.

31. Henn 3rd RF, Kang L, Tashjian RZ, Green A. Patients with workers' compensation claims have worse outcomes after rotator cuff repair. J Bone Joint Surg. 2008;90A:2105–13.

32. Smith KL, Harryman 2nd DT, Antoniou J, Campbell B, Sidles JA, Matsen 3rd FA. A prospective, multipractice study of shoulder function and health status in patients with documented rotator cuff tears. J Shoulder Elbow Surg. 2000;9:395–402.

33. Crane PK, Hart DL, Gibbons LE, Cook KF. A 37-item shoulder functional status item pool had negligible differential item functioning. J Clin Epidemiol. 2006;59:478–84.

34. Gartsman GM, Brinker MR, Khan M. Early effectiveness of arthroscopic repair for full-thickness tears of the rotator cuff: an outcome analysis. J Bone Joint Surg. 1998;80A:33–40.

35. Beaton DE, Katz JN, Fossel AH, Wright JG, Tarasuk V, Bombardier C. Measuring the whole or the parts? Validity, reliability, and responsiveness of the disabilities of the arm, shoulder and hand outcome measure in different regions of the upper extremity. J Hand Ther. 2001;14:128–46.

36. Hunsaker FG, Cioffi DA, Amadio PC, Wright JG, Caughlin B. The American academy of orthopaedic surgeons outcomes instruments: normative values from the general population. J Bone Joint Surg. 2002;84A:208–15.

37. Angst F, Pap G, Mannion AF, Herren DB, Aeschlimann A, Schwyzer HK, et al. Comprehensive assessment of clinical outcome and quality of life after total shoulder arthroplasty: usefulness and validity of subjective outcome measures. Arthritis Rheum. 2004;51:819–28.

38. McConnel S, Beaton DE, Bombardier C, editors. Disabilities of the arm, shoulder and hand: the DASH outcome measure user's manual. Toronto: Institute for Work & Health; 1999.

39. MacDermid JC, Solomon P, Prkachin K. The Shoulder Pain and Disability Index demonstrates factor, construct and longitudinal validity. BMC Musculoskelet Disord. 2006;7:12.

40. Getahun T, MacDermid JC. Concurrent validity of patient rating scales in assessment of outcome after rotator cuff repair. J Musculoskelet Res. 2000;119:27.

41. Navsarikar A, Gladman DD, Husted JA, Cook RJ. Validity assessment of the disabilities of arm, shoulder, and hand questionnaire (DASH) for patients with psoriatic arthritis. J Rheum. 1999;26: 2191–4.

42. Schmitt JS, Di Fabio RP. Reliable change and minimum important difference (MID) proportions facilitated group responsiveness comparisons using individual threshold criteria. J Clin Epidemiol. 2004;57:1008–18.

43. Dowrick AS, Gabbe BJ, Williamson OD, Cameron PA. Does the disabilities of the arm, shoulder and hand (DASH) scoring system only measure disability due to injuries to the upper limb? J Bone Joint Surg. 2006;88B:524–7.

44. Amstutz HC, Sew Hoy AL, Clarke IC. UCLA anatomic total shoulder arthroplasty. Clin Orthop Relat Res. 1981;155:7–20.

45. Wright RW, Heller MA, Quick DC, Buss DD. Arthroscopic decompression for impingement syndrome secondary to an unstable os acromiale. Arthroscopy. 2000;16:595–9.

46. Romeo AA, Mazzocca A, Hang DW, Shott S, Bach Jr BR. Shoulder scoring scales for the evaluation of rotator cuff repair. Clin Orthop Relat Res. 2004;427:107–14.

47. O'Connor DA, Chipchase LS, Tomlinson J, Krishnan J. Arthroscopic subacromial decompression: responsiveness of disease- specific and health-related quality of life outcome measures. Arthroscopy. 1999;15:836–40.

48. Krepler P, Wanivenhaus AH, Wurnig C. Outcome assessment of hemiarthroplasty of the shoulder: a 5-year follow-up with 4 evaluation tools. Acta Orthop. 2006;77:778–84.

49. Fealy S, Kingham TP, Altchek DW. Mini-open rotator cuff repair using a two-row fixation technique: outcomes analysis in patients with small, moderate, and large rotator cuff tears. Arthroscopy. 2002;18:665–70.

50. Kirkley A, Griffin S, Dainty K. Scoring systems for the functional assessment of the shoulder. Arthroscopy. 2003;19:1109–20.

51. Wright RW, Baumgarten KM. Shoulder outcomes measures. J Am Acad Orthop Surg. 2010;18:436–44.

52. Constant CR, Gerber C, Emery RJ, Sojbjerg JO, Gohlke F, Boileau P. A review of the Constant score: modifications and guidelines for its use. J Shoulder Elbow Surg. 2008;17:355–61.

53. Constant CR, Murley AH. A clinical method of functional assessment of the shoulder. Clin Orthop Relat Res. 1987;214:160–4.

54. Conboy VB, Morris RW, Kiss J, Carr AJ. An evaluation of the Constant-Murley shoulder assessment. J Bone Joint Surg. 1996;78B:229–32.

55. Bankes MJ, Crossman JE, Emery RJ. A standard method of shoulder strength measurement for the Constant score with a spring balance. J Shoulder Elbow Surg. 1998;7:116–21.

56. Fialka C, Oberleitner G, Stampfl P, Brannath W, Hexel M, Vecsei V. Modification of the Constant-Murley shoulder score-introduction of the individual relative Constant score individual shoulder assessment. Injury. 2005;36:1159–65.

57. Walton MJ, Walton JC, Honorez LA, Harding VF, Wallace WA. A comparison of methods for shoulder strength assessment and analysis of Constant score change in patients aged over fifty years in the United Kingdom. J Shoulder Elbow Surg. 2007;16:285–9.

58. Brinker MR, Cuomo JS, Popham GJ, O'Connor DP, Barrack RL. An examination of bias in shoulder scoring instruments among healthy collegiate and recreational athletes. J Shoulder Elbow Surg. 2002;11:463–9.

59. Katolik LI, Romeo AA, Cole BJ, Verma NN, Hayden JK, Bach BR. Normalization of the Constant score. J Shoulder Elbow Surg. 2005;14:279–85.

60. Othman A, Taylor G. Is the constant score reliable in assessing patients with frozen shoulder? 60 shoulders scored 3 years after manipulation under anaesthesia. Acta Orthop Scand. 2004; 75:114–6.

61. Baker P, Nanda R, Goodchild L, Finn P, Rangan A. A comparison of the Constant and Oxford shoulder scores in patients with conservatively treated proximal humeral fractures. J Shoulder Elbow Surg. 2008;17:37–41.

62. Richards RR, An KN, Bigliani LU, Friedman RJ, Gartsman GM, Gristina AG, et al. A standardized method for the assessment of shoulder function. J Shoulder Elbow Surg. 1994;3:347–52.

63. Michener LA, Leggin BG. A review of self-report scales for the assessment of functional limitation and disability of the shoulder. J Hand Ther. 2001;14:68–76.

64. Michener LA, McClure PW, Sennett BJ. American Shoulder and Elbow Surgeons Standardized Shoulder Assessment Form, patient self-report section: reliability, validity, and responsiveness. J Shoulder Elbow Surg. 2002;11:587–94.

65. Sallay PI, Reed L. The measurement of normative American Shoulder and Elbow Surgeons scores. J Shoulder Elbow Surg. 2003;12:622–7.

66. Kocher MS, Horan MP, Briggs KK, Richardson TR, O'Holleran J, Hawkins RJ. Reliability, validity, and responsiveness of the American Shoulder and Elbow Surgeons subjective shoulder scale in patients with shoulder instability, rotator cuff disease, and glenohumeral arthritis. J Bone Joint Surg. 2005;87A:2006–11.

67. Tashjian RZ, Deloach J, Green A, Porucznik CA, Powell AP. Minimal clinically important differences in ASES and simple shoulder test scores after nonoperative treatment of rotator cuff disease. J Bone Joint Surg. 2010;92A:296–303.

68. Angst F, Goldhahn J, Drerup S, Aeschlimann A, Schwyzer HK, Simmen BR. Responsiveness of six outcome assessment instruments in total shoulder arthroplasty. Arthritis Rheum. 2008;59:391–8.

69. Beaton DE, Richards RR. Measuring function of the shoulder. A cross-sectional comparison of five questionnaires. J Bone Joint Surg. 1996;78A:882–90.

70. Placzek JD, Lukens SC, Badalanmenti S, Roubal PJ, Freeman DC, Walleman KM, et al. Shoulder outcome measures: a comparison of 6 functional tests. Am J Sports Med. 2004;32:1270–7.

71. Roach KE, Budiman-Mak E, Songsiridej N, Lertratanakul Y. Development of a shoulder pain and disability index. Arthritis Care Res. 1991;4:143–9.

72. Roy JS, MacDermid JC, Woodhouse LJ. Measuring shoulder function: a systematic review of four questionnaires. Arthritis Rheum. 2009;61:623–32.

73. Williams Jr JW, Holleman Jr DR, Simel DL. Measuring shoulder function with the Shoulder Pain and Disability Index. J Rheumatol. 1995;22:727–32.

74. Ekeberg OM, Bautz-Holter E, Tveita EK, Keller A, Juel NG, Brox JI. Agreement, reliability and validity in 3 shoulder questionnaires in patients with rotator cuff disease. BMC Musculoskelet Disord. 2008;9:68.

75. Christie A, Dagfinrud H, Engen Matre K, Flaatten HI, Ringen Osnes H, Hagen KB. Surgical interventions for the rheumatoid shoulder. Cochrane Database Syst Rev. 2010;(1):CD006188.

76. Staples MP, Forbes A, Green S, Buchbinder R. Shoulder-specific disability measures showed acceptable construct validity and responsiveness. J Clin Epidemiol. 2010;63:163–70.

77. Tveita EK, Ekeberg OM, Juel NG, Bautz-Holter E. Responsiveness of the shoulder pain and disability index in patients with adhesive capsulitis. BMC Musculoskelet Disord. 2008;9:161.

78. Angst F, Goldhahn J, Pap G, Mannion AF, Roach KE, Siebertz D, et al. Cross-cultural adaptation, reliability and validity of

the German Shoulder Pain and Disability Index (SPADI). Rheumatology (Oxford). 2007;46:87–92.

79. Paul A, Lewis M, Shadforth MF, Croft PR, Van Der Windt DA, Hay EM. A comparison of four shoulder-specific questionnaires in primary care. Ann Rheum Dis. 2004;63:1293–9.

80. Breckenridge JD, McAuley JH. Shoulder Pain and Disability Index (SPADI). J Physiother. 2011;57:197.

81. Roddey TS, Olson SL, Cook KF, Gartsman GM, Hanten W. Comparison of the University of California-Los Angeles Shoulder Scale and the Simple Shoulder Test with the shoulder pain and disability index: single-administration reliability and validity. Phys Ther. 2000;80:759–68.

82. Beaton D, Richards RR. Assessing the reliability and responsiveness of 5 shoulder questionnaires. J Shoulder Elbow Surg. 1998;7:565–72.

83. Godfrey J, Hamman R, Lowenstein S, Briggs K, Kocher M. Reliability, validity, and responsiveness of the simple shoulder test: psychometric properties by age and injury type. J Shoulder Elbow Surg. 2007;16:260–7.

84. Angst F, Schwyzer HK, Aeschlimann A, Simmen BR, Goldhahn J. Measures of adult shoulder function: Disabilities of the Arm, Shoulder, and Hand Questionnaire (DASH) and its short version (QuickDASH), Shoulder Pain and Disability Index (SPADI), American Shoulder and Elbow Surgeons (ASES) Society standard- ized shoulder assessment form, Constant (Murley) Score (CS), Simple Shoulder Test (SST), Oxford Shoulder Score (OSS), Shoulder Disability Questionnaire (SDQ), and Western Ontario Shoulder Instability Index (WOSI). Arthritis Care Res. 2011;63:S174–88.

85. Cook KF, Gartsman GM, Roddey TS, Olson SL. The measurement level and trait-specific reliability of 4 scales of shoulder functioning: an empiric investigation. Arch Phys Med Rehabil. 2001;82: 1558–65.

86. Roy JS, Macdermid JC, Faber KJ, Drosdowech DS, Athwal GS. The simple shoulder test is responsive in assessing change following shoulder arthroplasty. J Orthop Sports Phys Ther. 2010;40:413–21.

87. Williams GN, Gangel TJ, Arciero RA, Uhorchak JM, Taylor DC. Comparison of the single assessment numeric evaluation method and two shoulder rating scales. Outcomes measures after shoulder surgery. Am J Sports Med. 1999;27:214–21.

88. Barber FA. Long-term results of acromioclavicular joint coplaning. Arthroscopy. 2006;22:125–9.

89. Kerr BJ, McCarty EC. Outcome of arthroscopic debridement is worse for patients with glenohumeral arthritis of both sides of the joint. Clin Orthop Relat Res. 2008;466:634–8.

90. Jones KJ, Wiesel B, Ganley TJ, Wells L. Functional outcomes of early arthroscopic bankart repair in adolescents aged 11 to 18 years. J Pediatr Orthop. 2007;27:209–13.

91. Brophy RH, Beauvais RL, Jones EC, Cordasco FA, Marx RG. Measurement of shoulder activity level. Clin Orthop Relat Res. 2005;439:101–8.

92. Brophy RH, Levy B, Chu S, Dahm DL, Sperling JW, Marx RG. Shoulder activity level varies by diagnosis. Knee Surg Sports Traumatol Arthrosc. 2009;17:1516–21.

93. Lo IK, Griffin S, Kirkley A. The development of a disease-specific quality of life measurement tool for osteoarthritis of the shoulder: The Western Ontario Osteoarthritis of the Shoulder (WOOS) index. Osteoarthritis Cartilage. 2001;9:771–8.

94. Kirkley A, Griffin S, McLintock H, Ng L. The development and evaluation of a disease-specific quality of life measurement tool for shoulder instability. The Western Ontario Shoulder Instability Index (WOSI). Am J Sports Med. 1998;26: 764–72.

95. Kirkley A, Alvarez C, Griffin S. The development and evaluation of a disease-specific quality-of-life questionnaire for disorders of the rotator cuff: the Western Ontario Rotator Cuff Index. Clin J Sport Med. 2003;13:84–92.

96. Hollinshead RM, Mohtadi NG, Vande Guchte RA, Wadey VM. Two 6-year follow-up studies of large and massive rotator cuff tears: comparison of outcome measures. J Shoulder Elbow Surg. 2000;9:373–81.

第51章

肩关节镜手术疗效自我评价

Nicholas G. H. Mohtadi

张爱平　译

引　言

对于任何外科手术后的结果评估都可以用不同的方法进行分类。简单的说，一种方案的结果可以是测量或观察到的任何东西。它可以包括从简单的使用测角仪在一个平面上测量肩关节活动度，到复杂的、多方面的、疾病特定的、健康相关生活质量的问卷。

同样的，可以通过不同方法以及从不同的视角来衡量一个特定关节镜手术的总体结果。医疗保健系统相对外科医生而言有不同的视角，最重要的是相对患者也是如此。在医疗保健系统中，无论是政府支付或私人保险公司支付，最感兴趣的是关节镜治疗的"价值"。因此，除了患者的总体治疗结果外，还需要考虑资源和成本。简言之，这将是一个成本－效益的衡量。该系统需要有在医院和诊所之间、手术方案之间以及外科医生与患者相关的结果考虑之间对一些疾病状况衡量成本－效益的能力。通过这种方式，该系统可以将治疗一个肩部疾病患者和一个膝部疾病患者甚至与一个完全不同的疾病进行价值比较。因此，从自我评估的视角来看，量表需要通用以应用于不同疾病和问题的患者。SF-36[1-3]是这种自我评估量表的一个例子。通用的自我报告量表的问题在于它对于肩关节疾病患者的评估程度不可能达到肩关节特定量表那样[4]。

从一开始就很清楚，没有一个结果量表可以在所有时间为所有的目的服务。同时也很有必要认识到，每一个视角都有自己的偏倚。从医疗保健系统的视角，治疗的经济因素可能是最重要的衡量特征。从患者的视角，他们的疾病对生活质量的负面影响问题及治疗后的改善才是最重要的。从外科医生的视角，对于结果评估而言，病理状况的纠正、确切的愈合以及手术方案的类型可能是关键问题。

此外，量表可能是主观的或客观的以及分类评估的，或者是关节特异性或疾病特异性方面的，并可被判定、评价或预测。量表也可被认为是客观的，这意味着他们不被情绪或个人偏见所扭曲并基于可观察到的现象。这些可观察到的现象是可复制的、可量化的。量表也可以被描述为主观的，这意味着效应发生在思想上并受个人偏见影响。这种分类的讽刺意味在于当评估医疗或者手术的效果时，我们认为类似X线之类的东西提示的是客观数据，而视觉模拟疼痛评估代表主观信息。然而，事实上对X线图像的理解对于观察者的偏见来说是敞开的，因此有一定程度的主观性。相反，患者对疼痛视觉模拟量表的反应可以被复制和进行误差评估，以及测量信度和定量，而这些恰恰是客观测量的基本性质。量表是客观还是主观的并不重要，最重要的是理解测量量表或工具的测量性能。例如，我们可以注意到用测角仪评估肩外旋的量具有一定的误差，长臂测角仪可能会比较短的仪器有更少的误差。如果我们用理疗来治疗肩关节僵硬，活动度的序贯测量对于明确治疗反应非常重要。如果测角仪的误差在±5°，那么从25°到30°的改善可能无相关性，并证明治疗是无效的。如果我们纳入100例患者，外旋活动的改善均数是一数值，这具有统计学意义，但这种改善仍然是不相关的且没有临床意义。同样的概念适用于患者报告的结果量表，这些量表可以是患者源的，由专家的共识决定，以各种不同的方式填写（如Likert量表、VAS、序数量表、名称量表等）。重要的是我们要理解这些工具的测量特性，就如我们了解测角仪的不精确性一样。

我们之所以进行结果测评是因为希望清楚地知道我们的患者对某个特殊治疗的反应。这种理解必须代表事实，否则我们会误入歧途。

本章将提供一个结果量表的简短概述和一个肩关节镜的治疗效果自我评估的概述。

结果评估的概述

为了测量一个肩关节疾病患者的手术治疗结果，我们必须明白结果依附于 3 个独立的成分或变量。

首先我们要从患者方面考虑，患者的人口统计资料、具体肩关节疾病特性、该疾病的病史、疾病的严重程度、疾病对患者的影响以及任何相关的特征或并发症都可能会影响手术治疗效果。为了更好地了解不同研究之间的手术治疗的结果，必须了解患者人群、样本框架以及如何选择患者进入研究。我们可以说明患者的一些特点并匹配尽可能多的特点，然而患者也有固有的偏倚，这些偏倚不可能是已知的、可预测或预料的。因此，处理患者偏倚的唯一方法就是将患者进行随机分组[5, 6]。随机临床试验（RCT）的研究设计为测量一个特定的治疗结果来解决患者之间的差异提供了最好的机会。可以预见任何已知或预期的偏倚将均等地分布于组间，这可以通过一个文献中的例子来说明。Haahr 等发表的关于理疗及关节镜肩峰下减压术的随机对照研究[7]，随机化获得了非常具有可比性的患者组，在基线方面具有几乎相同的年龄、工作特点、既往的治疗、临床表现、症状持续时间以及 Constant 评分。在其他任何研究设计中要创造这种一致性需要非常幸运，或是需要匹配每一个特性。因此，从患者的视角来看，这项试验具有良好的内部效应。作者没有注明谁拒绝了进入试验，撤销了同意或被剔除。如果那些未被纳入者的特性截然不同且在某一方面具有偏倚，那么将不可能从这个研究中为类似肩痛的患者群归纳出信息。RCT 通过随机分配患者至各个治疗组使患者偏倚的影响最小化，但为了充分理解结果评估，有必要了解肩痛患者群的样本框。

第二个独立成分是哪些疗效归功于外科医生或手术方案。在医疗中，外科医生处在一个相对唯一的位置，因为患者的治疗结果或多或少地基于手术方案、路径、患者的选择以及外科医生的技术。个别外科医生简单地从文献中引用结果并将其应用到患者并不一定合适。因此，假设世界各地患者的疾病状态和人口特征相似，实施一种药物治疗会预期产生相同的疗效和结果。这和相似的患者采用同样的手术方式并不能划等号。因此，外科医生有义务以某种有意义的方式来衡量结果。手术经验的影响被大家所熟知，但这在使用基于专家意见的设计进行临床试验的背景下已经得到解决[8-10]，在这个设计中患者对于执行特定方案的外科医生而言是随机的或匹配的，外科医生对该特定方案是可以胜任且有经验的。因此，这项研究的结果似乎更加与方案相关，而不是外科医生。关于这一点是至关重要的一个例子是 Bottoni 等的研究[11]。这项随机试验表明，关节镜下不稳修复手术与传统开放手术临床结果相比没有差异性。然而，这项试验的缺陷是关节镜平均手术时间为 59 分钟，与之相比开放手术平均时间为 149 分钟。因此，一个可能的解释是关节镜方案的外科医生更熟练。而一个基于专家意见的设计是会去选择能以相似时间完成开放手术的外科医生进行比较[10]。

外科手术也可以通过考虑是否发生并发症、术前和术后的 X 线检查结果以及外科手术许多其他技术细节来评估。评估手术方案来为第三方如保险公司、政府组织或工人赔偿委员会等提供结果信息是有必要的。在这种情况下，报告关键绩效指标（KPIs）的信息如安全评估、使用抗生素和 DVT 预防措施、住院时间和费用将是必要的。这些类型通常是可客观评估，可被观察、计数并通过一种可靠和有效的方式描述。假设一个公正的观察者独立地记录这一信息，这会是可信的并能代表真相。

第三个独立的变量或组件（本章下文中最重要的）是结果量表本身。

结果量表可以被称为器具、工具、等级、评分、指数、量表、结果或问卷。这些术语根据本章的目的交替使用。结果量表可以通过多种方式进行分类，结果量表的目的可分为疾病特异性（如用来评估骨关节炎的）或关节特异性（如用来评估肩关节病变结果）。这些量表也可以根据完成评估的人进行分类。通常结果可以由临床医生评估，包括客观的评估如影像学评估。临床医生还要询问患者关于疼痛和其他主观感受。这些"基于临床医生的"或"临床医生实施的"量表可能会由于他们实施的方式而产生偏倚，但更重要的是可能无法捕捉到患者视角的结果[12]。Constant 评分是一个既包括临床医生又包括基于患者成分的肩关节特定的量表[13, 14]。最近，基于患者和患者实施的量表已经出现[15-25]。这些患者报告量表（PROs）是患者在非胁迫的环境下独立完成的。患者报告量表被认为是报告临床试验的参考标准。有必要将自我实施（即由患者）的量表与那些不仅患者自我实施而且源自患者或患者确定的量表进行区分。针对患者报告量表的构成有一些争论[26-30]，普遍接受的定义是："任何直接来自患者、不受医生或其他人干扰的与一种疾病及其治疗相关的功能或感觉的报告"[28]。这个定义对于简单量表很适用，如使用视觉模拟量表评估疼痛强度。当试图评估更复杂的概念如生活质量（QoL）时，PRO 具有不同的背景。对于 PRO 的一个更完整的定义是：它是从患者那里收集的，但更重要的是"信息的获取必须直接关注于患者"[26]。众所周知，患者的视角不同于临床医生，尤其是外科医生[12]。因此，如果我们接受患者报告量表的第一个简单定义，即患者是信息源，那么定义和/或标签特定 PRO 的内容、结构或概念就会变得非常重要[31]。通常情况下，这些内容包括"包含患者的疾病元素如症状、功能、生活、疾病相关生活质量（HRQoL）、治疗感受、对治疗的满意度以及对专业沟通的满意度的直接主观评价量表"。患者被要求通过不同方式来概括他或她对该疾病、治疗或医疗系统作用的评价，提供与疾病及其影响以及其功能受限相关的感受[29]。很明显在文献中，会存在关于一个 PRO 的定义、评估所处背景以及患者主见的重要性的讨论和争论，不会提及它是如何分析和报告的[26-32]。

该量表的客观性也必须得考虑，如果目标是要长期随访患者并评估其变化，则需要一个评估量表，因为它可以评估一个个体或一组个体纵向变化的大小[33]。如果目标是来区分患者并确定治疗方案，就应该使用一个区分量表，因为它可以在个体或群组中进行区分[33]。理解每种结果量表的特性变化有赖于量表的客观性，这是非常重要的，一个评估量表的关键特性之一是对反应性的论证。反应性是指结果量表或工具长期监测患者变化的能力。一个区分量表要在一个特定的时间点在患者之间进行

区分。换句话说，能够根据"疾病"的严重状态来区分患者。Guyatt 已通过量化信噪比的统计概念解释了这两种类型量表之间的差异[34]。信噪比越好，量表也就越好。如果患者间（信号）的变化比患者内（噪声）的变化要大得多，量表将被视为可靠的[34]。区分量表需要高度可信，量表中的问题必须具有评估变化的能力。评估量表是有细微不同的，它们需要长期监测变化，反应性则是该变化的一种反映。反应性是"与有改善或恶化（信号）患者的评分变化量以及为没有变化的患者提供大约相同评分（噪声）的程度直接相关的"[34]。如果长期变化是有临床意义的，那么一个反应性量表将能够评估一种特定的治疗（即手术）是否改善了患者的结果。最后，理解一个 PRO 的每一项目是如何确定的非常重要[34, 35]。这种通过项目生成的初始项目集非常关键，一旦一个全面的项目集被确定后，最终可被减裁并制成调查问卷[35]。"当选择一个项目集作为评估工具而不是作为一个区分或预测工具时，实现完整性的方法有所不同"[33]。在一个区分量表中，让大部分受访者回答问题很重要。而在一个评估量表中，为了衡量临床重要结果，所有相关和重要的方面均需要包括[33]。

一些书籍中的章节和综述已经描述了与肩部的疾病及治疗的相关话题[36-48]。本章将采取不同的方式，而不是提供现有量表的对比列表。本章将使用普通的假设性患者报告，以描述从自我评估、患者报告视角评估肩关节镜治疗结果的方式。换句话说，我们应该进行以下操作。

以患者结果为依据

为了了解一种关节镜治疗方案的结果，我们必须从患者开始。假设我们知道患者有一种肩部疾病。根据特定的背景，患者可呈现给外科医生一个未知的、未确诊的肩部相关疾病。我们称这个患者报告为一般的肩部患者，即"患者 #1"。由于诊断不明，在这一陈述阶段让患者填写复杂的肩评分结果是不必要的。因为在这一节点没有做关节镜手术的预期，所以一个简单的筛选评估就非常合适。最简单的方案是在到达或采集病史时通过让他们使用主观肩关节量表（SSV）[49] 或单独评价

数字量表（SANE）[24] 为他们的肩关节疾病打分来全面筛查患者。SSV 会问患者，"如果完全正常的肩膀表示 100%，那么您肩膀的整体百分比值是多少？"[49] 与之相似，SANE 问一个问题，"您如何评价今天您肩膀的正常百分比（0~100%，100% 是正常的）？"[24] 另一种方法是使用经典的视觉模拟评分（VAS）的表现形式在 0 到 100 的标尺上报告患者所经历的疼痛程度，其中"0"代表没有疼痛，"100"代表最大的疼痛[50]。然后外科医生完成病史、体格检查和调查、明确诊断、确定治疗。根据问题的严重程度，外科医生可能倾向于考虑非手术治疗或选择手术。治疗前和治疗后患者的得分代表疗效即治疗是否有益。这一结果量表的优点是易于使用和便于分析，并且一般来说，这些简单的量表与更复杂结果量表相关[24, 49]。这些结果量表主要的诟病是将所有情况进行全面性评分。从这个全面性评分不可能获知患者报告量表中哪一方面是影响分值的。例如，如果患者没有疼痛，那么即使他们无法移动胳膊、运动或者从事平常的工作，他们可能会认为他们的肩膀评分为 80%。与之相似，如果一个患者尽管能够工作和运动，但却有疼痛，有可能得分也是 80%。尽管如此，外科医生可以合理地使用这种方法评估他 / 她的特定手术方案的效果。例如，接受关节镜下肩袖修补手术患者们手术前后的平均 VAS 疼痛评分改善可被用作患者报告结果量表。这在疼痛缓解几乎是最重要的，在患者报告症状的背景下将是非常简单的，是易于执行、记录和分析的，并且将是可信的、对变化有反应的、有效的。

患者结果评估的下一个"级别"将是使用肩关节特定结果量表评估患者 # 1。这将包括如简单肩关节测试量表（SST）[51]、肩关节评分问卷[52]、美国肩肘外科医师评估（主观）表（ASES）[53]、牛津肩关节评分（OSS）[54]、肩关节疼痛和功能残障指数（SPADI）以及臂、肩和手残障（DSAH）[55, 56] 量表。

这些结果问卷通过患者自我填写，在临床评估之前或询问病史和体格检查之后、确诊之前用作基线 / 筛选量表。这些量表比全面评估量表更复杂，是肩关节特定的，因此提供给临床医生更多关于患者疾病影响的信息。Kirkley 等已审慎地评估了这些量表[40]。任何患者结果量表最重要的特性就是在制定时，患者是否在项目生成阶段被充分体现。如果不

是，该量表很可能错过直接承载患者结果的关键项目或特征。显而易见的是，对于患者重要的内容对于外科医生未必重要，反之亦然[12, 32]。因此，如果我们从问题是否基于患者的主诉的视角来看这些肩关节特定量表，就有可能确定哪个问卷是最适合的。

简单肩关节测试量表基于既往的量表，并代表一般的患者主诉[42, 51]。这个很实用的量表被认为是可重复的、对肩部疾病敏感的，并能够长期来量化变化的。这 12 个问题被认为是患者来源的，但并非真正由患者产生。

肩关节评定问卷是由一个初步调查问卷和随后的患者主见发展而来的，它在 6 个部分（全面评估、疼痛、日常活动、娱乐和竞技活动、工作和满意度）有不同的反应度[52]。信度和构建效度在正式评估中得到了报告，反应度得到了建议，但这在后来的著作中受到了质疑[38, 40]。在问卷发展过程中采用患者主见，但项目是否全面尚不清楚。

ASES 主观量表从现有的调查问卷和美国肩肘外科研究委员会的大量建议中发展而来的，不涵盖直接的患者主见。有一个相关的医师评估组件，但是这部分不计分，因此没有采用任何定量方式进行评估。ASES 主观的自我评价包括 11 个独立问题：其中 1 个项目用视觉模拟评分评估疼痛，其他 10 个项目是功能相关的。

牛津肩关节评分（OSS）是一种为除了肩不稳以外的患者设计的特定肩关节疾病评估量表。对与退行性或炎性疾病相关的 4 群独立肩痛患者群进行访问和评价形成这个 12 项问卷。由于有一患者群具有与伴随特定运动的半脱位或脱位相关的不同症状，一个独立的不稳问卷产生了[16, 57, 58]。OSS 分为 8 个涉及日常活动和 4 个涉及疼痛的问题。初始模式是使用从 1 到 5 的反应度，具有较高的分数代表更加困难和疼痛[57]。最近作者们已将其修改为一个 0 到 4 的反应度，高分代表一个更好的结果[58]。虽然有直接的患者主见，但这份问卷仅侧重于疼痛和日常活动。

肩关节疼痛和残障指数（SPADI）是在门诊基于 37 例主要为肌骨源的肩痛男性患者发展而来的[54]。最初 20 个项目是依靠 3 个风湿病学家和 1 名理疗师的评估确定。为提高执行性、信度以及考虑到项目是否与肩关节活动度相关[54]，这些项目被删减为 13 个问题。SPADI 由疼痛（4 个问题）和

残障（8 个问题）两个分量表组成，使用赋值 0 到 11 的 12 个等间隔横线的视觉模拟反应表。高分表示高度疼痛或残障。由于患者主见仅限于男性门诊患者，SPADI 不能被认为能全面代表肩病患者。

臂、肩、手残障评分表（DASH）并不是严格意义的肩关节特定问卷，但它已经在评估肩关节疾病患者的背景中被评价，并已被证明不亚于或优于其他肩关节特定量表[43, 59]。DASH 最初没有基于患者的主见，但利用了 13 个结果等级和 821 项目的初始清单[56]。改进后的新问卷涉及来自 2 个中心的 200 例腕、手或肩部疾病患者[55]。DASH 比任何其他肩关节特定量表更全面，因为它包含功能活动、疼痛评估、社会和情感项目，以及可选的运动和工作相关部分[55]。

确定哪一个是用于这种情况的最佳结果量表是不可能的[38, 45, 59]。由于是"是 / 否"应答格式，SST 是高信度的，但没有对反应度的评估。OSS、SPADI 和 ASES 在这个意义上类似，它们有两个组件，疼痛和"身体功能"。ASES 容易评分，DASH 最全面。外科医生在工作中选择某一量表的关键问题是他们所见到的患者类型。如果某位外科医生的患者群年龄偏大，因而有更多的肩袖疾病、关节炎和僵硬，那任何结果量表都可用。如果某位外科医生的执业范围是上肢疾病，那就使用 DASH。如果患者是年轻运动员并有不稳，那只有 DASH 的可选组件适用。

就选择一个合适的量表而言，有 3 个实际的注意事项。首先，问卷的长度一直被认为是摆在外科医生面前的一个问题。"较短的问卷调查比较好。"但是，如果你有大量基于患者问卷的经验，很显然对于绝大多数患者，问卷的长度并不是一个问题。对于患者的问题是他们是否理解问题、问题是否对他们很重要或与他们的状况相关。但是，让患者填写多个调查问卷将导致应答负担并导致依从性差。第二个值得关注的是调查问卷的填写方式。实例可以是一个纸质表格、一台办公室或诊室的电脑、一个安全联网的家庭电脑，或近来使用的手持设备。多年来，我们比较了纸质的和基于电脑的格式，发现两者之间没有差异，电脑格式更易于接受。然而，有患者群可能不具有必要的电脑知识，因此纸质的备用表有时是必要的。最后，从易用性和理解分数含义的视角来说，调查问卷的评分也很重要。有必

要理解为什么问卷的评分方式有那么多区别。最基本问题是更高的分数是否代表一个更好的结果。通常情况下测量疼痛时，我们认为更多的疼痛等同于一个更高的分数，例如 VAS 疼痛量表[50]。我们已经创作了患者报告的生活质量调查问卷，其中一个更高的分数相当于一个更好的生活质量[19, 22, 25]。牛津肩关节评分最初描述为一个低分数代表一个更好的结果，最近作者们持相反态度[57, 58]，因此似乎较高的分数代表更好的结果形成了一致。接下来的问题是对实际的问题如何衡量。SST 的使用"是 / 否"的回答方式，简单但本身不适合使用参数来进行统计分析。事实上，对于使用定类数据（"是 / 否"）或定序数据如 0 到 4 或 Likert 调查问卷采用参数分析，这在统计学上是不正确的，即使总分被转换为 100 个 1 分。视觉模拟反应量表中使用 100 mm 水平线代表了从 0 到 100 的连续刻度，可被认为是参数分析[19-22, 25, 60]。SPADI 使用 VAS 格式，但随后为每一个问题使用一个有 11 个独立类别的量表[54]。下一个问题是测量得分是否需要转换。DASH 汇总选中的反应内容（即 1~5）减去 30 分，并除以 1.2 得到满分为 100 的分数，分数越高表示残障越重[36, 37]。复杂的评分和转换需要手术医生有可执行这些任务助手，从而导致使用特定的结果量表产生了一种实际的障碍。

理想的调查问卷将是电脑中或电子版填写的，有一个内置的程序会自动转换得分并提供给临床医生个体的问题、各领域（如果适用）和全部得分信息，这就是我们目前在办公场所所使用的。在我们的办公场所，患者可以使用联网的程序或台式电脑。有三种方法使用电子结果量表：有为研究设计的商用软件，这些程序易于定制以收集结果数据；也可以使用商用的量表，供应商的软件和数据收集服务器会跟踪你的患者，这些厂商还可以存储和分析信息；最后也可斥资开发软件、存储数据并自己分析。

"患者 # 2"代表了有疼痛和僵硬的患者。在进行病史询问和体格检查后，鉴别诊断是介于关节炎和冻结肩 / 粘连性关节囊炎之间的。通过影像学评估明确肩关节没有关节炎。因此，一个非常有用的评估结果的方式是将视觉模拟评分法（VAS）用于疼痛评估（即 100 mm 线，用"0"表示无痛，"100"代表极痛）[50, 61]，并与健患对比的肩关节活

动度（ROM）相结合。这两个评估，VAS 疼痛和肩关节 ROM，易于长期随访并判断保守治疗或关节镜治疗的益处。这个自我评估量表和"医学计量"的组合[42]，只要体格检查是以可重复的方式坚持进行，将会在结果测量中非常简单和有效。另一种选择是使用医生验证和基于患者的量表如 Constant 评分[14]。Constant 评分是由主观的疼痛评估（0= 严重，5= 中度，10 = 轻微和 15 = 无）以及日常活动（在 0~20 分的范围）组成的[14]。它还包括在前向和侧向上举以及外旋和内旋（每项 10 分）上评估肩关节主动活动度以及最终使用弹簧秤评估在肩外展 90° 或最大水平主动外展时的力量。力量用磅（1 磅 =0.45 kg）衡量，25 磅被认为正常，为最高分 25 分。Constant 得分在最大为 100 分范围内计算，最近被修改以减少原始版本的不稳定性[13]。因此，完成 Constant 评分的 4 个部分，"患者 # 2"将可以被很好地评估。尽管它在欧洲被采纳为标准肩评估量表，但该结果量表的问题是它不是患者自我报告且力量的测量不可靠。

"患者 # 3"代表一个已明确的肩袖撕裂的患者。然而任何肩关节特定自我评估量表都将有助于这类患者评估，使用疾病特定评估量表会更有意义。有两种已发表的肩袖疾病特定结果量表，西安大略肩袖指数（WORC）和肩袖的生活质量问卷（RC-QOL）。相比于 RC-QOL，WORC 已被证明具有适当的心理测量的特性。WORC 是由 21 个问题组成，最初满分为 2100 分，分数越高意味着生活质量越差。得分易于转化为满分 100 分，分数越高意味着结果越好。最近的 WORC 的反应度相比肩关节特定量表出现了问题[62]。RC-QOL 是由 5 个领域的 34 题组成（16 个症状和体征，4 个体育 / 娱乐问题，4 个工作相关的问题，5 个生活方式问题和 5 个社会及情感问题）[19]。RC-QOL 已被一个随机临床试验使用，显示它可以作为一个具有优异统计学特性的量表被有效应用[63]。使用疾病特定量表如有 34 个问题的 RC-QOL 有显著的益处，其可以用作从患者个体采集病史的代替品，其中有很多对于患者很重要但通常不能通过标准病史询问获得的问题。总分也是 100 分，当问题被计算机化后可自动生成独立的区域分数。最后，RC-QOL 已被用于预测以确定一个非手术治疗方案在谁身上会成功[64]。

"患者 # 4"是一个肩关节不稳患者。很显然，该患者群不能很好被肩关节特定量表评估。事实上 Dawson 等很早在开发 OSS 的过程就明确了这一点，并指出："很明显存在一个有肩关节复发脱位或半脱位倾向的独特患者群。"[57] 他们随后创建了肩不稳问卷（SIQ）[16]。典型的具有肩关节创伤性复发性前方不稳的患者会有一个间歇性的症状，其特征是轻微或严重的发作性症状，必须避免某些特定活动，但相比其他肩部疾病通常不会有相同的疼痛持续性或疼痛水平。这种措辞的例外是多向不稳的患者[65]，有几个为这一人群设计的调查问卷。最初的 Rowe 评分是用来评价 Bankart 的方案治疗前向不稳定的结果，通过 Jobe 的改良，包括了疼痛的评估，并增加功能评估的分量[67]。然而，这些量表是既基于医生、又基于患者的没有方法学改进的量表[40]。该批判也可以应用到同样用于评价肩不稳的 UCLA 评分[40]。Romeo 在评估 39 例有肩关节稳定性问题的患者中比较了 4 种评分系统（Rowe，改良 Rowe，UCLA 和 ASES）[68]。他们的结论是，这些量表变异太大，因此需要一个更好的评分系统。2 个肩关节不稳的疾病特定量表是目前可用的：西安大略肩不稳定指数（WOSI）和肩不稳定问卷（SIQ）[16, 60]。至今没有在肩不稳患者中将这 2 个问卷进行针对性对比。然而，如果逐个比较每个问卷的问题，那么 WOSI 的项目覆盖更广。WOSI 可以区分不同类型的肩关节不稳定和从不需要手术的患者中筛选出需要手术的患者[69]。因此，WOSI 可能作为评估"患者 # 4"的首选结果量表。

"患者 # 5"是肩关节炎患者。肩关节炎以疼痛和僵硬为显著症状，肩关节特定量表能够相对较好的评价这些患者。但只有一种疾病特定量表，即西安大略肩关节骨关节炎指数（WOOS）[21]，这个 19 项调查问卷在评估骨关节炎患者具有高信度、反应度和效度[21]。因此，长期随访肩关节骨关节炎患者的话，WOOS 将是首选量表。

"患者 # 6"可被视为一般研究患者。如果一个外科医生打算从研究的视角评价他或她的关节镜治疗患者的话，建议在使用一个疾病特定量表的同时使用一个验证过的肩关节特定量表。为确定适当的样本量和一般结果以期与其他肩部疾病和研究进行比较，疾病特定量表是首选量表。通常疾病特定量表对于变化更具有反应性，并具有更小的重要临床差异[40, 70]，这适合于需要招募较少患者的随机临床试验。由于患者招募是成功的手术随机试验最常见的障碍，所以疾病特定结果量表是首选。

"患者＃7"是运动员或体力劳动者。不但需要评估他们的肩关节主诉，还要评估他们的肩关节活动水平，因为这可能对于比较各组患者的关节镜治疗结果非常关键。肩部活动量表（SAS）是为这个目的而开发的[71]。这个简单的自我报告的量表要求患者评价自己在过去一年中最高的活动状态。最高分以与运动类型相关的两个问题为特征，即接触性或过顶运动[71]。相对于先前描述的量表，该问卷旨在成为一个区分量表，而不是一种评估量表。SAS应该与一个适当的评估量表同时使用来将患者群体或患者个体描述为高、中、低的活动水平[71]。

总　结

与其他章节相比，本章以不同的方式书写，并不是为读者罗列一些量表和它们相关的测量学特性。本章试图从患者出发，然后对患者应用合理的甚至是最合适的结果量表。我们必须不断提醒自己，没有一个最好的量表或只有一种方法来衡量一个患者的预后。然而，患者自我结果评估是目前研究报道和评估医生执业的标准。评估量表的目标是明确关于一个单独或群组的患者如何经历某种特殊治疗的真实情况。世界范围内的肩关节外科界，E.A. Codman是第一个告诫医院和医生去评估他们的患者旨在确定"最终结果理念"[72]。这即使在今天也是恰当的，而那是在1914年。结果评估量表变化最大的是无疑问概念，也就是患者关心的未必是我们关心的。使用的问卷都必须是源于患者的关注。如果问题对他们来说有意义，一个患者个体会填写自我评估问卷。关于一个较短的问卷调查会更好的观点不一定正确。最好的问卷是一个能更好地反映患者的情况，同时具有信度、反应度和效度特性的问卷。

参·考·文·献

1. McHorney CA, Ware Jr JE, Lu JF, Sherbourne CD. The MOS 36-item short-form health survey (SF-36): III. Tests of data quality, scaling assumptions, and reliability across diverse patient groups. Med Care. 1994;32:40–66.

2. McHorney CA, Ware Jr JE, Raczek AE. The MOS 36-item shortform health survey (SF-36): II. Psychometric and clinical tests of validity in measuring physical and mental health constructs. Med Care. 1993;31:247–63.

3. Ware Jr JE, Sherbourne CD. The MOS 36-item short-form health survey (SF-36). I. Conceptual framework and item selection. Med Care. 1992;30:473–83.

4. Irrgang JJ, Lubowitz JH. Measuring arthroscopic outcome. Arthroscopy. 2008;24:718–22.

5. Audige L, Ayeni OR, Bhandari M, Boyle BW, Briggs KK, Chan K, et al. A practical guide to research: design, execution, and publication. Arthroscopy. 2011;27:S1–112.

6. Bridgman S, Engebretsen L, Dainty K, Kirkley A, Maffulli N. Practical aspects of randomization and blinding in randomized clinical trials. Arthroscopy. 2003;19:1000–6.

7. Haahr JP, Ostergaard S, Dalsgaard J, Norup K, Frost P, Lausen S, et al. Exercises versus arthroscopic decompression in patients with subacromial impingement: a randomised, controlled study in 90 cases with a one year follow up. Ann Rheum Dis. 2005;64:760–4.

8. Bednarska E, Bryant D, Devereaux PJ. Orthopaedic surgeons prefer to participate in expertise-based randomized trials. Clin Orthop Relat Res. 2008;466:1734–44.

9. Devereaux PJ, Bhandari M, Clarke M, Montori VM, Cook DJ, Yusuf S, et al. Need for expertise based randomised controlled trials. BMJ. 2005;330:8.

10. Mohtadi NG, Chan D, Hollinshead RM, Boorman RS, Lo IKY, Sasyniuk TM, et al. An expertise-based randomized clinical trial comparing arthroscopic versus open stabilization for recurrent anterior shoulder instability: two-year disease specific quality-of-life outcomes. In: Canadian Orthopaedic Association Annual Meeting 2006. St. Johns: Canadian Orthopaedic Association; 2006.

11. Bottoni CR, Smith EL, Berkowitz MJ, Towle RB, Moore JH. Arthroscopic versus open shoulder stabilization for recurrent anterior instability: a prospective randomized clinical trial. Am J Sports Med. 2006;34:1730–7.

12. Martin RL, Mohtadi NG, Safran MR, Leunig M, Martin HD, McCarthy J, et al. Differences in physician and patient ratings of items used to assess hip disorders. Am J Sports Med. 2009; 37:1508–12.

13. Constant CR, Gerber C, Emery RJ, Sojbjerg JO, Gohlke F, Boileau P. A review of the Constant score: modifications and guidelines for its use. J Shoulder Elbow Surg. 2008;17:355–61.

14. Constant CR, Murley AH. A clinical method of functional assessment of the shoulder. Clin Orthop Relat Res. 1987;214:160–4.

15. Dawson J, Fitzpatrick R, Carr A. A self-administered questionnaire for assessment of symptoms and function of the shoulder. J Bone Joint Surg. 1998;80A:766–7.

16. Dawson J, Fitzpatrick R, Carr A. The assessment of shoulder instability. The development and validation of a questionnaire. J Bone Joint Surg. 1999;81B:420–6.

17. Griffin DR, Parsons N, Mohtadi NG, Safran MR. A short version

of the international hip outcome tool (iHOT-12) for use in routine clinical practice. Arthroscopy. 2012;28:611–6.

18. Hatta T, Shinozaki N, Omi R, Sano H, Yamamoto N, Ando A, et al. Reliability and validity of the Western Ontario Shoulder Instability Index (WOSI) in the Japanese population. J Orthop Sci. 2011; 16:732–6.

19. Hollinshead RM, Mohtadi NG, VandeGuchte RA, Wadey VM. Two 6-year follow-up studies of large and massive rotator cuff tears: comparison of outcome measures. J Shoulder Elbow Surg. 2000; 9:373–81.

20. Kirkley A, Alvarez C, Griffin S. The development and evaluation of a disease-specific quality-of-life questionnaire for disorders of the rotator cuff: the Western Ontario Rotator Cuff Index. Clin J Sport Med. 2003;13:84–92.

21. Lo IK, Griffin S, Kirkley A. The development of a disease-specific quality of life measurement tool for osteoarthritis of the shoulder: the Western Ontario Osteoarthritis of the Shoulder (WOOS) index. Osteoarthritis Cartilage. 2001;9:771–8.

22. Mohtadi N. Development and validation of the quality of life outcome measure (questionnaire) for chronic anterior cruciate ligament deficiency. Am J Sports Med. 1998;26:350–9.

23. Salomonsson B, Ahlstrom S, Dalen N, Lillkrona U. The Western Ontario Shoulder Instability Index (WOSI): validity, reliability, and responsiveness retested with a Swedish translation. Acta Orthop. 2009;80:233–8.

24. Williams GN, Gangel TJ, Arciero RA, Uhorchak JM, Taylor DC. Comparison of the single assessment numeric evaluation method and two shoulder rating scales. Outcomes measures after shoulder surgery. Am J Sports Med. 1999;27:214–21.

25. Mohtadi NG, Griffin DR, Pedersen ME, Chan D, Safran MR, Parsons N, et al. The development and validation of a selfadministered quality-of-life outcome measure for young, active patients with symptomatic hip disease: the international hip outcome tool (iHOT-33). Arthroscopy. 2012;28:595–605.

26. Doward LC, McKenna SP. Defining patient-reported outcomes. Value Health. 2004;7:S4–8.

27. Fairclough DL. Patient reported outcomes as endpoints in medical research. Stat Methods Med Res. 2004;13:115–38.

28. Patrick DL, Burke LB, Powers JH, Scott JA, Rock EP, Dawisha S, et al. Patient-reported outcomes to support medical product labeling claims: FDA perspective. Value Health. 2007;10:S125–37.

29. Rothman ML, Beltran P, Cappelleri JC, Lipscomb J, Teschendorf B. Patient-reported outcomes: conceptual issues. Value Health. 2007;10:S66–75.

30. Scoggins JF, Patrick DL. The use of patient-reported outcomes instruments in registered clinical trials: evidence from ClinicalTrials. gov. Contemp Clin Trials. 2009;30:289–92.

31. Patrick DL. Patient-Reported Outcomes (PROs): an organizing tool for concepts, measures and applications. Qual Life Newsl. 2003;31:1–5.

32. Wright JG, Rudicel S, Feinstein AR. Ask patients what they want. Evaluation of individual complaints before total hip replacement. J Bone Joint Surg. 1994;76B:229–34.

33. Kirshner B, Guyatt G. A methodological framework for assessing health indices. J Chronic Dis. 1985;38:27–36.

34. Guyatt GH, Feeny DH, Patrick DL. Measuring health-related quality of life. Ann Intern Med. 1993;118:622–9.

35. Guyatt GH, Bombardier C, Tugwell PX. Measuring diseasespecific quality of life in clinical trials. CMAJ. 1986;134:889–95.

36. Beaton D, Richards RR. Assessing the reliability and responsiveness of 5 shoulder questionnaires. J Shoulder Elbow Surg. 1998;7:565–72.

37. Beaton DE, Richards RR. Measuring function of the shoulder. A cross-sectional comparison of five questionnaires. J Bone Joint Surg. 1996;78A:882–90.

38. Bot SD, Terwee CB, van der Windt DA, Bouter LM, Dekker J, de Vet HC. Clinimetric evaluation of shoulder disability questionnaires: a systematic review of the literature. Ann Rheum Dis. 2004;63:335–41.

39. Bryant D, Litchfield R, Sandow M, Gartsman GM, Guyatt G, Kirkley A. A comparison of pain, strength, range of motion, and functional outcomes after hemiarthroplasty and total shoulder arthroplasty in patients with osteoarthritis of the shoulder. A systematic review and meta-analysis. J Bone Joint Surg. 2005;87A:1947–56.

40. Kirkley A, Griffin S, Dainty K. Scoring systems for the functional assessment of the shoulder. Arthroscopy. 2003;19:1109–20.

41. Soldatis JJ, Moseley JB, Etminan M. Shoulder symptoms in healthy athletes: a comparison of outcome scoring systems. J Shoulder Elbow Surg. 1997;6:265–71.

42. Matsen 3rd FA, Smith KL. Chapter 26. Effectiveness evaluation and the shoulder. In: Rockwood CA, Matsen 3rd FA, editors. The shoulder, vol. II. 2nd ed. Philadelphia: Saunders; 1998. p. 1313–41.

43. Michener LA, Leggin BG. A review of self-report scales for the assessment of functional limitation and disability of the shoulder. J Hand Ther. 2001;14:68–76.

44. Christie A, Hagen KB, Mowinckel P, Dagfinrud H. Methodological properties of six shoulder disability measures in patients with rheumatic diseases referred for shoulder surgery. J Shoulder Elbow Surg. 2009;18:89–95.

45. Oh JH, Jo KH, Kim WS, Gong HS, Han SG, Kim YH. Comparative evaluation of the measurement properties of various shoulder outcome instruments. Am J Sports Med. 2009;37:1161–8.

46. Ridge T, Irrgang JJ. Section 6, Chapter 60. Shoulder outcome measures. In: Wilk KE, Reinold MM, Andrews JR, editors. The Athlete's Shoulder. Philadelphia: Churchill Livingstone/Elsevier; 2009. p. 817–28.

47. Slobogean GP, Slobogean BL. Measuring shoulder injury function: common scales and checklists. Injury. 2011;42:248–52.

48. Harvie P, Pollard TC, Chennagiri RJ, Carr AJ. The use of outcome scores in surgery of the shoulder. J Bone Joint Surg. 2005;87B:151–4.

49. Gilbart MK, Gerber C. Comparison of the subjective shoulder value and the Constant score. J Shoulder Elbow Surg. 2007;16:717–21.

50. Scott J, Huskisson EC. Graphic representation of pain. Pain. 1976;2:175–84.

51. Lippitt SB, Harryman DT, Matsen 3rd FA. A practical tool for evaluating shoulder function: the simple shoulder test. In: Matsen 3rd FA, Fu FH, Hawkins RJ, editors. The shoulder: a balance

of mobility and stability. Rosemont: American Academy of Orthopaedic Surgeons; 1992. p. 501–18.

52. L'Insalata JC, Warren RF, Cohen SB, Altchek DW, Peterson MG. A self-administered questionnaire for assessment of symptoms and function of the shoulder. J Bone Joint Surg. 1997;79A:738–48.

53. Richards R, Kai-Nan A, Bigliani L, Gartsman G, Iannotti J, Zuckerman J. A standardized method for the assessment of shoulder function. J Shoulder Elbow Surg. 1994;3:347–52.

54. Roach KE, Budiman-Mak E, Songsiridej N, Lertratanakul Y. Development of a shoulder pain and disability index. Arthritis Care Res. 1991;4:143–9.

55. Beaton DE, Katz JN, Fossel AH, Wright JG, Tarasuk V, Bombardier C. Measuring the whole or the parts? Validity, reliability, and responsiveness of the disabilities of the arm, shoulder and hand outcome measure in different regions of the upper extremity. J Hand Ther. 2001;14:128–46.

56. Hudak PL, Amadio PC, Bombardier C. Development of an upper extremity outcome measure: the DASH (disabilities of the arm, shoulder and hand) [corrected]. The Upper Extremity Collaborative Group (UECG). Am J Ind Med. 1996;29:602–8.

57. Dawson J, Fitzpatrick R, Carr A. Questionnaire on the perceptions of patients about shoulder surgery. J Bone Joint Surg. 1996;78B:593–600.

58. Dawson J, Rogers K, Fitzpatrick R, Carr A. The Oxford shoulder score revisited. Arch Orthop Trauma Surg. 2009;129:119–23.

59. Roy JS, MacDermid JC, Woodhouse LJ. Measuring shoulder function: a systematic review of four questionnaires. Arthritis Rheum. 2009;61:623–32.

60. Kirkley A, Griffin S, McLintock H, Ng L. The development and evaluation of a disease-specific quality of life measurement tool for shoulder instability. The Western Ontario Shoulder Instability Index (WOSI). Am J Sports Med. 1998;26:764–72.

61. Huskisson EC. Measurement of pain. Lancet. 1974;2:1127–31.

62. Ekeberg OM, Bautz-Holter E, Keller A, Tveita EK, Juel NG, Brox JI. A questionnaire found disease-specific WORC index is not more responsive than SPADI and OSS in rotator cuff disease. J Clin Epidemiol. 2010;63:575–84.

63. Mohtadi NG, Hollinshead RM, Sasyniuk TM, Fletcher JA, Chan DS, Li FX. A randomized clinical trial comparing open to arthroscopic acromioplasty with mini-open rotator cuff repair for full-thickness rotator cuff tears: disease-specific quality of life outcome at an average 2-year follow-up. Am J Sports Med. 2008;36:1043–51.

64. More KD, Boorman RS, Bryant D, Brett K, Hollinshead RM, Lo IKY, et al. Predicting successful treatment of patients with chronic full thickness rotator cuff tears utilizing baseline clinical indicators. Abstracts American Shoulder and Elbow Surgeons Specialty Day Meeting, AAOS Annual Meeting, San Diego, CA, 2011.

65. Mohtadi NG, Hollinshead RM, Ceponis PJ, Chan DS, Fick GH. A multi-centre randomized controlled trial comparing electrothermal arthroscopic capsulorrhaphy versus open inferior capsular shift for patients with shoulder instability: protocol implementation and interim performance: lessons learned from conducting a multicenter RCT [ISRCTN68224911; NCT00251160]. Trials. 2006;7:4.

66. Rowe CR, Patel D, Southmayd WW. The Bankart procedure: a long-term end-result study. J Bone Joint Surg. 1978;60A:1–16.

67. Jobe FW, Giangarra CE, Kvitne RS, Glousman RE. Anterior capsulolabral reconstruction of the shoulder in athletes in overhand sports. Am J Sports Med. 1991;19:428–34.

68. Romeo AA, Bach Jr BR, O'Halloran KL. Scoring systems for shoulder conditions. Am J Sports Med. 1996;24:472–6.

69. Mohtadi N, Fredine J, Hannaford H, Chan D, Sasyniuk T. Does the Western Ontario Shoulder Instability (WOSI) Index distinguish between operative and non-operative patients with shoulder instability: a case–control study. Clin J Sport Med. 2009;19:255.

70. Guyatt GH, Kirshner B, Jaeschke R. Measuring health status: what are the necessary measurement properties? J Clin Epidemiol. 1992;45:1341–5.

71. Brophy RH, Beauvais RL, Jones EC, Cordasco FA, Marx RG. Measurement of shoulder activity level. Clin Orthop Relat Res. 2005;439:101–8.

72. Mallon WJ. E. Amory Codman, surgeon of the 1990s. J Shoulder Elbow Surg. 1998;7:529–36.